응급처치 처치제공자들을 위한 ITLS

| 기본 외상 생명유지술 |

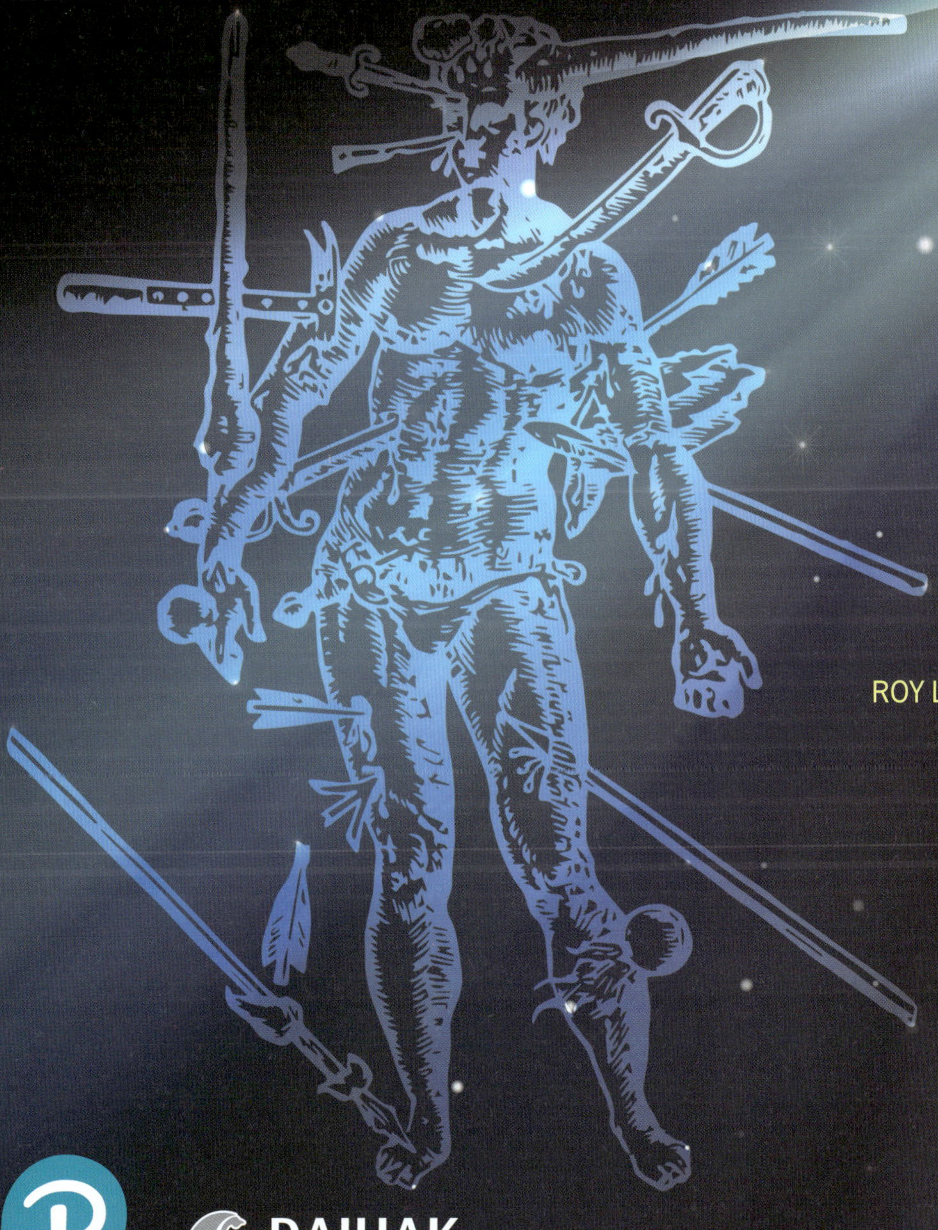

ROY L. ALSON, PhD, MD, FACEP, FAEMS

KYEE HAN, MBBS, FRCS, FRCEM

JOHN E. CAMPBELL, MD, FACEP

| 역자 | 이중의 · 정제명

DAIHAK PUBLISHING COMPANY

ITLS International Trauma Life Support

Vice President, Content Production and Digital Studio: Caroline Power
Content Manager: Kevin Wilson
Managing Producer, Health Science: Melissa Bashe
Development Editor: Jill Rembetski
Content Producer: Faye Gemmellaro
Editorial Project Manager: Meghan DeMaio
Full-Service Project Management and Composition: SPi Global, Muralidharan Krishnamurthy
Vice President, Field Marketing: David Gesell
Product Marketing Coordinator: Rachele Strober
Executive Marketing Manager: Brian Hoehl
Manufacturing Buyer: Maura Zaldivar-Garcia
Interior and Cover Designer: Studio Montage
Cover Photos: lem/Shutterstock
Inventory Manager: Vatche Demirdjian
Manager, Rights & Permissions: Gina Cheselka
Printing and Binding: LSC Communications

이 교과서 안에 기재된 허락을 받고 다른 출처에서 따왔거나 복재한 내용들에 대한 '출처 이름'과 '감사의 말'은 본문 속 적절한 페이지에 기록되어 있다.

Library of Congress Cataloging-in-Publication Data
Names: Alson, Roy L., author. | Han, Kyee H., author. | Campbell, John E., author.
Title: International trauma life support for emergency care providers / Roy L. Alson, Kyee H. Han, John E. Campbell.
Description: Ninth edition. | [New York, New York] : Pearson Education, Inc., [2020] | Includes bibliographical references and index. | Summary: "The ninth edition of International Trauma Life Support for Emergency Care Providers has been reorganized to reflect a more functional approach to the assessment and management of the trauma patient in the pre-hospital environment"-- Provided by publisher.
Identifiers: LCCN 2019030567 | ISBN 9780135379318 (paperback)
Subjects: LCSH: Traumatology. | Medical emergencies. | Emergency medical technicians.
Classification: LCC RA975.5.T83 I58 2020 | DDC 616.02/5--dc23
LC record available at https://lccn.loc.gov/2019030567

처치 술기들에 대한 공지 사항

이 교육 과정이 제공되는 지역의 법률 체계의 규칙과 규제를 잘 준수하면서, '자격을 갖춘' 강사들에 의해 가르쳐지고 또한 '면허를 가진' 의사가 관리-감독하는 교육 프로그램의 일부분으로서 이 교과서가 활용되어야 한다는 것이 저자들과 출판사이 이 책을 만든 의도이다. 이 교과서에 설명된 술기들은 병원-전 처치에 활동적으로 참여하고 있는 EMT, 파라메딕, 간호사, 및 의사들과 같은 응급처치 처치제공자들에게 자문한 결과를 근거로 선정되었다. 병원-전 의학은 하나의 분야로서 지속적으로 진화하고 있는 중이다. 지금까지 이 교과서의 저자들과 출판사가 신경을 써온 것은, 이 책에 수록된 술기들이 현재 일반적으로 인정되어 시행되는 임상 진료를 반영하도록 확실히 하는 것이다. 하지만, 이 술기들을 절대적 권장사항으로 간주할 수도 없고 또한 그 지역의 해당 법률 및 규칙이나 병원-전 처치제공자에 대한 의료적 관리감독 판단을 대신할 수도 없다.

이 교과서에 수록된 내용에는 출판 당시에 사용-가능한 가장 최근에 통용되는 정보가 담겨져 있다. 하지만, 임상 진료와 관련한 국제, 국가, 연방-정부, 주-정부, 지방-정부, 및 지역 지침들이 빠르게 변하고 있다. 감염 통제 및 보편적 예방조치 등을 관리하는 지침들을 포함하여 많은 지침들이 제한 없이 짧은 시간 안에 개정된다. 따라서 독자들이 알아야 하는 것이, 새로운 규제들에 의해서 일부 술식들에서는 변경 필요성이 발생했을 수도 있다는 사실이다.

이 교과서에 실린 제품들은 ITLS가 이 제품을 공식적으로 보증하거나 홍보하기 위하여 인용한 것이 아니다. 실례를 보여주기 위한 목적에서 가능하면 여러 가지 유형의 기구들을 포함하려고 노력을 기울여 왔다. 하지만 이 교과서에 모든 유형의 기구들을 실례로 다 포함시키는 것은 불가능하다. 의학의 다른 분야들과 마찬가지로, 병원-전 외상 환자 처치 분야에 사용할 용도로 현재 개발이 진행 중인 장비들이 있으며, 그 중 일부는 이 책의 저자들과 편집자들이 기능이 우수할 것으로 믿는 장비이다. ITLS 처치제공자들이 어떤 특정한 진료 상황에서 어떤 특정한 장비를 사용할 것인가에 대한 선택은 여전히 그 ITLS 처치제공자와 그 지역 의료지도 의사의 책임과 권한으로 남아있다.

이 교과서의 독자들이 소속되어 있는 기관이나 단체의 정책 및 술식들뿐만 아니라 연방-정부, 주-정부, 지방-정부 및 지역 기관들의 정책 및 술식들에 스스로를 익숙하게 만드는 일은 바로 독자 자신의 책임이다. 이 교과서와 이에 수반되어 작성된 보충자료들의 저자들과 출판사는 이 교과서에서 제시한 술기와 이론으로부터, 혹시 찾아내지 못한 어떤 실수로부터, 또는 이 교과서 내용에 대한 독자의 잘못된 이해로부터 비롯된 어떠한 직접적 또는 간접적 법적 책임, 손실 및 위험 요인에 대해서도 책임을 지지 않는다. 독자들이 소속되어 있는 기관이나 단체에 의한 변경뿐만 아니라 모든 국가, 연방-정부, 주-정부, 지방-정부, 및 지역 기관에 의해서 이루어진 어떤 새로운 권장 사항이나 내용 변경에 대한 최신 정보를 잘 파악할 책임은 바로 독자에게 있다.

성별 용어 활용에 대한 공지 사항

영어는 역사적으로 지금까지 남자 성별에게 특혜를 주어왔다. 많은 단어들 중에서 특히 대명사인 '그'와 '그의'라는 용어가 양쪽 성별을 모두 설명하는 용도로 흔히 사용된다. 사회의 진화 속도가 언어의 진화 속도보다 더 빨라서, 여전히 남성 대명사가 우리의 영어 말하기에서 더 우세하게 사용된다. 이 책의 저자들은 EMS 처치제공자의 상당 비율이 여성임을 인식하고 양쪽 성별을 동등하게 취급하려고 엄청 노력을 기울였다. 하지만, 적지 않은 경우에 남성과 여성 양쪽을 설명하는 용도로 남성 대명사가 사용되었을 수도 있는데, 이는 단지 문장을 간결하게 만들려는 의도였을 뿐이다. 결코 여성 성별의 독자를 불쾌하게 하려는 의도로 이렇게 사용한 것이 아니다.

병원-전 요원에 대한 용어 선정에 대한 공지 사항

전-세계에 걸쳐서 병원-전 처치를 제공하는 요원들의 자격 부여와 훈련은 크게 다양하다. 일부 사법 관할구역들에서는 EMS팀의 일원으로 의사와 간호사들이 출동을 하는 반면에, 다른 구역들에서는 출동하는 요원들은 단지 '기본 생명 유지술'(BLS) 수준의 훈련만을 받기도 한다. 처치를 제공하는 사람의 훈련 수준과 상관없이 다발성 외상 환자에 대한 처치 원칙은 동일하기 때문에, 이 책의 저자들과 출판사는 이 책의 전반에 걸쳐서 통칭하는 용어로서 이 처치제공자를 기술하려고 노력하였다. 영어로 '응급대원' 또는 '응급의료 반응자'와 같은 일반 용어가 일부 사법 관할구역들에서는 실제로 자격 인증을 받아야 하는 등급의 요원을 말한다. 이 교과서에서는 병원-전 상황에서 처치를 제공하는 모든 등급의 요원들을 기술하기 위하여 '응급처치 처치제공자'라는 용어를 사용하였다. 처치를 제공하는 사람들을 지칭하기 위해 다른 일반 용어를 사용했을 때에도, 병원-전 처치를 제공하는 모든 사람들을 나타내기 위한 의도이지 어떤 특정 처치 제공자를 배제하거나 기분 나쁘게 할 의도는 아니다.

헌정사

John Campbell 박사

1943–2018

설립자, 회장이면서 종장, 자선가이면서 이타주의자, 선생이면서 멘토, 친구

병원–전 외상 교육의 발전사에 있어서 Campbell 박사의 획기적인 업적이 전–세계적으로 알려져 있는 것처럼, Campbell 박사는 1982년 '기본 외상–생명유지술'(BTLS: basic trauma life support) 교육과정과 교육단체를 창립하였다. 이것은 병원–전 외상 평가 및 외상 처치 전용으로 만들어진 전–세계에서 최초의 교육과정이자 교과과정이었다. Campbell 박사는 1982년 8월 23일 '앨라배마 남동부 EMS 체계'에서 최초의 BTLS 교육과정을 열고 지도하였다. 최초 BTLS 교육과정의 목표는 교육생들에게 위중한 외상 환자를 인지하고 평가하며 처치하는 지식과 경험을 제공하고 응급실로 시기적절하게 이송하는 방법을 확실히 알려주는 것이었다. 교육생들에게 "Load & Go"(싣고 달리기)가 필요한 상태들을 식별하는 방법을 가르쳤다. 이 시작부터 환자 평가가 BTLS/ITLS 교과과정의 핵심이 되어왔다.

ITLS는 앨라배마에서 한 명의 의사(Campbell 박사)에 의해 개발된 지역 교육과정의 하나로서 초라하게 시작을 했다. 그 목표는 외상 환자들에게 제공되는 처치 품질을 개선하기 위하여 파라메딕들이 '전문 외상–생명유지술'(ATLS: advanced trauma life support)의 원칙들을 학습할 수 있는 기회를 제공하는 것이었다. 지금은 ITLS가 15가지 유형의 외상 교육과정들을 제공하고 지구 전체에 걸쳐 40개국 이상에서 매년 3만 명 이상의 교육생들을 가르치는 전–세계적인 조직체가 되었다. Campbell 박사의 업적은 이 교육과정이 시작된 이래 8십만 명 이상의 외상 처치 처치제공자들과 그들이 처치하는 수백만 명의 환자들에게 영향을 미쳐왔다.

Campbell 박사의 교육과정은 바로 그 시작에서부터 최신 연구에 근거를 두고 이루어져왔다. 하지만 보수적이면서 비–논쟁적인 방식을 유지해왔다. 그는 교육과정이 단순하고, 실용적이며, 또한 2일 안에 가르칠 수 있을 정도로 교육시간이 충분히 짧기를 원했다. 또한 Campbell 박사는 지역 EMS 체계들 사이의 지역적 차이점들에 맞출 수 있게 교육과정을 적절히 변경하는 것을 허용하는 것이 중요하다는 사실을 인식하였다.

Campbell 박사가 ITLS의 전–세계적 성장에 관하여 한 번은 이렇게 말했다 "나는 이것을 생각하면 어떻게 말해야 할지 모를 정도이며 이 작은 교육과정이 이렇게 멀리까지 오게 되었다는 사실이 믿어지지 않습니다. 이 교육과정은 단지 그럴만한 때가 되었던 시기에 시작된 생각이었을 뿐이고, 저는 그것이 시작될 때 우연히 그 자리에 있었던 한 사람에 지나지 않습니다. 이 교육과정은 그때에 그랬던 것처럼 지금도 여전히 중요합니다."

Campbell 박사는 외상 처치 분야에 대한 한결같은 헌신과 탁월함이라는 유산을 남겼다. ITLS 훈련 및 교육의 영역을 통해서 그로부터 인생의 감동을 받았던 수많은 교육생들, 강사들, 동료들, 그리고 친구들은 인간적으로 그리고 직업적으로 그를 그리워하게 될 것이다.

ITLS는 증거–기반의 유연한 혁신적인 교과과정, 프로그램, 및 서비스 영역을 계속 개발하고 외상 처치 처치제공자들과 그들이 돌보는 환자들에 초점을 맞춘 환자 평가 방식을 계속 발전시킴으로써, 전–세계적인 외상 처치 품질을 개선시키겠다는 Campbell 박사의 사명을 이어서 발전시켜 나갈 것이다. ITLS 지도자 위원회와 편집자 위원회는 위원장 Jonathan L. Epstein, MEMS, NRP(매사추세츠 주)과 편집장 Roy L. Alson, PhD, MD, FACEP, FAEMS(노스캐롤라이나 주)의 지도력 아래에서 계속 활동할 것이다.

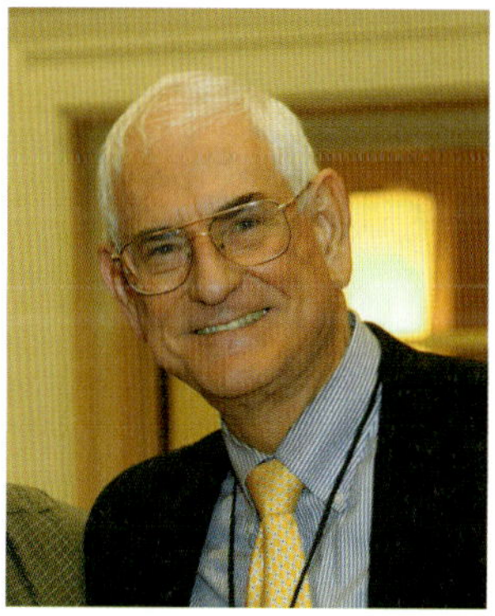

2019년 8월 ITLS는 ITLS 설립자이자 회장인 John Emory Campbell, MD, FACEP(앨라배마 주)의 서거를 발표하였다. Campbell 박사는 오랜 병을 앓다가 집에서 서거하였으며, 그의 나이 75세였다.

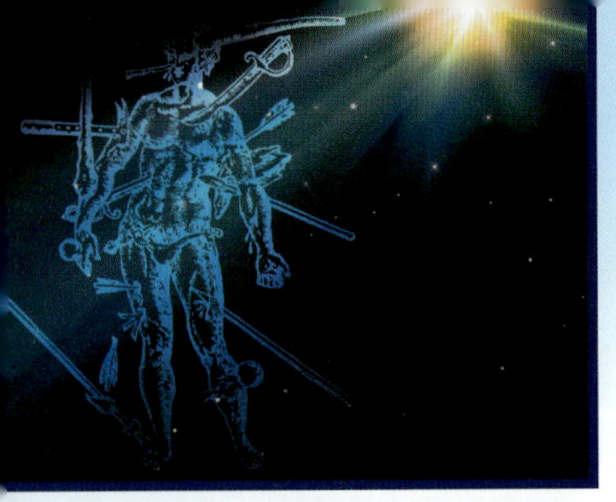

목차

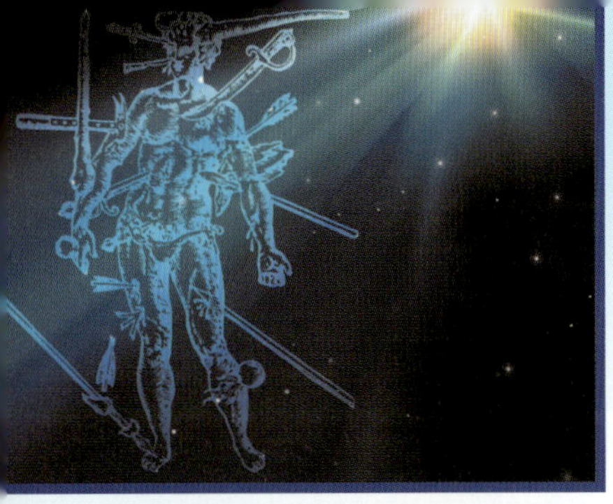

편집자에 관하여

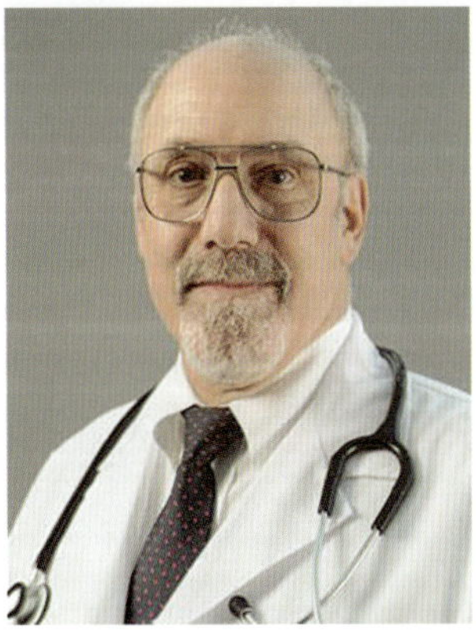

Roy L. Alson, PhD, *MD, FACEP, FAAEM*

Roy L. Alson 박사는 Wake Forest 대학교 의과대학 응급의학과 명예교수이며 또한 Wake Forest 병원의 '병원-전 의학 및 재난의학' 연구소 전임 소장이다. 그는 또한 Wake Forest 대학교에 있는 '소아 외상을 위한 Childress 연구소'(CIPT)의 부교수이면서 콜로라도-주 Parker시에 있는 Rocky Vista 대학교 접골요법대학의 비상근 부교수이다. Alson 박사는 1974년 Virginia 대학교에서 학사 학위를 받았고, 1982년과 1985년 Wake Forest 대학교 Bowman Gray 의과대학에서 PhD와 MD 두 학위를 각각 받았다. 그는 펜실베이니아 주 피츠버그 시에 있는 Allegheny 종합병원에서 응급의학과 전공의 과정을 수료하였고, 미국 응급의학과 학회로부터 응급의학 및 EMS 분야 전문의 자격을 인증 받았다.

Alson 박사의 EMS 이력은 1970년 초에 뉴욕 시의 응급구조사로 시작되었다. Alson 박사는 당시 대학원생으로서 Winston-Salem 구조대의 대원이 되었으며, 한 명의 응급구조사로서 Forsyth 카운티 EMS를 위해 일하기 시작하였다. Alson 박사는 전공의 과정을 마치자마자 Wake Forest 대학교와 Forsyth 카운티 EMS 체계로 되돌아와서 의료지도 의사 보조 책임자로서 14년간을 그리고 나서 의료지도 의사 책임자로서 2003년부터 2019년까지 근무해오고 있다. 그는 EMS 요원들의 교육에 여전히 활동적으로 참여하고 있다.

Alson 박사의 ITLS 참여 시점은 1980년대까지 거슬러 올라간다. 그는 North Carolina 지부 의료지도 의사로서 15년간 봉직하였다. 1990년대 이후로 그는 ITLS 편집위원회 위원이었고 또한 저자의 한 명으로도 기여해 왔다. 그는 이 교과서의 제8판에서 Campbell 박사와 함께 공동 책임-편집자를 담당했었다.

EMS와 함께, 재난 의학이 그의 관심 분야이다. Alson 박사는 North Carolina 주 의료대응체계(NC SMRT: North Carolina State Medical Response System) 프로그램의 의료지도 책임자로 봉직했다. 그는 2011부터 2016까지 미국 응급의학회(ACEP: American College of Emergency Physicians)의 '재난 대비 및 대응 위원회'(DPRC) 위원장으로 봉직했었고, ACEP EMS 위원회 위원이자 미국 '응급의학 학술원'(AAEP: American Academy of Emergency Physicians) EMS 위원회 위원으로서 봉직해왔다. Alson 박사는 2014부터 2016년까지 NAEMSP '재난 대비 위원회' 위원장이었다.

Alson 박사는 지난 28년간 미국 '국가 재난 의료체계'(NDMS: National Disaster Medical System)을 위해 봉직해왔고, 가장 최근에는 '국제 내과계 외과계 대응팀-동부'(IMSURT-E: International Medical Surgical Response Team-East)의 일원으로 일했다. 그는 그전에는 'North Carolina 재난 의료지원팀'(NC-DMAT-1)의 사령관 및 부-사령관으로 봉직하였고 NMRT-E의 부-사령관으로 봉직했었다.

Alson 박사는 수많은 국가-선포 재난들에 대응해왔다. 그는 물자를 매우 부족한 조건 및 갑자기 물밀 듯이 의료수요가 급증하는 상황들에서 처치를 제공하는 방법에 관한 교육을 계속하고 있으며, 병원-전 외상 처치 및 재난의학에 대하여 미국 전역에서 그리고 국제적으로 강의를 해왔다.

그와 그의 부인 Rebecca는 노스캐롤라이나 주 Winston-Salem 시에 거주하고 있다.

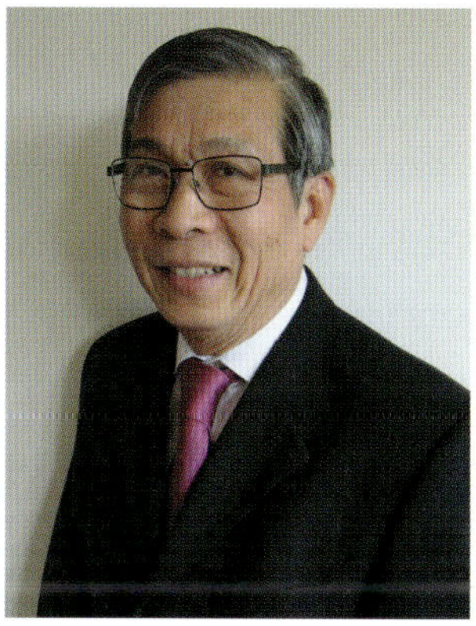

Kyee H. Han, *MBBS, FRCS, FRCEM*

Kyee H. Han 박사는 James Cook 대학병원에서 외상 및 응급의학과 자문의사로 일하고 있다. 이 대학병원은 Middlebrough 시에 있으며 영국 북서부 지역의 '권역 중증 외상 센터'이다. 그는 또한 North West Ambulance Service NHS Foundation Trust의 명예 의료지도 의사이기도 하다. Han 박사는 1976년 버마 Rangoon 시 의과대학에서 학부생 의학교육 훈련을 완료하였다. 영국 Birmingham 시에서 인턴 과정과 고위 병원의사 외과 순환 훈련 과정을 마친 다음, 그는 외과 전문의 수련의로 일했으며 1981년 '왕립 외과학회 회원'(FRCS) 자격을 받았다. Han 박사는 Leicester 시에서 심장-흉부 외과 경험을 쌓은 후, 그 당시 영국에서 '사고 및 응급의학'(A&E: Accident & Emergency Medicine)라고 알려졌던 새로이 떠오르는 전문 분야에서 경력을 쌓기로 결심하였다. 그는 Tyne 강 Newcastle 시에 있는 Royal Victoria Infirmary(RVI)와 Middlebrough 종합병원(MGH)에서 운영하는 Northern Deanery 레지던트/전문의 훈련 프로그램에 들어갔다. Han 박사는 '전문의 훈련 완료 증명서'(CCST: Certificate of Completion in Specialist Training)를 받고서 1990년 MGH 자문의사로 임명되었다. 응급의학 의사로서의 그의 직업 인생을 통해, 그는 A&E 임상 과장, Newcastle 대학교 명예 원로 강사, Northern Deanery '전문의 훈련 위원회' 위원장, 그리고 왕립 응급의학회의 학회 감사 및 권역 회장 등의 자리를 역임한 것을 포함하여 여러 가지 관리, 훈련, 및 자문 역할들을 다수 담당해왔다. Han 박사는 또한 '2차 처치 전문의 의사'로서 North Tyneside Clinical Commissioning Group 이사회의 일원으로 봉직했다.

"급성 손상을 입은 환자에 대한 관리"는 지금까지 Han 박사의 관심사이자 열의의 대상이었다. 그는 병원-전 처치가 환자의 치료 결과에 얼마나 큰 영향을 미칠 수 있는지를 그의 경력의 아주 초기에 인식하고는, 항상 EMS(구급대, 소방대, 경찰) 및 St. John Ambulance와 같은 자원 기관들의 병원-전 상황 훈련에 상당한 시간을 투입하며 헌신해왔다. 그가 지역 외과의사 및 의료 담당관으로 봉직하던 몇 년 동안에, 그는 2004년 Officer (Brother) in the Order of St. John 상을 받았다. 지역적으로 Han 박사는 Great North Air Ambulance Service(GNAAS) 이사회의 이사 중 한 명인데, 이 단체는 영국 북부 지역에 '헬리콥터 응급의료 서비스'(HEMS)를 제공하는 공공 기금으로 운영되는 조직체로서, 강화된 현장 의료 처치를 제공하기 위하여 의사와 파라메딕 팀을 파견하는 기능을 한다.

Han 박사의 ITLS 참여 시점은 1995년으로 거슬러 올라간다. 그는 Tees East & North Yorkshire 지역과 Cleveland 소방 & 구조대 훈련센터의 지부 의료지도 책임자로 봉직하였고, 현재는 North East England 지부 의료지도 책임자로 있다. 2011년 이래로 그는 공헌 저자들 중 한 명일뿐만 아니라 편집 위원회의 일원으로 일을 해왔다. 그는 연구 추진단과 연구 토론회를 이끌고 있는데, 이 토론회는 매년 개최하는 국제 외상 학회의 필수불가결한 부분에 해당한다.

Han 박사는 그의 경력의 처음부터 끝까지 언제나, 환자들의 치료 결과를 개선시킬 역량을 가진 병원-전 응급의료 기관들을 따뜻이 맞이하고, 고취시키며, 같이 협력하는 태도를 적극적으로 보여 왔다. 그는 국제적으로 2차례 영국 ITLS 강사팀을 이끌고 Malawi 수도 Lilongwe로 가서 훈련생들을 훈련시키는 일을 하였다. Malawi는 외상 발생률과 사망률이 높은 국가이다. 이 훈련은 그 이후에 계속 파급되어 Malawi의 모든 지역의 외상 처치 처치제공자들에게 전달되었다. 더 최근에는, ITLS 의료지도 의사 이사회에서는 유럽에서 '권역 ITLS 토론회'를 추진할 계획을 그렸는데, Han 박사가 그 추진단의 공동-단장을 맡아 유럽 ITLS 가족들을 더 친밀하게 결속시키는 일을 성공적으로 마쳤다. 이 제9판부터 그가 부-편집자로서 Alson 교수와 합류하였다.

그와 그의 부인 Sally는 영국 Tees 강변 Stockton 지역 Norton 시에 거주하고 있다.

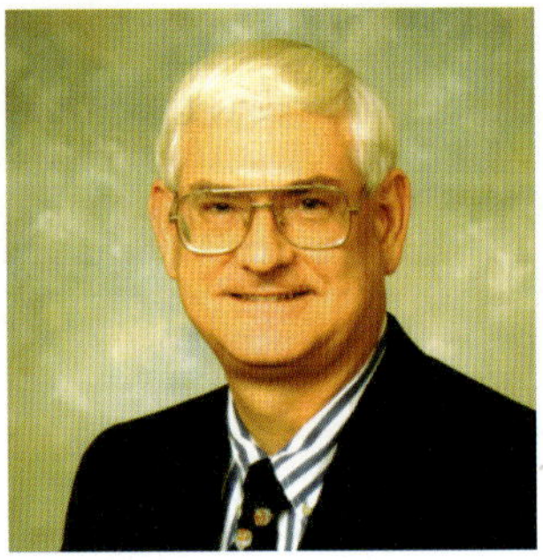

John E. Campbell, *MD, FACEP*

Campbell 박사는 1966년 미국 앨라배마 주 Auburn 대학교에서 약학 의학사(BS) 학위를 받고, 1970년 University of Alabama at Birmingham (UAB)에서 의학 학사 학위를 받았다. 그는 40년간 응급의학 진료를 해왔는데, 앨라배마, 조지아, 뉴멕시코 및 텍사스 주에서 활동하였다. Campbell 박사는 1972년 Clay County 구조대의 대원들에게 기본 EMT 교육과정을 가르쳐 달라는 요청을 받고서 처음으로 병원-전 처치에 관심을 가지게 되었다. 그가 사망한 이 시점까지도 여전히 그는 그 구조대의 명예 대원이었다. Campbell 박사는 또한 수많은 EMT 및 파라메딕 훈련 프로그램들에서 의료지도 의사로 봉직해 왔다. 또한 그는 앨라배마 주 EMS 및 외상 분야 의료지도 책임자였다.

원래 형태인 '기본 외상-생명유지술'(BTLS: basic trauma life support) 교육과정으로부터 발전하여 ITLS(International Trauma Life Support, Inc)이라 부르는 '외상 처치 강사로 구성된 국제 조직체'가 만들어졌다. Campbell 박사는 이 조직체의 시작부터 현재까지 계속 회장을 역임해오고 있다.

Campbell 박사는 '기본 외상-생명유지술'(Basic Trauma Life Support) 교과서 제1판의 저자이며, 그 이후 '응급처치 처치제공자들을 위한 국제 외상-생명유지술'(International Trauma Life Support for Emergency Care Providers)이라는 제목의 제8판에 이르기까지 편집자를 계속하였다. 또한 그는 미국의 '본토 안전 보장과 응급의료적 대응'(Homeland Security and Emergency Medicine Response) 그리고 '전술적 응급의료 핵심사항'(Tactical Emergency Medical Essentials)의 공저자이기도 하다.

Campbell 박사는 University of Alabama at Birmingham 의과대학 응급의학과의 최초의 교수진의 일원이었다. 그는 1991년에 '미국 응급의학회'(American College of Emergency Medicine)가 EMS 분야에서 국가적으로 중요하고 두드러진 업적을 성취한 사람에게 수여하는'EMS 표창'의 첫 수상자가 되었다. 2001년 Campbell 박사는 '미국 EMS 의사 협회'(National Association of EMS Physicians)로부터 'Ronald D. Stewart 평생 업적상'을 받았다. 그는 2018년 8월에 서거하였다.

공헌자들

Roy L. Alson, PhD, MD, FACEP, FAEMS

Professor Emeritus of Emergency Medicine, Wake Forest University School of Medicine, Winston-Salem, NC; Medical Director, Forsyth County EMS (retired)

James J. Augustine, MD

Director of Clinical Operations, EMP Ltd., Canton, OH; Clinical Associate Professor, Department of Emergency Medicine, Wright State University, Dayton, OH

Graciela Bauzá, MD FACS

Assistant Professor of Surgery and Surgical Critical Care and Trauma and Acute Care Surgery Service Director of Education, Department of Surgery, University of Pittsburgh School of Medicine, Pittsburgh, PA

Russell Bieniek, MD, FACEP

Director of Emergency Preparedness, University of Pittsburgh Medical Center Hamot, Erie, PA

Ingrid Bloom, MD, FACEP, FAEMS

Assistant Professor of Emergency Medicine, Emory University School of Medicine, Atlanta, GA; Associate Medical Director, Grady EMS

William Bozeman, MD, FACEP, FAAEM
Professor, Department of Emergency Medicine, and Associate Research Director, Wake Forest University School of Medicine, Winston-Salem, NC; Lead Physician, Tactical Operations, Forsyth County EMS

Walter J. Bradley, MD, MBA, FACEP
Medical Director, Illinois State Police; SWAT Team Physician, Moline Police Department; Physician Advisor, Trinity Medical Center, Moline, IL

Sabina A. Braithwaite, MD, MPH, FACEP, FAEMS, NRP
EMS Fellowship Director and Associate Professor of Emergency Medicine, Washington University School of Medicine, St. Louis, MO; State EMS Medical Director for Missouri

Jeremy J. Brywczynski, MD, FAAEM
Associate Professor, Emergency Medicine, Vanderbilt University Medical Center, Nashville, TN; Assistant Medical Director, Vanderbilt LifeFlight; Medical Director, Vanderbilt FlightComm; Assistant Medical Director, Nashville (TN) Fire Department

John E. Campbell, MD, FACEP (deceased)
Former Medical Director, EMS and Trauma, State of Alabama

Leon Charpentier, EMT-P
Harker Heights (TX) Fire Chief, Retired

Darby Copeland Ed.D, RN, NRP, NCEE
Executive Director, West Virginia Chapter, American College of Emergency Physicians, Wheeling, WV

James H. Creel, Jr., MD, FACEP (Deceased)
Clinical Associate Professor and Program Director, Department of Emergency Medicine, University of Tennessee College of Medicine, Chattanooga, TN; Chief of Emergency Medicine, Erlanger Health System

Ann M. Dietrich, MD, FAAP, FACEP
Professor of Pediatrics, Ohio State University, Columbus, OH; Director of Risk Management, Section of Emergency Medicine, Columbus Children's Hospital; Pediatric Medical Advisor, Medflight of Ohio

Maia Dorsett, MD, PhD
Senior Instructor, Department of Emergency Medicine, University of Rochester School of Medicine, Rochester, NY

Ray Fowler, MD, FACEP, DBAEMS
Professor and Chief, Division of Emergency Medical Services, The University of Texas, Southwestern Medical Center; Attending Emergency Medicine Faculty, Parkland Memorial Hospital, Dallas, TX

Pam Gersch, RN, CLNC
Program Director, AirMed Team, Rocky Mountain Helicopters, Redding, CA

Martin Greenberg, MD, FAAOS, FACS
Chief of Hand Surgery, Advocate Illinois Masonic Medical Center; Chief of Orthopedic Surgery, Our Lady of the Resurrection Medical Center, Chicago, IL; Reserve Police Officer, Village of Tinley Park, IL; Tactical Physician, South Suburban Emergency Response Team; ITOA Co-Chair, TEMS Committee

Kyee H. Han, MBBS, FRCS, FRCEM
Consultant in Accident and Emergency Medicine; Medical Director, North East Ambulance Service NHS Trust; Honorary Clinical Senior Lecturer, The James Cook University Hospital, Middlesbrough, UK

Donna Hastings, MA, EMT-P, CPCC
Co-Chair, ITLS Editorial Board; CEO, Heart and Stroke Foundation of Alberta & NWT, Calgary, Canada

Leah J. Heimbach, JD, RN, EMT-P
Principal, Healthcare Management Solutions, LLC, White Hall, WV

Lisa Hrutkay, DO, FACEP
EMS Director, USAcute Care Solutions Midwest, Wheeling, WV

Ahamed H. Idris, MD, FACEP
Professor of Emergency Medicine and Internal Medicine Department of Emergency Medicine University of Texas Southwestern Medical Center, Dallas, TX

Melanie J. Lippmann, MD, FACEP
Associate Professor of Emergency Medicine, Alpert Medical School of Brown University, Providence, RI

David Maatman, NRP/IC

Kirk Magee, MD, MSc, FRCPC
Associate Professor and Head of Department, Dalhousie University Department of Emergency Medicine, Halifax, Nova Scotia, Canada

Patrick J. Maloney, MD
Staff Physician, Denver Health Medical Center and Denver Emergency, Center for Children; Clinical Instructor, University of Colorado School of Medicine, Denver, CO

David Manthey, MD, FACEP, FAAEM
Professor of Emergency Medicine and Vice Chair of Education, Wake Forest University School of Medicine, Winston-Salem, NC

Leslie K. Mihalov, MD
Chief, Emergency Medicine, and Medical Director, Emergency Services, Nationwide Children's Hospital; Associate Professor of Pediatrics at The Ohio State University College of Medicine, Columbus, OH

Richard N. Nelson, MD, FACEP
Professor and Vice Chair, Department of Emergency Medicine, The Ohio State University College of Medicine, Columbus, OH

Jonathan Newman, MD, MMM, FACEP
Assistant Medical Director, United Hospital Center, Bridgeport, WV

Bob Page, MEd, NRP, CCP, NCEE
Edutainment Consulting and Seminars, LLC, Springfield, MO
William Bruce Patterson, Platoon Chief/EMT-P
Strathcona County Emergency Services, Alberta, Canada

Andrew B. Peitzman, MD
Distinguished Professor of Surgery, Mark M. Ravitch Chair in Surgery, Chief in the Division of General Surgery, and Vice-President for Trauma and Surgical Services, University of Pittsburgh Medical Center, Pittsburgh, PA

William F. Pfeifer, MD, FACS
Professor of Surgery, Department of Specialty Medicine, Rocky Vista University College of Osteopathic Medicine; Mile High Surgical Specialists, Littleton, CO; Colonel MC USAR (ret)

Art Proust, MD, FACEP
Medical Director, Southern Fox Valley EMS System; Emergency Physician, Northwestern Medicine Delnor Hospital, Geneva, IL

Mario Luis Ramirez, MD, MPP
Tactical and Prehospital EMS Fellow and Clinical Instructor in Emergency Medicine, Department of Emergency Medicine, Vanderbilt University Medical Center, Nashville, TN

Alexandra Rowe, NRP
CE Solutions, Burnett, TX

Jonathan M. Rubin, MD, FAAEM
Associate Professor of Emergency Medicine, Medical College of Wisconsin, Milwaukee, Wisconsin

S. Robert Seitz, MEd, RN, NRP
Assistant Professor, School of Health and Rehabilitation Sciences, Emergency Medicine Program, University of Pittsburgh, Pittsburgh, PA; Assistant Program Director, Office of Education and International Emergency Medicine, University of Pittsburgh Center for Emergency Medicine; Continuing Education Editor, Journal of Emergency Medical Services; Editorial Board, International Trauma Life Support

Nicholas Sowers, MD, FRCPC
Associate Professor of Emergency Medicine, Dalhousie University School of Medicine, Halifax, Nova Scotia, Canada

J. T. Stevens, NRP (ret.)
Sun City, SC

Shin Tsuruoka, MD
Vice Director and Chief of Neurosurgical Department, JA Toride Medical Center, Toride, Japan; ITLS Japan Chapter Medical Director

Howard A. Werman, MD, FACEP
Professor of Clinical Emergency Medicine, The Ohio State University, Columbus, OH; Medical Director, MedFlight of Ohio

Katherine West, BSN, MSEd, CIC
Infection Control Consultant, Manassas, VA; Editorial Board, Journal of Emergency Medical Services

Melissa White, MD, MPH
Associate Professor and Assistant Residency Director, Department of Emergency Medicine, Emory University School of Medicine, Atlanta, GA; Medical Director, John's Creek Fire Department; Medical Director, Emory Emergency Medical Services; Associate Medical Director, AirLife Georgia

Janet M. Williams, MD
Professor of Emergency Medicine, University of Rochester Medical Center, Rochester, New York

E. John Wipfler, III, MD, FACEP
Attending Emergency Physician, OSF Saint Francis Medical Center Residency Program; Medical Director, STATT TacMed Unit, Tactical Medicine; Sheriff's Physician, Peoria County Sheriff's Office; Clinical Associate Professor of Surgery, University of Illinois College of Medicine, Peoria, IL

Arthur H. Yancey II, MD, MPH, FACEP
Medical Director, Grady EMS Emergency Communications Center; Medical Director, College Park Fire Department; Associate Professor, Department of Emergency Medicine, Emory University School of Medicine, Atlanta, GA

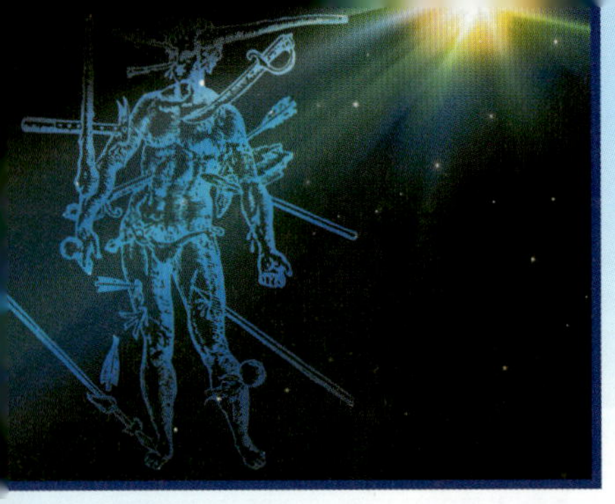

역자

이중의

응급의학과 전문의, 성남시의료원 응급의학과

정제명

응급의학과 전문의, 서울소방학교

역자의 말

응급의료 분야에서 '3대 중증 응급'이라고 하면 '급성 심근경색', '뇌졸중', 그리고 '중증 외상'을 말합니다. 이 모두에서 '병원-전 처치제공자'의 역할이 중요하지만, 특히 중증 외상에서는 병원-전 처치제공자의 역할, 즉 진단 능력과 판단력 그리고 처치 능력이 매우 중요해집니다.

우리나라 의학에서 외상학이 차지하는 비중은 상대적으로 적었었고 여전히 충분히 개선되었다고 보지는 않습니다. 이국종 선생의 활약에 힘입어 외상센터가 건립되고 현재 많이 발전하고 있다고 하지만 아직 미흡합니다. 의과대학 교육에서 외상학은 소홀히 다루어지고 있으며 의과대학 병원에서 일하는 외상학 전문가는 거의 없다고 봅니다. 우리나라 의료기관의 대표라고 일컬어지는 소위 빅-5 병원들에는 외상 환자를 전문적으로 치료하는 의사는 없거나 극히 소수여서 그 병원의 외상 환자 치료 실적이 미미한 것으로 우리나라 외상학의 실상을 대변할 수 있겠습니다. 이러한 의사 교육의 경향은 간호사와 응급구조사의 교육에도 영향을 미쳐서 같은 모습을 보이고 있습니다.

이 역서는 우리나라에서는 119 구급대원으로 대표되는 '병원-전 처치제공자'를 주요 교육 대상으로 하는 외상학 교과서입니다. 물론 외상학에 관심이 있는 의과대학 및 간호대학 학생에게도 도움이 될 수 있으며 '최초-반응자'에 해당하는 비-의료인의 교육에도 활용될 수 있습니다.

현재 우리나라에서 심정지에 대한 심폐소생술 교육은 상당한 궤도에 올라 있고 교재도 많습니다. 반면에 현장에서의 처치 품질이 심폐소생술 못지않게 중요한 외상 처치에 대한 교과서가 우리나라에서는 턱없이 부족한 것이 현실입니다. 이 역서가 그 부족함을 메우는 역할을 할 것으로 기대합니다.

대한민국의 외상학의 미래를 의사에게만 의존할 수는 없습니다. 의사는 주로 병원-내 단계에서 활동하는 처치제공자이고 병원-전 단계를 담당하는 처치제공자는 따로 있으며 119 구급대원이 그 대부분을 차지합니다. 보다 발전된 병원-전 단계 외상 처치 품질을 획득하여 우리나라에서 발생하는 불필요한 외상 사망과 외상 장애를 최소화하기 위해 훈련과 학습에 매진하고 있는 '병원-전 처치제공자'들을 응원합니다.

2022년 2월 24일
이중의

이 책의 조직체계

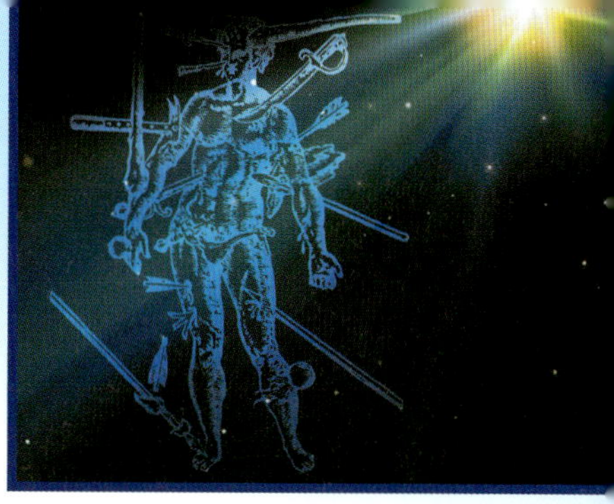

이 ITLS 교과서 제9판 '응급처치 처치제공자들을 위한 국제 외상-생명유지술'(International Trauma Life Support for Emergency Care Providers)은 그 조직체계를 다시 새롭게 하여, 병원-전 환경에서 외상 환자의 평가 및 관리를 위한 더욱 기능적인 접근법을 반영하도록 하였다. 이 책은 4개의 부로 나뉘어졌다.

제1부, "필수적 정보"에는 제1장부터 제7장까지 포함된다. 이 주제들에는 외상 환자의 처치에 핵심적인 내용들이어서 손상 기전, 외상 환자의 평가, 출혈 억제, 그리고 쇼크 및 기도 관리 등이 포함된다. 어떤 임상적 주제에 대한 이론을 설명하는 장이 먼저 나오고 뒤이어서 그 임상적 상황을 관리하는데 필요한 필수적 술기들을 구체적으로 알아보는 장이 이어진다.

제2부, "기본 지식"에는 제8장부터 제16장까지 포함된다. 이 주제들에는 특정한 신체 부위에 손상을 입은 환자의 평가 및 관리가 포함되는데, 즉 가슴 외상, 복부 외상, 척추 외상 및 척주 운동-제한, 팔다리 외상, 그리고 외상성 심-정지가 다루어진다. 각 장들에서는 이론적 내용에 뒤이어서 특정한 술기들을 다루고 있다.

제3부, "특별한 인구 집단들"에 속한 장들에서는 화상 환자, 노인 환자, 어린이 및 임신부 환자, 그리고 중독 물질의 영향을 받고 있는 환자에 관한 내용을 포함하고 있다.

마지막 제4부는, 온라인으로도 볼 수 있고 교과서에서도 볼 수 있는데, 기타 중요한 영역들을 다루고 있다: 표준 예방조치, 통증 조절, 다중-희생자 중증도-분류, 외상 점수 매기기, 항공 의료, 익수, 열기 및 냉기 손상, 전문 술기들, 그리고 전술적 의료 처치의 개요 등.

이 판에서 새로워진 내용

이 '응급처치 처치제공자들을 위한 국제-외상-생명유지술'(ITLS for Emergency Care Providers) 제9판은 그 내용이 최신 지견으로 갱신되어 왔기 때문에, 응급처치 처치제공자들에게 외상 환자 처치에 대한 가장 최신이면서 가장 효과적인 접근법들에 대한 정보를 잘 제공하고 있다. 외상 과학은 끊임없이 진화하고 있는 중이다. 따라서 이 책의 저자들은 ITLS 연구 추진단과 협력하여 외상 환자의 초기 처치에 관련된 최신 정보들로 이 교과서를 새롭게 고쳤다.

이 판은 ITLS 설립자이자 최초의 편집 책임자인 John Campbell, FACEP 박사의 참여 없이 만들어진 최초의 판이다. 그는 오랫동안 암과 용맹하게 투병해오다 2018년 서거했다. 이 교과서는 외상 환자들에게 가능한 최선의 처치를 제공할 수 있는 지식과 술기들을 응급처치 처치제공자들에게 알려주는 것에 초점을 맞춘 Campbell 박사의 철학을 지속하려고 각고의 노력을 기울였다.

또한 이 판에서 새로운 점은 '사고 & 응급 의학' 자문의사인 Kyee Han 박사가 편집 보조자로 참여한 것이다. 그는 이 교과서의 '부-편집 책임자'로서 Alson 박사와 합류하였다. Han 박사는 EMS 처치 및 교육에 광범위한 경험을 가지고 있으며 또한 20년 이상 ITLS 교과서의 저자로서 그리고 교육과정 강사로서 공헌해 왔다.

또한 이 교과서는 인공호흡과 심폐소생술에 관한 최신 AHA/ILCOR 지침들, 미국 외과학회 외상위원회(COT of ACS)의 지침들, 미국 국립 EMS 의사협회(NAEMSP)/미국 응급의학회(ACEP) 전술적 응급 희생자 처치 위원회의 입장 선언문, 그리고 기타 국제적 자문 단체들의 의견에 부합되게 만들어졌다.

각 장별 변경 사항과 핵심 요소들의 일부를 열거하면 다음과 같다:

- '도입'부에서, "황금 기간"(Golden Period)의 개념이 무엇인지와 왜 그것이 우리가 응급처치 처치제공자로서 하는 일에 여전히 중요한 의미를 가지는지를 설명하고 있다.
- 제1장에서는, '현장 안전'과 외상 처치란 많은 전문 직능분야들이 관계하는 '팀 노력'이라는 개념을 중심 요소로 계속해서 강조하고 있다. 이 장에는 현재 'Hartford 합의'(2012년 총격 대량살상 사건을 계기로 미국외과학회에서 제안한 생존율 증강 정책)에서 제안된 대응 변경사항들에 대한 토의 내용을 포함하고 있다.
- 제2장에서는, ITLS 강사 및 처치제공자들로부터 받은 의견(feedback)들에 근거하여 수정한 환자 평가 순서의 경미

한 변경사항들을 포함하고 있다. 또한 환자 평가를 시작하는 시점에서 출혈의 '식별'과 그 '억제'의 중요성을 더 강조하고 있다. 지휘자는 환자 평가를 수행하면서, 그의 최초 평가에서 확인한 비정상 상태들에 대한 대응 조치들을 동료들에게 위임할 것이다. 이것은 지휘자가 손수 문제점들을 처리하기 위하여 환자 평가를 중단해서는 절대 안 되며 그 대신에 필요한 행동들을 팀 동료들에게 위임해야만 한다는 규칙을 강화하는 것이다. 이는 팀 개념을 강조하며 또한 현장 체류시간을 최소로 유지하게 해 준다. 3가지 환자 평가를 제공하는 순서(ITLS 일차 조사, ITLS 재평가 검진, & ITLS 이차 조사)가 변경되었다. ITLS 재평가 검진이 ITLS 이차 조사보다 앞에 수행되는데, 더 흔한 상황에서는 ITLS 이차 조사 없이 ITLS 재평가 검진으로 끝날 수도 있다. 이 장에서는, 손가락-바늘 찌르기 젖산 검사와 병원-전 복부 초음파 검진의 활용이 언급되고 있다. 이들은 조기에 쇼크 상태로 빠질 수 있는 환자들을 더 잘 식별해내는 평가 방법이 될 수 있다.

- 제3장에서는, 환자 평가 술기에 대한 설명으로 제2장의 변경 사항들을 반영하고 있다.
- 제4장에서는, 최근 분쟁지역들에서 얻은 가장 최근의 군진의학 경험들을 다시 한 번 반영하여 출혈성 쇼크에 대한 최신지견을 포함하고 있다. 출혈 관리에 있어서 트라넥사민-산(TXA)의 역할에 대한 설명이 추가되어 있으며, 또한 혈액응고 인자의 희석을 방지하기 위하여 결정질 용액의 주입을 제한할 필요성에 대한 설명도 포함되어 있다. '현장에서의 수액 소생술'에서 강조하는 목적은 혈액관류를 회복시키는 것이지 활력징후를 정상화하는 것이 아니다.
- 제5장에서는, 지혈과 관련된 술기들을 다루고 있다. 창상 메꾸기, 지혈제 사용, 그리고 지혈대의 조기 적용 등이 포함되어 있다. 또한 뼈-속 경로 확보에 대해서도 설명하고 있다.
- 제6장에서는, 기관-내관의 위치를 확인하고 감시하는 표준 방법으로서 그리고 과다-폐환기 및 과소-폐환기를 평가하는 최선의 방법으로서 '호기말 이산화탄소 분압-측정술'의 활용을 다시 강조하고 있다. 매번의 폐환기에서 전달되는 공기 용적을 평가하는 근거로는 현재 고정된 용적량보다는 환자의 반응(가슴의 오르내림)을 근거로 할 것을 강조하고 있다.
- 제7장에서는, 성공적 기도 관리를 더욱 개선하고 기본 기도 관리에서 성문-위 기도유지기(SGA)의 핵심적 역할을 증강시키기 위한 '올바른 환자 자세 취하기'의 중요성을 설명하고 있다. 또한 이 장에는 곤란 기도에 대처하는 도구로서 비디오 기관삽관에 대한 설명이 포함되어 있으며 약물-보조 기관삽관도 설명하고 있다.
- 제8장에서는, 긴장-기흉에서의 '바늘 감압술'의 적응증과 심장-눌림증에서의 '심장막 천자술'의 적응증을 설명하고 있다(단, 이 술식들이 그 응급처치 처치제공자의 진료 영역 안에 들어갈 때에 한해서). 또한 이 장에는 이런 긴급 손상들을 식별하기 위하여 그리고 단순-기흉을 식별하기 위하여 초음파를 사용하는 방법도 설명하고 있다.
- 제9장에서는, 전술적 EMS 처치제공자들이 직면하는 난제들을 반영하여 개방-기흉 처치를 위한 '가슴 밀폐기'뿐만 아니라 긴장-기흉 처치를 위한 흉강 바늘 감압술을 다루고 있다. 현장 임시방편의 가슴 밀폐용으로 사용되는 '3면 반창고 붙이기' 방식은 이제 '4면 반창고 붙이기'와 '바늘 감압술'을 같이 적용하는 방식으로 교체되었다.
- 제11장과 제12장에서는, 이번에 최근 발간된 지침들에 근거하여 언제 '척주 운동-제한'을 적용할 것인지에 관한 현행의 과학적 사실과 발전된 내용들을 반영하고 있다. 긴 척주-고정판을 이송용 기구로 활용하는 것에 강조점을 두고 있으며, 긴 척주-고정판 위에 눕힌 상태로 환자를 이송하는 방식이 이제 권장되지 않는다. 또한 이장에는 일단 긴 척주-고정판 위에 눕혀져 이송용 들것에 옮겨진 환자에게서 긴 척주-고정판을 어떻게 제거하는지 그 방법이 포함되어 있다.
- 제13장에서는, 이번에 골반 골절을 다루고 있으며 이 손상에는 복부 손상이 흔히 같이 동반되는 연관 관계를 반영하고 있다. 또한 이 장에서는 골반-결속대의 적용에 대하여 설명하고 있으며, 또한 손가락-바늘 찌르기 혈청 젖산 농도 측정술의 활용과 병원-전 복부 초음파 검진의 활용에 대하여 설명하고 있다.
- 제14장에서는, 팔다리 손상 부위로부터의 출혈을 관리하는 방법을 설명하고 있다. 따라서 지혈제에 대한 설명도 포함되었다.
- 제15장에서는, 지혈대와 지혈제의 사용 술식에 대하여 살펴보고 있으며, 골반 골절에 사용하는 골반-결속대에 대한 설명도 포함되었다.
- 제16장에서는, 이번에 외상성 심-정지의 관리를 위한 알

고리즘을 포함하고 있다. 또한 이 장에는 병원-전 상황에서 외상 환자에게 시행하던 소생술을 종결해야 하는 적응증도 살펴보고 있다.

- 제19장에서는, 나이를 먹어가는 것이 어떤 기전들을 통해서 사망률을 높이게 되는지에 대한 설명을 포함하고 있으며, 또한 고령 자체가 외상센터로 이송하여 처치할 필요가 있는 하나의 독립적 위험 요인에 해당한다고 설명하고 있다.
- 부록들: 온라인으로 교육생 자료 페이지(www.pearsonhighered.com/bradyresources)에 그리고/또는 분문에서 찾아볼 수 있다.
  - 병원-전 상황에서의 통증 조절에 대한 단락이 추가됨
  - 익수 및 저-체온증에 대한 단락이 최신지견으로 갱신됨(온라인)
  - 혈액-매개 전염 병원체에 대한 설명은 온라인 쪽으로 옮겼음
  - 전술적 EMS는 개정하여 Hartford Consensus 범위 내의 현행의 생각을 반영하도록 함(온라인)
  - 추가적 술기에 외과적 반지-방패막 절개술을 포함시킴(온라인)
  - 질제 보여주기 비디오(온라인)
    - 반지-방패막 절개술: 바늘 및 외과적
    - 창상 메꾸기
    - 지혈대 적용
    - 가슴 밀폐기 적용
    - IO(뼈-속 주사) 삽입 - 전동형 및 수동형
    - 긴장-기흉에 대한 바늘 감압술
    - 성문-위 기도유지기 삽입
    - 통나무-굴리기
    - 국자형 들것

술기와 용어에 대한 공지

전-세계에 걸쳐서 병원-전 요원들은 자신들에게 허용된 진료 영역이 지역 법률 및 규칙에 따라서 다양하게 다르다. 이 교과서에는 때때로 허용된 진료 영역을 벗어나는 술식들이 설명되어 있을 수도 있다. ITLS 교육과정을 완료했다고 해서 그 응급처치 처치제공자가 그에게 허용된 처치 영역을 넘어서(교육과정에서 배운 내용을 실행해)도 된다는 의미로 해석해서 절대로 안 된다. 궁극적으로, 그 응급처치 처치제공자가 시행할 수 있는 진료 범위의 최종 결정권자는 해당 EMS 체계의 의료지도 의사(자문의)가 된다.

이 교과서에서는 인력을 설명할 때 성별 중립적이 되도록 시도해 왔다. 실제로 그러하지 않은 부분들에서, 어느 한쪽 성이 응급처치를 제공하는데 필요한 술기들을 수행하는 능력이 낮은 것처럼 해석되어서는 절대로 안 된다.

전-세계에 걸쳐서, 손상 및 질병 희생자들에게 응급처치를 제공하는 사람들을 묘사하기 위해 사용되는 용어들이 다양하다. 이 교과서에서는, 이런 사람들을 묘사하기 위해 '응급처치 처치제공자'라는 용어를 사용하고 있다. "최초 반응자"와 "응급구조사"(EMT)라는 사용할 때는 기본 생명유지술(BLS) 수준의 훈련을 받은 요원들을 지칭하는 것이며, "파라메딕"이라는 용어는 전문 생명유지술 수준의 훈련을 받은 요원들을 지칭할 때 사용하는 것이다.

전에 말했듯이, EMS는 끊임없이 변화를 겪고 있다. 수년 전에는 아이디어에 불과했던 것들이 지금은 일상적으로 사용된다. 이러한 기술과 자원들의 변화는 오로지 계속 커질 것이다. 이 책이 출판되는 이 시기에, 우리는 현저히 증가된 '처치지점'(POC: point-of-care) 초음파 활용을 주목하고 있다. 이 병원-전 POC 초음파 활용은 치명적 손상들을 식별해내는데 도움을 주고 또한 외상 환자의 이송 목적지를 결정하는데도 도움을 주기 위한 목적이다. EMS 기관들과 헬기 응급의료서비스 업체들이 실혈로 인해 쇼크 상태에 빠진 환자에게 대처하기 위하여 수혈을 할 수 있도록 혈액을 싣고 다니기 시작하고 있다. '가슴-절개술을 시행하여 대동맥을 교차-클램프하는 것'과 유사한 작용을 하는 REBOA(retrograde endovascular balloon occlusion of the aorta)의 도입이 대량 내부 출혈 환자들을 위한 중재술로 유망한 가능성을 보이고 있는 중이다. 하지만 이 시점에서, 민간 영역에서의 현장 활용은 이 기구 사용법을 훈련받은 EMS 의사가 현장에 존재하는 응급의료체계에만 국한하여 가능하다. 그래서 이번에 ITLS에서는 EMS 요원이 이 기구를 사용할 기회가 제한적이기 때문에 REBOA에 대한 설명을 이 교과서에 포함시키지 않았다.

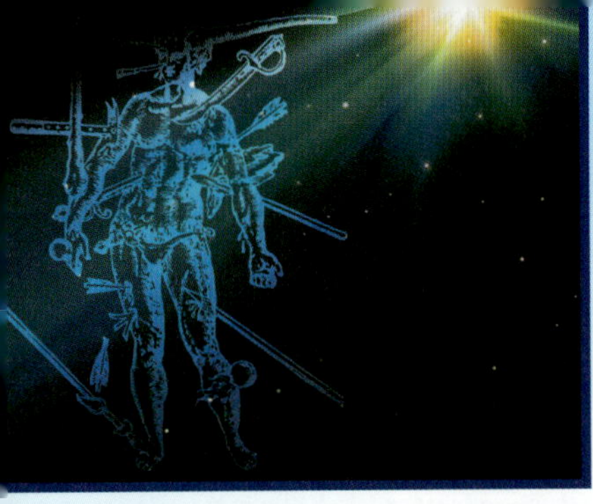

감사의 말

한 권의 교과서와 교육과정을 창조해내는 일은 매우 힘든 과업이어서, 많은 사람들의 노력 없이는 이루어질 수가 없습니다. 관계하신 많은 분들에게, 이 과업은 진정한 사랑의 노고였습니다. 우리는 다음에 나오는 ITLS 친구들에게 특별한 감사를 표하고 싶습니다. 그들은 새로운 아이디어 제안, 문헌 검토, 그리고 본문 교정을 담당하며 값을 매길 수 없는 도움을 제공했습니다. 이 일은 매우 큰 작업이었고 여기에 공헌하신 분들이 매우 많았기 때문에, 우리가 빠뜨리고 여기에 포함시키지 못한 분들이 틀림없이 여러 명이 있을 것입니다. 이 점에 대하여 미리 사과의 말씀을 드리오니 부디 용서해주십시오.
우리는 이 교재를 검토해주신 EMS 전문가들께 감사하고 싶습니다. 특히, 바로 이 '응급처치 처치제공자를 위한 국제 외상 생명유지술 제9판'에 참여하신 분들께는 더욱 그러합니다. 이분들의 공로는 높이 평가될 것입니다.

Jacky Chan, DN, MSc, BN, RN
Advanced Practice Nurse, Hospital Authority, Hong Kong
Juan Chessa, EMT−P Professor
International Medical Academy, Lima, Peru
Barbara Sauter, RN, BSN
City of Frankfort Fire and EMS, Frankfort, KY
Walt Stoy, PhD, EMT−P
Professor, Emergency Medicine Program, School of Health and Rehabilitation Sciences and Director Emeritus, Center for Emergency Medicine, Office of Education, University of Pittsburgh, Pittsburgh, PA
Keith Wesley, MD FACEP FAEMS
HealthEast Medical Transportation, Saint Paul, MN

우리는 우리들의 개발 편집장인 Jill Rembetski께 감사하고 싶습니다. 그녀는 엄청난 인내심을 보여주시면서 우리들이 궤도를 벗어나지 않도록 유지시켜 주셨기 때문입니다.
본문의 내용을 실증적으로 보여주는 자신들의 작품을 기증해주신 다음에 열거된 사진작가들께도 또 다른 특별한 감사의 말씀을 드립니다:

Roy Alson, PhD, MD, FACEP, FAEMS
Jennifer Achay, Centre for Emergency Health Sciences
Sabina Braithwaite, MD, FACEP
James Broselow, MD
Brant Burden, EMT−P
Anthony Cellitti, NRP
Alexandra Charpentier, EM−P
Leon Charpentier, EMT−P
Stanley Cooper, EMT−P
Delphi Medical
Pamela Drexel, Brain Trauma Foundation
Ferno Washington, Inc.
Peter Gianas, MD
Peter Goth, MD
KING Airway Systems
Kyee H. Han, MD, FRCS, FRCEM
Michal Heron
Eduardo Romero Hicks, MD
Jeff Hinshaw, MS, PA−C, NRP
Kelly Kirk, EMT−P
Lewis B. Mallory, MBA, REMT−P
Masimo Corporation
Bonnie Meneely, EMT−P
Nonin Medical, Inc.
North American Rescue
Bob Page, MEd, NRP, CCP, NCEE
William Pfeifer, MD, FACS
Robert S. Porter
Don Resch
SAM Medical

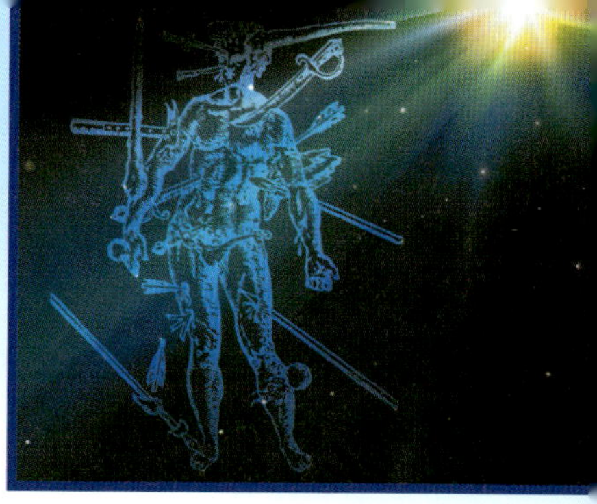

ITLS 교육과정에 대한 소개

'손상'을 의미하는 의학 용어인 '외상'은 미국에서 뿐만 아니라 대부분의 다른 나라에서도 가장 돈이 많이 드는 보건 문제가 되어있다. 미국에서, 외상은 모든 연령대를 통틀어서는 4번째 선행 사망원인이 되며, 어린이와 45세 미만 성인에 있어서는 1번째 선행 사망원인이 된다. 15~24세 사이 연령대 인구에 있어서는 모든 사망자의 73%가 외상으로 인해 죽음에 이른다. 모든 외상 사망자 1명이 발생할 때마다, 그 10배 이상의 환자들이 외상으로 병원에 입원하게 되며 그 100배 이상의 환자들이 외상으로 응급실 치료를 받게 된다. 이렇게 막대한 외상의 비용 때문에, 물리적 및 재정적 자원 양쪽 모두의 측면에서, 강제적으로라도 모든 EMS 요원들이 이 질병에 대하여 더 많이 배우게 만들어서 이 외상의 결과를 더 잘 치료하고 그 발생률을 감소시키도록 해야 할 필요가 있다.

외상 환자들의 생존 여부가 흔히 그들을 얼마나 신속히 수술실로 옮겨 결정적 처치를 받게 하느냐에 의해 결정되므로, 위급한 외상 환자를 가장 효율적인 방식으로 평가하고 관리하는 방법을 여러분이 알고 있는 것은 아주 중요하다. ITLS 교육과정의 목적은 위급한 외상 환자들을 평가하고 관리하는 가장 신속하고 실용적인 방법을 여러분에게 가르치는 것이다. 이 교육과정은 여러분에게 "왜?(이유)"와 "어떻게?(방법)"를 글로 설명한 '장'과 여러분이 습득한 지식과 술기들을 모의 환자들에게 실행해보는 실용적 '연습문제'들의 결합으로 이루어져 있다. 그래서 이 교육과정을 끝까지 완료하였을 때, 여러분은 신속한 구명 외상 처치를 제공할 수 있는 자신의 능력에 있어서 자신감을 가지게 될 것이다.

외상 환자의 평가 및 관리에 있어서의 철학

급성 관동맥 증후군 및 뇌졸중과 함께, 중증 외상은 '시간-의존 질병'의 하나이다. '결정적(외과적) 치료의 시각'과 '외상 환자들의 생존율' 사이의 직접적 연관성을 최초로 설명한 사람은 미국 Maryland주 Baltimore시에 있는 유명한 쇼크-외상센터 소속의 R. Adams Cowley 박사이었다. 그는 중증 다발성 손상을 입은 환자들이 손상 후 1시간 안에 수술실로 입장할 수 있었을 때에 최고의 생존율이 획득할 수 있었다는 사실을 발견하였다. 이를 근거로 그는 손상 후 1시간을 "Golden Hour(황금의 1시간)"이라고 일컬었다. 그 후 여러 해를 걸쳐 우리가 알아낸 사실은, 일부 환자들(예를 들어, 몸통에 관통상을 입은 환자)은 "황금의 1시간"을 가지지 못하고 그보다는 더 짧은 수 분~수십 분의 기간을 가지며, 반면에 둔상을 입은 많은 환자들은 1시간보다 더 긴 "황금 기간"을 가질 수도 있다는 것이다. 지금 우리는 '병원-전 기간'을 "Golden Period(황금 기간)"이라고 부르자고 제안을 받아오고 있는데, 왜냐하면 이 기간이 1시간보다 더 길 수도 있고 더 짧을 수도 있기 때문이다.

"황금 기간"은 환자가 손상을 입는 그 시점부터 시작되는 것이지, 여러분이 현장에 도착한 시점부터 시작되는 것이 아니다. 여러분이 여러분의 평가를 시작할 때는 이미 황금 기간 중의 많은 부분이 경과해버린 시점일 것이므로, 여러분은 여러분이 하는 일에 있어서 반드시 잘 조직화된 상태이어야만 한다. 병원-전 상황에서, 여러분은 현장 처치를 위한 '황금 기간'을 10분으로 생각하는 편이 더 좋다. 그 10분 안에, 여러분은 살아있는 환자들을 식별하고, 치료 결정을 내리고, 적절한 의료시설로 환자들을 이송하기 시작해야만 한다. 이 말의 의미는, 모든 행동 하나하나가 반드시 구명 목적을 위해서 이루어져야만 한다는, 다시 말해서, 구명 목적에 해당하지 않는 행동은 단 1초도 안해야 한다는 것이다. 잠재적 구명 효과는 없으면서 현장 체류시간을 증가시키기만 하는 행동은 반드시 제외시켜야만 한다. 반드시 여러분은 평가와 소생술을 가장 효율적이고 필수적인 단계들로만 축약해야만 할 뿐만 아니라, 여러분은 '잘 계획된 논리적이고 순차적인 방식으로' 모든 외상 환자를 평가하고 치료하는 습관을 개발해야만 한다. 그래야만 필수적인 행동들을 잊어버리고 생략하는 일이 없을 것이다.

환자 평가를 시행할 때는, "머리에서부터 발가락 쪽으로" 방식으로 진행하는 것이 가장 좋다. 그래야 한 곳도 빼먹지 않게 된다. 만일 여러분이 환자 평가를 시행할 때 여기저기 건너뛰듯이 한다면, 필연적으로 여러분은 결정적으로 중요한 어떤 부분에 대한 평가하기를 잊고 빼먹게 될 것이다. 또한 여러분의 동료와 함께 팀으로 일하는 것도 중요하다, 왜냐하면 많은 행동들이 반드시 동시에 이루어져야하기 때문이다. 예로부터 "의학은 편집-강박적 사람들을 위해서 만들어진 전문 직업이다"라고 일컬어져 왔다. 외상 환자를 처치하는 상황보다 이 말이 더 진실인 경우가 없다. 환자가 죽느냐 사느냐 여부가 종종 그런 세세한 구체적 사항들을 여러분이 얼마나 잘 관리하느냐에 의해서 결정된다. 심지어 여러분이 그 손상의 현장에 도착하기 전부터, 외상 환자의 생명을 구하기 위해 꼭 확인해야 할 세세한 사항들 중의 많은 것들이 발생한다는 사실을 기억하는 것이 매우 중요하다.

여러분은 여러분 팀의 한 구성원으로서 다음을 반드시 해야 한다:

- 필요할 때 즉시 대응할 수 있도록 여러분의 구급차 혹은 구조용 탈것을 잘 정비되고 준비된 상태로 유지하는 방법을 알고 있어야.
- 손상 발생 현장으로 접근하는 가장 빠른 길을 알고 있어야. 'GPS(global positioning satellite) 길-찾기 기계'를 활용하면 반응 시간 뿐만 아니라 이송 시간까지도 줄일 수 있는 것으로 밝혀져 있다.
- 현장 사고-규모를 평가하는 방법을 알고 있어서, 현장의 위험 요소들을 인지하고 손상 기전을 식별해낼 수 있어야.
- 안전한 현장과 그렇지 않은 현장을 판단할 수 있어야 하며, 만일 현장이 안전하지 않다면, 현장에서 어떤 조치들을 해야 할지를 알고 있어야.
- 여러분이 혼자서 처리할 수 있는 상황인지 그리고 지원/도움을 요청해야하는 상황인지를 알고 있어야.
- 제공되는 처치가 적절하고 효과적일 수 있도록 같은 팀으로서 효과적으로 일해야.
- 환자에게 접근해도 되는 때와 환자를 내버려두어야 하는 때를 구별할 수 있어야.
- 여러분이 사용하는 장비들에 대해 잘 알고 있어야, 그리고 그것들을 제대로 작동하는 상태로 관리해야.
- 가장 적절한 치료를 해줄 수 있는 병원과 그 병원으로 가는 가장 빠른 길을 알고 있어야(유기적으로 조직화된 외상 체계와 전원/우회 지침들이 잘 확립되어 있으면, 외상 환자를 결정적 치료 시설까지 이송하는데 소요되는 시간을 단축할 수 있다.).

또한 여러분은 마치 저 모든 것들로도 충분하지 않은 것처럼, 다음과 같이 해야만 한다:

- 어디를 검진해봐야 할지(올바른 환자 진찰), 어떤 질문들을 해야 할지(올바른 병력 청취), 어떤 중재술을 시행할지(올바른 응급처치 술식들), 언제 그 술식들을 시행할지를(올바른 적용 시기), 그리고 어떤 방법으로 필수적 술식들을 신속 정확하게 수행할지(올바른 적용 순서 및 방법)을 알고 있어야.

만일 여러분들 중에 이런 세세한 것들이 중요하지 않다고 생각하는 분이 있다면, 지금 이 전문 직업을 떠나라. 우리 직업은 생명들을 구하는 일로서, 가장 오래되고 가장 명예로운 전문 직업이다. 우리가 오늘 하루를 제대로 일하지 않는다면, 우리의 실수로 인해 누군가가 불필요한 고통을 받거나 죽음으로써 그 대가를 치를 것이다. '응급의료 서비스'(EMS: Emergency Medical Service)의 초기 시작 이래로 지금까지, 앞서 언급된 세세한 사항들에 주의를 기울이지 않았기 때문에 여러 환자들뿐만 아니라 심지어 구조자들까지 생명을 잃는 일들이 발생해왔다. 우리들 중 많은 사람들은 "우리가 더 똑똑하게, 더 신속하게, 또는 약간 더 잘 조직적으로 행동했었더라면 우리가 구했을 수도 있었을 것 같은" 환자들에 대한 아픈 기억들을 가지고 있다. 단 한 번의 실수라도 하지 말라. 한 생명을 구해낸 것보다 더 "최고 기분"인 것은 없다. 하지만, 우리들은 자신이 저지른 실패의 상흔들을 평생토록 지니고 산다.

여러분의 마음가짐과 태도가 매우 중요하다. 여러분은 반드시 관심 있고 염려하는 태도를 가지되 감정적이 되어서는 안 되며, 늘 주의 깊게 경계하되 흥분해서는 안 되며, 재빠르되 서둘러서는 절대로 안 된다. 그 무엇보다도, 여러분은 반드시 여러분의 환자를 위한 최선의 것이 무엇인지 끊임없이 궁구하고 그것을 추구해야만 한다. 훈련을 통해 그 대응 방법을 배우지 못하여 여러분이 아직 준비가 안 된 어떤 상황에 맞닥뜨렸을 때는, 항상 다음의 질문으로 되돌아가라, "나의 환자에게 가장 좋은 선택은 무엇인가?" 여러분의 마음에서 환자에 대한 관심이 더 이상 생기지 않는다면, 그것은 여러분이 이미 탈진 상태에 진입했다는 의미이며 여러분의 업무 능력은 심하게 떨어져 있을 것이다. 이런 일이 발생하면, 전문가에게 도움을 요청하라(그렇다, 스트레스에 압도되었을 때 도움이 필요 없는 사람은 우리들 중 아무도 없다.). 그것이 싫다면 다른 전문 직업을 찾아보라.

1982년 이래로 ITLS(International Trauma Life Support, 과거의 BTLS) 조직에서는 병원-전 EMS 처치제공자에게 주어진 '환자의 생명을 구하기 위한 그 몇 분'을 최대한 활용하는 최선의 방법을 찾아내려고 노력해오고 있는 중이다. 모든 외상 환자들을 다 구할 수는 없다. 하지만 우리의 목표는 '구할 수 있었던 생명은 단 한 명이라도 절대로 놓치지 말자'는 것이다. 이 책이 담고 있는 지식을 배우고 익힌다면 여러분은 달라질 수 있을 것이다. 열심히 배우시라.

ITLS에 관하여

ITLS(International Trauma Life Support)는 교육과 응급 외상 처치를 통하여 '외상으로 인한 사망과 장애'를 예방하는 일에 전념하는 전-세계적인 비-영리 조직체이다.

외상 훈련을 위한 영리한 선택

최고 품질로 훈련하라. ITLS와 훈련하라. 우리들은 함께 전-세계에 걸쳐서 외상 처치 수준을 개선하고 있는 중이다. 외상 교육과 대응에 있어서 탁월함을 추구하기 위해 전념하는 비-영리 조직체인 ITLS는 전-세계 ITLS 교육 및 훈련을 조정하는 역할을 담당한다. 1985년에 BTLS(Basic Trauma Life Support)라는 이름으로 설립되었으나, 이 조직체의 전-지구적 역할과 영향력을 더 잘 반영하기 위해 2005년 ITLS란 새 이름을 채택하였다. 오늘 현재, ITLS는 전-세계적으로 80개 이상의 지부와 훈련센터들을 부유하고 있다. ITLS를 통해서 수십만 명이 넘는 외상 처치 전문 직업인들이 미국 응급의학회(American College of Emergency Physicians)가 보증하는 입증된 기법들을 학습해왔다.

ITLS는 여러분의 외상 훈련을 위한 영리한 선택이 될 것이다, 왜냐하면:

- *실질적이기 때문에*. ITLS는 '현장' (사고 장소에서부터 수술실까지)에서 작동하는 것으로 입증된 방법들을 실제와 같이 직접 해보는 방식으로 여러분을 훈련한다.
- *역동적이기 때문에*. ITLS 내용은 현재 통용되는 내용이면서, 외상 관리의 최신 지견에 맞추어 이를 잘 반영하고 있다.
- *유연하기 때문에*. ITLS 교육과정들은 지부 및 훈련센터들로 이루어진 강력한 연결망을 통해서 가르쳐지는데, 지부 및 훈련센터가 소재한 지역의 요구와 우선순위를 반영한 형태로 그 교육 내용을 맞춤-수정하고 있다.
- *팀-중심이기 때문에*. ITLS에서는 실제 세상에서 잘 작동하고 또한 여러분 역할의 중요성을 인정하는 응집력 있는 팀 접근법을 강조하고 있다.
- *응급의학에 기반하고 있기 때문에*. 현재 진료를 하고 있는 응급의학과 의사(=의학적 제1선 반응자)들이 ITLS 활동들을 지도함으로써, 견고한 응급의학적 지식에 기반을 둔 흥미로운 교육 내용들을 제공하려고 노력한다.
- *도전적이기 때문에*. ITLS 교육과정의 교육 내용을 보면 교실 수업의 지식과 술기의 실제 적용을 통합함으로써 현장에서의 수행능력에 대한 통과 기준을 높게 유지한다.

전달되는 집약된 내용

ITLS를 통해 여러분은 병원-전 상황에서 이상적 처치를 제공하는데 필요한 지식과 술기로 무장하게 된다. ITLS는 전-세계에 있는 모든 응급 요원들이 가진 다양한 수준 및 교육 배경에 맞춘 여러 가지 종류의 훈련 선택 사양들을 제공하고 있다. ITLS 교육과정에서는 강의실 학습, 직접 해보기 술기 실습, 그리고 실기 평가 (모의 외상 상황들 속에서 학습한 내용을 제대로 발휘하도록 적용해보기)를 결합하고 있다. 교육과정들은 '계속 교육'의 선택 사양으로 가르쳐질 뿐만 아니라, 많은 파라메딕, 응급구조사, 및 최초-반응자 훈련 프로그램들에서 '필수 교과과정'의 하나로도 활용된다.

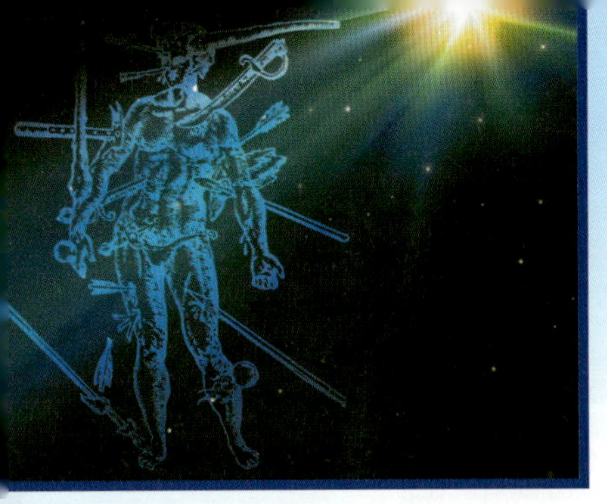

ITLS가 지원하는 교육과정들

ITLS 기본 과정

ITLS 기본 과정은 응급구조사(EMT-Basic)과 응급처치 반응자를 위하여 고안되어 만들어졌다. 이 '손으로 직접 해보기 교육과정'을 통해서 기본 EMS 처치제공자들은 다음에 요구되는 술기들에 대한 완전한 훈련을 제공받게 된다: 외상 환자에 대한 신속한 평가, 소생술, 안정화 그리고 이송. 이 교육과정에서는 외상 환자에 대한 초기 평가와 안정화에 대한 교육도 제공한다.

ITLS 전문 과정

ITLS 전문 과정은 외상 환자에 대한 신속한 평가, 소생술, 안정화 및 이송에 필요한 술기들을 모두 다루는 포괄적 교육과정으로서 전문 응급구조사, 파라메딕, 및 외상 간호사들을 위한 과정이다. 이 교육과정에서는 '평가의 정확한 순서'와 '긴요한 중재술, 소생술 및 환자 꾸리기의 기법들'을 가르친다.

ITLS 결합 과정

많은 ITLS 교육과정들에서는 전문 수준의 처치제공자와 기본 수준의 처치제공자들을 함께 훈련시키고 있다. ITLS 결합 과정에서는, 기본 수준 처치제공자들은 모든 강의식 교육시간에는 참석하고 전문 술기 실습시간에는 참관을 한다.

ITLS 군진의학 과정

ITLS 군진의학 처치제공자 교육과정은 'ITLS 외상 평가 및 치료'의 기본원칙들과 현재 전-세계의 전쟁지역들에서 활용되고 있는 '최신의 군진의학 혁신들'을 결합한 교육과정이다. 이 교육과정에서는, 민간 ITLS 교육과정에서 가르치는 입증된 기법들을 군진의학 환경에 적용하게 된다. 군진의학 환경에서는 자원들의 부족 및 제한을 예외적 상황이 아니라 통상적인 것으로 상정한다.

eTrauma 과정

ITLS eTrauma 과정은 ITLS 처치제공자 강의실 교육 8시간을 담당하는데, online 훈련 방식으로 외상 환자들에 대한 신속한 평가, 소생술, 안정화 및 이송의 핵심 원칙들을 제공한다. ITLS eTrauma 과정은 기본 수준과 전문 수준의 교육과정이 모두 제공되고 있다. eTrauma 과정이 완료된 후, 학습자가 CECBEMS로부터 8시간의 CEU(Continuing Education Units)를 받으면 ITLS 완료자 과정을 받을 수 있는 자격을 얻게 되며 이 교육과정까지 마치게 되면 ITLS 인증서를 받게 된다.

완료자 과정

ITLS 완료자 과정은 eTrauma 과정을 성공적으로 완료한 후 ITLS 인증서를 받기를 희망하는 학습자를 대상으로 하는 교육과정이다. 완료자 과정은 8시간의 술기 실습 및 실기 평가에 더하여 ITLS 교육과정-후 필기시험으로 이루어져 있다.

처치제공자 재-인증 과정

이 교육과정은 기본 또는 전문 교육과정을 이미 완료한 경험 있는 처치제공자들을 위하여 ITLS의 '계속 교육'을 제공하는 것이다. 표본 교육과정 의제들이 제8판 'ITLS 조정자 및 강사 지침서'에 기재되어 있다 (또는 ITLS 국제사무국에 요청하면 구할 수 있다).

ITLS 강사 연결 과정

이 ITLS 강사 연결 과정은 ATLS 또는 PHTLS 강사 과정을 성공적으로 완료한 강사가 ITLS 프로그램으로 전환하기를 희망하는 경우에 그 강사들을 위해서 고안된 교육과정이다. 이 교육과정은 전형적으로 8시간 동안 진행되며, 표본 교육과정 의제가 제8판 'ITLS 조정자 및 강사 지침서'에 기재되어 있다 (또는 ITLS 국제사무국에 요청하면 구할 수 있다). ITLS 강사 연결 과정을 완료한 강사 후보자는 반드시 한 번의 ITLS 처치제공자 과정에 교육자로 참여하여 모니터를 받아야만 모든 단계들을 완료하고 ITLS 강사가 될 수 있다.

ITLS 처치제공자 연결 과정

이 ITLS 처치제공자 연결 과정은 PHTLS, ATT, 또는 TNCC 과정을 성공적으로 완료한 다음 ITLS 프로그램으로 전환하기를 희망하는 처치제공자들을 위해서 고안된 것이다. 이 교육과정은 전형적으로 8시간 동안 진행된다. 표본 교육과정 의제가 제8판 'ITLS 소성사 및 강사 지침서'에 기재되어 있다 (또는 ITLS 국제사무국에 요청하면 구할 수 있다).

ITLS 접근법 과정

이 ITLS 접근법 과정에서는 EMS 승무원과 최초-반응자들에게 그들의 '구급차 안에 흔히 싣고 다니는 도구들' 또는 '최초-반응자 세트에 포함된 도구들'을 활용하면서 탈것 안에 갇혀있는 환자들에게 접근하여 안정화를 시작하고 구출해내는 훈련을 제공한다.

ITLS 어린이 과정

ITLS 어린이 과정에서는 손상 입은 어린이에 대한 처치에 초점을 맞춘다. 이 교육과정은 어린이 외상 환자를 올바르게 평가하고, 안정화하며, 꾸리는 방법에 대하여 EMS 및 간호 요원들을 훈련시키기 위한 목적으로 고안되었다. 또한 이 과정은 어린이 환자 및 그 부모들과 의사소통을 하는 기법들도 다루고 있다.

ITLS 강사 과정들

ITLS 전문 과정과 ITLS 기본 과정 양쪽 모두에 대하여 ITLS 강사 과정이 제공되고 있다. 또한 ITLS 어린이 과정과 ITLS 접근법 과정에 대해서도 강사 지위를 획득하는 별도의 과정들이 제공되고 있다. 강사가 되기 위해서는, 먼저 교육생들이 처치제공자-수준 교육과정을 성공적으로 완료하면서 필기시험과 실기시험에서 특정 점수 이상을 획득하여야 한다. 그 다음, 반드시 처치제공자 교육과정에 강사로 참여하여 강의, 술기, 및 시험 실시 부분에서 가르치는 품질을 모니터 받아야만 비로소 강사 자격이 주어진다.

ITLS 교육과정에 등록하기

ITLS는 지부들과 훈련 센터들을 통해서 교육 과정들을 제공하고 있다. 'ITLS 교육과정 관리체계'를 활용하면 여러분이 사는 지역에서 열리는 교육과정을 쉽게 찾아내는데 도움이 될 것이다. 교육과정들을 검색하고 그 과정 등록을 위하여 교육과정 관리자와 접촉하려면 cms.itrauma.org로 로그인하라.

여러분 지역의 지부나 훈련 센터에 대한 정보가 필요하면, 전화번호 (미국) 888-495-ITLS(또는 국제전화 사용자는 +1-630-495-6442)인 ITLS 본부로 전화하거나 itrauma.org에 나와 있는 지부 및 센터 목록을 확인하라. 우리들은 여러분이 여러분 지역의 교육기관과 접촉할 수 있게 해 드릴 것이다. 또는 여러분이 여러분 지역에서 ITLS 프로그램을 시작할 수 있게 도와드릴 것이다.

International Trauma Life Support
3000 Woodcreek Drive, Suite 200
Downers Grove, IL 60515 USA
Phone: 888-495-ITLS
+1-630-495-6404(국제)
Fax: 630-495-6404
Web: http://www.itrauma.org
E-mail: info@itrauma.org

ITLS 지휘부

이사회(Board of Directors)

1

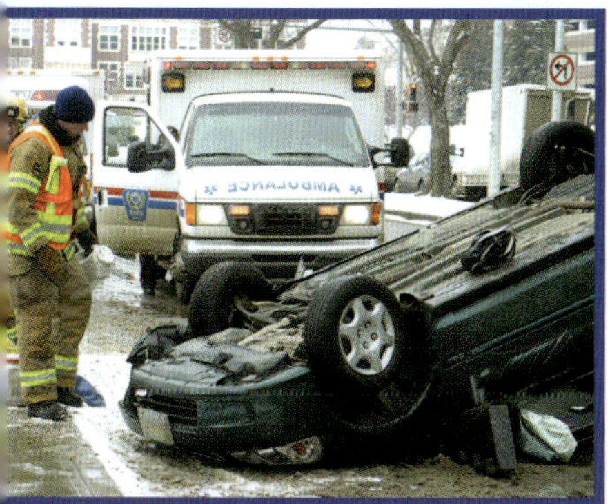

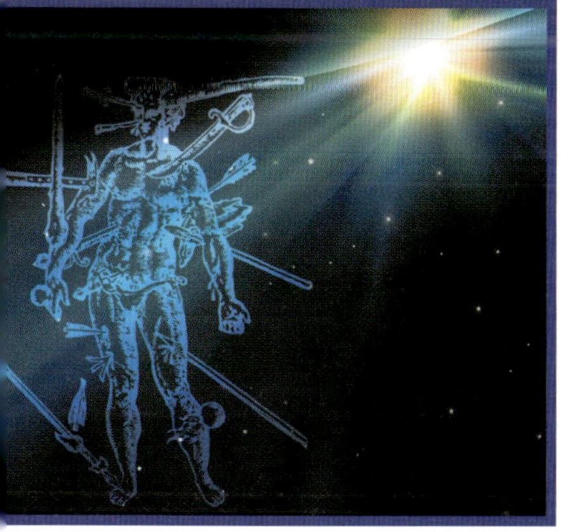

(TOP: Jack Dagley Photography/Shutterstock)

외상성 질병에 대한 소개

Maia Dorsett, MD
Sabina Braithwaite, MD, FACEP, FAEMS
James H. Creel, Jr., MD, FACEP

Einführung in die Traumatologie
Introducción al Trauma como Enfermedad
Introducción a la Enfermedad Traumática
Uvod u traumatsku bolest
Introdução ao Trauma
Pengantar Pada Penyakit Traumatis
Введение Оценка места происшествия
Introduction aux lésions d'origines traumatiques
Εισαγωγή στο Τραύμα
Bevezetés a sérült ellátásba
外傷性疾患の概要
創傷疾病介紹
Poškodbe

핵심 용어

ITLS 1차 조사, p. 27
OPIM(기타 잠재적 감염성 물질), p. 28
2차 손상, p. 47
2차 충돌, p. 37
개인 보호 장비(PPE), p. 28
고-에너지 사고, p. 36
관통상, p. 42
다중-희생자 사고, p. 27
둔상, p. 33
손상 기전(MOI), p. 32
신속 외상 조사, p. 27
예방-가능 사망, p. 46
운동 에너지(KE), p. 33
의심 지수, p. 36
일시적 공동, p. 43
전술적 응급 희생자 처치 위원회(C-TECC), p. 31
전술적 전투 희생자 처치(TCCC), p. 47
질병, p. 32
집중 검진, p. 27
창상 경로, p. 43
창상 탄도학, p. 42
탑승자 신체-제지, p. 37
폭발 손상, p. 44
표준 예방조치, p. 27
필수 장비, p. 32
현장 사고-규모 평가, p. 27

학습 목표

여러분이 이 장을 성공적으로 완료하고 나면, 다음을 할 수 있어야만 한다:

1. 외상성 손상으로 인한 사망의 가장 흔한 원인들을 식별하라.
2. '현장 사고-규모 평가'의 구성요소들을 요약하여 설명하라.
3. '처치제공자 안전' 및 '환자 손상의 예측'의 관점에서 현장 사고-규모 평가의 역할을 설명하라.
4. 운동성 손상과 손상 중증도 사이의 관계를 설명하라.
5. '동력 탈것 충돌'(MVC: motor vehicle crash)의 '3-충돌론'을 설명하고, 탈것 외형, 자동차 내부 구조물, 및 탑승자 신체 구조물의 변형에 연결하여 환자의 잠재적 손상들을 관련지어 설명하라.
6. 탈것 안전장치들이 예상되는 손상 양상들에 어떻게 영향을 미치는지를 설명하라.
7. 추락에 의한 손상의 유형 및 중증도를 예측할 수 있게 해주는 요인들을 열거하라.
8. 총알이 어떤 방식으로 조직 손상을 유발하는지를 기술하고, 총알의 특성과 손상 중증도 사이의 관계를 설명하라.
9. 폭발 손상에 관련되는 5가지 손상 기전을 현장 사고-규모 평가와 환자 평가에 관련지어서 설명하라.
10. 병원-전 외상 처치의 우선순위를 기술하고 그것들을 예방-가능한 사망 원인들에 관련지어서 설명하라.
11. 외상에 기인한 손상 및 사망을 줄이는데 있어서 예방적 노력의 역할을 설명하라.

장 개요

외상성 손상은 여전히 전-세계적으로 선행 사망원인의 하나로 남아있다. 매년 500만 명 이상의 사람들이 손상의 결과로 사망하는데, 이는 전-세계 사망의 9%에 해당한다 (WHO 2014). 손상에 의한 사망의 가장 흔한 원인은 '도로 교통 손상'이고, 다음이 의도적 손상, 자살, 그리고 낙상의 순서이다 (WHO 2014). 예방적 노력들을 기울이고 인구 통계가 변함에 따라, 외상 역학도 변화하고 있다. 예를 들면, 선진국들에서는 충돌 회피 기술 도입, 자동차 안전성 증진 및 의료적 처치 개선과 같은 예방적 노력들로 인해 교통 손상에 의한 사망이 현저히 감소하였다 (Sise 등 2014; WHO 2014). 반면에 낙상으로 인한 사망은 계속 상승하고 있는데, 일부는 인구의 노령화 때문으로 생각된다 (Alberdi 등 2014; Sise 등 2014).

사망은 외상의 결과 중의 하나일 뿐이다. 손상으로 인해 상당한 보건 처치 비용이 초래되며, 또한 생존자들은 심각한 신체적, 정신적, 또는 경제적 병적 상태에 빠질 수도 있다. 외상성 손상들이 '잠재적 잔여 여명'이 더 긴 젊은 사람들에게 특히 많이 발생한다는 사실을 감안하면, 다른 어떤 질병보다도 외상으로 인한 병적 상태의 심각성은 정말로 크다 (WHO 2014). 전-세계 인구의 '장애를 가지고 살게 되는 총 햇수'의 6%가 손상으로 인해 발생하고 있다 (WHO 2014). 따라서 비록 손상에 대한 이상적인 중재술은 손상 예방이겠지만, 손상-후 외상 처치 품질을 개선하려는 노력을 같이 기울인다면 현재 발생하고 있는 사고들로부터 유발되는 사망과 장애를 최소화할 수 있을 것이다.

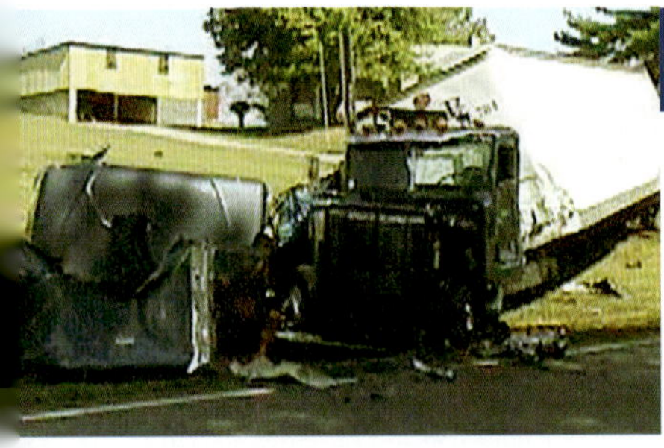

증례 제시

'전문 생명 유지술'(ALS) 구급차가 소방대와 함께 트럭 전복사고 현장으로 파견되었습니다. 출동 명령자가 대응 요원들에게 알려주기를, 구경꾼들의 신고 내용에 의하면 트럭에서 액체가 흘러나오고 있다고 합니다. 현장에 도착하자, 소방대가 지휘권을 확립하고서는 사고 지점에서 바람이 불어오는 쪽으로 약 800미터 떨어진 장소에 구급차를 주차한 다음 대기하라고 명령합니다. 2분 후 '사건 사령관'(IC: incident command)이 의료 요원들에게 전달하기를, 경미한 석유류 유출은 통제되었고 1명 이상의 환자가 있을 수도 있다고 합니다. 즉, 트럭 운전사는 의식이 명료하며 현재 트럭 밖에서 걸어 다니고 있는 중이고, 그 충돌 사고로 파손된 한 대의 동력 탈것과 한 대의 오토바이 운전사들이 있다고 알려줍니다. 사령관은 의료 요원들에게 그 현장으로 진입하라고 말합니다.

여러분이 구급차를 타고 현장으로 진입하면서, 석유 유출을 통제하고 있는 소방 요원들을 관찰합니다. 여러분은 디젤 연료의 냄새를 맡을 수 있습니다. 여러분에게 보이는 것은, 앞쪽과 왼쪽 앞바퀴 덮개 부위가 파손되고 전면 방풍유리가 별-모양으로 깨진 출입문 4개짜리 세단 승용차 한 대입니다. 그 승용차로부터 대략 9미터 뒤쪽에 심하게 파손된 오토바이 한 대와 그 근처 땅바닥에 한 명의 남성이 누워있는 것을 여러분이 눈으로 확인합니다. 그는 움직임이 없습니다. 여러분이 취해야 할 필요가 있는 첫 번째 조치와 결정은 무엇입니까?

앞으로 진행하기 전에, 다음의 질문들을 깊이 생각해 보십시오:

- 현장이 안전합니까?
- 반응자들 그리고/또는 희생자들이 잠재적 위험에 처해 있습니까?
- 어떤 보호용 의복이 필요합니까?
- 석유 유출 외에, 다른 잠재적 위험요인들이 존재합니까?
- 여러분이 가진 환자의 총 숫자는 몇 명입니까?
- 어떤 추가 장비가 필요할 수 있습니까?

이 장을 끝까지 읽어가면서 이 질문들을 기억하십시오. 그런 다음, 이 장의 끝에서 이 응급처치 처치제공자들이 이 응급 상황을 어떻게 관리했는지 알아보십시오.

상황 인식

현장 사고-규모 평가의 필요성: 손상 현장에 도착하면, 여러분이 환자에 대한 처치를 시작하기 전에 반드시 먼저 수행해야만 하는 특정한 중요 단계들이 있다. 만일 여러분이 '현장 사고-규모 평가'(scene size-up)라는 이 예비적 단계들을 수행하지 않는다면, 여러분은 여러분의 환자뿐만 아니라 여러분 자신까지 위험에 처하게 만들 것이고 또한 여러분이 여러분의 환자가 입었을 수도 있는 중증 손상들을 예측하는 일을 실패하게 만들 수도 있다.

현장 사고-규모 평가의 단계: 먼저 표준 예방조치를 취하라. 그런 다음 현장을 평가하여 위험 요소들이 있는지 찾아보라. 발생한 환자의 총 숫자를 판단하라. 특별한 것이 필요한 환자일 수도 있음을 나타내는 표식이나 약품 설명서 등을 찾아보라. 응급처치 처치 제공자가 추가적으로 더 필요하거나 또는 특수한 장비가 필요한지를 판단하라. 여러분이 보유한 사용-가능한 자원들로 관리할 수 있는 수준보다 더 많은 환자가 발생한 상황이라면, 출동 명령자에게 보고하고 다중-희생자 사고 규약을 발동하라.

현장 사고-규모 평가의 시작: 현장 사고-규모 평가는 ITLS 1차 조사의 첫 단계이다 (표 1-1). 이것은 외상 평가에서 매우 중요한 부분이다. 이것은 여러분이 환자에게 접근하기 전에 시작되는데, 심지어는 구급차가 현장에 도착하기 전에 시작되기도 한다 (이때는 출동 정보에 근거하여 이것을 시작한다). 현장 사고-규모 평가라는 이 예비적 단계들을 수행하지 못한다면 여러분이 돌보는 환자의 생명뿐만 아니라 여러분 자신의 생명까지도 위태롭게 할 수 있다. 현장 사고-규모 평가에는 다음의 단계적 조치들이 포함된다: 혈액 및 '기타 잠재적 감염성 물질'(OPIM)에 노출되는 것을 방지하기 위한 표준 예방조치 취하기, 현장을 평가하여 위험 요인들 찾아보기, 환자의 총 숫자를 판단하기, 그 특정 현장에 필요한 필수적 장비 판단하기, 그리고 손상 기전 식별하기 (표 1-2).

표준 예방조치: 모든 보건 처치 종사자들이, 자신과 자신의 환자가 감염성 병원체에 노출되지 않도록 보호하기 위하여 취하는 단계적 조치들; 모든 환자와 자신이 마치 감염성을 띤 것처럼 취급하기 등이 포함됨. 최소한의 조치로서 고무장갑 착용하기가 수반되며, 그 다음으로는 흔히 마스크와 얼굴-방호경 착용하기가 그리고 때때로 보호 가운 착용하기가 요구된다.

다중-희생자 사고(MCI): '대량-희생자 사고'라고도 불림. 대응 기관이 보유한 자원들로 대처할 수 있는 수준보다 더 많은 희생자들이 발생한 사고를 말함.

현장 사고-규모 평가: 외상 현장에서 실제로 환자에게 접근하기 전에 수행되어야 할 관찰과 행동들을 말함. ITLS 1차 조사의 최초 단계이다.

ITLS 1차 조사: 즉각적으로 생명-위협적 상태들을 찾아보는 간략한 검진. 현장 사고-규모 평가, 최초 평가, 그리고 신속 외상 조사 또는 집중 검진 중의 하나로 구성되어 있음.

표 1-1: ITLS 환자 평가

ITLS 1차 조사	현장 사고-규모 평가를 시행하라. 최초 평가를 시행하라. 신속 외상 조사 또는 집중 검진을 시행하라. 긴급한 중재술들을 시행하고 이송 판단을 내려라. 의료지도 의사와 접촉하라.
ITLS 2차 조사	최초 평가를 반복하라. 활력 징후 측정을 반복하고, 환자 감시 장치 부착을 고려하라. 신경학적 검진을 시행하라. 상세 검진 (머리끝에서-발가락까지)을 시행하라.
ITLS 재-평가 검진	최초 평가를 반복하라. 활력 징후 측정을 반복하고, 환자 감시 장치를 확인하라. 복부를 재-평가하라. 발견된 손상들과 시행한 중재술들을 점검하라.

신속 외상 조사: '생명-위협적' 손상들을 식별해내기 위하여 머리끝에서 발가락까지 전신에 대하여 간략하게 시행하는 검진.

집중 검진: 집중적 (국소적) 손상 기전이거나 단독 손상일 때 적용하는 신체 검진. 손상 부위에만 국한하여 검진이 이루어짐.

표 1-2: 현장 사고-규모 평가의 단계

1. 표준 예방조치들 (개인 보호 장비)
2. 현장 안전성
3. 최초 중증도-분류 (발생한 환자의 총 숫자)
4. 추가적 도움 및 장비의 필요성
5. 손상 기전

현장 사고-규모 평가(Scene Size-up)

현장 도착 전 시작: 실제로 현장 사고-규모 평가는 '출동 명령'을 받을 때부터 시작된다. 즉, 여러분이 출동 명령과 함께 간략한 정보를 받고서 현장에 어떤 모습이 펼쳐져 있을지를 예상해볼 때부터 시작되는 것이다. 사건의 특성 (예를 들어, '유해 물질' [hazmat] 사고 또는 총기 발사가 이루어지고 있는 현장 등)에 따라 여러분이 현장 진입 전에 구급차를 주차하고 대기할 장소가 달라질 수 있다. 다음의 사항들과 관련한 여러분의 결정 방향에 도움을 주는 규약들을 EMS 기관들과 사법기관들이 수립하여 갖고 있을 것이다: 주차 대기를 할 것인가, 어떤 장소에 주차 대기 할 것인가, 또는 현장으로 진입할 것인가. 이때부터, 여러분은 어떤 장비가 필요할 수도 있을 것인지 그리고 다른 자원들 (더 많은 구급차들, 특수 구출 장비, 다중-희생자 사건[MCI] 규약 등)이 필요할 수도 있는 상황인지 여부를 반드시 생각해 보아야만 한다.

사전 정보의 오류에 대비: 비록 출동 명령자에게서 받은 정보가 최초 계획을 세우기 시작하는데 유용하긴 하지만, 이 정보에 너무 과도하게 의존하지는 마라. 출동 명령자에게 전달된 정보는 흔히 과장되며 또는 심지어 완전히 잘못된 경우도 드물지 않다. 여러분 자신이 직접 현장 사고-규모 평가를 시행하면서 얻어진 정보를 근거로 여러분의 계획을 언제든지 변경할 수 있도록 준비하라.

표준 예방조치

표준 예방조치의 중요성: 응급처치 처치제공자가 외상 환자를 처치할 때는 환자의 혈액이나 기타 잠재적 감염성 물질(OPIM) 오염에 노출될 수 있는 상당한 위험에 처하게 된다. 외상 환자들은 흔히 피를 흘리거나 피가 묻어 있을 뿐만 아니라, 또한 악조건 속에서 환자에게 기도 관리를 적극적으로 시행해야 할 필요로 있을 수도 있다.

기타 잠재적 감염성 물질(OPIM): 응급처치 처치제공자가 노출될 수 있는 other potentially infectious material의 약자 (혈액이 아닌 다른 물질).

개인 보호 장비(PPE): 응급처치 처치제공자가 외상 현장에 존재할 수도 있는 여러 가지 위험 요인들로부터 보호를 받기 위하여 착용하는 장비. 최소한으로는, 보호용 고무장갑 착용하기가 포함됨. 최대한으로는, 화학-내성 복장과 '자급자족적 호흡 장치'(SCBA)가 포함됨.

개인 보호 장비의 선택: 모든 외상 현장에서는 개인 보호 장비(PPE: personal protective equipment)가 꼭 필요하다. 보호 장갑은 항상 착용해야 하며, 많은 상황들에서는 눈과 얼굴에 대한 보호 장비까지도 필요할 것이다. 기도 관리를 책임지고 있는 응급처치 처치제공자는 얼굴 방호경 (얼굴 전체를 덮는 투명판) 또는 보안경과 마스크를 함께 착용하는 것이 현명한 자세이다. 또한 오염이 심한 상황들에서는 비-투과성 덧옷(gown)과 함께 마스크나 얼굴 방호경을 같이 착용할 필요가 있을 수도 있다. 독성 물질이 퍼져 있는 환경에서는, 화학-내성 복장과 가스 마스크가 필요할 수도 있다.

개인 보호 장비의 교체: 여러 환자를 동시에 혹은 연속적으로 돌봐야 하는 상황에서는 환자가 바뀔 때마다 장갑을 교체함으로써 여러분의 환자들을 체액 오염으로부터 보호해 주어야 한다는 것을 기억하라.

현장 안전성

구급차의 안전한 주차 장소 선정: 여러분은 구급차 안에 탑승한 상태로 사고 현장으로 접근해 가면서, 유해 요인들을 찾아서 현장 사고-규모 평가를 시작하라. 여러분이 해야 할 첫 결정은 구급차나 구조용 탈것을 주차시킬 수 있는 (사고의 중심부에서부터) '가장 가까우면서'도 (위험 요인들로부터) '안전한' 장소를 판단하는 일이다. 여러분은 구조용 탈것을 현장에 가능한 가까이 주차시키고 싶겠지만, 반면에 현장의 위험요인으로부터 충분히 멀리 떨어져 있어야만 여러분이 안전한 상태에서 현장 사고-규모 평가를 수행할 수가 있다. 일부 상황들에서는, 소방 요원, 사법 요원, 또는 유해 물질(hazmat) 기술요원들에 의해서 현장의 안전성이 확보될 때까지 여러분은 그 현장에 진입하지 않아야만 한다. 현장을 등지는 방향으로 구급차를 주차하도록 노력하라, 그래야만 만일에 위험 요인이 발생하여 확산될 때 여러분이 환자를 신자마자 신속하게 그 자리를 떠날 수 있다.

환자로의 접근 안전성 판단: 다음으로 해야 할 일은, 환자(들)에게 접근하는 것이 안전한지 아닌지를 판단하는 것이다. 여러분의 구급차를 떠나기 전에 "전면-유리창을 통한 조사"를 시행하라. 이 때 다음의 사항들을 고려하라:

- *충돌/구조 현장*. 화재 발생이나 독성 물질 유출의 위험성은 없는가? 감전의 위험성은 없는가? 얼음, 물, 경사면, 혹은 붕괴 위험에 처한 건물 등과 같이 불안정한 지면이나 구조물들은 없는가? 공기 중 O_2 농도가 낮거나 독성 화학물질 농도가 높을 가능성이 높은 지역 (하수구, 선박 화물창고, 곡물 창고, 등)이라면, 적절한 보호 장비와 호흡기구를 갖추지 않고서는 절대로 진입하지 말아야 한다. 여러분은 적절한 훈련, 안전 장비, 및 적절한 예비지원 체계 없이 이러한 지역을 진입해서는 결코 안 된다.
- *Hazmat 사건*. 유해 물질의 존재가 흔히 그 수송차량의 외부에 부착된 알림판에 의해 표시된다 (그림 1-1을 보세요). 이 표시 알림판은 여러분이 일하는 나라에 따라 다른 모양일 것이다. 만일 이러한 표시 알림판을 발견하게 된다면, 적합한 보호 장비를 갖추고 적절한 훈련을 받지 않은 상태에서는 접근하지 마라. 구조, 확산 억제, 및 가능한 오염 제거에 도움을 줄 전문가 인력 자원을 요청하라.
- *농장*. 곡물 창고는 사방이 막힌 공간이므로, 적절한 훈련과 장비를 갖추지 않은 상태로 진입해서는 절대로 안 된다. 또한 가축들도 응급처치 처치제공자들에게 유해 요인이 될 수 있다. 거름 구덩이나 웅덩이뿐만 아니라 설치되어 있는 기계들에도 주의하라.
- *범죄 현장*. 범죄가 자행된 이후에도 여전히 위험성이 존재할 수 있다. 현장에서 달아나고 있는 사람들, 자신들을 숨기려고 시도하는 사람들, 그리고 무기를 소지하고 있거나 또는 위협적인 말이나 몸짓을 하는 사람들을 경계하라. 사법 요원이 없다면 알려진 범죄 현장으로 접근하지 마라. 사법 요원이 도착할 때까지 기다려라. 이렇게 하는 것은 여러분과 희생자들의 안전을 확보하기 위해서일 뿐만 아니라 증거를 보

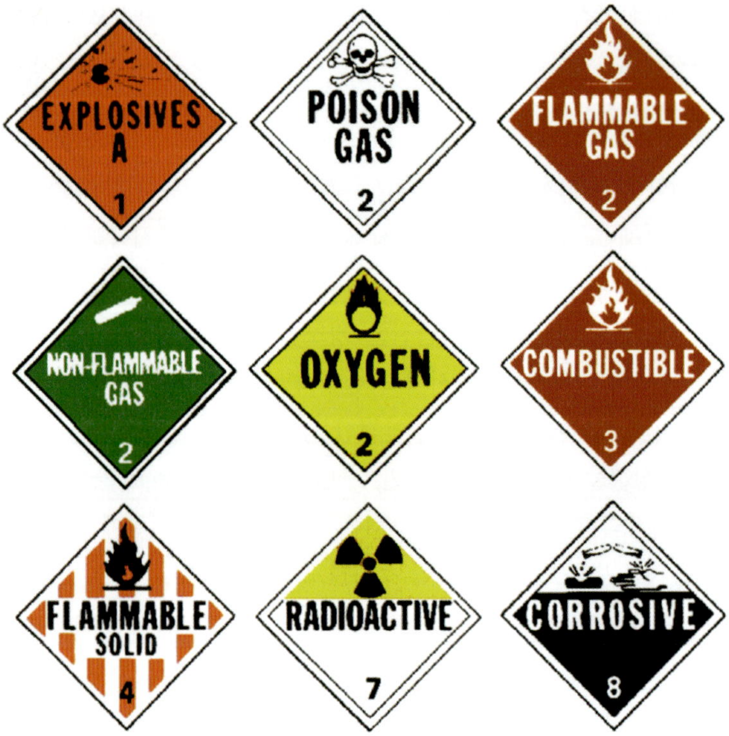

그림 1-1 유해 물질의 존재를 표시하는 경고 알림판

존하는데도 도움이 되기 때문이다. 만일 여러분이 현장에 도착했는데, 사법 요원이 여러분에게 진입해도 좋다고 확인해주지 않았다면 절대로 현장에 접근하지 마라.

- *구경꾼*. 여러분과 희생자(들)가 구경꾼들에 의한 위험에 처할 수도 있다. 구경꾼들이 화난 큰 목소리로 말하고 있는가? 그들이 싸우고 있는 중인가? 무기들을 존재하는가? 술에 취하거나 불법적 약물을 남용한 증거는 있는가? 이 현장이 가정-폭력 현장인가? 여러분이 (제복과 경광등이 부착된 구급차 때문에) 사법 요원으로 오인되어 공격을 받을 수도 있다. 위험한 동물들이 있는가? 현장에 위험한 폭력의 징조가 조금이라도 있으면 사법 요원의 지원을 요청하라.
- *폭발 현장*. 폭발은 보통 산업장 사고와 관련하여 발생하는데, 하지만 테러범 활동의 위협이 흔해지고 세계화되고 있기 때문에 폭발 현장으로 접근해갈 때는 테러 가능성도 반드시 고려해보아야만 한다. 테러범들은 종종 '2차 폭발 기구'를 설치하여, 1차 폭발에 대응하여 현장에 모여든 반응자들을 살상하려고 노린다. 여기에 더하여, 일부 국가들에서는 불법적 메타암페타민 제조시설이 여기저기 많이 생기면서 화학 폭발의 발생률이 증가하고 있다.

  폭발의 원인이 무엇이든지 상관없이, 만일 가능하다면 언제나 적절한 특수-훈련된 요원들 (hazmat 기술요원, 폭발물 기술요원)과 함께 사법 요원이 먼저 그 폭발 현장을 평가하게 해야만 한다. 그들이 그 현장에 진입해도 안전한지 확인해주어야 하며 또한 어떤 활성을 띈 화학적, 생물학적, 및 방사선학적 유해 요인도 존재하지 않음을 확인해주어야만 한다. 가능하다면, 여러분의 구급용 탈것을 '폭발 영역' (유리창이 깨진 지역) 밖에 주차하라. 만일 현장 안전성에 대하여 여러분이 확신할 수 없다면, (현장에 진입하지 말고) 걸어 다니는 희생자들에게는 소리쳐서 그 현장에서 빠져나와 어떤 지정된 응급 대응요원을 따라서 안전 지역으로 이동하여 중증도-분류와 오염 제거술을 받으라고 말하라.

- *대중-총격/적극적 총격범 사건*: '적극적 총격범'이란 막힌 장소 또는 사람이 밀집한 장소에서 적극적으로 몰입하여 총격으로 사람들을 죽이는 사람을 말한다. 불행하게도 최근에 많은 적극적 총격범 사건들이 전-세계적으로 발생하여 대량 희생자 사고들을 초래하고 있는데, 특히 미국에서 많이 발생하고 있다. 전통적으로 응급처치 처치제공자들은 사법 기관이 현장의 "안전성을 확보"할 때까지는 그 현장에 진입하지 않는 방식을 취해왔다. 이는 상당한 응급처치 지연을 초래할 잠재성이 있으며, 그 동안에 희생자들이 대량 출혈로 사망할 수도 있다. 가능한 많은 사람들의 생명을 구하려는 노력의 일환으로서, 적극적 총격범에 대응할 때 기존의 전통적 방식에서 탈피하여 이 대응 활동에 더 완전하게 통합화된 '응급의료 서비스'(EMS)를 만들어야 한다는 의견이 수없이 많이 권고되었다. 즉 EMS 요원들이 현장의 안전 구역에서 대기하며 희생자들이 그 곳으로 옮겨져 오기를 기다릴 것이 아니라, 사법 요원들의 보호를 받으며 현장으로 진입하여 희생자들이 있는 지역이 "안전"하게 (응급처치 동안에 즉각적 위협이 없도록) 통제되면 그 곳에서 응급처치를 제공하는 방식이다. 그 목표는 오직 치명적 출혈의 지혈과 같은 응급 중재술만을 제공한 다음 더 안전한 장소로 희생자들을 신속히 대피시켜서 추가적인 평가와 치료를 제공하는 것이다 (Jacobs 등, 2013; Joint Committee 2013). '하트포드 합의문'(Hartford Consensus)이라는 이름으로 요약된 이 방식의 신속 평가 의료지원을 시행하려면 사법 기관과 EMS라는 2개의 전문 영역 사이를 통합하는 훈련이 필요하다. 즉 훈련을 통해서 사법 요원들은 출혈 지혈 교육을 받아야 하며, EMS 처치제공자들은 '적극적 총격범 사건들'에 대한 작전 지식을 추가적으로 습득하고 또한 **전술적 응급 희생자 처치 위원회(C-TECC: committee for tactical emergency casualty care)**를 이해해야 한다 (CTECC 2015; Joint Committee 2013; Mechem, Bossert, & Baldini 2014).

환자의 총 숫자

다중 희생자 사고 여부 판정 및 대응: 다음으로는 환자의 총 숫자를 판단하라. 여러분의 팀이 효과적으로 처리할 수 있는 것보다 더 많은 수의 환자들이 발생하였다면, 추가 자원들에 대한 지원을 요청하라. 출동 명령자가 전달해 준 정보와 현장으로 가면서 받은 추가 정보에 근거하여, 여러분은 아직 현장에 도착하기 전 상태에서도 이런 지원 요청을 할 필요가 있을 수도 있다. 환자가 여럿이면 현장에 도착하자마자 바로, 의료적 지휘체계(medical command)를 확립하라. 도착 후 해야 할 최초 단계들을 잊지 않고 실행하는데 도움을 받으려면 머리글자 ETHANE을 기억하여 활용하라.

MCI 규약의 발동: 여러분은 보통 중증 부상자 1명당 1대의 구급차가 필요하다는 사실을 기억하라. 만일 다수의 환자들이 확인되면, 의료적 지휘체계를 확립하고 대량 희생자

진주 같은 정보

MCI 최초 대응 ETHANE

- Exact: 사고의 정확한 장소
- Type: 사고의 성질과 특성, 관련된 탈것, 건물, 비행기 등의 형태와 숫자
- Hazards: 연료 유출, 날씨, 물 넘침 등과 같은 식별되거나 발생-가능한 유해 요인들
- Access: 이후에 도착하는 구급대들이 현장으로 접근하고 진입할 때 적용해야 하는 방법
- Numbers: 희생자들의 총 숫자, 현장 사망자 포함, 파악될 수 있다면 중증도-분류 등급별로 환자 숫자.
- Emergency services: 어떤 대응 기관들이 이미 현장에 도착해 있는지와 지원이 필요한 다른 기관들 (Hazmat과 수색 및 구조 등과 같은 특수 업무 자원들도 포함됨)

사고(MCI: mass casualty incident) 규약을 발동하라.

눈에 띄지 않는 환자들 검색: 환자의 총 숫자를 판정할 때, 다음 질문을 고려하라: 현장에 있는 모든 환자들의 소재가 다 확인되었는가? 만일 환자(들)가 무의식 상태이고 그 사고의 목격자도 없다면, 다른 환자(들)의 존재 가능성을 말해주는 단서들 (학교 교과서나 기저귀 가방, 상업용 차량의 경우 승객 명단)을 찾아보라. 현장을 면밀히 살펴서 다른 환자들을 찾아보아라. 여러분이 현장을 검색할 때, 사고 차량 방향 또는 현장 중심 방향으로 뿐만 아니라 바깥 방향 즉 주변부 방향으로도 살펴보라. 왜냐하면 중심부 쪽을 보고 있는 여러분의 뒤쪽에 환자가 있을 수도 있기 때문이다. 이것은 야간이나 시계가 불량한 상황 (안개, 숲, 수풀 등)에서는 특히 중요하다.

필수 장비와 추가 자원들

필수 장비: 외상 팀이 외상 환자에게 접근해갈 때 기본적으로 착용하거나 소지해야하는 장비. 여기에는 개인 보호 장비, 긴 척주-고정판 및 고정띠, 견고한 구출용 경추 고정-목테, O_2 및 기도 장비, 그리고 외상 상자가 포함된다.

외상 처치 필수 장비: 가능하면, (구급차를 떠나 환자에게 접근할 때) 모든 필수 장비를 다 가지고 현장으로 가라. 이렇게 하면 필요한 장비를 가지러 구급차로 되돌아오느라 쓰는 시간 낭비를 예방할 수 있다. 외상 환자를 볼 때는 다음의 장비들이 흔히 필요하다:

- 개인 보호 장비(PPE): 최소한 고무장갑과 보안경. 이 환자를 보다가 다른 환자를 볼 때는 고무장갑을 교체하는 것을 잊지 마라.
- 환자 구출 및 이송 기구 (들것, 긴 척주-고정판, 진공 매트리스, 국자형 들것 등). 단, 효과적인 고정띠와 '머리 운동-제한 기구'가 갖추어진 것.
- 견고한 구출용 경추 고정-목테. 단, 적절한 크기별로.
- O_2와 기도 확보 장비 (흡인 장비와 BVM 기구가 꼭 포함되어야 함)
- 외상 상자 (각종 붕대, 지혈제, 지혈대, 혈압계 커프, 청진기, 소독약, 거즈 등)

진주 같은 정보

장비

비싸더라도 고-광량 전술용 손전등을 구입하는 것이 현명하다. 이것은 셔츠 주머니에 꽂고 다닐 수 있을 정도로 충분히 작으면서도 통상적 손전등에 비하여 수 배나 더 밝다.

지원 요청의 시점 및 내용: 만일 특수한 구출 장비, 더 많은 구급차, 혹은 추가 인력이 필요하면, 그 필요성을 인지하는 순간 즉시 호출하라! 이것을 미루면 환자 처치를 하면서 지원 요청 호출을 할 수 없게 되거나 잊어버릴 가능성이 높아진다. 지원 요청을 받고 오는 추가 대응자들에게 대응해야 하는 장소 또는 대기 주차하는 장소가 어디인지를 그리고 현장에 존재하는 위험 요인들이 무엇인지를 정확하게 확실히 말해주어라. 더 대규모 사건들이라면, 구급차들과 다른 대응단들이 대기 주차할 수 있는 집합 장소를 확립해야 할 수도 있다. 만일 사용-가능하다면, 특정한 한 사고에 대해서는 지정된 무선통신 주파수대를 사용하는 것이 효과적인 의사소통에 도움이 된다.

손상 기전

질병: 대개 '식별-가능한 어떤 원인'에 기인하여 발생하는 신체 내부의 기능-이상. 특정한 징후 및 증상들을 발생시킴.

손상도 질병의 일종: 질병이란 특정한 징후와 증상들로 특징지어지는 병적 상태를 말한다. 비록 이 용어가 전통적으로 감염, 암, 및 만성 질환과 같은 고통 상태들에 적용되어 왔지만, 외상도 역시 하나의 질병으로 생각할 수 있다. 바이러스 감염병이 흔히 각각의 특징적 양식의 징후와 증상들을 발현시키면서 신체에 예측-가능한 효과를 나타내는 것과 아주 유사하게, 외상이 신체에 대해 나타내는 효과도 재현-가능한 양식들을 따라

발현되는데 종종 손상 기전(MOI: mechanism of injury)을 근거로 이 외상의 효과를 예측할 수 있다. 외상을 유발하는 물리적 에너지의 형태는 다음과 같다: 기계적 에너지(교통사고, 낙상, 총상), 열 에너지 (화상, 동상), 전기 에너지 (감전, 낙뢰), 화학 에너지(화학 화상), 그리고 방사선 에너지 (방사선 노출).

손상 기전(MOI): 환자가 손상을 입게 되는 수단. 예를 들어 낙상, 동력 탈것 충돌, 또는 폭발과 같은 것.

에너지 보존의 법칙: 거의 대부분의 신체 손상은 '기계적 에너지' (=운동 에너지)에 의해서 발생한다. 운동 에너지 (KE: kinetic energy)의 흡수 과정은 외상성 손상에서 조직 파손을 유발하는 주요 구성요소이다. '에너지 보존의 법칙'에서는 "에너지는 창조되지도 않고 소멸하지도 않으며, 다만 그 형태가 변할 뿐이다"라고 말한다. 따라서 날아가는 총알의 형태이든 움직이는 탈것의 형태이든 그것이 멈출 때에는 반드시 그것이 가진 운동 에너지가 다른 형태의 에너지로 흡수되어야만 한다.

운동 에너지(KE): 어떤 물체가 운동을 하고 있기 때문에 그 결과로 그 물체가 가지게 되는 에너지.

'운동 에너지' 공식: 운동 에너지는 움직이고 있는 어떤 물체의 질량(M)에 비례하고 또한 그 물체의 속도(V)의 제곱에 비례한다 ($KE=\frac{1}{2}MV^2$). 따라서 충돌이 발생할 순간에 탈것의 속도 (또는 총알의 속도)가 그 물체의 크기(=질량)보다 외상성 손상의 중증도에 훨씬 더 큰 영향을 가진다. 속도가 약간만 증가하여도 전달되는 에너지는 크게 증가한다.

외상의 대-분류, 둔상 & 관통상: 대충 말하자면, 운동 에너지에 의한 외상성 손상에는 2가지 주요 유형이 있는데 둔상과 관통상이 그것이다 (표 1-A). 물론 환자들은 2가지 유형의 손상을 동시에 입을 수도 있다.

둔상

외상에 관련된 에너지양의 추정: 외상 현장에 대한 최초 평가 중의 일부는 '고-에너지 손상 기전'임을 나타내는 단서들을 식별해내는 것이다. 왜냐하면 여러분이 이런 단서를 발견하면 환자에게 중증 손상이 발생했음을 예상하는데 도움이 될 수 있기 때문이다. 감속 손상에 관련되는 '힘'들을 설명하려면, 아이작 뉴턴 경의 '운동의 제1법칙'을 생각하라: "운동하던 물체는 외력에 의해서 작용을 받지 않는 한, 직선 운동을 계속하는 상태로 남아있다." 운동은 힘 (에너지 교환)에 의해서만 만들어진다, 따라서 이미 하고 있는 운동은 힘을 가해야 멈출 수 있을 것이다. 운동 에너지의 공식은 $E=\frac{1}{2}MV^2$ (E=운동에너지, M=질량, V=속도)이다. 만일 이러한 에너지 교환이 신체 내부에서 발생한다면, 조직 파손이 발생한다.

둔상의 3-충돌론: 둔상으로 인한 손상들은 다음과 같은 분리된 일련의 사건들에 의해서 발생한다는 사실을 여러분이 기억해야만 한다: 기계의 충돌, 신체의 충돌, 그리고 장

둔상: 신체 전체에 충격력이 가해짐으로써 발생하는 손상.

표 1-A: 운동 에너지에 의한 외상성 손상

둔상(blunt injury)	관통상(penetrating injury)
• 급작 전방 감속 (탈것 충돌) • 급작 수직 감속 (낙상)	• 발사체 • 칼 • 고정된 물체 위로 낙하

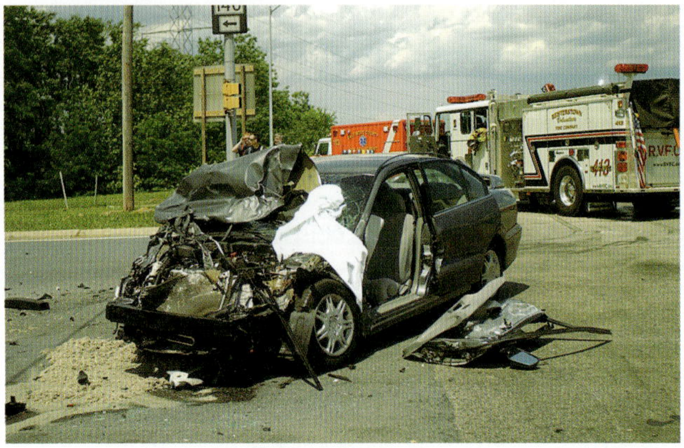

A

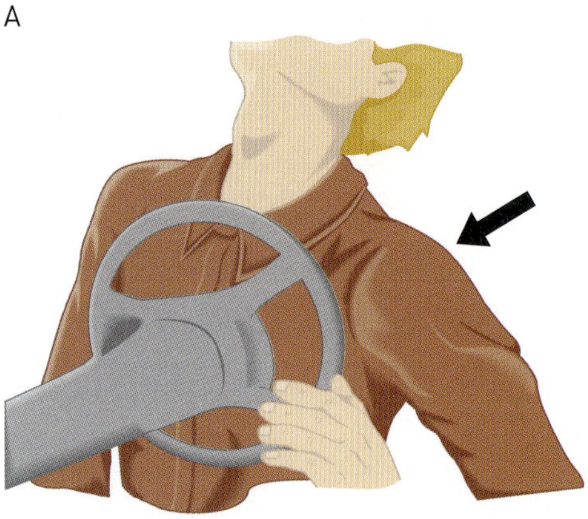

B

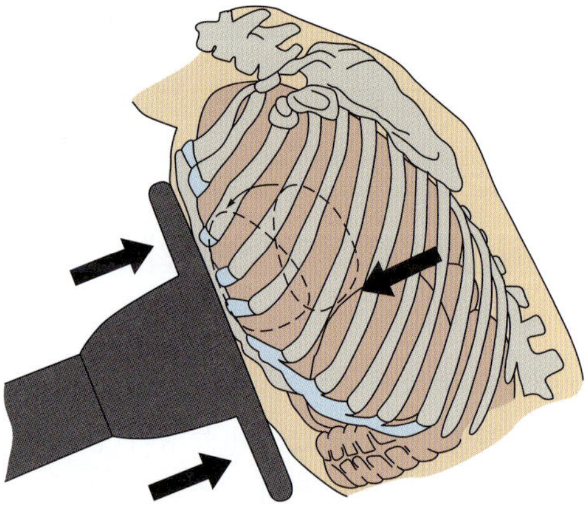

C

그림 1-2 탈것 충돌의 3가지 충돌. A. 탈것 충돌. B. 신체 충돌. C. 장기 충돌. *(사진 제공 Mark C. Ide)*

기의 충돌. 이 3가지 충돌은 다음 단락에서 설명되어 있다 (그림 1-2).

동력 탈것 충돌(MVC: motor-vehicle collision)

중증 손상을 시사하는 손상 기전: '동력 탈것 충돌'(MVC)와 관련하여, 여러 연구에 의해서 높은 손상 중증도와 아주 연관성이 높은 특정한 특징들이 존재한다는 사실이 밝혀져 있다. 높은 사망 위험도와 높은 연관성을 보이는 충돌 특징들로는 전복 충돌, 승객석 구역으로의 침범, 그 탈것의 동승 탑승자가 사망한 경우, 상당히 긴 구출 시간, 탑승자의 탈것으로부터의 이탈, 및 보행자 충돌 등이 포함된다 (Champion, Lombardo, & Shair 2009; Evans 등 2009; Haider 등 2011). '손상 기전'과 '잠재적으로 치명적인 손상' 사이의 연관성을 이해하는 것은 다음의 2가지 측면에서 중요하다: 첫째, 병원-전 중재술의 필요성을 예측하기 위하여, 둘째, 지정된 외상센터를 가지고 있는 응급의료체계에서는 환자를 이송할 목적지 병원을 판단하는데 도움을 주기 위하여 (Sasser 등 2012).

'손상 기전'과 '발생-가능성이 높은 손상'과의 연관성: 자동차, 오토바이, 전-지형 탈것 (ATV: all-terrain vehicle), 개인용 수상 탈것, 그리고 농장용 또는 건설용 탈것과의 충돌에 의한 손상 양상들은 매우 다양하다 (표 1-3).

뉴턴의 '운동의 제1법칙': 자동차 충돌과 같은 감속 손상에서 뉴턴의 '운동의 제1법칙'의

표 1-3: '손상 기전'과 '잠재적으로 치명적인 손상'의 양상들

손상 기전	잠재적인 손상 양상
전방 충돌	• 외상성 뇌 손상 • 경추 골절 • 얼굴 손상/골절 • 심근 타박상 • 기흉/혈흉 • 대동맥 파열 • 비장 및 간 파열 • 엉덩-관절 후방 탈구
측방 충돌 (T자-뼈 충돌)	• 충격 빈대 방향의 목 삠 • 경추 골절 • 기흉 • 폐 타박상 • 비장, 간, 및 콩팥 파열 • 골반 골절 • 충격 방향의 팔다리 손상
후방 충돌	• 경추 손상
차 밖 이탈	• 모든 손상 기전에 노출됨, 사망률 증가
보행자-대-자동차 충돌	• 머리 손상 • 복부 내장 손상 • 다리 및 골반 골절
트랙터 사고	• 으깸 손상 • 온열 화상
소형 탈것 충돌 (오토바이, 전-지형 탈것, 개인용 수상 탈것, 설상차)	• 외상성 뇌 손상 • 얼굴 손상/골절 • 기흉/혈흉 • 팔다리 및 골반 골절 • 척추 골절 • 벗겨진 손상(degloving injury) • 기도 장애를 동반한 빨랫줄 손상 • 직장 및 질 외상

전형적인 예를 보여준다: "운동하던 물체는 외력에 의해서 작용을 받지 않는 한, 직선 운동을 계속하는 상태로 남아있다." 전방 주행하고 있던 탈것이 충돌로 인해 급히 멈추어짐에 따라, 그 탈것이 앞으로 움직일 때 가지고 있던 '운동 에너지'가 무언가에 의해 흡수되어야 한다. 탑승자의 신체도 역시, 그 탈것 내의 어떤 구조물과 충돌하여 그 충돌의 결과로 멈추어질 때까지는 그 탈것과 같은 속도로 움직이고 있던 중이었음을 기억하라.

전방 충돌의 3-충돌론: 예를 들어, 여러분이 시속 64km 속도로 달리던 자동차가 길옆 나무와 전방 충돌한 MVC 현장에 접근하고 있다고 생각해보라. 나무 때문에 그 자동차는 거의 즉각적으로 멈추게 되면서, 그 운동 에너지를 나무와 자동차에 전달하여 나무와 자동차를 파손시키게 될 것이다 (*탈것의 충돌*). 그 탈것 내부 탑승자의 신체는 그 탈것이 멈춘 후에도 짧은 시간이지만 여전히 시속 64km로 움직이다가, 그의 앞쪽에 있는 어떤 내부 구조물 (안전띠, 운전대, 전면-유리, 또는 전면 계기판, 등)과 부딪힌 후에야 운동을 멈추게 된다 (*신체의 충돌*). 이 시점에서 그의 신체가 가진 운동 에너지가 그 사람의 신체와 그 탈것 내부 구조물의 표면에 전달되면서 파손을 유발하게 된다. 마찬가지로, 그 사람 신체 내부의 장기들도 역시 그의 신체가 멈춘 후에도 짧은 시간이지만 계속 시속 64km로 움직이다가, 이미 멈춘 앞쪽 신체의 체벽 (두개골, 복장뼈, 복벽)과 부딪히거나 그 장기의 고정 인대 (간의 둥근 인대 및 정맥 인대, 대동맥의 동맥관 인대, 등)에 의해 당겨지면서 운동을 멈추게 된다 (*장기의 충돌*). 이 때 그 장기가 보유한 운동 에너지가 전달되면서 장기 및 신체 내벽에 파열/손상이 발생하게 된다.

고-에너지 사고: 다량의 운동 에너지가 통제되지 않는 방식으로 방출되었을 가능성이 높은 손상 기전이어서, 이 에너지가 환자에게 전달되며 중증 손상이 발생했을 가능성이 높은 사고.

의심 지수: 어떤 환자에게 어떤 질병 또는 손상이 존재하고 있을 확률을 의료적 처치제공자가 추정하는 정도. 높은 의심 지수란 그 손상이 존재할 개연성을 높게 본다는 의미이다. 낮은 의심 지수란 그 손상의 발생 위험성을 낮게 본다는 의미이다

높은 '의심 지수' 유지의 중요성: 이 자동차-대-나무 충돌의 예에서 보듯이, 여러분이 급속 전방 감속 기전 (고-에너지 사고)을 잘 인식하고 동시에 높은 의심 지수를 유지한다면 여러분은 틀림없이 그 희생자에게 치명적인 다중-장기체계 외상이 발생했을 수도 있음을 우려하게 될 것이다.

전방 충돌 3-충돌론의 해설: 앞서 설명한 3-충돌론 개념을 활용하여, 다음에 나오는 내용의 존재 유무를 확인하라:

- *탈것 충돌*. 탈것의 충돌 부위 파손 상태를 살펴보라. 또한 다른 부위의 파손들도 찾아보라. 이는 충돌의 결과로 탈것이 전복되거나 회전하였음을 알려주는 단서를 제공할 수도 있다.
- *신체 충돌*. 운전대를 살펴보아 혹시 테가 파절되거나 변형되었는지를 확인하고 운전대-축을 살펴보아 조금이라도 위치 이동이 발생했는지를 확인하라 (운전자의 가슴/복부 손상, 승객의 복부 손상). 전면-유리의 별 모양 파손 및 유리창 파손 (머리/얼굴 손상), 전면 계기판의 파손 (팔다리 손상, 특히 무릎 손상), 그리고 에어백 펼쳐짐 (가슴, 얼굴, 및 팔 손상)을 살펴보라 (Newgard, Lewis, & Kraus 2005).
- *장기 충돌*. 흉벽에 난 외상성 문신과 복부 멍 자국처럼 겉으로 드러난 외상의 징후들은 쉽게 눈에 띌 수 있지만, 더 깊이 존재하는 구조물들과 장기들의 손상은 알듯말듯 드러나지 않을 수도 있다. 이런 심부 구조물들의 손상은 전단성 충격력 또는 압박성 충격력과 같은 운동 에너지의 전달에 의해서 유발된다. 흉벽 자체에 대한 손상 충격력은 복장뼈 골절과 갈비뼈 골절을 유발할 수 있는데, 이런 골절들은 기흉뿐만 아니라 심장 타박상 및 부정맥을 동반할 수 있으며 또는 단순히 호흡에 따르는 심한 통증 때문에 폐환기-저하가 수반될 수 있다. 인대로 체벽에 부착되어 있기 때문에 전단성 충격력 손상에 취약한 장기에는 대동맥-활, 간, 비장, 콩팥, 및 창자가 포함된다. 이런 장기들의 손상들은, 작은 창자 파열을 제외하고, 심각한 '잠복 출혈' (뚜렷한 증상이 없이 출혈함) 및 출혈성 쇼크의 원인 부위가 된다. 압박성 손상들이 폐, 심장, 횡격막, 및 방광에 흔히 발생한다. 짧게 말하자면, 운전대는 엄청난 손상들을 유발할 수 있는 치명적 무기이며, 이때 유발되는 손상들의 다수는 잠복성을 가진다. 신체 제지장치들 (예: 안전띠)을 적용하면 이런 유형의 손상을 완선히 제거해 주지는 못하더라도 크게 감소시켜 준다. 따라서 운전대 변형이 관찰되면 심각한 가슴 손상을 항상 강하게 의심해야만 한다. 이런 이유로 운전대 변형의 증거는 반드시

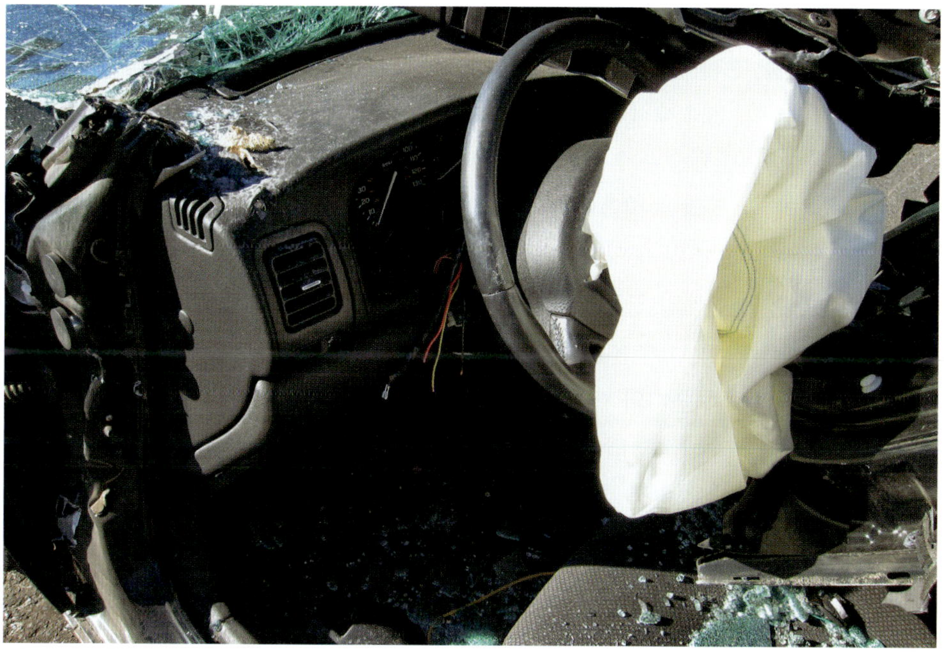

그림 1-3 찌부러진 에어백을 들추고 운전대 변형의 유무를 관찰하라. *(사진 제공 Olivier Le Queinec/ Shutterstock)*

적극적으로 찾아보아야만 한다 (Chen & Gabler 2014) (그림 1-3).

2차 충돌: 앞서 언급한 3-충돌 외에 또 다른 충돌이 추가적으로 발생할 수도 있다. 자동차 내부에 있던 물체들 (책, 가방, 휴대품, 및 다른 탑승자들)이 자동차 충돌 직후 자동차가 달리던 원래의 속도로 날아가는 비행체로 변하여 앞쪽에 있는 탑승자와 충돌할 수 있다. 이런 충돌을 2차 충돌(secondary collision)이라 부른다. 이것의 좋은 예로서 구급차 안 환자의 발치에 둔 고정되지 않은 이동용 환자 모니터가 구급차 충돌 순간에 앞으로 날아가 EMS 처치제공자나 환자와 충돌하면서 치명적 손상을 유발할 수도 있다.

2차 충돌: 탈것이 어떤 다른 물체와 충돌(1차 충돌)한 후 그 내부의 고정되지 않은 물체가 계속 움직이면서 그 앞에 있던 탑승자를 때리게 되는 충돌 (고정되지 않은 탑승자가 탈것 충돌 후 탈것 내부와 충돌하는 것도 본질적으로 2차 충돌).

내과적 원인의 가능성 확인: 임상적 발현 양상이 손상 기전과 잘 맞지 않는 것처럼 보이는 경우에는 (예를 들어, 저속 MVC인데 환자가 반응이 없음), 내과적 원인의 가능성 (예: 저혈당, 부정맥, 경련 발작, 뇌졸중, 약물 과용)도 같이 반드시 고려해보아야만 한다.

신체 제지장치의 손상 방지 효과: 탈것 안전장치들이 도입되면서 '동력 탈것 충돌사고'로 인한 사망률이 크게 개선되어 왔다. 신체 제지장치를 착용한 탑승자들은 충돌 사고에서 살아남을 가능성이 더 높은데, 왜냐하면 탑승자 신체 제지장치로 인해 탈것 내부와의 충돌에 의한 대부분의 충격으로부터 보호를 받게 되고 또한 탈것 밖으로 이탈할 위험성도 크게 줄어들기 때문이다. 승객 안전띠와 에어백과 같은 '수동적 제지장치'는 대표적인 2개의 탑승자 신체 제지장치로서, MVC에서 '신체 충돌' 요소를 차단하여 손상을 억제하는 효과를 나타내는 가장 중요한 장치이다. 신체가 제지된 탑승자들에게는 신체-제지장치와 관련된 특정한 손상들이 발생할 위험성이 여전히 존재하고 있다. 안전띠의 무릎띠는 복부가 아니라 골반(엉덩뼈 능선) 위로 가로지르게 착용하도록 만들어졌으며, 반드시 어깨띠와 함께 착용되었을 때 제대로 기능하도록 고안되어 있다.

탑승자 신체 제지장치: 충돌이 발생할 때 운전자와 승객들이 탈것 내부에서 내동댕이쳐지거나 탈것 밖으로 튕겨나가지 않도록 방지하기 위한 목적으로 탈것 안에 설치된 장치. 안전띠나 에어백 같은 것을 말함.

안전띠를 착용한 탑승자의 손상: 만일 희생자가 무릎띠만 제 위치에 착용한 상태에서 전방 감속 충돌을 받게 된다면, 그의 신체는 '접이-칼'처럼 앞으로 함께 접혀지려고 할 것이다 (그림 1-4). 계속해서 머리가 앞으로 내던져지며 운전대나 전면 계기판에 부딪힐 수도 있다. 이렇게 탑승자가 무릎띠에 의해서만 제지되거나 전혀 제지되지 않은 상태라면 얼굴, 머리 및 목의 손상들이 흔히 발생한다. 또한, 이때 무릎띠가 부적절한 위치(골반이 아닌 복부)에 걸쳐져 있었다면 복부 손상들도 발생할 수 있다. 무릎띠가 둘러져 있는 허리 부위에서 신체가 급작히 접힐 때에 무릎띠에 의해 강한 압박력이 복부에 가해지면서 복강 내 장기 및 요추를 손상시킬 수도 있다. 따라서 무릎띠만 착용하는 것보다는 3점식 안전띠, 즉 무릎띠와 어깨띠를 같이 착용함 (그림 1-5)으로써 신체를 훨씬 더 잘 안전하게 제지할 수 있다. 탑승자의 가슴과 골반이 같이 제지되면, 충돌의 순간 탈것 내부와의 접촉에 의한 치명적 손상들이 훨씬 덜 발생하게 된다. 이 장치에 의해서 머리는 제지되지 않기 때문에 목에는 여전히 충격력이 가해질 수 있으며, 따라서 경추 골절 또는 탈구 및 척수 손상이 유발될 수도 있다. 어깨띠가 둘러지는 부위인 빗장뼈(=쇄골)에 골절이 발생하는 일이 흔히 있으며, 동일한 방식으로 흉벽 손상들도 흔히 발생한다. 만일 충돌에 의한 충격력이 충분히 강하다면 신체 제지장치를 잘 착용한 탑승자에게도 '장기 충돌'에 의한 내부 장기 파손이 여전히 발생할 수 있다.

에어백의 손상 방지 효과: 안전띠와 마찬가지로, 에어백도 (비록 모든 충돌 상황에서는 아니지만) 대부분의 충돌 상황에서 MVC 희생자들의 손상을 줄이는 효과를 나타낸다. 에어백은 전방 감속 충돌사고에서 충돌 순간 운전대 중앙과 전면 계기판에서 펼쳐져 나와 앞좌석 탑승자를 보호한다. 또한 구체적으로는 에어백은 안전띠와 함께 사용되었을 때 제대로 작동하도록 설계되어 있다. 충돌의 순간 안전띠가 제대로 작동한다면, 비록 아주 짧지만 에어백이 완전히 펼쳐지기에 충분한 시간 길이만큼은 탑승자의 신체를 그

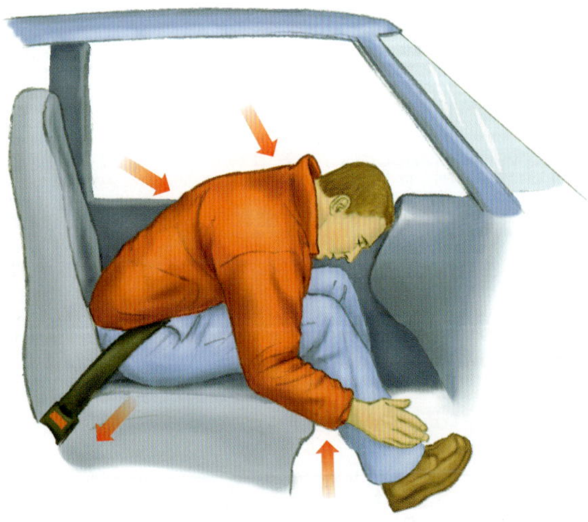

그림 1-4 접이-칼 효과

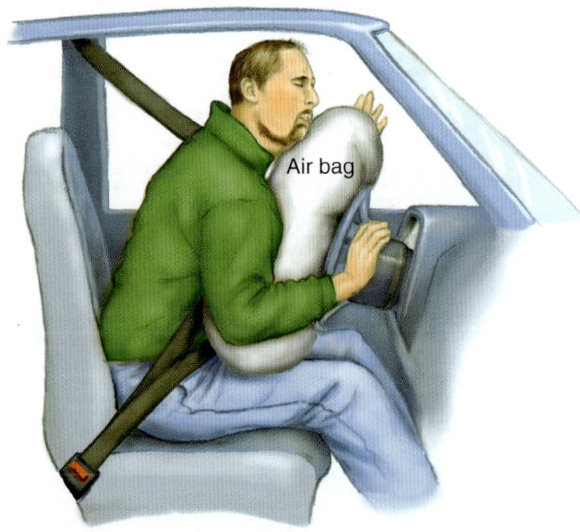

에어백과 3점식 안전띠는 제2충돌과 제3충돌을 방지한다.

그림 1-5 에어백과 3점식 안전띠

자리에 붙들고 있게 된다. 그런 다음, 에어백이 머리와 가슴 부위를 받아 완충(충격 흡수) 작용을 함으로써 얼굴, 목, 그리고 가슴에 대한 손상을 효과적으로 감소시키게 된다. 하지만 손상을 완전히 차단하지는 못하므로, 에어백이 작동했더라도 환자에게 목 안정화는 계속 필요하다.

에어백 기능의 한계점: 에어백은 작동 직후 즉시 공기가 빠지므로, 단 1회의 충격에 대해서만 보호 작용을 나타낸다. 1개 이상의 물체와 연속 충돌한 자동차의 운전자는 최초 충돌 이후에는 에어백 보호를 받지 못한다. 또한 에어백은 탑승자의 "아래쪽-밑쪽 경로 움직임"을 차단하지 못하기 때문에, 몸을 뒤로 젖힌 자세로 운전하는 운전자 (키 큰 운전자와 차체가 낮은 스포츠카의 운전자)는 에어백이 작동해도 신체가 밑으로 빠지면서 다리가 전면 계기판과 충돌하면서 다리, 골반, 및 복부 손상들을 입을 수 있다. 최신 탈것들 중의 다수에는 이런 유형의 손상을 방지하도록 고안된 에어백 장치가 설치되어 있다. 또한 최신 자동차에는 측면 에어백들이 차체, 좌석, 및 머리 받침대 속에 장착되어 있기도 한다. 전방 충돌용 에어백과 꼭 마찬가지로, 측면 에어백들도 최초 충돌 동안에만 탑승자를 보호한다. 이러한 장치들을 장착한 탈것들 모두에는 그 내부 전체의 곳곳에 에어백 경고문이 부착되어 있다.

에어백이 있어도 운전대 손상이 발생: 운전자에게 중증 내부 손상이 발생했을 가능성을 알려주는 단서는 운전대의 상태이다. "운전대 변형이 있음"이 에어백이 없는 자동차에서 중요한 의미를 가지는 것과 마찬가지로 에어백이 있는 자동차에서도 동일한 의미를 갖는다. 에어백이 작동한 자동차에서는 이 중요한 단서를 종종 놓치게 되는데, 왜냐하면 바람이 빠진 에어백이 운전대를 뒤덮고 있기 때문이다. 그러므로 신속한 "에어백 들추고 확인하기"가 통상적인 운전대 검사법의 기본이 되어야 한다 (그림 1-3).

에어백에 의한 손상: 에어백과 관련되어 특정한 손상들이 발생한다. 곧게 세운 자세로 운전대에 바싹 다가 앉아야 하는 키 작은 운전자들은 에어백이 터져 부풀려질 때 그 자체의 충격으로 심한 손상을 입을 수 있다. 왜냐하면 적절한 공간과 부풀려질 시간이 주어지지 않아 에어백이 부풀려지지 않은 상태에서 신체가 운전대에 부딪칠 수 있기 때문이고, 또한 이후 에어백의 팽창 충격이 머리와 상체에 분산되어 가해지지 않고 주로 머리에만 집중적으로 가해짐으로써 특히 경추가 뒤로 젖혀지는 형태의 중증 손상이 유발될 수 있기 때문이다. 또한 앞좌석에 장착된 유

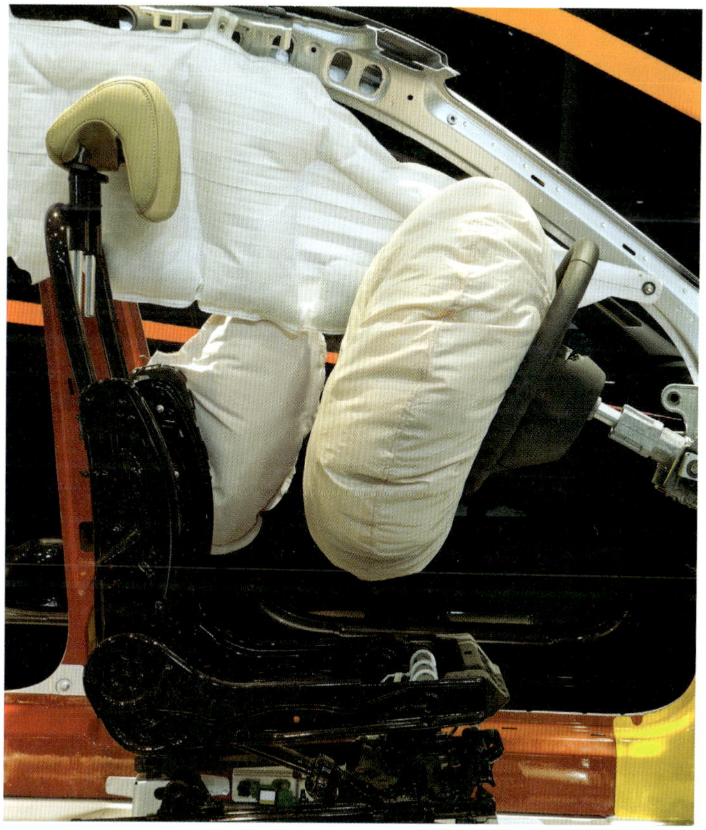

그림 1-6 측면 에어백과 에어-커튼이 충돌 당시 펼쳐지지 않았다면, 응급 대응자들에게 유해 요소로 작용할 수 있다. 주목: 펼쳐지지 않은 에어백을 안전하게 만드는 방법과 관련한 정보를 더 많이 원하시면 ITLS가 출간한 *Access: 현장에서의 최초 대응-신속한 탈것 진입을 위한 처치제공자 매뉴얼*을 보세요 *(실험하기/Shutterstock)*.

아용 카시트에 앉혀진 유아 (특히, 카시트를 앞쪽으로 향하게 장착했을 때)는 에어백이 터질 때 심한 손상을 입을 수 있다. 에어백이 터질 때 보이는 연기는 실제로는 가루 (탈크 또는 옥수수 전분)인데, 접어진 나일론 주머니가 펼쳐질 때 접촉면이 매끄럽게 미끄러지게 할 수 있도록 "윤활"하는 물질로 사용된 것이다. 나일론 주머니에 의한 찰과상, 각막 찰과상, 및 노출된 피부의 표면 화상 (에어백 배기구에서 가까운 위치) 등이 보고되어 있다. 응급처치 처치제공자들은 많은 신형 탈것들에는 측면 에어백과 에어-커튼이 장착되어 있다는 사실을 알고 있어야만 한다 (그림 1-6).

펼쳐지지 않은 에어백에 대한 주의: 충돌 당시 에어백들이 작동하여 펼쳐지지 않았다면, 이 안전장치들이 응급 대응자들에게 유해 요소로 작용할 수도 있다는 사실을 기억하라. 일부 에어백 장치들은 배터리 연결을 끊으면 작동을 하지 않게 된다. 하지만 일부 에어백 장치들은 배터리 연결을 끊어도 여전히 작동하는 것들도 있다. 펼쳐지지 않은 에어백들 주변에서 작업을 할 때 준수해야 할 좋은 안전 규칙이 '5-10-20 규칙'이다:

- 측면 에어백으로부터 5인치(13cm) 떨어져라.
- 운전대 에어백으로부터 10인치(25cm) 떨어져라.
- 승객석 측면 에어백으로부터 20인치(50cm) 떨어져라.

낙상

낙상의 역학: 낙상은 전-세계적으로 볼 때 비-의도성 손상 사망의 2번째 선행-사인이다. 특히 어린이와 노인에게서 많이 발생한다 (WHO 2014). 노인들은 '부분적 낙상'(평지 낙상)의 위험성이 높은데, 왜냐하면 운동 능력, 균형 감각, 및 시력에서의 노화에 따른 변화들에 더하여 약물 복용에 의한 효과가 겹쳐지면서 잘 넘어지기 때문이다. 동시에 노인들은 뼈의 약화와 항-응고제 복용의 빈도 증가로 인해 저-에너지 낙상에 의해서도 더 중증의 손상을 입을 위험성이 높아진다 (Ang 등 2017; Sterling, O'Connor, & Bonadies 2001). 반면에 어린이들은 서로 다른 2개 연령대에서 낙상의 위험성이 높아지는데, 왜냐하면 '신체 발달 변화'와 '위험을 즐기는 행동'이 나타나는 시기 때문이다 (그림 1-7).

낙상의 4대 요인: 낙상의 손상 기전은 '수직 감속'이다. 낙상으로 유발되는 손상의 유형과 중증도는 다음 4가지 요인에 의해서 결정된다: 떨어진 높이, 지면에 충돌한 신체의 해부학적 부위, 충돌한 지면의 특성, 그리고 환자의 나이 (Lapostolle 등 2005).

낙상의 전형적 손상 형태: 낙상으로 발생하는 전형적인 손상들로는 다음이 포함된다:

- 머리 외상
- 척주에 대한 종축 부하 또는 과다-젖힘/과다-굽힘 손상
- 팔다리 골절
- 엉덩-관절 그리고/또는 골반 손상
- 내부 장기들에 대한 수직 감속 충격력 손상

노인 낙상의 심각성: 떨어진 높이가 더 높을수록, 손상의 잠재성이 더 커진다. 3미터

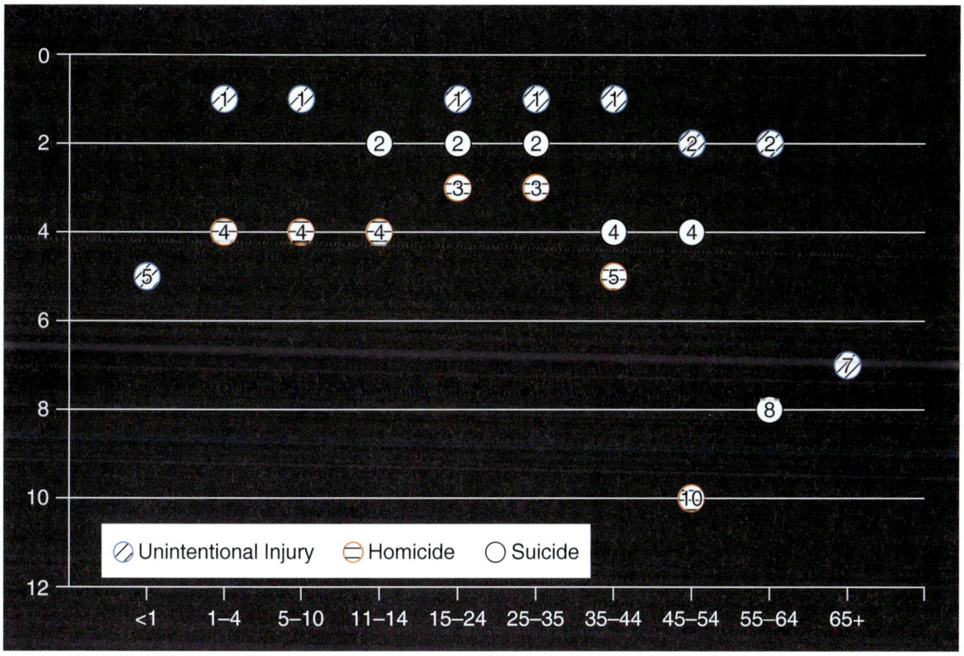

그림 1-7 연령에 따른 외상 사망의 원인별 순위 (CDC 2016 자료)

이상에서 떨어진 경우, 약 4명중 1명꼴로 척추 또는 두개-내 손상을 입을 것이며 20명 중 1명꼴로 중증 복강-내 손상을 입을 것이다 (Demetriades 등 2005; Velmahos 등 2006). 하지만 더 낮은 높이의 낙상에서도 중증 손상이 발생할 수 있다. 노인들은 지면-수준 낙상에서도 두개-내 출혈과 엉덩-관절 골절과 같이 심각한 사망률과 유병률을 보이는 손상들이 유발될 수 있다 (Spaniolas 등 2010). 노인들에게는 외상성 손상의 심각성이 과소평가되는 경우가 흔하다. 따라서 노인 환자들을 평가할 때는 반드시 심각하거나 치명적인 손상에 대한 '의심 지수'를 높게 유지해야만 한다. 특히 경구 항-응고제를 복용중인 경우에는 더욱 그러하다 (Ang 2017; Sterling 2001).

내과적 이유로 인한 낙상의 확인: 끝으로, 낙상의 대부분은 그 성격이 기계적인 것이지만 심장 부정맥, 간염에 의한 저혈압, 또는 뇌졸중과 같은 의학적 문제가 당시에 발생하면서 그 결과로 낙상을 입는 환자들도 종종 있다. 따라서 낙상을 입은 환자를 평가할 때에 왜 그 낙상이 발생하였는지에 대한 고려가 있어야만 이런 동반된 급성 내과적 병적 상태가 제대로 처리될 수 있다. 낙상의 원인을 잘 평가하려면, 기억용 단어 SPLAT을 사용하면 도움이 될 수 있다:

- Symptoms: 떨어지기 전 증상들
- Previous falls: 그 전 낙상의 병력
- Locationof the fall: 떨어진 장소 (집, 직장, 야외)
- Activity at time of the fall: 떨어질 때 하던 활동
- Time of day of the fall: 떨어질 때 시각

진주 같은 정보

기본 탄도학

여기서 제공되는 정보들을 알고 있어야 한다. 하지만 다음을 기억하라: *무기가 아니라, 그 환자를 치료하라.*

관통상

폭력 상황에서 흔한 관통상: MVC가 여전히 젊은 성인 및 어린이 외상성 사망의 가장 많은 원인을 차지하고 있다. 미국에서는 살인이 증가하고 있으며, 이것은 도시 지역에서는 젊은 남성들의 외상성 사망에 있어서 선행 원인이 되어 있다. 사람 사이의 폭력 행위들에 흔히 관련되는 손상은 **관통상**이다. 이러한 폭력적 상황들에서는 응급처치 처치제공자들이 주의를 기울여야만 한다. 현장 안전성이 언제나 무엇보다도 중요하며, 따라서 가능할 때마다 사법기관 요원이 그 대응에 참여하게 해야만 한다. 만일 현장이 안전하지 않게 변한다면, 처치제공자들은 그 환자에 대한 평가를 완전히 마치기 전에 그 현장을 벗어나서 안전한 장소로 피해야만 할 수도 있다.

관통상: 어떤 물체가 피부를 뚫고 개방 창상을 만들면서 어떨 때는 더 깊이 있는 구조물들을 파손시킬 수도 있는 손상

다양한 관통상의 원인들: 수많은 물체들에 의해 관통상이 발생할 수 있다. 매우 빠른 속도로 회전하다가 산산조각으로 부서진 산업용 톱날, 잔디 깎기에 튕긴 이물질, 그리고 일반적인 칼과 총알에 이르기까지 관통상을 유발할 수 있는 물체는 많고 다양하다. 속도가 아주 빠른 물체는 흉곽이나 복부를 관통할 수도 있다.

자상의 특징: 칼 자상의 중증도는 관통된 해부학적 부위, 칼날의 길이, 그리고 관통된 각도에 의해서 결정된다 (그림 1-8). 칼 자상은 저-에너지 손상이어서, 조직 파손은 칼날이 지나간 직접 경로에만 국한되어 발생한다. 기억하라, 상부 복부의 자상에서는 흉강-내 장기 손상이 유발될 수 있으며, 4번째 갈비-사이 공간(intercostal space) 이하 부위의 가슴 자상에서는복강-내 장기까지 관통될 수 있다는 사실을.

창상 탄도학

창상 탄도학: 발사체가 목표물에 부딪쳐 그 목표물에 운동 에너지를 전달할 때 나타내는 그 발사체의 행동에 대하여 연구하는 학문.

총알의 크기 & 형태/구조: 화약무기에 의해 초래된 관통상들의 대부분은 권총, 소총 그리고 산탄총에 의한 것이다. 전투 상황이나 테러 사건들에서는 파편에 의한 관통상도 또한 유발될 수 있다. 화약무기에서 총알은 총구로부터 발사된 발사체를 말한다. 총알들은 크기(구경)와 형태/구조가 다양한데, 총알의 크기뿐만 아니라 그 형태/구조에 의해서도 그 파괴력이 결정된다. 즉, 어떤 총알은 신체에 충돌하면 조각조각 부서지면서 매우 큰 파손을 유발하고, 또는 어떤 총알은 그대로 모양을 유지하며 신체를 그대로 통과하면서 상대적으로 작은 파손을 유발한다.

창상 탄도학: 앞에서 언급한 바와 같이, 조직 손상은 조직에 전달된 운동 에너지에 의해서 초래된다. **창상 탄도학**이란, 총알에 의한 운동 에너지의 전달 효과 즉 조직의 으깨짐, 찢김, 늘여지기 및 전단되기 효과를 연구하는 학문이다 (Breeze 등 2017). 발사체가 가진 운동 에너지 (운동 에너지=$\frac{1}{2}$×질량×속도^2)는 총알 질량보다는 속도에 의해 더 많이 결정되므로 (속도^{2}에 비례), 일반적으로 총기를 '고속형' 또는 '저속형'으로 분류한다. 즉, 총알 속도가 초속 610미터를 기준으로 총기를 '저속형'과 '고속형'으로 분류한다. 고속형 총기 (예: 군용 소총 또는 사냥용 소총)에 의해 발사된 총알은 저속형 총기 (예: 대부분의 권총과 일부 소총)보다 훨씬 더 파괴적일 수 있다. 하지만 저속형 총기도 신체의 어느 부위를 관통

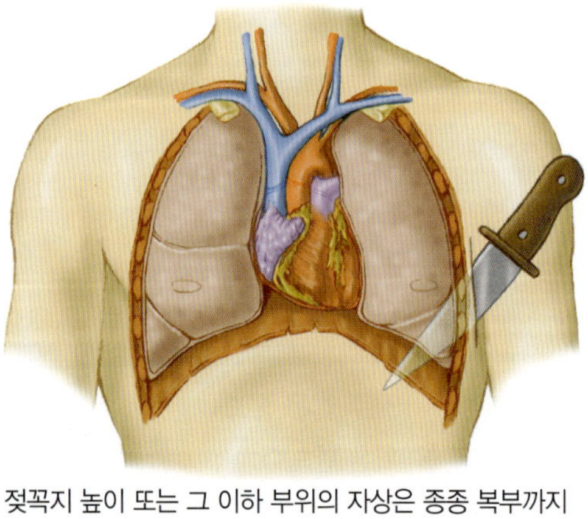

젖꼭지 높이 또는 그 이하 부위의 자상은 종종 복부까지 관통한다.

그림 1-8 자상

하느냐에 따라 치명적 손상을 유발할 수 있다. 총알이 가진 운동 에너지 중에서 오로지 '조직에 전달된 에너지' (=조직으로 진입할 때의 총알이 가진 운동 에너지-조직에서 빠져나올 때 총알이 가진 운동 에너지)에 의해서만 조직 파괴가 유발된다. 따라서 조직 속을 통과하는 동안에 총알에 가해지는 '항력'을 증가시켜 총알을 멈추게 하려는 인자들이 많을수록 총알이 가진 운동 에너지를 조직으로 더 완전하게 전달하는 결과를 초래한다. '앞쪽 끝이 움푹 패여 들어간 모양'으로 총알의 구조를 변경하면, 조직 속을 통과할 때 총알에 펼쳐지며 다른 모양으로 변형되므로 더 큰 창상을 유발하게 만들 수 있다. 군용 총알은 완전-금속 껍질로 싸져 있어서, 목표물에 맞았을 때 펼쳐지는 등의 변형이 일어나는 성질이 제한적이다. 하지만 군용 총알의 다수는 목표물과 접촉하였을 때 구르거나 (총알의 앞쪽과 뒤쪽이 서로 자리를 바꾸는 것) 쪼개지는 구조로 설계되어 있어서, 총알의 조직 파괴 잠재력을 높이고 있다 (Breeze 등 2017; Ragsdale & Sohn 1988).

총알의 조직 손상 기전: 총알이 조직 손상을 유발하는 기전은 다음의 3가지이다:

- *쇼크-파동*: 압축-가스가 조직 속으로 주입되며 유발되는 폭발 효과 (근접 사격 때만)
- *일시적 공동*: 조직이 총알이 통과하는 경로에서부터 바깥쪽으로 밀려나게 되면서, 조직이 늘여지고, 으깨지고, 또한 전단화되면서 손상이 유발된다. 총알이 통과하는 순간 조직이 멀리 밀려났다가 곧 되돌아오므로 '일시적' 공동이라고 불린다. 이 공동화에 의해서, 겉으로 보이는 총알 경로 모양에서 추정될 수 있는 정도보다 더 큰 범위의 조직 파손이 유발된다. 이는 또한 진공 효과를 초래하여 창상 속으로 부스러기들을 빨아들임으로써 이후 창상 감염의 위험성을 높이게 만든다. 고속형 총알로 인한 총상을 다룰 때에는 이 기전이 가장 중요하다 (그림 1-9A).
- *영구적 창상 경로*: 총알이 조직 속을 관통하면서 유발하는 직접적 으깨기로 만들어지는 조직 손상으로서 비-가역적 조직 파손을 말한다.

일시적 공동: 총알의 통과 경로에서 발생한 정수압 쇼크에 의해서 조직이 일시적으로 최대한 밀려나는 현상.

창상 경로: 발사체의 조직 속을 통과하면서 만든 경로.

조직 밀도 차이에 따른 총상 정도 차이: 총알에 가해지는 '항력'은 조직 밀도의 증가에 비례하여 증가하므로, 조직 파손 정도도 조직 밀도에 비례한다 (그림 1-9B). 뼈, 근육, 및 간과 같은 고-밀도 장기는 폐와 같은 저-밀도 장기에 비하여 더 큰 파손을 입게 된다. 총알에 맞은 뼈는 조각조각 부서지면서 주변 연조직들을 다시 파손시킬 수 있다 (2차 총알 효과).

총상의 치명도를 결정하는 인자: 치명성과 관련하여, 가장 중요한 인자를 한 개만 꼽으라면 총알의 '구조' 또는 '속도'가 아니라, 그 발사체에 의해 "관통된 신체 부위"라고 말할 수 있다. 총알 자체가 독성을 띄는 것은 아니며, '총알이 지나가는 경로'가 치명성을 결정한다. 이 경로를 추정하려면, 입구 창상과 출구 창상을 식별하는 것이 중요할 수 있다. 의료 처치제공자들이 총상 환자를 볼 때는, 입구 창상과 출구 창상을 구별하는 일보다는 총알 창상의 총 개수와 각각의 위치를 정확히 식별하는 일에 더 노력을 기울여야만 한다 (총알이 몸속에 박힌 경우에는 출구 창상이 없을 수도 있고, 총알이 부서지거나 뼈에 부딪혔을 때는 출구 창상이 여러 개일 수도 있다). 의료적 처치제공자들은 법의학 전문가가 아니므로 어느 총알 창상이 입구 창상인지 또는 출구 창상인지 식별하여 표기하

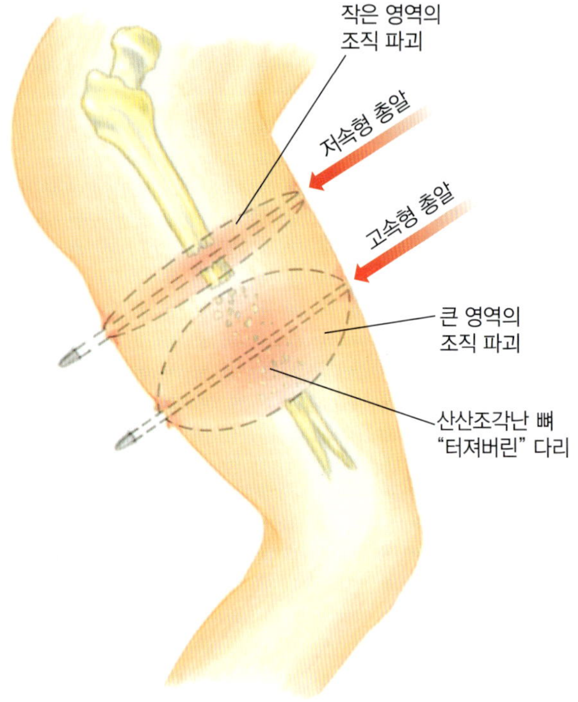

A

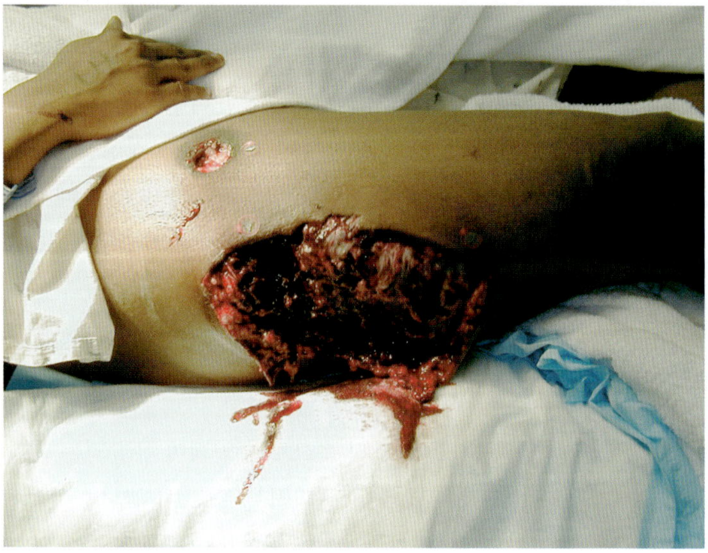

B

그림 1-9 A. 고속형 vs. 저속형 총기 손상. B. 다리의 고속형 총상 *(사진 제공 Roy Alson, PhD, MD, FACEP, FAEMS)*

폭발 손상: 폭발과 관련하여 여러 가지 기전들 (예: 공기 압력파, 파편, 화상, 등)로 흔히 유발되는 손상들.

거나 기록해서는 안 된다. 하지만, 화상/찰과상 테두리, 숯검정, 및 문신 새김 등과 같은 '그 창상이 입구 창상임을 시사하는 특정한 특징들'을 창상 검진을 하면서 확인할 수도 있다. 창상의 크기를 근거로 항상 정확하게 입구 창상과 출구 창상을 구별하지는 못한다. 입구 창상이 출구 창상보다 더 클 수도 있고 반대인 경우도 있다. 또한 기억해야 할 핵심 인자는, 총알이 신체 속으로 진입하였을 때 그 통과 궤적이 항상 일직선으로만 진행하지는 않는다는 사실이다. 총알이 조직 속에서 구르거나 흔들리는 과정에 의해서 또는 총알이 변형되면서 탄도가 휘어질 수도 있다. 방탄복 착용 상태에서 총격을 받은 사람도 주의 깊게 처치해야만 한다. 총알의 운동 에너지가 관통상이 아닌 둔상을 유발하기 때문에 가슴 및 복부 장기에 생명−위협적 타박상이 발생−가능하므로 안심하지 말라.

폭발 손상

폭발 손상 기전의 5대 요인: 폭발 손상은 주로 산업장 사고나 범죄 및 테러 활동으로 발생하고 있다. 폭발로 인한 손상의 기전에는 다음의 5가지가 있다 (그림 1−10):

- *1차*: 최초의 공기 폭풍 (압력파)에 의해 유발되는 1차 폭발 손상은 폭풍의 과도−압력이 조직에 직접적 효과를 가함으로써 유발된다. 공기는 물과 달리 쉽사리 압축된다. 그 결과, 1차 폭발 손상은 거의 항상 '공기로 채워진 신체 구조물'들 (예를 들어, 폐, 귀, 및 위장관 등)에 국한하여 악영향을 미친다. 1차 폭발 손상은 전투 상황에 비하여 민간 상황에서는 덜 흔하게 발생한다 (민간 폭발로 인한 압력파는 그 압력이 상대적으로 낮기 때문). 청각 기관에서는 흔히 고막 파열이 발생하는데, 이렇게 되

면 희생자들이 소리를 잘 들을 수 없게 된다. 한때는 희생자에게 고막 파열이 있으면 1차 손상을 유발할 정도의 충분히 강력한 폭발에 노출되었음을 의미하는 증표로 간주했으나, 최근 자료에 의하면 이것이 좋은 중증도-분류 기준은 아니라고 한다. 1차 폭발 손상에 의해 초래되는 폐 손상들로는 기흉, 폐 실질 출혈, 그리고 특히 폐포 파열이 포함될 수 있다 (환자는 호흡 곤란과 각혈을 보일 수 있음). '폐포 파열'에 의해 '공기 색전증'이 유발될 수도 있는데, 이렇게 되면 뇌졸중과 유사한 중추 신경계 증상들 (구음장애, 마비, 또는 시각 장애 등)이 발현될 수도 있다. 위장관 손상들로는 위장 및 창자의 경미한 타박상에서부터 명백한 파열까지 다양하게 나타날 수 있다 (환자는 복통이나 도혈, 혈변을 보일 수 있음). 가장 긴급한 문제는 폐 손상들이므로, 폭발 손상 희생자에게는 항상 폐 손상들을 의심하고 확인하라.

- *2차*: 2차 폭발 손상이란, 폭발 충격력에 의해 날려진 물체 조각(파편)들에 환자가 맞아서 초래되는 결과를 말한다. 2차 요인에 의한 손상들은 관통상일 수도 있고 둔상일 수도 있다. 폭발 파편 조각들의 속도는 초속 4,270미터에 이를 수도 있다. 이는 대부분의 가장 강력한 고속형 소총 총알 속도의 4배가 넘는 속도이다. 이런 속도

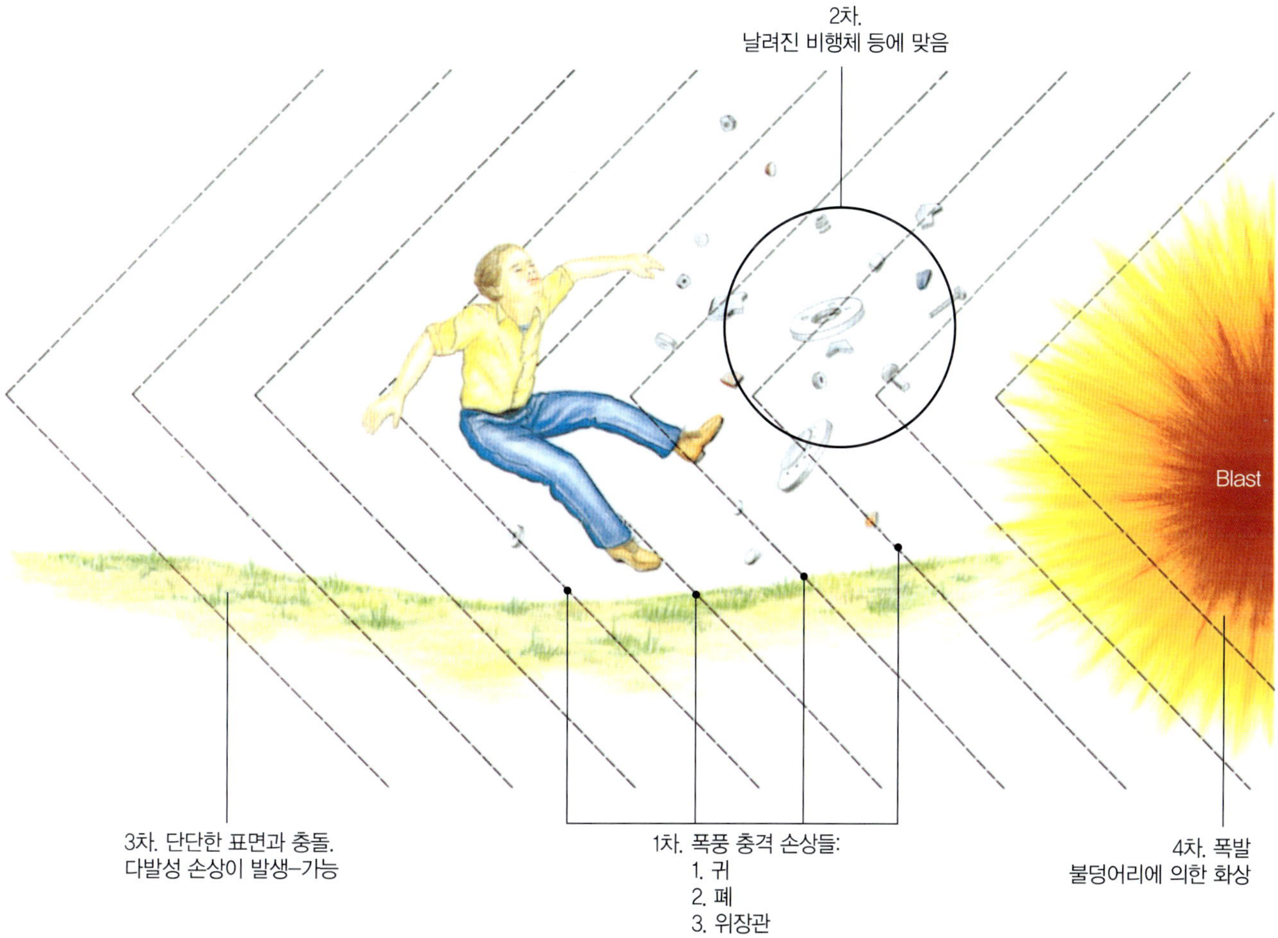

그림 1-10 폭발은 다음 기전들의 순서로 손상을 유발할 수 있다: 최초 폭풍, 다음은 날아온 파편들에 맞음, 그리고 폭풍에 의해 날려진 희생자가 땅바닥이나 다른 고정 물체와 충돌함.

의 파편 1조각은 비슷한 크기의 고속형 소총 총알보다 16배 이상의 에너지를 희생자에게 전달할 것이다. 아무리 작은 파편 창상도 중증으로 간주되어야만 한다.

- *3차*: 3차 손상이란, 폭풍과의 충돌(=1차 요인)에 의해 튕겨져 날려진 신체가 땅바닥이나 다른 물체와 충돌하면서 초래되는 손상을 말한다. 3차 손상은 자동차 사고에서 차 밖으로 이탈된 환자 또는 고도 낙상 환자의 경우와 아주 흡사하다. 1차 폭풍은 사람 신체를 고속으로 가속시켜 상당히 멀리까지 날려 보낼 수 있다. 손상 양상은 그 사람이 무엇과 충돌하느냐에 따라 달라질 것이다 (예를 들어, 단단한 물체 vs. 물 또는 부드러운 바닥).
- *4차*: 폭발로 인해 불덩어리가 만들어지며, 그 열기로 인해 주변 물질들의 연소가 유발된다. 이에 노출된 희생자의 신체에 열기 화상 및 독성 먼지/연기로 인한 흡입 손상 등이 발생할 수 있다. 4차 손상은, 폭발에 의하여 커다란 불덩어리가 형성되거나 독성 연기 및 먼지가 생성되었을 때 볼 수 있다. 이 손상은 희생자가 밀폐된 공간에 있거나 천식/폐 공기증과 같은 기존 폐질환이 있었을 때 더 흔히 발생한다.
- *5차*: 5차 손상이란, 폭탄에 포함되어 있던 '오염 물질'에 노출되어 초래되는 과도-염증 상태를 말한다. 최근 테러리스트들이 화학 물질, 생물학 물질 및 방사능 물질 등을 살포하는데 폭발물들을 활용하고 있다 ('더러운 폭탄'). 이 손상은 '지연-형 손상'에 속한다. 5차 손상은 비교적 새로이 등장한 것으로서, 폭발을 활용하여 유독한 화학-, 생물학-, 또는 방사능-작용제를 살포함으로써 폭탄을 더욱 치명적으로 만들려는 테러범의 의도가 반영된 결과이다. 이런 이유로 이런 폭탄들을 "더러운 폭탄"이라 부른다.

외상 처치의 우선순위

현장 외상 처치의 3대 목표: 병원-전 외상 처치의 목표는 손상을 최소화하고 '예방-가능 사망'을 줄이는 것이다. 이 목표를 달성하기 위하여, 병원-전 처치 처치제공자가 현장에서 초점을 맞추어야만 하는 것은 예방-가능 사망 원인들을 치료하고, 2차 손상들을 최소화하며, 또한 그 환자의 손상들에 대한 결정적 치료를 제공할 역량을 갖춘 치료 시설로 환자를 이송하는 일이다. 외상 환자를 체계화된 조직적 방식으로 평가한 다음, 관련된 징후와 증상들을 분초를 다투는 방식으로 치료하면 잠재적으로 생명-구하기가 가능할 수 있다.

병원-전 예방-가능 사망 원인: 외상 처치에서 최선의 진료 방식을 찾아내는데 있어서 군진 의학이 결정적 역할을 해 왔다. 가장 최근에는 아프가니스탄과 이라크에서의 군사 작전들을 통해서, 예방-가능 사망의 치료를 목표로 하는 외상 처치에서 커다란 진보와 발전을 이룩하게 되었다. '예방-가능 사망 원인'이란, 적절히 처리하지 않으면 결정적 처치에 도달하기 전에 환자에게 사망을 초래하게 되는 그런 상태들을 말한다. 군진 의학 연구들을 통해서 3대 병원-전 '예방-가능 사망 원인'들을 찾아내었다: (1) 중증 팔다리 출혈로 인한 실혈, (2) 기도 폐쇄, 그리고 (3) 긴장 기흉. 2003년부터 2006년까지 미군

예방-가능 사망: 만일 적절히 처리하지 않는다면 결정적 처치에 도달하기 전에 환자에게 사망을 초래하게 되는 그런 상태들.

의 이라크 내 작전들 동안에, 기도 폐쇄에 비하여 훨씬 많은 환자들이 팔다리 출혈로 죽었다 (Kelly 등. 2008).

2차 손상의 중요성: **2차 손상**이란, 외상 손상을 입은 환자의 치료 결과를 더욱 악화시키는 요인들에 의한 손상을 말한다. 그 예로는 저산소증, 저혈압, 과다-폐환기, 그리고 저-체온증이 이런 요인들에 포함되는데, 과다-폐환기는 외상성 뇌 손상 환자에게 시행되었을 때 신경학적 치료 결과를 악화시키는 작용을 하고 (제12장을 참조하세요) 저-체온증은 외상성 혈액응고-병증을 더 악화시키게 된다. 이 요인들 즉, 처치의 우선순위들이 군진 의학 **전술적 전투 희생자 처치**(TCCC: tactical combat casualty care)에서 차용해온 알고리즘(MARCHE)과 전술적 의료(XABC)에서 강조되고 있다. 이는 표 1-4에 잘 나와 있다 (부록 G도 참고하세요)(Butler, Hagmann, 및 Butler 1996; Butler 및 Blackbourne 2012; Eastridge 등 2012; Holcomb 등 2007). 군진 의학의 경험들을 차용하여, 예방-가능 원인들의 관리에 초점을 맞추어 훈련을 집중함으로써 외상성 손상으로 인한 사망을 크게 줄일 수 있다 (Kotwal 등 2011).

2차 손상: 외상의 직접적 효과로 초래되지는 않았지만 외상이 유발한 신체 체계 내의 변화들 때문에 추가적으로 발생하는 신체 조직의 파손.

전술적 전투 희생자 처치: TCCC라고도 불림; 전술적 전투 희생자 처치 위원회(CoTCCC)에서 개발한 전투 희생자들에 대한 처치를 위한 지침서.

신속한 이송 시작의 중요성: 출혈과 뇌 손상이 외상성 손상으로 인한 사망의 대부분을 차지한다. 치명적 출혈 그리고/또는 뇌 손상에 대한 결정적 치료를 시행하려면 병원-밖 환경에서는 전형적으로 사용-불가능한 자원들과 인력이 필요하다. 따라서 일단 예방-가능 사망 원인들이 관리되고 나면, 그 다음의 관리 우선순위는 그 환자의 손상들을 치료할 능력을 보유한 의료기관으로 신속하게 이송하는 것이 된다. 가장 중요한 것은, 종종 현장에서 수행되고 있지만 (임상적 상황에 따라서) 환자의 생존에 꼭 필수적이지는 않을 수도 있는 여러 중재술들의 현장 시행보다 '신속한 이송의 시작'을 더 우선시해야만 한다는 사실이다. 예를 들면, 기관 삽관과 같은 중재술 조차도 현장에서 먼저 시행한 후 이송을 시작하기 보다는 (기관 삽관 없이도 폐환기 유지가 가능하다면) 먼저 이송을 시작한 후에 시행해야만 한다는 것이다 (Stiell 2008). 당연히 구명 술식이 아닌 정맥 경로 확보 및 통증 조절과 같은 중재술들은 언제나 이송 도중에 시행해야만 한다.

외상 중증도-분류 결정

적절한 중증도-분류의 중요성: 체계적으로 조직화된 외상 체계를 갖추면 더 개선된 외상 생존율로 이어진다 (Gabbe 등. 2012). 응급처치 처치제공자에게 힘든 과업은 어떤 환자가 외상센터에서 치료를 받아야 할 필요가 있으며 어떤 환자가 지역사회-수준의 병원에서 치료받을 수 있는지를 결정하는 것이다. 외상 환자들을 모두 외상센터로 이송하게 되면 ('과도 중증도-분류'), 외상센터의 시스템을 과-부하시켜서 외상센터 치료가 정말 필요한 환자에게 처치를 제공하는 기능에 장애를 유발할 것이다. '과소 중증도-분류' (특수한 외상 처치를 필요로 하는 환자들을 외상센터로 이송하지 않음)를 해도 역시, 환자들에게 더 나쁜 치료 결과를 초래할 것이다. 중증도-분류 과정에 도움을 주기 위하여 오랜 기간에 걸쳐서 수많은 지침들이 개발되어 왔다. 이 책에서 제시된 지침은 미국 질병통제본부(CDC&P)가 미국 외과학회 외상위원회(ACS COT) 및 다른 전문 조직체들과 협력하여 개발한 것이다. 그림 1-11에 제시된 도표는 현장에서 식별할 수 있는 특정 인

표 1-4: 처치 우선순위

XABC	설명/민간 EMS에 적용하기	MARCHE (TCCC)
대량 출혈 (EXsanguination)	• 출혈을 식별하고 치료하라; 치료법에는 지혈대와 압박 드레싱이 포함된다.	대량 출혈 억제 (Massive hemorrhage control)
기도 (Airway)	• 기도를 개방하고 적절한 폐환기와 산소 공급을 확실히 하라; 중요한 점은, 이것이 반드시 침습적 기도 관리를 의미하지 않는다는 사실이다. 아래턱-밀어올리기와 같은 BLS 기도 술식들, 기도 보조기(OPA/NPA), 그리고/또는 BVM만으로도 종종 충분하다.	기도 확보 (Airway control)
호흡 (Breathing)	• 바늘 감압술로 긴장 기흉을 치료하라. • 과다-폐환기를 하지 않도록 주의하라. 이것은 심장 정맥혈 복귀를 감소시켜서 외상성 뇌 손상 환자에게 유해할 수 있다.	호흡 유지 (Respiratory support)
순환 (Circulation)	• 쇼크를 평가하고 치료하라. 쇼크는 저혈압, 빠른-맥, 그리고/또는 낮은 호기말 이산화탄소 분압으로 발현된다. • 외상성 뇌 손상 환자를 제외하면, 추가적 출혈을 줄이고 결정질 수액 주입을 최소화하기 위하여 저혈압 소생술이 더 선호된다. • 만일 사용-가능하다면, TXA와 혈액 제제 수혈을 고려하라.	순환 및 쇼크 관리 (Circulation & shock management)
	• 혈액응고-병증과 출혈 증가를 방지하기 위하여 저-체온증을 최소화하라. • CNS 혈액 관류와 산소 공급을 유지하라.	저-체온증(Hypothermia) 머리 손상(Head injury)
	• 환경 (고-체온증, 저-체온증) • 눈 손상 • 이송을 위한 준비하기 • 통증 조절 • 적응증이 된다면, 항생제 투여	나머지 모든 것 (Everything else)

자들을 활용하여 시행하는 단계별 접근법에 해당한다.

예방과 일반 대중 교육

손상 예방 활동의 중요성: 전통적으로는 이 교과서에 설명되어 있는 외상성 손상들을 질병이 아닌 별도의 독립적 존재로 간주해 왔다. 최근 몇 년에 걸쳐서, 외상을 하나의 질병으로 보는 방향으로 생각이 전환되었다. 즉, 외상도 특정한 원인, 예방 및 완화 방법, 그리고 치료 방법을 가진 질병으로 보기 시작한 것이다. 비록 이 교과서의 일차적 초점은 외상성 손상이 일단 발생한 이후에 그것을 제대로 관리하는 방법이지만, 실제로는 손상 예방이 더 좋은 방법이며 손상 및 사망을 감소시키는 잠재력이 훨씬 더 크다. 이것의 좋은 예가 많은 나라들에서 하고 있는 안전띠 착용 장려 캠페인으로서, 이로 인해 MVC 사망이 현저히 감소하였다.

WHO의 손상 예방 활동: WHO에서는 자신의 예방적 노력을 몇 개 분야들에 초점을 맞추어 시행해 왔는데, 폭력, 도로 안전, 익수, 그리고 어린이 손상이 여기에 포함된다. 예를 들어, 도로 교통 손상은 전-세계적으로 15~29세 인구 사망의 선행 원인이며, 2020년에 전-세계적으로 연간 2,000~5,000만 명의 부상자와 1,900만 명의 사망자를 초래할 것으로 예상된다. 도로 교통 손상을 줄이는데 도움이 되기 위하여, WHO에서는 "도로 안전을 위한 10년 행동 (2011~2020)"이라는 주도적 계획을 세워 특정한 '도로 및

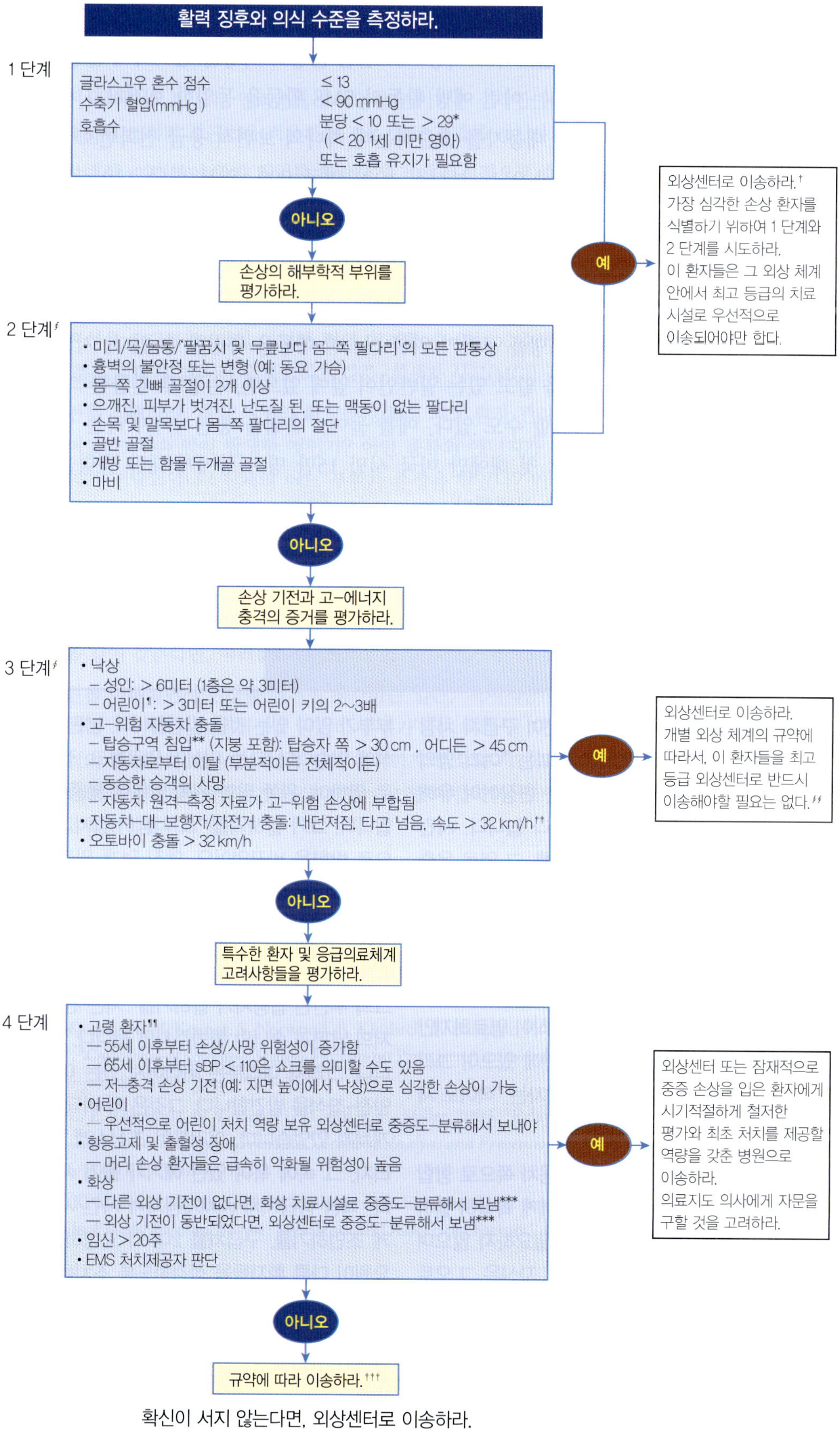

그림 1-11 손상 환자에 대한 현장 중증도-분류를 위한 지침-U.S. CDC 2011 *(출처: CDC)*

* 더높은 수준의 과도 중증도-분류를 유지하기 위한 영아 호흡수의 상한선은 > 29회/분이다.

† 미국 외상센터들은 1~4급으로 지정되어 있다. 1급 센터는 손상 환자 처치를 위한 가장 많은 양의 자원과 인력을 보유하며, 교육/연구/예방 프로그램에서 권역 지도력을 제공한다. 2급 센터는 1급 센터와 비슷한 수준의 자원들을 보유하고 있지만, 단지 특정 세부-전문분야의 계속적 사용-가능성 또는 충분한 예방/교육/연구 활동력의 측면에서 1급 센터와 다를 뿐이다. 2급 센터는 레지던트 또는 전임의 교육 기관일 필요가 없다. 3급 센터는 중증 외상 환자를 평가하고 소생술을 제공하며, 응급 수술을 시행할 수 있는 역량을 갖추고 있으면서, 역량을 초과하는 중증 외상 환자들은 1급 또는 2급 센토로 전원시키는 기능을 한다. 4급 외상센터는 24시간 의사가 대기하면서 손상 환자들에게 소생술을 제공하고 안정화시키는 역량을 갖추고 있다. 이후에 환자는 더 높은 수준의 외상 처치를 제공하는 의료시설로 전원하게 된다.

∮ 2 단계에서 식별된 모든 손상 또는 3 단계에서 식별된 손상 기전을 근거로 "예" 반응을 작동시킨다.

¶ 나이 < 15세

** 탑승구역 침입이란 차 내부 공간으로 접혀 들어오는 것을 말한다. 반대로, 변형이란 차 외부가 파손되는 것을 말한다.

†† 충돌 후 내던져진 보행자/자전거 타던 사람, 자동차가 환자 신체를 타고 넘어간 경우, 그리고 > 32 km/h로 충돌한 것으로 추정되는 경우

∮∮ 지역 및 권역 규약들을 적용하여 해당 외상 체계 안에서 최적 등급의 외상센터를 선정해야만 한다. 꼭 최고위 등급일 필요는 없다.

¶¶ 나이 > 55세

*** 화상과 동반된 외상을 둘 다 가진 환자인데, 화상의 질병 상태 및 사망 위험성이 더 크다면 화상 센터로 이송해야만 하며, 반면에 비-화상 외상이 더 큰 즉각적 위험이 된다면 일단 그 환자를 외상센터로 이송하여 안정화시킨 다음 화상 센터로 이송할 수도 있다.

††† 1~4 단계에 이르기까지의 중증도-분류 기준에 전혀 맞지 않는 환자라면, 지역 EMS 규약에 따라 최적의 의료시설로 이송해야만 한다.

ITLS 환자 평가: 환자가 입은 손상과 그 환자의 생리학적 상태를 결정하기 위하여 응급처치 처치제공자가 외상 환자를 평가하는 과정; ITLS 1차 조사, ITLS 재-평가 검진, 그리고 ITLS 2차 조사로 구성됨.

ITLS 1차 조사: 현장의 안전성을 평가하고 또한 즉각적으로 생명-위협적인 상태들을 찾아내기 위한 평가; 현장 사고-규모 평가, 최초 평가, 그리고 신속 외상 조사 또는 집중 검진 중의 하나로 구성됨.

ITLS 재-평가 검진: 환자 상태의 변화를 판단하기 위한 간략화된 검진. 계속 진행의 개념으로 반복적으로 시행하는 검진.

ITLS 2차 조사: ITLS 1차 조사에서 놓쳤을 수도 있는 추가 손상들을 찾아보기 위한 '머리부터-발가락까지'의 포괄적 검진.

최초 평가: 환자의 치료 우선순위를 정하고 즉각적으로 생명-위협적인 상태들을 식별하기 위하여 접근하는 동안 환자의 전반적 인상을 파악하고, 환자의 반응 수준, 기도, 호흡 및 순환 상태를 빠르게 평가하는 것; 1차 조사의 일부분.

신속 외상 조사: 생명-위협적인 손상들을 식별해내기 위하여 수행하는 머리부터 발가락까지와 등에 대한 간략한 검진.

집중 검진: 집중적 손상 기전 또는 단 하나의 손상만 있을 때 적용하는 검진; 손상 부위에 국한하여 검진함.

장 개요

ITLS 환자 평가의 단계들과 그 목적: **ITLS 환자 평가**는 **ITLS 1차 조사**, **ITLS 재-평가 검진**, 그리고 **ITLS 2차 조사**로 구성되어 있다. ITLS 1차 조사는 다시 현장 사고-규모 평가(scene size-up), **최초 평가**(initial assessment), 그리고 **신속 외상 조사**(rapid trauma survey) 또는 **집중 검진**(focused exam)으로 구성되어 있다. ITLS 1차 조사의 목적은 환자의 생명을 즉각적으로 위협하는 문제들이 존재하는지 여부를 판단하는 것과 즉시 병원으로 이송해야만 하는 환자들을 식별하는 것이다. ITLS 재-평가 검진은 환자 상태의 변화들을 식별하기 위한 의도로 시행한다. ITLS 2차 조사는 단지 치명적인 손상들뿐만 아니라 발생한 모든 손상들을 세밀하게 평가하기 위한 것이다.

전신적 손상 기전: 현장 사고-규모 평가를 시행하면, 나머지 ITLS 1차 조사를 어떤 방식으로 수행할지에 대한 전체적 그림이 설정될 것이다. 만일 위험한 '전신적' 손상 기전 (예: 자동차 충돌사고, 높은 곳에서의 낙상, 등)이 존재하거나 또는 만일 환자가 무의식 상태이면서 손상 기전은 알 수 없다면, 여러분은 ITLS 1차 조사를 확장하여 머리/목/가슴/복부/골반/팔다리/등에 대한 신속한 검진까지 포함하여 시행해야만 한다. 그런 다음, 여러분은 긴급 중재술들을 시행하고, 이송을 시작하여, 그리고 병원으로 가는 동안에 재-평가 검진을 시행하고 또한 (가능할 경우) ITLS 2차 조사까지도 시행할 수도 있을 것이다.

국소적 손상 기전: 만일 위험한 국소적 손상 기전 (예: 넙다리 총상 또는 자상, 손의 절단 등)이 존재한다면, 여러분은 최초 평가를 시행한 다음 손상을 입은 부위에만 국한하여 집중 검진을 수행하게 될 것이다. 이때는 더 광범위한 '신속 외상 조사'를 시행할 필요가 없다. 그런 다음, 여러분은 필요한 긴급 중재술들을 시행하고, 이송을 시작할 것이다. 마찬가지로 ITLS 재-평가 검진과 (가능할 경우) ITLS 2차 조사는 병원으로 가는 도중에 수행될 수 있다.
만일 국소적 손상 기전이면서 심각한 생명-위협이 없다면 (예: 엄지발가락 절단 등), 여러분은 최초 평가를 시행한 다음, 만일 그 결과가 '정상'이라면, 환자의 주요 호소에 따라 현장에서 바로 집중 검진으로 진행하게 된다. 이런 상황에서 ITLS 2차 조사는 필요하지 않을 것이다.

3개의 기본 검진 단계: 시간을 가장 효율적으로 활용하기 위하여, 외상 환자에 대한 'ITLS 병원-전 단계 평가와 관리'는 3개의 검진 (ITLS 1차 조사, ITLS 재-평가 검진, ITLS 2차 조사)으로 나뉘며, 각 검진은 특정한 단계들로 구성된다 (그림 2-1). 이 검진들의 결과에 근거하여, 그 위에서 병원-전 외상 처치가 구축된다.

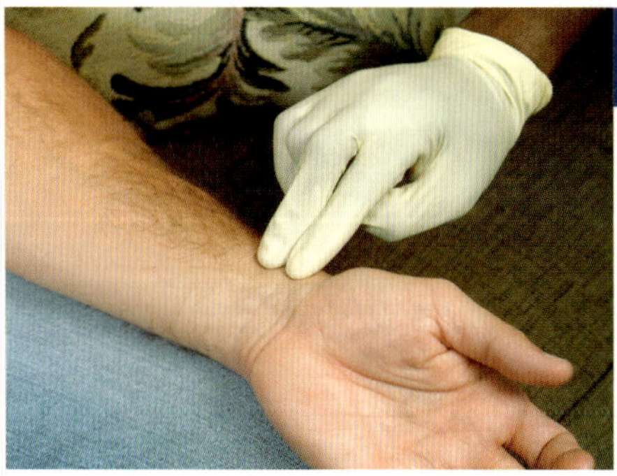

증례 제시

여러분의 구급차는 단일-승용차 충돌사고 현장에 파견되었습니다. 그 운전자가 경찰에게 말하기를, 개를 치지 않으려고 오른쪽으로 방향을 바꾸면서 통제력을 잃고 그 도로를 다시 가로지르면서 중앙 제방을 타고 넘어서 나무와 충돌했다고 합니다. 환자는 한 명이라고 여러분에게 전달되었습니다. 개는 다치지 않은 상태로 달아난 것으로 보입니다.

여러분이 현장에 도착해보니 경찰이 현장을 안전하게 통제하고 있으며 소방서 직원이 환자와 함께 있는 것을 볼 수 있습니다. 그들이 여러분에게 현장은 안전하다고 확인해줍니다. 여러분이 접근하면서 보니, 환자는 젊은 성인 남성이고, 의식이 명료하지만, 호흡 곤란 상태로 보입니다. 그는 운전석에 앉아있습니다. 최초 대응자 한 명이 환자의 오른쪽 아래팔에 있는 커다란 열상에 직접 압박을 적

증례 제시 *(계속)*

용하려고 시도하고 있는 중입니다.

또한 여러분이 주목한 점은 환자가 안전띠를 착용하고 있지 않다는 사실과 운전대가 구부러져 있다는 사실입니다. 더 진행하기 전에, 이런 질문들을 고려해보십시오:

- 여러분이 그 환자에게 접근하면서, 무엇을 찾아보아야 합니까? 이 손상 기전으로 보아서 무엇이 예상됩니까?
- 여러분의 첫 번째 치료 우선순위는 무엇입니까?
- 그 환자는 어떤 손상들을 입었을 가능성이 있습니까?
- 그 손상들 중에서 어떤 손상이 치명적인지 어떻게 여러분이 식별할 수 있습니까?
- 어떤 유형의 평가를 수행해야만 합니까?
- 이 상황이 Load & Go 상황입니까?

이 장을 끝까지 읽는 동안에 이러한 질문들을 계속 생각해 보십시오. 그런 다음, 이 응급처치 제공자들이 이 상황을 어떻게 관리했는지 확인해 보십시오

ITLS 1차 조사

3단계의 ITLS 1차 조사: ITLS 1차 조사에는 '현장에 대한 평가'와 '환자 평가 및 관리를 위한 준비'가 포함되어 있다. ITLS 1차 조사는 '현장 사고-규모 평가'로부터 시작하는데, 만일 그 결과가 현장이 진입해도 안전한 것으로 판정되면, 최초 평가를 시행하고 그 다음에는 신속 외상조사 또는 집중 검진 중의 하나를 시행한다 (그림 2-2와 2-3).

현장 사고-규모 평가(Scene Size-Up)

현장 사고-규모 평가는 필수: 현장에서의 평가는, 여러분이 환자에게 접근하기 전부터 수행되어야 하는 특정한 행동들로부터 시작된다. 이런 예비 행동들을 수행하는데 실패한다면, 환자의 생명뿐만 아니라 여러분 자신과 동료의 생명까지도 위태롭게 할 수 있다는 사실은 아무리 강조해도 지나치지 않다. 현장 사고-규모 평가는 사고의 특성에 대한 정보를 출동 명령자가 여러분에게 줄 때부터 시작된다. 이 정보에 근거하여 여러분은 현장으로 달려가는 동안에 행동 계획을 수립하기 시작할 수 있다. 제공된 정보가 정확하지 않을 수 있다는 사실을 기억하라. 하지만 이 정보를 근거로 현장에 도착하기 전에 추가 자원들을 요청할 수도 있다. 현장에 도착하자마자, 제1장에 설명된 것처럼 현장 사고-규모 평가를 시행하라.

구급차를 떠날 때 가져가야 할 필수 장비들: 일단 여러분이 위급한 환자에게 접근하여 환자 평가를 시작하면, 어떤 장비가 필요해졌을 때 구급차로 되돌아가 그 장비를 가져올 시간을 내기 어려울 수도 있다. 이런 이유로, 여러분이 구급차를 떠날 때는 항상 모든 필수 의료장비들을 챙겨서 환자 곁으로 가지고 가라. 여러분의 진료 수준 및 지역 규약에 따라 달라지겠지만, 외상 환자의 처치에는 다음의 장비들이 필요할 것으로 예상하라:

- 개인용
  - 휴대용 무전기
  - 소형, 고-광량 손전등

ITLS 환자 평가

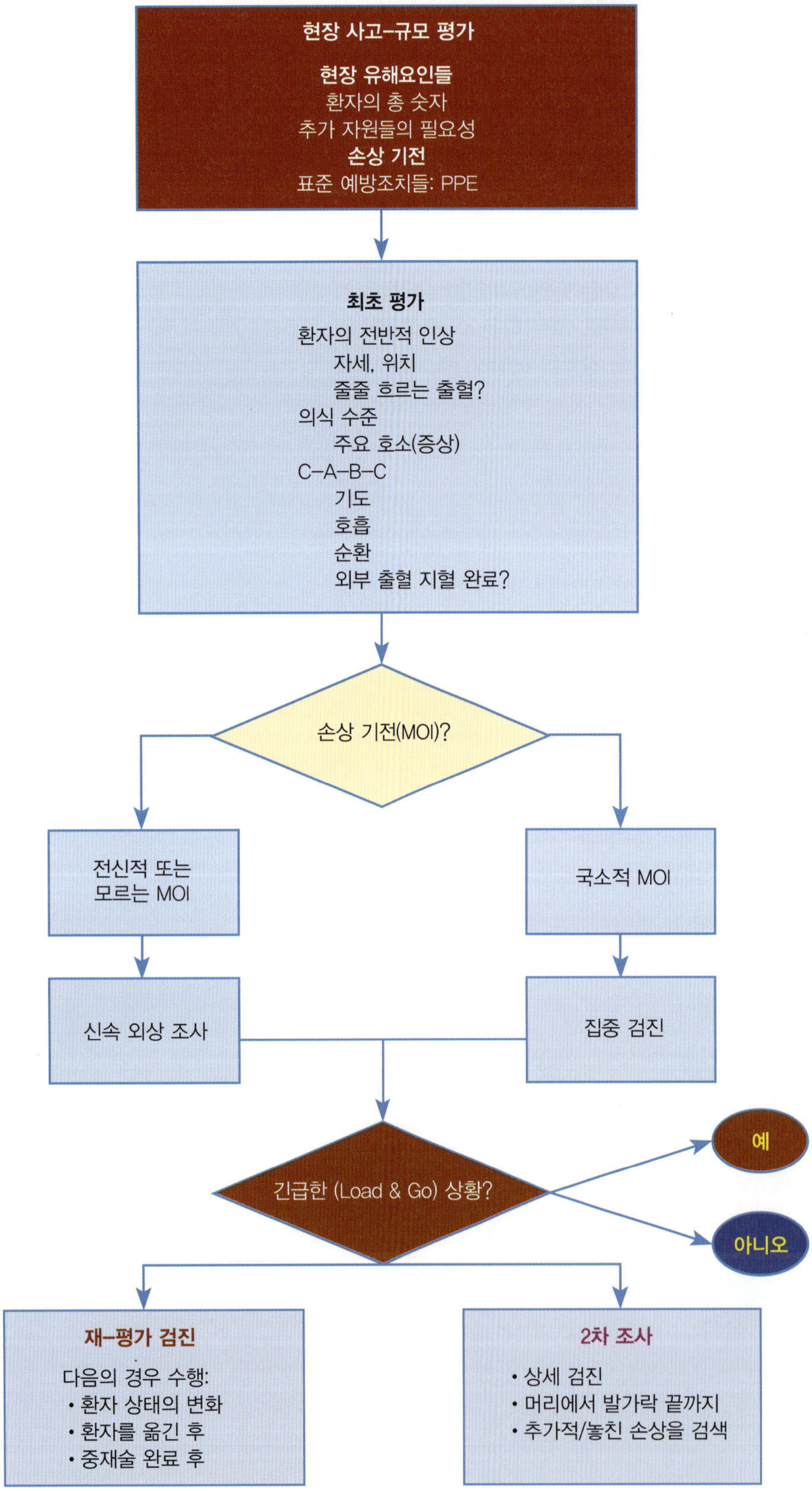

그림 2-1 외상 환자 평가의 단계들

사고–규모 평가의 결정적 행동
1. 의료 명령체계 확립
2. 만일 안 했다면, PPE 착용
3. 유해요인들 통제
4. 추가 자원들 요청
5. 다중–환자 사건에서 중증도–분류 시작

최초 평가의 결정적 행동
1. 환자 자세/위치 재정립
2. 지혈: 직접 압박
   지혈 거즈
   지혈대
3. 기도 개방
4. 폐환기 보조
5. 산소 투여
6. 필요하면, CPR 시행
7. 신속 구출?

손상 기전 평가의 결정적 행동
1. 손상 기전과 최초 평가를 근거로 어떤 검진을 할지 결정

신속 외상 조사의 결정적 행동
1. 긴장 기흉을 감압하라.
2. 가슴 창상을 밀폐하라.
3. 검진 후 적응증이면, SMR

Load & Go의 결정적 행동
1. 외상센터로 신속 이송
2. 육상 이송 또는 항공 이송?
3. 적응증이면, SMR
4. 조기 알림
5. 이송 동안 IV 경로 확보
6. 적응증이면, TXA
7. 환자 감시 장치 적용
8. 재–평가 검진/2차 조사

Not Load & Go의 결정적 행동
1. 2차 조사 완료
2. 이송 동안 IV 경로 확보
3. 환자 감시 장치 적용
4. 재–평가 검진
5. 부목 대기/창상 드레싱

— 개인 보호 장비(PPE) (장갑, 고글 등)
— 창문 진입용 스프링-장전 파쇄기
— EMS 가위
— 청진기
— 펜과 메모지; 싸인펜 (최초 중증도-분류 표기용)

- 외상 키트 (팀 지휘자가 운반)
  — 기도 장비: 흡인 장치, 성문-위 기도유지기(SGA), 기관-내관(ET) 삽관 키트 (외과용 마스크/고글 포함), 반지-방패막 절개술 세트 (규약에서 허용되면)
  — BVM(bag-valve-mask) 기구
  — O_2 탱크, 재-호흡 방지 마스크, 코-대롱
- 1인치 & 2인치 반창고 (2.5 & 5cm), 4×4 무균 거즈 10팩 (10cm), 4인치 거즈 붕대, 4인치 탄력 붕대, 2개의 대형 무균 드레싱
  — 상업용 전투형 지혈대, 지혈제 드레싱 (예: Combat Gauze™, HemCon™ 드레싱 등)
  — 빨아들이는 가슴 창상 밀폐기 (상업용으로 제작된 제품이든 바셀린을 적신 거즈이든)
  — 흉강 감압용 장치 (#14 이상 대구경 & 8cm 이상 길이의 도관 또는 상업용으로 제작된 도관)
  — 구조용 및 보온용 담요 (들것과 함께 보관할 수도)
- 기타 장비 (제2 또는 다른 응급처치 처치제공자가 운반할 수 있음)
  — 척주 운동 제한(SMR) 꾸러미 (긴 척주-고정판 또는 국자형 들것, 3~4개 고정띠, 경추 고정 장치(CID) 또는 시트 만 것, 2인치 반창고, 그리고 길이 조절-가능 '경추 고정-목테')
  — 들것 또는 Stokes basket
  — 화상 시트/세척용 용액 (만일 손상 기전에서 화상이 예상될 때)
  추가적 대형 드레싱 용품들
  — 기타: 구출용 척주 장비 (예: KED), 환자 감시기/제세동기

팀 지휘자는 환자 평가에 집중: 일단 현장이 진입해도 안전하다고 판단되면, 여러분은 팀 지휘자로서 여러분의 환자를 '빠르게 평가'하는데 관심을 집중해야만 한다. 여러분이 환자에게서 생명-위협적 상태가 식별된 상황이어야만 치료와 관련한 결정이 허용된다 (생명-위협적이지 않은 상태들에 대한 치료는 일단 보류). 일단 여러분이 ITLS 1차 조사로서 환자 평가를 시작하면, 다음의 4가지 경우에만 그 평가 진행을 중단시킬 수 있다는 사실을 기억하라: (1) 현장이 불-안전하게 변함, (2) 여러분이 혼자뿐인데, 피가 줄줄 흐르는 출혈을 지혈해야만 함, (3) 여러분이 기도 폐쇄를 치료해야만 함, 또는 (4) 여러분이 심정지를 치료해야만 함. 외부 출혈, 호흡 정지, 또는 호흡 곤란에 대한 처치는 보통은 다른 팀원들에게 위임하여 시행하게 하면서, 여러분은 환자 평가를 계속해야만 한다.

진주 같은 정보

안전성

현장 사고-규모 평가를 시행하기 전에 환자에게 접근하지 마라. 바보같이 서두르면 응급처치 처치제공자 1명이 줄어들고 환자 1명이 늘어나게 될 수도 있다.

진주 같은 정보

환자 평가 중단

팀 지휘자는 ITLS 1차 조사 시행 동안에 요구되는 모든 중재술들을 다른 팀원에게 위임해야만 하고, 현장 위험성/줄줄 흐르는 출혈/기도 폐쇄/심-정지를 제외하고는 1차 조사의 완료까지 절대로 중단하지 않아야만 한다.

그림 2-2 신속 외상 조사를 포함하는 ITLS 1차 조사

ITLS 1차 조사

현장 사고-규모 평가
표준 예방조치들
유해 요인들, 환자의 총 숫자, 추가 자원들의 필요성
손상 기전

최초 평가
전반적 인상
나이, 성별, 체중, 전반적 외양, 체위/자세,
의도된 움직임, 명백한 손상들, 피부 색깔
생명-위협적 출혈 (CABC)

의식 수준
(A-V-P-U)
주요 호소/증상

기도
(경추 안정화를 고려하라)
(코골이, 까르륵거림, 그렁거림, 완전 무음)

호흡
(**있는가?** 빈도, 깊이, 힘들기)

순환
(**손목 동맥/목 동맥이 촉진되는가?** 빈도, 규칙성, 품질)
피부의 색깔, 온도, 습도; 모세혈관 재-충혈
출혈이 지혈되었는가?

신속 외상 조사
머리와 목
목 정맥 팽대?
기관 편위?

가슴
비대칭, (모순 운동 동반?), 타박상, 관통상,
압통, 불안정성, 뼈-비빔 소리
호흡음
(있는가? 양쪽 동일한가? 양쪽 동일하지 않다면, 타진하라)
심음

복부
(타박상, 관통상/내장 탈출, **압통, 경직, 팽만**)

골반
압통, 불안정성, 뼈-비빔 소리

팔/다리
명백한 부어오름, 변형
운동 및 감각 기능

신체 등쪽
관통상, 명백한 변형

만일 위급한 상태의 환자이면, 일단 구급차로 옮겨서 검진을 완료하라.

만일 노-동맥 맥동이 촉진되면:
활력 징후
맥박수, 호흡수, 혈압을 측정

만일 의식 수준 변화가 있으면:
동공
크기? 반응성? **양쪽 동일?**

글라스고우 혼수 척도(GCS)
눈뜨기, 말하기, 운동 기능

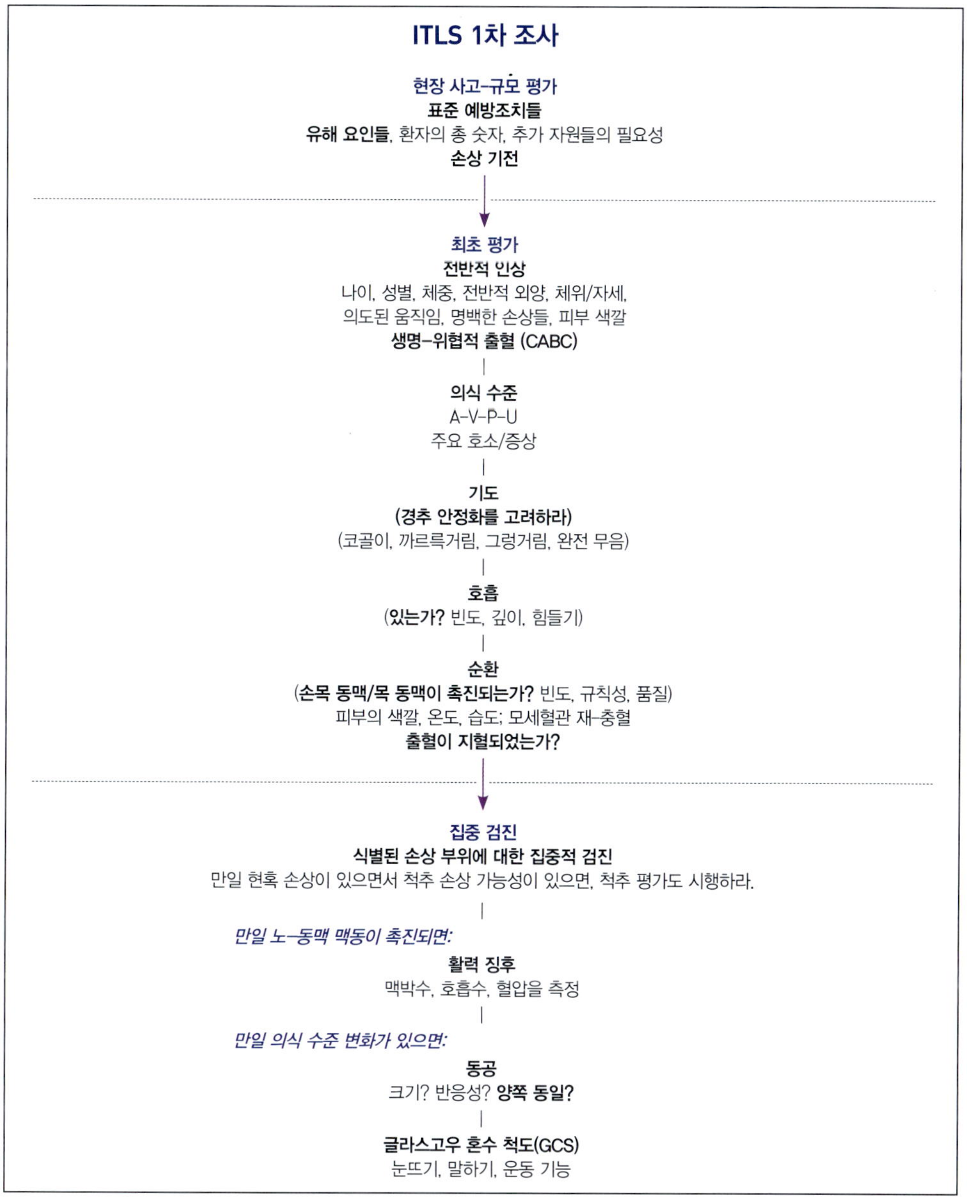

그림 2-3 집중 검진을 포함하는 ITLS 1차 조사

현장-체류 시간의 최소화: 위급한 환자라면, ITLS 1차 조사를 2분 이내에 완료하고 현장-체류 시간을 5분 이내로 유지하는 것을 목표로 해야만 한다. 따라서 현장에서 시행되는 중재술들은 모두 '생명을 구하는 술식'이어야만 한다. 위급한 환자에 대한 나머지 중재술들의 시행은 그 환자를 구급차에 싣고 병원으로 출발할 때까지 미루어야만 한다. 위급한 외상 환자의 생존률을 증가시키는 요인으로서 효과가 입증된 유일한 요인은 '결정적 치료를 받기 (수술실)까지의 시간'을 단축시키는 것이다.

1차 조사 신속 완료의 중요성: 경험적으로 밝혀진 것은, 팀 지휘자가 본인의 책무인 1차 조사를 완료하지 않은 상태에서 중단하고, 본인이 직접 어떤 중재술을 시행하느라 환자 평가의 일부를 생략했을 때 대개 치명적 실수들 (손상을 놓치거나 치료를 잘못함)이 발생하였다는 사실이다. 이런 실수를 방지하려면, 여러분이 환자 평가의 진행 중에 즉각적 중재술이 필요한 문제를 발견하였을 때, 그 중재술의 시행을 즉시 여러분의 팀원에게 위임하고 여러분은 계속 여러분의 환자 평가하기를 수행하라. 이것은 중요한 개념으로서, 식별된 문제점들을 즉시 처리하면서도 환자 평가의 진행을 중단하지 않음으로써 현장-체류 시간을 증가시키지 않는 방식이다.

혼자가 아니라 팀으로 일하라: 우수한 환자 치료 결과를 얻으려면 팀워크가 필수적이다. 여러분이 환자 평가를 수행하면서, 즉시 시행해야 할 필요가 있는 긴급한 중재술들을 확인하게 될 것이다. 이때 여러분은 다른 팀원들에게 분명하게 지시하여 이 중재술들을 시행하게 해야 한다. 만일 여러분이 긴장 기흉 바늘 감압술을 시행할 역량을 갖춘 유일한 구조자라면, 한 팀원에게 여러분이 필요로 하는 장비들을 준비하게 시켜라. 그래서 여러분이 1차 조사의 이송-전 부분을 완료하자마자 즉시 감압 도관을 삽입할 수 있도록 준비되어 있게 하라.

최초 평가

즉각적 생명-위협 상태를 식별: 최초 평가의 목적은 즉각적으로 생명을 위협하는 상태들이 있는지를 판단하는 것이다. 이것을 통해서 긴급 중재술들과 이송 시간에 대한 결정을 내리게 된다. 일단 여러분이 환자에게 접근하는 것이 안전하다고 판단하였다면, 환자 평가를 빠르고 매끄럽게 시행해야만 한다.

5가지 구성 요소: 최초 평가는 여러분이 환자에게 접근해 가면서 파악한 환자 상태에 대한 '전반적 인상'과 여러분이 그 환자와 상호작용하며 최초 병력을 청취하면서 파악한 그 환자의 '의식 수준'(LOC)에 대한 평가로 구성된다. 또한 여러분은 이 때 환자의 반응을 보면서 나머지 3가지 중요 평가 요소에 대한 정보를 파악할 수 있을 것이다: 환자의 '기도' '호흡' 그리고 '순환' 상태.

접근하면서 환자에 대한 전반적 인상을 파악하라

환자를 전체적으로 파악: 여러분이 환자에게 접근하면서 (환자에게 다가갈 때, 가능하면 환자의 얼굴을 마주보는 방향으로 접근하라), 그 환자에 대한 전반적 인상을 가지게 될 것이다. 환자의 대략적 나이, 성별, 체중, 그리고 전체적 모습과 움직임에 주목하라. 고령자와 아주 어린 어린이들은 있는 손상을 놓칠 위험성이 높다. 여성 환자는 임신 중일 수도 있다. 환자의 위치, 즉 신체가 취하고 있는 자세와 주변 환경과 관련하여 몸이 놓인 위치 둘 다를 관찰하라. 환자의 활동성에 주목하라. 환자가 주변 환경을 인식하고 있는가, 의도적인 움직임을 하고 있는가, 불안해하고 있는가, 그리고/또는 분명한 고통 상태에 빠져 있는가? 혹시 환자에게 명백하게 드러나 보이는 손상(들)이 있는가? (보이더라도 이런 손상들에 현혹되지 않도록 주의하라.) 혹시 환자에게 주요한 외부 출혈이 있는가? (만일 동료가 있다면, 그에게 지시하여 즉시 직접 압박술을 적용하고 압박 드레싱을 적용하고 그래도 지혈이 안 되면 지혈대를 적용하도록 하라.)

전반적 인상: 환자의 나이/성별/체중/자세/명백한 손상 유무(치명적 외부 출혈 포함)를 짧게 파악하는 것.

최초 평가에 근거한 중증도-분류: 여러분이 현장 상황 및 손상 기전과 관련지어 환자를 관찰함으로써, 그 환자의 치료 우선-순위를 판단하는데 도움이 받게 될 것이다. 환자의 자세를 변경하여, 적절히 평가될 수 있는 자세를 취하게 만들도록 확실히 하라. 만일 여러 명 또는 많은 환자들이 존재한다면, ITLS 최초 평가 또는 여러분 기관의 MCI 중증도-분류 알고리즘을 활용하여 그 환자들을 신속하게 중증도-분류하라.

경추 안정화의 필요성을 평가하고 병력 청취를 시작하면서 최초 '의식 수준'을 평가하라

경추 안정화의 엄중성: 여러분이 현장에 도착하면 즉시 평가가 시작된다. 심지어 환자가 구출이 되어야만 하는 상태에 있는 상황에서 조차도 평가는 시작된다. 만일 손상 기전 또는 환자의 전반적 인상이 척추 손상의 가능성을 시사하거나, 만일 환자가 척추 통증이나 압통을 호소하거나, 또는 만일 환자의 의식 수준이 저하되어 있어 척추 손상의 잠재성에 대한 적절한 평가가 어렵다면, '척추 운동 제한'(SMR: spinal motion restriction)의 적응증이 될 수 있다. 척추 운동 제한은 처음에는 양손으로 경추를 안정화하는 것으로 시작된다.

의식 수준의 평가: 여러분은 환자에게 접근하면서, "제 이름은 ○○○입니다. 우리가 당신을 도우러 여기에 왔습니다. 무슨 일이 일어났었는지 말씀해 주실 수 있습니까?"라고 자신을 소개하면서 물어보게 된다. 환자의 시야 범위 안에서 환자에게 접근하도록 노력하라, 그래야 환자가 고개를 돌릴 필요가 없다. 환자의 응답 상태로부터 여러분은 환자의 의식 수준과 기도 상태에 대한 즉각적인 정보를 얻게 된다. 만일 환자가 질문에 적절하게 반응을 하면, 환자의 기도가 개방되어 있고 의식 수준이 정상임을 의미한다. 만일 환자의 반응이 적절하지 않으면 (무의식 상태이거나, 또는 깨어있어도 착란 상태라면), AVPU 척도로 환자의 의식 수준을 평가하여 기록하라 (표 2-1).

의식 수준 저하의 원인 찾기: "A"(명료)보다 낮으면 의식 수준 변화의 원인(들)을 찾기 위한 체계적 검색을 시작해야만 한다. 의식 수준 저하는 다음의 수많은 원인들로 인해 유발될 수 있다: 기도 폐쇄, 호흡 기능 상실, 쇼크, 두개내압 상승, 약물, 또는 대사 장애들. 신속 외상 조사를 통해서 의식 수준 변화의 원인들을 찾기 위한 체계적이고 조직화된 방법을 제공받을 수 있다.

기도를 평가하라

기도 폐쇄의 단서 확인: 만일 환자가 말을 못하거나 의식이 없으면, 기도에 대한 추가

표 2-1: 의식 수준(AVPU)

A — Alert (명료한: 깨어있고, 지남력이 온전한, 지시를 따르는)
V — Responds to Verbal stimuli (언어 자극에 반응하는: 깨어있지만 착란 상태이거나, 의식이 없지만 언어적 자극에 어떤 형태로든 반응을 보이는)
P — Responds to Pain (통증에 반응하는: 의식이 없지만 만짐 또는 통증 자극에 어떤 형태로든 반응을 보이는)
U — Unresponsive (구역 반사나 기침 반사가 없는)

진주 같은 정보

C-A-B-C-D-E
C-치명적 출혈 지혈
A-기도 확보
B-호흡 확보
C-순환 확보
D-장애 확인 (신경학적 상태)
E-손상 부위 노출 및 환경으로부터의 보호

치명적 출혈에 대한 즉각적 주목을 의미하는 C-A-B-C의 C를 심정지 때의 가슴 압박을 의미하는 AHA/ILCOR "CAB"의 C와 혼동하지 마라. 전투-전술 의료 처치제공자(TCCC & C-TECC)들은 대신에 MARCHE라는 암기용 연상 용어를 사용한다는 사실에 주목하라:

M-대량 출혈
A-기도 확보
R-호흡 유지
C-순환 유지
H-저체온증, 머리 손상
E-나머지 모든 것

AVPU: 환자의 의식 수준 평가에 대한 약어. AVPU는 Alert(명료), responds to Verbal stimuli(언어 자극에 반응함), responds to Pain(통증에 반응함), 그리고 Unresponsive(반응 없음)을 의미한다.

진주 같은 정보

언제 SMR을 시행할 것인가에 대한 ITLS 권장사항

다음 기준에 맞는 환자들에게는 적절한 SMR의 적용이 고려되어야만 한다:

- 척추의 변형, 통증, 또는 압통
- 둔상이면서 의식 수준 저하 동반
- 고-에너지 손상 기전
- 약물 또는 알코올 중독에 기인한 의식 수준 저하
- 국소적 신경학적 증상
- 척추 손상 존재 유무를 임상적으로 적절하게 평가할 수가 없는 상황

적 평가가 뒤따라 시행되어야만 한다. 코골이, 꼴록꼴록 소리, 그렁거림, 또는 호흡음 없음은 기도 폐쇄가 있음을 시사한다. 기도 개방을 위한 적절한 술식 (기도 개방 자세 취하기 다시 시도, 손가락 훑기, 흡인)을 즉시 적용하라. 기억하라, '개방된 기도를 확보할 필요성'이 존재함은 ITLS 1차 조사를 중단해야 할 4가지 이유 중의 하나라는 사실을.

기도 폐쇄에 대한 즉각적 대처: 만일 환자를 코골이를 한다면, **기도 개방 자세 취하기**를 시행하라. 만일 그 외상 환자에게 경추 손상의 위험성이 존재한다면, 기도 개방을 위하여 목을 젖히는 동작은 피하라. '아래턱-밀어올리기'나 '턱-들기'를 적용하라. 만일 환자가 꼴록꼴록 소리를 낸다면, **기도 속을 흡인**하라. 만일 환자가 바로 누운 자세로 있다면 흡인할 때 구역질 반사를 유발하지 않도록 주의하라. 왜냐하면 구토가 유발된다면 쉽게 흡입이 될 수 있기 때문이다. 만일 환자가 그렁거림 (고음의 흡기 소리)을 보인다면, **기관삽관**을 준비하라. 만일 기도 소리가 무음이라면, 호흡을 평가하라. 만일 무호흡이면, **양압 폐환기**를 시행하라. 만일 양압 폐환기로 가슴 오르내림을 획득할 수 없다면, **기관삽관이나 성문-위 기도유지기(SGA)**를 사용하여 기도를 확보하라.

호흡을 평가하라

호흡 상태 평가 방법들: 공기의 흐름을 보고, 듣고, 느껴라. 만일 환자가 의식이 없으면, 여러분의 귀를 환자의 입 위에 가까이 대어라, 그러면 환자 호흡의 깊이 (일회-호흡량)와 폐환기 빈도를 둘 다 판단할 수 있다. 가슴 (및 복부)의 움직임을 관찰하고, 공기가 흐르는 소리를 듣고, 그리고 여러분의 뺨 위에 닿는 공기 흐름과 환자 가슴에 댄 손에 감지되는 흉벽 움직임을 느껴라. 만일 환자의 흉벽이 움직이고 있는데도 입과 코에서 공기 흐름이 느껴지지 않는다면, 그 환자는 적절히 호흡하고 있는 중이 아니다. 환자가 호흡하기 위해서 호흡 보조근육들을 사용하고 있는 것은 아닌지를 주목하라.

폐환기 보조의 방법: 만일 호흡이 부적절하면 (표 2-2), 응급처치 처치제공자가 즉시 폐환기 보조를 시작해야만 하는데, 이때 손 대신에 양쪽 무릎을 사용하여 환자 목의 움

표 2-2: 나이별 '정상' 활력 징후 & 비정상 기준

나이	심박수		호흡수		수축기 혈압		체온(℃)	
<1개월	100~205	>205	30~53	>60	67~84	<60	36~38	<36 또는 >38
1~3개월	100~205		30~53		72~104	<70		
3~12개월	100~190	>190	30~53		72~104			
1~2살	100~140		22~37	>40	86~106	<70+2 ×나이		
2~4살	90~120	>140	20~28		89~112			
4~6살	80~120		20~28	>34	89~112			
6~10살	80~120		18~25	>30	97~115			
10~13살	80~120	>100	18~25	>30	102~120	<90		
>13살	60~100	>100	12~20	>16	110~131			

미국 국가 모델 EMS 지침서 Ver. 2.1, NASEMSO, 2017

직임을 제한하면 두 손이 다 자유로워져 O_2를 공급하거나 BVM 기구를 사용할 때 더 편리할 것이다. 호흡을 보조하거나 인공 폐환기를 시행할 때, 환자가 적절한 폐환기 빈도 (6초마다 1회씩)뿐만 아니라 적절한 일회-호흡량 (가슴의 적절한 오르내림으로 확인함=성인 약 500mL, 어린이 6~10mL/kg 체중)을 전달받도록 확실히 하라. 응급처치처치제공자들은 BVM 기구를 사용하여 폐환기를 시행할 때 너무 빠르고 너무 깊게 짜는 경향을 나타낸다.

보충적 O_2 요법의 목표: 여러분이 할 수 있으면, 이후에 호기말 CO_2 분압-측정술(capnography)을 사용하여 폐환기 상태를 감시하라 (권장 사항). 여러분은 '호기말 CO_2 분압'(E_TCO_2)을 약 35~40mmHg로 유지해야만 한다. 비-정상적으로 호흡을 하고 있는 모든 환자에게는 반드시 보충적 O_2를 제공해야만 한다. 하지만 최근 몇몇 연구들에 의하면, 특히 주로 내과적 환자들에게서 너무 많은 O_2 공급하면 오히려 해로울 수도 있다는 증거가 제시되었다 (McEvoy 2018). 따라서 맥박 산소-측정기 수치를 100%보다는 95% 근처로 유지하려고 노력하는 것이 더 현명할 수 있다.

순환을 평가하라

먼저 주요 외부 출혈을 즉시 지혈: 외부 출혈이 현재 지혈 완료되었는가? 대부분의 출혈은 '직접 압박' 또는 '압박 드레싱'으로 지혈이 될 수 있다. 하지만 만일 직접 압박과 압박 드레싱으로도 팔다리 출혈 지혈에 실패하면, 팔다리의 출혈 창상보다 몸-쪽에 지혈대를 즉시 적용하라. 만일 드레싱이 피로 푹 젖으면, 젖은 드레싱을 제거하고 그 출혈 부위에 직접 압박을 다시 제대로 가한 다음 새 드레싱을 부착하라. 이런 상황에서는 지혈제 드레싱이 유용할 수 있다 (제5장을 보세요). '높이 들기'와 '압박점 누르기'는 지금 단계에서 사용이 권장되지 않는데, 왜냐하면 그 효과성에 대한 증거가 없기 때문이다. '혈관 겸자'를 사용하여 출혈 혈관을 잡기 위해서 구조물들이 정확히 보이지 않는데도 창상 속으로 혈관 겸자를 넣어 무턱대고 집거나 헤집는 시도를 절대 하지 마라 (다른 구조물들을 손상시킬 수 있는데, 동맥 바로 옆에 신경이 존재함).

쇼크 조기 징후 확인: 지혈이 완료되면 이제, 노-동맥 (영아에서는 팔동맥) 맥동을 촉진하여 맥박수와 맥박 품질을 평가하라. 맥박수가 너무 느린지 (성인<60) 혹은 너무 빠른지 (성인>120)를 판단하라. 어린이 환자들은 상한 및 하한 맥박수가 나이에 따라 달라진다 (제18장 표 18-2를 보세요). 또한, 맥박의 품질 (실처럼 가늘게, 세게 튀듯이, 약하게, 불규칙하게)에도 주목하라. 손목을 촉진하면서, 모세혈관 재-충혈 시간에 주목하라. 모세혈관 재-충혈 시간은 주변 기온에 영향을 받을 수 있다. 피부 색깔, 온도, 및 상태도 같이 주목하라. '창백하고, 차갑고, 축축한 피부'와 '실같이 가는 노-동맥 맥동', 그리고 '저하된 의식 수준'은 모두 혈액 관류량의 감소(=쇼크)를 시사하는 조기 징후들이다.

목-동맥 맥박 촉진 및 심폐소생술: 만일 손목에서 맥동이 촉진되지 않는다면, 목-동맥 맥동을 촉진하라. 만일 목에서도 맥박을 촉진할 수 없으면 (또한 환자가 정상적 호흡을 하고 있지 않으면), 즉시 심폐소생술을 시작하라 (단, 광범위한 중증 둔상 또는 기타 생존-불가능한 손상이 동반된 경우는 예외. 제16장을 보세요). 외상성 심-정지의 치료-가능한 원인들을 식별하여 처치하라. 기억하라, 심-정지도 역시 ITLS 1차 조사 중 환자 평가를 중단해야 할 4가지 이유들 중의 하나라는 사실을.

신속 외상 조사 또는 집중 검진

양자택일의 근거: '신속 외상 조사'와 '집중 검진' 중에서 어느 것을 선택할 것이냐 하는 것은 손상 기전과 최초 평가 결과에 의해서 결정된다. 치명적일 수 있는 전신적 손상 기전 (예: 자동차 충돌사고, 높은 곳에서 낙상 등)이거나 다-장기 외상의 가능성이 조금이라도 있다면, 여러분은 신속 외상 조사를 시행해야 한다 (그림 2-2를 보세요). 만일 환자가 무의식 상태이고 여러분이 손상 기전을 파악할 수 없는 상황이라면, 이때도 역시 신속 외상 조사를 시행해야만 한다. 만일 환자가 치명적일 수 있는 집중된 손상 기전 (예: 넙다리 총상, 가슴 자상, 손 절단 등)으로 신체 일부에 국한된 손상을 입었으면, 여러분은 집중 검진을 시행할 수 있는데 (그림 2-3을 보세요) 이는 손상을 입은 그 신체 부위에 국한하여 검진하는 것을 말한다. 실제적인 문제로서, 단 하나의 국한된 손상 (총상 또는 자상)처럼 보이는 외상에서도 환자조차 인지하지 못하는 다른 손상들이 있을 수도 있다. 따라서 여러분이 집중 검진을 시행할 때에도 다른 손상(들)을 찾아보기 위한 상세한 검색을 시행하라.

집중 검진의 대상: 마지막으로, 심각한 손상 기전이 아니면서 (발가락 위로 돌이 떨어짐) 또한 최초 평가의 결과도 정상이라면 (의식 소실 없이 현재 의식 명료, 정상 호흡, 노-동맥 맥박수<120, 호흡 곤란/흉통/복통/골반통 호소 않음), 여러분은 환자의 주요 호소 증상에 근거하여 최초 평가를 마치자마자 바로 집중 검진으로 진행할 수 있다.

높은 치료 우선-순위 환자: 만일 다음의 소견들 중의 하나라도 있으면, 여러분은 지금 치료 우선-순위가 높은 환자를 식별한 상황이다:

- 위험한 손상 기전
- 고-위험 집단 (매우 어리거나, 매우 고령이거나, 만성 질환자)
- 최초 평가 결과, 다음이 드러나면:
  - 의식 수준 변화
  - 비정상적 호흡
  - 비정상적 순환 (쇼크 또는 지혈 안 된 출혈)
- 병력 청취 결과, 다음이 드러나면:
  - 의식 소실
  - 호흡 곤란
  - 머리/목/몸통의 심한 통증

신속 외상 조사

머리 & 목 검진: 신속 외상 조사는 모든 생명-위협적 문제점들을 다 찾아내기 위한 '간략 신체 검진'을 말한다 (그림 2-2를 보세요). 더 철저하고 자세한 평가인 ITLS 2차 조사는, 시간이 허용되는 경우에 한하여, 나중에 뒤이어 시행될 것이다. 최초 평가를 완료하였으면, 머리와 목을 재빨리 평가하여 분명한 창상이 없는지 찾아보는 것으로 신속 외상 조사를 시작하면서 '간략한 목표-지향적 병력 청취' (무슨 일이 일어난 것입니까? 어디가 아프십니까? 목에 통증이 있습니까?)를 시도하라. 만일 환자가 목의 통증 및 압통을 호소하거나 팔다리를 움직이지 못하거나 감각을 느끼지 못하면, 환자에게 먼저 경추 양손 안정화를 시행하고 구출 과정 동안에 추가적인 척주 운동-제한을 시행할 필요성을 고려하라 (그리고 만일 적응증에 해당한다면, 이송 동안에도 척주 운동-제한을 계속 유지해야 한다).

목-정맥 검진: 머리와 목이 손상 유무를 확인하였다면, 다음으로 목-정맥을 평가하라. 만일 이것이 팽대되어 있다면, '흉강-속 양압'의 존재를 의미한다 (긴장-기흉 또는 심장-눌림증의 가능성이 있다). 목-정맥 팽대가 있는 환자에게는, '복장뼈 파임'(sternal notch) 부위를 촉진하여 '기관 편위' 여부를 확인하라. 만일 환자에게 필요하다면, 이 시간에 견고형 구출용 '경추 고정-목테'를 환자에게 부착할 수 있다.

가슴 검진: 가슴을 노출시키고 검진하라. 가슴이 대칭적으로 움직이는지 여부를 관찰하라. 만일 대칭적으로 움직이지 않는다면, 혹시 '모순 운동'이 보이는가? 가슴에 타박상이나 찰과상이 보이는가? 관통상이나 '빨아들이는 창상'이 보이는가? 간략하게 촉진하여, 압통, 불안정, 그리고 뼈-비빔 소리가 있는지 찾아보라. 그런 다음, 청진기를 대고 청진하여 호흡음이 있는지 그리고 양쪽의 호흡음이 동일한지 판정하라. 양쪽의 가슴 옆면 '중간-겨드랑선'(mid-axillary line)의 '4번째 갈비뼈 사이 공간'에 청진기를 대고 청진하라. 만일 양측 호흡음이 동일하지 않으면 (한쪽의 호흡음이 없거나 감소되어 있으면), 그쪽 가슴을 타진하여 환자가 단순히 통증 때문에 그쪽 흉곽을 움직이지 않아서 그런 것인지 아니면 '긴장-기흉' (과다공명)이나 '혈흉' (둔탁)이 발생하여 그런 것인지를 판별하라. 만일 가슴 검진 중에 비정상 소견이 발견되면 (예: 가슴 개방창, 동요-가슴, 긴장-기흉, 혈흉), 확인 되는대로 바로 치료하라. 적절한 중재술 (예: 개방창 밀폐, 동요-가슴 손 안정화, 바늘 감압술)들은 다른 팀원에게 위임하여 시행되게 하라. 만일 환자에게 긴장-기흉이 식별되고 의식 수준 변화/청색증/쇼크 징후들이 같이 동반되어 있다면, 즉시 흉강 감압술을 시행하라 (제8장과 제9장을 보세요). 복부 검진으로 나아가기 전에, 초기 심장음을 매우 짧게 청진해 두어라. 그래야 향후 심장음 소실 및 약화와 같은 심장음 변화가 발생하였을 때 비교할 수 있는 판단 기준선을 확보할 수 있게 된다.

복부 검진: 복부를 노출시키고 간략히 검진하라 (멍듦, 관통상, 꽂힌 물체, 전반적 팽만 등을 찾아보라). 간략히 촉진하여 압통, 복벽-경계(guarding) 및 복벽-경직(rigidity)을 찾아보라. 여기서 압통, 복벽-경직, 및 복부 팽만은 복부 전반적 징후를 말하는 것이지 어느 한 사분역에 국한된 것이 아니다. 국소적 촉진은 나중에 시행할 것이다. 의식이 없는 환자 또는 경추 손상 환자는 '거짓-음성'(false negative) 복부 검진 소견을 나타낼 수 있다는 사실에 주의하라.

골반 검진: '골반 이음뼈'(pelvic girdle)을 간략히 촉진하여, 압통, 불안정, 및 뼈-비빔

진주 같은 정보

10가지 생명-위협 손상들

1. 대량 출혈 (외부 출혈, 혈흉, 복부, 골반/넙다리)
2. 기도 폐쇄
3. 고위 경추 손상
4. 외상성 대동맥 손상
5. 동요 가슴
6. 개방-기흉
7. 긴장-기흉
8. 심장-눌림증
9. 심장 타박상
10. 외상성 뇌 손상 (두개내압 상승)

소리를 찾아보라. 엉덩뼈 능선 앞쪽, 엉덩-관절 부위, 그리고 치골 결합 부위를 부드럽게 눌러보라. '압통 있음'과 '골반 불안정'이 서로 동일한 의미가 아니라는 점에 주목하라. 골반에 압통이 있지만 여전히 안정적일 수도 있다. 만일 골반이 불안정하다고 판단되면, 다른 팀원에게 지시하여 '국자형 들것'과 (가능하면) 골반 압박대/시트를 가져오게 하라. 일단 골반이 불안정한 것으로 검진되면, 다시 촉진하는 것을 금하라!

팔다리 검진: 매우 재빠르게 팔과 다리를 검진하여 출혈, 육안적 변형, 및 부종을 찾아보라. 그렇게 하는 동안에, 혹시 약물 패치나 의료용 ID 표식 등이 존재하는지 주의를 기울여 관찰하라. 양측 넙다리뼈 골절이 있는 환자 (더하여 불안정 골반까지 동반되어 있으면 더욱 더)는 쇼크로 빠질 위험성이 높은 불안정한 환자라는 의미이다. 팔다리 손상 환자를 옮기기 전에는 반드시 그가 손과 발을 잘 움직일 수 있고 감각이 온전한지 확실히 검진하라. 일부의 경우들에서는 환자의 의복을 복부 아래까지 제거할 필요가 없을 것이다, 왜냐하면 이 부위 손상은 탈의 없이도 생명 위협의 증거가 명백하게 드러나거나 촉진만으로도 평가될 수 있기 때문이다.

등쪽 검진: 이 시점에서, 환자를 긴 척주-고정판, 국자형 들것, 또는 기타 환자 이동 기구로 옮겨라. 옮기는 과정에서 환자의 등쪽을 검진하라. 만일 환자가 골반 불안정 또는 양쪽 넙다리뼈 골절을 가지고 있다면, 추가 손상을 예방하기 위하여 '국자형 들것' (scoop stretcher)(그림 2-4)을 사용하여 환자를 구급차 들것 위로 옮겨라. 한 연구에 의하면, 국자형 들것이 긴 척주-고정판과 동등하거나 더 우월한 척주 안정화 기능을 제공하는 것으로 밝혀졌다. 따라서 긴 척주-고정판 대신에 이것을 사용할 수도 있다 (Krell 2006). 단, 국자형 들것을 사용할 때에도, 여전히 환자의 등쪽을 검진하는데 최선을 다해야 할 책임이 있다는 사실을 잊지 마라. 여러분이 구급차 들것 위에 환자를 고정하자마자, 신속히 그 환자를 구급차로 옮겨라. 병원까지의 이송 시간이 매우 짧은 경우를 제외하면, 이송을 시작하기 전에 긴 척주-고정판을 제거하고 환자를 구급차 들것에 단단히 고정하라.

기본선 활력 징후 측정: 일단 구급차 안에 도착하면, 만일 환자의 노-동맥 맥동이 촉진

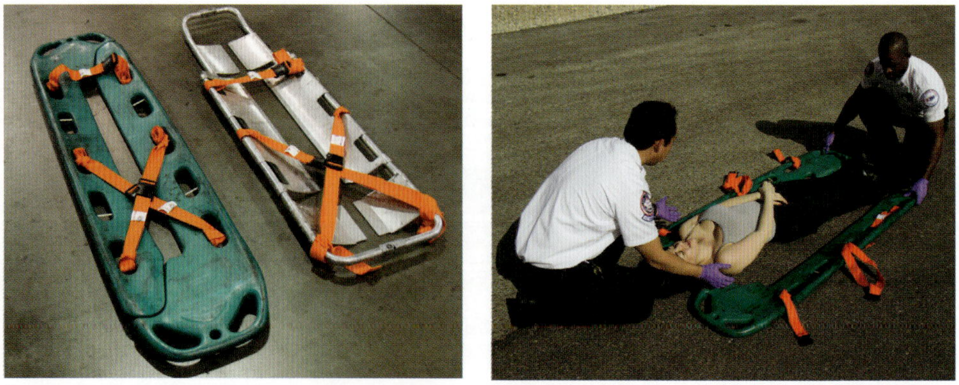

A B

그림 2-4 환자를 들것 위로 옮기기 위해서 국자형 들것이 사용될 수도 있다.

되는 상태라면, 시간을 써서 기본선 활력 징후를 측정하라. (가능하면 양쪽 팔다리의) 혈압, 맥박수, 그리고 호흡수를 측정하고, 또한 아직 남은 '간략한 목표-지향적 병력'을 청취하라 (아래를 보세요). 만일 환자가 매우 위급한 상태라면, 일단 구급차를 출발시켜라.

두개내압 상승 환자의 식별 및 신경학적 검진: 만일 환자에게 의식 수준 변화가 있다면, 간략한 신경학적 검진을 시행하여 두개내압(ICP: intra-cranial pressure) 상승의 가능성을 식별하라. 이 검진에는 동공의 반응성 및 양쪽 동등성, '글라스고우 혼수 척도 점수'(GCS) 또는 최소한 '글라스고우 운동 점수' (Acker 등 2014; Caterino & Raubenolt 2012), 및 뇌-탈출의 징후들이 포함되어야만 한다 (제12장을 보세요), 특히 뇌-탈출을 식별해내는 것이 매우 중요하다, 왜냐하면 이것은 다음 3가지의 측면에서 중요한 의미를 가지기 때문이다: (1) 여러분이 환자에게 어떤 빈도로 폐환기를 제공할지, (2) 여러분이 얼마나 적극적으로 환자의 쇼크 상태를 치료해야 하는지, 그리고 (3) 환자를 이송하는 목적지 의료기관을 어디로 결정할지.

진주 같은 정보

양쪽 팔다리 혈압 측정

비-대칭적으로 측정이 되면 그 환자가 외상성 대동맥 손상을 입었을 가능성에 대한 단서가 될 수 있다.

외상 환자 의식 수준 변화의 5대 원인: 또한 의료적 식별 기구 (간이 혈당 측정기 등)가 있는지 찾아보라. 의식 수준 변화를 유발하는 원인으로서 '저산소증', '쇼크', 및 '머리 손상'만 있는 것은 아니다. 이뿐만 아니라 '저-/고-혈당증' 및 '약물 또는 알코올 과용'과 같은 비-외상성 원인들에 대해서도 고려하라. 내과적 문제 (예: 심근 경색, 부정맥, 뇌졸중 등)가 원인이 되어서 그 환자가 외상성 사고 (예: 낙상)를 입는 결과를 초래할 수도 있다는 사실을 기억하라. 의식 수준 변화를 보이는 환자를 단순히 "술에 취한" 것으로 절대로 쉽게 간주하지 마라. 모든 의식 수준 변화 환자들에게는 이송 동안에 신경학적 평가의 일부분으로서 손가락-찌르기 혈당 검사를 반드시 시행해보아야만 한다.

진주 같은 정보

현장-체류 시간

외상 환자들의 생존 여부는 시간-의존적이다 (Brown 등 2016; Pham 2017). 위급한 외상 환자들은 대개 수술실에서 '결정적 처치'를 받아야 한다. 현장-체류 시간을 최소화하기 위하여, 현장에서 꼭 해야만 하는 중재술들은 팀원에게 위임하라. 또한 가능하면, 나머지 중재술들은 이송 동안에 시행하라.

기타 부가적 사항: 환자 주변 및 환자 소지품에 약물 및 의료적 식별 기구가 존재하는지 주목해야만 한다. 왜냐하면 이것들은 그 환자의 기존 의료적 문제에 관한 정보를 주기 때문이다. 환자 몸에 붙어있는 약물 패치 (니트로글리세린, 니코틴 또는 진통제 패치)를 발견하게 되면, 이 패치를 제거하고 그 내용을 기록하여 병원 의료진에게 보고해야 한다. 또한, 이식된 의료 장치들 (예: 심장 박동 조율기, 인슐린 펌프, 혈액 투석용 및 항암요법용 혈관 경로 도관)의 존재 여부에도 주목하라. 응급처치 처치제공자들은 이러한 체내 이식 도관을 사용하면 절대로 안 된다 (단, 직접 의료지도를 통해 지시를 받았거나 그렇게 할 수 있도록 훈련을 받은 경우는 예외).

일단 ITLS 1차 조사를 완료하였다면, 환자를 가장 가까우면서도 적절한 의료시설로 이송하라.

SAMPLE 병력

빠른 병력 청취의 중요성: 여러분이 환자의 신체 검진을 수행하는 동안에, 여러분이나 여러분 팀원 중 한 명은 SAMPLE 병력을 청취해야만 한다 (표 2-3). 만일 여러분이 구경꾼들로부터 정보를 얻을 수밖에 없는 상황이라면, 이 과정은 특히 중요한데, 왜냐하면 그 구경꾼들은 여러분이 환자를 이송할 때 같이 따라가지 않을 것이기 때문이다. 기억하라, 병원-전 처치제공자들은 현장을 직접 경험한 유일한 사람이며, 때로는 환자의 병력

SAMPLE 병력: 외상 환자 처치에 필요한 최소한의 정보; SAMPLE 글자의 의미는 다음과 같다: Symptoms (증상), Allergies (약물 과민반응), Medications (현재 투약 중인 약물), Past medical history (과거 병력), Last oral intake (마지막으로 입으로 섭취한 시간과 음식), & Events preceding the incident (사고-전 사건들)

표 2-3: SAMPLE 병력
S — Symptoms(증상)
A — Allergies(알레르기, 과민 반응)
M — Medications(현재 투약 중인 약물)
P — Past medical history(다른 동반 질환?)
L — Last oral intake(입으로 고체 또는 액체를 마지막으로 섭취한 시간)
E — Events preceding the incident(왜 이런 사고가 발생하였나?)

을 청취한 유일한 사람일 수도 있다는 사실을. 처음에는 의식이 명료했던 환자들 중 많은 수가 병원에 도착하기 전에 의식을 잃는다. 여러분은 환자를 살아있는 상태로 병원까지 이송할 수 있도록 중재술들을 시행하는 치료자 뿐만 아니라, '무슨 일'이 '왜' 일어났는지를 추정해내는 탐정 역할도 해야만 한다.

진주 같은 정보

현장에서 시행될 수 있는 구명 중재술들

1. 생명-위협적 외부 출혈 지혈
2. 개방 기도의 확보/유지
3. 인공 폐환기
4. O_2 투여
5. CPR 시작
6. 빨아들이는 가슴 창상 밀폐
7. 긴장-기흉 감압술
8. 꽂힌 물체 안정화
9. 척주 운동-제한

'S'와 'E'가 가장 우선되어야: 환자의 '주요 호소' (증상들)와 그 사고 직전에 일어났던 '사건들'에 특별한 관심을 기울여라 (SAMPLE 병력에서 "S"와 "E"에 해당). 더 상세한 병력은 나중에 이송하는 동안에 청취할 수도 있다. 환자의 증상이 (드러나지 않은) 다른 손상들을 의미할 수도 있는데, 따라서 추가적인 신체 검진에 영향을 미치게 될 것이다. 손상 기전에 대하여 가능한 많이 알아내는 것이 중요하다 (환자가 안전띠를 착용했는가? 얼마나 높은 곳에서 떨어졌는가? 무엇 때문에 떨어지게 되었는가?). 심각한 손상이 발생하였음을 의미하는 단서들을 찾아보라: 의식 소실의 병력, 호흡 곤란, 혹은 목/등/가슴/복부/골반의 통증.

긴급 중재술과 이송 결정

Load-&-Go 환자 선별: 여러분이 ITLS 1차 조사 ('최초 평가'+'신속 외상 조사'/'집중 검진')를 완료하고 나면, 위급한 상황인지 아닌지를 판단할 수 있는 충분한 정보가 얻어지게 된다. 위급한 외상 상황의 환자들은 즉시 이송되어야 한다. 대부분의 치료 중재술들은 이송 동안에 시행될 것이다.

Load-&-Go 상황: 1차 조사가 완료되면 가능한 즉시 위급한 환자를 이송할 필요가 있는 상황.

만일 여러분의 환자가 다음과 같은 위급한 손상 및 상태들 중 하나라도 해당된다면, 여러분은 즉시 이송을 시작해야 할 상황, 즉 Load-&-Go 상황에 맞닥뜨린 것이다. 즉시 이송을 시작하라:

- 최초 평가에서 다음이 드러났을 때:
  — 의식 수준 변화
  — 비정상적 호흡
  — 비정상적 순환 (쇼크 또는 지혈되지 않은 출혈)
- 신속 외상 조사에서, 빠르게 쇼크로 진행할 수 있는 상태들의 징후들이 발견되었을 때:
  — 몸통 관통상
  — 비-정상적 가슴 검진 소견 (동요-가슴, 개방 창상, 긴장-기흉, 혈흉)

— 압통을 보이는 팽만된 복부
— 골반 불안정성
— 양쪽 넙다리뼈 골절

- 심각한 손상 기전 그리고/또는 환자의 불량한 전신 건강상태.

Load & Go 환자가 아니어도 빠른 이송이 중요: 비록 환자가 겉으로는 안정적으로 보이더라도, 만일 위험한 손상 기전 또는 다른 위험 요인들 (예: 연령, 불량한 전신 건강상태, 동일 차량 탑승자의 사망 등)이 있으면 빠른 이송을 고려하라. "안정적인" 환자들이 빠르게 불안정하게 변할 수 있음을 기억하라. 또한 애매하거나 의심스러우면, 조기에 이송을 시작하라.

의료지도 의사/수용 병원 의료진 접촉하기

항상 미리 알려라: 여러분이 위급한 환자를 보고 있다면, 가능한 일찍 의료지도 의사와 접촉하는 것이 극도로 중요하다. 위급 환자를 치료하는데 필요한 자원들을 동원하는데 시간이 필요하다. 즉, 적절한 외과의사와 수술팀을 호출하여 준비/대기시키는데 상당한 시간이 소요된다. 또한 위급한 외상 환자는 병원에 도착한 후 조금도 기다리지 못할 수도 있기 때문이다. 여러분의 '도착 예정시간'(ETA: estimated time of arrival)과 환자의 상태, 그리고 도착 직후 특별히 필요한 것들에 대하여 수용 의료기관에 항상 사전에 고지하라.

지침을 활용하라: '손상 환자들의 현장 중증도-분류에 관한 CDC 지침' (Sasser 등 2012)과 같은 지침들을 활용하면 여러분의 환자를 이송해야 할 의료시설의 유형을 결정하는데 도움이 될 것이다. 마찬가지로 항공의료 이송을 하면 유익할 수 있는 외상 환자가 누구일지를 판별하는데 도움을 줄 수 있는 지침들도 나와 있다 (Thomas 등 2014).

ITLS 재-평가 검진

ITLS 재-평가 검진 시행 시기: 'ITLS 재-평가 검진'이란, 환자 상태의 변화들을 찾아내기 위해서 시행하는 간략한 검진을 말한다. 이송 시간이 긴 경우에는 'ITLS 재-평가 검진'이 여러 차례 수행될 수도 있다. 반대로 이송 시간이 짧은 경우, ITLS 2차 조사 없이 ITLS 재-평가 검진만 시행할 수도 있다. 위급한 환자들에게는 적어도 매 5분마다, 그리고 안정적 환자들에게는 매 15분마다 반드시 ITLS 재-평가 검진을 수행하고 그 결과를 기록해야만 한다. 또한 다음의 경우에도 역시 ITLS 재-평가 검진이 수행되어야 한다:

- 환자의 상태가 변하면 언제든지
- 환자의 위치를 옮겼을 때마다 매번
- 어떤 중재술이 시행되었을 때마다 매번

재-평가 검진의 범위: 이 검진의 의도는 환자 상태에 어떤 변화라도 있는지를 찾아내는 것이므로, 변할 수 있는 항목들에 국한하여 재-평가를 집중시켜라. 예를 들면, 만일 여러분이 환자의 다리에 견인 부목을 적용시킨 상황이라면, 그 다리를 재-평가하여 적용 후

PMS: 맥동(pulse), 운동 기능(motor function), 및 감각 기능(sensation)을 의미함.

통증 경감 정도와 그 다리 먼-쪽 부위의 맥박, 운동 기능, 및 감각 기능(PMS)의 존재 유무를 확인하라. 한편, 만일 여러분이 긴장-기흉 환자에게 흉강 바늘 감압술을 시행한 상황이라면, 여러분은 최초 평가의 모든 항목과 신속 외상 조사의 상당 부분의 항목들을 재-평가해야만 한다. 위급한 다발성-외상 환자에게는, 최초의 ITLS 재-평가 검진은 본질적으로 ITLS 1차 조사 (즉, 최초 평가와 신속 외상 조사)를 반복하는 형식일 수도 있다.

재-평가 검진의 시작: 환자를 구급차 안으로 옮기고 ITLS 1차 조사, 활력 징후 측정, 및 간략한 신경학적 검진까지를 완료한 상태라면, 환자를 병원으로 출발한 다음 ITLS 재-평가 검진을 시행하라. 이때 환자가 상태가 불안정하다면 환자 신체 노출하기를 완료하라.

술식 순서

ITLS 재-평가 검진을 수행하기

ITLS 재-평가 검진은 다음과 같은 순서로 수행되어야만 한다 (그림 2-5):

1. 모든 심각한 외부 출혈이 지혈되었는지 확인하라. 지혈대가 적용된 시간을 기록하라.
2. 환자 본인이 느끼는 어떤 변화가 있는지 여부를 그 환자에게 물어보라. 아직 완료되지 않았다면 SAMPLE 병력 청취를 완료하라.
3. 의식 수준 (LOC, 동공)을 재-평가하라. 만일 환자에게 의식 수준 변화가 있었다면, 손가락-찌르기 혈당 수치를 확인하고 GCS 또는 글래스고우 운동 점수(GMS)를 재-확인하라.
4. 활력 징후 (혈압, 맥박수, 호흡수, 및 체온)를 재-측정하고, SpO_2를 측정하며, 심전도 감시 장치와 E_TCO_2 장치를 적용하라.
5. ABCs를 재-확인하라.
   a. 기도를 재-평가하라: 환자에게 기관삽관을 시행할 필요는 없는가?
   b. 호흡을 재-평가하라: 호흡수, 호흡 깊이, 호흡 힘들기는?
   c. 순환을 재-평가하라: 피부 색깔/온도/습도, 모세혈관 재-충혈 시간
6. 목을 확인하라: 목-정맥 팽대(JVD) 및 기관 편위가 있는가?
7. 가슴을 재-평가하라:
   a. 가슴 움직임이 대칭적인가?
   b. 호흡음이 양쪽 동일하지 않은가?
   c. 심음이 작게 들리는가?
   d. 가슴에 비-정상 소견이 있다면, 심전도 감시 장치에 부정맥 소견이 보이는가? 만일 보인다면, 12-유도 심전도를 측정하라.
8. 복부를 재-평가하라: 압통, 팽만, 또는 복벽-경직이 있는가?
9. 모든 식별된 손상들을 재-확인하라. 골절부의 먼-쪽의 PMS를 재-확인하라.
10. 시행된 중재술들의 상태를 재-확인하라: 기관-내관(ET tube), O_2 유량, 정맥 주사 경로, '빨아들이는' 가슴 창상 밀폐 상태, 긴장-기흉 감압 바늘 개방성, 부목/드레싱 상태, 박힌 물체의 안정화 상태, 임신부 환자의 체위 등

여러분이 관찰한 것과 시행한 것들을 정확하게 기록하라. 환자에게 발생한 변화들을 기록하라. 중재술을 시행한 시간을 기록하라. 정상 참작이 가능한 상황들 또는 중요한 상세 내용들을 여러분의 보고서에 반드시 기록해야만 한다.

술식 순서 *(계속)*

그림 2-5 ITLS 재-평가 검진

ITLS 재-평가 검진

환자 병력
아직 완료되지 않았다면, SAMPLE 병력을 완성하라.

의식 수준
A-V / P-U
동공

만일 의식 수준 변화가 있으면,
손가락-찌르기 혈당 검사를 시행
Glasgow Coma Scale
눈뜨기, 목소리, 운동 기능

활력 징후
맥박수, 호흡수, 혈압을 측정
맥박 산소-측정기, 심전도 감시기, CO_2 감시기, 체온

기도
개방성? 화상 환자이면, 흡입 손상 징후들을 평가하라.

호흡
있는가? 빈도, 깊이, 호흡 힘들기

순환
피부의 색깔, 온도, 습도; 모세혈관 재-충혈

출혈 부위는 여전히 지혈이 유지되는 상태인가?

목을 검진하라.
명백한 창상, 압통, 부종
목-정맥 팽대? 기관 편위?

가슴을 검진하라.
비대칭, (모순 운동 동반?), 타박상, 관통상,
압통, 불안정성, 뼈-비빔 소리

호흡음
있는가? 양쪽 동일한가? 양쪽 동일하지 않다면, **타진하라.**
심음

복부를 검진하라.
타박상, 관통상/내장 탈출, 압통, 경직, 팽만

식별된 손상들을 재-확인하라.

시행한 중재술들을 확인하라.
기관-내관, O_2, 정맥도관, 가슴 창상 밀폐, 흉강 감압 바늘,
부목, 드레싱, 꽂힌 물체, 임신부 환자의 체위

환자 감시 장치들을 재-확인하라.
심전도, 호기말 이산화탄소 분압-측정기, 맥박 산소-측정기

ITLS 2차 조사

2차 조사의 목적: ITLS 2차 조사는 더 포괄적 신체 검진으로서, 간략한 ITLS 1차 조사(생명-위협적 상태들을 식별하는데 초점을 맞춘 검진)에서 놓쳤을 수도 있는 추가 손상들을 찾아내는 것을 목표로 고안되었다. 이 상세 검진도 역시 그 환자에 대한 치료들을

최종적으로 결정하는데 기본 근거로 활용된다. 이 단계의 평가에서 발견된 정보들을 정확히 기록해두는 것이 중요하다.

2차 조사의 비-필수성: ITLS 2차 조사의 시행할 것인지 여부는 다음과 같이 상황에 따라 달라진다:

- 만일 환자 상태가 위급하다면, 이 조사를 현장에서가 아니라 이송 도중에 시행해야만 한다.
- 만일 이송 시간이 짧고 여러분이 반드시 중재술들을 시행해야만 하는 상황이라면, ITLS 2차 조사를 시행할 시간이 없을 수도 있다.
- 만일 ITLS 1차 조사에서 위급한 상태가 하나도 발견되지 않았다면, 현장에서 ITLS 2차 조사를 시행할 수도 있다. 위험한 손상 기전이면서 단독 손상을 입은 안정적인 환자들은 ITLS 2차 조사가 필요하지 않다.

DCAP-BLS: **D**eformities, **C**ontusions, **A**brasions, **P**enetrations, **B**urns, **L**acerations, & **S**welling을 뜻하는 약자.

TIC: **T**enderness, **I**nstability, & **C**repitus를 뜻하는 약자.

최초 평가 반복 시행 & 병력 청취 보충: 여러분이 'ITLS 2차 조사'를 시행할 때에는, 항상 먼저 '최초 평가'를 반복하며 시작해야 한다. 다른 팀원이 활력 징후를 측정하는 동안에 이 조사를 시행할 수 있다.

여러분은 ITLS 1차 조사 및 재-평가 검진 동안에 이미 SAMPLE 병력을 얻기 시작했어야 하지만, 만일 아직 필요하다면, 지금 나머지 추가 정보들을 청취할 수 있다. 여러분은 나머지 병력을 청취하면서 동시에 ITLS 2차 조사를 시행하라.

외상 환자 평가를 위한 부가 장치들

외상센터로 이송해야 할 환자의 선별: 외상 환자를 평가할 때 내려져야 할 결정 중 하나는 그 환자를 이송할 외상센터의 등급을 판단하는 것이다. 불안정한 활력 징후의 환자와 심각한 해부학적 손상을 가진 환자는 사용-가능하다면 외상센터로 이송해야만 하지만, 심각한 손상 기전이었음에도 불구하고 활력 징후와 의식 수준이 정상인 환자라면 이 결정이 더 어려워질 수 있다. 이상적으로, 여러분은 가장 중증 손상을 입은 환자들을 가능한 신속히 적절한 외상센터로 이송해야만 하는데 왜냐하면 이렇게 해야 최선의 치료 결과를 얻을 수 있기 때문이다 (Ashley 등 2015). 하지만 모든 손상 환자들을 외상센터로 이송하는 행동은 하지 마라, 이렇게 과도-중증도-분류를 하면 위급하지 않은 환자들로 이 중요한 자원 (=외상센터)에 과부하를 유발할 수 있기 때문이다.

'혈청 젖산 농도' & '초음파': '중하지도 않고 시간-긴급성도 없는 손상을 입어서 계속 안정적 상태로 유지될 환자들'과 '처음에는 안정적으로 보이지만 나중에 상태가 악화되면서 외상센터로의 응급 전원이 필요하게 될 환자들'을 응급처치 처치제공자가 구별할 수 있도록 도움을 주는 새로운 평가 도구들이 사용-가능해지고 있다. 병원-전 상황에서 이 두 환자 군을 구별하는데 도움을 주는 것으로 입증된 '외상 중증도-분류 부가 장치' 2개가 알려져 있는데, '혈청 젖산 농도'와 '초음파'가 그것이다.

혈청 젖산 농도 측정: 혈청 젖산 농도는 조직 저산소증의 정도를 나타내는 지표로서, 주로 병원 환경에서 위급한 환자들을 추적 감시하는데 활용되어 왔다. 병원-전 현장에

술식 순서

ITLS 2차 조사를 수행하기

이 조사에는 다음의 요소들이 포함되어야 한다 (그림 2-6):

1. 최초 평가를 반복 시행하라.
2. 사용-가능한 환자 감시 장치들 (심전도, 맥박 산소-측정기, 호기말 이산화탄소 측정기)을 사용하라. 대개는 이 장치들을 이송 중에 환자에게 부착한다.
3. 활력 징후를 다시 기록하라. 맥박수, 호흡수, 및 혈압을 기록하라.
4. 간략한 신경학적 검진을 시행하라. 여기에는 다음의 것들이 포함되어야 한다: 의식 수준 (GCS; 표 2-4를 보세요), 동공 검진, 운동 기능, 감각 기능
5. 상세 검진 (머리부터-발가락까지)을 시행하라. 환자의 호소 증상들에 특별한 관심을 기울여라. 그리고 여러분이 이미 발견했던 손상들도 재-확인하라. 검진 방법은 시진, 청진, 촉진, 그리고 때로는 타진의 방법이 같이 사용되어야 한다. 만일 아직 발견되지 않은 약물 패치 (보이면 제거하라) 및 이식형 의료 장치 등이 있는지 확인하라. 눈으로 DCAP-BLS (deformities 변형, contusions 타박상, abrasions 찰과상, penetrations 관통상, burns 화상, lacerations 열상, swelling 부어오름)를 찾아보고, 손으로 TIC (tenderness 압통, instability 불안정성, crepitance 뼈-비빔 소리)가 없는지 촉진하라. 복부 검진을 시행하면서, 부드럽게 촉진하여 전반적 복벽-경직 및 팽만뿐만 아니라 압통과 복벽-경계도 찾아보라. 이 소견들은 복강 내부 출혈의 가능성을 의미할 수도 있어서, 잠재적으로 생명-위협적 상황으로 볼 수 있다.
6. 팔다리를 시진 (DCAP-BLS)하고 또한 촉진 (TIC)하며, 먼-쪽 PMS를 평가하라. 팔다리 골절을 부목 고정하기 전과 후에는 반드시 이 평가를 시행하라. 꺾인 형태의 팔 골절은 대개는 발견된 모양 그대로 부목 고정할 수 있다. 대부분의 다리 골절, 특히 넙다리뼈 골절은 일반적으로 부드럽게 곧게 편 다음, 견인 부목을 사용하여 안정화하게 된다. 위급한 환자들의 팔다리 골절은 반드시 이송 도중에 부목 고정한다.

만일 ITLS 2차 조사에서 어떤 위급한 손상이라도 발견되면, 즉시 이송을 시작하라 (예: 심근 타박상은 거의 항상 재-평가 검진이나 2차 조사에서나 겨우 발견될 수 있다). ITLS 2차 조사를 마친 후에, 여러분은 붕대 감기와 부목 고정을 완료하여야 한다.

표 2-4: 글래스고우 혼수 척도(GCS)

눈 뜨기		언어 반응		운동 반응	
	점수		점수		점수
				명령대로 따름	6
		지남력 갖춤	5	통증 위치를 인지	5
자발적으로 눈뜸	4	착란 상태	4	회피 동작을 취함	4
음성에 반응	3	부적절한 단어	3	비-정상적 굽히기*	3
통증에 반응	2	알아들을 없는 소리	2	비-정상적 젖히기**	2
눈 뜨기 없음	1	소리 없음	1	움직임 없음	1

* 통증에 대해 걸질-제거 자세 취하기
** 통증에 대해 대뇌-제거 자세 취하기

술식 순서 *(계속)*

ITLS 2차 조사

최초 평가

전반적 인상
그 환자 상태가 호전되었는가, 악화되었는가, 아니면 변화가 없는가?

의식 수준
A–V/P–U

기도
(경추 안정화와 함께)
코골이, 꿀럭거림, 그렁거림, 등; 무음

호흡
있는가? 빈도, 깊이, 호흡 힘들기

노–동맥 맥박, 만일 없으면 목–동맥 맥박
있는가? 맥박수, 규칙성, 품질
피부의 색깔, 온도, 습도; 모세혈관 재–충혈

출혈 부위는 여전히 지혈이 유지되는 상태인가?

상세 검진
환자 병력
만일 아직 완료되지 않았다면, SAMPLE 병력을 완성하라.

활력 징후
맥박수, 호흡수, 혈압을 측정
필요하면, 맥박 산소–측정기, 심전도 감시기, CO_2 감시기, 혈당, 체온 등을 측정하라.

글래스고우 혼수 척도(GCS)
눈뜨기, 목소리, 운동 기능; 정서적 상태

머리를 검진하라.
DCAP–BLS, TIC
(동공, 배틀씨 징후, 너구리 눈, 귀/코로의 액체 유출)

목을 검진하라.
DCAP–BLS, TIC, 목–정맥 팽대? 기관 편위?

가슴을 검진하라.
비대칭, 모순 운동, DCAP–BLS, TIC

호흡음
있는가? 양쪽 동일한가? 양쪽 동일하지 않다면, **타진하라.** 비정상적 호흡음
심음

복부를 검진하라.
타박상, 관통상/내장 탈출, 압통, 경직, 팽만

골반을 검진하라.
DCAP–BLS, TIC

팔/다리를 검진하라.
DCAP–BLS, TIC, 먼–쪽 PMS

등쪽을 검진하라.
1차 조사에서 시행되지 않았을 때만 검진하라.
DCAP–BLS, TIC

그림 2-6 ITLS 2차 조사

서도 이것을 측정하게 됨으로써, 어느 환자가 비록 지금은 정상 활력 징후를 보이고 있지만 잠복된 내부 출혈이 계속되고 있어서 곧 출혈성 쇼크로 빠질 것인지를 예측하는데 유용할 것으로 보인다. 여러 EMS 체계들에서는 쇼크로 발전할 환자를 예측하기 위하여 손가락-찌르기 젖산 농도 측정법을 병원-전 단계에서부터 활용해오고 있는 중이다 (Van Beest 등 2009).

휴대용 초음파: 휴대용 초음파의 활용은 여러 다른 손상들 중에서 복강-내 출혈, 기흉, 및 심장-눌림증을 찾아내고 평가하는데 효과적일 수 있다. 복부 외상 초음파는 응급실에서 외상 환자를 초기 평가하는데 매우 흔히 사용되고 있으며, 'FAST(focused assessment with sonography in trauma) 검신'이라고 불린다. 이것은 비-침습적 방식이며 시행하는데 단 1~3분 정도밖에 안 걸린다. 응급실에서 둔상 후 복강 내 출혈을 확인하는 초기 평가 도구로서, 이미 많은 병원들에서 FAST 검진이 '진단적 복강 세척술'을 대체해버렸다. 장비가 휴대용이고 단순 검진 용도로 사용법을 배우기가 어렵지 않아서, FAST 검진은 일부 육상 및 항공 구급대 (특히 유럽)에 의해서 현장에서 활용되고 있는 중이다. 이렇게 얻어진 정보를 활용하여, 어느 환자들은 외상센터로 바로 이송하고 또한 어느 환자들은 대신에 지역 병원으로 이송할 것인지를 결정하고 있다. 초기 연구들 (Brooke, Walton, & Scott 2010; Korner 등 2008; Walcher 등 2006)에 의하면, 초음파는 복강-내 출혈에 대하여 매우 높은 (90% 이상) 예측치를 가지는 것으로 보고된다. 모든 종류의 환자들에 대한 병원-전 초음파 활용 연구들을 종합한 한 연구에 의하면, 이 장비의 효과성을 확보하려면 시술자에 대한 적절한 훈련 (높은 술기 숙련도)이 중요하다고 지적하고 있다 (Arshad 2018). 앞으로 이 두 가지와 다른 평가 부가 장치들의 효과가 입증되어서, 응급처치 처치제공자들의 환자 처치 및 건강-처치 자원 활용을 더 개선해주는 선택 방법들이 더 많이 제공되기를 희망한다.

처치의 이전

여러분이 어떤 환자에 대한 처치를 이전할 때 (예: 치료 의료시설에 도착하였을 때)는 언제나 다음에 관한 명확하고 간결한 보고서를 제공하는 것이 여러분의 환자를 위해서 극도로 중요하다: 여러분의 환자에 무슨 일이 있어났고, 여러분이 식별해낸 손상들은 무엇이 있으며, 그리고 여러분이 제공한 치료들은 어떤 것들이 있는지. 위급한 환자를 처치하는 흥분된 상황에서는 핵심 정보들을 간과하기가 매우 쉽다. EMS 요원들은 환자 옆에서 정보를 보고할 때 체계화된 조직적 방식을 사용해야만 한다. 덧붙여, 그 환자를 인계받는 사람들도 EMS 요원이 제공하는 정보에 세심한 주의를 기울여야만 한다. 이것이 EMS "time-out"의 개념이다 (Goldberg 등 2017). 환자-정보 이전 체제의 한 예가 MIST 보고서 형식을 활용하는 것인데, 많은 군진의학 요원들이 이 보고서 형식을 사용하고 있다 (M: mechanism of injury/medical complaint, I: Injuries/Illness identified, S: Signs & Symptoms 활력 징후 포함, T: Treatments given)(그림 2-7을 보세요).

MIST 보고서: 미국과 나토 군대에서는 보고서를 짧게 쓰기 위하여 이 형식을 채택해 왔다:

* Mechanism of Injury 손상기전 / Medical problems identified 식별된 의학적 문제
* Injuries found 발견된 손상
* Signs 징후 / Symptoms 증상 / Significant history 심각한 병력
* Treatment rendered 시행된 치료

MIST 보고서

M	**M**echanism of Injury 또는 **M**edical Complaint 나이, 성별 (인수인계를 위하여 환자 이름도 포함)
I	**I**njuries & **I**llness identified 손상 시간, 머리부터 발가락까지 손상들을 열거; (간략한 의학적 검진 소견)
S	Vital **S**igns/**S**ymptoms/**S**ignificant PMH 최초 측정 활력 징후 및 현저한 변화 수치들 (혈당, SpO_2, E_TCO_2 포함)
T	**T**reatments that have been performed

그림 2-7 MIST 보고서

참고 문헌 & 자원

Acker, S. N., J. T. Ross, D. A. Partrick, M. Bronsert, and D. D. Bensard. 2014. "Glasgow Motor Scale Alone is Equivalent to Glasgow Coma Scale at Identifying Children at Risk for Serious Traumatic Brain Injury." *Journal of Trauma and Acute Care Surgery* 77, no. 2 (August): 304–9.

Ashely, D. W., E. E. Pracht, R. S. Medeiros, E. V. Atkins, E. G. NeSmith, T. J. Johns, and J. M. Nicholas. 2015. "An Analysis of the Effectiveness of a State Trauma System: Treatment at Designated Trauma Centers is Associated with an Increased Probability of Survival." *Journal of Trauma and Acute Care Surgery* 78, no. 4 (April): 706–14.

Alam, H. B., D. Burris, J. A. DaCorta, and P. Rhee. 2005. "Hemorrhage Control in the Battlefield: Role of New Hemostatic Agents." *Military Medicine* 170, no. 1 (January): 63–9.

Arshad, F. 2018. "Point of Care Ultrasound in the Prehospital Setting." *Journal of Emergency Medical Services* 43, no. 2. Accessed December 2018. https://www.jems.com/articles/print/volume-43/issue-2/features/

증례 제시 *(계속)*

구급차 요원들은 그 탈것에 접근하면서 환자에 대한 전반적 인상을 파악하는데, 팀 지휘자인 여러분은 운전석에 앉아있는 젊은 남성 환자의 곁에서 한 명의 최초 반응자가 처치를 하고 있는 것에 주목합니다. 그 운전자는 의식이 깨어있는 상태로 보이며 명백한 호흡 곤란 상태에 빠져 있습니다. 여러분이 관찰하기로, 운전대가 꺾여 있으며 그 환자는 안전띠를 착용하지 않은 상태입니다. 최초 대응자는 그 환자 오른쪽 아래팔에 있는 커다란 열상에 직접 압박술을 적용하려고 시도하고 있습니다. 여러분은 팀원들에게 지시하여 그 창상에 적합한 지혈제 드레싱을 그 최초 대응자에게 제공하게 합니다.

여러분의 ITLS 최초 평가 소견은, 언어 자극에 반응하는 환자가 한 명 있으며 흉통과 호흡 곤란을 호소하고 있는 상황입니다. 그의 기도는 개방되어 있지만 힘들게 호흡을 하고 있으며 입에서 감지한 호흡수는 20~30회/분입니다. 그의 노-동맥 맥박은 약하고 실같이 가늘게 촉진되며 약 120회/분의 빈도입니다. 그의 피부는 창백하고 차가우며 축축합니다. 여러분은 지혈제 드레싱을 부착한 후에도 여전히 팔 열상에서 출혈이 계속됨을 관찰하고서는 오른쪽 팔에다 지혈대를 적용합니다. 여러분은 또한 여러분의 팀원에게 비-재호흡 마스크를 통한 O_2 투여를 지시합니다. 팀 지휘자인 여러분은 지금이 Load & Go 상황이라고 판단하고 신속 외상 조사를 시행하기로 결정합니다. 두피와 얼굴에는 명백한 출혈이 없

증례 제시 *(계속)*

습니다. 그 환자는 C3/C4 부위에 약간의 압통을 호소합니다. 손상 기전, 현혹 손상들, 머리 타박상 및 목 압통 등을 종합한 결과, 여러분은 척주 운동-제한의 적응증에 해당한다고 판정하고는, 경추 고성-목테를 환자에게 적용하고 긴 척주 고정판을 환자 옆으로 가져오게 지시합니다. 또한 여러분은 목-정맥들이 팽대되어 있는 것을 주목합니다. 기관은 정중선에 있는 것으로 보입니다. 경추 고정-목테를 적용한 다음 가슴을 검진해보니, 앞가슴 아래쪽에 운전대 자국처럼 보이는 피부 타박상이 관찰됩니다. 가슴을 비-대칭적으로 움직이는데, 왼쪽의 움직임이 불량합니다. 동요 절편이나 관통상은 없습니다. 여러분이 청진기로 들어보니, 왼쪽에 호흡음이 들리지 않으며 심음은 들립니다. 여러분이 가슴 양쪽을 타진해보니, 왼쪽에서 과다-공명이 확인됩니다. 환자는 왼쪽 앞가슴을 촉진할 때 통증을 호소하지만, 불안정성이나 뼈-비빔 소리를 확인되지 않습니다.

이런 소견들에 근거하여, 여러분은 여러분의 팀에게 왼쪽 가슴에 대한 바늘 감압술을 2번째 갈비-사이 공간의 빗장뼈-중간선에 맞추어 시행하도록 지시합니다. 바늘을 통해 공기가 슉 밀려 나오고 환자의 호흡 곤란이 나아집니다. 그는 위급한 환자이기 때문에, 신속히 구출되어 긴 척주 고정판 위에 뉘어져 구급차용 들것 위로 옮겨지고 즉시 구급차 안으로 옮겨집니다. 구급차 안에서 여러분은 그 환자를 재-평가하면서 신속 외상 조사를 완료합니다. 여러분은 최초 대응자들 중 한 명에게 구급차를 운전하도록 요청하고, 여러분의 팀원들은 모두 구급차 뒤쪽에서 여러분을 보조하도록 합니다.

환자의 복부는 특별한 소견이 없었지만 지금 촉진해보니 압통을 보입니다. 복부 팽만이나 복벽-경직은 없습니다. 골반은 안정적이며 압통, 불안정성, 및 뼈-비빔 소리도 전혀 없습니다. 다리에는 명백한 변형이나 부어오르기 및 압통이 없습니다. 그의 팔에는 오른쪽 아래팔의 열상을 빼면 특별한 점이 없습니다.

지혈대를 적용한 상태에서 출혈은 현재 지혈된 상태입니다. 그는 양쪽 손을 다 움직이고 있습니다. 등쪽을 빠르게 확인해보니, 눈에 띄는 외상도 없고 압통도 전혀 없습니다. 척추에 멍듦 또는 압통도 전혀 없는데, 이는 환자를 긴 척주 고정판에서 구급차 들것으로 옮길 때 확인하였습니다.

외상센터로 가는 동안에, 여러분은 재-평가 검진을 시행합니다. 현재 의식 수준은 여전히 환자가 언어 자극에 반응하는 수준이고, 기도는 개방되어 있으며, 또한 환자는 여전히 18회/분으로 빨리 호흡하고 맥박수는 120회/분이며 혈압은 90입니다. 유일한 명백한 외부 출혈이 지혈되었는데도 환자가 조기 쇼크 징후들을 나타내고 있으므로, 여러분은 가슴을 재-평가하고 그의 왼쪽 가슴에서 호흡음을 여전히 청진할 수 있음을 확인합니다. 목-정맥 팽대는 없습니다. 복부는 왼쪽-위쪽-사분역에서 압통을 나타내며, 앞가슴 촉진에서도 압통을 나타냅니다. 골반은 안정적이며 긴 뼈 골절은 전혀 발견되지 않았습니다.

환자에게 환자 감시 장치를 부착합니다. 말초 정맥 경로를 한 개 확보하고 결정질 용액 500 mL 덩이-투여를 시작합니다. 여러분이 MIST 형식을 사용하여 외상센터에 보고를 하는 동안에, 여러분의 뒤에 있던 동료가 여러분에게 심전도 감시 장치를 보라고 소리칩니다. 심전도 감시 장치에는 2번 유도에서 '굴 빠른-맥'과 잦은 PVC들을 나타냅니다. 여러분은 여러분 동료에게 지시하여 12-유도 심전도 (V4-R 포함)를 촬영하도록 합니다. 심근 경색을 의미하는 급성 ST-분절 변화는 없지만 잦은 PVC으로 인해 심근 타박상에 대한 우려가 생깁니다. 이 내용을 근거로 여러분은 환자를 다시 재-평가한 다음 여러분의 보고서를 새로 고쳐서 작성합니다.

500 mL의 결정질 용액를 덩이-투여한 후, 맥박수가 114회/분이 되었지만 여전히 노-동맥은 실처럼 가늘게 촉진됩니다. 지혈대는 여전히 잘 작동하고 있으며, 호흡수는 24회/분이고 혈압은 90/60입니다.

외상센터에 도착하자마자, 환자 처치가 외상팀에게 이전됩니다.

요약

환자 평가는 외상 치료의 핵심이다. 요구되는 중재술들을 시행하는 것은 어렵지 않다. 하지만 그 중재술들의 시행 '시기 선택'이 종종 결정적 역할을 한다. 만일 여러분이 무엇을 물어보아야 하며 그리고 어떻게 검진을 수행해야 하는지를 알고 있다면, 불필요하게 현장-체류 시간을 연장시키지 않으면서 생명을 구하는 중재술들을 시행해야 하는 때가 언제인지를 알게 될 것이다. 이 장에서는 외상 환자에 대한 신속하고, 순서-정연하며, 또한 철저한 검진법을 설명하였으며, 검진 및 치료의 우선순위를 항상 염두에 두고 있어야 함을 강조하였다. 여러분이 기술된 내용대로 환자에게 접근하는 방식을 계속 유지한다면, 여러분은 "다음에 해야 할 행동은 무엇이지?" 하는 고민 없이 환자 진료에게 집중할 수 있게 될 것이다. 최적의 속도는 팀워크와 훈련에 의해서 얻어진다. 팀워크는 연습을 통해 얻어진다. 여러분은 각 팀원의 역할을 완벽하게 만들기 위해서, 환자 평가법에 대한 정기적 연습을 반드시 계획하고 실행해야만 한다. 우리들의 환자에게 필요한 처치 수준에 대하여 더 나은 판단을 우리가 할 수 있도록 도와주는 미래의 환자 평가 부가 장치들이 현재의 연구들을 통해서 만들어지고 있다.

point-of-care-ultrasound-in-the-prehospital-setting.html

Brooke, M., J. Walton, and D. Scutt. 2010. "Paramedic Application of Ultrasound in the Management of Patients in the Prehospital Setting: A Review of the Literature." *Emergency Medicine Journal* 27, no. 9 (September): 702–7.

Brown, J. B., M. R. Rosengart, R. M. Forsythe, B. R. Reynolds, M. L. Gestring, W. M. Hallinan, A. B. Peitzman, T. R. Billiar, and J. L. Sperry. 2016. "Not All Prehospital Time Is Equal: Influence of Scene Time on Mortality." *Journal of Trauma and Acute Care Surgery* 81, no. 1 (July): 93–100. doi: 10.1097/TA.0000000000000999.

Caterino, J. M., and A. Raubenolt. 2012. "The Prehospital Simplified Motor Score Is as Accurate as the Prehospital Glasgow Coma Scale: Analysis of a Statewide Trauma Registry." *Emergency Medicine Journal* 29, no. 6 (June): 492–6. doi: 10.1136/emj.2010.110437.

Goldberg, S. A., A. Porat, C. G. Strother, N. Q. Lim, H. R. Wijeratne, G. Sanchez, and K. G. Munjal. 2017. "Quantitative Analysis of the Content of EMS Handoff of Critically Ill and Injured Patients to the Emergency Department." *Prehospital Emergency Care* 21, no. 1 (January–February): 14–17.

Jansen, T. C., J. van Bommel, P. G. Mulder, J. H. Rommes, S. J. Schieveld, and J. Bakker. 2008. "The Prognostic Value of Blood Lactate Levels Relative to that of Vital Signs in the Prehospital Setting: A Pilot Study." *Critical Care* 12, no. 6: 160–6.

Korner, M., M. M. Krotz, C. Degenhart, K. J. Pfeifer, M. F. Reiser, and U. Linsenmaier. 2008. "Current Role of Emergency Ultrasound in Patients with Major Trauma." *Radiographics* 28, no. 1 (January–February): 225–42.

Krell, J. M., M. S. McCoy, P. J. Sparto, G. L. Fisher, W. A. Stoy, and D. P. Hostler. 2006. "Comparison of the Ferno Scoop Stretcher with the Long Backboard for Spinal Immobilization." *Prehospital Emergency Care* 10, no. 1 (January–March): 46–51.

MacKenzie, E. J., F. P. Rivara, G. J. Jurkovich, A. B. Nathens, K. P. Frey, B. L. Egleston, D. S. Salkever, and D. O. Scharfstein. 2006. "A National Evaluation of the Effect of Trauma-Center Care on Mortality." *New England Journal of Medicine* 354, no. 4 (January): 366–78.

McEvoy, J. W. 2018. "Excess Oxygen in Acute Illness: Adding Fuel to the Fire." *Lancet* 391 (April): 1640. https://doi.org/10.1016/S0140-6736(18)30546-4

Pham, H., Y. Puckett, and S. Dissanaike. 2017. "Faster On-Scene Times Associated with Decreased Mortality in Helicopter Emergency Medical Services (HEMS) Transported Trauma Patients." *Trauma Surgery and Acute Care Open* 2: e000122. doi: 10.1136/tsaco-2017-000122.

Sasser, S. M., R. C. Hunt, M. Faul, D. Sugerman, W. S. Pearson, T. Dulski, M. M. Wald, G. J. Jurkovich, C. D. Newgard, E. B. Lerner, et al. 2012. "Guidelines for Field Triage of Injured Patients:

Recommendations of the National Expert Panel on Field Triage, 2011." *Morbidity and Mortality Weekly Report* 61 (RR01) (January). Accessed August 2018. http://www.cdc.gov/mmwr/preview/mmwrhtml/rr6101a1.htm

Sochor, M., S. Althoff, D. Bose, R. Maio, and P. Deflorio. 2013. "Glass Intact Assures Safe Cervical Spine Protocol." *Journal of Emergency Medicine* 44, no. 3 (March): 631–6.

Thomas, S. H., K. M. Brown, Z. J. Oliver, D. W. Spaite, B. J. Lawner, R. Sahni, T. S. Weik, Y. Falck-Ytter, J. L. Wright, and E. S. Lang. 2014. "An Evidence-Based Guideline for the Air Medical Transportation of Prehospital Trauma Patients." *Prehospital Emergency Care* 18, Suppl. 1: 35–44. doi: 10.3109/10903127.2013.844872.

van Beest, P. A., P. J. Mulder, S. B. Oetomo, B. van den Broek, M. A. Kuiper, and P. E. Spronk. 2009. "Measurement of Lactate in a Prehospital Setting is Related to Outcome." *European Journal of Emergency Medicine* 16, no. 6 (December): 318–22.

Walcher, F., M. Weinlich, G. Conrad, U. Schweigkofler, R. Breitkreutz, T. Kirschning, and I. Marzi. 2006. "Prehospital Ultrasound Imaging Improves Management of Abdominal Trauma." *British Journal of Surgery* 93, no. 2 (February): 238–42.

3

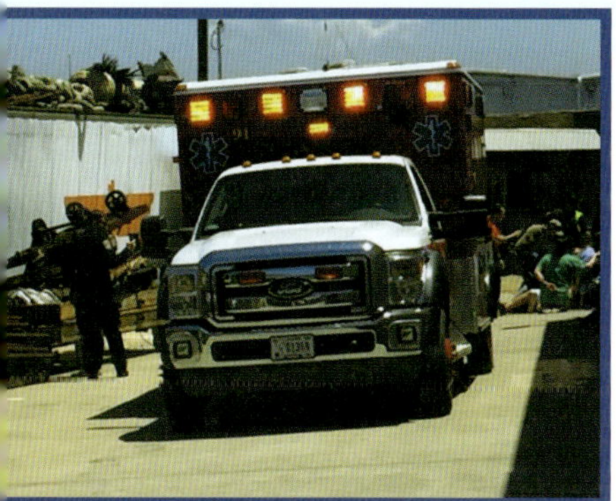

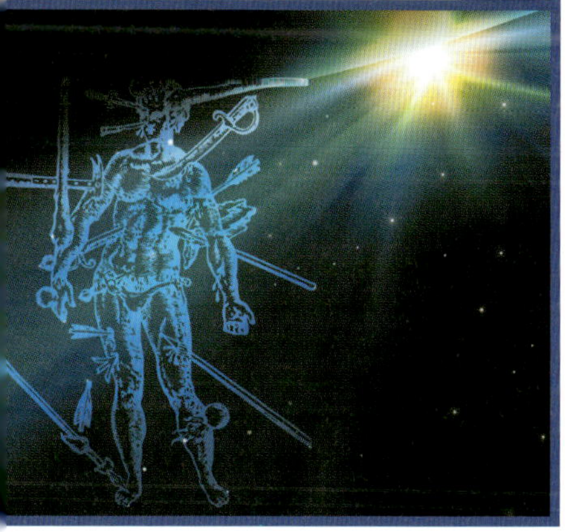

(위쪽: 사진 제공 Roy Alson, PhD, MD, FACEP, FAEMS)

평가 술기

John T. Stevens, NRP
Leon Charpentier, EMT-P
Alexandra Rowe, NRP
S. Robert Seitz, M.Ed., RN, NRP

Patientenbeurteilung
Habilidades de Evaluación
Postupak pregleda ozlijeđene osobe
Competências Práticas na Gestão da Vítima de Trauma
Keterampilan Pengkajian
Обучение навыкам оценки потерпевшего
Evaluation du patient traumatisé en pratique
Δεξιότητες στην Εκτίμηση Τραυματία
A sérült megítélése a gyakorlatban
傷病者評価の技術
評估技巧
Pregled poškodovanca

핵심 용어

이 장에 설명된 술기들
ITLS 1차 조사
- 현장 사고-규모 평가
- 최초 평가

ITLS 2차 조사
ITLS 재-평가 검진
집중 검진
신속 외상 조사

학습 목표

여러분이 이 장을 성공적으로 완료하고 나면, 다음을 할 수 있어야만 한다:

1. ITLS 1차 조사를 정확하게 시행하라.
2. 어느 환자가 Load & Go를 필요로 하는지 2분 안에 식별하라.
3. 긴급 중재술들을 시행해야 하는 시기를 설명하라.
4. ITLS 재-평가 검진을 정확하게 시행하라.
5. ITLS 2차 조사를 정확하게 시행하라.
6. 의료지도 의사와의 올바른 의사소통 방법을 시연하라.
7. 다발성 외상 환자에 대한 신속한 평가 및 관리의 올바른 순서를 시연하라.

술식 순서

ITLS 1차 조사

ITLS 수업 중에는, 환자 (처럼 연기하는) 가상 모델 1명과 함께 인쇄된 짧은 시나리오들이 활용될 것이다. 여러분들은 몇 개의 팀들로 나뉘어 최초 평가, 긴급한 중재술들, 그리고 이송 결정 내리기 수행하기를 연습하게 될 것이다. 각 팀원들은 반드시 돌아가면서 최소한 1회는 팀 지휘자의 역할을 연습해야만 한다. 여러분이 각 조사 단계마다 찾아내야만 하는 해답들이 바로 그 매우 중요한 정보에 해당한다. '치료 판단 순서도' (표 3-1을 보세요)는 평가에서 여러분이 대응하여 꼭 취해야만 (본인이 직접 또는 동료에게 위임하여) 하는 행동들에 해당한다.

진주 같은 정보

ITLS 1차 조사

- 현장 사고-규모 평가를 완료할 때까지는 환자에게 접근하지 마라.
- 생명에 즉각적 위협이 있는 경우 (예: 치명적 출혈, 기도 폐쇄, 심-정지, 또는 현장이 너무 위험하게 변한 상황과 같이)를 제외하고는 ITLS 1차 조사를 중단하지 마라. 여러분이 ITLS 1차 조사를 완료하는 동안에, 팀원들은 필요한 긴급 중재술들을 수행해야만 한다.
- 여러분이 호흡 평가를 완료하자마자 즉시, 어떤 형태든 폐환기 및 O_2 투여에 관한 지시를 내려라.
- 의식 수준이 떨어진 환자들에게 예방적 '과다-폐환기 요법' 시행은 권장되지 않는다. 뇌 탈출 증후군 징후들을 보이는 머리 손상 환자들에게만 이것을 사용하라 (제12장을 보세요).
- 부적절한 호흡을 보이는 (호흡수 <10회/분, 공기 흐름이 없거나 거의 없음, E_TCO_2 >45) 모든 환자들에게 폐환기를 보조하라. 가슴의 오르내림을 근거로 일회-호흡량의 적절성을 확인하라.
- 모든 다발성 외상 환자들에게 O_2를 투여하라. 미심쩍거나 맥박 산소-측정기 수치 <94%이면 O_2를 투여하라.
- 기관-삽관은 성인 환자의 기도를 보호하고 폐환기 보조를 제공하는 최선의 방법이다. 다른 방법들도 효과적일 수는 있으나 이만큼 확고하지는 않다.

(다음에 계속)

ITLS 1차 조사-매우 중요한 정보

환자를 관리하는 과정에서 여러분은 많은 '긴급 판단들'을 내려야 하는데, 올바른 판단을 내리려면 필수적 정보가 주어져야 한다. 만일 여러분이 ITLS 1차 조사 과정에서 옳은 질문들을 묻는다면, '긴급 판단들'을 내리는데 필요한 바로 그 정보를 얻게 될 것이다. 다음의 질문들은 여러분이 ITLS 1차 조사를 시행하면서 스스로에게 반드시 물어보아야 하는 순서대로 기술되어 있다. 이것은 여러분이 ITLS 1차 조사의 각 단계를 수행할 때 필요하게 될 최소의 정보이다 (그림 3-1):

현장 사고-규모 평가

- 나는 표준 예방조치들을 시행 완료했는가?
- 나는 어떤 '위험한 것'을 보거나, 듣거나, 냄새 맡거나, 또는 감지했는가?
- '의료적 지휘체계'가 확립되었는가?
- 얼마나 많은 환자들이 존재하는가?
- 추가적인 인력이나 자원들이 필요한가?
- 그 환자들을 구조/처치하는데 특수 장비가 필요한가?
- 여기에 관련된 손상 기전(MOI)은 무엇인가?
- 손상 기전이 '전신적'인가 아니면 '집중적'인가?
- 손상 기전이 잠재적으로 생명-위협적인가?

최초 평가

전반적 인상

- 내가 환자에게 접근하면서 파악한, 환자에 대한 전반적 인상은 무엇인가? (그 상황의 심각함에 대한 여러분의 주관적 판단이 이것의 일부를 형성한다.)
- 지금 반드시 처리해야만 하는 명백한 '생명-위협적 외부 출혈'이 있는가 (C-ABC)?

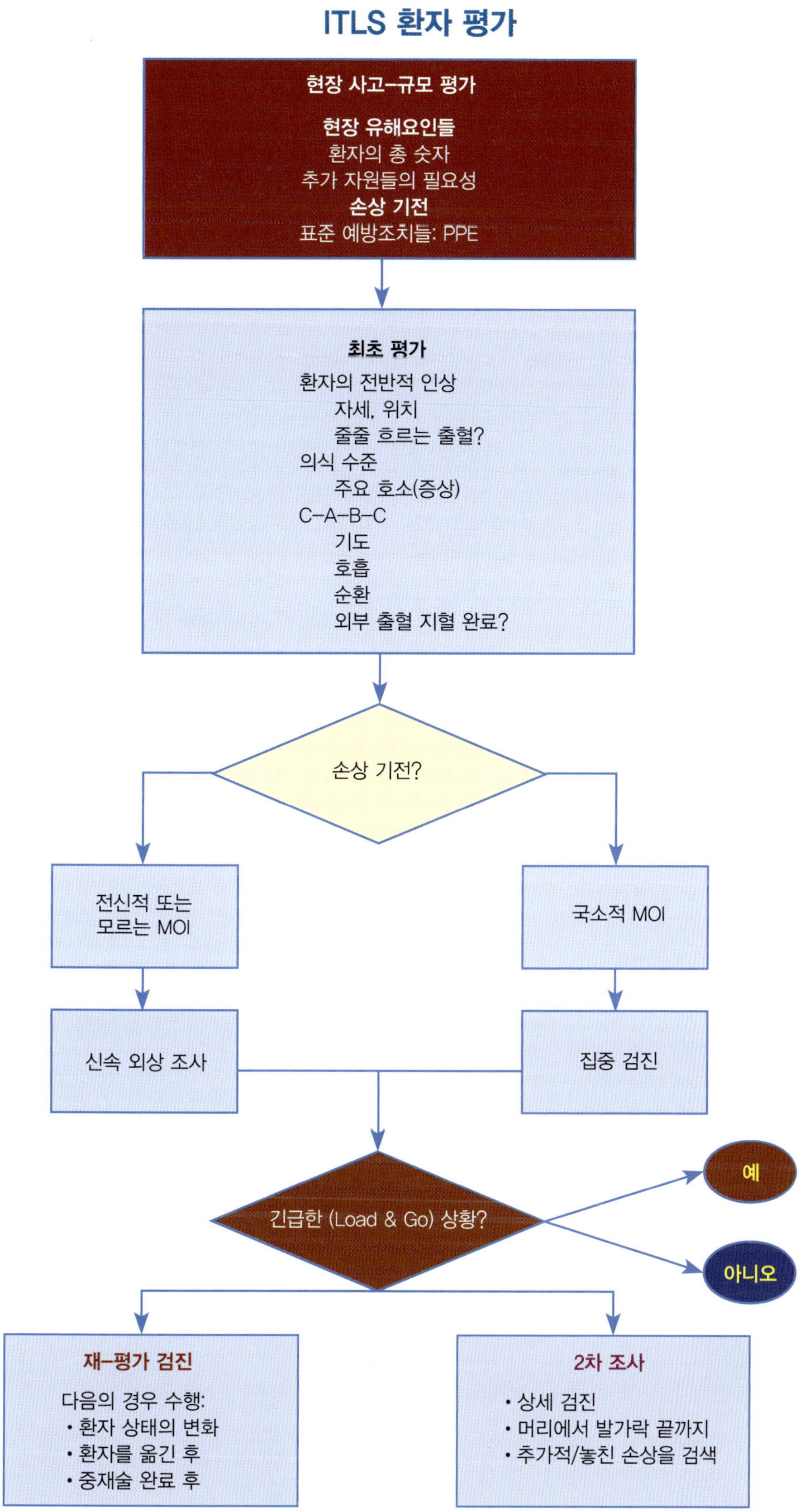

그림 3-1 외상 환자 평가의 단계들

사고-규모 평가의 결정적 행동
1. 의료 명령체계 확립
2. 만일 안 했다면, PPE 착용
3. 유해요인들 통제
4. 추가 자원들 요청
5. 다중-환자 사건에서 중증도-분류 시작

최초 평가의 결정적 행동
1 환자 자세/위치 재정립
2. 지혈: 직접 압박
   지혈 거즈
   지혈대
3. 기도 개방
4. 폐환기 보조
5. 산소 투여
6. 필요하면, CPR 시행
7. 신속 구출?

손상 기전 평가의 결정적 행동
1. 손상 기전과 최초 평가를 근거로 어떤 검진을 할지 결정

신속 외상 조사의 결정적 행동
1. 긴장 기흉을 감압하라.
2. 가슴 창상을 밀폐하라.
3. 검진 후 적응증이면, SMR

Load & Go의 결정적 행동
1. 외상센터로 신속 이송
2. 육상 이송 또는 항공 이송?
3. 적응증이면, SMR
4. 조기 알림
5. 이송 동안 IV 경로 확보
6. 적응증이면, TXA
7. 환자 감시 장치 적용
8. 재-평가 검진/2차 조사

Not Load & Go의 결정적 행동
1. 2차 조사 완료
2. 이송 동안 IV 경로 확보
3. 환자 감시 장치 적용
4. 재-평가 검진
5. 부목 대기/창상 드레싱

진주 같은 정보

ITLS 1차 조사 *(계속)*

- 만일 척주 운동-제한(SMR)의 적응증이 된다면, ITLS 1차 조사가 완료되자마자 환자를 긴 척주-고정판이나 국자형 들것으로 옮겨라.
- ITLS 1차 조사가 완료되면, 그 환자가 위급한 상태인지 안정적 상태인지를 판단하라. 의식 수준 변화, 호흡 곤란, 그리고/또는 쇼크 징후 및 증상들이 있으면 위급 상태를 의미한다.
- 만일 여러분의 환자가 위급한 상태라면, 조기에 의료지도 의사와 수용 의료기관 의료진과 의사소통하라.
- 만일 환자가 위급한 외상 상태라면, 일단 구급차에 싣고 이송을 시작하라 (임신부 환자들은 약간 왼쪽으로 기울인 상태로 이송하라.).
- 만일 절대적으로 필요한 상황이라면, 이송 시작 전에 어떤 긴급한 중재술들을 시행해야만 할 수도 있다. 이때, 환자 '황금 기간'의 몇 분을 그 술식과 맞바꾸고 있는 중임을 잊지 마라. 옳은 판단을 내려라. 이런 중재술에는 기도 확보, 폐환기, O_2 투여, 심각한 외부 출혈 지혈, 개방성 가슴 관통 창상 밀폐하기, 긴장-기흉 감압, 꽂힌 물체 안정화, 그리고 (SMR 적응증이 될 때) SMR하며 환자 꾸리기 등이 포함될 수 있다.
- 외상성 심-정지 환자들에게는, 치료 가능한 원인들을 처리한 다음 소생술을 계속할지 말지를 결정하라.
- 긴장-기흉의 감압 적응증은 긴장-기흉의 징후들 (저혈압+목-정맥 팽대+한 쪽 가슴 호흡음 감소+타진 과다공명)과 다음 중 하나 이상이 있을 때이다: 청색증이 동반된 호흡 곤란, 노-동맥 맥동의 소실 (명백한 쇼크), 및 명백한 의식 수준 저하.
- 환자가 갇혀 있는 상태이거나 구급차가 현장에 늦게 도착하는 상황이 아니라면, 정맥 수액 요법은 수용 의료기관으로 출발한 후 이송 도중에 시행하라.

표 3-1: 외상 평가: 치료 판단 순서도

평가	행동
현장 사고-규모 평가	
안전성	장갑, 보호 의복을 착용하라. 유해 요인들을 제거하거나, 유해 요인으로부터 환자를 대피시켜라.
환자의 숫자	필요하면, 도움을 요청하라.
구출/구조 필요성	필요하면, 특수 장비/자원들을 요청하라.
손상 기전	적절한 손상들을 의심하라 (예: 경추 손상)
전반적 인상	우선순위를 확립하기 시작하라.
나이, 성별, 체중	
자세 (주변 상황 속에서의 위치/체위)	필요하면, 위치/자세를 재-조정하라.
활동성	
명백한 주요 손상들	
주요 출혈	필요하면, 직접 압박±지혈제 또는 지혈대를 적용하라.
의식 수준	
명료/목소리에 반응	위험한 손상 기전으로 인해 적응증이 된다면, 경추 운동-제한을 시작하라.
목소리에 무반응	경추 운동-제한을 확실히 시행하라.
기도	기도 문제는 발견이 되면, 반드시 교정해야만 한다.
코골기	'변경된 아래턱 밀기' 술식을 시행하라.
꿀럭거림	흡인을 시행하라.
그렁거림	기관-삽관 → 기관-내관 위치 확인 → (사용-가능하면) 파형 호기말 이산화탄소 측정기 적용
무음	폐환기를 시도하라. 만일 실패하면, — 위치/자세 재-조정; 신속 구출을 시작하라. — 눈으로 확인하라. — 흡인하라. — 이물질 제거를 고려하라. — 긴장-기흉이면 감압하라. — BVM 폐환기를 시작하고, SGA 삽입 또는 기관-삽관을 고려 → 위치 확인 → (사용-가능하면) 파형 호기말 이산화탄소 측정기 적용 — 후두-관통 제트 폐환기 또는 반지-방패막 절개술을 고려하라.
호흡	만일 폐환기가 부적절하면, 폐환기를 보조하라.
없음	2회 폐환기하라 (O_2와 함께 10~12회/분으로 지속적 폐환기를 하기 전에 맥박을 확인하라).
<8회/분	O_2와 함께 10~12회/분으로 폐환기를 보조하라.
일회-호흡량 작음	O_2와 함께 10~12회/분으로 폐환기를 보조하라.
힘들여 호흡함	비-재호흡 마스크를 통해 15L/분으로 O_2를 공급하라; 필요하면 폐환기를 보조하라.
정상 또는 빠름	O_2 공급을 고려하라.
순환	
노-동맥 맥동	
없음	목-동맥을 확인하라 (아래 참조). 후기 쇼크인지 주목
있음	맥박수와 맥박 품질에 주목하라.
느린-맥	척수 쇼크, 머리 손상을 고려하라.
빠른-맥	저-혈량성 쇼크를 고려하라.
	통증 관리의 필요성을 고려하라.
	심전도 감시 장치 부착을 고려하라.

표 3-1: 외상 평가: 치료 판단 순서도 *(계속)*

평가	행동
목-동맥 맥동	만일 노-동맥 맥박이 촉진되지 않으면, 확인하라.
없음	CPR과 O_2를 사용한 폐환기를 시작하라. 즉각적 중재술, 이송, 또는 소생술 중단을 고려하라.
있음	맥박수와 맥박 품질에 주목하라.
느린-맥	척수 쇼크, 미리 손상을 고려하라.
빠른-맥	후기 쇼크를 고려하라.
피부 색깔과 상태	
창백, 차고, 축축	저-혈량성 쇼크를 고려하라.
청색증	폐환기 보조를 재-평가하고 기관-삽관을 고려하라.
주요 출혈	직접 압박 ± 지혈제, 또는 지혈대를 적용하라.
머리	
주요 얼굴 손상들	기관-삽관을 고려하라.
목	
부종, 멍, 움푹 들어감	기관-삽관을 고려하라.
목-정맥 팽대	긴장-기흉, 심장-눌림증을 고려하라.
기관 편위	긴장-기흉을 고려하라.
압통, 변형, 또는 의식 수준 변화	경추 고정-목테를 적용하라.
가슴	시진과 촉진을 시행하라.
대칭적, 안정적	검진을 계속하라.
멍듦, 뼈-비빔소리	조기에 심전도 감시 장치 적용을 고려하라.
관통 창상	가슴 밀폐기/폐쇄 드레싱을 적용하라.
모순 운동	동요 절편을 안정화하고, 조기 기관-삽관을 고려하라.
호흡음	
들리고, 양쪽 동일	검진을 계속하라.
양쪽 다름	가슴을 타진하여, 기흉 vs. 혈흉을 감별하라. 만일 적응증이 되면, 흉강 바늘 감압술을 시행하라.
심음	나중에 비교할 수 있도록 초기 심음에 주목하라.
감음 (JVD & 양쪽 같은 호흡음을 동반)	심장-눌림증을 고려하라.
복부, 골반, 넙다리	
만일 복부 압통, 불안정 골반, 또는 양쪽 넙다리뼈 골절이 있으면	쇼크로 발전할 가능성을 예상하라.
팔다리 운동/감각 기능	
있음	기록하라.
없거나 감소	척추 손상을 의심하라.
등쪽	
손상들이 확인됨	식별된 손상들을 적절히 처치하라. 긴 척주-고정판으로 옮겨라 만일 위급한 외상 상황이라면, 즉시 이송하라.
SAMPLE 병력	청취하여 기록하라.
활력 징후	의식 수준, 호흡수, 맥박수, 혈압, 맥박 산소-측정기, 체온, & 불편 수준을 측정하여 기록하라.
수축기<90 & 쇼크 징후	병원으로 가는 도중에 IV 수액 요법을 고려하라.
수축기<80	병원으로 가는 도중에 IV 수액 요법을 시행하라.
수축기<60	보상-부전성 쇼크를 치료하라. CPR을 고려하라.
수축기 혈압 상승 & 심박수 감소	두개내압 상승을 고려하라. 수축기 혈압을 110~120 mmHg로 유지하라. 폐환기를 조정하여 E_TCO_2 30~35 mmHg로 유지할 것을 고려하라.

표 3-1: 외상 평가: 치료 판단 순서도 *(계속)*

평가	행동
동공	
비-대칭	의식이 명료하지 않다면, 머리 손상을 의심하라. 그 다음에 눈 손상을 의심하라.
비-대칭 또는 확장 & 고정된 동공 & GCS <8	100% O_2를 공급하라. 환자를 저혈압에 빠뜨리지 마라 (목표 수축기 혈압 110~120). 기관-삽관하고 E_TCO_2 30~35 mmHg를 유지하도록 과다-폐환기 빈도를 조절하라 (E_TCO_2가 사용-가능하지 않으면 16~20회/의 빈도로). (비-대칭 동공이거나 또는 확장/고정된 동공이면서 GCS <8이면 뇌 탈출을 시사)
바늘구멍 (호흡수 <8)	날록손 투여를 고려하라.
확장/반응함 (GCS <8)	100% O_2를 공급하라. 기관-삽관을 고려하라. 10~12회/분 또는 E_TCO_2 35~45 mmHg 유지되게 폐환기하라.
GCS 점수 <8 (의식 수준 저하)	100% O_2를 공급하라. 환자를 저혈압에 빠뜨리지 마라 (목표 수축기 혈압 110~120). 빠른 이송을 고려. 환자가 뇌 탈출 징후들을 보일 때만 과다-폐환기 요법을 고려하라. — GCS <8 & 젖히기 자세 취하기 — GCS <8 & 비-대칭 동공 또는 빛 반응 없음 — GCS <8 & 이후 검진에서 2점 이상 저하
모든 의식 수준 저하 환자	O_2 공급을 고려하라. 의료용 식별 장치들을 찾아보라. 약물 패치를 찾아보라. 혈당을 측정하라.

의식 수준(AVPU)

- 자신들을 소개하면서 말하라: "우리들은 당신을 도우러 여기에 왔습니다. 무슨 일이 일어난 것인지 우리에게 말씀해 주실 수 있습니까?"
- 환자가 그의 머리를 돌리지 않도록 환자의 시야 안에 머무르도록 노력하라.
- 환자의 반응에 근거할 때, 그 환자의 AVPU 등급은 무엇인가?

기도

- 환자 기도가 개방되어 있으며 깨끗한가?
- 환자가 자신의 기도를 스스로 유지할 수 있는가?
- 코골이, 꿀럭거림, 및 그렁거림과 같은 비-정상적 호흡음이 들리는가?

호흡

- 환자가 지금 정상적으로 호흡을 하고 있는 중인가?
- 호흡의 빈도와 깊이는 어떠한가? 호흡의 힘들기는?

순환

- 생명-위협적 외부 출혈은 지혈되었는가?
- 손목과 목에서 촉진한 맥박수와 맥박 특성을 어떠한가?
- 피부의 색깔, 상태, 그리고 온도는 어떠한가?

판단

- 이것이 위급한 상태인가?
- '척주 운동-제한'(SMR)의 적응증에 해당하는가?
- 손상 기전 또는 최초 평가의 소견으로 판단할 때, 신속 외상 조사를 시행할 필요성이 있는가?

신속 외상 조사

(그림 3-2를 보세요.)

머리 & 목

- 머리 또는 목에 명백한 창상이 있는가?
- 목에 변형이나 압통이 있는가?
- 목-정맥이 팽대되어 있는가?
- 촉진에서, 기관이 정중선에 있는가 아니면 편위되어 있는가?

가슴

- 가슴이 대칭적인가?
- 만일 대칭적이지 않다면, 모순 운동이 있는가?
- 눈에 띄는 둔상이나 관통상이 있는가?
- 빨아들이는 (개방) 창상이 있는가?
- 흉벽에 TIC (압통, 불-안정성, 뼈-비빔 소리)가 있는가?
- 호흡음이 있으며 또한 양쪽이 동일한가?
- 만일 동일하지 않다면, 타진에서 과다-공명 (기흉)인가 아니면 둔탁음 (혈흉)인가?
- 심음이 정상인가 아니면 비-정상 (멀리 들림, 감음)인가?

복부

- 눈에 띄는 손상이나 변색이 있는가?
- 복벽이 압통을 보이는가, 경직되어 있는가, 또는 팽만되어 있는가?

골반

- 눈에 띄는 창상이나 변형이 있는가?
- TIC가 있는가?

넙다리

- 눈에 띄는 창상, 부종, 또는 변형이 있는가?
- TIC가 있는가?

아래 다리와 팔

- 눈에 띄는 창상, 부종, 또는 변형이 있는가?
- TIC가 있는가?

그림 3-2 신속 외상 조사가 포함된 ITLS 1차 조사

ITLS 1차 조사

현장 사고-규모 평가
표준 예방조치들
유해 요인들, 환자의 총 숫자, 추가 자원들의 필요성
손상 기전

최초 평가
전반적 인상
나이, 성별, 체중, 전반적 외양, 체위/자세,
의도된 움직임, 명백한 손상들, 피부 색깔
생명-위협적 출혈 (CABC)

의식 수준
(A-V-P-U)
주요 호소/증상

기도
(경추 안정화를 고려하라)
(코골이, 까르륵거림, 그렁거림, 완전 무음)

호흡
(**있는가?** 빈도, 깊이, 힘들기)

순환
(**손목 동맥/목 동맥이 촉진되는가?** 빈도, 규칙성, 품질)
피부의 색깔, 온도, 습도; 모세혈관 재-충혈
출혈이 지혈되었는가?

신속 외상 조사
머리와 목
목 정맥 팽대?
기관 편위?

가슴
비대칭, (모순 운동 동반?), 타박상, 관통상,
압통, 불안정성, 뼈-비빔 소리
호흡음
(있는가? 양쪽 동일한가? 양쪽 동일하지 않다면, 타진하라)
심음

복부
(타박상, 관통상/내장 탈출, **압통, 경직, 팽만**)

골반
압통, 불안정성, 뼈-비빔 소리

팔/다리
명백한 부어오름, 변형
운동 및 감각 기능

신체 등쪽
관통상, 명백한 변형

만일 위급한 상태의 환자이면, 일단 구급차로 옮겨서 검진을 완료하라.

만일 노-동맥 맥동이 촉진되면:
활력 징후
맥박수, 호흡수, 혈압을 측정

만일 의식 수준 변화가 있으면:
동공
크기? 반응성? **양쪽 동일?**

글라스고우 혼수 척도(GCS)
눈뜨기, 말하기, 운동 기능

• 환자가 손가락과 발가락에 감각을 느끼고, 잘 움직일 수 있는가?

신체 등쪽

• 이 검진은 SMR을 위해 긴 척주-고정판에 환자를 옮기는 과정 중에 시행된다. 또는 환자 이동 후, 환자를 긴 척주-고정판으로부터 다른 곳으로 옮길 때에도 이 검진을 시행할 수 있다.
• 환자의 등쪽에 창상, 압통, 또는 변형이 있는가?

판단

• 위급한 상황이 존재하는가?
• 이 환자에게 감압술 또는 가슴 밀폐술이 필요한 긴장 기흉 또는 가슴 관통 창상이 있는가?
• 이 환자를 지금 구급차 안으로 옮겨야만 하는가?
• 내가 지금 위임하거나 직접 시행해야만 하는 중재술들이 있는가?

병력

• 환자의 SAMPLE 병력이 무엇인가? (만일 아직도 얻어지지 않았다면)
• 만일 아직 되지 않았다면, 주요 증상의 PQRST를 확인하라: provocation 유발 요인/palliation 완화 요인, quality 특성, radiation 방사 형태, severity 중증도 & timing 시간.

기준-선 활력 징후

• 활력 징후가 안정적인가 아니면 불안정한가?
• 의식 수준 (AVPU)은?
• 호흡수?
• 맥박수?
• 혈압?
• 맥박 산소-측정기 수치 및 (사용-가능하면) 호기말 이산화탄소 분압-측정?
• 체온?
• 불편감/통증 수준?

장애 상태

• 만일 의식 수준 변화가 있었거나 있으면 지금 이 검진을 시행하라. 그렇지 않다면, ITLS 2차 조사를 수행할 때까지 이 검진을 미루어라.
• 만일 환자가 의식 수준 변화를 보인다면, 양측 동공이 대칭적이며 빛에 대한 반응이 있는가?
• 글래스고우 혼수 척도(GCS) 점수 또는 글래스고우 운동 점수는 몇 점인가?
• 뇌 탈출의 징후들 (무반응, 확대된 동공, 고혈압, 느린-맥, 비정상 자세 취하기)이 있는가?

술식 순서

ITLS 재-평가 검진

ITLS 수업 동안에, 환자 (처럼 연기하는) 가상 모델 1명과 함께, 인쇄된 짧은 시나리오들이 활용될 것이다. 여러분들은 몇 개의 팀들로 나뉘어 ITLS 재-평가 검진 시행하기, 긴급한 판단 내리기, 그리고 중재술 시행하기를 연습하게 될 것이다. 각 팀원들은 반드시 돌아가면서 최소한 1회씩은 팀 지휘자의 역할을 연습해야만 한다. 여러분이 이 검진의 각 단계마다 찾아내야만 하는 해답들이 바로 그 매우 중요한 정보에 해당한다.

- 환자가 의학적 식별장치를 갖고 있는가? (인슐린 펌프, 심장 조율기)
- 손가락-찌르기 혈당 수치 결과는 얼마인가?

진주 같은 정보

ITLS 재-평가 검진

- 다음의 경우, ITLS 재-평가 검진을 반복하라:
  - 만일 환자 상태가 변하면
  - 만일 여러분이 중재술을 시행했다면
  - 만일 여러분이 환자를 옮겼다면 (현장→구급차로, 또는 구급차→병원 응급실로)
- 평정심을 유지하면서 생각하라. 여러분의 지식, 훈련 그리고 관심이 여러분이 가진 가장 중요한 도구이다.

ITLS 재-평가 검진—매우 중요한 정보

다음의 질문들은 여러분이 ITLS 재-평가 검진을 시행하면서 스스로에게 반드시 물어보아야 하는 순서대로 기술되어 있다. 여러분이 불안정한 다발성-외상 환자를 돌보는 상황에서, 이것은 ITLS 재-평가 검진의 각 단계를 수행할 때 필요한 최소의 정보이다 (그림 3-3).

주관적 변화

- 그 환자에게 환자 본인이 느끼기에 지금은 더 나아졌는지 더 나빠졌는지를 물어보라.

의식 수준

- 의식 수준이 어디에 해당하는가?
- 동공의 크기는 어떠한가? 양쪽 동공이 대칭적인가? 양쪽 동공이 빛에 반응하는가?
- 만일 의식 수준의 변화가 있다면, 지금 손가락-찌르기 혈당 수치가 얼마인가? (아직 시행되지 않았다면) 그리고 현재 GCS 점수는 얼마인가?

ABCs 재-평가

- 활력 징후 (맥박수, 호흡수, & 혈압)을 측정하여 기록하라.
- 기도
  - 기도가 개방되어 있으며 깨끗한가?
  - 비-정상적 호흡음 (코골기, 꿀럭거림, 그렁거림)이 있는가?
  - 얼굴에 화상이 있다면, 흡입 손상의 징후들이 있는가?
- 호흡 & 순환
  - 호흡의 빈도와 깊이는 어떠한가?
  - 맥박의 빈도와 특성은 어떠한가?

ITLS 재-평가 검진

환자 병력
아직 완료되지 않았다면, SAMPLE 병력을 완성하라.

의식 수준
A-V / P-U
동공

만일 의식 수준 변화가 있으면,
손가락-찌르기 혈당 검사를 시행
Glasgow Coma Scale
눈뜨기, 목소리, 운동 기능

활력 징후
맥박수, 호흡수, 혈압을 측정
맥박 산소-측정기, 심전도 감시기, CO_2 감시기, 체온

기도
개방성? 화상 환자이면, 흡입 손상 징후들을 평가하라.

호흡
있는가? 빈도, 깊이, 호흡 힘들기

순환
피부의 색깔, 온도, 습도; 모세혈관 재-충혈

출혈 부위는 여전히 지혈이 유지되는 상태인가?

목을 검진하라.
명백한 창상, 압통, 부종
목-정맥 팽대? 기관 편위?

가슴을 검진하라.
비대칭, (모순 운동 동반?), 타박상, 관통상,
압통, 불안정성, 뼈-비빔 소리

호흡음
있는가? 양쪽 동일한가? 양쪽 동일하지 않다면, **타진하라.**
심음

복부를 검진하라.
타박상, 관통상/내장 탈출, 압통, 경직, 팽만

식별된 손상들을 재-확인하라.

시행한 중재술들을 확인하라.
기관-내관, O_2, 정맥도관, 가슴 창상 밀폐, 흉강 감압 바늘,
부목, 드레싱, 꽂힌 물체, 임신부 환자의 체위

환자 감시 장치들을 재-확인하라.
심전도, 호기말 이산화탄소 분압-측정기, 맥박 산소-측정기

그림 3-3 ITLS 재-평가 검진

— 혈압은 얼마인가?
— 피부의 색깔, 상태, 그리고 온도가 어떠한가? (어린이는 모세혈관 재-충혈 시간)
— 외부 출혈은 지혈되었는가?

• 목
— 목-정맥이 정상인가, 납작한가, 아니면 팽대되었는가?
— 만일 목-정맥 팽대가 있다면, 기관이 정중선에 있는가 아니면 편위되어 있는가?
— 목에 점점 더 부어오르는 곳이 있는가?

- 가슴
  — 호흡음이 들리는가? 그리고 양쪽 호흡음이 동일한가?
  — 만일 양쪽 호흡음이 다르다면, 그쪽 가슴 타진에서 과다-공명 또는 둔탁음이 있는가?
  — 심음이 아직도 정상인가 아니면 감소되었는가?
- 복부 (만일, 손상 기전에서 복부 손상의 가능성이 있다면)
  — 복부에 압통이 있는가?
  — 복벽에 복벽-경계 또는 경직, 또는 복부 팽만이 있는가?
- 식별된 손상들에 대한 평가
  — 이미 확인된 모든 손상들의 어느 하나에서라도 어떤 상태 변화가 발생하였는가?
- 완료된 모든 중재술들을 확인하기
  — 기관-내관이 여전히 개방되어 있으며 올바른 위치에 있는가?
  — O_2 공급 속도가 올바른가?
  — O_2 공급관이 잘 연결되어 있으며 O_2 탱크에 O_2가 충분히 남아 있는가?
  — 정맥 주사가 적절한 속도로 주입되고 있는가?
  — 정맥 주사 수액이 적절한 수액 종류가 맞는가?
  — 가슴 개방창의 밀폐가 여전히 잘 유지되고 있는가?
  — 긴장-기흉 감압 바늘이 여전히 잘 작동하고 있는가?
  — 부착한 드레싱들 중에서 피로 젖은 것은 없는가?
  — 부착한 부목들이 적절한 위치에서 유지되고 있는가?
  — 몸에 박힌 물체가 여전히 잘 안정화되어 있는가?
  — 임신부 환자의 체위가 왼쪽으로 20~30도 기울어져 유지되고 있는가?
  — 심전도 감시 장치가 잘 부착되어 있으며 제대로 작동하고 있는가?
  — 맥박 산소-측정기가 잘 부착되어 있으며 제대로 작동하고 있는가?
  — 호기말 CO_2 분압 감시 장치가 잘 부착되어 있으며 제대로 작동하고 있는가?

술식 순서

ITLS 2차 조사

ITLS 수업 동안에, 환자 (처럼 연기하는) 가상 모델 1명과 함께, 인쇄된 짧은 시나리오들이 활용될 것이다. 여러분들은 몇 개의 팀들로 나뉘어 ITLS 2차 조사 시행하기를 연습하게 될 것이다. 각 팀원들은 반드시 돌아가면서 최소한 1회씩은 팀 지휘자의 역할을 연습해야만 한다. 여러분이 이 검진의 각 단계마다 찾아내야만 하는 해답들이 바로 그 매우 중요한 정보에 해당한다.

ITLS 2차 조사—매우 중요한 정보

일반 규칙으로서, 'ITLS 2차 조사'를 시작하기 전에 여러분은 먼저 '최초 평가'를 재빠르게 반복해야만 한다. 여러분은 여러분의 동료가 활력 징후를 측정하는 동안에 이것을 시행할 수 있다. 만일 여러분이 올바른 질문들을 묻는다면, 여러분의 환자를 관리할 때 필요한 긴급한 판단들을 내리는데 요구되는 정보를 얻게 될 것이다. 다음의 질문들은 여러분이 ITLS 2차 조사를 시행하면서 스스로에게 물어야 하는 순서대로 제시되어 있다. 이것은 여러분이 이 검진의 각 단계를 시행할 때 필요로 하게 될 최소한의 정보이다 (그림 3-4).

> **진주 같은 정보**
>
> **ITLS 2차 조사**
> - 위급한 환자들에게는 병원으로 가는 도중에, 시간이 허용될 때에만, ITLS 2차 조사를 시행한다.
> - 안정적 환자들에게는 현장에서 또는 이송 도중에 ITLS 2차 조사를 시행할 수도 있다.
> - 상세 검진을 시행하던 중에 위급한 외상 상황들 중 하나라도 발견되면, 즉시 이송을 시작하라.
> - 위급한 환자들에게 현장에서 견인 부목을 적용하면 절대로 안 된다. 이는 너무 오래 걸린다.

SAMPLE 병력

만일 아직도 완료하지 못했다면, 지금 SAMPLE 병력을 완성하라.

- 환자의 병력이 무엇인가?
  - 평가 동안에 그 환자의 병력에 관련된 단서들을 찾아보라: 약 정보지, 이식 장치들, 및 약물 패치

활력 징후 & 최초 평가 반복하기

- 전반적 인상
  - 환자가 어때 보이는가? 더 좋아졌는가, 나빠졌는가, 아니면 별 변화가 없는가?
- 기도
  - 기도가 개방되어 있으며 깨끗한가?
  - 호흡음이 비-정상적인가? (코골이, 꿀럭거림, 그렁거림)
- 호흡
  - 호흡의 빈도와 깊이는 어떠한가?
  - 호흡이 정상적인가?
- 순환
  - 맥박수와 혈압은 얼마인가?
  - 피부 색깔, 상태 및 온도는 어떠한가? (어린이는 모세혈관 재-충혈)
  - 모든 외부 출혈 부위는 여전히 지혈된 상태인가?

신경학적 검진

- 의식 수준이 어떠한가?
- 만일 의식 수준 변화가 있다면, 혈당 수치가 얼마인가? (만일 아직 시행되지 않았다면)
- 양쪽 동공이 동일한가? 양쪽 동공이 빛에 반응하는가?
- 환자가 모든 팔다리의 손가락과 발가락들을 움직일 수 있는가?
- 환자의 모든 팔다리의 손가락과 발가락을 만졌을 때 환자가 감각을 느끼는가?
- 글래스고우 혼수 척도 점수는 얼마인가? (만일 의식 수준 변화가 있다면)

ITLS 2차 조사

최초 평가

|

전반적 인상
그 환자 상태가 호전되었는가, 악화되었는가, 아니면 변화가 없는가?

|

의식 수준
A–V/P–U

|

기도
(경추 안정화와 함께)
코골이, 꿀럭거림, 그렁거림, 등; 무음

|

호흡
있는가? 빈도, 깊이, 호흡 힘들기

|

노–동맥 맥박, 만일 없으면 목–동맥 맥박
있는가? 맥박수, 규칙성, 품질
피부의 색깔, 온도, 습도; 모세혈관 재–충혈

|

출혈 부위는 여전히 지혈이 유지되는 상태인가?

상세 검진
환자 병력
만일 아직 완료되지 않았다면, SAMPLE 병력을 완성하라.

|

활력 징후
맥박수, 호흡수, 혈압을 측정
필요하면, 맥박 산소–측정기, 심전도 감시기, CO_2 감시기, 혈당, 체온 등을 측정하라.

|

글래스고우 혼수 척도(GCS)
눈뜨기, 목소리, 운동 기능; 정서적 상태

|

머리를 검진하라.
DCAP–BLS, TIC
(동공, 배틀씨 징후, 너구리 눈, 귀/코로의 액체 유출)

|

목을 검진하라.
DCAP–BLS, TIC, 목–정맥 팽대? 기관 편위?

|

가슴을 검진하라.
비대칭, 모순 운동, DCAP–BLS, TIC

|

호흡음
있는가? 양쪽 동일한가? 양쪽 동일하지 않다면, 타진하라. 비정상적 호흡음
심음

|

복부를 검진하라.
타박상, 관통상/내장 탈출, 압통, 경직, 팽만

|

골반을 검진하라.
DCAP–BLS, TIC

|

팔/다리를 검진하라.
DCAP–BLS, TIC, 먼–쪽 PMS

|

등쪽을 검진하라.
1차 조사에서 시행되지 않았을 때만 검진하라.
DCAP–BLS, TIC

그림 3-4 ITLS 2차 조사

상세 검진

• 머리
  — 얼굴이나 머리에 DCAP-BLS 또는 TIC가 있는가?
  — 배틀씨 징후나 너구리 눈이 있는가?
  — 귀나 코로 혈액 또는 액체의 유출이 있는가?
  — 창백, 청색증, 또는 발한이 있는가?

• 목
  — 목에 DCAP-BLS 또는 TIC가 있는가?
  — 목-정맥이 정상인가, 납작한가, 아니면 팽대되었는가?
  — 기관이 정중선에 있는가 아니면 편위되어 있는가?

• 가슴
  — 가슴에 DCAP-BLS가 있는가? 갈비뼈에 TIC가 있는가?
  — 개방창이나 모순 운동이 있는가?
  — 호흡음이 들리는가? 그리고 양쪽 호흡음이 동일한가?
  — 비-정상적인 호흡음이 들리는가?
  — 만일 양쪽 호흡음이 다르다면, 그쪽 가슴의 타진 소견이 '과다-공명'인가 '둔탁음' 인가?
  — 심음이 정상인가 아니면 감소되었는가?
  — 만일 기관-삽관을 한 환자라면, 기관-내관이 여전히 정확한 위치에 있는가?

• 복부
  — 복부에 DCAP-BLS가 있는가?
  — 복부가 압통을 보이는가, 경직되어 있는가, 아니면 팽만되었는가?

• 골반
  — 만일 ITLS 1차 조사에서 이미 검진이 되었다면, 절대로 추가 검진을 해서는 안 된다.
  — 만일 골반 손상이 의심되면, 요도 입구 그리고/또는 직장에서 혈액을 찾아보라.

• 다리
  — 다리에 DCAP-BLS 또는 TIC가 있는가?
  — PMS가 정상적인가?
  — 관절의 운동 범위(ROM: range of motion)가 정상적인가? (적절할 때 선택적으로 시행)

• 팔
  — 팔에 DCAP-BLS 또는 TIC가 있는가?
  — PMS가 정상적인가?
  — 관절의 운동 범위(ROM)가 정상적인가? (적절할 때 선택적으로 시행)

술식 순서

환자 평가 & 관리

환자 (처럼 연기하는) 가상 모델 1명과 함께, 인쇄된 짧은 시나리오들이 사용될 것이다. 여러분들은 몇 개의 팀들로 나뉘어, 이 교육 과정에서 가르쳐준 원칙들과 기법들을 활용하여 모의 외상 상황들을 관리하는 방법을 연습하게 될 것이다. 여러분은 이 교육 과정의 2일차에 이와 같은 방식으로 평가를 받게 될 것이다. 여러분이 이 모의 환자들을 관리하는 동안에 이 교육 과정에서 가르쳐준 원칙들과 기법들을 모두 다 사용할 것으로 평가자들은 기대하고 있다. 여러분 스스로 이 평가 절차에 익숙하게 될 수 있도록, 여러분에게 시나리오와 평가지의 복사본이 제공될 것이다. 제2장과 이 장의 앞에서 설명된 조사 단계들을 복습하라.

교육과 평가를 위한 기본 규칙들

1. 여러분들은 연습 과정과 평가 과정 동안에 몇 개의 처치제공자 그룹 (4명까지 다양한 인원수의 그룹 구성이 허용됨)으로 나뉘게 되는데, 처음부터 끝까지 같은 그룹을 유지하는 것이 허용될 것이다.
2. 여러분들에게 여러 개의 연습 시나리오들을 연습하게 될 것이다. 따라서 팀의 모든 팀원들은 최소한 1회씩은 팀 지휘자 역할을 연습할 수 있다.
3. 여러분들은 최소한 1회는 팀 지휘자 역할로서 평가를 받게 될 것이다.
4. 여러분들은 다른 팀원이 팀 지휘자로서 평가를 받게 되는 다른 시나리오들에서는 구조팀의 팀원으로서 보조 역할을 하게 될 것이다. 그때 반드시 여러분은 보조 역할에만 충실해야 하며, 팀 지휘자가 모든 평가들을 수행하게 해야 한다. 결과적으로 여러분에게 총 6개 시나리오들이 주어지며, 여러분은 그것들을 통해 배우게 된다: 3개 연습용, 1개 본인 평가용, 그리고 2개 조수 역할용 (팀 동료 평가용).
5. 교육 강사가 나와서 여러분들에게 여러분의 시나리오를 전달할 때까지 시험장 문 밖에서 대기하라.
6. (시험장에 입장하면) 여러분의 시험을 시작하기 전에 여러분에게 주어진 장비들을 직접 둘러 볼 수 있도록 시간이 주어질 것이다.
7. 만일 현장 안전성이 시나리오 안에 제시되어 있지 않다면, 그것에 대하여 확실히 질문하라. 그리고 그에 맞게 '개인 보호 장비'(PPE)를 확실히 착용하라 (준비되어 있지 않으면 언급하라).
8. 여러분이 모의 환자에게 접근하면서 보이는 상황이 어떤지 강사에게 물어보라 (여러분이 감지한 전반적 인상은 무엇인가?).
9. 모의 환자가 인형이 아니라 실제 사람이라면, 마치 진짜 환자를 대하듯이 그 사람에게 말을 해야만 한다. 환자에 대한 검진을 진행하면서, 여러분이 지금 하고 있는 행동이 무엇인지를 설명하는 것이 가장 좋은 방법이다. 자신감을 가지고 확신에 찬

행동을 보여라.

10. 여러분이 모의 환자로부터 확인할 수 없는 소견이나 사항들에 대해서는 교육 강사에게 반드시 물어보아야 한다 (예: 혈압, 맥박, 및 호흡음).
11. 창상이나 골절들이 확인되면 마치 진짜인 것처럼 드레싱을 하고 부목 고정을 해야만 한다. 술기들은 올바르고 정확한 방법으로 수행되어야 한다 (예: 혈압 측정, 통나무-굴리기, 고정끈 묶기, 부목 고정, 등).
12. 만일 현재 사용-가능하지 않은 장비가 필요하다면, 여러분의 강사에게 요청하라. 제공해 주거나, 아니면 마치 장비가 있는 것처럼 가상으로 행동할 수 있도록 허용해 줄 것이다.
13. 연습 및 평가 과정 동안에, 여러분은 원하는 순서대로 (또는 필요할 경우 지시에 따라) 각 시나리오 구역들에 입장할 수 있지만, 단 동일한 시나리오 구역에 두 번 들어갈 수는 없다.
14. 여러분은 다음 항목들에 대하여 평가 점수를 받게 될 것이다:
    a. 현장에 대한 평가
    b. 환자에 대한 평가
    c. 환자에 대한 관리
    d. 효율적 시간 활용
    e. 지휘력
    f. 판단력
    g. 문제 해결 능력
    h. 환자와의 상호 작용 (대화)
15. 여러분이 시험용 시나리오를 마친 후에, 그 증례에 대한 설명이나 토론은 없을 것이다. 만일 질문 사항들이 있다면, 이 교육 과정의 끝에 있을 '교육 강사들과의 만남'의 시간에 답변을 줄 것이다.

장 개요

출혈성 쇼크: 혈관계 속에 혈액 용적이 불충분해짐으로써 유발되는 쇼크

쇼크에 대한 새로운 이해: 쇼크의 평가와 관리는 수십 년에 걸쳐 집중적으로 이루어진 연구의 대상이 되어왔다. 그 결과, 쇼크에 빠진 환자, 특히 **출혈성 쇼크** 환자에게 권장되는 병원-전 치료들에 있어서 계속적인 변경이 일어나고 있다. 이라크 및 아프가니스탄 전쟁에서 미군과 그 동맹군이 경험한 결과들로 인해 생명-위협적 출혈의 관리에 있어서 새로운 생각을 하게 되었다. 이 장에서는 쇼크에 대한 현재의 최신지견을 다루고 있으며, 또한 외상 환자와 여러 다른 쇼크 상태들에 빠진 환자들의 쇼크 상태에 대한 병태생리 및 치료법에 관한 최신 연구들의 결과도 같이 제공하고 있다.

쇼크의 정의 & 단계: 쇼크란, '감소된 O_2 전달' 그리고/또는 '증가된 O_2 소모' 때문에 또는 '부적절한 O_2 활용' 때문에 조직 저산소증이 유발된 상태로 정의된다. 이것이 가장 흔히 발생하는 상황은 저혈압 때문에 (저혈압으로 인해 조직 혈액-관류량이 감소함) 순환계 기능 상실이 발생한 때이다. 쇼크는 처음에는 가역적일 수 있지만, 나중에 비-가역적인 장기 기능-이상으로 진행하는 것을 예방하려면 반드시 초기 상태일 때 인지되어 즉시 치료가 되어야만 한다. 쇼크의 3가지 단계를 보상성, 보상-부전성, 그리고 비-가역적 쇼크로 나눌 수 있다.

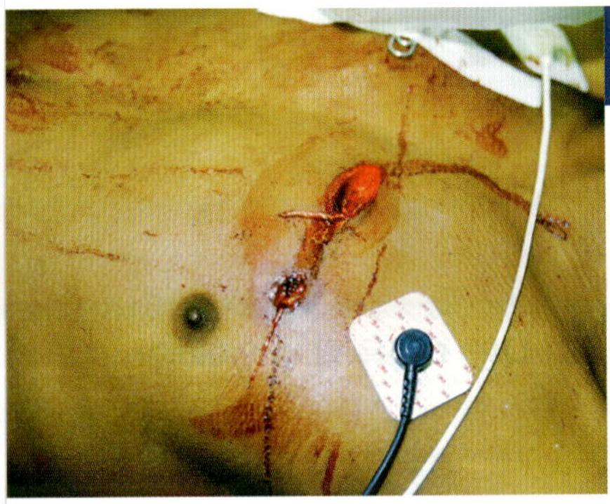

증례 제시

고객 한 명이 칼에 찔렸다고 하는 술집으로 ALS 구급차가 1대 파견되었습니다. 현장 사고-규모 평가를 시행한 결과, 현장에 경찰이 이미 도착해서 그 술집을 정리한 다음 구경꾼들에게 질문을 하고 있습니다. 현장에 다른 유해 요인들은 전혀 없습니다.

현장이 안전하고 손상 기전 (관통상/자상)이 확인되었기 때문에, 팀원들은 개인 보호 장구를 착용합니다. 팀원들이 술집을 들어가며 보니, 한 명의 남자 피해자가 피가 흥건히 고여 있는 바닥 가운데에 앉아 있습니다. 그들은 각자의 필수 외상 처치 장비들을 들고 환자에게 접근해 갑니다.

더 진행하기 전에, 이러한 질문들을 생각해보십시오:

- 이 환자에게 어떤 방식으로 접근할 것입니까?
- 어떤 유형의 평가를 시행할 것입니까?
- 가장 먼저 할 일은 무엇입니까?
- 지금이 Load & Go 상황입니까?
- 이 환자는 어떤 잠재적 손상들을 입었을 수 있습니까?

이 장을 읽는 내내 이 질문들을 기억하십시오. 그런 다음, 이 장의 끝에서 이 응급처치 처치제공자들이 이 환자의 처치를 어떻게 했는지 알아보십시오

쇼크의 병태생리

진주 같은 정보

C-A-B-C

심정지에 대한 AHA/ILCOR의 "CAB"와 출혈에 대한 즉각적 주목을 의미하는 "CABC"를 혼동하지 마라. CAB의 C는 '가슴 압박'을 의미하고, CABC의 C는 '생명-위협적 출혈의 지혈'을 의미한다.

혈액 관류의 4대 구성 요소: 신체 조직에 정상적 혈액-관류가 이루어지기 위해서는 다음의 4가지 구성 요소들이 온전한 상태로 존재해야 한다.:

- 혈관계 속에 적절한 액체 용적: 혈액 관류 압력을 유지. 적혈구와 혈장
- 폐 속에서의 적절한 가스 교환: 혈액 속으로 O_2를 전달. O_2 공급과 폐-혈관계
- 온전하고, 기능하며, 폐쇄되지 않은 혈관계: 신체 구석구석까지 O_2를 함유한 혈액을 공급. 혈관
- 제대로 기능하는 펌프: 혈액이 혈관계 속을 흐르게 함. 심장

쇼크의 4대 분류: 만일 위의 요소들 중 하나라도 없으면, 쇼크가 초래될 것이다. 4종류 구분되는 쇼크들에서 이 요소들 각각의 결핍 상태를 확인할 수 있다:

1. 혈량-저하성 쇼크 (절대적 혈량-저하증)
   a. 외부 출혈-지혈됨
   b. 외부 출혈-지혈 안 됨
   c. 내부 출혈
   d. 기타 원인의 혈관-내 용적 상실 (예: 심한 설사: 콜레라, 노로바이러스 등)
2. 분포성 쇼크 (상대적 혈량-저하증)
   a. 신경성 쇼크
   b. 내과적 원인 (예: 아나필락시스, 패혈증, 약물 과용)
3. 폐쇄성 쇼크
   a. 심장-눌림증
   b. 긴장-기흉
   c. 대량 폐-색전증
4. 심장성 쇼크 (펌프 기능-상실)
   a. 심장 타박상

혈량-저하성 쇼크: 혈관계 속의 액체 (혈액 또는 수액) 용적이 불충분하여 유발되는 쇼크

진주 같은 정보

기본 규칙

쇼크는 사람을 죽인다. 쇼크의 조기 징후들을 찾아보라, 그리고 그 쇼크를 적절히 관리하라. 쇼크 관리의 기본 규칙은 다음과 같다:

- 기도를 관리하라.
- O_2 공급과 폐환기를 관리하라.
- 지혈-가능한 출혈 부위들을 지혈하라.
- 적절한 심박수와 혈관-내 용적을 유지함으로써 순환을 관리하라.

외상성 쇼크에 대한 이해: 우리들은 이런 요인들이 외상과 흔히 연관되어 발생하는 것을 보고 있다. 외상 환자들에게 어떤 기전들로 이런 요인들이 유발되며, 응급처치 처치 제공자들에게는 어떤 증상/징후들로 보이는지, 그리고 각각의 차이점들에 근거하여 어떻게 인지해내고 치료해야 하는지를 알아보겠다.

병원-전 단계에서는 조기 쇼크를 인지해야: 앞서 언급한 것처럼, 쇼크의 발현 단계는 보상성, 보상-부전성, 그리고 비-가역적 단계이다. 3번째 단계인 비-가역적 쇼크에서는 전신적으로 장기 기능-상실이 동반되어 발생한다. 이 3단계의 환자를 만나볼 수 있는 경우는 흔히 '외상 희생자들을 최초 대응자들이 처음 접촉하는 때'보다는 훨씬 많은 시간이 경과한 후인 상황이다.

저혈압은 후기 쇼크 징후: 쇼크 상태의 환자는 환자 평가 동안에 여러분이 관찰해낼 수 있는 징후와 증상들을 나타낸다. 종종 신체 검진 소견들을 근거로 쇼크라는 최초 진단이 내려질 수 있다. 비록 장기들로 가는 혈액-관류가 적절한지 아닌지를 판정하는데 도움을 얻으려고 혈압을 감시하는 경우가 많지만, 저혈압은 쇼크 후기에 나타나는 징후이다. 외상 환자에게서 조기 쇼크를 인지하기 위해서는 혈압 측정이 아닌 다른 평가 도구들을 활용해야만 한다.

조기 쇼크 & 후기 쇼크: 비록 외상-후 출혈에 대한 반응이 개인별로 다를 수 있지만, 다수의 환자들은 다음과 같은 "조기" 및 "후기" 쇼크의 전통적 양식을 따를 것이다:

- *조기 쇼크:* 혈량-저하성 쇼크의 상황이라면 혈액 용적의 약 15~25%를 상실한 상태를 말한다. 이 정도이면 경도~중등도 빠른-맥, 창백, 좁아진 맥박압, 갈증, 및 허약

맥박압: 혈관계 속에서 혈액을 추진하는 압력. 수축기 혈압에서 이완기 혈압을 뺌으로써 산출된다. (PP=sBP-dBP)

감을 유발하기에 충분하며, 또한 모세혈관 재-충혈 지연까지도 유발할 가능성이 있다. "조기 쇼크"는, 신체가 이 상태를 유발하는 신체적 위해 (예: 출혈, 탈수, 긴장-기흉 등)에 대하여 "보상"을 하고 있는 상태이다.

- *후기 쇼크:* 혈량-저하성 쇼크의 상황이라면 혈액 용적의 약 30~45%를 상실한 상태를 말한다. 앞서 열거한 여러 쇼크 증상들뿐만 아니라 저혈압까지도 충분히 유발할 수 있는 상태이다. "후기 쇼크"가 발생하였다는 말은, 이를 유발한 신체적 위해에 대하여 보상하는 신체의 능력이 이미 소진되었다는 의미이다. 저혈압은 "후기 쇼크"의 최초 징후이다. 따라서 저혈압인 쇼크 환자는 죽음에 가깝다는 뜻이다. 그 환자의 사망을 예방하기 위해서는 적극적인 평가와 관리가 신속히 제공되어야만 한다.

진주 같은 정보

쇼크 증후군

쇼크 상태에서 볼 수 있는 증상들 중의 다수는 불량한 혈액-관류 상태를 보상하려는 신체의 노력의 결과로 초래된다. 교감신경계가 자극되어 신체는 에피네프린 (부신에서 생성하는 카테콜아민의 일종)을 방출하게 된다.

혈관-수축: 혈압과 필수-장기들로의 혈액-관류를 유지하기 위하여 작은 동맥(소동맥)들이 수축(좁아짐)하는 현상.

조기 쇼크 & 후기 쇼크의 징후와 증상들: 아래는 조기(보상성) 쇼크와 후기(보상-부전성) 쇼크의 징후와 증상들이다. 특히 출혈성 쇼크의 전형적 증례를 설명하였다. 보상성 쇼크 상태에서는, 신체가 보상 기전을 통해서 여전히 혈액-관류를 유지할 수 있으므로 다음과 같은 징후와 증상들을 보일 것이다:

보상성 쇼크

- *근력 약화 및 어찔어찔함* — 혈액 용적의 감소에 의해 유발됨
- *갈증* — 혈량-저하증 (특히 혈관 속 액체 용적의 상대적 부족)에 의해 유발됨
- *창백 (피부가 핏기가 없이 하얗게 됨)* — 카테콜아민-유발 혈관-수축 그리고/또는 순환하는 적혈구 상실에 의해 유발됨
- *빠른-맥* — 뇌가 교감신경계 활성도를 높임에 따라 카테콜아민이 심장에 작용함으로써 유발됨
- *발한 (땀 흘리기)* — 카테콜아민이 땀샘에 작용함으로써 유발됨
- *빠른-호흡 (호흡 빈도 증가)* — 뇌가 스트레스, 카테콜아민, 산혈증, 및 저산소증에 영향을 받아 호흡 빈도를 증가시킴으로써 유발됨
- *소변 배출량 감소* — 혈량-저하증, 저산소증, 및 순환하는 카테콜아민에 의해 유발됨 (의료기관-사이에서 환자를 전원할 때 중요하게 기억해야 할 지표)
- *말초 동맥 맥동 약화* — "실처럼 가는" 맥동 ("실처럼 가는"의 의미는 혈관-내 용적이 상실되면서 동맥이 수축하여 실제로 그 직경이 쪼그라들었다는 뜻). 혈관-수축, 빠른-맥, 및 혈액 용적 상실에 의해 유발됨. 혈관-수축의 결과로 '좁아진 맥박압' (예: 110/90)을 볼 수도 있다.

진주 같은 정보

저혈압

쇼크는 단순히 저혈압이 아니라 조직의 혈액-관류가 불량해진 상태이다. 저혈압은 보상 기전이 기능 상실에 빠진 다음에 나타나는 후기 소견이다.

보상-부전성 쇼크

- *저혈압* — 혈량-저하증 (절대적 혈량-저하증이든 상대적 혈량-저하증이든), 심-박출량 ("폐쇄성" 또는 "기계적" 쇼크에서 나타남), 그리고/또는 혈관-확장 (신경성 쇼크와 같은 상태에서 유발됨)에 의해 유발됨
- *의식 수준 변화 (착란, 가만히 있지 못함, 싸우려고 함, 무의식)* — 뇌 혈액-관류량 감소, 산혈증, 저산소증, 및 카테콜아민 자극에 의해 유발됨
- *심-정지* — 위급한 장기 기능 상실 (혈액/체액 상실에 이차적으로 발생), 저산소증,

및 때때로 부정맥 (카테콜아민 자극 그리고/또는 낮은 혈액-관류에 의해 촉발됨)에 의해 유발됨 (대개는 사망에 이름)

빠른-맥의 평가

지속적 빠른-맥은 나쁜 징후: 어떤 사람이 질병 상태임을 나타내는 최초 징후들 중의 하나이자 거의 틀림없이 가장 흔한 징후인 것이 빠른-맥이다. 여러분은 맥박수가 높아진 환자들을 자주 만나게 될 것이고, 그때마다 여러분은 반드시 그 빠른-맥의 원인을 어느 정도 감별해야만 한다.

첫째, 여러분은 환자가 왜 빠른-맥을 나타내는지 그 이유를 파악하려고 노력해야만 한다는 사실을 항상 기억하라. 높아진 심박수 (일반적으로, 성인은 100회/분 이상 그리고 젊은이/어린이는 더 높은 맥박수)는 절대로 정상이 아니다. 인간은 불안한 상황에서 일시적으로 맥박수가 높아지지만, 이렇게 높아진 맥박수는 빠르게 정상으로 되돌아오거나 또는 불안 상태가 악화하고 완화함에 따라서 맥박수도 같이 오르락내리락하게 된다.

둘째, 맥박수가 100회/분 이상으로 유지되는 모든 성인 외상 환자는 다른 원인으로 입증될 때까지 몸속에 숨겨진 출혈이 있는 것으로 의심해야만 한다. ITLS 1차 조사에서 120회/분 이상의 맥박수를 보이면, 쇼크 가능성이 높은 "적색 신호"로 보아야만 한다.

진주 같은 정보

빠른-맥

휴지기 상태임에도 불구하고 지속적으로 높아진 맥박수는 반드시 환자에게 의학적으로 '무언가 잘못된 상태'가 있음을 의미하는 것으로 간주되어야만 한다 (예: 숨겨져 있는 출혈의 가능성). 하지만 기억하라, 빠른-맥이 없다고 해서 쇼크가 아니라고 할 수 없음을.

빠른-맥이 없다고 안심하면 위험: 마지막으로, 쇼크 상태에 빠진 환자들 중 일부는 빠른-맥을 나타내지 않을 수도 있다. 외상으로 저혈압을 보이는 환자가 "상대적 느린-맥"을 나타낼 수도 있다. 복강-내로 출혈이 되고 있는 환자의 20%까지에서 빠른-맥이 나타나지 않을 수도 있다 (복막 자극에 의한 미주신경 활성화 때문으로 추정됨). 상부 경수 손상에 의한 신경성 쇼크 환자는 저혈압 상태임에도 불구하고 비교적 정상 범위의 맥박수 또는 심지어 느린-맥을 보일 수도 있다. 고려해야 할 또 다른 핵심은 환자가 복용 중인 약물이다. 복용 중인 약물들로 인해 환자의 원래 심박수가 영향을 받을 수 있지 않겠는가? β-차단제 및 칼슘-경로 차단제는 환자가 빠른-맥을 나타내지 못하도록 차단할 수도 있다, 심지어 과도한 실혈을 한 상태에서도. 이런 약물들을 복용 중인 환자를 볼 때는, 응급처치 처치제공자들은 항상 경계심을 가지고 단지 맥박수 만을 볼 것이 아니라 반드시 모든 혈역학적 지표들을 한께 평가해야만 한다. 따라서 손상 환자가 빠른-맥을 보이지 않는다고 해서 쇼크 상태를 항상 배제하지는 못한다.

어린이 쇼크 환자의 느린-맥은 치명적: 어린이들은 카테콜아민 자극을 받아도 심장의 1회-박출량(stroke volume)을 증가시킬 수가 없으므로, 어린이들의 심-박출량은 거의 전적으로 심박수에 의해서 결정된다 (심-박출량=1회-박출량 × 심박수). 보상-부전성 쇼크 상태의 어린이들은 오히려 느린-맥을 나타낼 수가 있는데, 이렇게 되면 필수 장기들로 가는 혈류량을 유지하는 능력을 완전히 파괴하는 결과를 초래할 수 있다.

쇼크 증후군

4대 쇼크 증후군: 앞서 설명한 서로 구분되는 4가지 유형의 쇼크를 4대 쇼크 증후군이라고 한다. 이 증후군들은 그 원인에 따라 다음과 같이 분류될 수 있다:

- 저-혈량 쇼크 (절대적 혈량-저하증): 이는 출혈 또는 다른 중증 체액 상실 (설사, 구토, 및 "제3의 공간 저류"-화상/복막염/기타 원인에 기인)에 의해 유발됨.
- 고-공간 쇼크 (상대적 혈량-저하증): 이는 척수 손상, 혈관-미주신경 실신, 패혈증, 아나필락시스, 및 특정 약물의 과다-복용에 의해 유발됨. 즉, 이 원인들은 혈관을 확장시킴으로써 혈액의 흐름을 더 커진 혈관-내 용적 속으로 재-분산하므로 혈액 관류압이 낮아짐.
- **기계적 쇼크** (폐쇄성 쇼크): 이는 심장으로의 혈액 충만을 방해하는 조건들 (심장-눌림증, 긴장-기흉) 또는 폐를 통과하는 혈류를 차단하는 어떤 조건 (광범위 폐 색전증)에 의해 유발됨.
- **심장성 쇼크** (펌프 기능 상실): 이는 심장 파손 (심근 타박상, 심근 경색)에 의해 유발됨. 즉, 심장의 혈액 펌프 능력이 감퇴되면서 혈액 관류 추진력이 떨어지게 된다.

기계적 및 심장성 쇼크: 심장이 혈액을 짜내는 능력에 악영향을 미치는 조건들에 의해 유발되는 쇼크; 심장 파손에 의해 유발 (심근 타박상)되거나 또는 심장에 혈액을 채우는 것을 방해하는 조건들 (심장-눌림증, 긴장-기흉)에 의해서 유발됨.

징후/증상에 따른 쇼크 증후군 감별: 4가지 쇼크 환자들은 그 겉모습에서 주목할 만한 차이점들을 보이므로, 각각의 쇼크에 동반되는 징후와 증상들을 여러분이 감별해내는 능력은 매우 중요하다. 이런 차이점들 중에 '피부 (또는 점막) 색깔'도 포함되는데, 이 요인을 근거로 우리들은 적색 (또는 분홍색), 백색, 및 청색 쇼크라고 구분을 하기도 한다.

혈량-저하성 쇼크 (절대적 혈량-저하증)

교감 신경계 보상 작용: 손상으로 인한 실혈을 '*외상-후 출혈*'이라고 부른다. 기도 확보 문제에 더하여, '혈량-저하성 쇼크'는 손상에 의한 '예방-가능 사망'의 주요 원인 중의 하나이다. 혈관들 속에 저장될 수 있는 혈액 용적은 혈관계 속을 실제로 순환하고 있는 혈액 용적보다 수 리터 더 많다. 정상 상태에서 교감 신경계에 의해 혈관들은 어느 정도 수축된 상태로 유지되는데, 이런 수축은 혈관계 공간 용적을 어느 정도 줄임으로써 필수 장기들로 혈액을 관류시키기에 충분한 혈압을 유지할 수 있게 만든다. 출혈 등으로 혈액 용적이 소실되면, 대형 혈관들에 있는 "감지기"들이 부신과 교감 신경계에 신호를 보내어 카테콜아민들을 더 분비하게 만든다. 이 카테콜아민들이 혈관 수축을 더 일으켜 혈관계 공간 용적을 더 줄임으로써 뇌와 심장으로 가는 혈액 관류압을 유지하려고 노력하게 된다. 혈액 소실량이 작을 경우에는, 이런 교감 신경계의 노력에 의하여 혈관계 공간이 수축되고 심박수가 증가됨으로써 혈압을 충분히 유지할 수가 있다. 하지만 혈액 소실량이 많아지면, 혈관계 공간을 더 이상 수축시킬 수가 없는 한계점에 도달하게 되고, 따라서 혈압을 유지할 수가 없게 된다. 결국 저혈압이 나타나고 필수 장기들로의 혈액 관류량의 감소가 초래된다.

실같이 가는 노-동맥 맥박: 정상적으로, 혈관은 탄력성을 가지고 있어서 혈관-내 혈액 용적에 따라 팽창된다. 혈액 용적이 충분하면 혈관이 팽창되어 말초 동맥의 하나인 노-동맥 맥박도 넓고 통통하게 촉진된다. 혈액 소실이 되면 동맥 수축으로 직경이 감소하므로 그 크기가 실처럼 가늘어진다. "실같이 가는 맥박"이라는 용어의 의미는, 실제로 동맥의 폭이 쪼그라들어 실보다 겨우 약간 더 넓은 수준으로 되어 촉진하기가 종종 어려워진다는 뜻이다.

출혈성 쇼크 환자 식별하기: 혈량-저하성 쇼크 희생자들은 대개 빠른-맥을 보이고, 창백하게 보이며, 납작한 목-정맥을 나타낸다. 따라서 만일 여러분이 창백하고, 빠른-맥을 보이며, 약한 노-동맥 맥박과 납작한 목-정맥을 가진 외상 환자를 만나게 된다면, 그 환자는 아마도 어딘가의 손상 부위에서 출혈을 하고 있는 것 (내부 출혈이든 외부 출혈이든, 아니면 둘 다이든)으로 추정해야 한다. 여러분이 ITLS 1차 조사를 시행하는 도중에 절대적 혈량-저하성 쇼크를 식별해낼 수도 있다 (그림 4-1).

절대적 혈량-저하성 쇼크

현장 사고-규모 평가
현장은 안전한가?

↓

최초 평가

의식 수준
저하되었을 가능성

기도
코골이 소리 가능성

호흡
빠르고/얕음

순환
빠르고/실같이 가는
맥박피부가 차고/축축/창백
지혈이 안 된 출혈의 가능성

↓

신속 외상 조사

머리와 목
목-정맥 편평; 기관 정중선

가슴
정상일수도 있고; 타박상 및 관통상 가능성

호흡음
정상 또는 한쪽 가슴에서 감소되어 있고 타진에서 둔탁음

복부
압통/경직/팽만 가능성

골반
불안정하거나 통증을 호소할 수도

팔다리
넙다리뼈 골절 가능성

그림 4-1 ITLS 1차 조사 동안에 절대적 혈량-저하성 쇼크가 식별될 수도 있다.

관리

지혈-가능한 출혈 & 지혈-불가능한 출혈: 출혈로 인해 혈량-저하성 쇼크에 빠진 환자들은 일반적으로 다음의 2가지 부류로 구분될 수 있다: (1) 여러분이 지혈할 수 있는 출혈을 가진 환자 (예: 팔다리 손상 출혈), 그리고 (2) 여러분이 지혈할 수 없는 출혈을 가진 환자 (예: 내부 손상 출혈).

지혈할 수 있는 출혈

외부 출혈 지혈을 위한 3가지 방법: 첫째, 출혈을 멈추어라! ITLS 1차 조사에서 환자에 대한 평가를 '최초 평가'로 시작하는데, 이 최초 평가의 한 부분이 그 반응자가 생명-위협적 외부 출혈을 즉각적으로 처리하는 것이라는 사실에 주목하라. 외부 출혈은 다음의 방법으로 지혈한다: (1) 직접 압박을 적용함, 그리고 만일 필요하면 (2) "지혈제 드레싱"을 같이 사용하여 직접 압박을 적용함, 그리고 만일 그래도 지혈 효과가 충분하지 않으면, (3) 팔다리 출혈 부위의 몸-쪽에 지혈대를 적용함. 적응증이 되면, 이 3가지 지혈 단계들을 모두 최초 평가 동안에 시행할 것이다.

지혈 후 쇼크가 지속되는 환자에 대한 관리: 만일 환자의 출혈 부위를 직접 지혈한 다음에도 쇼크의 임상적 징후들이 지속된다면, 여러분은 다음의 '술식 순서'에 요약되어 있는 단계적 조치들을 취해야만 한다.

지혈할 수 없는 외부 출혈

지혈제 적용: 만일 여러분이 심한 출혈 부위를 지혈할 수 없고 또한 지혈대를 적용할 수도 없다면 (예: 사타구니, 겨드랑이, 목, 얼굴, 및 두피 손상), 여러분은 **지혈제들** (예: QuikClot®, Combat Gauze, Hemcon Dressing, 및 Celox™) 중의 하나를 사용할 수도 있다 (제5장을 보세요). 창상 속으로 지혈제를 채워 넣고, 지긋이 압박을 유지하라. 항상 기억하라, 지혈제는 적용한다고 해서 그 자체만으로 지혈이 되는 것은 아니며, 이것은 단지 지혈에 도움을 주는 "부가적 장치" 중의 하나라는 사실을.

지혈제: 출혈 부위에서 혈액 응고를 촉진함으로써 지혈에 도움을 주는 화학적 및 물리적 작용제.

'적절한 말초 혈액-관류' 유지: 병원으로 이송하는 동안에 정맥 경로를 확보하라. 만일

술식 순서

지혈이 완료된 다음 쇼크 관리하기

1. 환자의 신체를 수평 자세로 위치시켜라.
2. 고-유량 O_2를 투여하라. 저장-주머니가 달린 비-재호흡 산소 마스크를 사용하는 것이 가장 좋다.
3. 안전하고 신속한 방식으로 즉시 이송을 시작하라.
4. 대-구경 정맥 도관 (가능하면, #16G 이상)을 사용하여 정맥 경로를 확보하라. 만일 환자의 상태가 위급한데 여러분이 신속하게 정맥 경로를 확보할 수 없다면, 뼈-속 혈관 경로 확보를 고려하라.
5. 결정질 용액 (예: 생리식염수 및 젖산화 링거액)을 신속히 500mL (어린이: 20mL/kg) 소량 덩이-투여하라. 그런 다음, ITLS 재-평가 검진을 반복하라. 말초 동맥 맥동이 회복되었는지 확인하라. 이것의 목적은 혈액-관류를 회복시키는 것이지 "혈압을 정상화"하는 것이 아니다. 만일 쇼크 증후군이 지속된다면, 수액 덩이-투여하기와 재-평가하기를 계속 반복 시행하라. 매우 심한 출혈 환자들의 일부 증례들에서는, (적혈구의 상당한 상실 때문에 조직으로 O_2를 전달하는데 현저한 장애가 발생하여) 지혈이 완료되고 IV 수액이 주입되었음에도 불구하고 쇼크 증상과 징후들이 지속될 수도 있다. 이러한 환자들에게는 혈액 및 혈액 제제들의 신속한 수혈이 필요하다.
6. 환자를 평가하고 치료하는 동안에 환자에게 심전도 감시 장치를 부착하라.
7. 심전도를 감시하면서, 또한 맥박 산소-측정기와 (만일 사용-가능하다면) 파형 호기말 이산화탄소 분압-측정기를 적용하라.

환자가 위급한데 정맥 경로를 신속히 확보할 수 없다면, 뼈-속 혈관 경로 확보를 고려하라 (정강뼈보다는 위팔뼈 머리 부위에 뼈-속 주사를 삽입하면 더 빠른 주입 속도를 얻을 가능성이 있음). '적절한 말초 혈액-관류'를 유발하기에 충분할 정도의 높은 혈압을 얻기 위하여 딱 필요한 용적의 생리식염수만을 주입하라. '적절한 말초 혈액-관류' 유지하기란 다음으로 정의된다: 말초 동맥 맥동 유발 (예: 노-동맥 맥동), 의식 유지 (외상성 뇌 손상이 동반되지 않았다고 전제할 때), 및 "적절한 혈압" 유지. 분명한 사실은, 대부분의 젊은 환자들은 수축기 혈압 80~90mmHg에서 적절한 말초 혈액-관류를 유지할 수 있다. 하지만 일부 전문가들은 현재 훨씬 더 낮은 혈압을 지지하면서 이를 권장하고 있다. 하지만 기억하라, 다음과 같은 상황의 환자에게는 더 높은 수축기 혈압이 필요할 수 있다는 사실을: 두개내압 상승이 동반된 머리 손상 환자와 고혈압의 병력이 있는 환자 (제12장을 보세요). 이런 상황에서 적합한 지침을 받으려면 지역 의료지도 의사에게 문의하라.

> **진주 같은 정보**
>
> **정맥 경로**
>
> 정맥 경로를 확보하느라 현장-체류 시간을 허비하지 마라. 만일 환자가 위급한데 정맥 경로를 확보할 수가 없다면, 뼈-속 혈관 경로의 확보를 고려하라.

내부 출혈

신속한 외과적 지혈의 시행: 지혈이 안 된 내부 출혈을 가진 환자는 전통적인 '위급한 외상 희생자'에 해당한다. 왜냐하면, 신속한 수술적 지혈(출혈 멈춤)을 위해 적절한 의료기관으로 재빨리 이송하지 않는다면 이런 환자는 거의 확실히 사망할 것이기 때문이다. '출혈이 되고 있는 내부 출혈 환자'들의 관리에 관한 대부분의 현행 의학적 연구들의 결과를 보면, 외과적 지혈 획득을 대체할 수 있는 치료법은 존재하지 않는다.

정맥 수액요법의 방법: 지혈이 안 된 내부 출혈을 가진 환자에 대한 정맥 수액 투여와 관련한 연구들을 보면, 다음의 결과들을 보인다:

- 지혈이 안 된 내부 출혈 상황에서 다량의 정맥 수액을 주입하면 내부 출혈을 증가시켜 사망률을 높일 수도 있다. 정맥 수액 주입은 혈압을 상승시키고 또한 혈액 응고 인자들도 희석시킬 수 있다. 더구나 정맥 수액들은 O_2 전달 능력이 거의 없어서 결코 적혈구의 대체물이 될 수 없다. 조기에 수혈하는 것은 출혈성 쇼크의 중증 증례들에서 아주 중요하다.
- 이러한 환자들의 신속 이송을 조금이라도 지연시키는 일은 절대적으로 피할 수 없는 상황 (예: 장시간의 구출 과정이 필요한 환자, 또는 이송이 지연되는 전투-전술적 상황)이 아니라면 절대로 없어야만 한다. 만일 정말 이런 상황이라면 항상 환자의 처치 보고서에 그러한 상황을 상세히 기록하라.
- 빈사 상태의 외상 환자 (수축기 혈압 50mmHg 이하의 혈압을 가진 매우 심한 쇼크 상태의 환자, 맥박이 촉진되지 않을 수도)는 흔히 사망에 이른다. 따라서 현재 알고 있는 지식에 의하면 이런 환자는 어느 정도의 순환을 유지할 수 있게 만들기 위하여 적극적 수액 투여의 적응증이 된다. 이런 극단적인 출혈 상태에 대한 치료법, 즉 다량의 수액을 투여하는 것은 이 중재술의 사용으로 유발되는 2차적 출혈 증가에 대한 우려보다 그 유익성이 더 우선시 될 수 있다. 하지만 이런 방식에도 여전히 논란 있다. 추가적인 연구 결과가 나올 때까지는 지역 의료지도 의사와 상의하여 이런 경우의 치료 방향을 결정해야만 한다.

술식 순서

내부 출혈에 기인한 쇼크 관리하기

1. 즉시 그리고 신속하고 안전한 방법으로 이송을 시작하라.
2. 환자를 편평한 수평 자세로 위치시켜라.
3. 고-유량 O_2를 투여하라.
4. 대-구경 도관으로 정맥 경로를 확보하라. 만일 신속히 정맥 경로를 확보할 수 없다면, 뼈-속 혈관 경로 확보를 고려하라.
5. 말초 혈액-관류를 유지하기에 충분한 양의 생리 식염수를 투여하라. 충분한 양의 수액을 대개는 덩이투여 방식으로 주입함으로써 말초 동맥 (예: 노-동맥) 맥동을 회복시켜라. 이런 상황에서 어떻게 하는 것이 수용-가능한 치료법인지 지역 의료지도 의사와 상의하여 지침을 받아야만 한다. 최근 연구에 의하면, 지혈이 획득될 때 (수술적 중재술)까지는 수액 소생술을 최소한으로 유지해야만 한다고 제안하고 있다. 내부 출혈에는 지혈제가 적용되지 않는다.
6. 심전도를 감시하고, (사용-가능하다면) 맥박 산소-측정기와 파형 호기말 이산화탄소 분압-측정기를 적용하라.
7. ITLS 재-평가 검진을 시행하고 면밀히 관찰하라.

혈량-저하성 쇼크의 특별한 상황들

머리 외상

진주 같은 정보

기계적 및 고-공간 쇼크
기계적 또는 고-공간 쇼크의 징후들을 찾아보라, 특히 만일 출혈이 보이지 않는다면 더욱.

더 적극적인 수액 소생술이 필요: 외상성 뇌 손상(TBI) (글래스고우 혼수 척도 점수 8점 이하)과 쇼크가 동반된 환자는 특별한 상황이다 (제12장을 보세요). 외상성 뇌 손상 환자가 쇼크 상태에 빠지면 뇌 손상이 더욱 악화된다. 따라서, 만일 필요하다면, 출혈성 쇼크가 의심되면서 TBI가 동반된 환자는 반드시 수축기 혈압 110mmHg까지 수액 소생술을 시행해야만 한다. 그래야 최소한 60mmHg의 뇌 혈액-관류압을 유지할 수 있다.

고-공간 쇼크 (상대적 혈량-저하증)

소동맥 확장의 위력: 앞서 설명한 것처럼, 혈관 속에 저장할 수 있는 혈액 용적은 혈관 속에 실제 존재하는 혈액 용적보다 수 리터 더 많다. 평균 크기 체구의 성인은 그의 혈관계 속에 약 5L의 혈액을 가지고 있다. 하지만, 만일 소동맥들이 완전히 확장된다면, 혈관계 속에는 25L까지의 혈액을 저장할 수 있다. 정상 상태에서는 교감 신경계의 균형-상태 활동력에 의해서 혈관총의 소동맥들이 어느 정도 수축된 상태로 계속 유지된다. 이 소동맥 수축에 의해서 혈액 용적의 상당한 부분이 동맥들 속으로 저류되면서 탄력성이 높은 동맥 혈관계를 팽창시킴으로써, 심장과 뇌로 가는 혈액 관류압을 유지하게 만든다. 어떤 '요인'에 의해 교감 신경계의 출력이 차단되어 이런 정상적 혈관-수축 기능이 상실된다면 혈관 공간의 확장이 허용되는데, 이때 원래 혈관계 속의 혈액 용적에 비하여 혈관 공간이 "너무 크게" 확장된다. 이렇게 되면, 정상 성인의 혈관 공간 속을 흐르던 5L 정도의 혈액 용적으로는 혈압과 필수 장기들로의 혈액-관류압을 유지하기에 충분하지 못하게 된다.

고-공간 쇼크 원인들: 정상 혈액 용적에 비해 혈관 용적이 너무 크게 확장되게 만드는 이러한 상태를 분포성 쇼크, "고-공간 쇼크" 혹은 상대적 혈량-저하증이라고 불러왔다. 비록 고-공간 쇼크를 유발하는 몇 가지 원인들 (패혈증 증후군, 약물 과용, 아나필락시스 등)이 알려져 있지만, 여기서는 신경성 쇼크를 언급하겠다, 왜냐하면 이것은 외상에 의해서 드물지 않게 유발될 수 있기 때문이다.

신경성 쇼크: 척수 손상에 의해서 유발되는 쇼크. 부신과 혈관으로 연결되는 척수 (교감 신경계 중추)의 신경 지배가 차단되어 혈관 수축제 (에피네프린과 노어-에피네프린)의 생성이 되지 않는다. 혈관 수축제들이 없으므로 혈관이 확장되면서 더 커진 혈관계 공간으로 혈액 흐름이 재분포됨으로써, 상대적 혈량-저하증이 초래된다. 그리고 척수 손상의 높이에 따라, 심장 근육이 더 강하고 더 빠르게 뛰도록 자극받는 기전이 같이 차단될 수도 있다.

신경성 쇼크의 기전: 교감 신경계의 신경들은 가슴 및 허리 지역의 척수 (흉수 및 요수)로부터 나온다. '신경성 쇼크'의 가장 전형적인 형태는 척수에 대한 손상 (특히, 6번째 흉추보다 위쪽의 손상) 이후에 발생하는 것이다.경추 또는 상부 흉추에 척수 손상이 발생하면, 뇌가 척수 (흉수 및 요수) 쪽으로 교감 신경계 신호들을 보내는 기능이 차단될 수 있다. 따라서 경수 또는 상부 흉수 손상이 발생하면 뇌가 심박수를 올리고, 심장 수축력을 상승시키거나, 또는 말초 소동맥들 (혈압을 유지하는 혈관)을 수축시키는 기능이 차단된다. 비록 혈액 속에 존재하던 카테콜아민들 (이미 분비되어 있는 것)에 의해 짧은 시간 동안 혈압이 유지될 수는 있지만, 척수에서 나오는 교감 신경계 출력이 차단되면서 정상 상태에서 유지되던 혈관 긴장도가 소실되고 또한 출혈이 동반되었을 때 이에 대응하는 신체의 보상 능력도 없어지게 된다.

신경성 쇼크의 임상 특징: 신경성 쇼크의 임상적 양상은 '카테콜아민의 분비가 일어나지 않기 때문에 창백 (혈관-수축에 기인), 빠른-맥, 및 발한이 동반되지 않는다'는 점에서 출혈성 쇼크와 다르다. 이 환자들은 혈압이 낮지만 심박수는 정상이거나 오히려 더 낮을 것이고, 피부는 대개 따뜻하고 건조하며 분홍빛을 띨 것이다 (하지만, 경추 손상이 아니고 흉추나 요추 손상인 경우에는 손상 부위보다 위쪽의 신체 부위에서는 창백과 발한이 나타나며 빠른-맥도 동반된다).

신경성 쇼크를 의심해야 하는 환자: 외상 환자가 심한 저혈압 상태인데 빠른-맥이 동반되어 있지 않으면, 신경성 쇼크의 가능성을 생각해보라, 특히 머리와 목에 손상이 있을 때에는 더욱. 이 환자들은 또한 척수 손상 부위에 상응하는 높이보다 아래쪽 신체 부위에서 운동 마비 그리고/또는 감각 장애가 동반될 수 있다. 중요한 점은 척수 손상이 있는 환자는 중증 출혈이 동반되었을 때조차도 출혈성 쇼크의 전형적 모습을 나타내지 않을 수도 있다는 사실이다. 따라서 신경학적 평가가 매우 중요하며, 여러분은 척수 손상 가능성이 있는 환자에게는 단지 전형적 쇼크 징후와 증상들에만 의존하여 내부 출혈이나 동반된 출혈성 쇼크를 의심해서는 절대로 안 된다. 신경성 쇼크 환자는 실제 진짜 상태보다 "더 좋은 상태로 보일" 수 있으므로 정확하게 평가하기 가장 어려운 환자들 중 하나에 해당한다. 신경성 (척수성) 쇼크에 기인한 상대적 혈량-저하증이 여러분이 환자에게 ITLS 1차 조사를 시행하는 동안에 식별될 수도 있다 (그림 4-2).

폐쇄성 쇼크

병태생리: 심장은 펌프이다. 보통의 펌프들과 마찬가지로, 심장도 "내뿜는" 행정과 "채우는" 행정을 가지고 있다. 정상 휴지기의 성인이라면, 심장이 매 분당 약 5L의 혈액을 동맥을 통해 내뿜는다. 이 말은 심장이 동시에 매 분당 약 5L의 혈액을 정맥을 통해 받아들여 속을 채워야 한다는 의미이다. 따라서 심장으로의 정맥혈 복귀를 방해하거나 유입 속도를 늦추는 어떠한 외상성 또는 내과적 상황에서도, 심-박출량 감소와 또한 그로 인한 조직으로의 O_2 공급량 감소가 발생하며 따라서 쇼크가 유발될 수 있다. 비슷한 원리로, 심장으로 유입되는 혈액의 흐름 또는 심장 내부를 통과하는 혈액의 흐름을 차단하는 어떤 조건들에 의해서도 쇼크가 유발될 수 있다.

긴장-기흉 & 심장-눌림증: 폐쇄성 쇼크를 유발할 수 있는 외상성 상황들로는 긴장-기흉과 심장-눌림증이 있다. 또한 대량 폐색전증에 의해서도 폐쇄성 쇼크가 유발될 수 있지만, 폐 색전증은 일반적으로 외상 사고 후 몇 시간에서 며칠이 경과한 다음에 발생하므로 폐쇄성 쇼크에 대한 병원-전 평가에서는 대개 고려되지 않는다.

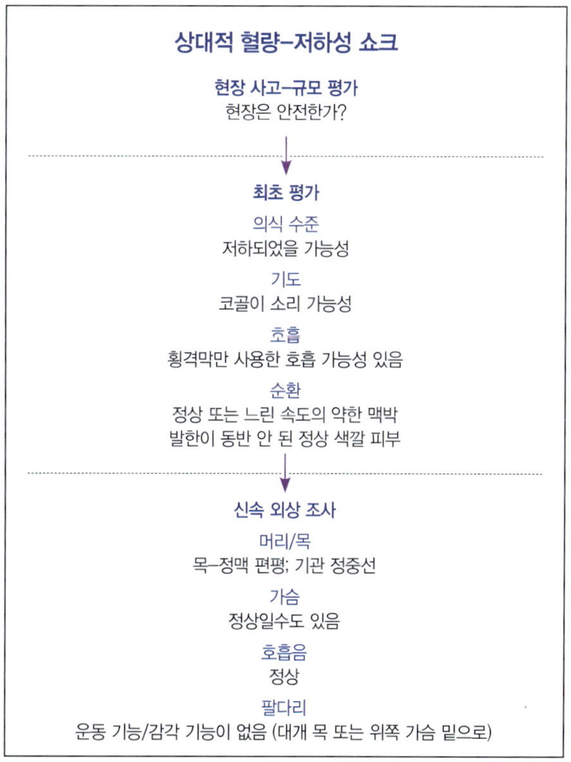

그림 4-2 ITLS 1차 조사 동안에 신경성 (척수성) 쇼크에 의한 상대적 혈량-저하증이 식별될 수도 있다.

긴장-기흉

폐 손상 또는 흉벽 손상: *'긴장-기흉'*이란 이름을 가지게 된 이유는, 폐 또는 흉벽 손상이 원인이 되어 흉막강 (폐와 흉벽 사이) 속에 높은 공기 '긴장도' (=압력)가 발생하는 것이 핵심 기전이기 때문이다 (흉벽 손상보다 폐 손상으로 더 많이 발생). 만일 폐에 난 구멍을 통해서 흉막강 속으로 공기가 샌다면, 공기가 흉막강을 채움에 따라 폐는 찌부러질 것이다. 이때 새어나온 공기가 흉막강 속에 갇히게 되면, 흉강 속 공기 압력이 점진적으로 상승할 것이다.

흉막강 속 양압 형성에 의한 쇼크 발생 기전: 그 다음으로 발생할 과정들을 이해하기 위해서는, 다음의 사실을 이해하는 것이 매우 중요하다: 사람이 숨을 들이쉴 때 형성되는 흉강 속 *'음압'* 때문에 대부분의 혈액이 흉강 속으로 복귀하게 된다는 것. 이 음압이 형성되지 않는다면, 흉강 속으로의 혈액 복귀는 감소할 것이다. 긴장-기흉에서 흉막강 속에 형성된 매우 높은 '양압'은 내부 혈압이 낮은 위쪽 대정맥과 아래쪽 대정맥을 찌부러뜨리게 되고, 그 결과 심장으로 복귀하는 정맥혈 흐름을 더욱 차단하게 된다. 그 결과로 발생하는 혈액의 '정체'가 목-정맥 팽대로 나타나게 된다. 또한 더 심해지면 종격동 구조물들이 반대쪽으로 밀리면서 위쪽 대정맥과 아래쪽 대정맥이 꺾이게 되어 심장으로의 정맥혈 복귀가 더욱 저해될 수 있으며, 기관 편위가 손상 쪽의 반대 방향으로 유발될 수 있다 (임상적으로 확인되는 경우는 드묾). 정맥혈 복귀의 감소는 심-박출량 감소를 초래하여 쇼크 상태로 발전하게 된다.

긴장-기흉의 특징적 소견: 정맥혈이 정체되어 심장으로 유입되지 못하면 앞서 설명한 쇼크의 전형적 징후 및 증상들이 발현될 뿐만 아니라 폐를 통과하는 혈류량의 감소도 발생하게 되므로, 저산소증이 유발되면서 궁극적으로 환자 피부에 청색증이 나타날 수 있다 (청색증은 특히 입술과 손톱-바닥에서 두드러지게 관찰됨). 따라서 긴장-기흉이 발생하여 점점 심해지면서 나타나는 특징으로는, (1) 손상 쪽 가슴의 호흡음의 감소 또는 없음, (2) 그쪽 가슴의 타진에서의 과다-공명, 및 (3) 목-정맥 팽대가 있으며, 그리고 드물지만 (4) 기관 편위, 및 (5) 청색증이 동반될 수도 있고 결국은 (6) 의식 수준 저하까지 나타난다.

바늘-감압술의 적응증: ITLS 1차 조사를 하는 동안에 긴장-기흉이 식별될 수도 있다 (그림 4-3). 긴장-기흉을 가진 환자에게는 기도를 유지하고, 불량한 일회-호흡량에 대응하여 폐환기를 보조하며, 고-유량을 O_2를 공급하라. 그리고 이에 더하여, 만일 다음과 같은 소견들을 나타낸다면, 신속한 바늘-감압술의 시행이 필요하다: (1) 노-동맥 맥동 촉진 안 됨, (2) 청색증, 그리고 (3) 의식 소실 (제8장을 보세요).

심장-눌림증

긴장-기흉과 유사한 기전: 심장-눌림증 ("심장막 눌림증"이라고도 불림)은 외상성 원인으로 심장과 심장막 사이에 있는 "잠재" 공간으로 혈액이 들어차면서 심장을 '압박'함으로써, 심장이 혈액으로 재-충만되지 못하게 하면서 발생한다 (그림 4-4). 긴장-기흉에서 위쪽 대정맥과 아래쪽 대정맥이 '압박'되었을 때 목-정맥 팽대가 발생하는 것과 꼭 마

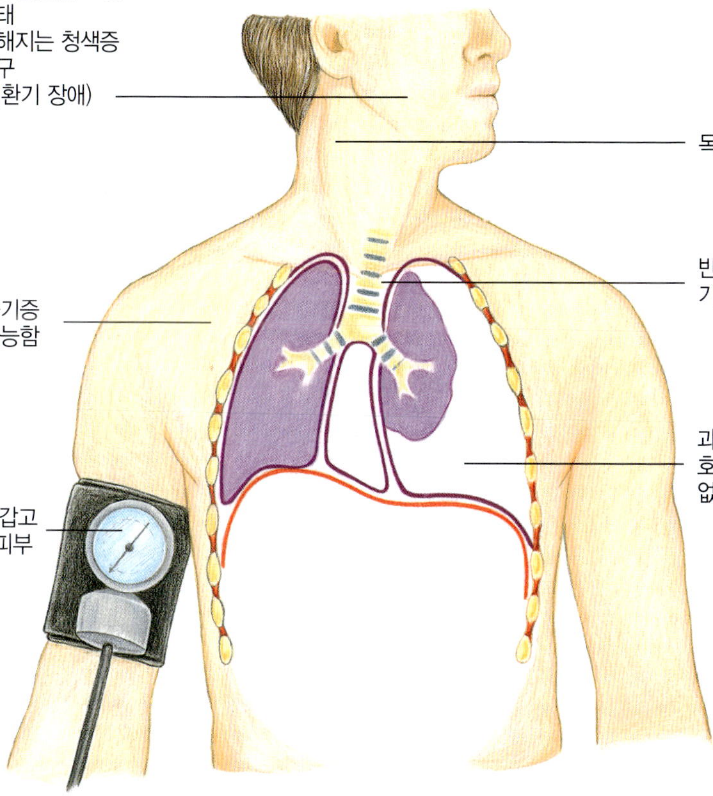

그림 4-3 긴장-기흉의 신체 소견들

찬가지로, 심장-눌림증에서 심장이 '압박'되었을 때에도 심방/심실이 눌리며 정맥혈 정체가 발생하므로 목-정맥 팽대가 초래된다. 이런 심장 재-충혈의 감소는 심-박출량 감소로 이러지고, 결국은 쇼크 발생으로 발전한다. 긴장-기흉과 마찬가지로 심장-눌림증에서도 역시 청색증이 발생할 수가 있는데, 동일한 기전으로 폐를 통과하는 혈류량이 감소하기 때문이다.

Beck씨 3징후 & 모순 맥박: 심장 관통상의 75% 이상에서 심장-눌림증이 발생할 수 있다. 심장-눌림증의 징후들은 "Beck씨 3징후"라고 이름 붙여왔는데, 저혈압, 목-정맥 팽대, 그리고 작아진 심음, 이 3개 징후로 구성된다. 그리고 '모순-맥박'이 나타날 수도 있는데, 이는 환자가 숨을 들이쉴 때 환자의 맥박압이 비-정상적으로 더 많이 감소하는 현상을 말한다 (정상인도 들이쉴 때 맥박압이 대개 10mmHg 미만으로 약해진다. 모순-맥박은 흡기 동안에 이보다 더 현저하게 맥박압이 감소하는 현상을 말한다).

빠른 이송 시작과 수액 요법: 심장-눌림증이 의심될 때 현장에서의 중재술 시행은 절대 피해야만 하는데, 왜냐하면 현장에서 허비하는 일 분 일 분이 환자의 사망 가능성을 높이기 때문이다. 정맥 수액을 주입하여 심장의 충만압을 높이는 치료법이 어느 정도는 가치가 있을 가능성이 있지만, 만일 내부에 출혈이 되고 있는 손상이 동반되어 있다면 그 상태를 더 악화시킬 수도 있다. 따라서 정맥 수액의 사용은 반드시 이송 도중에 시행되

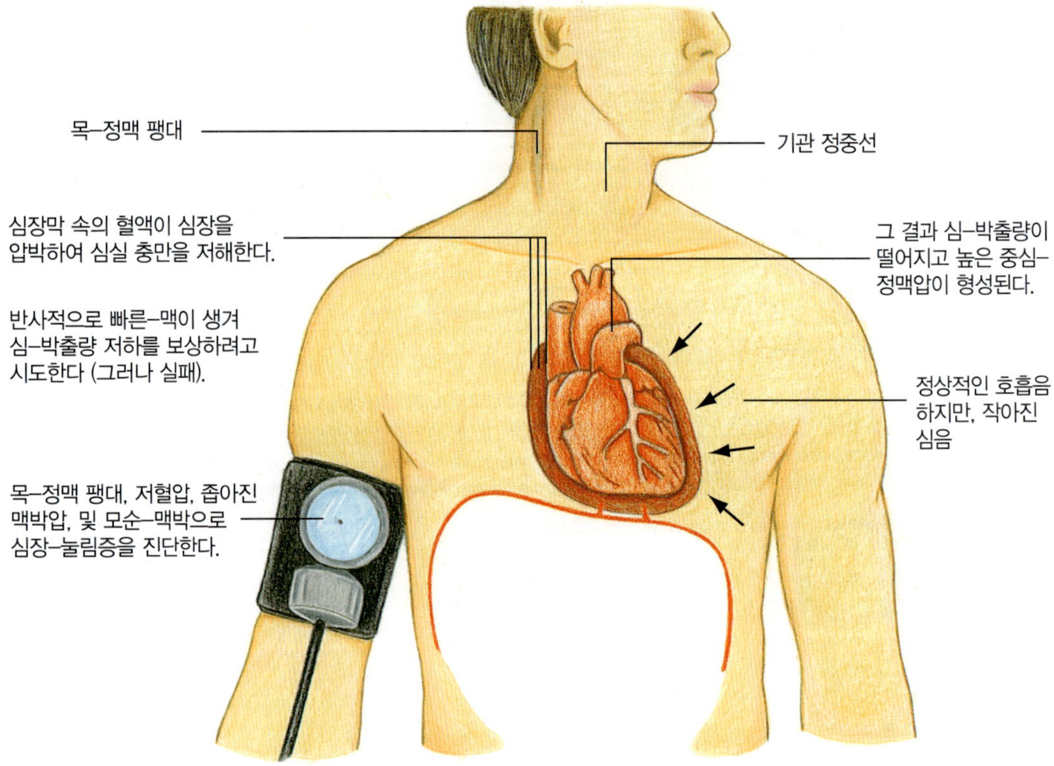

그림 4-4 심장-눌림증의 병태생리와 신체 소견들

어야 하며, 또한 의료지도 의사의 지시를 받고 해야만 한다 (더 완전한 설명을 위해서는 제8장을 보세요).

심장막-천자술의 시행: ITLS 1차 조사 동안에 심장-눌림증의 징후와 증상들이 식별될 수도 있다 (그림 4-4를 보세요). 만일 심장막-천자술이 여러분의 진료 범위 안에 허용된다면, 지금 바로 시행해야만 한다. 그렇지 않다면, 심장막-천자술을 시행-가능한 의료기관으로 즉시 이송을 시작하라.

심장성 쇼크

심장 펌프 기능의 저하: 앞 단원에서 설명했듯이, 심장은 펌프이므로 그 기능이 혈액을 혈관계 속으로 배출시키는 작용을 담당한다. 휴식하고 있는 정상 성인 심장의 전형적 혈액 박출 용적은 분당 약 5L이다. 만일 어떤 조건으로 인해 심장의 펌프 기능이 약화된다면, 혈관계 속으로 순환하는 혈액량도 줄어들 것이다. 외상에 의해서 심장 근육 자체의 파손이 발생했을 때 정확히 이런 일이 일어나게 된다. 펌프 기능이 약화되고, 심-박출량이 감소하며, 그리고 혈압이 내려간다. 이러한 상태를 *'심장성 쇼크'*라고 부른다.

심근 타박상

심근 수축력 감소 & 부정맥 유발: 흉강 속에서 심장이 위치하고 있는 방식 (즉, 좌심실보다 우심실이 신체 앞쪽에 위치하고 있는 구조) 때문에, 심근 타박상은 일반적으로 우심실에 발생하게 된다. 심근 타박상으로 인해 우심실의 수축 기능이 감소함으로써 대정

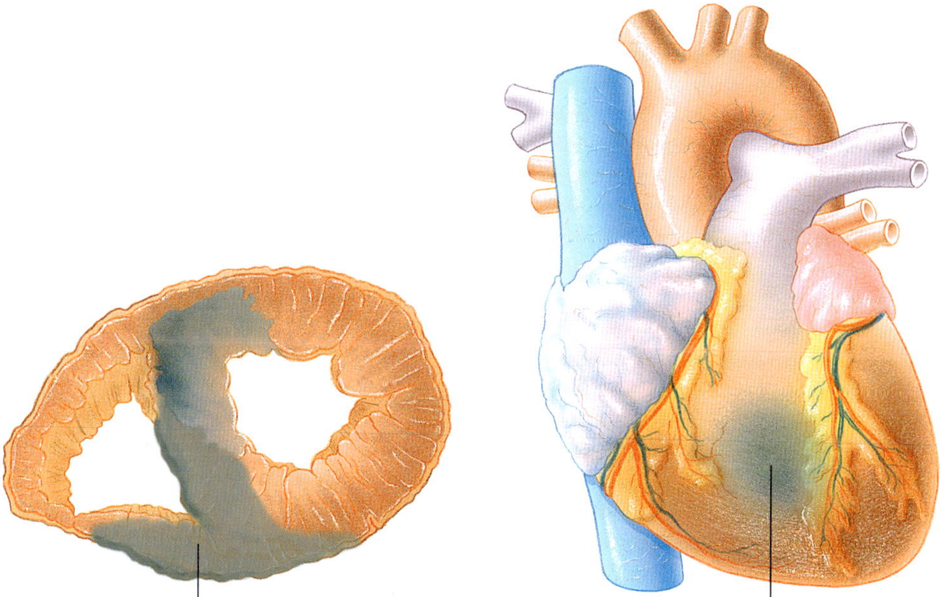

그림 4-5 심근 타박상은 오른쪽 심방과 심실에 가장 흔히 발생한다. 왜냐하면 복장뼈와 충돌하는 부위가 이곳이기 때문이다.

맥 정체가 초래되고 또한 좌심실 '전-부하'의 감소가 초래될 뿐만 아니라, 부정맥이 유발될 수도 있어서 펌프 기능의 비효율 및 심박수 느려짐이 초래될 수도 있다. 이렇게 되면 심-박출량의 감소가 추가적으로 더 악화된다. 심장성 쇼크와 폐쇄성 쇼크가 유사한 신체 검진 소견들을 보일 수 있다는 사실에 주목하라.

심근 타박상의 임상적 추정: 심근 타박상을 인지해내기가 어렵다. 왜냐하면 증상들이 종종 비-특이적이기 때문이다. 심근 타박상의 발생 가능성에 대한 가장 중요한 단서는 갑작스런 감속 손상 기전으로 인한 '가슴에 가해진 중증 둔상의 병력'이다. 가장 흔한 원인은 동력 탈것 충돌사고와 낙상이다 (그림 4-5).

만일 환자가 흉통을 호소하고, 달리 설명될 수 없는 불규칙한 맥박을 보이며, 또한 목-정맥 팽대를 나타낸다면, 특히 기슴 앞쪽에 둔상이 존재하는 상태 (복장뼈 부위 멍듦 또는 동요 가슴이 존재)라면, 반드시 심근 타박상을 의심해야만 한다.

심근 타박상의 징후들은 심장-눌림증과 비슷하여 현장에서는 감별이 어려울 수도 있다. 따라서 동일한 방법으로 처치된다. 만일 사용-가능하다면, 12-유도 심전도를 촬영해야만 하는데, 그러면 "심근 손상이 우심실에 발생했음"을 나타내는 심전도 양상을 나타낼 수도 있다 (아래쪽 방향 및 오른쪽 방향 전극 유도들에서 STEMI 양상 또는 새로 생긴 RBBB 양상). 또는 심전도 감시 장치에 나타나는 '심실성 부정맥'이 유일한 심전도 비정상 소견일 수도 있다 (그림 4-6).

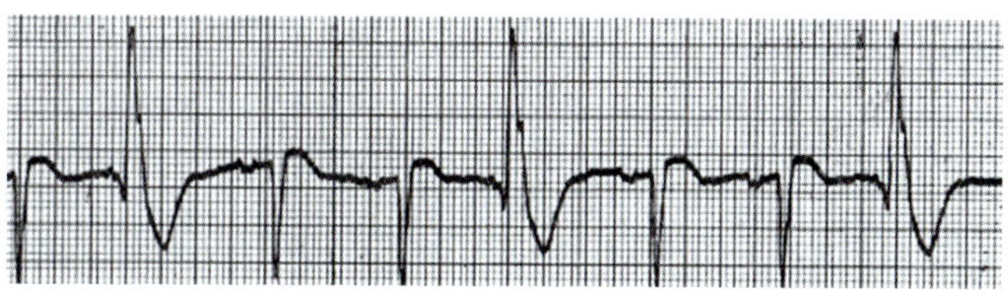

그림 4-6 심근 타박상에서 심실성 딴곳 수축이 유발될 수도 있다.

급성 심근 경색의 가능성: 고려해야 할 것이 하나 더 있다. 만일 환자가 *외상성 원인을 시사하는 손상 기전이 전*

혀 없는 상태에서 심장 손상의 증상들을 나타낸다면, 그 흉통의 원인이 '급성 심근 경색'(AMI)일 가능성은 없는지는 고려하라. (특히 노인 환자들은) 급성 심근 경색이 먼저 발생하고 이것이 외상 사건의 촉발 원인이 되었을 수도 있다. 또한 외상 후 신체 반응 (카테콜아민에 의한 혈관–수축)으로 급성 심근 경색이 발생했을 가능성도 있다.

긴급 이송 시작의 필요성: 기계적 쇼크 및 심장성 쇼크 환자들은 사망에 매우 근접해 있는 상태일 수 있다. 현장에서의 시간 소모는 환자의 생명 구하기를 무산시킬 수 있다, 왜냐하면 외상성 심장-눌림증이 발생한 후 심-정지가 발생하기까지의 소요 시간이 5~10분밖에 안 걸릴 수도 있기 때문이다. 일단 심장-눌림증에 의해 심-정지가 발생한 이후의 환자 소생률은, 최고의 외상 체계를 갖춘 지역에서 심장막-천자술을 5~10분 이내에 시행한 경우를 제외하면 거의 0%이다. 결정적 처치가 가능한 의료기관으로의 이송 시작을 지연시키는 어떤 행동도 환자의 사망률을 증가시킨다.

목-정맥 팽대: 폐쇄성 쇼크와 심장성 쇼크는 혈액 손실 보다는 심-박출량 감소 때문에 유발된다. 따라서 이런 환자들은 대개 출혈성 쇼크 환자들과는 다른 겉모습을 나타낸다. 혈액이 정맥 혈관계 안에 정체되면서, 환자에게 목-동맥 팽대가 초래된다. 폐 순환 혈액 관류량도 감소하면서, 호흡곤란과 청색증을 나타내게 된다. 이 환자들은 척수가 온전하여 카테콜아민들이 분비되므로 창백증, 빠른-맥, 및 발한 등을 나타낸다. 여러분이 환자에게 ITLS 1차 조사를 시행하는 도중에 폐쇄성 쇼크와 심장성 쇼크를 식별할 수도 있다 (그림 4–7).

기계적 (폐쇄성) 쇼크

현장 사고–규모 평가
안전띠는 착용? 운전대 변형은? 현장은 안전한가?

↓

최초 평가

의식 수준
저하되었을 가능성

호흡
빠르고 & 힘들게 함

순환
약하고/실같이 가는; 불규칙할 수도; 노–동맥 촉진 안 될 수도

피부
창백/차가움/발한; 청색증 가능성 있음

↓

신속 외상 조사

머리/목
목–정맥 팽대; 기관 편위 가능성 있음

가슴
타박상 또는 관통상 창상, 비–대칭적일 가능성 있음

호흡음
손상 쪽에 감소 또는 없을 가능성 있음
타진에서 과다–공명 가능성 있음
젖은 거품소리 가능성 있음

심음
잘 안 들릴 가능성 있음

그림 4-7 ITLS 1차 조사 동안에 기계적 (폐쇄성) 쇼크가 식별될 수도 있다.

쇼크 치료에 있어서 현재의 의견

출혈을 지혈하라

지혈이 최우선: 전문 응급처치 대응자들의 도착이 얼마나 신속하든지 관계없이, 구경꾼들이 현장의 최초 대응자가 될 가능성이 크다. 출혈 환자는 실혈로 짧은 시간 안에 사망할 수 있다. 따라서 신속한 지혈의 시행이 가장 중요하다 (만일 할 수 있다면, 구경꾼이 시행하더라도).

직접-압박, 지혈제 드레싱, & 지혈대: EMS 요원들은 현장에 도착하자마자, *'전반적 인상'* 파악의 일환으로서 외부 출혈에 대한 평가를 반드시 시행해야만 한다. 만일 최초 대응자들이 생명-위협적 외부 출혈을 지혈하는데 실패했다면, EMS 요원들은 반드시 직접-압박 지혈법에 도움을 주는 지혈제 드레싱을 사용하여 지혈을 시도해야만 한다. 만일 최초 평가가 끝날 때에도 외부 출혈이 지혈되지 않았다면, 팔다리 출혈에 대해서는 지체 없이 판매용 지혈대를 적용해야만 한다. 어떤 형태의 출혈이든 지혈되지 않은 상태라면, 불필요한 지연 없이 바로 이송을 시작해야만 한다.

> **진주 같은 정보**
>
> **출혈**
>
> 지혈하라. 현장에서 지혈할 수가 없다면, 그 환자를 가능한 빨리 수술실로 옮겨야 할 필요가 있다.

저-체온증을 예방하라

저-체온증이 동반되면 외상 환자의 치료 결과가 악화된다. 주입하는 모든 수액들은 반드시 가온되어야만 하며, 열기 손실을 방지하기 위하여 환자는 반드시 덮어주어야만 한다.

지혈이 안 된 출혈에 대한 수액 요법

필요한 수준까지만 수액 주입: 지혈이 안 되고 출혈이 계속된다면, 이 사실을 조기에 인지하여야 하며 이럴 때에는 위에서 설명한 것처럼 적절한 의료시설 (외상센터)로의 신속한 이송이 필요하다. 또한 반드시 혈액-관류를 회복시키는 수준까지 만으로 수액 소생술을 제한할 필요가 있다 (저혈압형 소생술). 이 수준은 일반적으로는 노-동맥 맥동이 촉진되는 지점 또는 수축기 혈압 80~90mmHg까지만 회복시키기에 충분할 용적의 수액 주입을 의미하는 것으로 간주되고 있다. 결정질 용액으로 과도하게 수액 소생술을 시행하면 신혈증을 유발히고 혈액-응고 인자들을 희석시켜 혈액-응고 병증으로 이어지게 만든다 (Blanchard 등 2017).

트라넥사민-산

작용 기전: 트라넥사민-산(TXA)은 항-섬유소-용해 약물의 하나로서, 혈우병 환자에게 발생하는 자발적 출혈을 관리하는데 도움을 주기 위한 목적으로 여러 해 전부터 사용되어져 왔다. 이 약물은 또한 전투 상황에서 중증 출혈을 관리하기 위한 목적으로도 사용되어져 왔다. TXA 사용의 배경이 되는 과학적 논리는 다음과 같다: 출혈이 발생했을 때 신체는 출혈 부위에 피떡을 형성함으로써 출혈을 차단하려고 노력한다. 동시에 정상적으로 신체에는 형성된 피떡을 분해시키는 기능도 같이 있어서 종국적으로는 형성된 피떡을 녹여서 없애게 된다. TXA는 이 신체의 피떡 분해 과정을 차단함으로써 새로이 형성된 피떡이 녹아 없어지지 않게 방지하는 기능을 한다. TXA는 매우 안전한 약으로

> **트라넥사민-산(TXA):** 아미노산 라이신의 합성 유사체. 항-혈전-용해제로서, 플라스미노겐이 플라스민으로 활성화되는 과정을 차단함으로써 작동한다. 플라스민은 신체 내의 피떡을 분해하는 정상적 기능을 담당한다. 외과 분야, 특히 산과와 부인과 및 정형외과에서 혈액 손실을 줄이려는 용도로 많이 사용되어온 약이다. 최근 외상에서 출혈을 줄이기 위해 이 약을 활용하는 것에 관심이 높아져 왔다.

서, 출혈에 대한 신체의 자연적 대응을 증강시키기만 할 뿐 절대로 피떡-생성을 촉진하지는 않는다. 즉, TXA를 투여한다고 심부 정맥 혈전증이나 폐 색전증을 유발하지는 않는다. TXA를 출혈하는 외상 환자에게 투여했을 때 출혈을 감소시키는 효과가 있는 것으로 밝혀져 있다.

지혈 효과 및 투여 관리: 외상에서 TXA의 사용 효과를 조사한 한 대규모 연구(CRASH-2 연구)에서 나온 가장 중요한 발견들 중의 하나는 TXA를 사용한 환자군에서 '출혈로 사망할 절대-위험도' 1.5가 감소했다는 것이다. 다른 연구들의 결과에 의하면, TXA는 손상 후 3시간 이내에 투여되었을 때 가장 효과적이었으며, 반면에 이 시간 이후에 투여되었을 때는 실제로 유해할 수도 있다는 사실이 밝혀졌다. 또한 여러 연구들에 의하여 TXA 투여로 가장 큰 이익을 보는 환자군은 중증 출혈성 쇼크 상태의 환자이며 따라서 이런 환자들은 TXA를 조기에 투여 받아야 한다는 사실이 밝혀졌다.

의학적 감시팀은 현재의 문헌들을 고찰하여 TXA의 적절한 사용에 관련한 병원-전 EMS 규약을 만들어야만 한다. 또한 이 규약의 실행 효과를 '품질 보증(QA) 프로그램'을 통해 감시하고 감독하여야만 한다.

조기에 투여해야: ITLS는 성인 환자의 외상성 출혈을 관리하는데 있어서 TXA 사용을 지지하는 증거가 충분히 존재한다고 믿는다, 단, EMS 체계 의료지도 의사의 승인에 따라야 한다. 최초 소생술 (외부 출혈 지혈 및 기도 확보를 포함)이 완료되면 뒤이어, 치료와 이송의 초기 단계에서 TXA를 투여할 것을 고려해야만 한다.

두개-내 출혈 환자에게는 보류: 위에서 언급한 것처럼 심한 두개-밖 출혈을 가진 환자들에게 TXA를 사용하면 어느 정도 효과가 있는 것처럼 보인다. 하지만, 외상성 뇌 손상 환자에게 TXA를 사용하는 것의 효과와 안전성은 불확실하며, 따라서 이 문제를 조사하기 위한 무작위 임상 실험들이 시행되고 있는 중이다. 임상 연구 결과가 나오지 않은 현재 시점에서는 단독 외상성 뇌 손상 환자들에게 TXA를 투여하지 않아야 한다고 다수의 저자들이 권장하고 있다.

TXA의 상황별 사용법: 중증 외상 상황에서 TXA를 사용하는 방법으로 다음의 접근법이 제안된다:

- 심한 출혈성 쇼크 (수축기 혈압<75 mmHg)에 빠진 성인 환자에게, 10분에 걸쳐 TXA 1gm을 투여할 수 있다. 이후 8시간에 걸쳐서 추가 1gm을 투여해야만 한다.
- TXA는 손상 시점으로부터 오직 3시간 안에만 투여해야 한다.
- TXA 사용에 대한 지침은 해당 EMS 체계의 의료지도 의사가 그 지역 외상체계의 대표자들과 협력하여 수립하도록 해야만 한다.

호기말 이산화탄소 분압-측정기

호기말 CO_2 분압 측정의 의미: 파형 호기말 이산화탄소 분압-측정기는 기관-내관의 위치를 확인하거나 호흡기능을 평가하는 목적에만 유용한 것이 아니다. 심장은 O_2와 영양소들을 혈관과 혈액을 통해서 신체의 세포들로 운반한다. 세포들은 O_2가 존재하는 상태에서 이 영양소들을 "연소"시켜 에너지(ATP)와 물과 이산화탄소(CO_2)를 생성한다. 생성된 물과 CO_2는 혈류 속으로 들어가, CO_2는 적혈구에 의해서 폐로 전달되어 호흡을 내쉴 때 배출된다. 따라서 CO_2는 호흡으로 내쉴 때 배출되는 '대사 부산물'인 것이다. 다른 방식으로 보면, 배출되는 CO_2의 농도는 세포들 속에서 대사 작용의 불길이 얼마나 활활 불타고 있는지를 나타낸다고 볼 수 있다. 기도에서 순간순간 측정한 '배출된 CO_2의 농도'를 파형으로 그릴 수가 있는데, 이는 환자의 기본 대사율 수준을 반영할 수 있다.

호기말 CO_2 분압의 정상 범위: CO_2 농도를 측정하여 파형으로 보여주는 기구들이 현재 흔하게 사용-가능하다. 단독인 형태도 있고 심전도 감시 장치와 결합된 형태도 있다. 호기말 CO_2 농도의 전형적인 정상 범위는 35~45mmHg이다. CO_2 농도가 점점 떨어진다면, 환자가 과도-폐환기를 하고 있는 상태이거나 (불안 또는 산혈증 때문에) 또는 세포들로 공급되는 O_2의 양이 감소하고 있는 상태임 (쇼크 또는 저산소증)을 의미한다. 이것을 이런 방식으로 말할 수도 있다: 배출 CO_2 농도가 떨어지는 것은 환자 내부의 "대사 불길"이 낮아지고 있는 것을 의미할 수도 있다.

쇼크와 호기말 CO_2 분압: 쇼크 상태의 환자들은 그들 세포들로 공급되는 O_2의 양이 부족한 상태이다. 이런 상태는 출혈로 인해 혈액을 상실하여 발생할 수도 있고 또는 심장이 혈액을 효과적으로 순환시키지 못하여 발생할 수도 있다. 따라서 만일 여러분이 이미 쇼크 상태이거나 쇼크 상태로 빠질 위험성이 높은 환자를 감시하고 있는 상황이라면, 여러분의 총체적인 처치의 일부로서 호기말 CO_2 농도를 감시하라. 호기말 CO_2 농도가 35 밑으로 떨어지면, 특히 20대 또는 그 이하로 떨어지면, 이는 말초 조직 혈액-관류 상태가 매우 불량함을 의미한다.

혈액 및 혈액제제의 조기 수혈

농축 적혈구/혈소판/신선-동결-혈장의 수혈: 출혈을 하고 있는 환자들은 혈액을 상실하고 있기 때문에, 이 상실된 혈액을 대신할 수 있는 최선의 수액은 혈액이다. 전혈은 산소를 운반하는 적혈구뿐만 아니라 혈액 응고인자와 혈소판도 같이 포함하고 있다. 혈액은행에 보관되는 혈액은 적혈구(PRBC: 농축 적혈구)와 혈소판 그리고 혈장으로 분리되어 저장된다. 농축 적혈구만 수혈하면서 추가로 다량의 결정질 용액을 주입하면 '희석 혈액 응고병증'이 초래될 수 있다. 또한 대부분의 혈액제제들은 냉장 보관되기 때문에 수혈할 때 재-가온하지 않는다면, 수혈에 의해 저체온증이 유발될 수 있다. 이런 효과들이 출혈을 동반한 손상에 환자 자신의 혈액 응고인자들을 소모하게 되는 과정과 결합되면서, 환자의 피떡 형성 (=혈액응고) 기능을 현저히 약화시키게 된다. 이런 상황에 대처하기 위해서는, 대량 수혈 (24시간 안에 10단위 이상의 수혈)이 필요한 환자에게는 농축 적혈구와 혈소판과 신선-동결-혈장(FFP)을 1:1:1의 비율로 투여해야만 혈액 응고병증을 차단할 수 있다 (Holcomb 등 2016).

병원-전 단계의 수혈: 병원-전 단계에서의 수혈이 현재 일부 EMS 지역 및 항공 의료 체계에서 이루어지고 있다. 병원-밖 환경에서 혈액을 보관하고 재-가온하는 어려움은 그 EMS 체계가 반드시 극복해야 할 과제이지만, 병원-전 단계 수혈에 의해 치료 결과에 상당히 희망적인 개선이 일어나고 있다 (Escott 등 2017).

대동맥 혈관-내 풍선 폐쇄 소생술

REBOA의 병원-전 적용: '대동맥 혈관-내 풍선 폐쇄 소생술'(REBOA: resuscitative endovascular balloon occlusion of the aorta)은 횡격막 아래 부위의 신체에 발생한 압박-불가능한 출혈을 억제할 수 있게 해 주는 술식이다. 이것은 복강-내 출혈을 억제하기 위하여 복부 대동맥을 가로-차단하는 술식의 대체 방법으로 개발되어 사용되어 왔다. 그 방법은 넙다리-동맥 천자를 통해 혈관-내 풍선을 통과시켜 대동맥 속으로 삽입하게 된다. 심장 방향으로 삽입하여 출혈하는 동맥보다 위쪽 위치에서 풍선을 부풀려서 대동맥을 막는 것이다. 이 술식은 신속히 수행할 수 있으며, 또한 병원-밖에서도 시행-가능한 잠재성을 가지고 있다. 일단 대동맥을 폐쇄하고 나면, 그 이하 부위 장기들에 허혈성 손상이 발생하기 전까지 시간이 얼마 없다. 또한, 이 술식을 사용하기 위해서는 상당한 훈련이 필요하다. 이 교과서가 출판되는 현재 시점에서 군진의학 및 민간의학 분야 양쪽에서 REBOA의 효용성에 대한 임상적 비교연구가 활발히 진행 중에 있다 (King 2019).

증례 제시 *(계속)*

고객 한 명이 칼에 찔렸다고 하는 술집으로 ALS 구급차가 1대 파견되었습니다. 현장 사고-규모 평가를 시행한 결과, 현장에 경찰이 이미 도착해서 그 술집을 정리한 상태에서 구경꾼들에게 질문을 하고 있습니다.

현장은 안전하고 손상 기전 (자상)이 알려져 있기 때문에, 그 팀원들은 개인 보호 장비를 착용합니다. 그들이 그 술집에 들어서면서 보니, 한 명의 남성 희생자가 바닥에 흥건히 고인 피 웅덩이 가운데 앉아 있습니다. 팀 지휘자가 파악한 전반적 인상으로서 피 웅덩이의 혈액량과 그 희생자의 오른쪽 아래팔에 난 커다란 베인 창상에서 외부 출혈이 계속되고 있는 것이 주목됩니다. 그 창상을 바텐더가 큰 수건으로 눌러 지혈하려고 노력하고 있는 상황입니다. 팀 지휘자는 즉시 그녀의 동료에게 지시하여 지혈제 드레싱을 사용하여 직접 압박술을 적용하게 합니다.

팀 지휘자는 자신의 최초 평가를 계속 진행하는 동안에, 그 환자는 가슴에 통증을 호소하면서 오른쪽 앞-겨드랑 선의 5번째 갈비-사이 공간 높이에 있는 커다란 자상을 가리킵니다. 그의 의식이 명료하고 기도는 개방되어 있습니다. 그의 호흡은 빠르지만 공기의 움직임은 양호하며, 그의 노-동맥 맥박은 빠르며 (100~110회/분 정도) 강합니다. 그의 얼굴에는 땀이 맺혀 있고 발적된 상태입니다.

제2 응급처치 처치제공자가 그의 팔 출혈에 대한 지혈이 잘 안 되고 있다고 보고하자, 팀 지휘자는 오른쪽 팔에 지혈대를 적용하도록 결정합니다. 그 환자가 지금까지 발견된 것 외에는 다른 손상은 없다고 말하는 것을 확인한 다음, 팀 지휘자는 집중 검진을 시행하기로 결정합니다.

그녀가 보기에 머리에는 눈에 띄는 손상이 없으며, 목을 검진해보니 목-정맥은 납작합니다. 그녀는 환자의 가슴을 노출시키고, 호흡할 때 가슴이 비-대칭적으로 움직이고 있는 것 (오른쪽이 덜 움직임)과 앞서 설명한 4~5cm 길이의 관통 창상을 확인합니다. 제2 응급처치 처치제공자가 오른쪽 팔에 지혈대를 정확하게 적용 완료하였는데, 그 다음으로 그 가슴 창상에 가슴-밀폐기를 적용하고 또한 그 환자에게 고-유량 O_2를 투여하라는 지시를 받습니다. 그가 보기에 그 외 다른 손상은 없습니다. 호흡음은 오른쪽에서 감소된 것처럼 들려서 타진을 해보니 둔탁음이 느

증례 제시 *(계속)*

꺼집니다. 심음은 분명하게 들립니다. 복부는 압통을 보이지 않으며 복벽-경직이나 팽만도 없습니다.

가슴 관동상이라는 사실에 근거하여, 팀 지휘자는 이 상황이 위급한 Load & Go 상황이라고 판정합니다. 그 환자를 들것 위에 옮기고 즉시 구급차로 옮깁니다.

일단 구급차 안으로 옮겨지자, 현장에 도착해있던 소방관 한 명에게 구급차를 운전해 달라고 요청합니다. 이송 준비를 하면서, 제2 응급처치 처치제공자는 활력징후를 측정하고 그 동안 팀 지휘자는 하던 신속 외상 조사를 끝까지 완료하는데 그러면서 그 환자가 아직도 의식이 깨어있지만 말을 해도 눈을 뜨지 않으며 숨쉬기가 점점 더 힘들어진다고 호소하면서 지금은 복통도 호소하고 있다는 사실에 주목합니다. 그 환자의 GCS 점수는 14이고, 활력징후는 혈압 90/50, 맥박수 120, 호흡수 24입니다. 운전하는 소방관에게 지시하여 외상센터로 방향을 돌리게 합니다. 외상센터는 30~40분 거리에 있습니다.

일단 이송이 시작되자, 팀 지휘자는 재-평가 검진을 시작합니다. 지금 그 환자는 명백한 고통 상태에 빠져있는 것으로 보이고, 기도는 개방되어 있지만 빠르고 얕은 호흡을 보이며, 손목에서는 맥동이 실같이 가늘게 촉진됩니다. 그는 지금 매우 창백하며 피부가 차갑고 축축합니다. 청색증은 없으며, 그의 목-정맥들은 여전히 납작합니다. 지금 그의 가슴이 오른쪽 움직임이 매우 불량하며 타진 소견이 여전히 둔탁음이고, 청진에서 오른쪽의 호흡음은 이제 들리지 않습니다. 그의 복부는 이제 촉진에서 압통을 나타냅니다.

제2 응급처치 처치제공자가 환자에게 심전도 감시 장치와 맥박 산소-측정기를 부착하는 동안에, 팀 지휘자는 활력징후를 다시 측정하는데, 환자의 혈압은 82/60으로 떨어졌고 맥박은 겨우 촉진되는데 맥박수 약 132이고 호흡수는 약 30입니다. 제2 응급처치 처치제공자가 환자 가슴에 부착한 가슴 밀폐기를 떼어 "공기 배출"을 시도하는데, 공기 배출은 되지 않고 또한 환자의 상태도 변화가 없습니다. 다시 오른쪽 가슴에 바늘 감압술을 시행하였지만 공기 배출은 전혀 없습니다.

제2 응급처치 처치제공자가 보고하기를, SpO_2가 처음에는 94이었는데 지금은 읽히지 않는다고 합니다. 환자의 ECG에서는 동성 빠른-맥을 보여주고 있으며 E_TCO_2는 32 mmHg입니다. 팀 지휘자가 생리식염수 성백 주입을 시작하고, 제2 응급처치 처치제공자는 손가락-찌르기 혈당 검사를 시행하고 그 결과가 138이라고 보고합니다.

팀 지휘자는 외상센터로 전화하여 환자 상태에 대하여 다음과 같이 보고합니다: 그의 외부 출혈은 현재 지혈된 상태이지만 오른쪽 흉강 속으로 지혈-불가능한 출혈이 분명히 지속되고 있으며 아마도 오른쪽 간까지 손상되었을 가능성이 있습니다. 그녀는 도착-예정시간(ETA)이 30~35분 후로 추정된다고 하면서 TXA 투여를 시작해도 되는지 요청하면서 환자 상태 보고를 완료합니다.

팀 지휘자는 수용병원 외과의사와의 의료지도 자문을 받으면서 활력징후 측정을 다시 반복합니다. 생리식염수 250 mL이 주입되면서 혈압이 84/64로 되었고 GCS 점수는 10으로 되었습니다. TXA 주사 시작에 대한 승인을 받고, 그녀는 부하-투여량 1 g을 10분에 걸쳐 주사하기 시작하는데 이어서 또 다른 1 g이 8시간에 걸쳐서 주사될 것입니다.

팀 지휘자는 환자를 계속 재 평가합니다. 그리고 이송 시간이 길기 때문에 결국은 더 나아가 상세한 '머리에서 발가락까지'의 2차 조사를 시행합니다. 그 결과 식별되지 않았던 손상을 발견하지는 않았고 의료적 주의 표식도 발견하지 못했습니다. 다만 환자의 스마트폰에 담긴 의료적 정보 부분을 확인했는데, 그 내용에 복용 중인 약물이나 과거 병력은 없었고 계란 흰자위와 조개에 대한 알레르기 병력이 기재되어 있습니다.

외상센터에 도착하자마자, 그 팀은 환자를 바로 수술실로 데려가라는 지시를 받게 됩니다.

요약

쇼크에 빠진 환자는 반드시 조기에 진단이 되어야만 한다. 비록 쇼크의 조기 징후와 증상들이 알 듯 모를 듯 애매하게 발현될 수도 있지만, 손상 기전에서 그 가능성이 있을 때에는 높은 의심 수준을 유지하는 것이 중요하다. 쇼크의 존재 가능성에 대한 세심한 평가의 중요성은 아무리 강조하여도 지나치지 않다.

피가 줄줄 흐르는 외부 출혈에 대한 지혈은 반드시 최우선 우선순위가 되어야만 한다. 따라서 이는 최초 평가의 '전반적 인상' 파악의 일부로 되어 있다. 만일 직접 압박술을 적용하여도 지혈이 성공적이지 않다면, 지혈제 드레싱을 같이 적용하는 것이 중요하며, 만일 그래도 성공적이지 않다면, 팔다리 출혈의 경우에는 지혈대의 조기 적용이 적응증에 해당한다.

다양한 쇼크 증후군들을 잘 이해하고 있는 것이 매우 중요한데, 왜냐하면 이는 생명을 구하는 치료적 중재술을 쇼크 초기에 더 일찍 적용할 수 있도록 해주기 때문이다. 덧붙여 "유해함을 행하지 않기" 위해서는 지혈-불가능한 출혈을 치료하는 방법을 아는 것이 극도로 중요하다. 여러분의 환자에게 수액 공급을 너무 과다하게 하지 않는 것과 이에 더하여, TXA 투여를 고려해야 하는 때를 아는 것이 새로이 도입된 중요한 치료 방법이다. 이 방법들은 병원-전 요원들이 쇼크 상태의 환자를 결정적 치료 시설까지 너무 늦기 전에 이송해야 하는 전투에서 이길 수 있도록 도움을 주려는 노력의 일환이다. 여러분 EMS 체계의 의료지도 의사와 상의하거나 EMS 기관의 규약과 정규 교육의 최신지견들을 참조하라. 그래야 여러분이 쇼크 치료에서의 현행의 처치 표준에 뒤떨어지지 않고 따라가는데 도움을 받을 수 있을 것이다.

참고 문헌 & 자원

Baraniuk, S., B. C. Tilley, D. J. del Junco, E. E. Fox, G. van Belle, C. E. Wade, J. M. Podbielski, A. M. Beeler, J. R. Hess, E. M. Bulger, et al. 2014. "Pragmatic Randomized Optimal Platelet and Plasma Ratios (PROPPR) Trial: Design, Rationale, and Implementation." *Injury* 45, no. 9 (September): 1287–95.

Bickell, W. H., M. J. Wall Jr., P. E. Pepe, R. R. Martin, V. F. Ginger, M. K. Allen, and K. L. Mattox. 1994. "Immediate Versus Delayed Fluid Resuscitation for Hypotensive Patients with Penetrating Torso Injury." *New England Journal of Medicine* 331, no. 17 (October): 1105–9.

Blanchard, I. E., A. Ahmad, K. L. Tang, P. E. Ronksley, D. Lorenzetti, G. Lazarenko, E. S. Lang, C. J. Doig, and H. T. Stelfox. 2017. "The Effectiveness of Prehospital Hypertonic Saline for Hypotensive Trauma Patients: A Systematic Review and Meta-Analysis." *BMC Emergency Medicine* 17, no. 35. https://doi.org/10.1186/s12873-017-0146-1

Bulger, E. M., S. May, J. D. Kerby, S. Emerson, I. G. Stiell, M. A. Schreiber, K. J. Brasel, S. A. Tisherman, R. Coimbra, S. Rizoli, et al. 2011. "Out-of-Hospital Hypertonic Resuscitation After Traumatic Hypovolemic Shock: A Randomized, Placebo Controlled Trial." *Annals of Surgery* 253, no. 3 (March): 431–41.

Champion, H. R. 2003. "Combat Fluid Resuscitation: Introduction and Overview of Conferences." *Journal of Trauma* 54, Suppl. 5 (May): S1–S12.

Chiara, O., P. Pelosi, L. Brazzi, N. Bottino, P. Taccone, S. Cimbanassi, M. Segala, L. Gattinoni, and T. Scalea. 2003. "Resuscitation from Hemorrhagic Shock: Experimental Model Comparing Normal Saline, Dextran, and Hypertonic Saline Solutions." *Critical Care Medicine* 31, no. 7 (July): 1915–22.

CRASH-2 Trial Collaborators. 2010. "Effects of Tranexamic Acid on Death, Vascular Occlusive Events, and Blood Transfusion in Trauma Patients with Significant Hemorrhage (CRASH-2): A Randomized, Placebo-Controlled Trial." *Lancet* 376, no. 9734 (July): 23–32.

CRASH-2 Trial Collaborators. 2011. "The Importance of Early Treatment with Tranexamic Acid in Bleeding Trauma Patients: An Exploratory Analysis of the CRASH-2 Randomised Controlled Trial." *Lancet* 377, no. 9771 (March): 1096–101.

Demetriades, D., L. S. Chan, P. Bhasin, T. V. Berne, E. Ramicone, F. Huicochea, G. Velmahos, E. E. Cornwell,

H. Belzberg, J. Murray, et al. 1998. "Relative Bradycardia in Patients with Traumatic Hypotension." *Journal of Trauma* 45, no. 3 (September): 534–9.

Dunn, C. J., and K. L. Goa. 1999. "Tranexamic Acid: A Review of Its Use in Surgery and Other Indications." *Drugs* 57, no. 6 (June): 1005–32.

Escott, M. E. A., E. A. Bank, F. M. Mehkri, and B. J. Monroe. 2017. "Considerations for Using Blood Products for Prehospital Trauma Patients." *Journal of Emergency Medical Services* 42, no. 4 (March). https://www.jems.com/articles/print/volume-42/issue-3/features/considerations-for-using-blood-products-for-prehospital-trauma-patients.html

Haut, E. R., B. T. Kalish, D. T. Efron, A. H. Haider, K. A. Stevens, A. N. Kieninger, E. E. Cornwell III, and D. C. Chang. 2010. "Spine Immobilization in Penetrating Trauma: More Harm Than Good?" *Journal of Trauma* 68, no. 1 (January): 115–21.

Holcomb, J. B., B. C. Tilley, S. Baraniuk, E. E. Fox, C. E. Wade, J. M. Podbielski, D. J. del Junco, K. J. Brasel, E. M. Bulger, R. A. Callcut, et al. 2015. "Transfusion of Plasma, Platelets, and Red Blood Cells in a 1:1:1 vs a 1:1:2 Ratio and Mortality in Patients with Severe Trauma: The PROPPR Randomized Clinical Trial." *Journal of the American Medical Association* 313, no. 5 (February): 471–82.

King, D. R. 2019. "Initial Care of the Severely Injured Trauma Patient." *New England Journal of Medicine* 380: 763–70.

Kowalenko, T., S. Stern, S. Dronen, and X. Wang. 1992. "Improved Outcome with Hypotensive Resuscitation of Uncontrolled Hemorrhagic Shock in a Swine Model." *Journal of Trauma* 33, no. 3 (September): 349–53.

Kragh, J. F., M. L. Littrel, J. A. Jones, T. J. Walters, D. G. Baer, C. E. Wade, and J. B. Holcomb. 2011. "Battle Casualty Survival with Emergency Tourniquet Use to Stop Limb Bleeding." *Journal of Emergency Medicine* 41, no. 6 (December): 590–7.

Mapstone, J., I. Roberts, and P. Evans. 2003. "Fluid Resuscitation Strategies: A Systematic Review of Animal Trials." *Journal of Trauma* 55, no. 3 (September): 571–89.

Mattox, K. L., W. Bickell, P. E. Pepe, J. Burch, and D. Feliciano. 1989. "Prospective MAST Study in 911 Patients." *Journal of Trauma* 29, no. 8 (August): 1104–12.

Moore, E. E. 2003. "Blood Substitutes: The Future Is Now." *Journal of the American College of Surgeons* 196, no. 1 (January): 1–16.

Morrison, J. J., J. J. Dubose, T. E. Rasmussen, and M. J. Midwinter. 2012. "The Military Application of Tranexamic Acid in Trauma Emergency Resuscitation (MATTERs) Study." *Archives of Surgery* 147, no. 2 (February): 113–9.

Neeki, M. M., F. Dong, J. Toy, R. Vaezazizi, J. Powell, D. Wong, M. Mousselli, M. Rabiei, A. Jabourian, N. Niknafs, et al. 2018. "Tranexamic Acid in Civilian Trauma Care in the California Prehospital Antifibrinolytic Therapy Study." *Western Journal of Emergency Medicine* 19, no. 6 (November): 977–86.

Pena, S. B., and A. R. Larrad. 2012. "Does the Trendelenburg Position Affect Hemodynamics?: A Systematic Review." *Emergencias* 24, no. 2 (April): 143–50

Roberts, I., H. Shakur, K. Ker, and T. Coats, on behalf of the CRASH-2 Trial Collaborators. 2012. "Antifibrinolytic drugs for acute traumatic injury." *Cochrane Database of Systematic Reviews*, Issue 12. Art. No. CD004896. DOI: 10.1002/14651858.CD004896.pub3

Schriger, D. L., and L. J. Baraff. "Capillary Refill—Is It a Useful Predictor of Hypovolemic States?" 1991. *Annals of Emergency Medicine* 20, no. 6 (June): 601–5.

Warner, K. J., J. Cuschieri, B. Garland, D. Carlbom, D. Baker, M. K. Copass, G. J. Jurkovich, and E. M. Bulger. 2009. "The Utility of Early End-Tidal Capnography in Monitoring Ventilation Status After Severe Injury." *Journal of Trauma* 66, no. 1 (January): 26–31.

Valle, E. J., C. J. Allen, R. M. Van Haren, J. M. Jouria, H. Li, A. S. Livingstone, N. Namias, C. I. Schulman, and K. G. Proctor. 2014. "Do All Trauma Patients Benefit from Tranexamic Acid?" *Journal of Trauma and Acute Care Surgery* 76, no. 6 (June): 1373–8.

5

쇼크 및 지혈 술기들

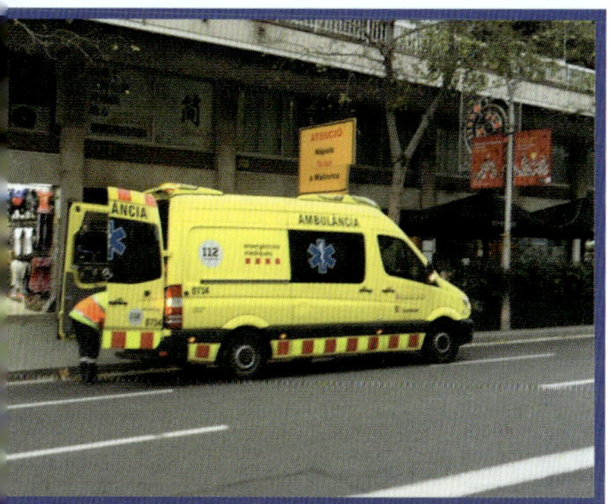

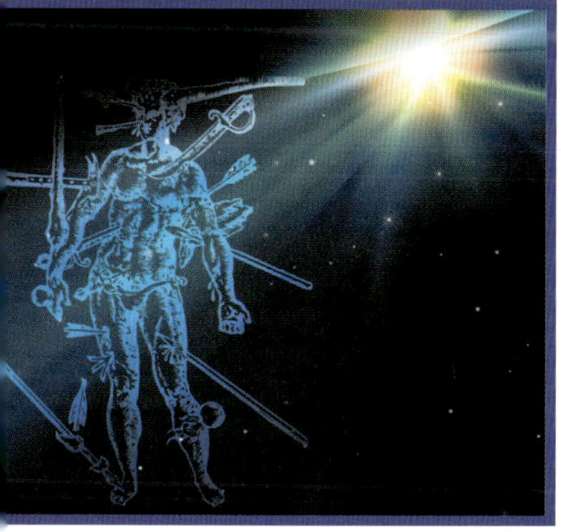

[위쪽: 사진 제공 Roy Alson, PhD, MD, FACEP, FAEMS]

Donna Hastings, EMT-P
Kyee Han, MD, FRCS, FCEM

Maßnahmen zur Blutungskontrolle
Habilidades para el Control de Hemorragias y Shock
Vještine zbrinjavanja šoka i zaustavljanja krvarenja
Competências Práticas no Choque e Controlo de Hemorragia
Keterampilan Penanganan Syok dan Perdarahan
Обучение навыкам контроля кровотечения и помощь при шоке
Contrôle des hémorragies et état de choc en pratique
Δεξιότητες στον Έλεγχο της Αιμορραγίας και της Καταπληξίας
Volumenpótlás- gyakorlati készségek
ショックと出血のコントロールに関する手技
休克及出血之控制技巧
Veščine zaustavljanja krvavitev ter obravnave šoka

핵심 용어

이 장에 설명된 술기들
바깥 목-정맥 경로 확보
뼈-속 혈관 경로 확보
EZ-IO® 기구
FAST Responder™ 기구
양손 방법
지혈대 적용
지혈제 적용
키-기준 소생술 띠 (어린이 체중 추산용)
창상 채워-넣기

학습 목표

여러분이 이 장을 성공적으로 완료하고 나면, 다음을 할 수 있어야만 한다:

1. 바깥 목-정맥 도관 삽입의 기법*을 시행하라.
2. 뼈-속 주사를 사용해야 하는 적응증들을 설명하라.
3. 적절한 기구들을 사용하여 뼈-속 주사를 시행하라.
4. '키-기준 소생술 띠'를 사용하여 어린이의 체중을 추정하라.
5. 생명-위협적 출혈에 대하여 지혈대를 적절히 적용하는 방법을 시연해 보여라.
6. 지혈제 거즈 없이 그리고 지혈제 거즈를 사용하여 직접 압박술을 시행하는 지혈을 시연해 보여라.
7. 지혈하기 위하여 창상 속을 채워-넣는 방법을 마네킨 모형에 시연해 보여라.

* 이 교육 과정을 학습하는 모든 전문 학생들은 아래팔 또는 팔꿈치-앞 오금(antecubital fossa) 부위 정맥에 정맥 도관을 삽입하는 기법에는 이미 익숙한 것으로 간주한다; 따라서 이 부위들에서의 정맥 경로 확보에 대해서는 여기에서 설명하지 않는다.

바깥 목-정맥의 정맥 도관 삽입

바깥 목-정맥은 '아래턱 각'에서부터 빗장뼈 삼등분선 안쪽 경계선 (안쪽 1/3과 가운데 1/3이 접선 부위) 쪽을 향하여 일직선으로 주행한다 (그림 5-1). 이 정맥은 피부를 통해서 쉽게 비쳐 보인다. 빗장뼈 직상부에서 이 정맥을 눌러서 막으면 이 정맥이 더욱 팽대되어 두드러져 보일 것이다. 이 정맥은 빗장-밑 정맥으로 유입된다.

바깥 목-정맥 도관 삽입의 적응증으로는, 정맥 경로 확보가 필요한데도 적절한 말초 정맥을 찾을 수 없는 어린이 및 어른 환자들이 해당된다.

술식 순서

바깥 목-정맥의 정맥 도관 삽입하기

1. 환자는 반드시 바로-누운 자세를 취하게 해야 한다. 더 좋은 자세는, 머리 쪽을 낮춤으로써 목-정맥을 팽창시키고 또한 공기 색전증을 예방하게 하는 것이다.
2. 경추 손상의 가능성이 없다면, 도관을 삽입하려는 쪽의 반대편으로 환자의 얼굴을 돌려라. 만일 경추 손상의 위험성이 있다면, 정맥 경로를 확보하는 동안에 응급처치 처치제공자 중의 한 명이 환자의 머리를 고정해야 한다 (절대로 돌려서는 안 된다). 술기 동안에는 경추 고정-목테를 풀거나 적어도 앞부분을 제거해야만 한다.
3. 소독약으로 천자 부위의 피부를 신속하게 닦은 다음, 바깥 목-정맥의 주행 방향과 나란히 정맥 도관을 배열한다. 빗장뼈를 3등분했다고 가정할 때 안쪽 1/3과 가운데 1/3이 만나는 지점을 향해 바늘 끝을 겨눈다.
4. 한 손가락으로 빗장뼈 직상부의 바깥 목-정맥을 눌러라. 이렇게 하면 이 정맥이 더 두드러지게 될 것이다.
5. 정맥 전체의 중간쯤에서 바늘을 정맥 내로 찔러 넣고, 이후 통상적 방법으로 정맥 도관을 삽입하라.
6. 이미 시행된 상태가 아니라면, 30mL의 혈액을 뽑아 적절한 검사 용기들에 보관하라 (만일 현장에서 채혈한 혈액도 병원에서 받아들인다면).
7. 정맥 수액에 연결하고, 확보된 정맥 도관을 반창고로 단단하게 고정하라. 만일 경추 손상의 위험성이 있으면, 경추 고정-목테를 확보된 정맥 경로 부위 위로 다시 적용할 수 있다.

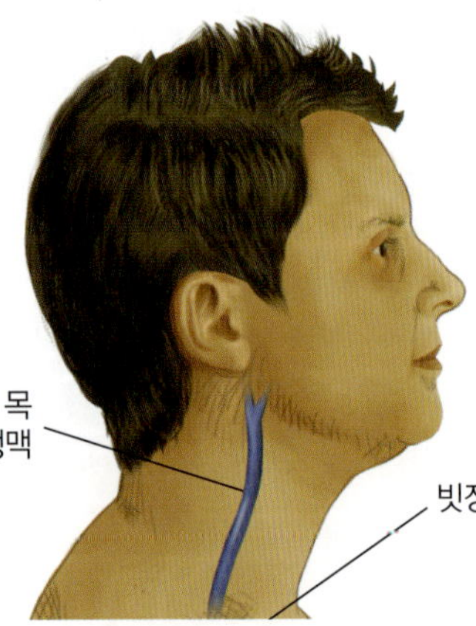

그림 5-1 바깥 목-정맥의 해부학

뼈-속 주사 (IO: intraosseous infusion)

확립된 혈관 경로 확보 방법: 골수강 내로 수액 및 약물을 주입하는 기법은 완전히 새로운 방법이 아니다. 이 기법은 1922년에 최초로 도입이 되었고, 1930년대와 1940년대에는 결정질 용액, 약물 및 혈액을 정맥 주입하는 방식에 대한 대체적 방법으로 흔하게 사용되었었다. 그 후 잘 사용되지 않다가 1985년 의사 James Orlowski가 인도를 여행하면서 "재-발견"하였다. 그 후 여러 연구들에 의하여 이 방법이 약물, 수액 및 혈액을 주입할 수 있는 신속하고, 안전하고, 그리고 효과적인 투여 경로임이 확인되었다. 이것은 현재 '어린이 전문 생명유지술'(PALS) 분야에서는 확립된 표준 방법으로 인정되어서, 미국 심장협회(AHA)와 유럽 소생술위원회(ERC)의 소생술 지침에서 일차적 혈관 경로 확보 기법으로 권장되고 있다.

느린 주입 속도 & 고정의 견고함: 뼈-속 주사는 어른과 어린이 모두에게 '약물' 투여 경로로 사용할 수 있다. 이것은 대량 출혈이나 쇼크 상태의 어린이 환자에게 혈관 경로 확보가 긴급히 필요할 때 사용할 수 있는 가장 빠른 방법으로서, 성인에게도 말초 정맥 도관 삽입을 시도하여 2회 실패하면 이 방법을 시행할 수 있다. 하지만 주입 속도가 정맥처럼 빠르지는 않기 때문에, 성인 환자에게는 급속 수액 보충 목적으로 사용하기 어렵다 (왜냐하면, 성인은 골수가 지방으로 채워져 있음). 반면에 체중이 작은 어린이는 수액량이 적고 골수에 혈관이 발달해 있어서 수액 소생술용으로도 사용할 수 있다. 성인에서도 가압 주머니 또는 펌프로 300mmHg 압력을 가하면, 결정질 용액의 적절한 주입 속도 150mL/분을 얻을 수 있다. 뼈-속 주사는 시행하기에 신속/간단하고 이송 중에도 쉽게 빠지지 않을 정도의 (뼈 속에 단단히 고정됨) 안정적인 혈관 경로를 제공한다는 장점을 가진다.

적응증

빠른 IV 확보가 필요한데 말초 IV 확보가 안 되는 환자: 뼈-속 주사를 사용할 수 있는 적응증에는 '심-정지 또는 쇼크 상태인데 말초 정맥 경로를 신속하게 확보할 수 없는 어린이 또는 어른 환자'와 '혈량-저하성 쇼크인데 정맥 경로 확보가 어려운 환자'가 포함된다. 또한 약물이나 수액이 신속히 투여되어야 하는 어떤 환자이든 말초 정맥 경로 확보 시도가 2회 또는 90초 안에 실패했을 때에도 적응증이 된다.

금기증

많은 금기증: 뼈-속 주사의 금기증으로는 '삽입 부위의 국소적 감염 또는 화상', 삽입 팔다리 뼈의 골절, 인공 보철물 삽입, 같은 팔다리에 최근 (24시간 이내) 뼈-속 주사 시행함, '불완전 뼈-발생증'(osteogenesis imperfecta), 그리고 해부학적 지표가 인식 안 됨 (삽입 부위에 과다한 연-조직이 존재) 등이 포함된다.

권장되는 천자 부위

정강뼈 & 위팔뼈: 뼈-속 주사 부위로 권장되는 부위로는 다음이 포함된다:

- *'몸-쪽' 정강뼈*. 무릎뼈의 아래쪽으로 약 2cm 그리고 '정강뼈 거친-면'의 안쪽으로 약 2cm (환자의 해부학에 따라 달라짐) 부위. 또는 '정강뼈 거친-면'에서 안쪽으로 손가락 1개 넓이 떨어진 부위. 이곳은 대부분의 환자에게서 위치를 잡기 가장 쉬운 부위이다.
- *'몸-쪽' 위팔뼈*. 위팔뼈 '큰 결절'의 가장 튀어나온 면의 바깥쪽 부위. 환자의 자세 취하기가 중요하다. 환자의 손을 배 위에 올려놓게 하고 팔꿈치가 모아진 자세가 되도록 확실히 해야 한다. 여러분의 엄지를 위팔뼈 뼈-몸통 앞쪽을 따라 미끄러지게 위쪽으로 훑어오면 '큰 결절'을 촉진하게 된다. 여기가 위팔뼈의 '외과-목'이다. 삽입 부위는 '외과-목' 위쪽 약 1cm (환자의 해부학에 따라 달라짐) 부위이다.
- *'먼-쪽' 정강뼈*. 어린이 환자에게 주로 사용됨. 안쪽 복사뼈의 가장 튀어나온 면에서 3cm 또는 손가락 2개 넓이 '몸-쪽' 부위. 안쪽 복사뼈 위에 손가락 1개를 놓아라.

진주 같은 정보

느린 주입 속도

- 만일 수액이 바늘 주변으로 새어 나오는 일이 발생하면 (드물게 발생한), 같은 뼈를 뼈-속 주사용으로 재-사용하지 마라. 원래 뚫은 구멍을 통해서 수액이 새어나오므로 반드시 다른 뼈를 선택해야만 한다. 만일 이런 일이 발생하면, 압박 드레싱을 부착하고 탄력 붕대로 단단히 감아 두어라.
- 골절이 있는 팔다리를 뼈-속 주사 경로로 절대로 사용하지 마라. 만일 넙다리뼈가 골절되었다면, 다른 쪽 다리를 사용하라.

약 2cm (환자의 해부학에 따라 달라짐) '몸-쪽'으로 이동시킨 다음, 정강뼈의 앞쪽 경계선과 뒤쪽 경계선을 잘 촉진하여 여러분이 바늘을 삽입할 부위가 정강뼈의 편평한 중앙 면이 되도록 확실히 하라.

잠재적 합병증

드물지만 다양한 합병증: 합병증들은 드물게 발생한다. 하지만, 정맥 경로를 확보할 때와 마찬가지로 우수한 소독 기법을 적용하는 것이 중요하다. 뼈-속 주사의 잠재적 합병증들로는 다음이 포함된다: 혈관-밖으로 새어나옴, 구획 증후군, 빠짐, 골절, 실패 (기구 문제 또는 사용자 문제), 통증, 및 감염 (성인 감염률<0.6%, 후향적 분석).

사용하는 IO 기구에 익숙해야: 시중에는 다양한 뼈-속 주사 기구들이 판매되고 있다. 여기서는 그 중 2가지 기구를 사용한 술기들을 설명하고 있다. 그렇다고 해서 절대로 그 제품만을 ITLS가 지지한다는 의미는 아니다. 시중에 판매되는 다른 기구들도 그 효과성이 입증되어 있다. 처치제공자들은 자신이 속한 기관에서 사용하는 뼈-속 주사 기구에 익숙해야만 한다. 처치제공자들은 그것을 사용하기 전에 먼저 생산자가 제공한 훈련 교재를 찬찬히 배워 익혀야만 한다.

술식 순서

EZ-IO® 기구를 사용하여 뼈-속 주사 시행하기 (성인 및 어린이)

EZ-IO® 기구를 사용하여 뼈-속 주사를 시행하는데 필요한 장비는 다음과 같다:

- EZ-IO® 드라이버
- EZ-IO® AD, EZ-IO® LD, 및 EZ-IO® PD 바늘 세트
- 무균 소독용 탈지면: 알코올 또는 Betadine®
- EZ-Connect® 또는 표준 연장-연결 세트
- 10mL 주사기 2개
- 생리식염수 (또는 적절한 무균 수액)
- 압박 주머니 또는 주입 펌프
- 정맥 주사 및 뼈-속 주사용 2% 리도카인 (보존제 & 에피네프린 함유 안 된 것)

술식 순서

EZ-IO® 기구를 사용하여 뼈-속 주사바늘 삽입하기

이 술식이 필요한지를 판단하라. 만일 필요하다면 의료지도 의사에게 승인을 받아라. 만일 환자의 의식이 있다면, 이 술식이 응급하게 필요하다는 사실을 설명하고 구두로라도 '정보가 제공된 동의'를 받아라. 바늘을 삽입하기 위해서는 (훑어보기 5-1):

1. 인가된 '개인 보호 장비'(PPE)를 착용하라.
2. EZ-IO® AD, EZ-IO® LD, 및 EZ-IO® PD 적응증을 판단하라.
3. 금기증에 해당하지 않는지 확인하라.
4. 적합한 바늘 삽입 부위를 선정하라.

술식 순서 *(계속)*

5. 선정된 삽입 부위를 무균적 기법으로 소독한 다음, 마를 때까지 기다려라.
6. EZ-IO® 드라이버 (전동형, 수동형)와 적합한 바늘 세트를 준비하라.
   a. 체중 3~39kg 환자에게는 EZ-IO® 15mm
   b. 체중 40kg 이상인 환자에게는 EZ-IO® 25mm
   c. 체중 40kg 이상이면서 연-조직 과다인 환자에게는 EZ-IO® 45mm
7. 선정된 바늘 세트를 삽입할 수 있도록, 삽입 부위를 잘 안정화하라.
8. 바늘 뚜껑을 제거하고, 선정된 부위에 EZ-IO® 바늘을 가져다 대라 (바늘에 손이나 손가락이 닿지 않게 하라). 삽입할 뼈의 표면과 바늘이 90도 직각을 이루도록 EZ-IO® 드라이버의 위치를 조정하라.
9. 부드러운 동작으로 바늘로 피부를 뚫고 들어가 바늘이 뼈에 닿을 때까지 전진시켜라. 바늘에 표기된 검은색 선이 보여야만 한다. 드라이버 방아쇠를 쥐어짜듯이 당기면서 일정한 압박력을 부드럽고 지속적으로 가하여 뼈 겉질을 관통하라 (여러분의 힘으로 뚫으려고 하지 말고, 드라이버가 뚫고 들어가게 하라). 과도한 힘을 사용하지 마라. 어떤 환자들에게는 삽입이 되는데 10초가 걸릴 수도 있다. 만일 삽입하는 도중에 드라이버 회전이 느려지는 것 같은 소리가 들리면, 드라이버에 가하는 압박력을 줄여서 바늘-끝의 회전수가 회복되도록 하라. 만일 삽입 도중에 배터리가 소진되면, 마치 수동형 뼈-속 주사바늘을 사용하는 것과 꼭 같은 방법으로 손으로 바늘 삽입을 마칠 수도 있다.
10. 갑작스런 "힘 빠짐 또는 뽁하는 느낌"이 느껴지면 골수강 속으로 바늘이 진입하는 순간이므로 드라이버의 방아쇠를 놓고 삽입 과정을 멈추어라. 또는 그런 느낌이 없더라도 희망하는 깊이까지 도달하면 삽입을 멈추어라.
11. 도관의 연결구를 잡고 안정화하면서, EZ-IO® 드라이버를 바늘에서 분리하여 제거하라.
12. 도관의 속심을 시계-반대방향으로 돌리면서 빼내어 도관으로부터 제거하라. 속심을 공인된 '날카로운 물건 보관용기'에 폐기하라.
13. 제대로 된 위치에 삽입되었는지 확인하라. 수액으로 채워진 EZ-Connect®를 연결하고, EZ-IO® 도관을 통해서 적절한 양의 생리식염수를 덩이 주입 (=물 씻어 내리기)하라 (성인 10mL, 어린이 5mL). 기억하라, 덩이 주입이 안 되면 수액 주입은 불가능하다는 사실을!
14. 만일 여러분이 골수강으로 수액 덩이 주입을 할 때 환자가 통증을 호소하거나 통증으로 인한 반응을 보인다면, 다음의 적합 용량의 보존제 비-함유 (IV/IO용) 2% 리도카인 (20mg/mL)을 천천히 (0.2mL씩 점진적으로) 뼈-속 도관으로 주입하여 골수강을 마취하라 (의식이 명료한 환자에게 뼈-속 주입을 하면 심한 통증을 느낀다). 지역 EMS 규약을 준수하라.
    a. 성인에게는 2~4mL (40~80mg)
    b. 어린이에게는 0.025mL/kg (0.5mg/kg)
    주입 후 리도카인이 효과를 발휘하도록 15~30초 기다려라.
15. 수액 주입을 시작하라. 계속적인 주입을 위해서는 300mmHg까지 압력 주머니나 주입 펌프를 사용하여 압력을 가하는 방식을 활용하라.
16. 바늘 삽입 부위에 드레싱을 부착하라. 만일 위팔뼈에 삽입하였다면 고정기를 부착하고 연결관을 단단히 고정하라. 키트에 포함되어 있는 손목 띠 (시간과 날짜를 기록)를 환자 손목에 부착하라.
17. EZ-IO® 부위와 환자의 상태를 감시하라.

EZ-IO® 도관을 제거하려면, 도관이 삽입된 환자의 팔다리를 지지하는 것부터 시작하라. 동시에, 무균의 루어-롴™ (Luer-Lok™) 주사기를 도관 연결구에 연결하라. 연결이 되면, 주사기와 도관을 시계-방향으로 돌리면서 부드럽게 당겨라. 도관이 제거되면, 적합한 생물-유해 용기 안에 즉시 폐기하라. EZ-IO® 도관을 24시간 이상 삽입한 상태로 유지하지 마라.

훑어보기 5-1 EZ-IO® 기구를 사용한 뼈-속 바늘 삽입하기

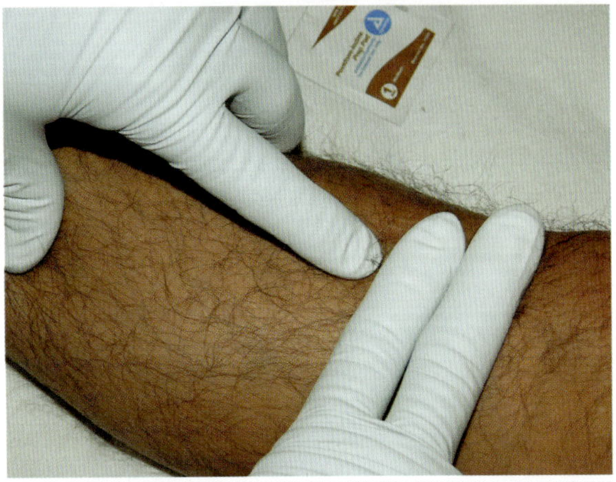

5-1-1 삽입 부위를 식별하라. *(사진 제공 Roy Alson, PhD, MD, FACEP, FAEMS)*

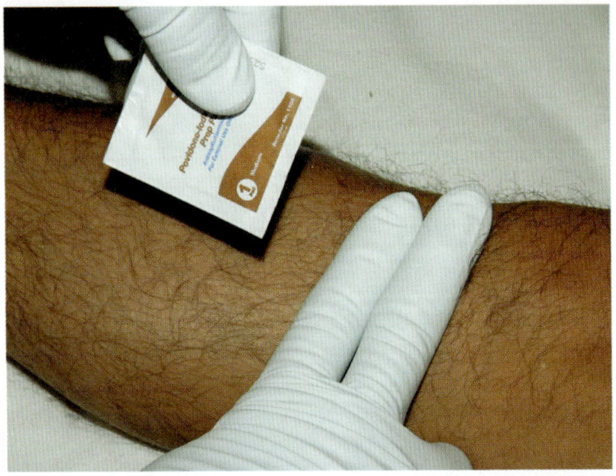

5-1-2 삽입 부위를 소독 기법으로 처리한 다음 마르게 두라. *(사진 제공 Roy Alson, PhD, MD, FACEP, FAEMS)*

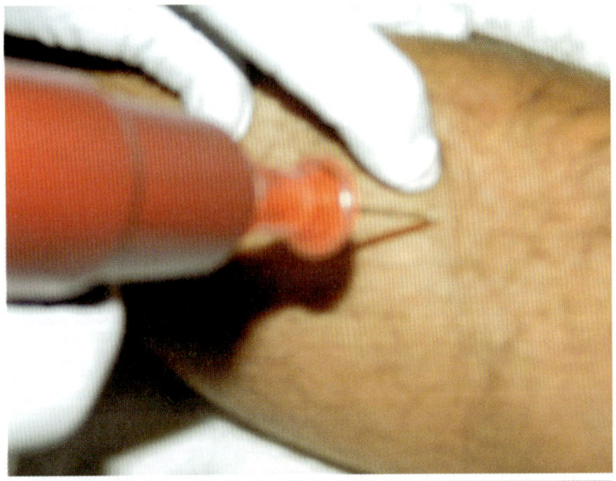

5-1-3 뼈의 표면에 90도 각도로 바늘을 삽입하라. 바늘에 여러분의 손과 손가락이 접촉하지 않게 하라. *(사진 제공 Roy Alson, PhD, MD, FACEP, FAEMS)*

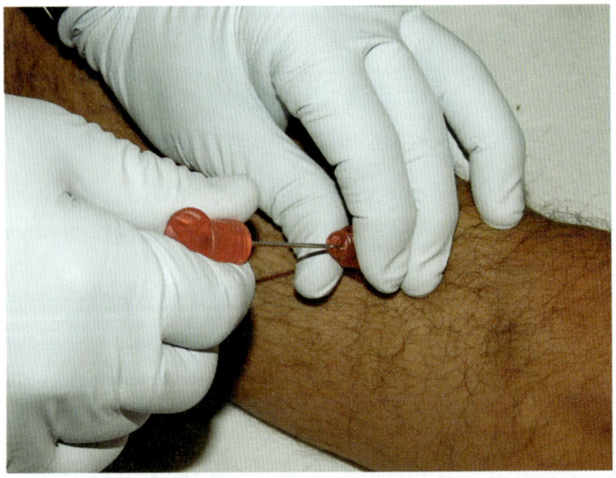

5-1-4 도관 연결구를 안정화하면서, 속심을 시계-반대방향으로 돌려서 도관으로부터 빼내라. *(사진 제공 Roy Alson, PhD, MD, FACEP, FAEMS)*

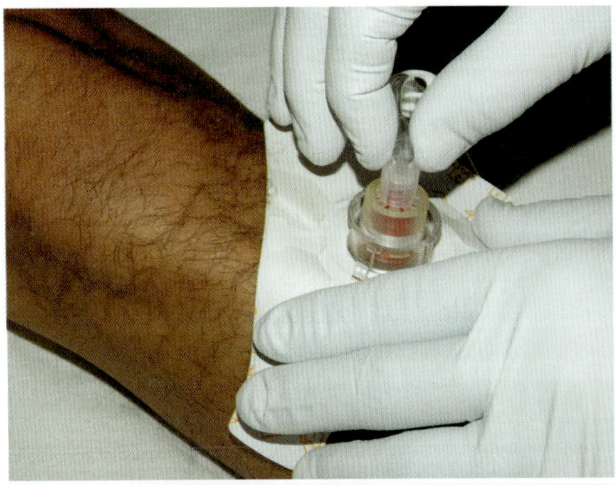

5-1-5 EZ-Connect®를 부착하고 도관을 단단히 고정하라. *(사진 제공 Roy Alson, PhD, MD, FACEP, FAEMS)*

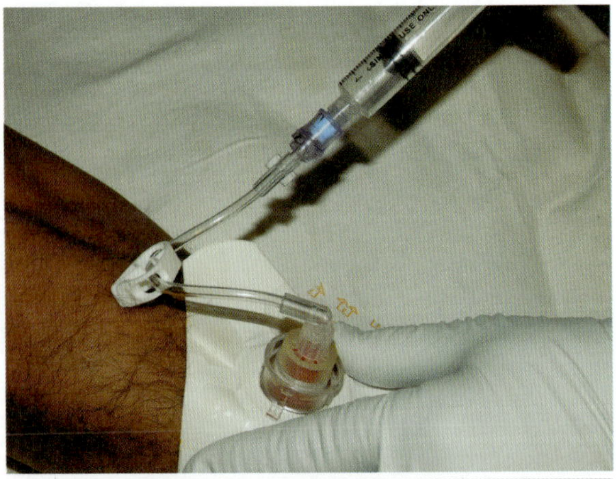

5-1-6 골수강으로부터 혈액을 흡입해봄으로써 바늘의 삽입 위치를 확인하라. 빨간색 골수를 흡입해내지 못할 수도 있다. 하지만 만일 도관을 통한 수액 덩이 주입이 쉽게 되고 주변 연-조직의 수액 침윤이 발생하지 않는다면, 사용하는데 문제가 없다. *(사진 제공 Roy Alson, PhD, MD, FACEP, FAEMS)*

훑어보기 5-1 EZ-IO® 기구를 사용한 뼈-속 바늘 삽입하기 *(계속)*

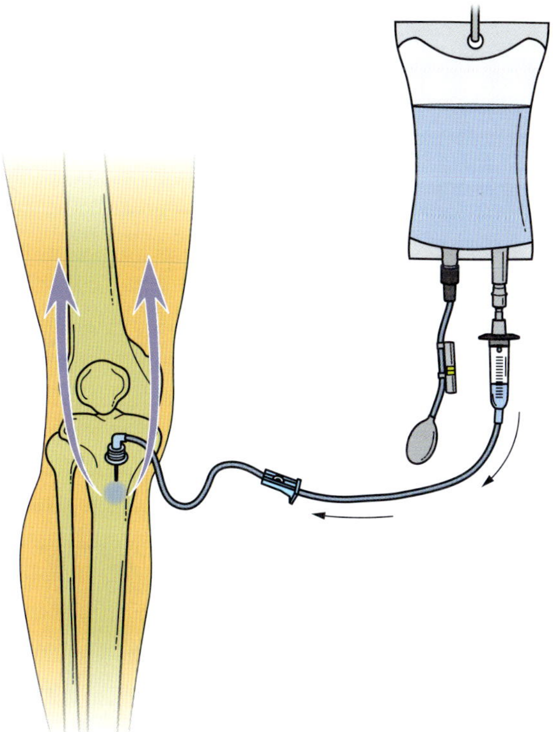

5-1-7 정맥 주입관을 연결하라.

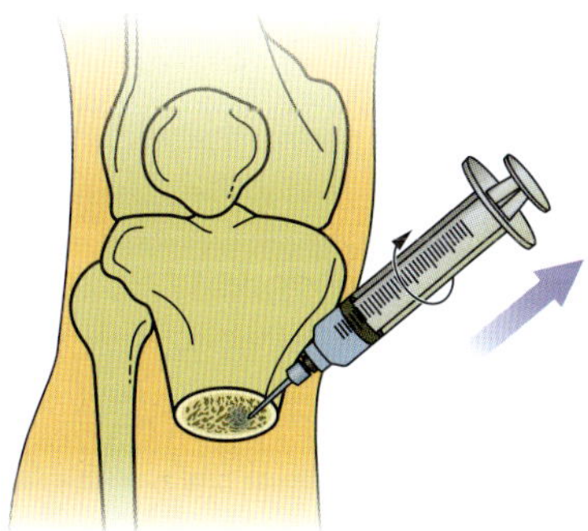

5-1-8 삽입된 도관을 제거하려면, 그 팔다리를 지지하면서 동시에 무균의 루어-록TM(Luer-LokTM) 주사기를 도관 연결구에 연결하라. 주사기를 시계-방향으로 돌리면서 부드럽게 당겨라.무균의 루어-록TM(Luer-LokTM) 주사기를 도관 연결구에 연결하라. 주사기를 시계-방향으로 돌리면서 부드럽게 당겨라.

술식 순서

'손으로 하는' 뼈-속 주사 시행하기

1. 이 술식이 필요한 상황인지를 판단하라. 필요하면 의료지도 의사에게 허락을 받아라.
2. 뼈 관통을 시작하기 전에 필요한 모든 장비들을 준비된 상태로 만들어라.
   a. #16~#18G 뼈-속 주사바늘
   b. 5mL와 10mL 주사기
   c. 피부 소독용 소독약과 탈지면
   d. 정맥 주입관과 정맥 주사 수액
   e. 뼈-속 주사 도관 고정용 반창고와 드레싱 재료
   f. 혈압계 커프 또는 상업용 압력 기구 (수액 가압 주입용)
3. 바늘 삽입 부위를 식별하라: '몸-쪽' 정강뼈 부위, 정강뼈 거친-면에서 아래쪽으로 2개 손가락 넓이 밑의 정중선이거나 정중선에서 약간 안쪽 부위이다 (그림 5-2).
4. 적절한 소독약으로 그 부위의 피부를 소독하라 (매우 중요하다).
5. 적절한 바늘을 선정하라. 바늘에는 속심이 반드시 있어야만 뼈-조각이 끼이면서 바늘구멍이 막히는 것을 방지할 수 있다. 가장 좋은 바늘은 #14~#18G의 뼈-속 주사 전용 바늘이다. 하지만 골수 검사용 바늘도 역시 사용할 수 있다.

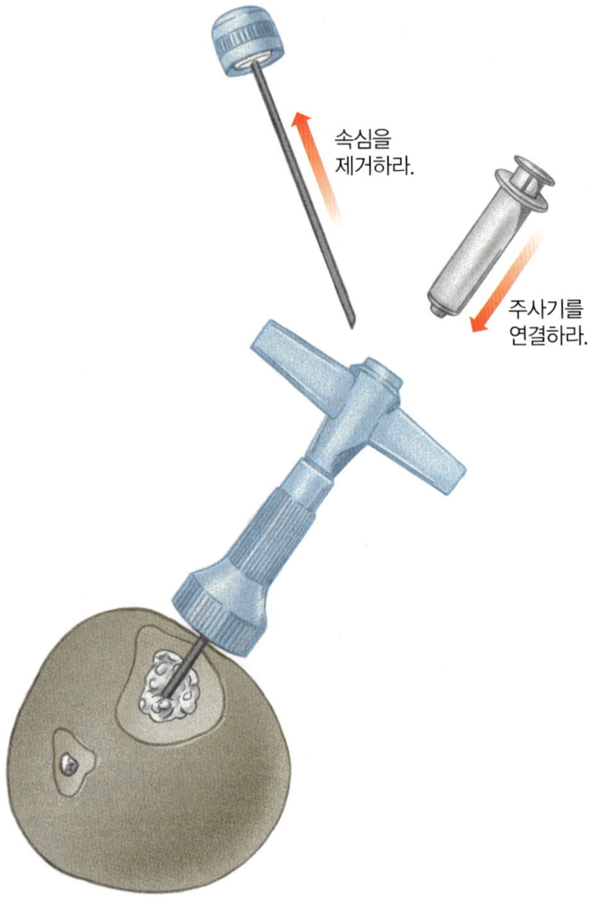

그림 5-3 뼈-속 주사 바늘의 속심을 제거하고 주사기를 연결하라.

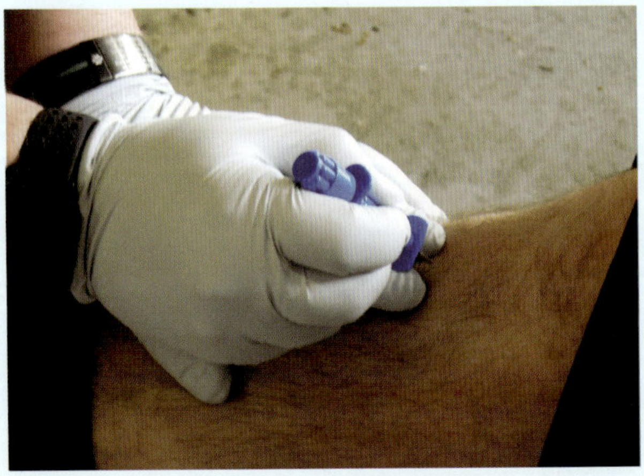

그림 5-2 '몸-쪽' 정강뼈 부위에서 뼈-속 주사 바늘을 삽입하는 위치.
(사진 제공 Roy Alson, PhD, MD, FACEP, FAEMS)

6. 무균 소독 기법을 사용하여, 피부에 수직으로 골수강 속으로 바늘을 삽입하라 (그림 5-2). 골막까지 전진시킨 후, 천천히 구멍을 뚫는 동작 또는 비트는 동작을 써서 뼈를 관통하다보면, 갑자기 "저항이 없어지거나 뽁하는 느낌"이 느껴질 것이다. 그것이 바늘 끝이 골수강 속으로 들어간 순간이다. 바늘의 진행을 멈추고, 바늘의 속심을 제거한 다음, 바늘에 주사기를 연결하여 흡입하여 골수와 피가 빨려나오면 제대로 들어갔음을 확인할 수 있다 (그림 5-3과 5-4). 간혹 올바른 위치 에 들어갔는데도 여러분이 빨간색 골수를 흡입해내지 못할 수도 있다. 하

술식 순서 *(계속)*

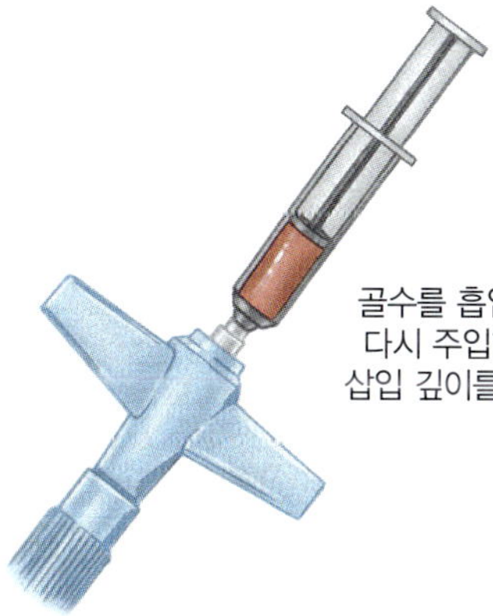

그림 5-4 뼈-속 주사 바늘의 위치를 확인하기 위하여, 약 1 mL의 골수를 흡인하라.

지만 만일 도관을 통한 수액 덩이 주입이 쉽게 되고 주입 후 주변 연-조직으로의 수액 침윤이 발생하지 않는다면, 사용하는데 문제가 없다.

7. 뼈-속 주사 도관을 통해 생리식염수 5mL를 주사기로 덩이 주입하라. 기억하라, 덩이 주입이 안 되면 수액 주입은 불가능하다는 사실을!
8. 만일 여러분이 주사기로 수액 덩이 주입을 할 때 환자가 통증을 호소하거나 통증으로 인한 반응을 보인다면, 다음의 0.025mL/kg (0.5mg/kg) 투여량의 보존제 비-함유 (IV/IO용) 2% 리도카인 (20 mg/mL)을 천천히 (0.2mL씩 점진적으로) 뼈-속 도관으로 주입하여 골수강을 마취하라. 10kg 체중의 어린이는 0.25mL (5mg)의 2% 리도카인을 투여받게 된다. 리도카인이 효과를 발휘하도록 15~30초를 기다려라. 잠재적 뼈-속 주사 합병증이 발생하지 않았는지 평가하라.

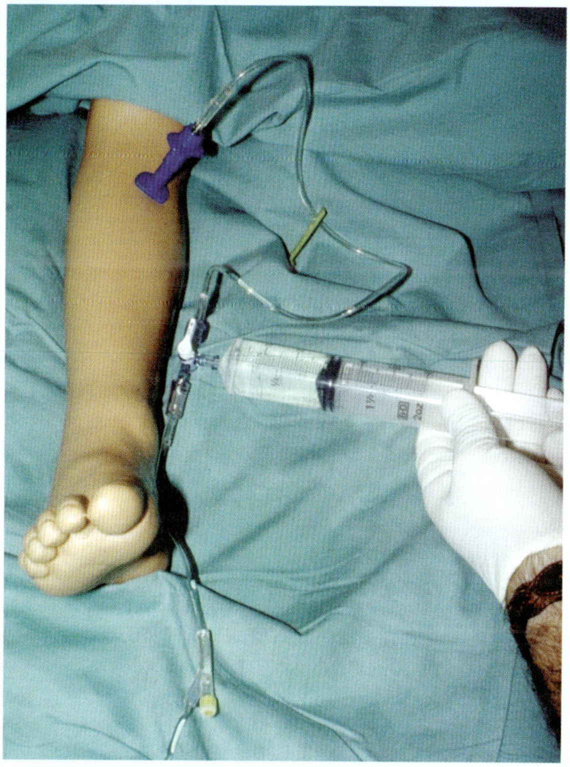

그림 5-5 어린이의 정강뼈에 삽입된 뼈-속 주사 바늘을 통해 수액 주입을 하고 있다. *(사진 제공 Bob Page, MEd, NRP, CCP, NCEE)*

9. 뼈-속 주사바늘에 표준 정맥 주입관을 연결하고, 수액과 약물을 주입하라 (그림 5-5). 적절한 주입 속도를 얻기 위해서 압력을 가하여 (압박 주머니를 사용 또는 수액 주머니를 혈압계 커프로 감아서) 수액의 주입 속도를 높일 수도 있다.
10. 반창고를 써서 정맥 주입관을 피부에 고정하고, 마치 관통물체를 고정하듯이 뼈-속 주사바늘을 고정하라 (관통 부위를 거즈 패드로 감아 반창고로 단단히 붙인다).

FAST Responder™ 뼈-속 주사기구

복장뼈가 뼈-속 주사 부위로 좋은 점: FAST Responder™ 뼈-속 주사기구는 '복장뼈-자루'(manubrium)의 골수강 속으로 수액과 약물을 직접 주입할 목적으로 복장뼈-속 혈관 경로를 신속하게 확보하는 방법으로 고안되었다. 뼈의 골수강은 혈관계와 직접 연결되어 있어 그 속으로 혈액이 흐르는데, '복장뼈-자루'는 특히 효과적인 뼈-속 주사 부위이다. 왜냐하면 중심 순환계와 아주 가깝고 또한 특징적으로 삽입 깊이가 짧기 때문에 과도-관통이 발생할 위험성이 낮기 때문이다.

적응증 & 삽입 부위: 이 방법의 적응증은 다른 뼈-속 주사와 유사하지만, 단, 12세 이상의 청소년 및 성인 환자에게만 적용이 된다. 삽입 부위는 '복장뼈-자루'인데, '복장-패임'에서부터 정중선으로 15mm 아래쪽이다. 삽입 부위의 뼈 두께는 평균 13.30mm이며, 과도-관통의 위험성은 백만분의 1 이하이다.

수동형 & 과도-관통 방지 기능: 이 기구는 오직 시술자의 힘에만 의존하여 삽입된다. 스프링-장전형도 아니고, 축전지 힘이나 공기압도 전혀 사용하지 않는다. 손으로 이것을 내려누르는 힘에 의해서 강철 주입-바늘 끝이 연-조직을 관통하여 뼈를 뚫고 들어간다. 강철 주입-바늘 끝이 골수강 속으로 막 들어가는 순간, 그 강철 주입-바늘은 자동적으로 삽입기로부터 분리된다. 뼈-탐침 바늘에 의해서 적합한 깊이 통제가 확실하게 이루어진다. 이런 기계적 장치 때문에 과도-관통이 방지된다.

술식 순서

FAST Responder™ 뼈-속 주사기구 삽입하기

1. 복장뼈를 노출하라, 그리고 복장뼈 파임의 위치를 확인하라.
2. 삽입 부위를 소독약으로 깨끗이 닦아라.
3. 잠금 안전핀과 함께 접착식 안감을 제거하라.
4. 여러분 자신의 위치/자세를 잡아라. 환자의 머리 쪽 또는 옆쪽에 서거나 무릎을 꿇고 앉아라. 여러분의 자세가 안정적이고 편해야 한다.
5. 이 기구를 제자리에 가져다 대라. 표적-겨냥 발판 파임을 환자의 복장 파임에 맞게 배열하고, 삽입기(=기구 손잡이)를 복장뼈-자루에 수직이 되게 배열하라. 올바른 위치에 놓였는지 확인하라.
6. FAST Responder™을 복장뼈에 수직 방향으로 내려 눌러라. 강철 주입-바늘이 제대로 펼쳐지게 하려면 끝까지 완전히 한 번에 눌러야 한다.
7. 멈추고 뒤로 빼라. 표적-겨냥 발판을 붙잡은 상태에서 FAST Responder™을 직선 방향으로 뒤로 당겨라. 그러면 지지판이 수액 주입관과 함께 나오게 될 것이다.
8. 오염된 날카로운 물질 처리 규약에 따라 빼낸 이 기구를 폐기하라.
9. 준비하라. 수액 주입관의 루어-록™(Luer-Lok™)에 수액 연결관을 직접 연결하고 표적-겨냥 발판에 당김-안심 갈고리를 걸어서 고정하라.
10. 선택 사항: 지역 EMS 규약에 따라, 수액 주입관이 맑아질 때까지 수액을 주입하여 씻어낸 다음, 다시 흡입하여 골수강 속 올바른 위치에 삽입되었는지 확인하라.
11. 선택 사항: 보호용 반구-덮개의 접착식 안감을 제거하고, 삽입 부위 표적-겨냥 발판 위에 이 반구-덮개를 부착하라.

다음의 6 P를 기억하라:

Position yourself 환자의 위치에 맞추어 여러분 자신의 위치/자세를 잡아라.
Place the device 이 기구를 적합한 위치에 가져다 대라.
Push to deploy 눌러서 강철 주입-바늘을 펼쳐라.
Pause 표적-겨냥 발판을 붙잡아라.
Pull back the device 이 기구를 뒤로 당겨라.
Prepare 수액과 연결하라.

수액 주입 속도는 다음과 같다: 중력에 의해서 30~ 80mL/분, 압력 주입기 사용~120mL/분까지, 주사기 사용 150~250mL/분.

술식 순서

FAST Responder™ 뼈-속 주사기구 제거하기

1. 보호용 반구-덮개를 표적-겨냥 발판으로부터 제거하라.
2. 수액 주입을 차단하고 수액 연결관을 분리하라.
3. 발판에 붙어있는 수액 주입관을 여러분의 손가락이나 수술용 클램프로 단단히 잡고 복장뼈-자루에 수직되게 당겨라. 그러면 주입관 전체가 환자의 가슴으로부터 빠져나올 것이다. 수입관을 낭실 때에는, 이 기구가 제거될 때까지 연속적인 움직임으로 한 번에 당겨라.
4. 표적-겨냥 발판을 벗겨내라. 오염된 날카로운 물질 처리 규약에 따라 처리하라.

사전-조심/경고 내용에는 다음이 포함된다: 삽입 부위에 외상, 감염, 또는 화상이 있으면 FAST Responder™ 기구의 사용이 배제될 수 있다. 매우 심한 골다공증이 있는 환자에 대한 안전성은 입증된 적이 없다. 최근 복장뼈-절개술 병력이 있는 환자에게 사용하는 것은 덜 효과적일 수 있다. 복장뼈 골절 또는 혈관 손상이 있으면 이 기구의 기능에 악영향을 미칠 수도 있다. 왜냐하면 복장뼈-자루 및 그 혈관계의 온전성에 장해가 유발되었을 수가 있기 때문이다.

키-기준 소생술 띠

빠른 체중 추산 방법: 어린이 환자에게 소액 소생술 수액 용적이나 정맥 주사 약물 투여량을 계산할 때는 환아의 체중을 기준으로 결정한다. 응급 상황에서는, 어린이의 연령과 체중을 파악하기 어려울 수도 있다. 어린이의 체중은 그의 키에 직접적으로 비례한다. 그래서 몇 가지 소생술 띠들 (브로슬로우 띠 또는 SPARC 분류기)이 이미 개발되어 어린이의 키를 기준으로 체중을 추산는 용도로 쓰이고 있다. 이 띠들에는 각각의 체중 범위에서 적절한 정맥 수액 용적과 응급 약물 투여량들이 미리 계산되어 표기되어 있다 (그림 5-6). 또한 각각의 체중 범위들에서 사용되어야 하는 응급 장비 및 소모품들의 적절한 크기들도 포함되어 있다. 어린이 약물 투여용량을 계산하는 다른 방법들은 제18장에서 다루어질 것이다.

생명-위협적 출혈의 지혈

외부 출혈의 빠른 지혈의 중요성: 외부 손상에 동반된 생명-위협적 대량 출혈을 즉각적으로 지혈하는 행동은 외상 환자의 생존과 회복에 필수적이다. 비록 대량 출혈에 대한 다양한 정의들이 존재하지만, '전통적 지혈 방법인 직접 압박술로 지혈할 수 없는 출혈'이라고 정의할 수도 있다. 여러분이 환자에게 접근해가는 동안에 그리고 ITLS 1차 조사의 한 부분으로 환자 평가를 시행하면서 생명-위협적 출혈을 찾아보라. 만일 팔다리에 그런 출혈이 존재하고 여러분이 직접 압박술로는 즉각적으로 지혈할 수 없다면, 그 팔다리에 지혈대를 적용하는 행동을 지체 없이 시작하라.

직접 압박이 기본 방법: '직접 압박술'은 모든 중증도 수준의 손상 창상들에 동반된 출혈을 지혈하기 위한 표준 처치법으로서 널리 수용되는 방법이다. 하지만 직접 압박 기법의 적용성과 효능을 정량적으로 분석한 과학적 연구는 아직까지 매우 제한적이다. 과거

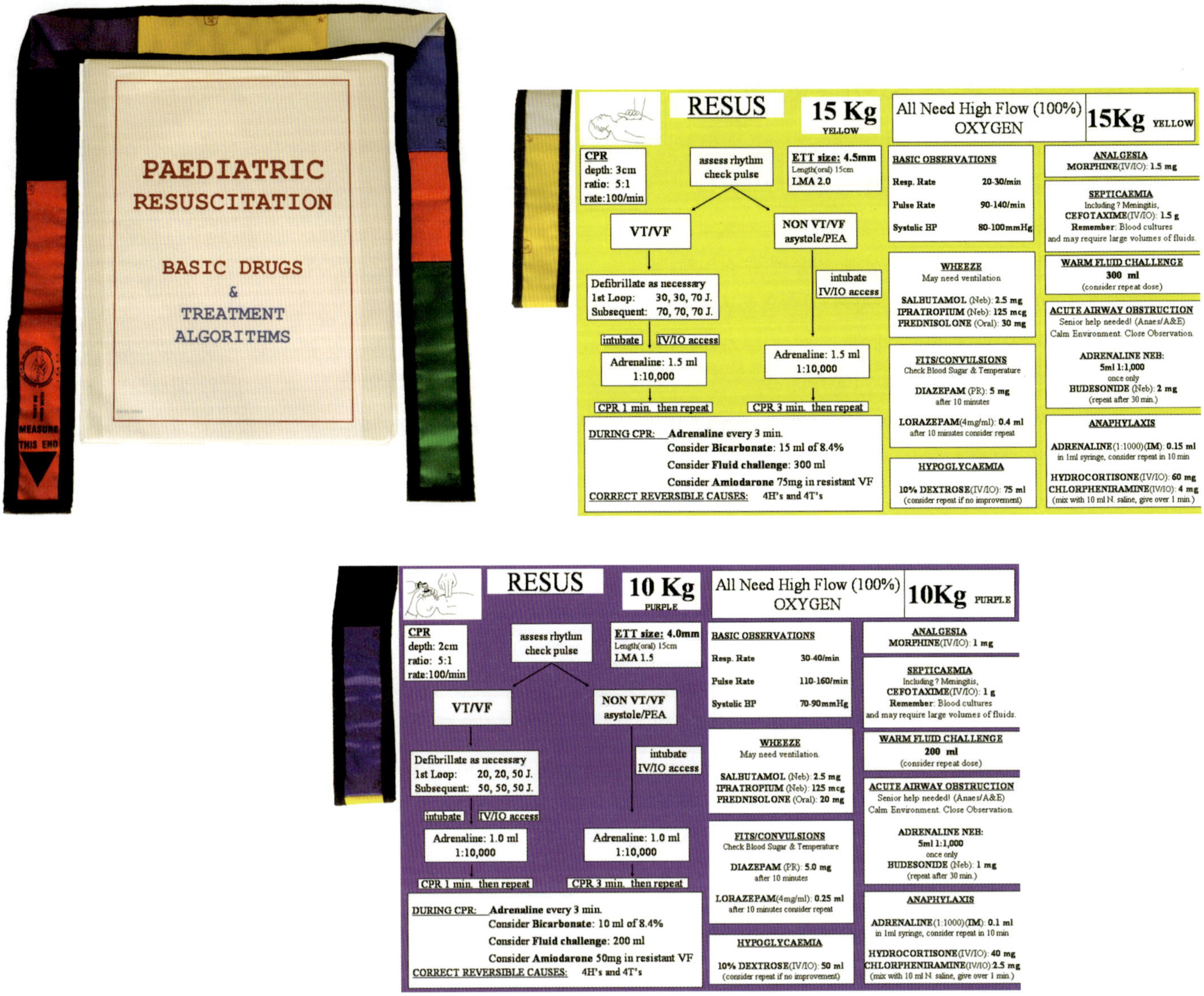

그림 5-6 SPARC 분류기는 색깔로 구별된 색상-표기 띠와 미리 계산된 수액 및 약물의 투여 용량을 기재한 소책자로 구성되어 있다. *(사진 제공 Kyee Han, MD)*

부터 기본-수준 및 전문-수준 처치제공자 교육 과정에서 외부 출혈 지혈을 위한 다양한 방법들 (직접 압박술, 직접 압박술과 함께 손상 팔다리 높이 들기, 그리고 압박점 직접 압박하기 등)을 가르쳐 왔다. 현재, 압박점 압박하기는 지혈에 효과적이지 않다고 보고 있다.

창상 채워-넣기로 깊이 존재하는 출혈 혈관을 직접 압박: 현행의 방법은, 만일 지혈대로 지혈할 수 있는 위치의 출혈인데 직접 압박해도 지혈이 성공적이지 않다면, 즉시 지혈대를 적용하는 것을 권장하고 있다. 만일 크고 그리고/또는 깊은 창상이라면, 아무리 외부 압력을 가하더라도 지혈이 충분하지 않을 수도 있다. 압력은 반드시 출혈하는 원천 혈관에 직접 가해져야만 하는데, 종종 이 출혈 혈관이 창상 깊숙이 존재하는 경우가 있다 (훑

술식 순서

키-기준 소생술 띠를 사용하여 어린이의 체중 예측하기

1. 환자를 바로-누운 자세로 뉘어라.
2. 그 띠를 사용하여, 환자의 머리끝에서 발-뒤꿈치까지의 길이를 측정하라. 띠의 빨간색 끝단 쪽의 화살표를 어린이의 머리끝에 맞추고, 띠를 펼쳐서 어린이의 뒤꿈치까지 갖다 대어라 (그림 5-7을 보세요).
3. 어린이의 발-뒤꿈치가 닿는 띠 부위의 글상자 속의 내용을 읽어라. SPARC 분류기를 사용할 때는, 어린이의 발-뒤꿈치가 닿는 부위의 띠 색깔을 확인하고 소책자에서 같은 색깔의 페이지를 펼쳐라.
4. 만일 어린이의 발-뒤꿈치가 경계선에 닿으면, 그 경계선의 '몸-쪽'의 글상자 또는 색깔에 해당하는 내용을 사용하여 수액과 약물의 투여량을 결정하고 또한 소생술에 사용되는 장비의 크기를 결정하라.
5. 이 띠가 오염되면 소독할 수도 있다.

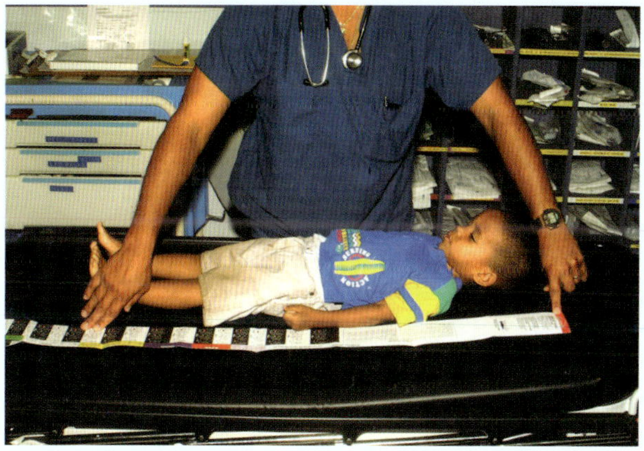

그림 5-7 환자의 머리끝에서 뒤꿈치까지 길이를 측정한 다음, 미리 계산되어 적혀있는 수액과 약물들의 투여 용량을 읽어라. *(사진 제공 James Broselow, MD)*

어보기 5-2). 이럴 때는 손가락이나 거즈를 창상 깊이 넣어서 출혈 혈관을 직접 압박하려고 시도하게 된다. 이런 형태의 창상 출혈에 대한 지혈 방식은 "아무것도 창상 속으로 넣지 마라"는 오래된 가르침을 어기게 된다.

지혈제 거즈의 활용: 팔다리의 더 몸-쪽 부위 (겨드랑이와 사타구니)에 생긴 창상에 동반된 출혈이라면, 지혈대를 적용하는 것이 불가능할 수도 있다. 이런 상황에 적용할 수 있는 몇 가지 형태의 "연결부 지혈대"들이 이미 개발되어 있다는 사실에 주목하라. 하지만 군진의학이 아닌 민간의학 영역에서는 이런 지혈대의 사용-가능성이 여전히 제한적인 상태이다. 만일 지혈대를 적용할 수 없다면, 지혈제 드레싱을 사용하면서 직접 압박술을 적용하는 방법을 즉시 사용해야만 한다. 만일 지혈제 거즈가 사용-가능하지 않다면, 그냥 맨 거즈를 사용하여 창상 속을 채워 넣을 수도 있다. 지혈의 모든 방법들은 혈액의 흘러나옴을 억제하기 위해 혈관을 좁히고, 혈소판 응집과 혈액 응고를 촉진하는 것이다. 충분한 압력을 가하기 위해서는 창상 위를 무릎으로 누르는 방법이 필요할 수도 있다.

지혈대 적용하기

신속한 지혈대 적용=생존율 상승: 팔다리 손상들 (예: 출혈을 동반한 벗겨짐, 절단, 열상 등)의 출혈이 직접 압박으로 신속히 지혈되지 않는다면, 지혈대 적용의 적응증에 해당한다. 출혈 창상의 몸-쪽 부위에 지혈대를 적용하여 둘레를 감아 조르는 압박을 가하

술식 순서

창상 채워 넣기

1. 고무장갑과 그 외의 개인 보호 장비를 착용하라.
2. 창상을 직접 압박하라. 손가락으로 거즈 드레싱 (지혈제가 포함되었건 아니건)을 창상 안으로 밀어 넣어라. 밀어 넣어진 거즈에 의해서 출혈하는 혈관이 그 밑에 있는 뼈와의 사이에서 직접적으로 압박될 수 있도록 시도하라.
3. 먼저 손으로 압력을 계속 유지하면서 다른 손으로 더 많은 거즈를 창상 속으로 밀어 넣어라. 고무장갑을 낀 손으로 출혈하는 혈관에 향해서 거즈 드레싱을 밀어 넣어라.
4. 더 이상 창상 속으로 채워 넣기를 할 수 없을 때까지 창상 속으로 거즈 밀어 넣기를 계속하라.
5. 채워 넣은 창상 위를 최소한 3분 이상 지속적 압력을 가하여 유지하라. 그런 다음, 만일 출혈이 멈추었다면, 압박 드레싱을 적용하라.
6. 만일 출혈이 지속되면, 그 창상 채워 넣기를 다시 시도해야 할 수도 있다. 지혈제 드레싱 생산자들은 대부분 다시 채워 넣기를 권장한다. 만일 여러분이 창상 채워 넣기를 다시 시도해야 한다면, 외상센터로의 이송을 계속하면서 그렇게 하라.

훑어보기 5-2 창상 채워-넣기

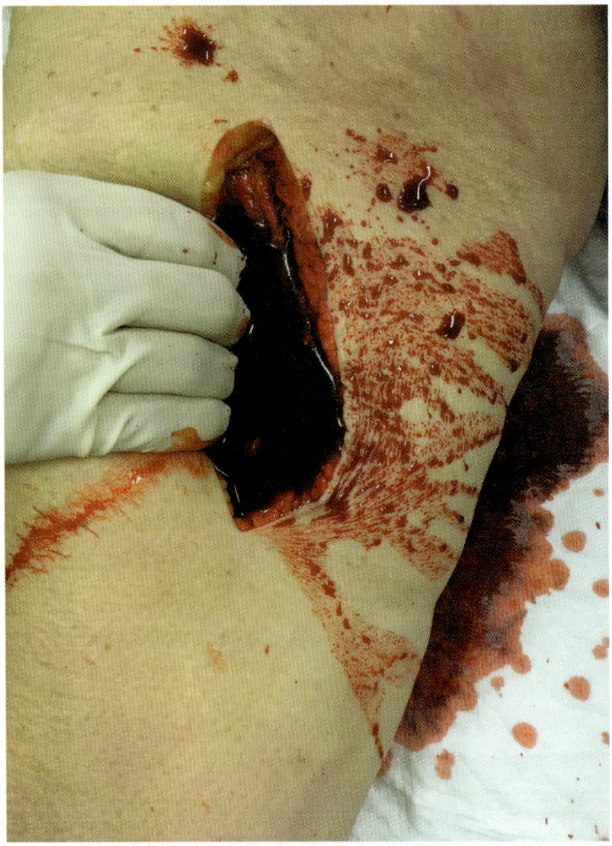

5-2-1 출혈 혈관에 직접 손가락으로 압박을 가하라. *(사진 제공 Jennifer Achay, Center for Emergency Health Science, Spring Branch, Texas)*

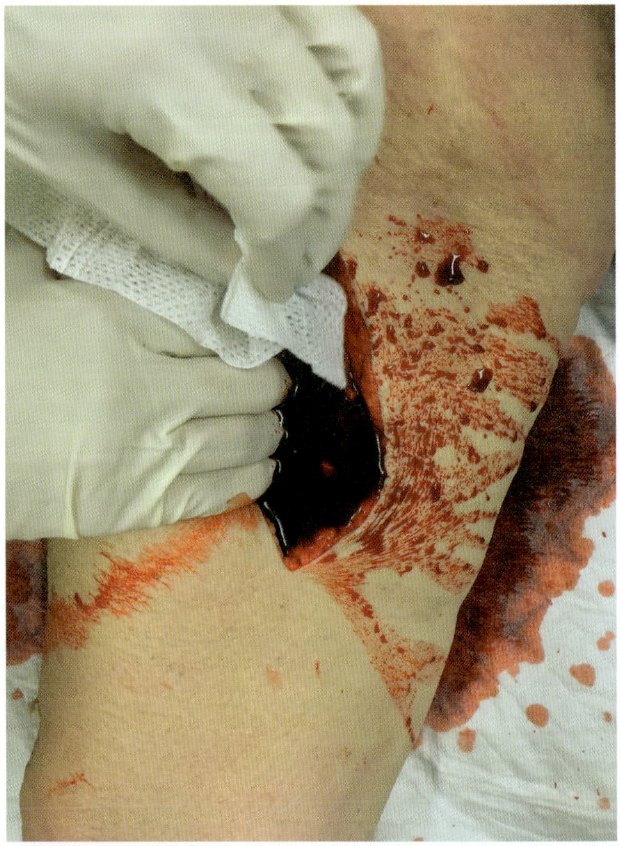

5-2-2 지혈제 거즈 (또는 맨 거즈)의 한쪽 끝을 창상 속으로 밀어 넣기 시작하라. 압박하던 손가락을 잠시 들고 거즈가 혈관에 닿게 한 다음, 다시 거즈를 밀어 넣어라. *(사진 제공 Jennifer Achay, Center for Emergency Health Science, Spring Branch, Texas)*

훑어보기 5-2 창상 채워-넣기 *(계속)*

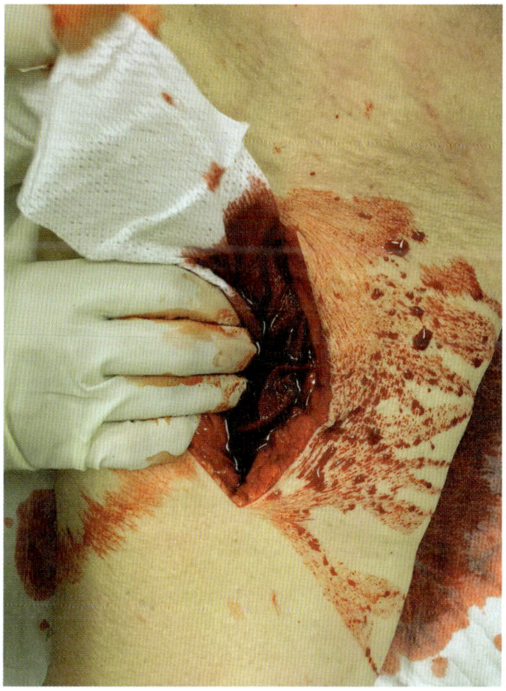

5-2-3 창상 속으로 거즈를 계속 밀어 넣으면서, 거즈가 혈관에 대고 눌려지게 눌러라. *(사진 제공 Jennifer Achay, Center for Emergency Health Science, Spring Branch, Texas)*

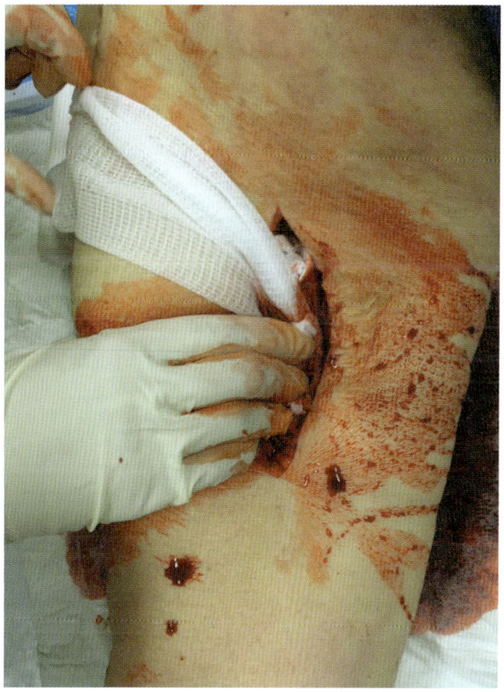

5-2-4 창상이 완전히 거즈 드레싱으로 꽉 채워질 때까지 이 과정을 반복하라. *(사진 제공 Jennifer Achay, Center for Emergency Health Science, Spring Branch, Texas)*

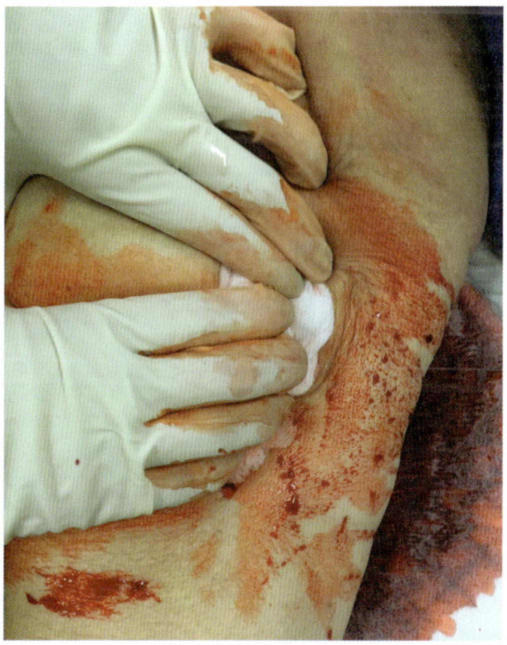

5-2-5 일단 창상이 채워 넣어지면, 여러분의 손가락으로 최소한 3분 이상 거즈 드레싱 위를 압박하여 유지하라. 충분한 압력을 가하기 위해서, 창상 위로 몸을 기대거나 무릎으로 눌러야 할 수도 있다 (출혈 부위에 따라). *(사진 제공 Jennifer Achay, Center for Emergency Health Science, Spring Branch, Texas)*

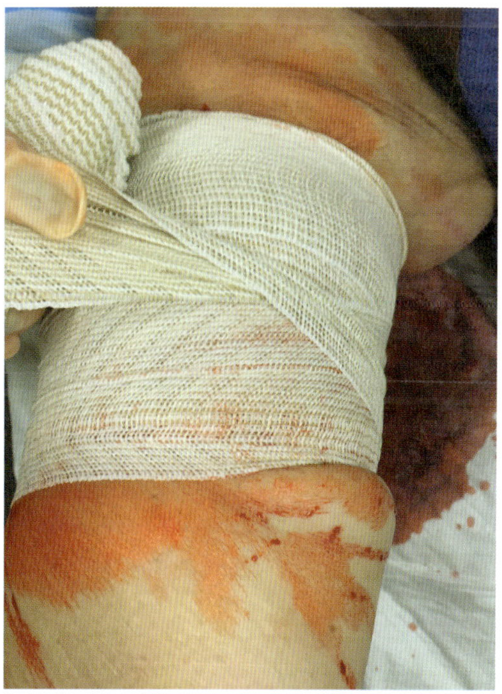

5-2-6 일단 출혈이 지혈되었다면, 창상 위로 압박 드레싱을 적용하라. *(사진 제공 Jennifer Achay, Center for Emergency Health Science, Spring Branch, Texas)*

를 대신 사용할 수 있다. 다만, 이것을 사용할 때는 면밀한 감시가 반드시 필요한데, 왜냐하면 공기가 새는 경우가 많아서 커프 압력이 조금씩 떨어지면서 지혈 효과가 없어질 수 있기 때문이다.

사용하는 지혈대에 익숙해야: 시중에 판매되고 있는 지혈대의 종류는 많다. 이 교과서에서는 몇 가지만 언급되었다. 이것이 ITLS가 이 몇 가지 제품들만을 지지한다는 의미는 절대로 아니다. 시중에 판매 중인 다른 기구들도 그 효과가 입증되어 있다. 처치제공자들은 자신이 속한 기관에서 사용하는 지혈대에 익숙해야만 한다. 처치제공자들은 그것을 사용하기 전에 먼저 생산자가 제공한 훈련 교재를 찬찬히 읽고 익혀야만 한다.

지혈대의 합병증들: 지혈대의 적용은 결코 무해한 술식이 아니다. 지혈대를 적용하면 적용 부위와 그 먼-쪽 부위에 극심한 통증과 불편감을 유발할 수 있다. 사용-가능하다면, 통증을 경감시키기 위하여 진통제의 투여를 고려하라. 부적절한 위치에 적용하기 그리고 지혈대 기구의 기능-이상과 같은 합병증들이 발생할 수 있다. 여기에 더하여, 적용 부위 및 그 먼-쪽 부위의 근육 괴사, 구획 증후군, 그리고 신경 마비도 언제든지 발생 가능하다. 먼-쪽 조직의 영구적 파손이 발생하기 전까지 허용되는 '허혈 시간' (혈액-관류가 중단된 상태로 경과된 시간)은 실온에서 4시간까지 될 수 있다. 이상적으로는 이러한 2차적 손상들을 방지하기 위하여, 지혈대 적용 시간을 2~3시간으로 제한하려는 노력을 기울여야만 한다. 만일 결정적 처치 시행 의료기관까지 이송이 지연되는 극단적 환경이 아닌 한, 오직 의료지도 의사의 지시에 의해서만 지혈대를 제거하거나 또는 적용한 지혈대를 늦추어 팔다리 재-관류를 허용하는 처치가 시행되어야 한다.

팔다리-몸통 연결부 지혈대: 사타구니와 겨드랑이의 대량 출혈은 응급처치 처치제공자들에게 특별한 어려움을 준다. 이 부위의 혈관들은 매우 큼에도 불구하고, 이 부위에는

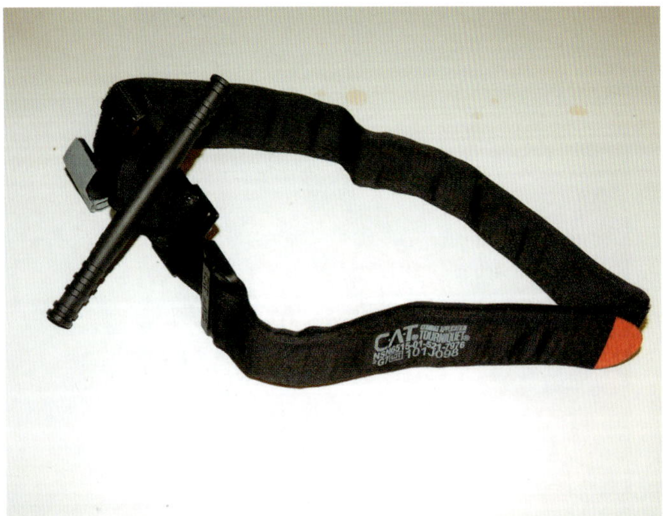

그림 5-8a 전투-적용 지혈대(CAT®). *(사진 제공 Roy Alson, PhD, MD, FACEP, FAEMS)*

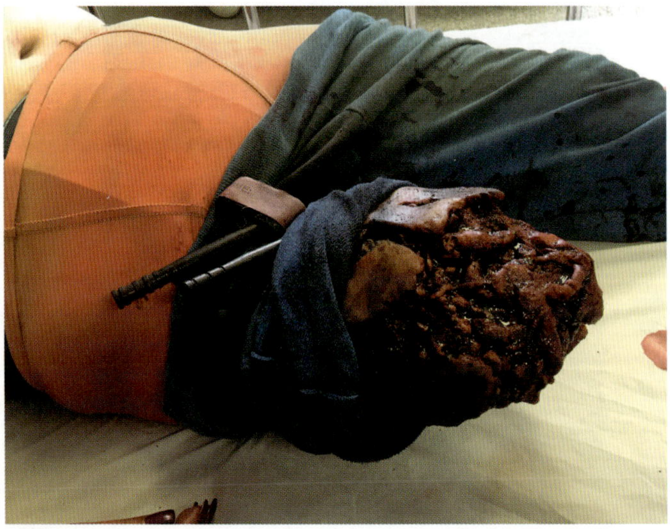

그림 5-8b 절단 부위에 적용된 CAT®; 완전한 지혈을 위해서 두 번째 CAT®이 적용된 것에 주목하라. *(사진 제공 Roy Alson, PhD, MD, FACEP, FAEMS)*

술식 순서

지혈대 적용하기

사용하는 지혈대 기구가 무엇이든 간에, 직접 압박이라는 전통적 방법으로 지혈이 될 수 없는 출혈이면서 또한 해부학적으로 지혈대 적용이 적절한 부위의 출혈이라면, 다음의 술식이 시행될 수 있다:

1. 벗겨짐, 절단, 및 열상으로 유발된 팔다리 대량 출혈 창상을 식별하라.
2. 즉각적으로 생명-위협적인 출혈이 아니라면, 직접 압박술로 지혈을 시도하라. 만일 직접 압박술로 신속히 지혈할 수 없거나 환자가 계속 출혈하는 것으로 보인다면, 즉시 지혈대 적용으로 전환하라.
3. 지혈대를 출혈 부위보다 딱 5~8cm 몸-쪽에 위치시켜라. 팔다리의 관절 부위 위에 지혈대를 적용하지는 마라.
4. 지혈대를 그 위치에 고정한 상태에서 제조사가 권고하는 방법으로 팔다리 둘레를 조이는 압박을 가하기 시작하라.
5. 먼-쪽 맥동이 더 이상 촉진되지 않을 때까지 (출혈이 반드시 멎어야 함) 지혈대를 조여라.
6. 지혈대 윈치 막대를 고정-클립에 고정하라.
7. 지혈대 적용 시각을 확인하여 기록하라. 모든 의료 처치 제공자들은 환자의 얼굴을 보기 때문에, 일부 처치제공자들은 지혈대 적용 시각을 환자의 이마에 표기하는 방법을 주장하고 있다.
8. 지혈대가 덮어지거나 가려지게 하지 마라.
9. 출혈이나 먼-쪽 맥동을 자주 재-평가하라. 필요하면 지혈대 압력을 더 높여라.
10. 수용 의료기관에 연락하여 지혈대를 적용했다는 사실과 적용 시각을 알려주어라.

지혈대를 적용하기가 기술적으로 극도로 어렵다. 최근에 몇몇 제조사들이 (팔다리와 몸통의) "연결부 지혈대"를 개발하였다 (예: Sam® Junctional Tourniquet, AAJT® [abdominal, aortic, & junctional tourniquet 등]. 연결부 지혈대와 그 외의 다양한 형태의 지혈대들이 현재 사용되고 있는 중이며, 그 사용 효과는 매우 고무적이다. 특히 지혈제와 같이 사용했을 때 그 효과가 더욱 좋은데, 이에 대해서는 다음 단락에서 설명하겠다.

지혈제의 사용

단독 적용 《 다른 지혈법과 함께 적용: 대량 출혈인데 직접 압박 및 지혈대의 적용만으로는 지혈이 성공적이지 않거나 또는 지혈대의 적용이 가능하지 않은 부위 (예: 목, 겨드랑이, 또는 사타구니)의 출혈에 대해서는, 지혈제를 함께 사용하면서 직접 압박술을 시행하는 방법이 더 확실한 지혈을 위한 추가적 방편으로 그 타당성이 인정되고 있다. 미국 군대에서 시행한 실험실 연구 및 현장 임상실험들과 EMS 기관들이 시행한 제한적 연구에 의하면, 지혈제를 현재 존재하는 다른 지혈 방법들과 연계하여 같이 사용했을 때 그 유익함을 더 크게 나타낸다는 결과가 제시되었다.

지혈제의 유형

다양한 작용 기전/형태의 지혈제들: 이 분야 기술이 빠르게 변하고 있어서, 현재 다양한 경쟁력 있는 지혈제들이 판매 중이다. 현재의 EMS 요원들에게는 다양한 형태의 키토산-기반, 광물질-기반, 및 비-광물질-기반의 지혈제들이 사용-가능하다. Celox™,

QuikClot Combat Gauze®, X-Stat®, HemCon®, 및 TraumaDex™과 같은 제품명의 지혈제들은 서로 다른 작용 기전들을 통하여 혈액-응고를 촉진한다 (그 효능이 서로 다르다). 대부분의 지혈제들은 가루-형태, 과립-형태, 및 붕대-형태로 판매되고 있다. 미국 군대에서는 현재 QuikClot Combat Gauze와 X-Stat을 사용 중이다.

혈관 직접 접촉 & 직접 압박술 필수: 그것이 어떤 형태의 지혈제이든 상관없이 현재 승인된 지혈제들에 공통적인 요구 조건은 다음 2가지이다: 첫째, 지혈제가 1차적 출혈 원천 혈관에 직접 접촉하게 적용되어야 한다는 것과 둘째, 응급처치 처치제공자가 그 출혈 원천 혈관 부위에 직접 압박술을 상당 시간 동안 가해야 한다는 것. 혈관의 유형, 크기, 및 현재 출혈 수준에 따라 혈액-응고 시간이 달라질 수 있는데, 출혈의 중단을 촉진하기 위해서는 최소 2분간의 직접 압박술이 요구된다. 이 지혈제들을 내부 출혈에 사용해서는 안 된다. 내부 출혈에 사용했을 때 가루-형태 지혈제들 중 일부는 처치 과정의 나중에 혈전-색전 사고의 발생률을 더 높이 알려져 있다.

술식 순서

지혈제 적용하기

전통적 방법인 직접 압박술로 지혈할 수 없는 출혈, 지혈대를 적용하기에 해부학적으로 부적절한 부위의 출혈, 또는 직접 압박과 지혈대 적용 후에도 멈추지 않는 출혈에 대하여 다음과 같은 술식 순서로 지혈제를 적용할 수 있다:

1. 벗겨짐, 절단, 및 열상으로 유발된 팔다리 대량 출혈 창상을 식별하라.
2. 직접 압박술로 지혈을 시도하라. 만일 직접 압박술로 신속한 지혈을 촉진할 수 없다면, 해부학적으로 적절한 출혈 부위에 대하여 즉시 지혈대 적용으로 전환하라.
3. 만일 그래도 지혈이 되지 않거나 또는 지혈대를 적용할 수 없는 부위라면, 출혈 원천 혈관에 직접 접촉이 되게 지혈제를 적용하라.
4. 손가락 누르기와 4×4 거즈 또는 외상 거즈를 사용하여, 창상과 지혈제 적용 부위를 적어도 2분간 압박하라. 출혈 원천 혈관에 직접 압박을 가하지 못하면, 지혈이 지연되거나 실패할 수도 있다.
5. 4×4 거즈 또는 외상 거즈를 그 자리에 둔 상태로 압박을 풀고 출혈이 멎었는지 평가하라. 만일 출혈이 멎었다면, 적절한 방법으로 압박 드레싱을 부착하라.
6. 만일 출혈이 계속된다면, 4×4 거즈 또는 외상 거즈를 제거하고 지혈제와 드레싱을 다시 적용하라. 출혈 원천 혈관에 직접적인 압박이 가해지고 있는지 확실히 점검하라.
7. 수용 의료시설에 연락하여, 지혈제를 적용했음을 알려주어라.

지혈제 사용의 합병증들로는 지혈제 효과 없음, 출혈 지속(인지되든 안 되든), 및 사용된 지혈제의 유형에 따른 조직 손상 등이 포함된다. 지혈되지 않는 출혈은 모두 생명-위협적 손상으로 간주되어야만 한다. 지혈대나 지혈제를 다시 적용하느라 이송을 지연시키지는 마라. 신속 외상 조사를 완료하자마자 즉시 환자를 꾸려서 이송을 시작하라. 그리고 필요한 중재술은 결정적 처치가 가능한 의료기관으로 가는 도중에 계속하라.

참고 문헌 & 자원

Acheson, E. M., B. S. Kheirabadi, R. M. Deguzman, E. J. Dick, and J. B. Holcomb. 2005. "Comparison of Hemorrhage Control Agents Applied to Lethal Extremity Arterial Hemorrhages in Swine." *Journal of Trauma* 59, no. 4 (October): 865–75.

Adams, D. B., and C. W. Schwab. 1988. "Twenty-One-Year Experience with Land Mine Injuries." *Journal of Trauma* 28, Suppl. 1 (January): S159–62.

Alam, H. B., D. Burris, J. A. DaCorta, and P. Rhee. 2005. "Hemorrhage Control in the Battlefield: Role of New Hemostatic Agents." *Military Medicine* 170, no. 1 (January): 63–9.

Alam, H. B., G. B. Uy, D. Miller, E. Koustova, T. Hancock, R. Inocencio, D. Anderson, O. Llorente, and P. Rhee. 2003. "Comparative Analysis of Hemostatic Agents in a Swine Model of Lethal Groin Injury." *Journal of Trauma* 54, no. 6 (June): 1077–82.

American Heart Association. 2010. "2010 Guidelines for Cardiopulmonary Care Resuscitation (CPR) and Emergency Cardiovascular Care (ECC) Science." *Circulation* 122, no. 18, Suppl. 3 (Pt. 8 and Pt. 14) (November).

Bledsoe, B., R. Porter, and R. Cherry. 2017. *Paramedic Care: Principles and Practices*. 5th ed. Upper Saddle River, NJ: Pearson.

Brown, M., M. R. Daya, and J. A. Worley. 2009. "Experience with Chitosan Dressings in a Civilian EMS System." *Journal of Emergency Medicine* 37, no. 1 (July): 1–7.

Bulger, E. M., D. Snyder, K. Schoelles, C. Gotschall, D. Dawson, E. Lang, N. D. Sanddal, F. K. Butler, M. Fallat, P. Taillac, et al. 2014. "An Evidence-based Prehospital Guideline for External Hemorrhage Control: American College of Surgeons Committee on Trauma." *Prehospital Emergency Care* 18, no. 2 (April–June): 163–73. doi: 10.3109/10903127.2014.896962.

Carr, M. E., Jr. 2004. "Monitoring of Hemostasis in Combat Trauma Patients." *Military Medicine* 169, Suppl. 12 (December): 11–15.

Cooper, B. R., P. F. Mahoney, T. J. Hodgetts, and A. Mellor. 2007. "Intra-osseous Access (EZ-IO®) for Resuscitation: UK Military Combat Experience." *Journal of the Royal Army Medical Corps* 153, no. 4 (December): 314–6.

Cotton, B. A., R. Jerome, B. R. Collier, S. Khetarpal, M. Holevar, B. Tucker, S. Kurek, N. T. Mowery, K. Shah, W. Bromberg, et al. 2009. "Guidelines for Prehospital Fluid Resuscitation in the Injured Patient." *Journal of Trauma* 67, no. 2 (August): 389–402.

Day, M. W. 2011. "Intraosseous Devices for Intravascular Access in Adult Trauma Patients." *Critical Care Nurse* 31, no. 2 (April): 76–89.

Fowler, R., J. V. Gallagher, S. M. Isaacs, E. Ossman, P. Pepe, and M. Wayne. 2007. "The Role of Intraosseous Vascular Access in the Out-of-Hospital Environment (Resource Document to NAEMSP Position Statement)." *Prehospital Emergency Care* 11, no. 1 (January–March): 63–6.

Kapoor, D., and M. Singh. 2011. "Novel Rapid Infusion Device for Patients in Emergency Situations." *Scandinavian Journal of Trauma, Resuscitation, and Emergency Medicine* 19 (June): 35.

Kheirabadi, B. S., E. M. Acheson, R. M. Deguzman, J. L. Sondeen, K. L. Ryan, A. P. Delgado, E. J. Dick, and J. B. Holcomb. 2005. "Efficacy of Two Advanced Dressings in an Aortic Hemorrhage Model in Swine." *Journal of Trauma* 59, no. 1 (July): 25–35.

King, R. B., D. Filips, S. Blitz, and S. Logsetty. 2006. "Evaluation of Possible Tourniquet Systems for Use in the Canadian Forces." *Journal of Trauma* 60, no. 5 (May): 1061–71.

Kovar, J., and L. Gillum. 2010. "Alternate Route: The Humerus Bone—A Viable Option for IO Access." *Journal of Emergency Medical Services* 35, no. 8 (August): 52–9.

Kragh, J. F. Jr., T. J. Walters, D. G. Baer, C. J. Fox, C. E. Wade, J. Salinas, and J. B. Holcomb. 2008. "Practical Use of Emergency Tourniquets to Stop Bleeding in Major Limb Trauma." *Journal of Trauma* 64, Suppl. 2 (February): S38–S50.

Lawton, G., J. Granville-Chapman, and P. J. Parker. 2009. "Novel Haemostatic Dressings." *Journal of the Royal Army Medical Corps* 155, no. 4 (December): 309–14.

Lee, C., K. M. Porter, and T. J. Hodgetts. 2007. "Tourniquet Use in the Civilian Prehospital Setting." *Emergency Medicine Journal* 24, no. 8 (August): 584–7.

Myers L. A., C. S. Russi, and G. M. Arteaga. "Semiautomatic Intraosseous Devices in Paediatric Prehospital Care Replacing a Manual Intraosseous (IO) Device Improves the Success Rate for Attempts at Vascular Access." *Prehospital Emergency Care*, Vol. 15, Issue 4 (October–December, 2011): 473–6.

Naimer, S. A., M. Tanami, A. Malichi, and D. Moryosef. 2006. "Control of Traumatic Wound Bleeding by Compression with a Compact Elastic Adhesive Dressing." *Military Medicine* 171, no. 7 (July): 644–7.

Neuffer, M. C., J. McDivitt, D. Rose, K. King, C. C. Cloonan, and J. S. Vayer. 2004. "Hemostatic Dressings for the First Responder: A Review." *Military Medicine* 169, no. 9 (September): 716–20.

Pasley, J., C. Miller, J. DuBose, S. Shackelford, R. Fang, K. Boswell, C. Halcome, J. Casey, M. Cotter, M. Matsuura, et al. 2015. "Intraosseous Infusion Rates Under High Pressure: A Cadaveric Comparison of Anatomic Sites." *Journal of Trauma and Acute Care Surgery* 78, no. 2 (February): 295–9. doi: 10.1097/TA.0000000000000516.

Paxton, J. H., T. E. Knuth, and H. A. Klausner. 2009. "Proximal Humerus Intraosseous Infusion: A Preferred Emergency Venous Access." *Journal of Trauma* 67, no. 3 (September): 606–11.

Payne, E. K., D. Berry, and R. Seitz. 2014. "Educating the Educator: Use of Advanced Bleeding Control Mechanisms in Athletic Training: A Shift in the Thought Process of Prehospital Care–Part 2: Hemostatic Agents." *Athletic Training Education Journal* 9, no. 4 (October–December): 193–201.

Pusateri, A. E., J. B. Holcomb, B. S. Kheirabadi, H. B. Alam, C. E. Wade, and K. L. Ryan. 2006. "Making Sense of the Preclinical Literature on Advanced Hemostatic Products." *Journal of Trauma* 60, no. 3 (March): 674–82.

Revell, M., K. Porter, and I. Greaves. 2002. "Fluid Resuscitation in Prehospital Trauma Care: A Consensus View." *Emergency Medicine Journal* 19, no. 6 (November): 494–8.

Soreide, E., and C. D Deakin. 2005. "Pre-hospital Fluid Therapy in the Critically Injured Patient: A Clinical Update." *Injury* 36, no. 9 (September): 1001–10.

Sunde, G. A., B. E. Heradstvert, B. H. Vikenes, and J. K. Heltne. 2010. "Emergency Intraosseous Access in a Helicopter Emergency Medical Service: A Retrospective Study." *Scandinavian Journal of Trauma, Resuscitation, and Emergency Medicine* 18 (October): 52.

Walters, T. J., and M. C. Mabry. 2005. "Issues Related to the Use of Tourniquets on the Battlefield." *Military Medicine* 170, no. 9 (September): 770–5.

Walters, T. J., J. C. Wernke, D. S. Kauvar, J. G. McManus, J. B. Holcomb, and D. G. Baer. 2005. "Effectiveness of Self-Applied Tourniquets in Human Volunteers." *Prehospital Emergency Care* 9, no. 4 (October): 416–22.

Wampler, D. A., Shumaker, J, Manifold, C., S. Bolleter, and J. Frandsen. 2010. "Humeral Intraosseous Access Success Rate in Adult Out-of-Hospital Cardiac Arrest." *Annals of Emergency Medicine* 56, no. 3, Suppl. (September): S88–S89.

Ward, K. R., M. H. Tiba, W. H. Holbert, C. R. Blocher, G. T. Draucker, E. K. Proffitt, G. L. Bowlin, R. R. Ivatury, and R. F. Diegelmann. 2007. "Comparison of a New Hemostatic Agent to Current Combat Hemostatic Agents in a Swine Model of Lethal Extremity Arterial Hemorrhage." *Journal of Trauma* 63, no. 2 (August): 276–84.

Wedmore, I., J. G. McManus, A. E. Pusateri, and J. E. Holcomb. 2006. "A Special Report on the Chitosan-Based Hemostatic Dressing: Experience in Current Combat Operations." *Journal of Trauma* 60, no. 3 (March): 655–8.

Wenke, J. C., T. J. Walters, D. J. Greydanus, A. E. Pusateri, and V. A. Convertino. 2005. "Physiological Evaluation of the U.S. Army One-Handed Tourniquet." *Military Medicine* 170, no. 9 (September): 776–81.

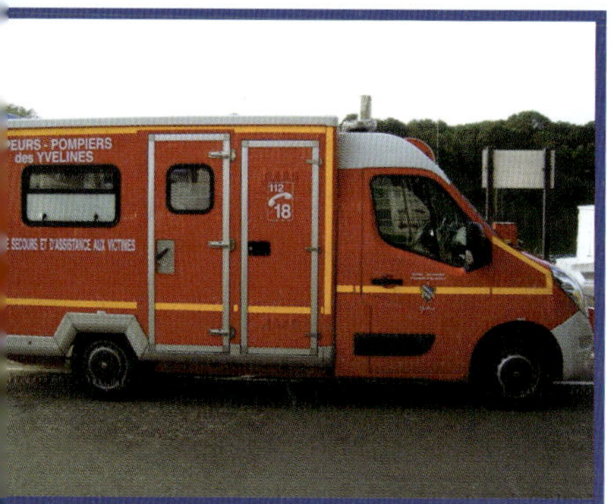

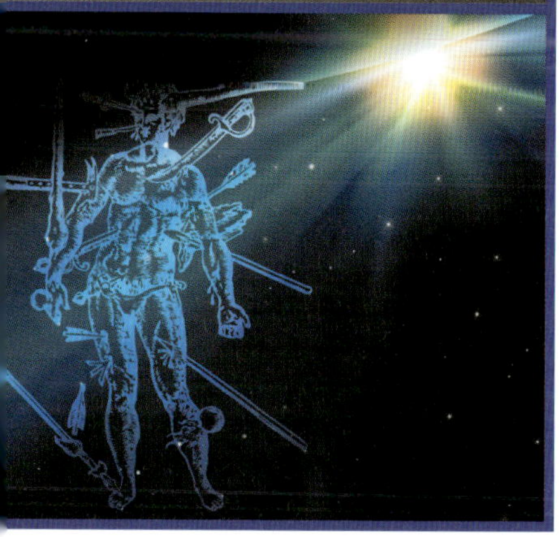

(위쪽: 사진 제공 Roy Alson, PhD, MD, FACEP, FAEMS)

6

기도 관리

Nicholas Sowers, MD, FRCPC
Kirk Magee, MD, MSc, FRCPC

저자들이 이 책 직전 판의 이 장 저술에 참여했던 Ronald D. Stewart, OC, BA, BSc, MD, FRCPC의 공헌에 대하여 감사를 표하기를 희망함

Atemwegsmanagement
Manejo de la Vía Aérea
Dišni put u traumi
Gestão da Via Aérea
Penatalaksanaan Jalan Napas
Обеспечение проходимости дыхательных путей
Gestion des voies aériennes
Διαχείριση Αεραγωγού
Kezdeti légútbiztosítás
気道管理
氣道處理
Prosta dihalna pot

핵심 용어

LEON, p. 161
개방 기도, p. 153
맥박 산소-측정기, p. 166
분당-폐환기량, p. 164
성문-위 기도유지기, p. 159
신속 연속 기관-삽관(RSI: rapid sequence intubation), p. 161
약물-보조 기관-삽관(DAI: drug-assisted intubation), p. 160
외부 후두-조작술(ELM: external laryngeal manipulation), p. 150
일회-호흡량, p. 155
저-폐환기, p. 164
정상 폐환기, p. 164
폐 유순도, p. 156
폐포 션트, p. 165
폐환기, p. 146
호기말 이산화탄소 분압-측정, p. 155

학습 목표

여러분이 이 장을 성공적으로 완료하고 나면, 다음을 할 수 있어야만 한다:

1. 호흡계의 해부학과 생리학을 설명하라.
2. 기도 확보와 관련하여 면밀한 관찰의 중요성을 설명하라.
3. 외상 환자에게 보충적 O_2를 투여하는 방법들을 설명하라.
4. 다음의 기도 보조 장치들의 적응증과 금기증, 그리고 장점과 단점들을 간략히 설명하라:
   a. 코-인두 기도유지기
   b. 입-인두 기도유지기
   c. BVM(bag-valve-mask) 기구
   d. 성문-위 기도유지기
   e. 기관-삽관
5. 마스크 폐환기 곤란 및 기관-삽관 곤란을 예측할 수 있는 인자들을 설명하라.
6. '무호흡 O_2 공급'과 '외부 후두-조작술'을 설명하라.
7. 기도 확보 기구 키트에 포함되어야 할 필수 구성 요소들을 설명하라.

폐환기: 공기 또는 기체들이 폐 속으로 들어갔다 다시 밖으로 나오는 움직임을 말함.

장 개요

현장 기도 관리의 어려움: 기도 관리는 병원-전 환경에서의 외상 처치에서 즉시 요구되는 최우선 우선순위에 해당한다, 왜냐하면 기도를 개방하고 O_2 공급과 **폐환기**를 유지하는 최초의 조치들은 환자의 병적 상태와 사망을 줄이기 위해서 매우 필수적이기 때문이다. 이러한 조치들을 응급실에 도착할 때까지 미루어서 시행할 수는 없다. 따라서 응급 대응자들이 이러한 술기들을 숙달하는 것은 무엇보다도 중요하다. 외상 환자에 대한 기도 관리는 어떤 경우에도 어려운 과제가 될 수 있지만, 때때로 아무 것도 준비되지 않은 사고 현장 환경에서 시행해야 할 때는 다음과 같은 이유들로 인해 특히 더 그러하다: 불량한 조명, (기도 확보에 부적합한) 환자의 위치 및 자세, 그리고 사고 주변을 둘러싼 무질서한 혼란 상태 및 적대적인 환경.

기도 처치는 응급구조사의 기본 책무: 이러한 어려움들에도 불구하고 청색증을 보이거나 폐환기 저하 상태이거나, 혹은 양쪽 모두에 해당하는 환자는 즉각적 도움이 필요한 상태이다. 그리고 최초 처치 단계에서 이 도움을 줄 수 있는 사람은 오로지 여러분 밖에 없다. 따라서 최초 접촉 응급처치 처치제공자인 여러분은 다음의 책무를 담당하는 것이 당연하다: 기도/호흡계의 기본 구조와 기능에 익숙해지는 일, 기도 개방을 획득/유지하는 술기들을 습득하는 일, 그리고 환자에게 O_2 공급/폐환기를 제공하는 적절한 능력을 갖추는 일.

외상성 호흡 곤란의 4대 원인: 호흡 곤란에 빠진 외상 환자들은 일반적으로 다음 4가지 이유들 중 하나 (또는 몇 가지의 복합)로 인해 저산소증 상태로 된다: 상기도 폐쇄, 폐환기-저하, 폐 션트, 그리고 기흉. 이들 각각과 관련된 해부학 및 생리학을 응급처치 처치제공자가 충분히 이해하고 있어야만, 흔히 맞닥뜨리는 스트레스가 심한 상황들에서도 체계적 접근법을 통하여 필요한 환자에게 O_2 공급과 폐환기를 잊지 않고 시작할 수 있을 것이다.

다양한 기도 확보 방법들을 숙지할 필요성: 사고 현장 환경은 본질적으로 예측 불가능하므로, 상상 가능한 거의 모든 상황 (구겨진 차 안에서, 강 위에 매달려서, 쇼핑센터의 한 가운데에서, 또는 차량이 빠르게 지나가는 고속도로 가장자리)에서 여러분은 환자의 기도 관리를 할 수 밖에 없는 상황에 맞닥뜨리게 될 것이다. 따라서 여러분은 선택 가능한 여러 가지 기도 확보 '선택 방법'들과 '대체 방법'들 뿐만 아니라 쉽게 기억하고 시행할 수 있는 환자 접근법까지 숙달하고 있을 필요가 있다. 어떤 환자에게는 효과가 있던 방법이 다른 환자에게는 작동하지 않을 수도 있다. 어떤 환자는 단순히 '아래턱-밀어올리기(jaw thrust)'만으로도 기도 개방이 쉽게 되지만, 어떤 환자는 외과적 기도 확보 술식을 시술해야만 임박한 사망을 막을 수 있다.

기본 기도 술기들이 훨씬 중요: 모든 기도 관리의 목적은 O_2 공급과 폐환기를 유지하는 것이다 (Huang & Murphy 2010). 그것은 단순히 "관을 통과시키기"(=기관-삽관)가 아니다. 현장에서 현재 허용-가능한 O_2-공급 상태가 유지되고 있는 환자에게 기관-삽관을 시행하여 확실한 기도를 확보하려고 시도하는 경우가 자주 발생하는데, 이것은 오히려 환자에게 해로울 잠재성이 있다. 따라서 환자가 바람직하지 못한 환경으로부터 구출되어 나올 때까지 기관-삽관은 미루어야만 한다 (Davis 등 2005). 흔히 "기본 술기"이라고 명명되는 기도 중재술들을 소생술 초기에 전문적인 수준으로 잘 시행했을 때가, 더 전문적 기도 술기들을 덜 최적의 수준으로 시행했을 때보다 (또는 아무 처치 없이 병원까지 이송했을 때보다) 환자의 치료 결과를 개선하는 효과가 궁극적으로 더 높을 수 있다. 즉, 기본 술기들을 시도해보기 전에 처음부터 먼저 "전문" 기도 확보 기법들을 적용하는 것은 거의 도움이 되지 않으며 때로는 환자를 더 위험하게 만들 수도 있다는 것이다.

체계적 이론+실습을 통한 학습 강화: 이 장은 기도 해부학과 생리학의 검토로부터 시작하는데, 왜냐하면 이것이 외상 환자에게 나타나는 저산소증의 4대 원인과 관련이 있기 때문이다. 그 다음에는 개방 기도의 개념을 다루고 또한 O_2-공급과 폐환기를 지원하는 최초 기법들을 알아본 다음, 전문 기

장개요 *(계속)*

도 기법들과 기도/폐환기 감시 기구들까지 다룰 것이다. 그런 다음, '기도 관리 술기 편' (제7장)에서 여러분이 배운 기도 기법들을 실습할 수 있게 함으로써, 여러분이 지금까지 학습한 내용들을 더 잘 이해하게 강화시켜 줄 것이다.

증례 제시

여러분은 ALS 구급차의 선임 응급처치 치치제공자인데, 심하게 다친 오토바이 운전자를 외상센터로 이송하고 있는 중입니 다. 'ITLS 1차 조사'와 '신속 외상 조사'를 시행한 결과, 왼쪽 무릎 주변에 생명-위협적 외부 출혈이 확인되었는데 지금은 지혈대로 지혈된 상태입니다. 또한 다른 검진 소견들로는 머리, 가슴 및 복부 손상의 가능성이 있으며, 다리 움직임이 없는 것으로 보아 척수 손상의 가능성이 우려됩니다. 시행된 치료와 시행될 치료에는 SMR, 보충적 O_2 요법, 수액 투여, 그리고 여러분의 도착-예정 시간 보고하기 등이 포함됩니다. 여러분의 동료는 대-구경 정맥 경로 확보를 시작하고 있으며, 여러분은 ITLS 재-평가 검진을 시행할 준비를 하는데 최초 평가 반복하기부터 시작합니다.

여러분이 주목한 것은, 그 외부 출혈은 지혈대에 의해 어전히 지혈된 상태가 유지되고 있지만 환자가 지금은 통증에 반응하지 않는다는 사실입니다. 여러분이 환자의 기도와 호흡을 재-평가해 보고서, 흡기할 때 부분적 폐쇄가 발생한다는 사실을 알아냅니다.

더 진행하기 전에 다음 질문들을 고려해보십시오:

- 여러분의 첫째 우선순위는 무엇입니까?
- 지금 발생하고 있는 문제의 원인이 무엇이라고 믿으십니까?
- 여러분은 그 다음으로는 무엇을 할 것입니까?

이 장을 읽는 동안에 이 질문들을 계속 생각해 보십시오. 그런 다음, 이 장의 끝에서 이 응급처치 처치제공자들이 이 환자를 어떻게 관리하였는지 확인해 보십시오.

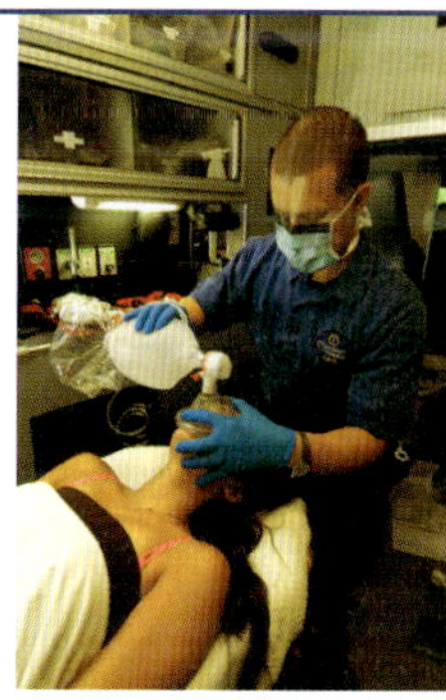

해부학 & 생리학

'폐포-모세혈관 막'을 통한 O_2와 CO_2의 교환: '기도'는 코와 입술의 끝에서 시작하여 '폐포-모세혈관 막'에서 끝나는데, 폐의 '공기 주머니'(alveoli 폐포)와 폐의 '모세혈관 그물' 사이에서 경계선을 이루는 이 막을 O_2와 CO_2가 통과하면서 기체 교환이 일어난다. 기도는 상기도 (후두보다 위쪽)와 하기도 (기관, 기관지, 세-기관지, 그리고 폐포까지 이어짐)로 구성되는데, 이를 통해 흡기 중에는 O_2 함량 21%의 외부 공기가 폐포 속으로 전달되어 폐포-모세혈관 막을 통과해 혈액 속으로 확산해 들어가고, 호기 중에는 혈액 속의 CO_2가 폐포 속으로 확산해 나와 기도를 통해 체외로 배출된다.

코-인두

연약한 비강 점막: '호흡기 도관'(=기도)의 시작점 (비강과 입-인두)은 축축한 점막으로 덮여 있다 (그림 6-1). 흡입된 기체를 가온/가습하고 먼지를 걸러내는 역할을 하는 이 점막은 아주 연약하고 혈관이 풍부하게 발달해 있어서, 코-인두 기도유지기(NPA)와

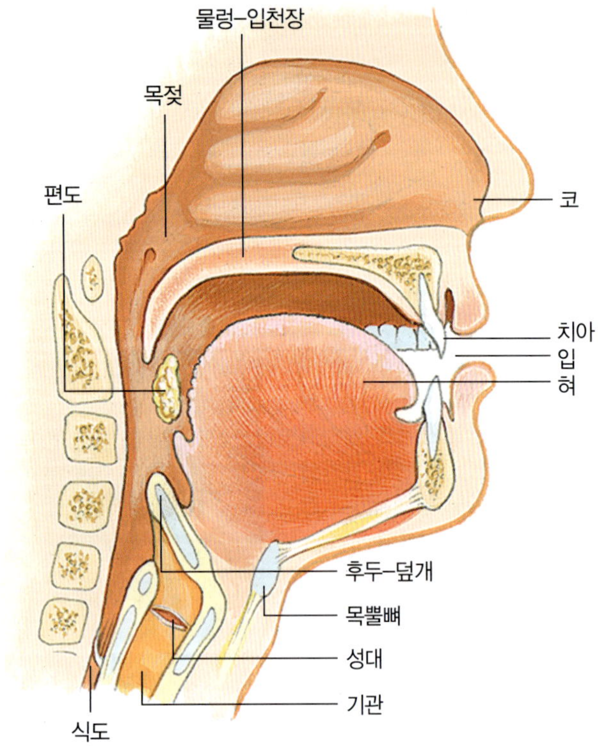

그림 6-1 상기도의 해부학. 혀, 설골, 그리고 후두-덮개가 일련의 인대들에 의해 아래턱뼈에 연결되어 있는 것에 주목하라. 아래턱을 앞으로 들어 올리면 이 모든 구조물들이 앞쪽으로 이동되면서 기도가 개방된다.

기관-내관 삽입과 같은 경미한 외상에 의해서도 쉽게 출혈을 하는 경향을 보인다. 비강으로 도관을 삽입할 때는 윤활제를 충분히 바르고 또한 불필요한 찔러보기나 무리한 힘 가하기를 피함으로써 외상을 최소화해야 한다.

비강 삽관할 때 코 선반 피하기: 비강은 '중격'에 의해 정중선에서 양쪽으로 나눠지고, 양측 비강의 외측 벽에는 '코 선반'이라 불리는 선반형 돌출 구조물들이 붙어 있다. 비강을 통과하는 기도 통로는 비강 바닥과 평행하며 환자의 얼굴 표면에 수직 방향이다. '코-인두 기도유지기'를 삽입할 때 종종 맞닥뜨리는 어려움은, 처치제공자가 콧등과 평행한 방향으로 이것을 삽입하려고 시도하면서 결국 삽입은 성공하지 못하고 손상만을 유발하여 출혈을 초래하는 일이 흔히 발생하는 것이다. 윤활제를 충분히 바른 '코-인두 기도유지기'/'기관-내관'을 비강의 바닥에 평행한 각도로 비강 '중격'에 대고 미끄러지게 조심스레 밀어 넣으면 '코 선반'에 손상을 가하는 위험을 예방하면서 성공적인 삽입이 가능해질 것이다.

입-인두

기관-삽관할 때 치아 손상 주의: 입-인두 쪽에서 가장 먼저 만나게 되는 장애물은 치아이다. 일부 사람들의 치아 구조는 다른 사람들에 비하여 기도 확보에 더 심한 장애가 되기도 한다 (예: 크게 앞으로 돌출된 위쪽 앞니). 어떤 경우든지 상관없이, 다음의 동일한 일반 원칙이 항상 적용된다: 환자에게 기도 확보 술식을 시행한 후에, 그들 치아의 개수와 상태가 기도 확보 술식을 시작할 때와 꼭 같아야만 한다.

기도 개방 술기=목뿔뼈 들어 올리기=후두-덮개 들어 올리기: 혀는 대부분이 근육 덩어리로서, 기도 확보할 때 치아 다음으로 잠재적 장애물이 된다. 혀 근육들은 앞쪽으로는 아래턱뼈에 연결되어 있고, 뒤쪽으로는 일련의 근육 및 인대들을 통해서 목뿔뼈(설골 hyoid bone)에 연결되어 있다. '목뿔뼈'는 턱 바로 밑에 위치하고 있는 'Y'자형의 '새가슴 뼈'처럼 생긴 구조물로서 여기에 상기도의 연골 골격인 후두(larynx)가 매달려 있다. 후두-덮개(epiglottis)도 역시 목뿔뼈에 연결되어 있어서, 목뿔뼈를 위로 들어 올리면 후두-덮개가 같이 위로 들어 올려지면서 기도가 더 개방된다. 환자가 무의식 상태로 되면, 혀가 근육 긴장력을 상실하며 뒤로 떨어져 인두 후벽에 닿게 되면서 기도를 막게 될 수 있다.

하-인두

시각 및 촉각에 의한 후두-덮개의 식별이 중요: 하인두는 혀의 기저부에서 시작된다. 후두-덮개는 기도의 주요 해부학적 식별 구조물들 중의 하나이다. 여러분은 후두-덮개의 모양에 익숙해야 하며, 시각 뿐만 아니라 촉각으로도 이것을 식별할 수 있어야 한다. 이것은 점막으로 덮인 말랑말랑한 연골 조각처럼 생겼으며 (정확히 바로 그런 연골 조각이나), 귓구멍 입구에 있는 연골인 귀구슬(tragus)을 만지는 느낌과 비슷한 촉감이다. 후두-덮개는 음식을 삼킬 때 성문 입구를 막는 기능을 하는 것으로 생각되며, 여러분이 기도 확보를 해야만 하는 상황에서는 반드시 식별해야 할 매우 중요한 구조물이 된다.

완전 기도 폐쇄는 후두-덮개가 유발: 무의식 상태 환자는, 혀가 뒤로 떨어지며 물렁-입천장(연구개)과 하-인두 후벽에까지 맞닿음으로써 상당한 정도의 기도 폐쇄를 유발할 수 있다. 하지만, '바로 누운' 자세의 무의식 상태의 환자 (아래턱은 이완되고 머리와 목이 중립 자세임)에게서 '완전' 기도 폐쇄를 유발하는 구조물은 다름 아닌 후두-덮개이다. 이런 환자는, 환자 후두-덮개가 뒤로 떨어지며 성문 입구에 닿게 되어 기도를 폐쇄하게 된다.

'후두-덮개 들어 올리기'는 기관-삽관에 필수적: 이런 결정적으로 중요한 해부학적 지식을 이해하는 것은 기도 관리를 할 때 필수적이다. 바로 누운 자세의 무의식 환자에게 기도 개방을 확보해주려면, 아래턱을 앞쪽으로 들어 올리거나 (턱 들기, 아래턱-밀어올리기) 혀를 끌어당김으로써 목뿔뼈를 앞쪽으로 들어 올려라. 이렇게 하면 혀를 들어 올려 기도 폐쇄 위치에서 비켜나게 만들 것이다. 이것은 또한 후두-덮개도 들어 올려 하-인두 후벽과 성대문 입구에서 떨어진 위치를 유지하게 만들 것이다 (그림 6-2). 코-기관 및 입-기관 경로의 기관-삽관을 시행할 때는 둘 다 후두-덮개를 들어 올릴 필요가 있는데, 손가락 (손가락 기관-삽관)이나 후두경 날 (직접 후두경술)을 써서 후두-덮개를 직접적으로 들어 올리거나, 아래턱을 앞쪽으로 들어 올리거나 혀를 당김으로 (코-인두 기관-삽관) 후두-덮개를 간접적으로라도 들어 올리게 된다.

후두

'조롱박 오목'으로 삽입에 주의!: 후두-덮개의 양옆에 '조롱박 오목'(pyriform fossa)이라 불리는 우묵 들어간 곳이 한 개씩 있다. 기관-내관 삽입 중 방향이 옆으로 비껴가면 기관-내관 끝이 이곳으로 들어가 더 이상 진행이 안 될 수 있다. 기관-내관이 조롱박 오목에 들어가게 되면 '후두 융기'(Adam's apple) 위쪽 부위의 옆쪽 피부가 "천막처럼 솟아오름"을 보이므로 쉽게 식별할 수 있다. 또는 기관-삽관용 발광 속심(lighted stylet)을 사용하는 경우에는 그 위치의 피부에 빛이 비쳐보이므로 눈으로 쉽게 식별된다. 이때 무리하게 계속 강하게 밀어 넣으면, 기관-내관이 점막을 뚫고 나갈 수도 있다.

성대 & 후두 연축: 성대는 '방패-연골'에 의해 보호를 받고 있다. 방패-연골은 "C"자 모양의 상자형 연골 구조물로서 "C"자의 터진 부분이 뒤쪽을 향하고 있으며 이 뒤쪽 면은 근육막으로 덮여 있다. 양쪽 성대 사이로 공기가 흐르며 성대에 진동을 유발하면서 목소리(=음성)가 만들어진다. 일부 환자들은 기관-삽관 중에 '후두 연축'(laryngospasm)을

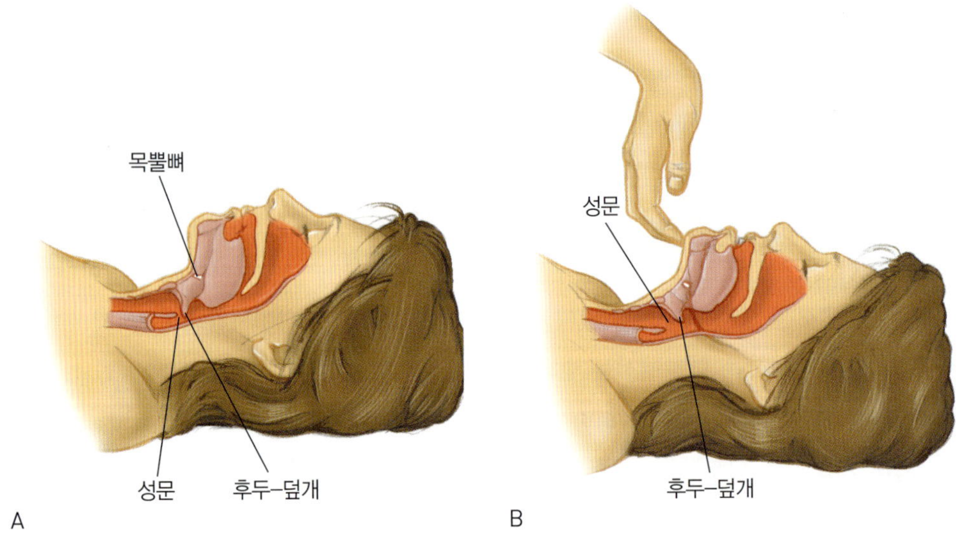

그림 6-2 A. 후두-덮개가 목뿔뼈에 연결되고, 그런 다음 아래턱뼈에 연결된다. 아래턱뼈가 이완되어 뒤로 떨어지면, 혀가 위로는 연구개와 붙고 뒤로는 인두후벽과 붙는다. 후두-덮개는 성문 입구 위로 떨어진다. B. 머리 젖히기와 턱 들기를 하면 혀와 후두-덮개를 위로 그리고 앞으로 당기게 되면서 성문 입구를 노출시켜 개방 기도를 확보하게 될 것이다. 외상 환자에게는, 머리와 목의 배열을 그대로 유지한 상태에서 아래턱만을 앞쪽으로 이동시켜야 한다.

일으키면서 성대가 완전히 닫힘으로써 공기 흐름이 막혀 완전 기도 폐쇄가 유발될 수도 있다.

외부 후두-조작술: 대부분의 사람들에게서 방패-연골이 목의 앞면에서 후두 융기의 형태로 튀어나와 있으므로 눈으로 쉽게 확인할 수 있다. 기관-삽관을 시도하는 중에 환자의 목 앞면에서 손으로 방패-연골을 조작하면 성대가 시야에 보이게 만드는데 도움이 될 수 있다. 이렇게 하는 것을 **외부 후두-조작술**(ELM: external laryngeal manipulation)이라고 부른다. 이 술식은 대개 시술자의 엄지와 검지로 방패-연골을 잡고, 뒤쪽에 있는 식도를 향해 부드럽게 누른 다음, 또한 환자의 머리쪽으로 그리고 약간 환자의 오른쪽으로 누르듯 움직이는 것이다. 그래서 'BURP(back-up-right-pressure) 술식'이라고도 부르는데, 하지만 식도 역류를 방지하기 위하여 식도를 누르는 '셀릭(Sellick) 술식'과는 다른 것이다.

외부 후두-조작술(ELM): 기관-삽관 중에 성대가 더 잘 보이게 만들기 위한 술식. BURP(back-up-right-pressure) 술식이라고도 불림.

셀릭 술식(Sellick maneuver): 방패-연골의 바로 밑에 후두의 또 다른 부분인 '반지-연골'(cricoid)이 있다. 반지-연골은 목의 앞면에서 후두 융기 바로 아래에서 만져지는 조그만 융기의 형태로 촉진될 수 있다. 반지-연골은 '도장 반지'(signet ring)처럼 생긴 연골인데, 반지의 고리 부분이 앞쪽에 그리고 도장 부분이 뒤쪽에 위치하는 꼴이다. 반지-연골 후벽 (도장 부분)의 바로 뒤에 식도가 존재한다. 따라서 목의 앞면에서 반지-연골을 압박하면 식도를 폐쇄할 수 있을 것으로 전통적으로 생각해왔으며, 이 술식을 '셀릭 술식'(Sellick maneuver)이라고 불러왔다. 이렇게 식도를 폐쇄하면, 양압 폐환기(입-대-입 호흡, BVM 기구 호흡)를 하는 동안에 위장 속으로 공기가 유입되어 위장 팽만이 발생하는 것을 방지할 수 있고, 또한 이런 위장 팽만에 의해서 위장 내용물이 역류되어 폐로 흡입되는 위험성도 줄여줄 것으로 믿어왔다. 하지만 점점 더 많은 연구들에 의해서, 이 술식의 위장 내용물 흡입 방지 효능에 의문이 제기하는 증거들이 제시되었다 (Smith 등 2003). 덧붙여 말하자면, 셀릭 술식이 처음 소개되었을 때는 환자에게 큰 일회-호흡량으로 폐환기를 제공하는 것이 통상적 방식이었던 시절이어서 '흡기 기도 압력'이 상부 식도 괄약근의 쉽게 벌릴 정도로 높은 경우가 많았다. 현행의 폐환기 방식은 더 작은 일회-호흡량을 사용함으로써 흡기 압력을 $<20\text{cmH}_2\text{O}$로 유지하는 방식이어서 위장 팽만을 유발할 위험성이 훨씬 더 낮을 것으로 보인다. 따라서 반지-연골 압박술로 식도를 부분적으로 폐쇄할 필요성이 줄었다고 볼 수 있다. 또한 반지-연골 압박술을 적용하면 후두경술을 시행하는 시술사의 시야를 방해할 수도 있다는 인식이 점점 증가하였다는 점도 반드시 고려해야만 한다. 현재 상태의 증거들을 총체적으로 종합하자면, 셀릭 술식은 사용되지 않아야 한다는 쪽이다.

반지-방패막의 식별: 방패-연골의 아래쪽 경계선과 반지-연골의 위쪽 경계선을 연결하고 있는 구조물이 '반지-방패막'이다. 이 막은 응급 외과적 기도를 만드는 장소로서 가장 선호되는 부위인데, 왜냐하면 정중선 수직 피부 절개를 통해 이 막으로 쉽게 접근할 수 있으며 이 막이 성대보다 아래쪽에 있기 때문에 하기도로 직접 접근할 수 있기 때문이다 (Frerk 등 2015). 여러분은 다음과 같은 방법으로 '반지-방패막'을 촉진하여 찾을 수 있다: 검지로 방패-연골의 가장 튀어나온 부위를 찾은 다음, 아래쪽으로 훑어 내려오다 보면 "2번째" 튀어나온 부위를 만지기 직전에 움푹 들어간 곳을 찾을 수 있는데, 이곳이 바로 그 막이다 (더 내려가면 복장뼈 패임을 만나기 전에 다시 움푹 들어간 곳을 만질 수 있다). 그 "2번째" 튀어나온 부위가 '반지-연골'이다. 이 반지-연골의 위쪽 가장자리를 따라 반지-방패막이 존재한다 (그림 6-3). 일부 환자들, 특히 목이 굵은 뚱뚱한 환자들에게서는, 위에서 내려오지 않고 복장뼈 패임에서 위로 촉진해 올라가면서 "1번째" 튀어나온 연골을 만지는 것이 더 쉬운 방법이 될 수도 있다. 이 튀어나온 꼭지 부위를 바로 지나서가 반지-방패막이다. 일부 환자들에게서는 온전한 피부 위에서 촉진해서는 반지-방패막을 식별하는 것이 불가능한 경우도 있다. 이런 환자에게 외과적 기도가 필요

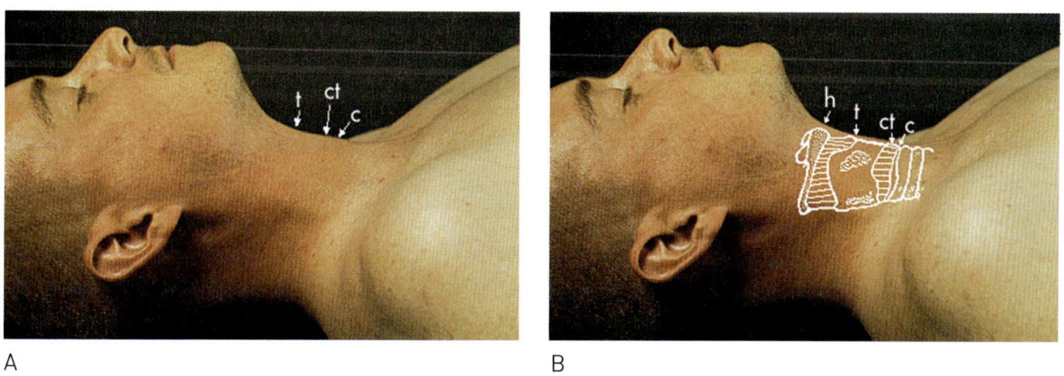

그림 6-3 A. 목 앞면의 겉모양. 방패-연골 (후두) 융기 (t), 반지-방패막 (ct), 및 반지-연골 (c)의 체표면 지표들을 보여주고 있다. B. 후두와 상기도의 중요 해부학적 지표들을 보여주는 내부 모양: 목뿔뼈 (h), 방패-연골 (t), 반지-방패막 (ct), 및 반지-연골 (c).

한 상황에서는, 피부 절개를 시행한 이후에야 비로소 반지-방패막을 신뢰성 있게 식별할 수가 있다.

기관 & 기관지

'기관'의 구조: '기관 고리'(tracheal ring)들은 기관의 모양을 지지하는 C-자 모양의 연골들로서, 반지-연골 밑에서 시작된다. 'C'자의 터진 쪽이 모두 후방을 향하고 있고 이 후면은 연골이 아닌 막으로 덮여 있으면서 바로 뒤에 있는 식도와 접촉하고 있다 (식도에 걸린 이물질 또는 식도로 삽입된 기관-내관 커프에 의해 기관 폐쇄가 유발될 수 있는 기전은, 부드러운 기관 후벽 막이 쉽게 눌려질 수 있기 때문). 기관은 짧게 이어지다가 곧 왼쪽과 오른쪽 주-기관지로 갈라진다. 기관이 양쪽으로 갈라지는 지점을 '기관 용골'(tracheal carina) 혹은 '용골'이라 부른다.

주-기관지의 구조: 왼쪽에 비하여 오른쪽 주-기관지는 기관에서 갈라지는 각도가 더 작아서 기관의 종축 방향과 거의 일직선에 가까운 모양을 이루고 있다는 사실에 주목하라. 그 결과로, 기관-내관이나 이물질들이 기관 속으로 삽입되거나 흡입되었을 때 대개는 오른쪽 주기관지로 들어가게 된다. 적절한 기관-삽관 수행의 목표 중의 하나는 오른쪽 (또는 왼쪽) 주-기관지로 너무 깊이 삽입하지 않게 하는 것이다.

기관-내관 삽입 깊이 추산법: 주요 해부학적 지표들이 치아 (위쪽 앞니 기준)에서 대략 얼마나 떨어져 있는지를 알고 있으면, 기관-내관을 적절한 깊이로 삽입하는데 도움이 될 수 있다. 기억해야 할 3개의 숫자는 15, 20, 그리고 25이다. (평균 크기 신체의 성인에게서) 위쪽 앞니에서 성대까지의 거리가 15 (cm)이고, 20은 복장 패임까지의 거리이고, 25는 용골까지의 거리이다. 이 수치는 평균치이므로 사람에 따라 수 센티미터 정도의 차이가 있을 수 있다. 기관-내관의 적절한 삽입 깊이를 추산하는 또 다른 방법은 기관-내관 삽입 깊이 (위쪽 앞니 기준)를 사용하는 기관-내관 내경의 3배로 하는 것이다 (예: 내경 8.0mm 기관-내관은 24cm 깊이로 삽입). 하지만 삽관-후에는 기관-내관 깊이에 대한 철저한 평가가 항상 필요하다.

기관-내관 고정 및 머리/목 고정의 중요성: 기관-삽관이 된 환자가 머리를 숙이거나 젖히면 기관-내관이 기관 속에서 2~2.5cm 정도까지 위 아래로 움직일 것이다. 그 결과, 환자가 움직이는 중에 기관-내관이 기관 밖으로 어렵지 않게 빠져나올 수도 있다. 여러분이 환자의 O_2 포화도와 호기말 CO_2를 계속 감시하고 있는 중이 아니라면 기관-내관이 빠져나온 상태임을 감지하기가 어려울 수 있다. 머리가 젖혀지지 않게 띠로 고정하거나 움직이지 않게 보호하면 기관-내관이 빠질 위험성을 줄여줄 것이다 (어린이에게서 훨씬 더 중요). 기관-내관의 움직임이 더 적을수록 기관 점막에 대한 손상도 덜 발생할 것이며, 환자의 기도 반사작용들도 덜 자극될 것이다. 이것은 환자의 심혈관계와 두개내압을 더 안정적으로 유지하는데도 유리하다.

기관-삽관 후 진정제 투여의 필요성: 이물질에 의한 기도 폐쇄를 방지하고 흡입 위험성을 최소화하기 위하여, 인체는 입-인두/성문 입구/기관 속으로 들어온 이물질을 밖으로

진주 같은 정보

사망 예방하기

- 다음의 시점을 인지하는 데 능숙해져라:
  - 적극적 기도 관리가 필요할 때. 기관-삽관의 필요성이 폐환기의 필요성과 동일하지 않다!
  - 환자에게 폐환기 보조가 필요할 때.
- 다음의 경우에 적절한 폐환기를 확실히 유지하고 의도하지 않은 폐환기-저하를 방지하기 위해 **호기말 CO_2 분압-측정기**를 사용하라 (이 장비와 맥박 O_2-측정기는 이 목적에 필수적이다).
  - 기도유지기 기구가 부적절하게 삽입되었을 때
  - 옳게 삽입되었던 기도유지기 기구가 빠졌을 때
- 기관-삽관에 유능해져라. 기관-삽관을 할 수 없을 때 구조용 기도 확보술 (성문-위 기도유지기, 입-기도 유지기, BVM)을 사용할 준비를 갖추라.
- 위장 내용물의 흡입을 예방하라. 흡인은 즉각 사용-가능해야만 한다. 예비용 흡인 장비도 항상 사용-가능한 상태로 유지함으로써, 흡인 장비 고장에 대비하라.
- 기도 관리 실패는 치명적 실수가 될 수 있다.

배출시키려는 반사작용들을 발달시켜 왔다 (이때 심혈관계가 자극되고 두개내압이 상승하는 결과가 같이 초래된다). 기관-삽관을 시도할 때 도포용 혹은 정맥용 리도카인을 사용하거나 또는 기관-삽관 후에도 진정제를 적절히 사용하여 이러한 반사작용을 적절히 억제하면 심혈관계 자극 및 두개내압 상승과 같은 원하지 않는 부작용들로부터 환자를 보호할 수 있다.

폐

흉막 & 흉막강: 폐는 기체 교환이 실제로 일어나는 장기이다. 폐는 갈비뼈들로 만들어진 "새장"(=흉곽) 속에 들어있으면서, 보통은 '흉강 공간'(thoracic cavity)을 완전히 채우고 있다. 폐는 '흉막'(pleura)이라는 막으로 감싸져 있는데, 흉막은 2겹으로 되어 있어서 흉막의 '장측' 부분은 폐를 뒤덮고 있고 '벽측' 부분은 흉강 내면의 안감을 대고 있다. 이 두 흉막 부분들의 사이에 '흉막강'(pleural space)이 존재하는데, 이것은 흉벽 내면과 폐 표면 사이의 '잠재적 공간'이다 (정상 상태에서는 실제 빈 공간이 없이 두 개의 막이 서로 맞붙어 있기 때문에 잠재적 공간이라 부름).

호흡 운동: 폐가 외부와 교통하는 공기 출입구는 단 하나뿐인데, 양쪽 성대 사이의 공간인 '성문 입구'가 그것이다. 흉곽 벽 (새장)이 팽창하고 횡격막이 아래쪽으로 이동하면 폐가 부풀어 오르게 되는데 (흉막강은 공기가 통하지 않는 밀폐상태이기 때문에), 그 기전은 흉강 속 압력이 신체 밖 압력보다 낮아지기 때문에 공기가 성문(glottis)을 통해 폐 안으로 빨려 들어오게 되는 것이다. 들어간 공기는 점점 더 작아지는 기관지와 세-기관지를 따라 들어가 폐포들에까지 도달하게 되고, 폐포들에서 기체 교환(호흡)이 일어나게 된다. 기관과 기관지 속을 채우고 있는 공기 용적은 폐포들에까지 도달하지 못하므로 기체 교환에 참여하지 못하게 되는데, 그래서 이 용적의 공간을 "사강"(dead space)라고 부른다. 또한 폐-타박상, 폐-출혈, 또는 폐-부종과 같은 상태에서는 폐포들 속이 액체로 채워지게 되므로 O_2 교환이 차단될 수 있다.

개방 기도

기도 확보의 시급성: 환자를 처치할 때 필수적인 최초 술식들 중의 하나가 '개방 기도' 즉, 열린 기도를 확보하는 것이다. 개방 기도가 없으면, 다른 모든 치료들은 거의 소용이 없다. 개방 기도는 반드시 신속히 확보되어야만 하는데, 왜냐하면 환자들은 저산소증을 단지 수 분 정도밖에는 견디지 못하고 비-가역적인 무산소성 뇌 손상을 입거나 심-정지가 발생하기 때문이다.

개방 기도: 열려 있는 기도

기도 폐쇄=O_2 공급 차단 & CO_2 배출 차단: 외상성 뇌 손상(TBI) 환자들에게 개방 기도를 확보해주지 못하면, 저산소성 뇌 손상을 유발할 수 있을 뿐만 아니라, 혈중 CO_2 농도가 축적되어 높아지면서 뇌 혈관들의 확장이 유발되어 뇌 조직 부종 악화와 두개내압의 상승을 초래할 수도 있다. 외상 환자들에게는 부적절한 혈액-관류 상태가 발생하는 경우가 흔한데, 만일 부적절한 혈액-관류 상태인 TBI 환자에게 개방 기도 확보 실패까지 더해진다면 그 위험성이 훨씬 가중될 것이다 (제12장을 보세요).

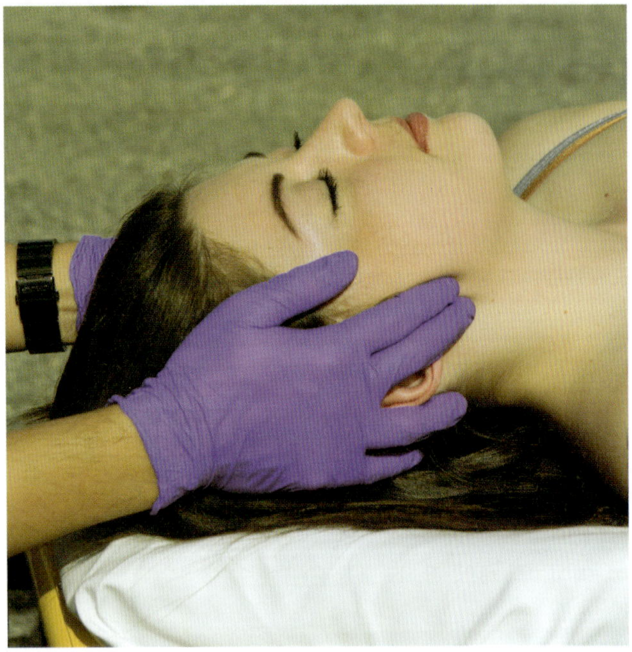

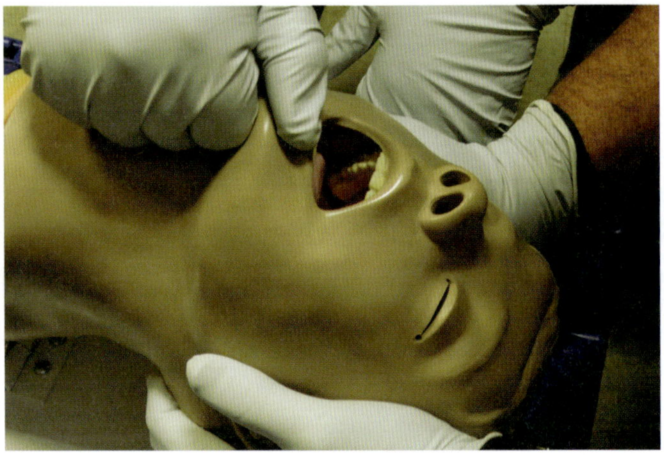

A B

그림 6-4 A. '변형된 아래턱-밀어올리기'를 사용한 기도 개방하기. 아래턱 각을 위로 밀어올리면서 경추 일직선 안정화를 유지하라. B. '턱-들기'를 사용한 기도 개방하기. *(사진 제공 Roy Alson, Phd, MD, FACEP, FAEMS)*

외상 환자에 대한 기도 확보의 어려움: 병원-전 상황에서 개방 기도를 확보하는 일은 힘든 도전적 과제가 될 수 있다. 특히 외상환자에게는 더욱 그러한데, 외상으로 인해 얼굴과 기도의 해부학적 구조가 와해될 수 있을 뿐만 아니라, 외상의 결과로 출혈이 동반되며 공기 흐름이 차단되거나 기도 지표들을 눈으로 식별하기 어렵게 만들 수도 있기 때문이다. 여기에 더하여 경추 손상의 위험성까지 더해지니, 분명히 어려운 과제임에 틀림없다. 또한 여러분이 반드시 기억해야 할 사실은, 코-인두/입-인두 기도유지기 삽입을 포함한 일부의 기도 확보 술식들과 흡인을 시행하면 환자의 방어적 반사 작용들을 자극할 수 있어서 구토 및 기도 흡인의 유발 위험성을 높이고, 심혈관계 자극 및 두개내압 상승을 유발할 가능성을 증가시킨다는 것이다.

변형 아래턱-밀어올리기 & 턱-들기: 의식이 없는 환자에게 개방 기도를 제공하는 첫 번째 단계는 환자의 혀와 후두-덮개를 앞으로 들어올려 인두 후벽으로부터 떨어지게 한 다음 그 위치에서 유지되도록 확실히 하는 것이다. '변형된 아래턱-밀어올리기' 또는 '턱-들기' 술식을 사용하면 이것을 실현할 수 있다 (그림 6-4). 이 술식들을 적절하게 수행한다면, 머리를 젖히거나 목을 움직일 필요 없이 기도를 개방하게 해줄 것이다. 반응이 없는 외상 환자들은 모두 일단은 불안정한 경추 손상을 가진 것으로 간주해야 하기 때문에, 기도 개방을 위해 목의 과도-젖힘을 시행하는 것을 가능하면 피해야만 한다. '아래턱-밀어올리기'는 경추를 움직이지 않고서도 효과적으로 시행될 수 있다. 즉, 처치 제공자가 경추를 일직선으로 유지하면서 아래턱뼈(와 그에 붙어있는 혀)를 앞쪽으로 이동시키면 된다.

기도유지기의 삽입: 일단 개방 기도가 확보되고 나면, 입-인두 기도유지기(OPA) 또는 코-인두 기도유지기(NPA)를 환자에게 추가로 삽입하여 공기 흐름의 방향을 더 좋게 만들어줄 수 있다. OPA는 구역질 반사가 온전한 환자들에게는 주의해서 삽입해야만 한다. 왜냐하면 이런 환자에게는 구토를 유발하기 때문이다. 얼굴 외상 환자들에게는 NPA 삽입을 피하라고 전통적으로 가르쳐왔다. 그 이유는 그런 환자에게는 혹시 동반되어 있을 수도 있는 두개골 골절을 통해 NPA가 두개상 속으로 들어갈 수도 있기 때문이라고 하였다. 하지만 이런 일반적인 우려를 뒷받침하는 증거가 거의 없으므로, 만일 NPA를 적합한 기법으로 비강 바닥을 따라 부드럽게 삽입한다면, 심각한 얼굴 외상 환자에게 조차도 저산소증에 대한 적절한 중재술이 될 수 있다.

개방 기도의 유지: 여러분의 환자에게 개방 기도를 계속 유지해 주기 위해서는 끊임없이 조심하고 관심을 기울여야 한다. 이 과업을 위해서는 다음의 것들이 필수적이다:

- *관찰.* 상태 악화의 발생을 예상하여 환자를 지속적으로 관찰함. 맥박 O_2-측정기 및 **호기말 CO_2 분압-측정기**와 같은 환자 감시 기구들이 흔히 요구됨. 비록 맥박 O_2-측정기를 통한 밀접한 관찰도 중요하지만, 부족한 폐환기 (잠재적으로 기도 폐쇄 때문일 수도)에 대한 조기 경고는 호기말 CO_2 분압-측정기에서 얻을 수 있다 (E_TCO_2 파형의 소실).
- *흡인.* 대구경 흡인 도관과 부속물들을 갖춘 적절한 흡인 기구
- *기도 유지 보조 기구들.*

호기말 CO_2 분압-측정기: 환자의 호기 속에 포함된 CO_2 농도를 감지 및 측정하는 비-침습적 기구

관찰

기도/폐환기 전담자 지정: 손상을 입은 환자는 기도 폐쇄의 위험성을 띠게 되는데, 심지어 의식이 완전히 있고 명료한 상태에서도 그러하다. 그 이유는 부분적으로, 많은 외상 환자들이 위장에 음식물이 찬 상태로 바로 누운 자세로 유지되고, 손상 후 불안/흥분 상태이기도 하며, 또한 입-인두 속으로 출혈을 하는 경우도 있는데 이 모두는 환자들이 구토하기 쉽게 만들기 때문이다. 이런 우려되는 관점에서, 손상 후 기도 문제들이 발생할 위험성이 있는 모든 환자에게는 가능하면 언제나 한 명의 팀원을 지정하여 기도 확보, 지속적 관찰, 및 적절한 폐환기를 전담하도록 해야만 한다.

기도/폐환기 상태 관찰 방법: 환자의 전반적 겉모습, 호흡수, 그리고 환자의 모든 호소들에 대해서는 반드시 주목하고 적절히 대처해야만 한다. 자발적 호흡을 하고 있는 환자들에게는, 입과 코 위에서 귀와 뺨을 가까이 대어 숨결을 느끼고 눈으로 흉벽의 움직임을 관찰함으로써 적절한 **일회-호흡량**(tidal volume)을 가지는지를 자주 확인해야만 한다. 모든 환자의 가슴을 노출시키는 것-최소한 젖가슴 밑으로는-은 따라야 할 좋은 규칙이다. 보충적 O_2 요법을 할 때 O_2 공급 도관을 정기적으로 점검하여, O_2가 실제로 원하는 유량과 농도로 환자에게 공급되고 있는지를 확실히 하라. 만일 사용-가능하다면, 자발 호흡을 하는 환자에게 호기말 CO_2 분압-측정기를 적용하는 것이 좋은데 왜냐하면 이것이 환자의 호흡 상태 이상을 가장 조기에 알려주는 표식자 기능을 하기 때문이다.

일회-호흡량: 1회의 호흡 주기 동안에 흡기되었다가 호기되는 공기의 양(용적)

흡인의 중요성: 기도 내의 혈액과 분비물은 자주 확인하고 즉시 깨끗이 제거하라. 의식이 명료한 환자에게는 견고형 흡인 도관을 환자 본인에게 쥐어주고서 스스로 분비물들을 깨끗이 제거하도록 할 수도 있다. 이 방법은 환자의 불안감을 완화하는데 상당한 도움을 줄 수 있는 통제 방법이 된다. 또한 여러분은 문제 발생을 의미하는 비-정상적 소리에 항상 주의를 기울여야만 한다. *기억하라:* 시끄러운 호흡음은 폐쇄된 호흡음이다.

폐 유순도: 폐의 "신축성" 또는 탄력성

폐 유순도 감시의 중요성: 만일 기관-삽관된 환자라면, BV 기구로 폐 유순도를 면밀히 감시하면서 유순도가 조금이라도 변하면 그 원인을 찾아보라. 외상 환자들에게서 폐 유순도가 변하는 것은 보통 '긴장-기흉' 때문이다.

파형 호기말 CO_2 분압측정기의 사용: 사용-가능하다면 언제나 파형 호기말 CO_2 분압측정기를 적용하여 기관-내관이 제 위치에 유지되고 있는지 감시하라. 파형 호기말 CO_2 분압측정기의 사용은 위중한 환자들을 이송하는 동안에 기관-내관의 위치를 감시하기 위한 방법으로 '황금 표준'이 되어가고 있는 중이다. 따라서 모든 기관-삽관된 환자들에게는 이 장치의 사용이 강력하게 권장된다. 호기말 CO_2 파형이 점진적 하강 경향을 보인다면, 환자에게 과다-폐환기가 발생하였거나 아니면 (만일 환자의 폐환기 빈도가 동일하게 유지되는 상태라면) 환자에게 혈액-관류 문제가 발생했음을 시사하는 소견이다. 반면에 만일 호기말 CO_2 파형이 갑자기 없어진다면, 기관-내관 빠짐 또는 폐쇄, 또는 심-정지를 시사하는 소견이다. 호기말 CO_2 분압이 점진적 상승 경향을 보인다면, 환자가 현재 폐환기-저하 상태임을 시사하는 소견일 수 있다. 모든 외상 환자들에게는 맥박 O_2-측정기와 연속적 호기말 CO_2 분압측정기의 사용이 권장된다 (제7장을 보세요).

흡인

휴대용 흡인 기구의 중요성: 손상을 입고 경추 운동-제한 장치를 착용하고 있는 모든 환자들은 기도 폐쇄의 위험성이 매우 높은 것으로 간주해야만 한다. 여기에 더하여, 개방 기도의 유지를 극도로 위협하는 요인들 중 하나가 구토와 기도 흡입인데, 특히 최근에 음식을 많이 먹었던 환자에게서 더욱 그렇다. 따라서 휴대용 흡인기구들은 현장 외상 처치에서 꼭 필요한 기도 장비에 해당한다.

휴대용 흡인 기구의 요건: 휴대용 흡인기구는 다음과 같은 특성들을 가지고 있어야 한다 (그림 6-5):

- 산소통 및 다른 기도 확보 장비들과 함께 한 벌의 '기도 장비 묶음'으로 운반될 수 있어야 한다. 이 장비를 따로 보관하거나 O_2와 떨어진 곳에 보관해서는 안 된다. 만일 분리-보관한다면, 이 장비는 '추가' 꾸러미가 되므로 이를 운반하는데 '추가' 인력이 필요해질 것이다.
- 장비 형태가 O_2-구동형보다는 수동형이나 축전지-구동형이어야 한다. 여러분이 축전지-구동형 흡인기를 사용한다면, 고장을 대비하여 수동형 흡인기를 항상 같이 가지고 있어야만 한다.

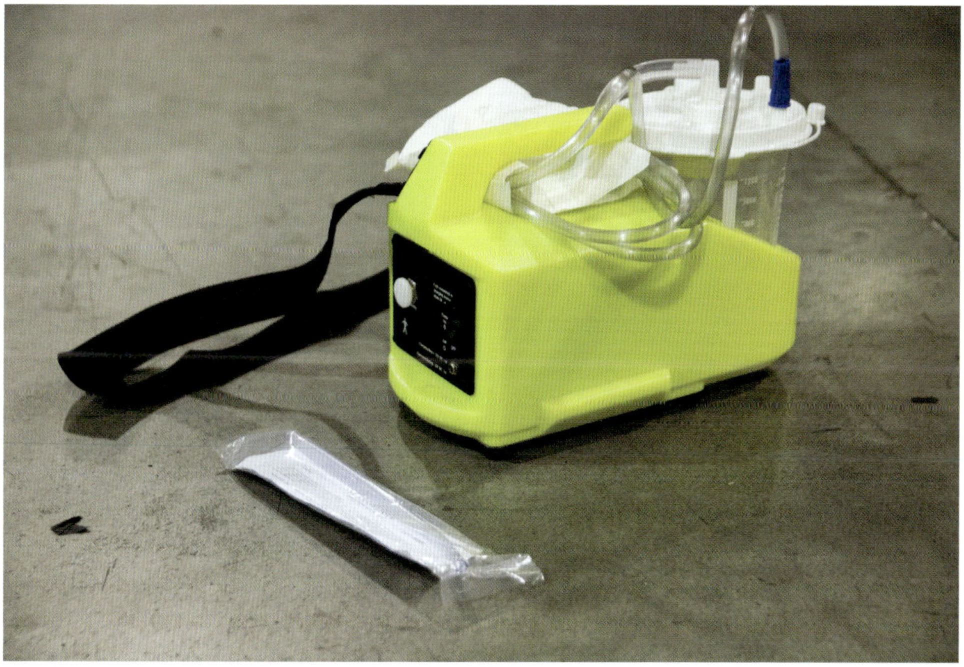

그림 6-5 흡인 기구의 예

- 충분한 흡인력으로 충분한 용적을 신속히 흡인할 수 있는 기능을 갖추어야 한다. 그래야지 입-인두에 있는 음식물 찌꺼기, 혈액 덩어리, 그리고 끈끈한 분비물들을 효과적으로 제거할 수 있다.
- 충분히 큰 구경 (0.8~1.0cm)의 도관을 갖추고 있어야 한다. 그래야지 환자로부터 무엇을 흡인하든지 처리할 수 있다.

대구경 흡인 말단관 사용 & 구토 담당관 지명: 흡인기 말단관은 경질의 편도형-말단관(tonsil-tip)과 같이 대구경이어야만 하는데, 그래야 대부분의 피떡과 많은 양의 출혈을 처리할 수 있다. 어떤 경우에는 말단관을 제거하고 직접 흡인 도관 자체를 사용하여 다량의 혈액이나 위장 내용물을 흡인하여 제거할 수도 있다. 내경 6mm의 기관-내관에 연결관을 부착하여 말단관으로 활용할 수도 있다. 기관-내관의 말단부에는 옆 구멍이 하나 더 있기 때문에 흡인을 차단하는 몸-쪽 조절 판막이 없어도 된다. 대개 제2 응급처치 처치제공자가 기도 전반에 대한 책임 (기도 흡입 방지를 포함)을 담당하게 된다 (제2장을 보세요).

기도 유지 보조 기구들

구토 반사가 사라진 환자에게 적용: 개방 기도를 확보하는데 도움이 되는 기구들에는 다양한 형태의 코-인두 기도유지기(NPA), 입-인두 기도유지기(OPA), 성문-위 기도유지기(SGA), 그리고 기관-내관 등이 포함될 수 있다. 이 기구들을 삽입하겠다는 결정은, 환자의 방어적 반사작용들이 충분히 억제되어 기구를 삽입해도 반응 없이 견뎌낼 정도가 될 때까지 보류되어야만 하며, 또한 그렇게 보이는 환자라도 삽입할 때 환자에게 구토나 게우기를 촉발하지 않도록 주의를 기울여야만 한다 (제7장을 보세요).

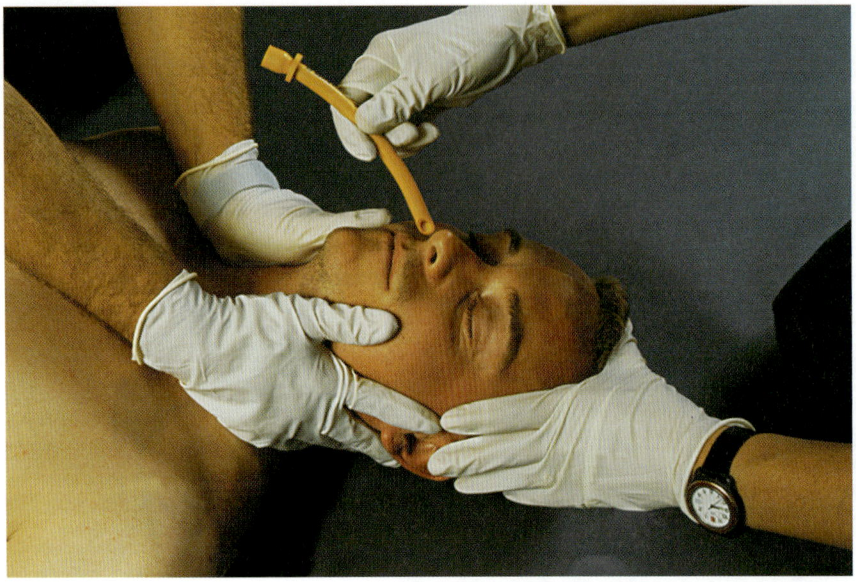

A

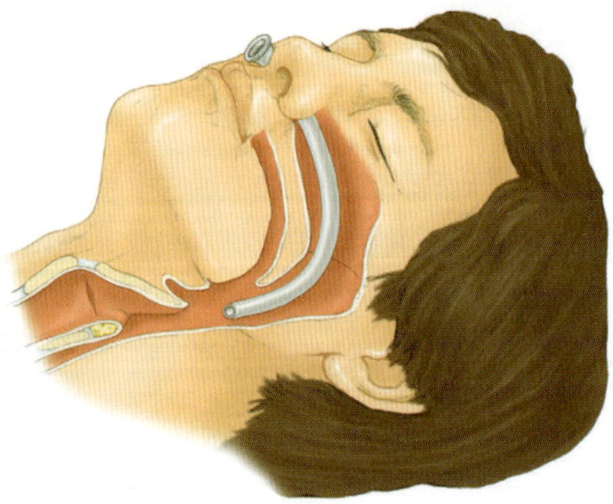

B

그림 6-6 A. 코-인두 기도유지기의 경사면을 코-중격 및 비강 바닥을 따라서 미끄러지게 삽입한다. B. 코-인두 기도유지기는 삽입되면 혀와 인두 후벽 사이에 놓이게 된다.

코-인두 기도유지기

비강 출혈 유발이 흔함: 코-인두 기도유지기는 부드러워야 하고 또한 적절한 길이여야 한다. 이것은 혀와 후두-덮개가 뒤로 떨어지면서 인두 후벽에 붙지 못하게 차단하는 형태로 만들어져 있다 (삽입 기법은 제7장을 보세요). 현장에서 임시방편으로, 내경 6mm나 6.6mm 기관-내관을 적절한 길이로 잘라서 성인용 코-인두 기도유지기로 만들어 사용할 수도 있다. 얇게 윤활제를 바른 뒤 부드럽게 삽입하기만 한다면, 이 기도유지기의 사용과 관련하여 문제가 발생하는 일은 거의 없을 것이다 (그림 6-6). 하지만, 비강 점막 출혈과 손상이 언제든지 발생할 수도 있다. 이 기도유지기를 삽입한 후 코에서 경미한 출혈이 발생했다고 해서 이것을 제거해야할 적응증에 해당하지는 않는다.

비강 출혈이 동반되어도 그대로 유지: 사실 이런 경우, 코-인두 기도유지기를 그대로 유지하는 쪽이 아마도 더 좋을 것이다. 제거하면 형성된 피떡이 떨어지며 출혈이 다시 일어날 것이다. 항응고제 투여 중인 환자들에게 삽입했을 때는 비강 출혈의 위험성이 더 높아진다는 사실에 주목하라.

의식 있는 환자에게도 삽입 가능: 의식이 있는 환자들은 입-인두 기도유지기에 비하여 코-인두 기도유지기를 더 잘 견뎌낼 수 있으며, 따라서 아직 구역질 반사가 살아있는 환자들에게 코-인두 기도유지기의 삽입은 대개 적용-가능하다.

입-인두 기도유지기

혼수에 가까운 환자에게만 사용 가능: 입-인두 기도유지기는 혀를 인두 후벽에서 떨어진 상태로 유지하도록 고안되어 있어서 개방 기도를 유지하는데 도움을 준다 (그림 6-7). 특히 앞쪽으로의 아래턱-밀어올리기와 같이 병행해서 적용하면 효과가 좋다.

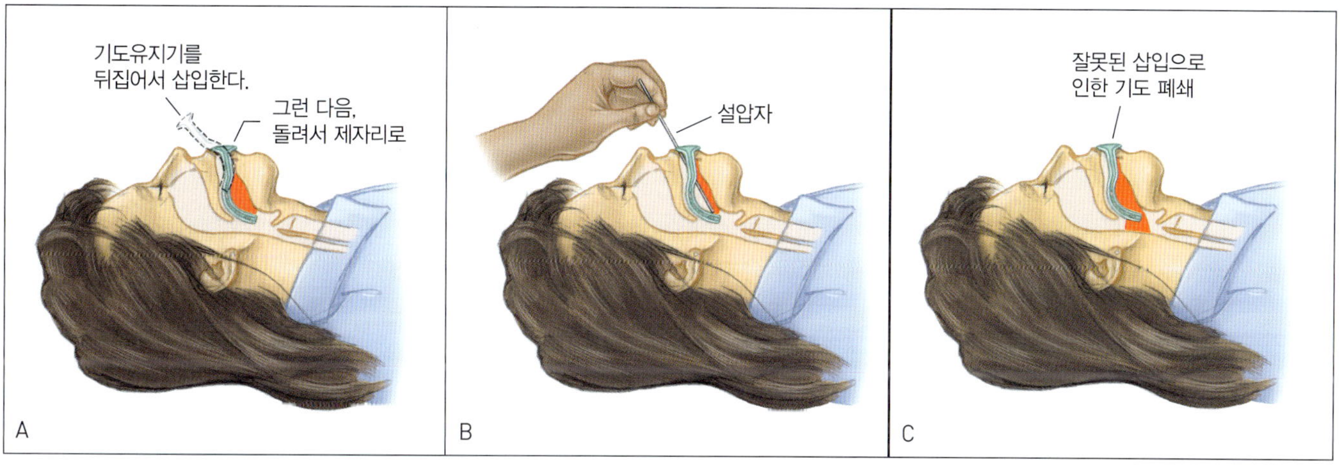

그림 6-7 입-인두 기도유지기의 삽입

입-인두 기도유지기를 성공적으로 삽입했다고 해서 여러분이 잘못된 안심을 해서는 절대로 안 된다. 입-인두 기도유지기를 삽입해도 이를 잘 견뎌내는 환자들은 기관-삽관이 필요한 환자일 가능성이 높아서, 기도 보호 반사작용들 (기침 반사, 구역질 반사)이 너무 억제되어 있어서 자신의 하부 기도를 흡입으로부터 보호할 수 없는 환자일 가능성이 있기 때문이다.

성문-위 기도유지기

다양한 종류: King LT-D™ 기도유지기, 기관-삽관용 후두-마스크 기도유지기(ILA: intubating laryngeal airway), AIR-Q™, i-Gel™, 후두-마스크 기도유지기(LMA™: laryngeal mask airway), 그리고 식도-기관 콤비튜브(Combitube®)는 현재 사용-가능한 성문-위 기도유지기(SGA: supraglottic airway)들 중 일부에 해당한다.

성문-위 기도유지기(SGA): 후두를 직접 눈으로 보지 않고서 삽입할 수 있는 기도유지기. 그전에는 '맹목 삽입 기도유지기'(BIAD)라고 불렀다.

경추 안정화가 필요한 환자에게 적합: 이 기구들은 처치제공자가 환자의 후두를 직접 눈으로 보지 않고서도 적절하게 삽입할 수 있게 고안되었다. 단, 환자가 적절한 수준으로 의식이 저하된 환자라야 한다. 또한 성문-위 기도유지기들은 외상 환자에게서 경추를 젖히거나 조작할 필요가 없이 효과적으로 삽입할 수 있다는 장점을 가진다.

병원-전 환경의 1차적 기도유지기: 성문-위 기도유지기들은 흡인을 방지하는 기능은 기관-삽관만큼 효과적이지 않지만, 효과적인 O_2 공급과 폐환기 제공 기능은 못지않게 우수하다. 특히 이것들은 기관-삽관에 비하여 더 쉽고 더 빠르게 삽입할 수 있기 때문에, 병원-전 환경에서 환자에게 긴급하게 O_2 공급을 해야 하는 상황에서 이상적인 기도유지기가 된다. 이것들은 추가적인 장점도 있는, CPR 동안에 가슴 압박술과 같은 다른 중재술들을 방해하는 일 없이 삽입할 수 있는 점이다. 성문-위 기도유지기들이 지금은 내과적 심-정지에 대한 CPR 때에 최초의 침습적 기도유지기로 사용할 것을 AHA/ILCOR에서 권장하고 있다 (Wang 등 2018). 과거에는 성문-위 기도유지기가 기관-삽관을 할 수 없거나 실패했을 때에 사용하는 "구조용 기도유지기"로 간주되었지만, 이제는 많은 EMS 관할 지역들에서 기본적 기도 기구의 하나가 되었다.

단일-내강 기구의 우월성: 사용해본 경험에 근거할 때, 병원-전 환경에서는 사용법이 더 복잡한 이중-내관 튜브 (예: 식도-기관 콤비튜브®)보다는 단일-내강 튜브 기구 (예: King LT-D™ 기도유지기, i-Gel™, LMA™)를 사용하는 것이 더 적합할 수 있다.

기관-내관

현장 기관-삽관의 어려움: 기관-삽관은 기도 관리의 '황금 표준'(gold standard) 방법이다. 하지만 병원-전 환경에서의 기도 관리에 있어서는 기관-삽관이 항상 최적의 선택 방법으로 생각되지는 않는다. 그러나 병원-전 환경에서도 환자에게 O_2 공급과 폐환기를 제공하려는 기타 모든 선택 방법들이 다 실패했을 때는 이것을 고려할 수 있다. 그러나 병원-전 환경에서의 기관-삽관 결정을 쉽게 해서는 안 되는데, 왜냐하면 외상 환자를 기관-삽관하려면 몇 가지 문제들에 직면하게 될 것이기 때문이다. 그 중 하나가, 불안정한 경추 손상의 가능성 때문에, 모든 외상 환자들은 바로 누운 자세로 일직선 경추 안정화가 시행된 상태에서 기관-삽관을 시행해야만 한다는 것이다. 이런 조건은 모든 외상 환자의 기관-삽관을 잠재적으로 어렵게 만든다.

약물-보조 기관-삽관(DAI): 진정제와 근육-마비제를 투여함으로써 기관-삽관이 어려운 환자에게 삽관 성공 가능성을 높이는 기법. '신속 연속 기관-삽관(RSI)'이라고도 불림.

약물-보조 기관-삽관의 필요성: 기관-삽관은 다음 3가지 시나리오에서 안전하게 시행될 수 있다: 첫째, 어떤 약물도 필요하지 않은 심-정지 기관-삽관, 둘째, 진정제와 근육-마비제를 투여한 이후에 하는 약물-보조 기관-삽관(DAI), 그리고 셋째, 적절한 도포용 기도 약물을 사용하여 삽관을 촉진하는 '각성 기관-삽관' (병원-전 환경에서는 전형적인 선택 방법에 해당 안 됨). 의식 저하가 있지만 반사-작용들과 근육 긴장도가 온전하게 살아있는 환자에게 기관-삽관을 시도하는 것은 어렵고도 위험한 시도가 되며 여러 가지 힘든 문제점들을 수반하는 것으로 문헌에 잘 밝혀져 있다 (Frerk 등 2015).

약물-보조 기관-삽관의 효과: DAI는 진정제와 근육-마비제를 사용하여 기관-삽관을 촉진하고 기도 흡입의 위험성을 최소화하는 방식을 말한다. 근육-마비제 투여는 기관-삽관의 '첫 번째 시도' 성공률 (1회 시도로 성공함)을 높이는 것으로 밝혀진 유일한 중재술이다. 또한 이것의 추가적 장점에는 BVM 기구 폐환기 순응도를 개선하는 효과와 성문-위 기도유지기 삽입도 용이하게 해주는 효과가 포함된다. 제7장에서 이 술식에 대하여 더 자세히 다루고 있다.

기관-삽관부터 서두르지 마라: 기관-삽관은 능숙하게 체득하기도 어렵고 이미 체득한 능숙함을 유지하기도 어려운 술식이다. 특히 기관-삽관을 시행하는 상황에 자주 맞닥뜨리지 못하는 병원-전 환경에서 일하는 처치제공자가 기관-삽관을 배우기는 더욱 어렵다. 또한 기관-삽관을 시행한 후 만일 식도 삽관이 된 것을 인지하지 못하면 환자는 빠르게 위급한 저산소증으로 이어져 심-정지로 빠질 것인데, 병원-전 환경에서는 장비의 제약 (E_TCO_2 감시 장치)과 환자의 심한 쇼크 상태 그리고 혼란스런 주변 때문에 식도 삽관의 인지가 지연되는 경우가 더 흔하다. 이런 불리한 점들을 고려하면, 기관-삽관은 더 경험을 갖춘 요원들, 더 충분한 기구들, 그리고 더 좋은 환자 감시 장비 및 역량이 갖추어진 더 안정적인 환경으로 환자를 옮기기 전까지는 가능하면 미루어야만 하는 술식에 해당한다. 총체적 목적은 환자에게 적절한 O_2 공급과 폐환기를 제공하는 것이지 기관-

내관을 통과시키는 것이 아니라는 사실을 다시 한 번 생각하라.

'곤란 기도' 환자의 선별: 아직 자발 호흡을 하고 있는 환자라면, 처치제공자들이 기관-삽관의 시행을 결정하기 전에 '곤란 후두경술' 및 '곤란 기관-삽관'의 예측 요인들이 없는지 확인해야 한다. 따라서 처치제공자들은 이 예측 요인들에 매우 익숙해야만 한다. 기억하라, 자발 호흡을 하고 있지만 호흡 노력이 부적절한 환자들에게는 비-침습적 폐환기 지원 요법만 시행해 주어도 종종 상태가 더 좋아질 수 있다는 사실을. 이런 환자에게 근육-마비제를 투여한 다음 기관-삽관을 시도하였는데, 기관-삽관도 안 되고 BVM 기구 폐환기도 안 된다면 어떻게 되겠는가!

LEON: 비록 매번 정확히 예측하는 것은 불가능하지만, 특성한 신체적 특성들을 통해서 여러분은 어떤 환자가 잠재적으로 '곤란 후두경술' 및 '곤란 기관-삽관' 환자일 가능성이 있는지를 예측할 수 있다. 이러한 특징들을 식별하는데 도움이 되는 기억 연상 단어로 LEON이 사용된다:

L *Look externally*. 비-정상적 얼굴 구조; 턱 윗니 돌출 및 아랫니 돌출; 뚱뚱한 목; 그리고 얼굴/구강/목 외상을 찾아보라.

E *Evaluate the 3-3-2 rule*. 입 열림이 최소한 3개 손가락 넓이, 목뿔뼈에서 아래턱뼈 결합부까지 거리 최소한 3개 손가락 넓이, 그리고 목뿔뼈에서 방패-연골까지 거리 최소 2개 손가락 넓이.

O *Obstruction*. 이물질, 혈액, 구토물, 및 얼굴/목 병적 소견 (종괴)을 찾아보라. 상기도 폐쇄 병적 소견 (종종 그렁거림을 나타냄)이 있으면 상대적 금기증에 해당하기 때문에 이것은 특히 중요하다.

N *Neck mobility compromised*. 외상 환자들에게는 척주 운동-제한이 종종 필요한데, 이렇게 하면 기관-삽관할 때 "킁킁 냄새 맡기 자세"를 취하게 하려고 (이 자세는 성대를 직접 눈으로 보게 하는데 도움이 됨) '고리-뒤통수 관절'에서 환자의 머리를 젖힐 수가 없다.

LEON: N: 기관-삽관을 시행하기 어려울 환자를 예측하는 기법. LEON의 의미는 비-정상적 해부학적 상태를 찾아보고 (Look), 3-3-2 규칙을 평가하며 (Evaluate), 폐쇄물들을 찾아보고 (Obstructions), 목의 가동 범위를 확인하라 (Neck)는 것이다.

가능하면 현장 RSI 시도는 피하라: 응급 기도 관리를 책임 맡은 모든 의료진에게 있어서, '어떤 환자에게 그리고 어떤 방법으로 기관-삽관을 할 것인가?'라는 질문과 관련하여 적절한 결정을 내리는 일은 궁극적으로 몇 가지 요인들과 관련될 것이다. 이 요인들에는 환자 평가 소견, 특별한 임상적 발현 양상들, 해당 처치 제공자 개인의 술기 역량, 그리고 그가 소속된 응급의료 체계/기관의 형태 등이 포함된다. 병원-전 환경에서 특유한 추가적인 요인으로는 바로 '시간'을 들 수 있다. O_2 공급과 폐환기가 유지되고 있는 환자라면, 상태가 악화되는지를 계속 관찰하면서 이송을 시작하는 것이 더 나은 경우가 많다. 즉, 환자가 견딜 수만 있다면 준비가 안 된 환경 (현장)을 벗어나서 병원이나 감시장치가 갖추어진 기타 장소로 환자를 옮겨서 '결정적 기도 관리'를 안전하고 효과적으로 시행하는 것이 낫다. 또한 좀 더 심한 환자의 경우에도 BVM이나 SGA를 사용하여 폐환기를 보조해주면서 즉시 환자 이송을 시작하는 것이 신속 연속 기관-삽관(RSI)를 시행하느라 현장에서 추가 '시간'을 소모하는 것보다 더 나은 선택이 될 수 있다. 적절한 O_2

신속 연속 기관-삽관(RSI): 흡입의 위험성이 높은 환자에게 시행하는 기관-삽관 과정으로서, 진정제와 근-마비제를 투여하고 완전 마비 이후에도 인공 폐환기를 제한한 상태에서 기관-삽관을 완료함.

포화도를 보이는 환자라면 자발 호흡을 하도록 허용하는 것이 장비가 갖추어지지 않은 상태에서 RSI를 시도하는 것보다 항상 더 나은 선택이 된다.

최적 기관-삽관 방법+예비 방법을 같이 고려: 일단 기관-삽관을 시행하겠다는 판단이 내려지면, 응급처치 처치제공자들은 그 환자에게 적합한 기관-삽관 방법을 식별해야만 한다. 이때 혹시 이 방법으로 어려움에 부딪혔을 때 사용-가능한 대체 기법들에 대한 고려도 같이 해야만 한다.

직접 후두경술이 아닌 다양한 기관-삽관 방법들도 숙지: 비록 기관-삽관이 필요할 때 직접 눈으로 보면서 시행하는 '입-기관 기관-삽관'을 그 1차 방법으로 고려해야 하겠지만, 이 술식의 시행이 항상 쉬운 것은 아니며 불가능할 수도 있다. 특히 외상 환자의 기도를 관리할 때는, 가장 어려운 상황들에서 가장 어려운 환자에게까지도 성공적인 기관-삽관의 시행을 가능하게 해주는 여러 가지 선택 방법들이 항상 사용-가능해야만 한다.

직접 후두경술 vs. 비디오 후두경술: '직접 보면서 시행하는 입-기관 기관-삽관'은 머리와 목에 상당한 움직임을 초래한다는 증거가 있다. 하지만 그 정도 움직임의 실질적 임상적 중요성은 아직 불분명하다 (Robitaille 등 2008). 비록 바로 누운 자세의 외상 환자에게 '직접 후두경술'을 사용하여 기관-삽관을 시행하는 방법은 안전하고 성공률도 높은 선택 방법이지만, 응급처치 처치제공자는 다음의 사실을 꼭 감안해야만 한다: 만일 어려움에 부딪혀 삽관에 성공하지 못하면, 그것은 경추 고정으로 인해 구강-인두-후두 축을 이상적으로 배열할 수 없음에서 비롯된 것일 수도 있다는 사실. 그렇기 때문에 외상 환자에게는 "모퉁이를 돌아가서 보는" 구조의 '비디오 후두경술'(VL)과 같은 대체적 기관-삽관 방법들이 반드시 고려되어야만 한다. 하지만, VL은 기도 오염이 심하거나 기도 출혈이 일어나고 있는 환자에게는 사용이 불가능할 수도 있다 (이 경우에도 직접 후두경술은 상대적으로 나은 편).

부지/속심을 사용한 기관-삽관: 부지나 삽관용-속심을 사용하는 방법 (부지/속심을 눈으로 보면서 기관 내로 삽입한 후 이것을 안내선으로 삼아 기관-내관을 기관 내로 통과시킴)은 '곤란 기도' 상황에서 사용-가능한 또 다른 도구가 된다. 이 방법은 또한 반지-방패막 절개술을 시행할 때에도 기관-절개 도관의 삽입을 안내하는 용도로 사용할 수 있다 (부록 J를 보세요).

응급 반지-방패막 절개술: 심한 두개-얼굴 외상으로 기도 폐쇄가 발생한 환자에게는, 응급 외과적 기도 확보 쪽으로의 빠른 전환이 필요할 수 있다. 심지어 병원-전 상황에서도 그렇게 해야 할 수도 있다. 외과적 기도 확보의 적응증은 다른 어떤 방법으로도 기도를 확보할 수 없는 상황이다. 이때 처치제공자는 부지, 수술용 칼, 그리고 소구경 기관-내관을 사용하여 반지-방패막 절개술을 시행해야만 한다 (Frerk 등 2015)(부록 J를 보세요).

적합한 기관-삽관 방법의 선택: 경추 손상의 위험성이 낮은 환자들은 통상적인 방식으로 직접 후두경술을 사용하여 기관삽관을 할 수 있다. 하지만, 비디오 후두경술, 코-기관 기관-삽관, 촉지법 혹은 투사법(transillumination), 또는 2가지 이상을 결합한 방법 등이 '대체적 삽관법의 특정 적응증에 해당하는 환자들'을 위해서 반드시 예비되어 있어야만 한다. 짧게 말하자면, 기관-삽관 방법은 각 환자별로 하나하나 사례에 맞추어 적합하게 적용해야만 한다는 말이다 (제7장을 보세요).

보충적 O_2 요법

투여 방식에 따라 차이 나는 O_2 농도: 손상을 입고 저산소증 상태를 보이는 환자는 O_2 보충이 필요하다. 특히 중증 TBI의 가능성이 있는 환자에게는 더욱 필요한데, 왜냐하면 TBI 환자에게 손상 초기 저산소증의 동반 여부는 불량한 장기적 치료 결과를 예측하는 주요 인자로 작용하기 때문이다. 보충적 O_2 요법은 의식이 있는 환자에게는 코-대롱으로 2~3L/분 유량으로 그리고 의식 수준이 저하된 환자에게는 코-대롱으로 >15L/분 유량 또는 단순 얼굴 마스크로 10~12L/분 유량으로 제공할 수 있다. 단순 얼굴 마스크로는 환자에게 약 40~50% O_2를 공급할 수 있다. 저장 주머니가 달린 '재-호흡 방지 마스크'를 통해 O_2를 12~15L/분 유량으로 주면 60~90% O_2를 환자에게 공급할 수 있다. 보충적 O_2 요법이 필요한 모든 외상 환자들에게는 이 정도의 고농도 O_2 공급이 권장된다. 특히 저산소증이 있는 환자라면 더욱. '코-대롱'은 대부분의 환자들이 착용하기에 편안하지만 약 25~30%의 O_2 농도 밖에 공급하지 못한다. 안정적 기도/호흡 상태를 가진 환자이거나 산소마스크 착용을 견디지 못하는 환자들에게만 코-대롱 사용을 권장한다.

환자의 호흡 형태에 따라 달라지는 FiO_2 농도: 위에서 설명한 모든 O_2 투여 방식들은 다 "개방형 투여 체계"에 해당하는데, '개방형'이란 말의 의미는 환자가 자발 호흡을 하고 있으므로 O_2가 투여되는 동안에 환자가 자유로이 실내 공기도 같이 빨아들여 O_2와 혼합하여 흡입하는 구조라는 뜻이다. 그래서 O_2가 실내 공기에 의해 희석되므로, 환자의 호흡 형태에 따라 환자의 폐포에 도달하는 실제 FiO_2는 상당히 낮아질 수 있다.

BVM 기구 '저장 주머니' 부착의 중요성: BVM 기구나 인공호흡기에 대형 (2.5L) 저장 주머니를 추가로 부착하여 12~15L/분 유량으로 O_2를 주입하면 공급 O_2 농도를 21% (공기)에서 90~100%로 상승시킬 수 있을 것이다. BVM 기구에 저장 주머니를 추가로 부착함으로써 공급 O_2 농도를 40~50%에서 90~100%로 높일 수 있기 때문에, 저장 주머니를 반드시 부착해야만 한다.

무호흡 O_2 공급: 한 환자에게 O_2 공급을 동시에 2개 경로를 통해 제공 (BVM에 >15L/분 & 코-대롱에 >15L/분으로 각각 공급)하면서 양손을 사용하여 BVM을 얼굴에 밀착시킴으로써, 환자에게 공급되는 O_2에는 실내 공기 및 환자 호기에 의한 희석이 거의 없는 FiO_2 100%에 가까운 '밀폐형 O_2 공급 체계'를 만들어 환자에게 제공할 수 있다. 이렇게 되게 만들려면, 처치제공자가 반드시 환자의 분당-호흡량을 훨씬 초과하는 O_2 유량이 공급되도록 확실히 해야만 한다 (뒤에서 설명될 것임). DAI를 시행 받는 환자들에게는, 근육-마비제를 투여하기 전과 후에 이런 방식으로 O_2를 공급하고 또한 기관-삽관을 시도하는 동안에도 코-대롱을 통한 고-유량 O_2 공급을 계속 유지하면 환자의 기도 속으로의 고농도 O_2 유입을 지속시킬 수가 있어서 저산소증의 발생 위험성을 낮출 수 있다. 이것을 *'무호흡 O_2 공급'*이라고 부른다.

입-대-마스크 폐환기를 할 때의 보충적 O_2 요법: 여러분이 양압 폐환기를 시행할 때는, 적절한 O_2 공급을 확실히 하기 위하여 보충적 O_2 요법을 반드시 같이 시행해야만 한다. 따라서 '입-대-마스크 폐환기'를 시행할 때에도 보충적 O_2 요법을 해야 하는데, O_2 도관을 마스크 옆쪽에 있는 O_2 꼭지 (대부분의 산소마스크에는 있음)에 연결하거나 마스크 밑으로 넣어 10~12L/분으로 O_2를 주입하면 된다. 다른 대체적 방법으로는 구조자인 여러분 자신이 코-대롱을 착용하고 O_2 공급을 보충 받으면서 입-대-마스크 폐환기를 실시함으로써 환자에게 공급되는 O_2 농도를 높일 수도 있다. 이런 방법들로 FiO_2를 17%에서 약 30%까지 높일 수 있다.

저산소증 차단 vs. O_2 독성 조심: 최근 연구들 (주로 비-외상 환자들을 대상으로 한 연구)에 의하면, 너무 많은 O_2 공급은 오히려 유해할 수 있으며 심지어 사망률을 높일 수도 있다는 우려가 제기되었다 (Chu 등 2018). 하지만 이런 결과가 외상 환자들에게 같이 적용되지는 않는다. 저산소증이 발생하면 외상 환자의 사망률을 상승시킬 수 있다는, 특히 머리-손상 환자들에게는 더욱 높인다는, 사실은 충분히 확립되어 있는 정설이다. 급성기 소생술 단계 동안에, 특히 만일 환자가 저산소증 상태라면, 다량의 O_2를 공급하는 것이 적절한 처치이다. 하지만, 일단 환자의 O_2 포화도를 정상 범위로 회복시킨 후에는, 적절한 수준을 유지할 수 있는 최소 유량까지만 O_2 공급량을 점진적으로 낮추는 일도 역시 우선순위에 포함되어야만 한다. 즉, 맥박 O_2-측정기와 호기말 CO_2 분압-측정기를 활용하여 적절한 O_2 공급과 폐환기를 확실히 보장하면서 동시에 O_2 농도를 불필요하게 높아지지 않도록 세심하게 감시해야 한다.

폐환기

정상 폐환기

일회-호흡량 & 분당-호흡량: 공기 및 기체들이 폐 속으로 들어갔다 밖으로 나왔다 하는 움직임을 '폐환기'라 부른다. 이것을 '호흡'과 혼동해서는 안 되는데, 호흡이란 폐포에서 O_2 교환이 일어나는 것을 말한다. 휴식 중에 성인들은 정상적으로 매번 호흡마다 약 400~600mL씩의 공기를 들이킨다. 이 용적을 '일회-호흡량'(tidal volume)이라 부른다. 이 값에다 분당 호흡 횟수(호흡 빈도)를 곱하면 분당-호흡량(minute volume), 즉 매 1분마다 폐로 흡입되는 (당연히 동량이 배출됨) 공기의 양이 계산된다. 분당-호흡량은 임상적으로 매우 중요하며, 정상적으로 5~12L/분 정도가 된다.

분당-호흡량: 1분 동안 흡입되었다가 배출되는 공기의 용적. 평균 성인에서 5~12L/분의 범위로 다양하다.

정상 폐환기: 폐 속으로 흡입되었다가 배출되는 공기의 움직임이 적절하여, 혈중 CO_2 분압이 35~45mmHg로 유지하는 정도의 폐환기 상태.

폐환기-저하: 폐 속으로 흡입되었다가 배출되는 공기의 움직임이 부족하여, 혈중 CO_2 분압을 45mmHg 이하로 유지할 수 없는 폐환기 상태.

폐환기-저하 & 폐환기-과다: 건강한 폐로 정상 폐환기를 하면, 동맥혈의 O_2 분압은 약 100mmHg가 되고 CO_2 분압은 35~40mmHg가 될 것이다. CO_2 분압이 35mmHg 미만이면 '폐환기-과다'를 의미하고, 45mmHg를 넘어서면 폐환기-저하를 의미한다. 위중한 병적 상태의 환자들은 자신의 호흡 빈도를 증가시킬 뿐만 아니라 일회-호흡량도 증가시키므로, 총체적으로 분당-호흡량이 증가하게 된다 (말하자면, 더 빠르게 호흡하고 더 크게 들이쉰다). 이는 병적 상태에 동반된 저산소증 또는 산혈증을 보상하기 위한 반응이다.

'폐환기 보조'와 'O_2 공급'의 의미: '폐환기-저하' 및 '폐환기-과다'라는 임상 용어들은 O_2 공급과 관련되는 것이 아니라, 유지되는 혈중 CO_2 분압과 관련이 된다. CO_2는 O_2에 비하여 폐의 폐포-모세혈관막을 통과하여 확산하는 속도가 더 빠르다. 이런 이유로 폐포 속 O_2가 혈액 속으로 전달되는 속도보다 혈액 속 CO_2가 폐포 속으로 배출되기가 더 쉽다. 그러므로 만일 가슴 및 폐에 손상을 입어 폐포-모세혈관막을 통한 가스 교환 기능이 저하된 경우에, 혈중 CO_2 분압은 정상 수준 (또는 정상 이하 수준까지도)으로 유지할 수 있지만 혈중 O_2 분압은 정상 수준으로 유지하지 못하고 저산소증 상태로 빠질 수 있다. 예를 들어, 폐 타박상을 입은 환자가 호흡수 36회/분, 동맥 CO_2 분압 30mmHg이면서, O_2 분압은 겨우 80mmHg에 불과할 수도 있는 것이다. 이 환자는 폐환기 과다 상태이지만, 여전히 저산소증에 빠져있는 것이다. 이런 환자에게 '폐환기 보조' (더 빠른 호흡수 또는 더 많은 일회-호흡량을 유지할 수 있게 도와줌)를 시행할 필요는 없으며, 대신 '보충적 O_2 요법'을 시행해야 적절하다.

'폐포 션트'의 발생: 폐에서의 기체 교환이 장해를 받는 주요 요인은 폐포 션트 생리학이 작동하는 상태이다. '폐포 션트'란, 폐포를 차단하여 O_2가 폐포까지 도달하지 못하게 함으로써 적절한 기체 교환을 방해하는 모든 과정을 말한다. 이때는 보충적 O_2 요법으로 FiO_2를 높여주어도 이에 반응하지 않고 저산소증이 지속된다. 폐에서 동맥-정맥 션트 생리학을 유발할 수 있는 상태의 예로는, 폐 타박상, 무기폐, '울혈 심장 기능상실' (CHF), 폐렴, 및 '급성 호흡곤란 증후군'(ARDS) 등이 포함된다.

폐포 션트: 폐포를 차단하여 O_2가 폐포로 도달하지 못하게 함으로써 적절한 기체 교환을 방해하는 모든 질병/손상 과정들. 지속적 저산소증을 초래하는데, 이때의 저산소증은 보충적 O_2 요법으로 F_iO_2를 높여도 반응을 보이지 않음.

'양압 호기말 압력'(PEEP)의 효과: 이러한 비-정상적 상태들에서 기체 교환이 일어나게 하려면, 폐포를 개방된 상태로 유지하기 위하여 양압 폐환기를 시행해야 할 필요가 있다. 왜냐하면, 폐포 속에 양압을 가하면 폐포가 닫히지 않고 개방된 상태로 유지되어 기체 교환이 가능해지기 때문이다. O_2 공급은 일반적으로 '평균 기도-압력' (환자에 의해서 또는 폐환기 보조에 의해서 형성되는 흡기 압력과 호기말 압력)에 의해 결정된다. 폐포 션트가 있는 환자에게 '양압 호기말 압력'(PEEP: positive end expiratory pressure)을 제공하면 O_2 공급에 도움이 되는데, 표준 BVM 기구에 부착-가능한 일회용 PEEP 판막을 연결하여 BVM 폐환기를 시행하면 현장에서도 PEEP을 제공할 수 있다. 이러한 판막은 20cmH_2O까지의 양압을 전달함으로써, 폐포 개방성을 계속 유지하여 계속적인 기체 교환을 촉진한다. 하나의 일반 법칙으로서, 만일 환자에게 FiO_2 40% (코-대롱으로 6L/분)으로 O_2를 공급 중인데도 저산소증을 보인다면, 이는 폐 션트가 존재한다는 사실을 시사한다 (Weingart 2011). 최초 소생술 단계 동안에는 처치제공자들이 압력-손상과 같은 합병증의 발생에 대하여 우려할 필요가 없다, 왜냐하면 압력-손상이란 일반적으로 일회용 판막으로 만들어낼 수 있는 압력보다 더 높은 압력으로 장기간 폐환기를 시행했을 때 발생하는 합병증이기 때문이다 (Weingart 2011).

O_2 & CO_2 감시 장치: O_2 포화도(맥박 O_2-측정기)와 호기 CO_2 분압(호기말 CO_2 분압-측정기)를 측정할 수 있는 감시 장치들이 현재 병원-전 단계에서도 사용-가능해졌다. '맥박 O_2-측정기'는 혈액 속의 O_2 포화도를 측정하는 장치로서 모든 외상 환자들에

맥박 O_2-측정기: 혈액의 O_2 포화도를 측정하는 비-침습적 기구

게 반드시 사용해야 하며, 반면에 '호기 CO_2 감시 장치'는 기관-내관의 위치뿐만 아니라 폐환기의 적절성을 계속적으로 감시하는 용도로 가장 유용하다 (제7장에서 이 기구들을 설명할 것이다).

양압 (인공) 폐환기

'간헐적 양압 폐환기'의 정의: 정상 호흡에서는, (잠재적) 흉막 공간 안에 음압이 발생하면서 공기를 외부로부터 상기도를 통해 폐 안으로 "빨아들임"으로써 폐환기가 시작된다. 흉막 공간 안에 음압을 유발할 수 없는 환자, 또는 기도 보호가 필요한 환자에게는, 여러분이 환자의 성문 입구를 통해 공기 또는 O_2를 폐 속으로 압력을 가해 "불어넣을" 필요가 있을 수 있다. 이것을 *'간헐적 양압 폐환기'(IPPV: intermittent positive pressure ventilation)*라고 부른다. 외상 환자에게 IPPV를 적용하는 방식은, 입-대-입 폐환기부터 BVM-'기관-내관' 폐환기, 그리고 이송용 인공호흡기 적용까지 다양한 형태를 취할 수 있다.

'위장 팽만' 유발의 문제점: 비록 상당히 적극적인 폐환기 보조가 필요한 위급한 병적 상태의 환자들이 많지만, 양압 폐환기 보조는 환자를 위해 노출시키는 큰 기회가 되기도 한다. 스트레스가 높은 상황에서는, 환자의 낮은 O_2 포화도를 빨리 교정하겠다는 의도에서 심지어 가장 경험이 많은 처치제공자까지도 BVM으로 과다-폐환기 또는 과도-폐환기를 시행하는 경우가 흔히 발생할 것이다. 입-인두 속으로 공기를 단순히 "불어넣는"다고 해서 그 공기가 모두 성문 입구를 통해 폐 속으로 들어갈 것이라고 보장할 수는 없다는 사실에 주목하라. 입-인두는 기도뿐만 아니라 식도로도 연결된다. 입-인두 속의 압력이 25 cmH_2O를 넘어서면 위쪽 식도 괄약근이 개방되면서 일부 공기가 위장 내로 들어가게 될 것이다 (위장 팽만 유발). 위장 팽만의 발생은 나중에 환자가 구토하면서 흡인이 발생하기 전까지는 그 심각성을 인식하지 못하는 경우가 흔하다. BVM 폐환기 및 입-대-입 폐환기 25 cmH_2O 이상의 압력을 쉽게 발생시킬 수 있다 (특히 급하고 강하게 쥐어짜거나 불어넣을 때는). 이 점은 과거 셀릭 술식의 시행을 왜 그렇게 중요하게 생각했는지를 설명해 주는 이유이다.

낮은 '흡기 기도-압력' 유지의 중요성: 여러분이 IPPV로 환자에게 폐환기를 시행할 필요가 있을 때는, '전달되는 용적'을 대략적으로 알고 있어야만 한다. 이는 적절한 일회-호흡량을 불어넣기 위함이다 (성인에서는 500~600 mL). '전달되는 용적'이라 함은 여러분이 제공하는 매 호흡마다 얼마나 많은 공기 용적을 환자에게 제공하는지를 말하는 것이며, 이 전달되는 용적이 너무 많으면 '흡기 기도-압력'이 높아지게 된다. 또한 여러분은 이 용적에 분당 폐환기수를 곱함으로써 '분당-호흡량'을 추산할 수 있다. 과거에 사용하던 '유량-제어 산소-구동 폐환기 기구'(FROPVD)는 약 50 cmH_2O 압력으로 양압 폐환기를 전달하므로, 위장 팽만과 이로부터 초래되는 온갖 합병증들을 유발하였다. BVM 폐환기도 비슷한 문제를 수반한다, 왜냐하면 주머니를 쥐어짬으로써 생성되는 압력이 60 cmH_2O와 같거나 더 높을 수도 있기 때문이다. BVM 주머니를 매우 강하고 빠르게 압박하기보다는 지긋이 일정하게 압박하는 방식이 더 낮은 '정점 기도 압력'을 유발하므로 공기를 위장으로 불어넣을 가능성을 줄여준다. 현재 BVM 기구에 부착되는 압력계들이 사용-가능하다. 처치제공자들이 이를 사용하면 흡기 기도-압력 >20cmH$_2$O가 넘지 않게 폐환기를 하고 있는지를 스스로 확인할 수 있을 것이다.

양압 폐환기 방법의 핵심: 마스크를 사용하여 IPPV를 시행할 때, 다음과 같은 핵심 사항들을 기억하라:

- IPPV 시행 동안에는 환자에서 반드시 "보충적 O_2 요법"을 같이 시행해야만 한다. 이상적으로는, 만일 2개의 산소 공급원이 사용-가능하다면, BVM 기구로 >15L/분과 (BVM 마스크 밑으로 착용시킨) 고-유량 코-대롱으로 >15L/분을 동시에 투여한다.
- 대-구경 흡인 도관을 갖춘 "흡인 기구"를 반드시 즉시 사용-가능한 상태로 준비하고 있어야 한다.
- 위장 팽만을 회피하고 위장 내용물 역류 및 기도 흡입의 위험성을 줄일 수 있도록, 반드시 주의를 기울여 폐환기를 시켜야만 한다. 환자의 자발 호흡 주기에 폐환기 주기를 잘 맞추면 이런 합병증들을 예방하는데 도움이 될 수 있다.
- 맥박 O_2-측정기와 호기말 CO_2 분압-측정기(E_TCO_2 감시 장치)가 병원-전 환경에서 O_2 공급과 폐환기 상태를 감시하는 가장 신뢰성 높은 방법이다. '맥박 O_2-측정기'는 혈액의 O_2 포화도를 측정하고, '호기말 CO_2 분압-측정기'는 내쉰 숨의 CO_2 분압을 측정한다. 호기말 CO_2 분압을 근거로, 폐환기 수와 일회-호흡량을 높일 것인지 낮출 것인지를 판단한다. 만일 여러분이 환자의 호기말 CO_2 분압이 35~40mmHg 사이에서 유지되도록 폐환기 수와 일회-호흡량을 조절하고 있다면, 여러분은 폐환기-저하도 아니고 폐환기-과다도 아니게 환자에게 적절한 폐환기 보조를 시행하고 있다고 확신할 수 있다.

'2인 구조자 폐환기법'의 장점: 한 손으로 BVM 폐환기를 시행하는 경우에, 많게는 40%까지의 마스크 유출이 예상된다. 풍선형 마스크 형태를 사용하거나 '2인 구조자 폐환기법' (1인이 양손을 사용하여 마스크를 얼굴에 밀착시키고, 다른 1인이 BVM 주머니를 짜는 방법)을 사용하면 마스크 유출량을 줄여 적절한 '전달되는 용적'을 더 확실히 공급할 수 있다. 여러분은 반드시 마스크 유출로 인해 소실된 공기 용적을 고려해야만 한다.

적절한 폐환기의 빈도: 응급 상황의 압박감 때문에, 환자에게 필요 이상으로 빠른 빈도로 폐환기를 시행하는 경우가 흔히 발생한다. 여러분의 목표 폐환기 빈도는 성인에게 매 5~6초마다 1회이므로, 정상 폐환기 빈도는 10~12회/분이어야 한다. 하지만 환자가 기관-삽관 상태라면, 폐환기 빈도를 8~10회/분으로 할 수도 있다. 고-유량 FiO_2 공급이 가능하고 폐쇄-구조 BVM 폐환기 (양손 마스크 밀착+PEEP 판막 부착)를 사용한다면, 처치제공자가 일단 최초 3~4회의 폐환기만 전달해주면 폐포가 효과적으로 개방된 상태로 유지되면서 그 이후에는 심지어 능동적 폐환기 보조를 해주지 않아도 환자의 자발 호흡만으로 계속적인 기체 교환이 가능해질 수도 있다.

양압 폐환기의 3대 감시 지표: 각 환자에게 적합한 폐환기 빈도와 일회-호흡량을 결정하기 위해서는, 여러분이 맥박 O_2-측정기와 호기말 CO_2 분압-측정기를 사용하는 것이 중요하다. 여러분의 목표는 폐환기-저하와 폐환기-과다를 회피하는 것이다. 기도 관리에서 핵심적인 숫자는 O_2 포화도 약 95%, E_TCO_2 35~40mmHg, 그리고 흡기 기도-압력 <20cmH_2O로서 목표는 이 수치들을 유지하는 것이다.

유순도

'유순도'의 정의: 공기 (또는 O_2를 함유한 공기)를 양압 폐환기를 통해 환자의 폐 속으로 전달할 때, 폐와 흉벽의 "순응성" 또는 탄력성에 따라 얼마나 가벼운 힘을 들이고도 쉽게 그 환자에게 폐환기를 시행할 수가 있는지가 영향을 받게 될 것이다. 여러분이 마스크로 폐환기를 시행할 때, 환자의 폐와 흉벽의 탄력성이 정상 범위라면 불어넣은 공기가 성대문을 통해 폐 속으로 잘 들어갈 것이며 위장 팽만은 거의 일어나지 않을 것이다. 하지만, 만일 탄력성이 불량하다면, 폐환기가 일어나게 만드는데 더 많은 힘이 들 것이고 따라서 위장 팽만이 유발되기 더 쉬워질 것이다. 환자의 폐와 흉벽이 팽창하여 폐환기가 일어나도록 허용해주는 능력을 *'유순도'(compliance)*라고 부른다.

좋은 유순도/나쁜 유순도: 유순도는 "높다"/"낮다"라고 말하는 것보다는 "좋다(양호)"/"나쁘다(불량)"라고 말하는 것이 더 명료하다, 왜냐하면 앞의 방법으로 말하면 상당한 혼란을 줄 수 있기 때문이다. 만일 유순도가 "불량"하다면, 폐와 가슴이 마치 굳은 것처럼 잘 안 움직이므로 팽창시키거나 폐환기를 유발하는데 더 많은 힘 (=압력)이 필요하다.

유순도가 나쁠 때의 문제점: 유순도는 중요한 개념이다, 왜냐하면 유순도에 따라 환자에게 적절한 폐환기를 제공할 수 있을지 없을지가 결정되기 때문이다. 폐에 어떤 질환 (예: 기관지-연축, 폐 섬유증)이 있거나 흉벽/폐에 손상 (예: 타박상)을 입었거나 또는 긴장 기흉이 발생한 환자는 유순도가 나빠질 수 있다. 심-정지 때에도 유순도가 나빠지는데, 흉벽 근육으로의 혈액 순환이 차단되면서 근육 경직이 동반되기 때문이다. 유순도가 나빠지면, 환자에게 폐환기를 시행하기가 훨씬 더 힘들어진다. 즉, BVM 기구로 환자의 폐 속으로 공기를 불어넣는데 더 많은 힘이 든다.

연속적 유순도 감시의 중요성: 기관-삽관이 된 환자라면, '유순도' 및 '유순도의 변화 양상'은 중요한 임상적 징후가 되며 기도 문제가 발생했음을 알려주는 단서가 될 수도 있다. 기관-삽관이 된 상태의 환자에게 BVM 폐환기를 시행할 때에는 항상 여러분이 마치 "압력-감지" 기구를 여러분의 손에 쥐고 있는 것처럼 생각하라. 즉, BVM을 짤 때마다 매번 여러분의 손가락과 손으로 유순도가 더 좋아지는지 또는 더 나빠지는지를 느껴라. 유순도가 점진적으로 악화된다면, 긴장-기흉과 같은 병적 상태가 발생하고 있음을 나타내는 최초의 징후일 수도 있다. BVM 기구로 외상 환자에게 폐환기를 제공하고 있는 중에, 만일 유순도가 점점 나빠진다면, 여러분은 반드시 긴장 기흉 및 기도 폐쇄의 발생 여부를 확인하여 배제해야만 한다. 또한 손에 느껴지는 불량한 유순도가 기관-내관이 오른쪽 (혹은 왼쪽) 주기관지로 너무 깊이 삽관되었음을 의미할 수도 있다. 이때 기관-내관을 약간만 뒤로 빼내면 즉시 유순도가 더 좋아지며 더 쉽게 폐환기할 수 있게 될 것이다.

폐환기 기법

입-대-입

장점 & 단점: 입-대-입 폐환기법은 오래 전에 도입되었지만 효과적인 폐환기 방법의 하나로서, 아무런 장비/기구가 필요 없고 최소한의 경험/훈련만으로도 시행 가능하다는 장점을 가지고 있다. 입술에 의한 밀폐 유지가 쉽고 효과적이기 때문에, 일정하게 적절한 양의 '전달되는 용적'을 유지할 수 있다는 장점도 있다. 또한 유순도를 (시술자가 자신의 호흡기를 통해) 더 정확하게 "느낄 수" 있기 때문에, 자연히 과도하게 높은 '입-인두 속 압력'을 발생시킬 가능성이 덜하다. 그런데 질병 전염의 우려 때문에 이 방법은 거의 사용되지 않는다. 하지만 일부 환자들에게는 사용이 적절한데, 특히 구조자가 친숙한 사람들 (가족들)에게 그러하다. 이 방법이 효과적이고 언제 어디서든 사용할 수 있다는 점을 감안하면, 모든 처치제공자들은 이 기법을 익숙하게 구사할 수 있어야만 한다.

입-대-마스크

장점: 비록 '입-대-마스크 폐환기법'이 '입-대-입 폐환기법'만큼 아주 효과적인 방법은 아니지만, 여러분의 입과 환자의 입 사이에 얼굴 마스크를 개입시킴으로써 질병 전염 위험성을 해결하였다. 상업적으로 판매되고 있는 '호주머니 얼굴 마스크'들 (접어서 작은 상자에 넣어 호주머니에 넣어 다닐 수 있는)은 다양한 유형의 환자들에게 최초 폐환기를 제공하는 용도로 특히 적합하다. 어떤 것들은 보충적 O_2요법을 위한 측면 O_2 주입구를 가지고 있다. '호주머니 폐환기 마스크' 폐환기법은 'BVM 폐환기법'보다 더 많은 '전달 용적'을 제공할 수 있고 또한 '입-대-입 폐환기법'보다 더 높은 농도의 O_2를 공급할 수 있다는 장점이 있다.

BVM(bag-valve-mask) 기구

저장 주머니 연결의 필수성: 마취용 주머니에서 유래된 폐환기 기구인 BVM 기구는 공기/O_2의 평균 '전달되는 용적'이 약 500~600mL인 고정-용적 폐환기 기구이다. 이것은 반드시 저장 주머니 또는 저장 튜브를 부착하고 또한 O_2 공급원에 연결한 상태로 사용되어야만 한다. 저장 주머니/저장 튜브가 없는 맨 BVM 기구는 단지 40~50%의 O_2만을 공급할 수 있을 뿐이다.

마스크 공기 유출 & 사강의 문제: BVM 기구와 관련된 가장 중요한 문제점은 '전달되는 용적'의 문제이다. '마스크 유출'은 (한 손 기법을 사용할 때) 심각한 문제로서, 어떨 때는 입-인두 속으로 실제 공급되는 '전달되는 용적'이 BVM 주머니로 짜낸 용적에서 40% 또는 그 이상 감소될 정도이다. 덧붙여, 통상적 형태의 구식 마스크는 마스크 안쪽에 상당히 큰 '사강'(죽은 공간 dead space)을 가지고 있어서, 환자에게 고-농도의 O_2를 공급하는 일을 더욱 어렵게 만든다. 더 새로운 마스크 구조 (예: 풍선 마스크)는 마스크 안쪽의 사강을 줄이면서 또한 코와 입을 덮는 면이 피부에 잘 밀착되어 공기 유출이 최소화되는 형태이다. 마네킹을 이용한 연구에서도 마스크 공기 유출이 감소하고 폐환기가 개선됨이 밝혀졌다. 이러한 형태의 마스크들이 사용-가능하다면 구식의 통상적 마스크에 비하

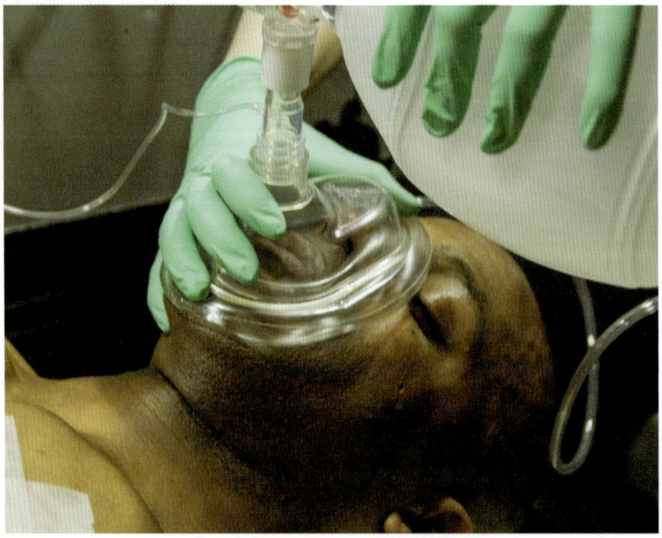

그림 6-8 BVM 기구 폐환기를 시행할 때 적절한 손의 위치

여 더 좋은 선택이 될 것이다 (그림 6-8).

적절한 폐환기 제공을 위한 방법: 2인-구조자 기법 (1명이 마스크 밀폐를 유지하고 다른 1명이 폐환기를 시행)을 사용하면 더 우수한 마스크 밀폐 상태를 얻을 수 있으므로 충분한 공기 용적을 더 잘 전달할 수 있다. 마스크 밀폐가 문제가 되거나 구조자의 손 크기가 작을 때 이 기법이 폐환기를 개선할 수 있는 또 하나의 해결책이 된다. 대부분의 EMS 상황들에서 활용-가능한 요원의 수가 부족하여 이 2인-구조자 기법을 사용하기가 어렵다. 마스크 폐환기를 시행하는 동안에 적절한 폐환기를 확실히 보장하고 의도하지 않은 폐환기-과다를 예방하기 위하여 호기말 CO_2 분압-측정기를 반드시 사용해야만 한다.

'곤란 마스크 폐환기'의 요인들: BVM으로 효과적인 폐환기를 제공하는 일은 고도의 숙련을 요구하므로 항상 어려움을 수반하게 된다. 병원-전 응급요원들은 마스크 폐환기가 곤란한 상황들에 대응할 적절한 준비와 능력을 갖추고 있어야만 한다. '곤란 마스크 폐환기'를 예측할 수 있는 요인들을 다음의 "BOOTS" 암기용 약어로 기억하면 편리하다:

B—Beards (턱수염)
O—Obesity (비만)
O—Old patients (노인)
T—Toothlessness (치아 없음)
S—Snores or Stridor (코골이 또는 그렁거림)

위의 모든 징후들은 그 환자에게 마스크 폐환기를 효과적으로 시행하기가 쉽지 않을 것임을 예상하게 만든다. '턱수염'과 '치아 없음'은 마스크 밀폐를 더 어렵게 만든다. '비만'은 폐/흉벽의 유순도를 악화시키고 무기폐의 형성을 증가시킨다. 들것의 머리-쪽을 꺾어서 올리면 (환자의 외이도가 '복장뼈-위 파임'과 같은 높이가 되도록), 마스크 폐환기를 하는데 도움이 된다. '노인'들과 경추 고정이 필요한 환자들에게는, 적절한 머리/목 자세를 취하기가 더욱 어려워진다. 마지막으로, '코골이', '그렁거림', 또는 쌕쌕거림이

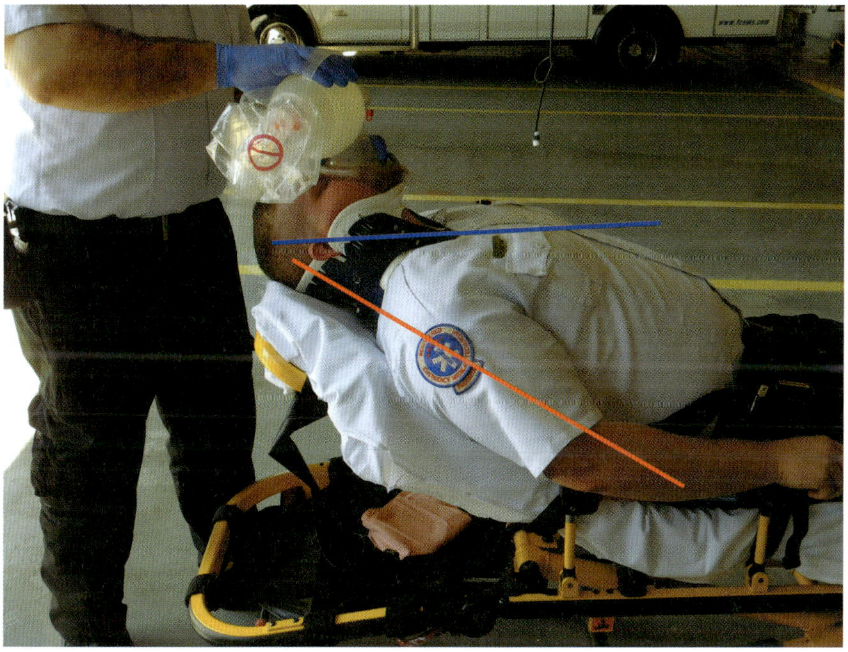

그림 6-9 몸집이 큰 환자들은 외이도를 '복장뼈-위 파임'과 같은 높이로 배열되게 하라. 그러면 기관-삽관할 때 시야 확보가 개선되고 마스크 폐환기를 더 쉽게 할 수 있다 (파란색 선). 구급차용 침상의 머리-쪽을 높인 경우에도 여전히 척주를 일직선으로 유지하고 있는 점에 주목하라 (주황색 선). *(사진 제공 Roy Alson, PhD, MD, FACEP, FAEMS)*

있으면, 구조자는 기도 폐쇄의 존재 가능성에 대하여 경계심을 가져야만 하며, 폐쇄성 기도 질환 (예: 천식, COPD)을 가진 환자라면 양압 폐환기를 할 때 호기 시간을 더 길게 허용해줄 필요성을 고려해야만 한다 (그림 6-9).

마스크 폐환기가 안 될 때의 대응법: 만일 BVM을 사용하여 환자에게 폐환기를 제대로 제공할 수 없다면, 가장 먼저 취해야 할 조치는 기도 개방 자세 취하기를 재시도하는 것인데, 즉 아래턱-밀어올리기를 더 적극적으로 다시 시행하거나 또는, 만일 목 손상 가능성이 있어 금기증에 해당하는 경우가 아니라면, 머리-젖히기/턱-들기를 더 과장된 동작으로 다시 시도하는 것이다. 그런 다음, OPA 또는 NPA를 삽입하라. 그래도 여전히 성공적이지 못하다면, 그 다음 조치는 아래턱-밀어올리기 술식을 더 강력하게 시행하여 기도 개방을 극대화하면서 '2인-구조자 BVM 폐환기'를 시도하는 것이다. 마스크의 형태와 크기를 교체해보는 것도 고려하라. 그래도 마스크 폐환기 문제가 지속된다면, 잠재적 원인의 하나로 기도 폐쇄가 존재할 수 있음을 재빨리 고려해보아야 한다. 궁극적으로는, 최악의 시나리오에 해당하는 환자에게는 폐환기를 확실하게 제공하기 위해서 성문-위 기도유지기 또는 기관-삽관과 같은 "구조" 폐환기 기구의 삽입이 필요할 수도 있다 (그림 6-10).

기억하라, 만일 여러분이 환자에게 폐환기나 O_2 공급을 시작하거나 시행하던 중에 어려움에 맞닥뜨렸을 때, 단순히 지금까지 하던 방식을 "더 잘 또는 더 열심히 시도해보는 것"은 현명한 선택 방법이 아니다. 여러분은 반드시 지금 여러분이 하고 있는 방식을 버리고 다른 새로운 방식을 적용하여 시도해야만 한다.

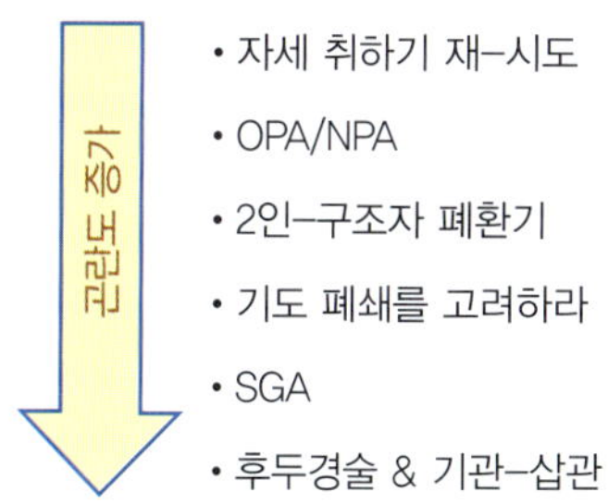

그림 6-10 곤란 BVM 폐환기에 대한 대응

기도 장비

항상 즉시 사용-가능해야: 기도 장비와 관련하여 준수해야 할 가장 중요한 규칙은 "기도 장비는 잘 작동하는 상태로 관리하여 즉시 사용-가능해야만 한다"는 것이다. 예를 들어, 만일 여러분이 흡인 기구를 가지러 구급차까지 다시 뛰어갔다 와야 한다면, 환자에게 전혀 도움이 안 될 것이다. 다시 말하자면, 항상 준비되어 있으라는 말이다. 이것은 어려운 일이 아니다.

5가지 외상 기본 장비: 모든 병원-전 외상 상황 호출건들에 대해 최초 대응을 할 때는 다음의 5가지 기본 장비 묶음이 필요하다:

- 개인 보호 장비(PPE) (제1장을 보세요)
- 환자 이송 기구 (긴 척주-고정판 또는 국자형 들것)
- 구출용 경추 고정-목테 (적절한 크기, 견고한 형태)
- 기도 장비 키트 (아래의 정보를 보세요.)
- 외상 상자 (제1장을 보세요)

기도 장비 키트의 필수 내용물: '기도 장비 키트'(airway kit)는 필요한 품목들이 빠짐없이 완전하게 1개의 꾸러미로 담겨져서, 어떤 형태의 환자든지 기도 확보를 시행하는데 요구되는 모든 것들이 포함되어 있어야만 한다. 현재 사용-가능한 장비들은 무게가 가벼워서 휴대가 간편하다. O_2 탱크는 알루미늄으로 되어 있고, 신형 흡인 기구들은 부피가 더 작고 더 가볍다. 부피가 커서 O_2 탱크와 별도로 보관해야 하는 그런 흡인 기구들은 더 이상 용납되지 않는다. 흡인 기구들은 O_2 탱크 및 다른 필수적 기도 기구들과 함께 키트 안에 보관되어야 한다. 경량의 기도 장비 키트는 다음의 품목들로 구성되어야 한다 (그림 6-11):

- 휴대용 O_2 탱크, 알루미늄 소재를 선호
- 휴대용 흡인 기구 (축전지-구동형 & 수동형)
- 산소-마스크와 코-대롱 (성인용 및 어린이용)
- 입-인두 기도유지기와 코-인두 기도유지기
- 기관-삽관 기구 키트 (성인용 & 어린이용 후두경 날과 기관-내관들 포함)
- 고무 탄성 부지(bougie)
- 성문-위 기도유지기
- BVM 폐환기 기구 (저장주머니가 갖추어진 것)
- 맥박 산소-측정기
- CO_2 감시 장치 (파형 호기말 CO_2 분압-측정기를 선호)
- 반지-방패막 절개술 키트 (외과형 또는 바늘형)
- 비디오 후두경 장비 (만일 사용-가능하다면)
- 호주머니 마스크 (보충 O_2 주입용 꼭지가 있는 것, 개인별 보관도 가능)

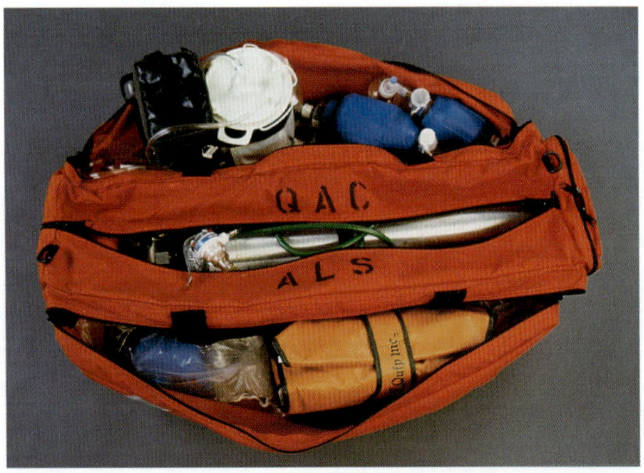

그림 6-11 기도 관리에 필요한 필수 품목들을 포함하고 있는 기도 장비 키트. 휴대용 흡인 기구가 포함되어 있는 점에 주목하라. 총 무게 (알루미늄 "D" O_2 탱크 포함)는 약 10kg으로서, 강철 "E" 산소통 1개의 무게와 거의 같다.

기도 장비 키트의 내용물들은 매우 중요하다. 여러분은 기도 장비 키트 꾸러미에 점검 카드를 붙여 놓고 매 근무 교대 때마다 그 내용물을 확인하고 확인자의 서명을 기입하도록 해야 한다.

증례 제시 *(계속)*

여러분은 ALS 구급대의 선임 응급처치 처치제공자인데, 지금 중증 손상을 입은 오토바이 운전자를 외상센터로 이송 중입니다. 왼쪽 무릎 부위에 지혈대가 한 개 적용되어 지혈이 되고 있고, 검진 소견으로는 머리, 가슴, 및 복부 손상의 가능성이 시사되며 척추 손상의 우려도 제기됩니다. 환자는 반응이 없습니다. 여러분은 여러분의 환자의 일회-호흡량이 감소하는 것과 함께 그렁거림이 발생하는 것에 주목하고는, 즉시 여러분의 동료에게 환자의 구강 및 인두 속을 흡인하고 BVM을 사용하여 호흡 보조를 시작하도록 지시합니다. 그리고 여러분 자신은 입-기관 기관-삽관을 시행할 준비를 합니다. (만일 여러분이 이 술식을 훈련받은 적이 없다면, 여러분은 즉시 의료지도 의사에게 연락하여 이 문제를 처리할 기능을 보유한 가장 가까운 의료기관에 대한 조언을 구할 수도 있습니다.) 여러분은 또한 외과적 반지-방패막 절개술을 시행할 필요성이 발생했을 때를 대비한 장비도 준비하고 있습니다.

여러분의 장비들을 점검한 후, 여러분 기관의 규약에 따라 DAI 약물을 투여합니다. 여러분은 근육-마비제의 효과가 나타나기를 기다리는 동안에 고-유량 코-대롱 O_2 투여를 유지하면서 후두경을 삽입하는데, 구역질 반사가 없음을 확인하고 성대를 눈으로 보면서 성대 사이로 부지를 통과시킵니다. 그런 다음, 그 부지를 따라 기관-내관을 통과시켜 기관 속으로 밀어 넣습니다. 그런 다음, 여러분의 동료에게 지시하여 환자에게 폐환기를 제공하게 하면서, 여러분은 청진기로 먼저 상복부 위에 대고 청진하는데 아무 소리도 들리지 않습니다. 그런 다음, 양쪽 가슴 (겨드랑이 부위)에 대고 청진을 하는데, 왼쪽에서는 호흡음이 잘 들립니다 (오른쪽에서 호흡음이 잘 들리지 않는 이유는 갈비뼈 골절로 인해 기흉이 동반되었을 가능성이 가장 큽니다). 여러분은 기관-내관의 커프를 부풀립니다.

기도가 확보되었기 때문에, 여러분은 여러분의 동료에게 매 5~6초마다 1회씩 500 mL 용적으로 100% O_2를 사용하여 폐환기를 보조하도록 지시합니다. 여러분은 맥박 O_2-측정기 수치를 확인하고 E_TCO_2 검출기를 부착한 다음, 여러분의 동료에게 E_TCO_2를 35~40 mmHg가 나오도록 폐환기를 유지하라고 지시합니다.

그런 다음, 여러분은 환자를 재-평가하고, 만일 환자 상태가 악화될 때를 대비하여 긴장-기흉을 감압할 준비를 합니다. 그 후 외상센터와 다시 접촉하여 환자의 상태와 여러분의 ETA에 대한 최신 정보를 제공합니다.

요약

외상 환자들은 기도 관리를 시행하는데 상당한 어려움을 주는 대상인데, 특히 병원-전 환경에서는 더욱 그렇다. 기도 관리에 성공하려면, 여러분은 기도 해부학을 명확하게 이해하고 있어야 하고, 환자 기도를 개방하고 유지하는 기법들에 능숙해야만 하며, O_2 공급과 폐환기를 지원하는 술기들을 숙달하고 있어야 한다. 여러분이 외상 환자에 대한 평가를 시작할 때는, 반드시 올바른 장비들이 즉시 사용-가능하도록 잘 정리되어 꾸려진 기도 장비 키트를 가지고 있어야만 한다. 환자에게 적절한 폐환기를 제공하기 위해서는, 일회-호흡량, 분당-호흡량, 그리고 폐 유순도에 대한 개념들을 이해하고 있어야만 한다. 마지막으로, 여러분은 기도를 확보하고 감시하는 여러 가지 선택적 방법/기법들에 익숙해야만 하며, 그 방법들을 수행하는 전문 능력을 함양하고 유지해야만 한다.

참고 문헌 & 자원

Birenbaum, A., D. Hajage, S. Roche, A. Ntouba, M. Eurin, P. Cuvillon, A. Rohn, V. Compere, D. Benhamou, M. Biais, et al. 2018. "Effect of Cricoid Pressure Compared with a Sham Procedure in the Rapid Sequence Induction of Anesthesia: The IRIS Randomized Clinical Trial." *JAMA Surgery*. doi:10.1001/jamasurg.2018.3577

Chu, D. K., L. H. Kim, P. J. Young, N. Zamiri, S. A. Almenawer, R. Jaeschke, W. Szczeklik, H. J. Schünemann, J. D. Neary, and W. Alhazzani. 2018. "Mortality and Morbidity in Acutely Ill Adults Treated With Liberal Versus Conservative Oxygen Therapy (IOTA): A Systematic Review and Meta-Analysis." *The Lancet* 391 (April): 1693–705.

Davis, D. P., J. Stem, M. J. Sise, and D. B. Hoyt. 2005. "A Follow-up Analysis of Factors Associated with Head Injury Mortality After Paramedic Rapid Sequence Intubation." *Journal of Trauma* 59, no. 2 (August): 486–90.

Frerk, C., V. Mitchell, A. F. McNarry, C. Mendonca, R. Bhagrath, A. Patel, E. P. O'Sullivan, N. M. Woodall, and I. Ahmad. 2015. "Difficult Airway Society 2015 Guidelines for Management of Unanticipated Difficult Intubation in Adults." *British Journal of Anaesthesia* 115, no. 6 (December): 827–48.

Hung, O., and M. Murphy. 2010. "Context Sensitive Airway Management." *Anesthesia and Analgesia* 110, no. 4 (April): 982–3.

Kovacs, G., and N. Sowers. 2018. "Airway Management in Trauma." *Emergency Medicine Clinics of North America* 36, no. 1 (February): 61–84.

Law, J. A. 2016. "Deficiencies in Locating the Cricothyroid Membrane by Palpation: We Can't and the Surgeons Can't, So What Now for the Emergency Surgical Airway?" *Canadian Journal of Anesthesia* 63 (July): 791–6.

Lundstrom, L. H., C. H. V. Duez, A. K. Norskov, C. V. Rosenstock, J. L. Thomsen, A. M. Moller, S. Strande, and J. Wetterslev. 2018. "Effects of Avoidance or Use of Neuromuscular Blocking Agents on Outcomes in Tracheal Intubation: A Cochrane Systematic Review." *British Journal of Anesthesia* 120, no. 6 (June): 1381–93.

Roberts, K., H. Whalley, and A. Bleetman. 2005. "The Nasopharyngeal Airway: Dispelling Myths and Establishing the Facts." *Emergency Medicine Journal* 22 (June): 394–6.

Robitaille, A., S. R. Williams, M. H. Tremblay, F. Guilbert, M. Thériault, and P. Drolet. 2008. "Cervical Spine Motion During Tracheal Intubation with Manual In-Line Stabilization: Direct Laryngoscopy Versus GlideScope Videolaryngoscopy." *Anesthesia & Analgesia*. 106, no. 3 (March): 935–41.

Smith, K. J., J. Dobranowski, G. Yip, A. Dauphin, and P. T. Choi. 2003. "Cricoid Pressure Displaces the Esophagus: An Observational Study Using Magnetic Resonance Imaging." *Anesthesiology* 99, no. 1 (July): 60–4.

Wang, H. E., R. H. Schmicker, M. R. Daya, S. W. Stephens, A. H. Idris, J. N. Carlson, M. R. Colella, H. Herren, M. Hansen, N. J. Richmond, et al. 2018. "Effect of a Strategy of Initial Laryngeal Tube Insertion vs Endotracheal Intubation on 72-Hour Survival in Adults with Out-of-Hospital Cardiac Arrest: A Randomized Clinical Trial." *Journal of the American Medical Association* 320, no. 8 (August): 769–78.

Weingart, S. 2011. "Preoxygenation, Reoxygenation and Delayed Sequence Intubation in the Emergency Department." *Journal of Emergency Medicine* 40, no. 6 (June): 661–7.

Weingart, S., and R. Levitan. 2012. "Preoxygenation and Prevention of Desaturation During Emergency Airway Management." *Annals of Emergency Medicine* 59, no. 3 (March): 165–75.

7

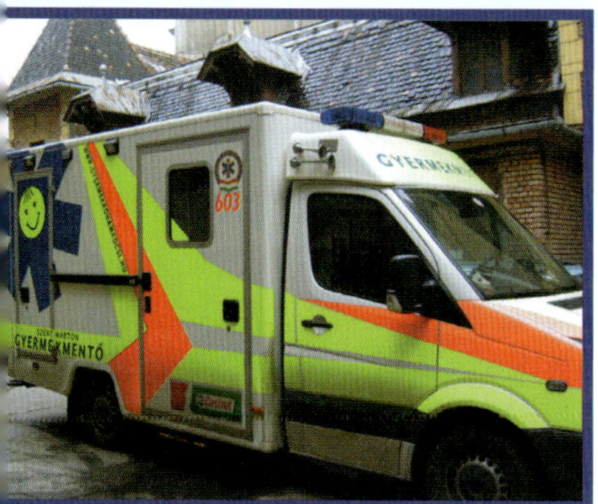

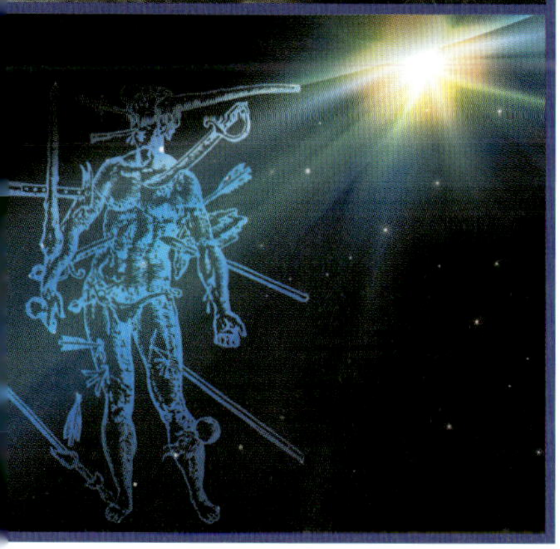

(위쪽: 사진 제공 Pearson Education)

기도 확보 술기들

S. Robert Seitz, MEd, RN, NRP
Bob Page, BAS, CCEMT-P, NCEE
Roy L. Alson, PhD, MD, FAEMS

Maßnahmen zum Atemwegsmanagement
Habilidades para el Manejo de la Vía Aérea
Zbrinjavanje dišnog puta u traumi
Competências Práticas na Gestão da Via Aérea
Keterampilan Penatalaksanaan Jalan Napas
Техники обеспечения проходимости дыхательных путей
Gestion des voies aériennes en pratique
Δεξιότητες στην Διαχείριση Αεραγωγού
A légútbiztosítás gyakorlata
気道管理手技
氣道設置技巧
Vzpostavitev proste dihalne poti

핵심 용어

이 장에 설명된 술기들
기관-내관 삽관 위치
- 재-확인하기
- 호기말 CO_2 분압-측정기로 확인하기
- 확인하고 & 감시하기
- 확인하기

기도 부가 기구들
- BVM 기구
- King LT-D 기도유지기
- 성문-위 기도유지기
  - i-Gel 성문-위 기도유지기
- 입-인두 기도유지기
- 코-인두 기도유지기
- 후두 마스크 기도유지기(LMA)
- 호주머니 마스크 (O_2 보충용 꼭지 달린 것)

기도 흡인하기
입-기관 기관-삽관
- 부지 사용
- 후두경 사용

환자 자세 취하기

학습 목표

여러분이 이 장을 성공적으로 완료하고 나면, 다음을 할 수 있어야만 한다:

1. 기도를 흡인하라.
2. 코-인두 기도유지기와 입-인두 기도유지기를 삽입하라.
3. 호주머니 마스크를 사용하라.
4. BVM 기구를 사용하라.
5. 맥박 O_2-측정기를 사용하라.
6. 성문-위 기도유지기 기구들을 사용하여 기도 관리를 하라.
7. 기관-삽관을 준비하라.
8. 후두경을 사용하여 입-기관 기관-삽관을 시행하라.
9. 기관-내관의 삽관 위치를 확인하라.
10. 호기말 CO_2 분압-측정기를 사용하여 기관-내관 삽관 위치를 확인하라.
11. 기관-내관을 견고하게 고정하라.
12. 기관-삽관에 도움을 주는 약물들의 사용 방법을 이해하라.

장 개요

명확한 의사소통과 촘촘한 수완: 기도 확보 실패는 '예방-가능 외상 사망'의 주요 원인들 중의 하나이다. 외상 환자의 기도를 평가하고 관리하는 방법을 아는 것은 응급처치 처치제공자의 필수 의무이다. 이 장에서는 외상 환자의 기도를 개방하고 안정화하는데 필요한 술기들을 다루고 있다. 기도 관리를 하는 동안에는 모든 팀원들은 상호간에 명확하게 의사소통을 하는 것이 필수적이다. 그래야만 확실하게 과정을 매끄럽게 진행시킬 수 있어서 성공적인 결과를 얻을 수 있다. 누구든지 기도 확보를 할 때는 급히 서둘러서는 절대로 안 된다. 기도 술식을 시행하는 중에는 '일을 촘촘하게 처리하는 수완'이 '신속한 추진력'보다 더 중요한 경우가 많다.

기도 술기의 반복 연습: 기도 관리를 할 때, 응급처치 처치제공자는 항상 현재의 접근법이 작동하지 않을 때를 대비한 '대체적 접근법에 대한 계획'을 세우고 있어야만 한다. 응급처치 처치제공자가 외상 환자에게 기도 관리를 시행할 때 이에 도움을 주기 위해 개발되어 있는 몇 가지 계략들을 활용할 수 있다. 응급처치 처치제공자들은 반드시 정기적으로 외상 환자의 기도 관리 방법들을 연습하여 그 팀 전체가 유능함과 자신감을 유지하도록 해야만 한다.

저산소증의 조기 차단: 응급처치 처치제공자는 기도 관리 동안에 환자에게 저산소증의 발생하지 않는지를 관찰하고 그것을 방지하는 일을 꼭 해야 한다. 저산소증은 더 나쁜 치료 결과와 관련된다. 특히, 외상성 뇌 손상 환자들에게는 더욱 그러하다.

기본 기도 관리

술식 순서

환자 자세 취하기

'척주 운동-제한'(SMR)을 유지하는 일은 외상 환자 처치의 핵심적인 구성 요소이다. SMR은 기도를 관리하고 확보하는데 어려움을 증가시킬 수 있다. 경추 고정-목테를 제거하고 양손 일직선 안정화를 적용하면 기도 관리에 도움이 될 수

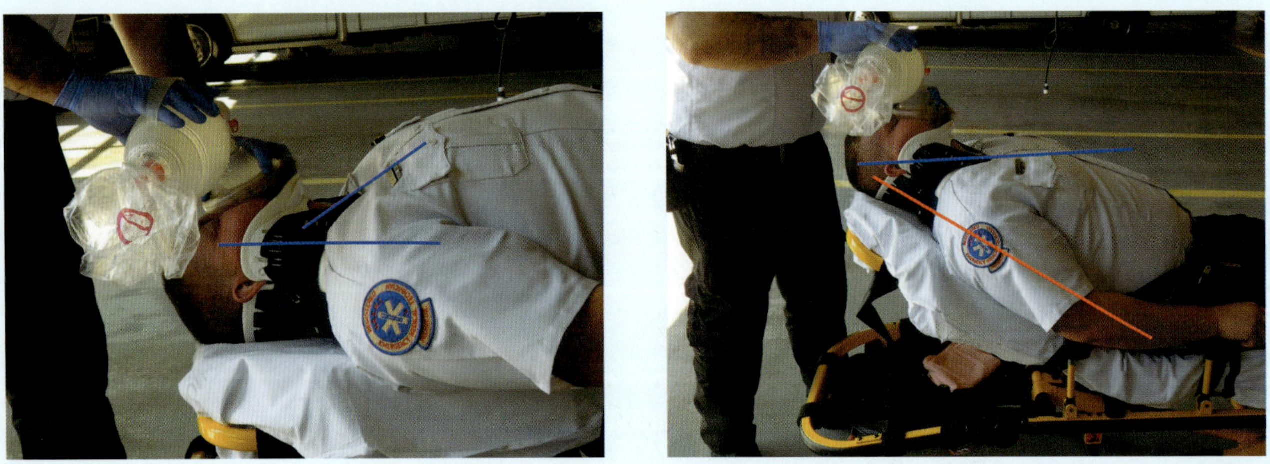

A B

그림 7-1 A. 바로 누운 자세에서, 인두-축과 기관-축의 배열이 맞지 않는다. B. 기도 관리 성공률을 높이기 위하여 환자의 자세 취하기를 하라. 외이도를 '복장뼈-위 파임'과 같은 높이로 배열되게 하라. 그러면 기관-축과 인두-축의 배열을 더 좋게 만든다. 구급차용 침상의 머리-쪽을 높이더라도 척주가 일직선으로 유지되고 있는 점에 주목하라. *(사진 제공 Roy Alson, PhD, MD, FACEP, FAEMS)*

술식 순서 *(계속)*

있다. 바로 누운 자세의 환자에게 기관-삽관을 시행하는 일도 또한 어려운 과제들을 제공한다. 만일 환자가 구급차 들것 위에 뉘어진 상태라면, 들것의 머리-쪽을 들어 올리면 환자의 기도 축들을 더 좋게 배열할 수 있다. 비만 환자들의 기도를 관리할 때처럼, 목표는 외이도를 '복장뼈-위 파임'과 수평되게 배열하는 것이다 (그림 7-1).

기도 흡인하기

1. 흡인 연결 도관을 흡인 기계에 연결하라.
2. 흡인 기계의 스위치를 켜고 제대로 작동하는지 점검하라.
3. 코 (연질 또는 휘파람-말단 도관) 또는 입 (연질 또는 경질 말단 도관)을 통해서 흡인 말단 도관을 삽입하라. 단, 말단 도관을 삽입할 때는 흡인을 활성화하지 않은 상태에서 해야 한다.
4. (말단관을 삽입한 후) 흡인을 활성화하고 흡인 말단관을 뒤로 서서히 빼라.
5. 필요하면 위의 순서를 반복하라.

비록 목적은 이물질을 빨아내어 제거하는 것이지만 (그림 7-2), 환자의 기도 안에 있는 공기와 O_2도 같이 빨려나온다는 사실에 주목하라. 절대로 15초 이상 흡인을 계속하지 마라. 흡인을 마치면 즉시 환자에게 다시 O_2 공급을 시행하라.

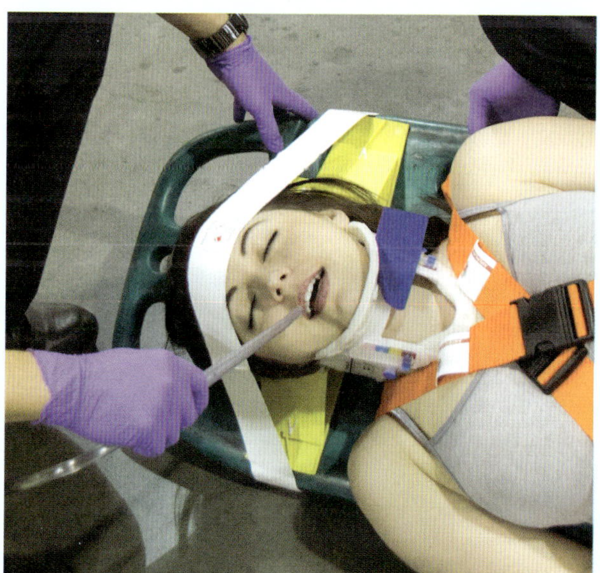

그림 7-2 Yankauer 흡인 말단 도관을 사용하여 입-인두로부터 이물질 흡인하기.

코-인두 기도유지기(NPA) 삽입하기

NPA는 오른쪽 콧구멍으로 삽입하도록 만들어져 있다. 만일 환자에게 얼굴뼈 골절이나 너구리 눈이 있으면 NPA가 아닌 다른 대체적 방법을 사용할 것을 고려하라. 하지만 얼굴뼈 골절이나 뇌 손상이 NPA 사용의 절대적 금기증은 아니다. 환자의 오른쪽 콧구멍으로 NPA를 삽입하기 위해서는, 다음의 단계를 따르라:

1. 적절한 크기의 NPA를 선택하라. 가능한 굵은 것을 사용해야 좋겠지만, 그래도 환자의 콧구멍을 통해 쉽게 들어갈 수 있는 크기라야 한다. 환자의 새끼손가락의 굵기를 적절한 대략적 크기로 가늠하여 사용할 수 있다 (그림 7-3).

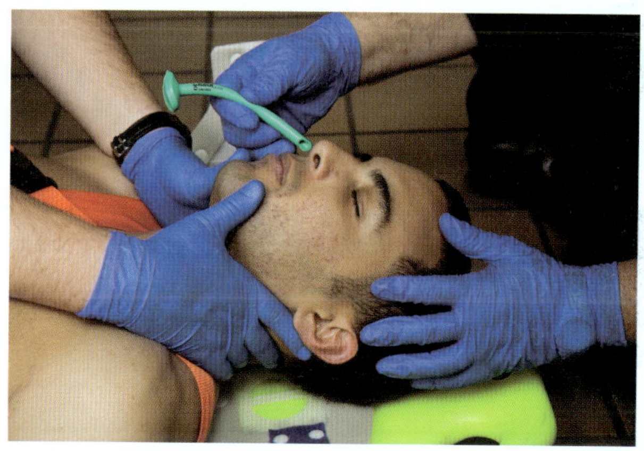

A

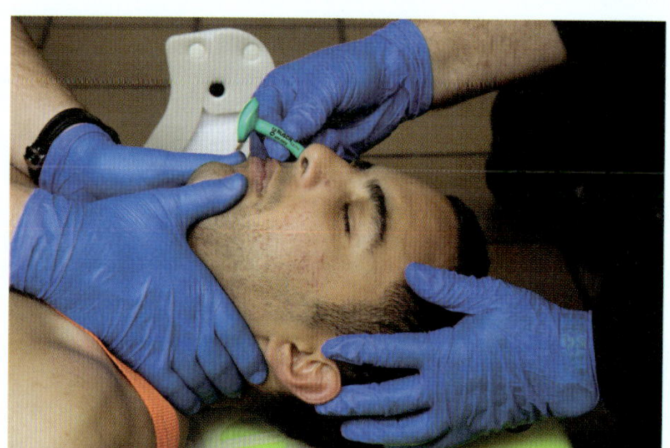

B

그림 7-3 코-인두 기도유지기는 콧구멍에 잘 맞게 쉽게 통과될 수 있는 한 가장 큰 구경이어야 한다. *(사진 제공 Lewis B. Mallory, MBA, REMT-P)*

술식 순서 *(계속)*

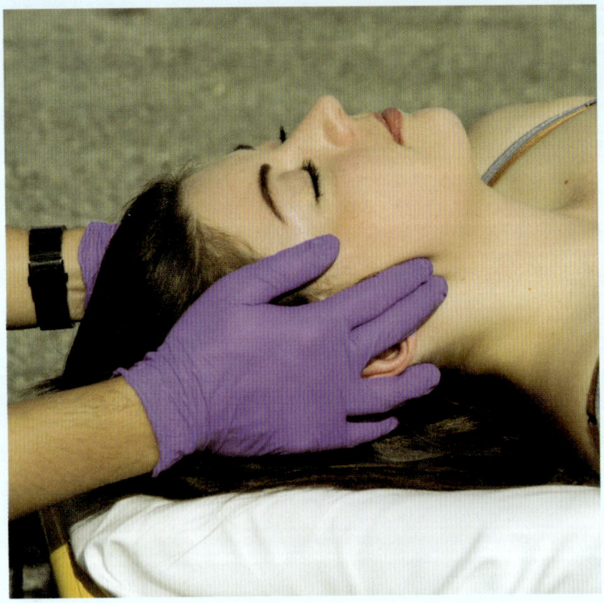

그림 7-4 변형 아래턱-밀어올리기 술식을 사용하여 기도 개방하기. 일직선 안정화를 유지하면서 아래턱의 각 부위를 밀어올려라.

2. NPA의 올바른 길이를 확인하기 위하여, 콧구멍에서 귓불 끝까지의 길이에 NPA가 맞는지 측정하라.
3. NPA에 수용성 윤활제를 충분히 발라라.
4. 오른쪽 콧구멍을 통해서 직후방으로 비강 바닥을 따라 NPA를 삽입하라. 이 때 NPA의 말단 경사면이 코-중격을 향하게 하여 삽입하여야 한다.
5. NPA 끝이 인두 후벽에 닿아 저항이 느껴지면 약간 돌려주면서 부드럽게 입-인두 뒤쪽으로 통과시켜라. 플랜지가 콧구멍에 닿을 때까지 완전히 삽입하라.

만일 NPA를 통과시킬 때 저항이 느껴지면, 힘으로 억지로 밀어 넣지는 말아야 한다는 점에 주목하라. 손상이 발생할 수도 있다.

삽입에 저항이 느껴지면 NPA를 제거한 다음, 다른 콧구멍으로의 삽입을 시도하라. 왼쪽 콧구멍으로 NPA를 삽입하기 위해서는:

1. NPA를 거꾸로 (180°) 돌려, 말단 경사면이 코-중격을 향하게 하라.
2. 왼쪽 콧구멍을 통해서 코-인두 후벽에 닿을 때까지 직후방으로 삽입하라.
3. 코-인두 후벽에 닿으면, NPA를 다시 180° 돌린 다음 아

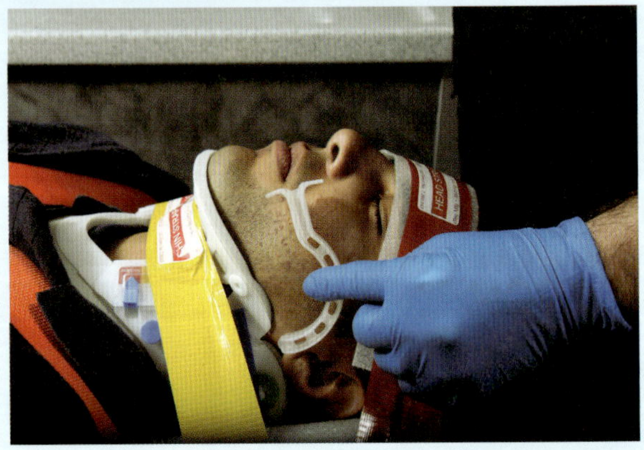

그림 7-5 입 가장자리에서부터 귓바퀴 아래 부위 또는 아래턱 각까지의 거리를 재면 입-인두 기도유지기 올바른 크기를 추산하는 좋은 방법이 된다. *(사진 제공 Lewis B. Mallory, MBA, REMT-P)*

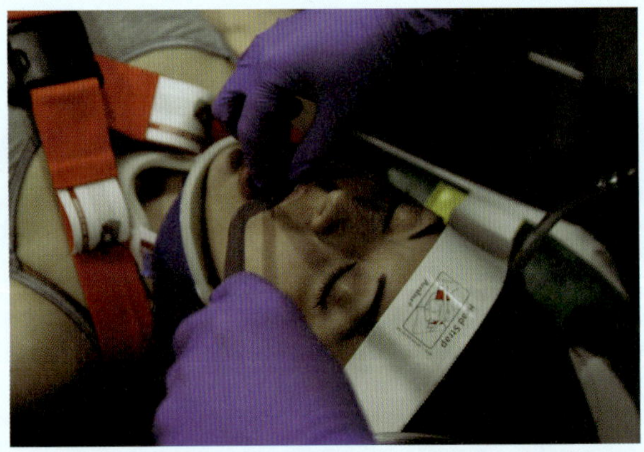

그림 7-6 흡인을 위해 입을 개방할 때 사용되는 '손가락 교차법'. 입-인두 기도유지기를 삽입하기 위해 입을 개방할 때도 같은 술식을 사용하라. *(사진 제공 ITLS)*

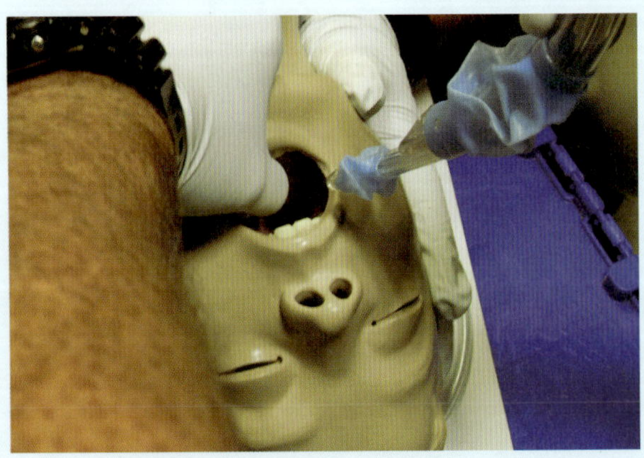

그림 7-7 SGA 삽입이 가능하게 하기 위해 적용되는 턱-들기. *(사진 제공 Roy Alson, PhD, MD, FACEP, FAEMS)*

술식 순서 *(계속)*

래쪽 인두 방향으로 삽입하라.

만일 혀가 기도를 막아 NPA의 진행을 막고 있으면, 아래턱-밀어올리기나 턱-들기를 시행하여 NPA가 혀 뒤를 통과하여 아래로 내려가게 해 주어야 한다는 사실에 주목하라 (그림 7-4).

입-인두 기도유지기(OPA) 삽입하기

1. 환자에게 맞는 적절한 크기의 OPA를 선택하라. 입 가장자리에서부터 귓바퀴 아래 부위 또는 아래턱 각까지의 거리를 재면 좋은 추산 길이가 된다 (그림 7-5).
2. 무반응 상태의 환자라면, '손가락 교차법' (그림 7-6), 턱 들기 (그림 7-7), 또는 설압자를 사용하여 환자의 입을 개방하라. 만일 여러분의 손가락을 환자의 입 속에 넣어야 한다면 주의하라, 왜냐하면 부러진 치아 또는 깨물기로 인해 손상이 발생할 수 있기 때문이다.
3. 부드럽게 OPA를 삽입하면서 혀를 뒤쪽으로 밀어 인두 속으로 쑤셔 넣지 않도록 주의를 기울여라 (제6장 그림 6-7을 보세요).
   a. 설압자를 사용하여 직접 눈으로 보면서 OPA를 삽입하라. 이 방법은 더 선호되는 방법이며 성인과 어린이 모두에게 안전하다.
   b. OPA를 거꾸로 혹은 옆으로 돌려 삽입한 다음, OPA 끝이 혀를 통과한 후 입 안에서 돌려 원래 위치로 삽입하라. 이 방법은 어린이에게 사용해서는 안 된다 (혀/구강에 손상 유발 가능).
4. 만일 OPA가 구역질을 유발하면, 제거하고 NPA로 대체하라. 구역질 반사가 존재하면, OPA 사용의 금기증에 해당한다.

호주머니 마스크를 사용하여 보충적 O_2 요법 시행하기

1. 환자의 머리를 중립 위치로 안정화하라.
2. O_2 도관을 사용하여 O_2 탱크와 마스크를 연결하라 (마스크 옆 주입구).
3. O_2 탱크를 열고 O_2 유량을 최소한 15 L/분으로 조절하라.
4. 환자의 입을 개방하라.
5. 사용-가능하면, OPA 또는 NPA를 삽입하라. 아니면, 턱-들기 또는 아래턱-밀어올리기 술식을 사용하여 기도를 개방하라.
6. 마스크를 얼굴에 밀착하고 공기가 새지 않게 우수한 밀폐 상태를 확보하라. 여러분의 환자에게 맞는 적합한 크기의 마스크인지 확인하라. 마스크는 입과 코를 같이 덮으면서 밀폐 상태가 좋아야만 한다. 얼굴 털, 치아 없음, 비만, 및 고령은 우수한 마스크 밀폐 상태를 확보하는 것을 어렵게 만들 수 있다.
7. 적절한 가슴 오르내림을 유발할 정도로 충분한 용적 (10~12mL/kg 체중)으로 입-대-마스크 폐환기를 시행하라. 10~12회/분의 빈도로 폐환기를 시행하라. 흡기 단계가 1.5~2.0초 길이가 되어야만 한다. 그 후 다음 호흡의 흡기까지 환자가 내쉬도록 내버려두라.

BVM 기구 사용하기

1. 환자의 머리를 중립 위치로 안정화하라.
2. O_2 도관을 사용하여 O_2 탱크와 BVM 기구를 연결하라.
3. BVM 기구에 O_2 저장 주머니를 부착하라.
4. O_2 탱크를 열어 유량을 최소한 15 L/분으로 조절하라.
5. 적절한 크기의 마스크를 선택하여 BV 기구에 부착하라. 마스크를 콧등에서 턱 쪽으로 맞추어라.
6. 환자의 입을 개방하라.
7. OPA (또는 구역질 반사가 살아 있는 환자라면, NPA)를 삽입하라.
8. 만일 사용-가능하다면, 호기말 CO_2 분압-측정기 도관을 부착하거나 센서 연결기를 마스크와 BV 기구 사이에 연결하라 (그림 7-8).
9. 팀 동료에게 마스크를 환자 얼굴에 밀착시켜 공기가 새지 않게 우수한 밀폐 상태를 유지하도록 지시하라. 얼굴 털, 치아 없음, 비만, 및 고령은 우수한 마스크 밀폐 상태를 확보하는 것을 어렵게 만들 수 있다.
10. 양손을 써서 10~12회/분의 빈도로 폐환기를 시행하라. 만일 양쪽 가슴이 잘 오르내린다면, 여러분은 적절한 일회-호흡량을 제공하고 있는 중이다. 계산된 일회-호흡량은 8mL/kg 체중이다. 적절한 폐환기량을 확실히 제공하고 의도하지 않게 폐환기-과다를 유발하지 않도록, 호기

술식 순서 *(계속)*

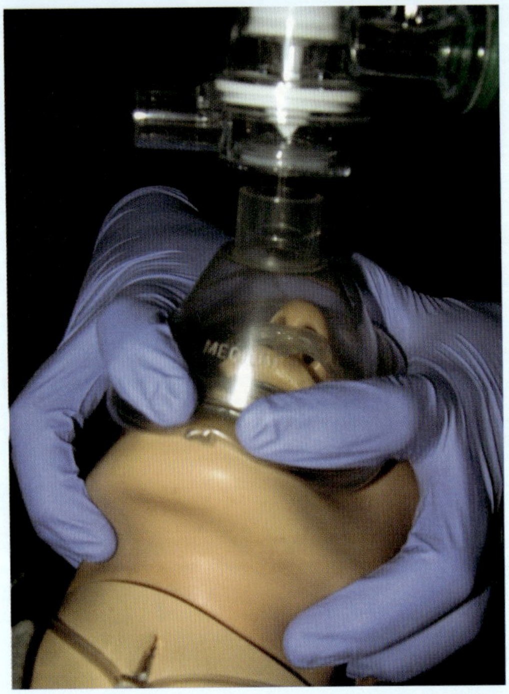

그림 7-8 호기말 CO_2 분압-측정기의 코-대롱 모양 감지기를 BVM 기구 마스크 밑으로 넣어 부착할 수 있다. *(사진 제공 Roy Alson, PhD, MD, FACEP, FAEMS)*

말 CO_2 분압-측정기를 사용하라. 일반 규칙으로서, E_TCO_2를 35~45mmHg 사이로 유지하라.

11. 만일 다른 도움 없이 혼자서 폐환기를 제공해야 하는 상황이라면, 한 손으로는 얼굴-마스크 밀폐를 유지하면서 다른 손으로 BVM 주머니를 짜야 한다. 이렇게 하면 폐환기량이 줄어들 수 있는데, 왜냐하면 한 손만으로 주머니를 쥐어짜면 더 적은 용적이 배출되기 때문이다. 가슴의 오르내림을 잘 관찰하여 적절한 일회-호흡량이 전달되도록 확실히 하라. 적합한 마스크 밀폐 상태를 얻기 위해서는, 엄지를 콧등 쪽 마스크 위에 그리고 검지를 턱 쪽 마스크 위에 대고 나머지 손가락들로 아래턱뼈를 붙잡고 밀착시킨다 (그림 7-9).

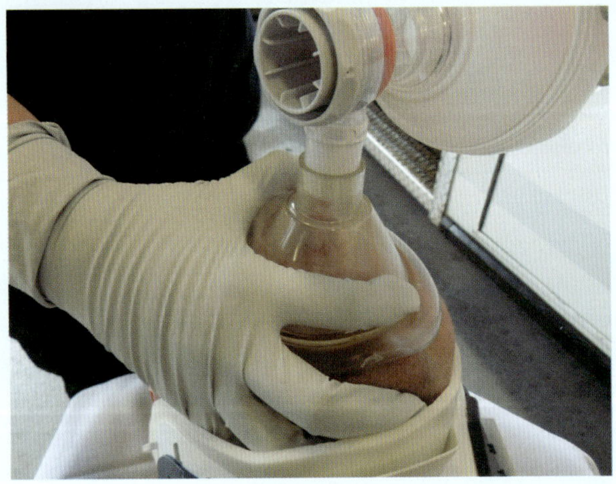

그림 7-9 적합한 마스크 밀폐 상태를 얻기 위해서는, 엄지를 콧등 쪽 마스크 위에 대고 검지를 턱 쪽 마스크 위에 대고 나머지 손가락들로 아래턱뼈를 붙잡고 밀착시킨다. *(사진 제공, Roy Alson, PhD, MD, FACEP, FAEMS)*

맥박 O_2-측정기

O_2 포화도 & 맥박수 측정: 맥박 O_2-측정기는 비-침습적 광전자 기구로서, 말초 순환에서의 혈색소 O_2 포화도와 맥박수를 측정한다. 이것은 휴대용 모니터와 감지 탐침으로 구성되어 있는데, 감지 탐침은 환자의 손가락, 발가락, 혹은 귓불에 집게처럼 부착할 수 있게 만들어져 있다 (그림 7-10).

그 탐침에서는 2종류의 빛이 나오는데 적색광과 적외선이다. 그리고 흡수되지 않고 광전자 감지기에 도달한 빛의 양을 근거로 혈색소 O_2 포화도를 계산하게 된다. 이 기구는 환자의 맥박수와 동맥혈 O_2 포화도 백분율(% SaO_2)을 숫자로 보여준다. 물론 특정한 독소들 (예: 일산화탄소 흡입)로 인해 거짓으로 높은 O_2 포화도 수치를 나타낼 수도 있다. 그래도 이 기구는 매우 유용한 장비로서, 어떤 원인이든 호흡 곤란을 보이는 모든 환자라

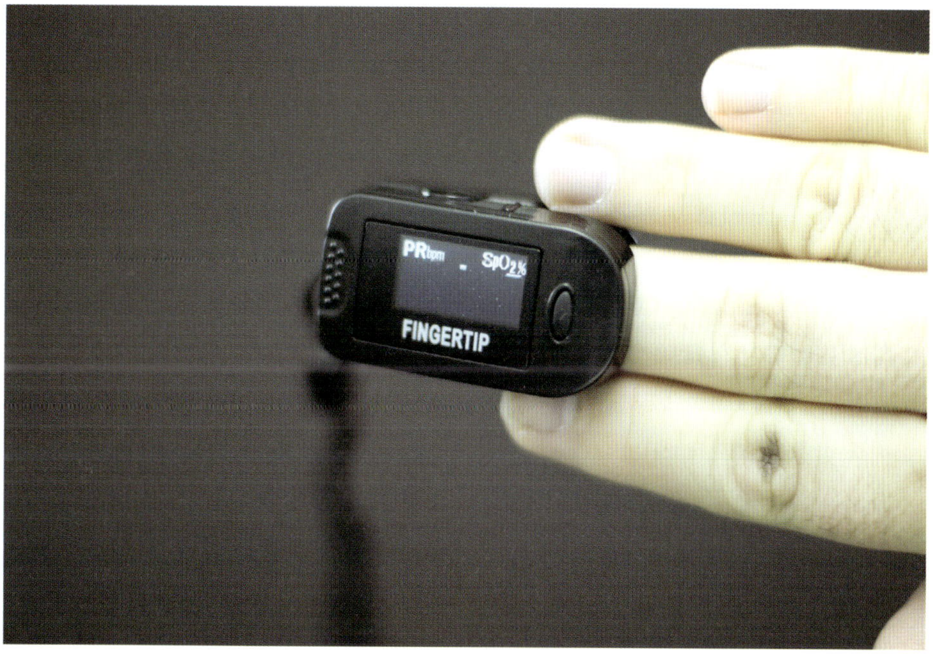

그림 7-10 휴대형 맥박 O_2-측정기.

면 사용해야만 한다. 왜냐하면 환자의 호흡 상태, O_2 요법의 효과, 그리고 BVM 폐환기 요법의 효과 등을 평가하는데 이만큼 간편하면서도 유용한 기구가 없기 때문이다.

'O_2 포화도' vs. 'O_2 분압': 기억하라, 이 기구는 'O_2를 운반하고 있는 혈색소의 비율' (%, SaO_2)을 측정하는 것이지 '동맥혈 O_2 분압' (mmHg, PaO_2)을 측정하는 것이 아니라는 사실을. 헤모글로빈 분자는 O_2 운반 능력이 뛰어나서 60mmHg (80~100mmHg가 정상치) 밖에 안 되는 O_2 분압에서도 90% 포화도(90% SaO_2)를 가진다. 만일 여러분이 PaO_2에 익숙해져 있어서 (80~100mmHg가 정상치) 맥박 O_2-측정기의 수치 90이 정상치라고 생각한다면, 여러분은 큰 실수를 하는 것이다. 왜냐하면 O_2 포화도 90%(90% SaO_2)는 환자에게 정상이 아닌 매우 낮은 O_2 농도에 해당하기 때문이다.

O_2 포화도 ≥94% 유지: 일반적으로, 맥박 산소-측정기 수치가 92% 이하이면 환자 상태를 우려해야 하며 원인에 따라 상당한 수준의 중재술들이 필요하다 (예: 기도 개방, 흡인, O_2 공급, 폐환기 보조, 기관-삽관, 긴장-기흉 감압, 등). 맥박 O_2-측정기 수치가 90% 이하이면 위급하다는 의미이며, 조직으로의 적절한 O_2 공급 유지를 위한 중재술이 즉시 필요하다. 환자의 맥박 O_2-측정기 수치를 언제나 94% 또는 그 이상으로 유지하도록 노력하라. 그리고 이 값이 95% 이상이더라도 환자가 저산소증 및 호흡 곤란의 증상이나 징후들을 보인다면 O_2 투여를 중단하지 마라.

측정치 오류 가능 상황: 다음은 맥박 O_2-측정기의 수치를 믿을 수 없게 만드는 상황들이다:

- *불량한 말초 혈액-관류 상태* (쇼크, 혈관-수축, 저혈압). 손상된 팔다리에 감지 탐침을 부착하지 마라. 혈압 감시를 위해 혈압계 압박대를 감아 둔 쪽 팔의 손가락에

감지 탐침을 부착하지 않도록 하라 (혈압계 커프가 팽창하여 혈류를 차단하면 맥박 O_2-측정기 수치가 떨어질 것이다).

- *폐환기-과다*. 낮은 E_TCO_2 (<25mmHg)이면 알칼리증이 유발되어 O_2가 혈색소와 단단히 결합하여 잘 분리되지 않으므로 조직 세포에서 O_2를 사용할 수가 없게 될 수 있다. 이렇게 되면 '조직 저산소증'이 유발되지만, 맥박 산소-측정기 수치는 거짓으로 높게 (심지어 100%까지도) 나오게 된다.
- *폐환기-저하*. 높은 E_TCO_2 (>50mmHg)이면 산증이 유발되어 O_2가 혈색소와 느슨하게 결합하여 혈액 속 O_2 함유량이 감소하면서 조직 세포로 전달되는 O_2량을 감소시킬 수 있다. 이렇게 되면 낮은 맥박 O_2-측정기 수치를 보이는데 O_2 요법을 시행해도 반응을 하지 않게 된다.
- *중증 빈혈 또는 지혈되지 않은 출혈*
- *저-체온증*. 혈관-수축으로 인해 팔다리 탐침 부위로 혈류량이 감소하여 혈류 속도가 아주 낮아진다.
- *환자의 과도한 신체 움직임*.
- *밝은 주위의 조명* (눈부신 햇빛, 감지 탐침이 부착 부위에 고-광량 빛이 쪼이는 경우)
- *메니큐어 혹은 지저분한 손톱* (감지 탐침을 손가락에 부착할 경우). 탐침 부착 전에 아세톤으로 손톱을 청결히 하라.
- *일산화탄소 중독증*. 감지 탐침이 산소-혈색소(Hb-O_2)와 일산화탄소-혈색소(Hb-CO)를 구별하지 못하므로, 거짓으로 높은 수치를 보일 것이다. 만일 일산화탄소 중독증이 의심되면, 여러분은 이것의 수준을 측정할 수 있는 특정한 감시 장치와 감지 탐침을 사용해야만 한다 (제17장을 보세요).
- *시안화물 중독증*. 세포 수준에서 일어나는 시안화물 중독에서는, 세포가 O_2를 이용하여 에너지원(ATP)을 생성하는 과정이 차단된다. 신체가 O_2를 소모하지 않게 되므로, 순환하는 혈액은 대개 95~100% O_2 포화도를 보일 것이다. 하지만, 세포 수준에서의 O_2 결핍으로 인해 환자는 계속해서 죽어갈 것이다.

세심한 환자 평가가 반드시 병행되어야: 맥박 O_2-측정기를 사용하기 위해서는, 이 기계를 켜고 감지 탐침을 부착할 부위 (귓불, 손톱, 발톱)를 깨끗이 하고, 감지 탐침 집게를 그 부위에 부착한다. 맥박 O_2-측정기는 아주 유용하지만, 이 기구도 환자 평가에 도움을 주는 도구 중의 하나에 지나지 않는다는 점을 명심하라. 다른 모든 도구들과 마찬가지로 이 기구도 여러 한계점들을 가지고 있으므로, 이 기구를 부착했다고 해서 절대로 세심한 환자 신체 검진을 대신할 수는 없다.

성문-위 기도유지기들

EMS 요원을 위해 개발: '맹목 삽입 기도유지기 기구'(BIAD: blind insertion airway device)는 1970년대 초에 도입되었는데, 기관-삽관에 대한 훈련이 되어있지 않은 EMS 요원들이 사용할 수 있도록 고안되었다. 지금은 이 기구를 흔히 '성문-위 기도유지기'

(SGA: supraglottic airway)라고 부르며, 현재 응급처치 처치제공자들이 환자 기도를 관리하는데 통상적으로 사용하고 있다. 사용하게 된 이유로는, 최초로 시도하는 전문 기도 중재술로서 삽입하기가 용이한 점 그리고 기관-삽관 시도들이 실패했을 때 대체할 예비 기구로서 유용한 점 등이 포함된다.

단일-내강 유형 & 이중-내강 유형: i-Gel™, Rusch Easy Tube™, LMA™, LMA™ Spreme, King LT-D™, 및 Combitube® 기도유지기와 같은 '성문-위 기도유지기'들은 다시 단일-내강 및 이중-내강 기구로 분류된다. 위에 열거된 이 목록이 전체를 다 포함한 것이 아니며 매년 수많은 '성문-위 기도유지기'들이 시장으로 쏟아져 나온다. 여기서는 단일-내강 및 이중-내강 형태의 대표적 기구들의 삽입에 대하여 알아보겠다. 처치제공자들은 자신이 속한 기관에서 사용하는 이런 기구의 상세한 구체적 사용법에 익숙해야만 한다.

식도 밀폐 구조: 이 기구들은 모두 삽입하는 부위를 후두경을 사용하여 눈으로 확인할 필요가 없이 그냥 인두 속으로 이 기구를 삽입하기만 하면 되는 형태로 설계되어 있다. 이들 중 다수는 '식도'를 밀폐시키도록 고안된 부풀리는 커프(풍선)가 달린 도관을 갖춘 구조를 가지고 있어서, BVM 폐환기 동안에 위장 팽만의 발생을 방지할 뿐만 아니라 위장 내용물의 역류가 발생할 때 기도 흡입을 방지하는데도 도움이 되게 만들어져 있다. 일부 기구들은 기구의 '먼-쪽' 끝 부분이 식도 폐쇄 목적으로 작용하는 구조로 만들어져 있다. 역시 식도를 밀폐함으로써 더 많은 공기가 폐로 들어가면서 폐환기가 개선될 것으로도 생각하였다.

올바른 위치로의 삽입이 중요: 이 기구들은 각기 자체의 위험성을 가지고 있어서 사용할 때 세심한 평가가 필요한데, 특히 올바른 위치에 삽입되었는지 확실히 해야 한다. SGA들 중 어느 것도 기관-내관과 동등한 기능을 가지고 있지 않아서, 전문 EMS 처치제공자들이 가장 선호하는 침습적 기도 확보 방법은 기관-삽관이 되었다. 많은 응급의료체계들에서는, 기본(BLS) 등급의 처치제공자들이 SGA를 사용할 수 있도록 허용하고 있다.

King LT-D™ 기도유지기

기관-삽관으로 전환도 가능: King LT-D™ 기도유지기는 식도로 삽입되는 단일-내강 기구이다. 그 구조는 '식도 커프'와 '인두 커프'를 갖추고 있는데, 이 두 커프를 동시에 부풀릴 수 있는 형태이다. 일단 부풀려지면, 단일-내강 도관을 통해서 환자에게 폐환기를 제공하게 된다 (그림 7-11). 이 기도유지기가 삽입된 상태에서, 여러분이 폐환기 내강을 통해 '부지' 또는 광섬유 기관지경을 통과시켜 삽입한 다음 이 기도유지기를 기관-내관으로 교체할 수도 있다 (비록 항상 성공적이지는 않지만).

위장관 삽입 가능 형태도 존재: 또한 'LTS-D™ 기도유지기'라는 형태도 있는데, 이 형태에는 위장관을 삽입할 수 있는 입구가 있어서 그곳으로 위장관을 삽입하면 팽창된 위장을 감압할 수도 있다. 이 기도유지기는 King LT-D™ 기도유지기와 정확히 같은 방법으로 삽입한다. King LT-D™ 기도유지기를 사용할 때는, 다른 SGA 사용 때와 마찬가지

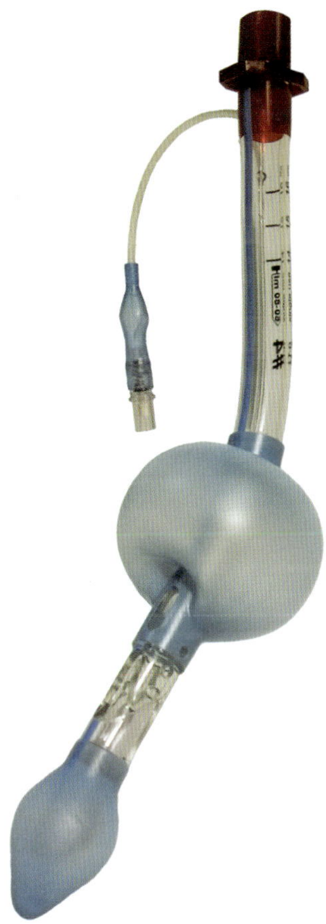

그림 7-11 King LT-D™ 기도유지기. *(King Systems LTD/Ambu, Inc)*

로, 여러분이 위장이 아닌 폐 속으로 폐환기를 시키고 있는지를 반드시 확인해야만 한다. King LT-D™ 기도유지기는 신장 90cm부터 183cm 이상까지의 환자들에게 사용할 수 있도록 5개의 크기별로 판매되고 있다.

핵심 요점

꼭 알아야 할 요점: King LT-D™ 기도유지기와 관련하여 다음의 6가지 핵심 요점들을 기억해야 한다:

- 반응이 없고 보호 (구역질) 반사 작용이 없는 환자에게만 이것을 사용하라.
- 식도 손상 (예: 부식제 섭취)의 가능성이 있는 환자에게는 이것을 사용하지 마라.
- 여러분의 환자에게 맞는 적절한 크기의 기구를 사용하라. 기구에 적혀 있는 내용을 확인하라.
- 올바른 위치로 삽입되었는지 세심하게 집중하여 확인하라. 이것이 의도치 않게 기관 속으로 잘못 삽입되는 경우는 매우 드물게 일어나지만, 만일 즉시 이를 인지하지 못하면 치명적 합병증, 즉 완전 기도 폐쇄를 유발한다. 이런 일이 발생하여도 항상 쉽

술식 순서

King LT-D™ 기도유지기 삽입하기

1. 올바른 크기의 King LT-D™ 기도유지기를 선정하라.
   - 2번 크기 (연결구 색깔 초록색)는 신장 90~115 cm (체중 12~25kg) 어린이용이다.
   - 2.5번 크기 (연결구 색깔 주황색)는 신장 105~130 cm (체중 25~35kg) 어린이용이다.
   - 3번 크기 (연결구 색깔 노란색)는 신장 122~155 cm 성인용이다.
   - 4번 크기 (연결구 색깔 빨간색)는 신장 155~180 cm 성인용이다.
   - 5번 크기 (연결구 색깔 자주색)는 신장 180 cm 이상 성인용이다.
2. 시험 삼아 커프를 부풀려 혹시 공기 유출이 있는지 점검하라.
3. '먼-쪽' 끝 부위에 수용성 윤활제를 발라라.
4. 여러분의 '우세한 쪽 손'으로 이 기도유지기의 연결구 부위를 붙잡아라. 환자의 목을 중립 자세로 안정화한 상태에서, 입을 벌리고 여러분의 '우세하지 않은 쪽 손'을 사용하여 턱-들기를 적용하라. 옆쪽 접근법을 사용하여, 기도유지기 끝을 입 속으로 진입시켜라 (그림 7-12).

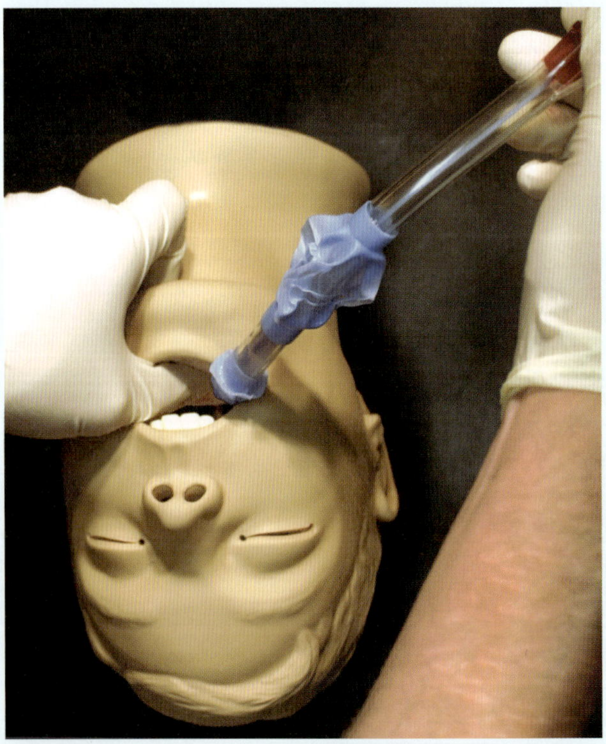

그림 7-12 '우세한 쪽 손'으로 King LT-D™ 기도유지기를 붙잡아라. '우세하지 않은 쪽 손'으로 입을 열고 턱 들기를 적용하라. 옆쪽 접근법을 사용하여 기도유지기 끝을 입 속으로 진입시켜라.

술식 순서 *(계속)*

5. 혀 기저부 뒤로 기도유지기 끝을 전진시켜라. 이때 기도유지기를 정중선에 맞추어 되돌려야 하는데, 즉 파란색 방향선이 환자의 턱을 향하게 해야 한다 (그림 7-13).
6. 과도한 힘을 가하지 않으면서, 연결구 기저부가 환자의 치아 또는 잇몸에 맞게 배열될 때까지 기도유지기를 전진시켜라(그림 7-14).
7. KLT-900™ 커프 압력-측정기를 '우세하지 않은 쪽 손'으로 붙잡고, King LT-D™ 기도유지기 커프에 공기를 불어넣어 60 cmH_2O 압력까지 부풀려라 (그림 7-15). 만일 커프 압력-측정기가 사용-가능하지 않아 대신 주사기를 사용하여 커프를 부풀려야 한다면, 현재 적용 중인 '정점 폐환기 압력'에서 기도유지기를 밀폐하는데 필요한 최소한의 용적만을 사용하여 커프를 부풀려라 (딱 밀폐가 되는 용적). 기도유지기 크기별로 필요한 전형적인 공기 용적은 다음과 같다:
   - 2번 크기(초록색), 신장 90~115 cm, 25~35 mL
   - 2.5번 크기(주황색), 신장 105~130 cm, 30~40 mL
   - 3번 크기(노란색), 신장 122~155 cm, 45~60 mL
   - 4번 크기(빨간색), 신장 155~180 cm, 60~80 mL
   - 5번 크기(자주색), 신장 180 cm 이상, 70~90 mL
8. BV 기구를 이 기도유지기에 연결하라. 환자에게 폐환기를 제공하면서, 기도유지기를 부드럽게 천천히 뒤로 빼는데 폐환기가 쉽고 자유롭게 되는 지점을 만나면 뒤로 빼기를 멈추어라 (그림 7-16). 여기서, 필요하면

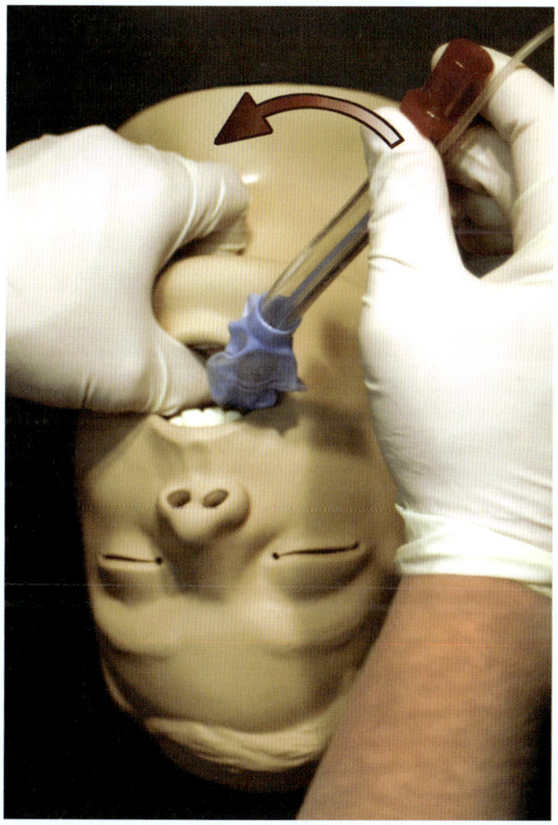

A

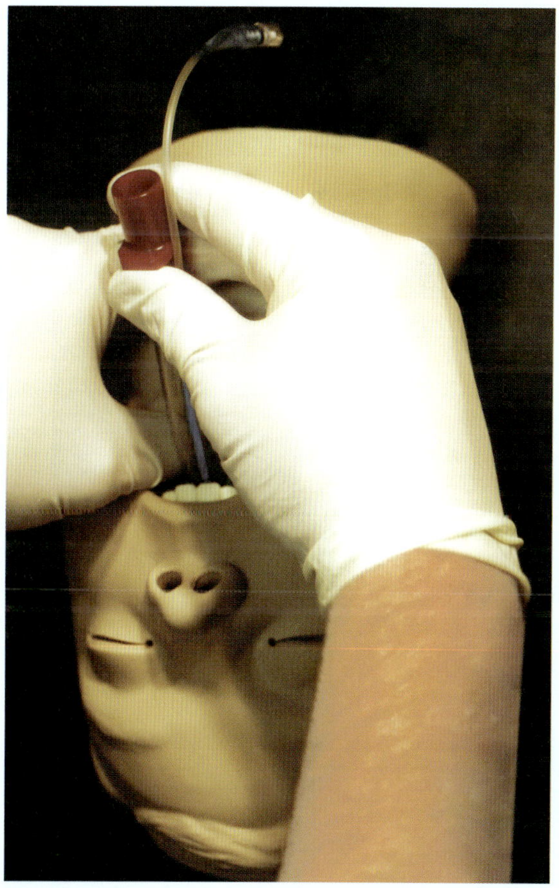

B

그림 7-13 혀 기저부 뒤로 기도유지기 끝을 전진시켜라. 이때 기도유지기를 정중선에 맞추어 되돌려야 하는데, 즉 파란색 방향선이 환자의 턱을 향하게 해야 한다.

술식 순서 *(계속)*

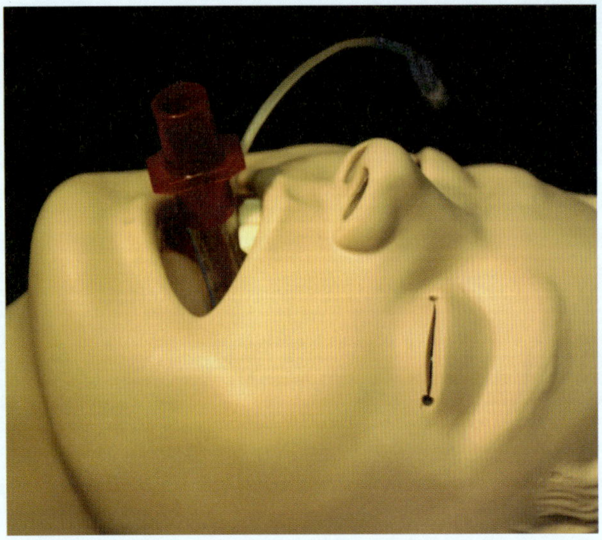

그림 7-14 혀 기저부 뒤로 기도유지기 끝을 전진시켜라. 이때 기도유지기를 중앙선에 맞게 되돌려야 하는데, 그래야 파란색 방향선이 환자의 턱을 향하게 된다.

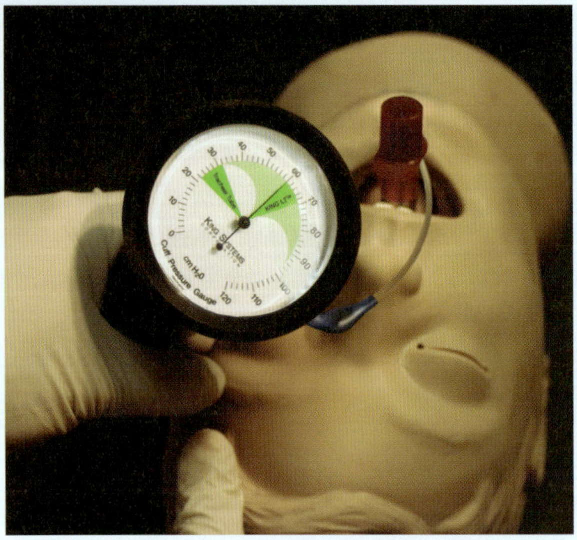

그림 7-15 KLT-900™ 커프 압력-측정기를 '우세하지 않은 쪽 손'으로 붙잡고, King LT-D™ 기도유지기 커프에 공기를 불어넣어 60 cmH_2O 압력까지 부풀려라.

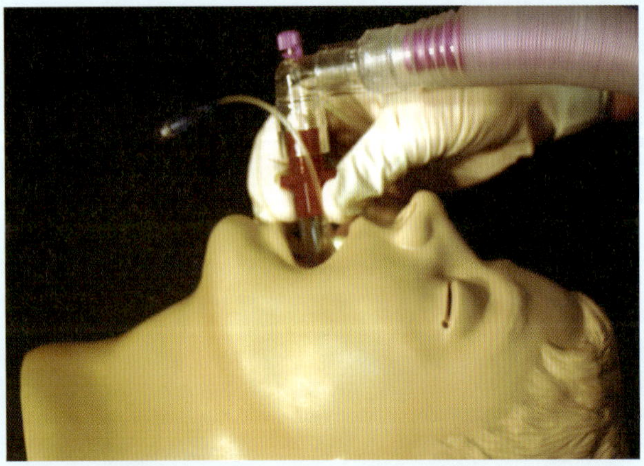

그림 7-16 BV 기구를 이 기도유지기에 연결하라. 환자에게 폐환기를 제공하면서, 기도유지기를 부드럽게 천천히 뒤로 빼는데 폐환기가 쉽고 자유롭게 되는 지점을 만나면 뒤로 빼기를 멈추어라. 기도 밀폐를 얻기 위해서 필요하면 커프 부풀리기를 조정하라

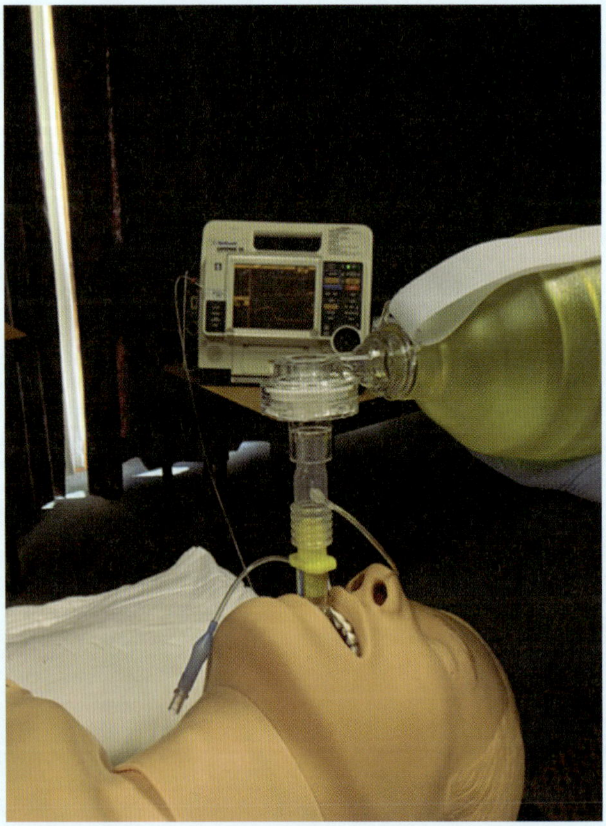

그림 7-17 King 기도유지기®에 적용된 호기말 CO_2 분압-측정기. *(사진 제공 Bob Page, BAS, CCEMT-P, NCEE)*

술식 순서*(계속)*

커프 부풀리기 공기 용적을 조정하라 (현재 적용 중인 '정점 폐환기 압력'에서 기도유지기를 밀폐하는데 필요한 최소한의 용적으로). 여러분은 가슴 오르내림을 볼 수 있고, 호흡음을 들을 수 있고, 양호한 유순도를 느낄 수 있고, 또한 상복부에서는 어떤 호흡음도 들을 수 없어야만, King LT-D™ 기도유지기가 올바른 위치로 삽입되었다고 확신할 수 있다. 하지만 이 기도유지기의 위치를 확인하고 감시하는 가장 신뢰성 높은 방법은 여전히 호기말 CO_2 분압-측정기를 사용하는 것이다 (그림 7-17).

게 인지되지는 않으며, 그 결과는 참혹하다. 모든 SGA 삽입 후에는 삽입 위치 확인을 위해서 호기말 CO_2 분압-측정기의 사용이 적극 권장된다.

- 반드시 부드럽게 삽입해야만 하며 절대로 무리한 힘을 가하지 마라.
- 환자가 의식을 회복하면, 반드시 제거해야만 한다. 왜냐하면 헛구역질과 구토를 유발하기 때문이다.

제거할 때 구토 유발에 대비: 다른 SGA와 마찬가지로, 만일 환자가 의식을 회복하면, 반드시 이 기도유지기를 제거해야 한다. 이 기도유지기를 제거할 때 구토를 유발하기 쉽기 때문에, 반드시 필요하면 즉시 인두 속을 흡인할 수 있고 또한 환자를 옆쪽으로 돌려 눕힐 수 있는 준비가 된 상태에서 제거하라.

i-Gel 기도유지기 삽입하기

이 단락에서는 i-Gel 성문-위 기도유지기를 삽입하기를 설명하겠다 (그림 7-18). 성문 입구 위를 마스크로 덮는 이 방식과 유사한 접근법을 활용하는 다른 기구들이 다양하게 많이 판매되고 있어서 현재 사용-가능하다. 처치제공자는 자신이 사용 중인 이런 기구를 삽입할 때는, 반드시 생산자가 제공하는 권장 사용법을 따라야만 한다.

후두-마스크 기도유지기(LMA™)

너무 많은 LMA 유사 기구들: 여기에서는 '후두-마스크 기도유지기'(LMA™) 삽입하기에 대하여 설명하겠다. 성문 입구 위를 마스크로 덮는 이 방식과 유사한 방식을 활용하는 다른 기구들이 다양하게 많이 판매되고 있어서 현재 사용-가능하다. 사용자들은 각자 자신들이 사용하고 있는 기구를 삽입할 때는 각 기구의 생산자들이 권장하는 삽입 방법들을 따라야만 한다.

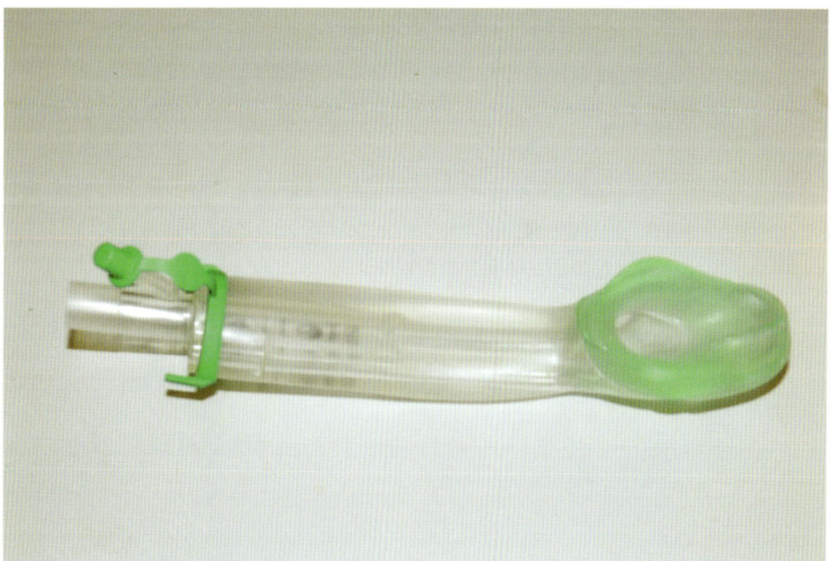

그림 7-18 i-Gel 기도유지기. *(사진 제공 Roy Alson, PhD, MD, FACEP, FAEMS)*

LMA 개발의 역사: LMA은 수술실에서 통상 마취 술식들을 시행하는 동안에 사

술식 순서

i-Gel 성문-위 기도유지기 삽입하기

훑어보기 7-1에서 이 과정을 보여주고 있다.

1. 생산자의 지침에 따라 올바른 크기의 i-Gel을 선정하라. 생산자의 권장 사용법에 근거하여 i-Gel 마스크의 앞과 등 쪽을 따라서 윤활제를 발라라. 윤활제를 과도하게 바르지 마라.
2. 이 기구의 '내장된 깨물기-방지기 부위' (도관 부분)를 손으로 잡아라. 외상 환자에게는 아래턱-밀어올리기 또는 턱-들기를 적용하라. 만일 척추 손상이 의심되지 않는다면, '킁킁 냄새 맡기 자세'를 취하게 하라.
3. i-Gel의 마스크 커프가 환자의 턱 쪽을 향하게 위치시켜라. 턱을 부드럽게 눌러 입을 열어라.
4. i-Gel의 부드러운 끝을 입 안으로 진입시켜 '단단 입-천장'을 향해 밀어 넣어라.
5. 부드럽게 누르면서, 단단 입-천장을 따라 하-인두 속으로 i-Gel을 안내하듯이 밀어 넣다가, 분명한 저항이 느껴지면 멈추어라. 과도한 힘을 가하지 마라.
6. 이 기구의 끝은 상부 식도 입구에 위치해 있어야 하고, 마스크 커프는 후두에 맞닿아 있어야만 한다.
7. 만일 i-Gel을 통과시키는데 어려움에 맞닥뜨리면, 이 기구가 혀를 통과할 때 90도 돌려서 재-삽입하라. 그 다음에 일단 저항이 느껴지면 다시 표준 위치로 되돌려서 계속 밀어 넣어라 (Kim 등 2014).
8. 청진, 관찰, 및 호기말 CO_2 분압-측정기를 사용하여 i-Gel의 삽입 위치를 확인하라. 판매되는 도관 고정기 또는 반창고를 사용하여 i-Gel을 단단히 고정하라. 만일 사용하는 i-Gel 모델이 옆 구멍을 가진 형태라면, 코-위장관을 삽입하여 위장 내용물을 감압하라.

훑어보기 7-1 i-Gel 삽입하기 *(계속)*

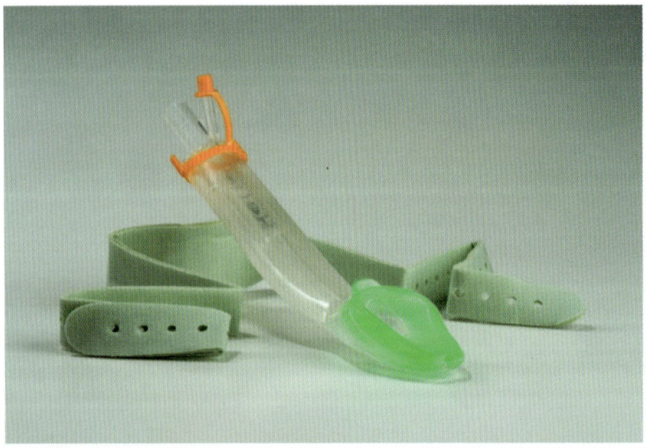

7-1-1 생산자의 지침에 근거하여 적절한 크기의 기구를 선택하라. 지시문에 따라 커프에 윤활제를 발라라.

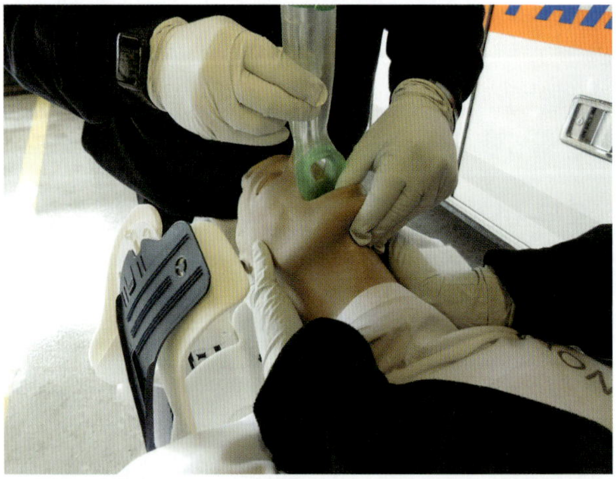

7-1-2 여러분의 동료에게 SMR을 유지하게 지시하라. 턱-들기를 사용하여 입을 열고, 단단 입-천장을 따라 i-Gel의 등 쪽을 대고 미끄러지게 삽입하라. *(사진 제공 Roy Alson, PhD, MD, FACEP, FAEMS)*

훑어보기 7-1 i-Gel 삽입하기

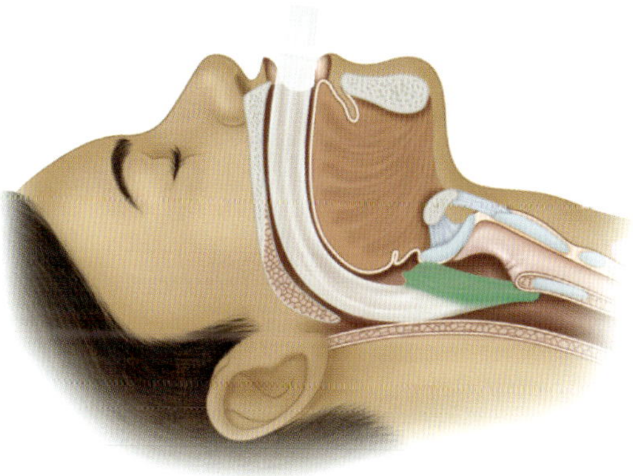

7-1-3 저항감으로 멈출 때까지 부드러운 압력으로 이 기구를 전진시켜라. 그러면 이제 적합한 위치에 삽입된 것이다. 제6장과 제7장에서 설명된 기법들을 사용하여, 이 기도유지기를 통해 기도가 개방되어 있는지 확인하라.

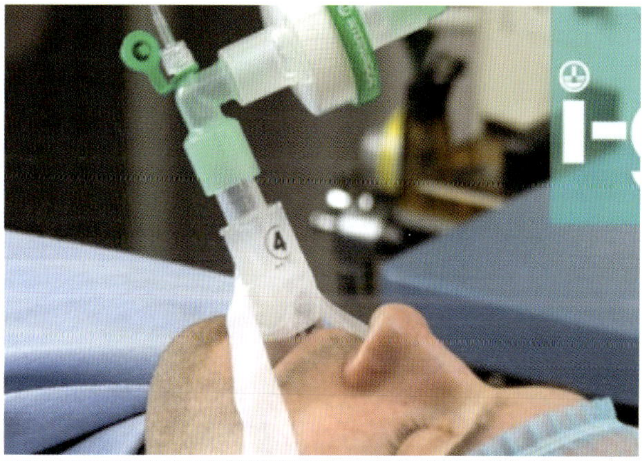

7-1-4 기도유지기가 빠지지 않게 도관을 단단히 고정하라.

용되는 얼굴 마스크를 대체할 방법의 하나로서 기도를 더 확실히 확보하고 유지하기 위한 목적으로 개발되었다. LMA가 구토 및 흡입으로부터 기도를 보호해주지는 않기 때문에, 금식을 하여 위장이 비어있는 환자들에게 사용할 의도로 만들어졌다. 이것이 나중에 응급 상황에서도 유용할 수 있다는 사실이 밝혀졌는데, 즉, 기관-삽관이 불가능한 상황이면서 BVM으로도 폐환기를 제공할 수 없는 환자가 발생하였을 때 유용할 수 있었다. 이것을 잘 사용하면 기도 확보를 위해서 외과적 술식까지 동원하는 것을 방지해 줄 수도 있다. 더 최신 모델인 LMA Supreme™은 위장 내용물을 흡인할 수 있는 입구를 갖추고 있다.

핵심 요점

꼭 알아야 할 요점: LMA의 관련하여 다음의 핵심 요점들을 반드시 기억해야만 한다:

- 반응이 없고 '기도 보호 반사작용'들도 없는 환자에게만 LMA를 사용하라. 만일 아직도 구역질 반사가 있는 환자에게 사용한다면, 후두 연축 또는 구토를 유발할 수 있다.
- 식도 손상 (예: 부식제 섭취)의 가능성이 있는 환자에게는 이것을 사용하지 마라.
- LMA의 뒷면에만 윤활제를 발라라. 그래야 윤활제에 의해서 공기 통로가 막히거나 윤활제가 기도로 흡입되는 것을 피할 수 있다.
- LMA을 사용하는 동안에는 내내 환자를 적절하게 감시해야만 한다 (한결같은 시각적 감시, 심전도 감시, 그리고 가능하면 맥박 O_2-측정기 감시).
- 기도에 대한 외상을 피하려면, LMA를 삽입하는 동안에는 무리한 힘을 절대로 사용하지 마라.
- 삽입한 후 절대로 커프를 과도하게 부풀리지 마라. 과도하게 부풀리면, 잘못-위치

술식 순서

후두-마스크 기도유지기(LMA) 삽입하기

훑어보기 7-2에서 이 과정을 보여주고 있다.

1. 환자의 목을 중립 자세로 안정화한 상태로, 입-대-마스크 또는 BVM 기법을 사용하여 폐환기를 시행하라. LMA를 삽입하기 전에 인두 속을 흡인하라.
2. 판막 꼭지를 제거하고 '최대 공기 용적'을 주입하여 부풀려봄으로써 LMA 커프의 온전성을 확인하라 (표 7-1).
3. LMA에 함께 포함된 주사기를 사용하여, LMA 커프가 완전히 납작해지게 공기를 빼라. 그러면 커프가 구멍이 있는 면으로부터 약간 뒤집히듯이 되며 난원형의 납작한 원판 모양이 될 것이다. 무균의 편평한 평면 위에 후두-마스크의 구멍이 있는 면을 아래쪽으로 놓고 누르면서 공기를 빼면 이런 모양을 만들 수 있다 (훑어보기 7-2-1). 손가락들을 사용하여 커프가 난원형 원판 모양으로 펴지게 조절하면서, 커프의 '먼-쪽' 가장자리에 주름이 하나도 잡히지 않게 커프 앞 · 뒷면이 잘 들러붙게 만들도록 노력하라. 완전히 납작하고 주름 없이 매끄러운 맨 앞쪽 가장자리를 잘 만드는 것은 삽입을 쉽게 하고 후두-덮개와의 접촉을 피할 수 있으며 또한 LMA가 올바른 위치로 성공적으로 확실히 자리 잡게 하는데 중요한 기능을 한다 (훑어보기 7-2-2).
4. 삽입하기 직전에 LMA의 뒷면에 수용성 윤활제를 발라라.
5. 환자에게 '사전-O_2 공급'을 시행하라 (폐환기-과다를 유발하지는 마라).
6. 만일 척추 손상의 위험성이 없다면, 환자의 '목은 굽히고 머리는 젖힌 자세' (킁킁 냄새 맡기 자세)로 위치시켜라. 만일 손상 기전이 척추 손상의 잠재성을 시사한다면, 환자의 머리와 목을 중립 자세로 유지해야만 한다.
7. LMA을 잡을 때, 커프와 도관의 연결부에 검지를 대고 연필 쥐듯이 잡아라 (훑어보기 7-2-3). 직접 눈으로 보면서, 커프의 앞쪽 끝을 '단단 입-천장'에 대고 누르면서 입-천장 표면을 따라 펴지게 하라 (훑어보기 7-2-4). 도관에 표시된 검은 선이 반드시 앞쪽으로 윗입술을 향하게 해야 한다.
8. 검지를 사용하여 LMA의 삽입 방향을 안내하면서, 환자의 머리-쪽과 뒤쪽 방향으로 귀를 향하여 한 번의 매끄러운 동작으로 누르듯이 삽입하라 (훑어보기 7-2-5). LMA를 하-인두 속으로 삽입하여 분명한 저항이 느껴질 때까지 전진시켜라 (훑어보기 7-2-6).
9. 누르는 검지를 빼기 전에, 다른 손으로 LMA 도관을 잡고 부드럽게 눌러라. 그래야 검지를 뺄 때 LMA가 현재의 삽입 위치에서 같이 끌려나오는 것을 방지할 수 있다 (훑어보기 7-2-7).
10. LMA 도관을 붙잡지 않은 상태로, 마스크 밀폐를 획득하는데 겨우 충분할 정도의 최소 공기 용적만을 사용하여 커프를 부풀려라. 최대 공기 용적은 표 7-1에 나와 있다. 커프를 부풀릴 때, LMA가 제자리를 잡으면서 약간 움직일 수 있다. 이때 LMA를 붙잡고 있으면 이런 움직임을 방해하여, 성문 위의 적합한 밀폐 위치로 옮겨가지 못하게 할 것이다.
11. LMA에 BV 기구를 연결하고, 손을 사용하여 20 cmH_2O 이하의 압력으로 폐환기를 시행하라. 다른 성문-위 기도유지기들과 마찬가지로, LMA™가 올바른 위치로 삽입되었음을 확인하려면 가슴 오르내림을 볼 수 있고, 호흡음을 들을 수 있고, 양호한 유순도를 느낄 수 있으며, 또한 상복부에서는 어떤 호흡음도 들리지 않아야만 한다. 하지만 이런 확인 방법들도 신뢰할 수 없을 수가 있어서, LMA의 위치를 확인하고 감시하기 위하여 호기말 CO_2 분압-측정기의 사용이 권장된다.
12. '깨물기 방지기' (입-인두 기도유지기가 아님)를 삽입하고, 반창고 또는 판매되는 도관 고정기를 사용하여 LMA를 단단히 고정하라 (훑어보기 7-2-8). LMA가 흡입으로부터 기도를 보호하지 못한다는 사실을 기억하라. 만일 환자가 의식을 회복한다면, 반드시 이 LMA를 제거해야만 한다. 제거할 때 구토가 유발되기 쉬우므로, 따라서 제거 직후 바로 인두 흡인을 할 준비와 긴 척주-고정판을 옆으로 돌릴 준비를 하라.

훑어보기 7-2 후두-마스크 기도유지기 삽입하기

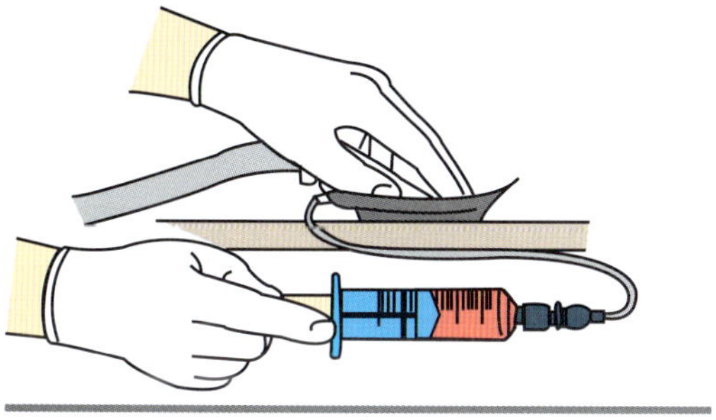

7-2-1

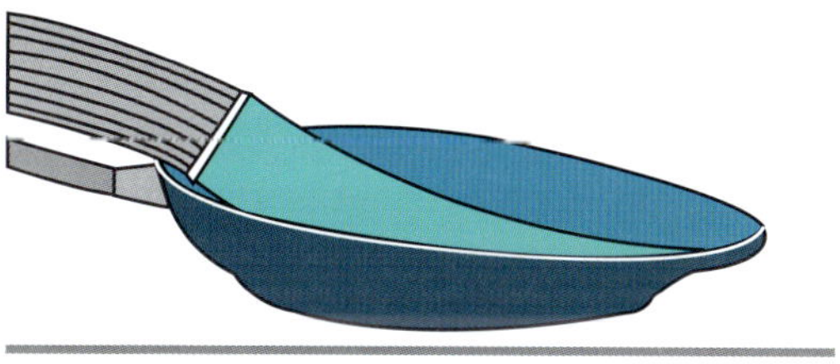

7-2-2

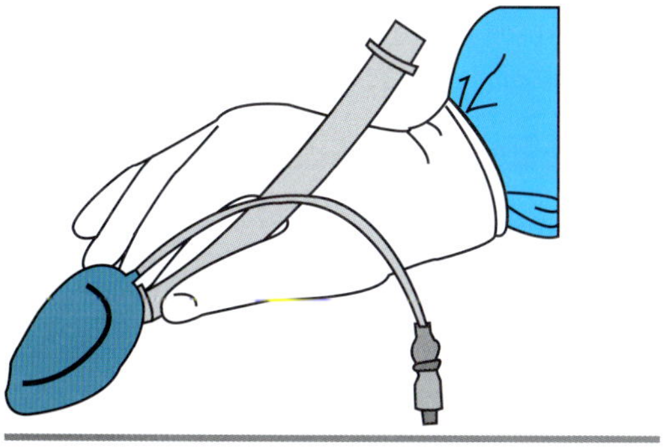

7-2-3

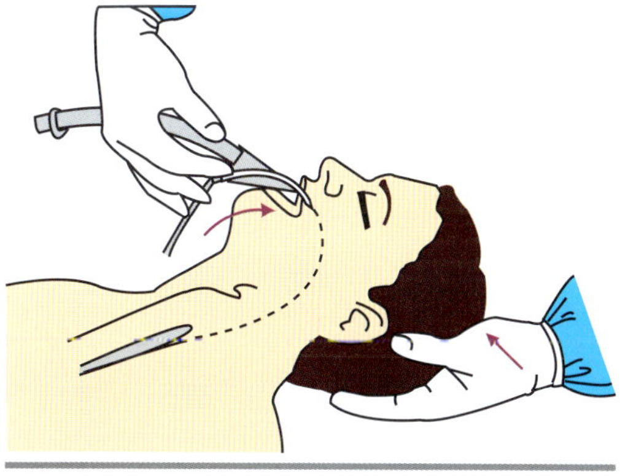

7-2-4

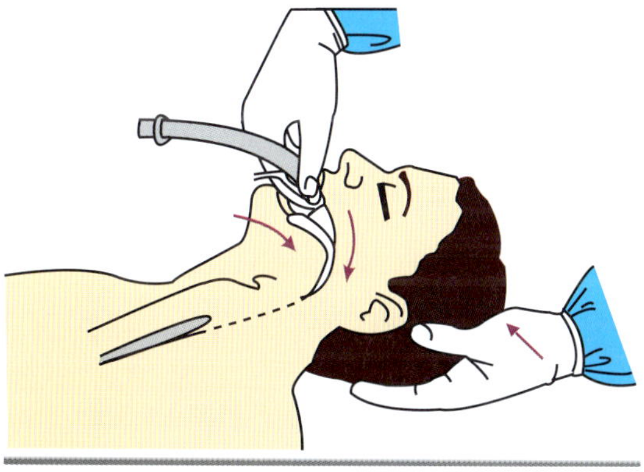

7-2-5

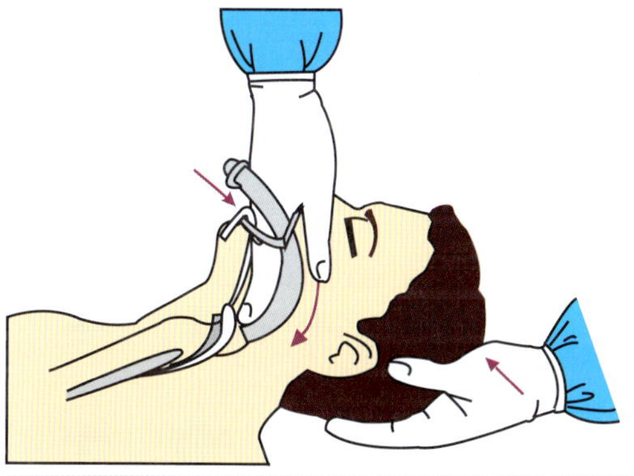

7-2-6

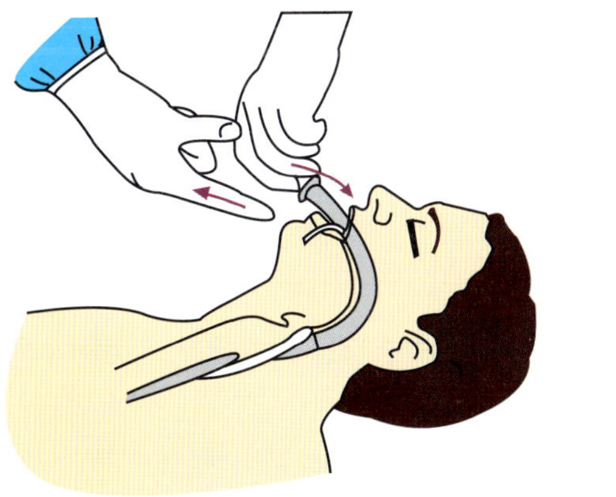

7-2-7

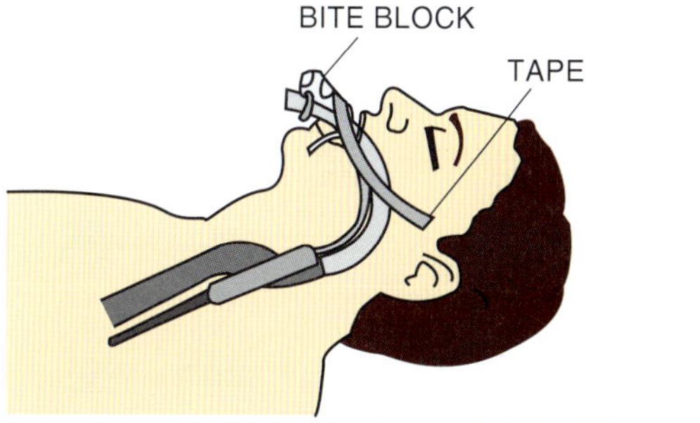

7-2-8

잡기, 밀폐력 상실, 및 외상을 유발할 수 있다. 정기적으로 커프 압력을 확인해야만 하는데, 특히 환자에게 아산화질소(N_2O)를 사용할 때는 더 그러하다.

- 만일 LMA 삽입 후에도 기도 문제가 지속되거나 폐환기가 부적절하다면, 즉시 제거하고 다시 삽입하거나 다른 방법으로 기도를 확보해야만 한다.
- 만일 환자가 토한다면, LMA가 흡입을 방지해주지는 못한다. 코-위장관이 삽입되어 있다고 해서 위장 내용물 역류 가능성을 배제하지 못한다. 오히려 위장 내용물 역류를 더 쉽게 조장할 수도 있는데, 왜냐하면 코-위장관이 식도 괄약근 기능을 불완전하게 만들 수 있기 때문이다.
- 만일 환자가 의식을 회복하면, 반드시 LMA™를 제거해야만 한다. 왜냐하면 헛구역질과 구토를 유발할 것이기 때문이다.

약물-보조 후두-마스크 삽입하기(PALM)

구역질 반사가 온전한 환자에게 LMA를 적용하기 위해: 기도 관리는 양호한 환자 치료 결과를 확보하기 위한 핵심 중재술이다. 여러 연구들에서 축적된 정보에 의하면, 현장에서 기관-삽관을 시행했을 때 일부 환자-군에서는 치료 결과를 악화시킨다는 사실이 밝혀지고 있다. 이것은 기관-삽관을 여러 차례 시도하는 긴 시간 동안에 환자의 저산소증이 심화되기 때문으로 여겨진다. 앞서 설명하였듯이, 외상 환자들에게 SGA는 효과적인 기도유지기 역할을 제공할 수 있다. SGA 적용의 주요 금기증 중의 하나가 "구역질 반사가 온전한 상태"이다. '약물-보조 후두 마스크 삽입'(PALM: pharmacologically assisted LMA insertion) 기법에서는, '약물-보조 기관-삽관'(DAI: drug-assisted intubation)에서처럼 LMA 삽입을 허용할 수 있는 환자 상태를 얻기 위해 진정제 (에토미데이트나 케타민과 같은 진정 유도제)를 투여한다 (또 드물지만 근육-마비제까지 필요할 수도).

PALM 적용의 전제 조건: 이때 '곤란 기도'에 대한 평가는 기관-삽을 시도할 때와 동일하게 시행해야 한다. 기구, 약물, 구조용 기도 확보 계획, 및 사전-O_2 공급에 대한 준비도 동일하다 (뒤에 나오는 'DAI' 편을 보세요). 응급처치 처치제공자는 약물 투여 후 혹

표 7-1: LMA Pro Seal™ 커프의 용적

LMA 크기	환자 크기	최대 커프 용적 (공기만 주입)
1	신생아 & 체중 5kg까지의 영아	4mL
1.5	체중 5~10kg의 영아	7mL
2	체중 10~20kg의 어린이	10mL
2.5	체중 20~30kg의 어린이	14mL
3	체중 >30kg의 어린이 & 작은 성인	20mL
4	정상 크기 & 큰 성인	30mL
5	큰 성인	40mL

LMA™ Quick Reference Guide, 2013, San Diego, CA: LMA North America에서 인용

시 SGA 삽입이 성공적이지 못하더라도 BVM으로 환자의 기도 확보와 폐환기를 유지할 수 있을 것으로 완전히 확신하는 조건이어야만 한다.

이 교과서의 다른 부분에서 여러 차례 설명했듯이, 기도유지기 삽입 위치를 확인하는 것은 호기말 CO_2 분압-측정기를 사용하는 것이 가장 좋다. 이 PALM 기법의 주요 장점은 기관-삽관보다 더 신속하게 시행할 수 있어서 저산소증의 위험성을 줄일 수 있다는 것이다.

전문 기도 관리

기관-삽관 준비

기관-삽관 기본 장비: 어떤 기관-삽관법을 사용하든지, 환자와 응급처치 처치제공자 양쪽이 모두 이 술식에 대한 준비가 되어 있어야만 한다. 다음의 장비들은 모든 기관-삽관 술식들에서 기본으로 간주된다 (그림 7-19):

- *장갑:* 모든 기관-삽관 술식 동안에는 천연 고무 또는 나이트릴(nitrile) 재질의 검진용 고무장갑 (꼭 무균일 필요는 없다)과 같은 보호 장갑을 반드시 착용해야 한다.
- *눈 보호경:* 처치제공자들은 반드시 '고글'이나 '얼굴 방호경'을 착용해야만 한다.
- *O_2 공급 기구들:* 모든 환자들에게는 기관-삽관을 시도하기 전에, BVM을 통하여 폐환기를 시키거나 또는 얼굴 마스크 또는 코-대롱을 통해 고-유량 O_2 (최소 12 L/분)를 삽관 시도 전 수 분 동안에 걸쳐 자발호흡을 통해 흡입하도록 해야만 한다. 이렇게 하면 폐 속에 남아있는 질소를 O_2로 "씻어내게" 되어 기관-삽관 과정 동안에 저

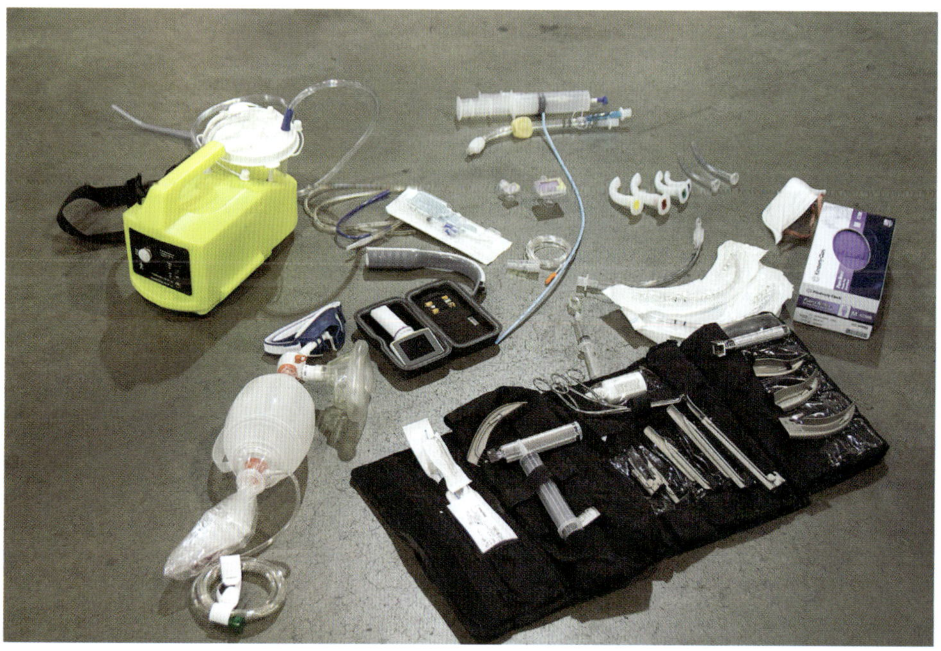

그림 7-19 기관-삽관에 필요한 장비들

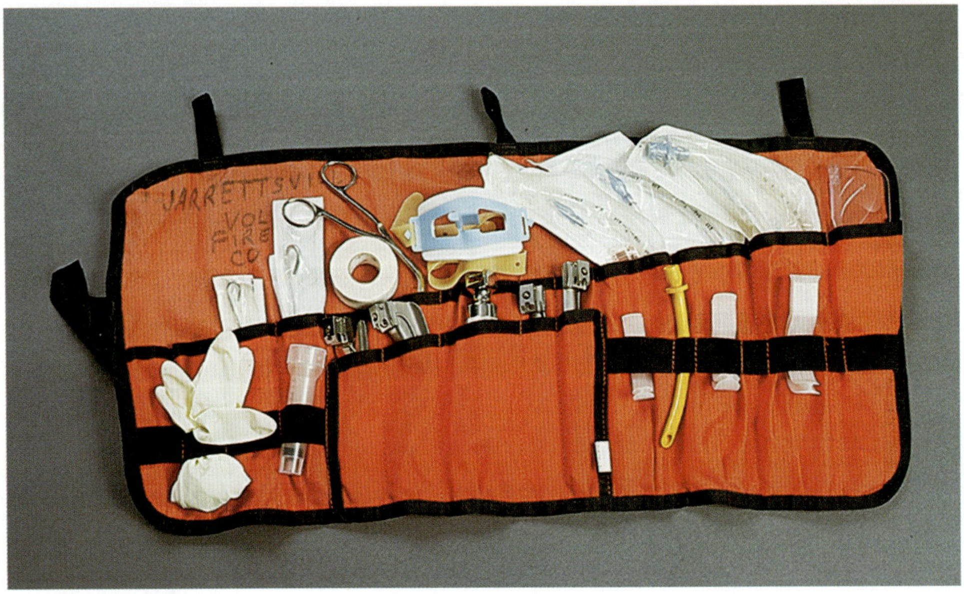

그림 7-20 "기관-삽관 싸개"에는 기관-삽관을 수행하는데 꼭 필요한 물품들이 포함되어 있다. 이 장비 키트는 접어서 간편하게 휴대할 수 있다. 펼치면, 깨끗이 정리된 작업대 역할을 한다.

산소증이 발생할 위험성을 낮추어줄 것이다. '무호흡 O_2 공급'에 대해서는 약물-보조 기관-삽관(DAI) 편에서 설명하겠다.

즉시 사용-가능하게 기관-내관을 준비: 모든 O_2 공급 기구들을 점검하라. 그리고 그것들을 잘 정리된 키트의 형태로 가까이 보관하여 언제든지 즉시 쓸 수 있게 하라 (그림 7-20). 후두경식 기관-삽관을 위해서, '구부러지는 속심'을 기관-내관 속에 꽂아서 C 자-모양 또는 "하키 스틱" 혹은 열린 "J"자 모양으로 미리 만들어 둔 상태로 기관-내관을 보관해야만 한다 (윤활제를 바른 '구부러지는 속심'을 기관-내관 속으로 삽입하여, 그 끝이 기관-내관 말단부의 옆-구멍 바로 직전 '몸-쪽'에 도달하는 길이까지만 삽입한다). 사전에 기관-내관의 커프에 10mL의 공기를 주입하여 부풀려보아 커프가 온전한지 점검하라 (훑어보기 7-3-1과 7-3-3). 그런 다음 커프의 공기를 완전히 빼낸 후 공기가 든 주사기를 파일롯 풍선에 그대로 연결해 두어라. 기관-내관의 '먼-쪽' 끝 부위와 커프에 윤활제를 발라 두어라.

호기말 CO_2 분압-측정기/흡인 기구/조수의 준비: 호기말 CO_2 분압-측정기를 켜서 모니터에 파형이 보이게 하라. 기관-삽관 시행 전 폐로 O_2 공급을 하는 동안에 기준선 상태의 파형과 CO_2 분압을 기록해두라.

흡인 기구는 반드시 즉시 사용-가능한 상태이어야만 한다. 또한 기관-삽관 시술을 도와줄 수 있는 조수가 1명은 있어야만 한다. 이 조수가 머리와 목을 중립 위치로 움직이지 않게 안정화해주는 도움을 줄 수도 있고, 또는 응급처치 처치제공자가 기관-삽관을 시도하는 동안에 '외부 후두 조작'을 시행하여 환자의 성대를 더 잘 볼 수 있게 도움을 줄 수도 있다.

훑어보기 7-3 후두경식 입-기관 기관-삽관

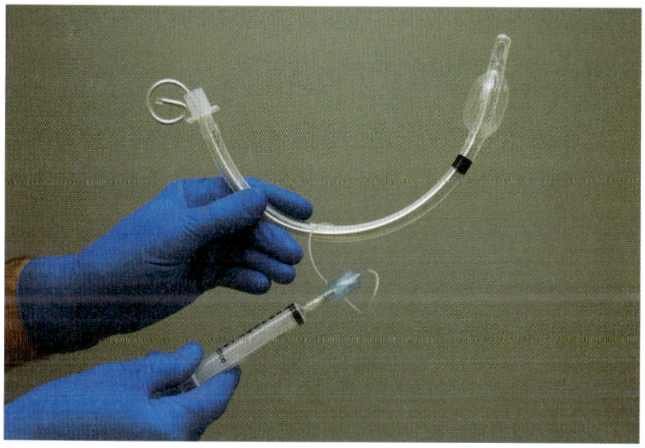

7-3-1 모든 장비들을 조립하고, 준비하며, 점검하라. *(사진 제공 Louis B. Mallory, MBA, REMT-P)*

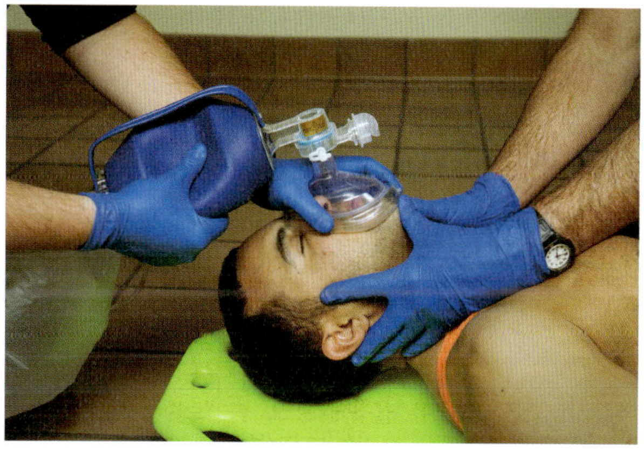

7-3-2 환자의 머리 자세를 잡고, 환자에게 100% O_2로 폐환기하라. 과다-폐환기를 하지 마라 *(사진 제공 Louis B. Mallory, MBA, REMT-P)*

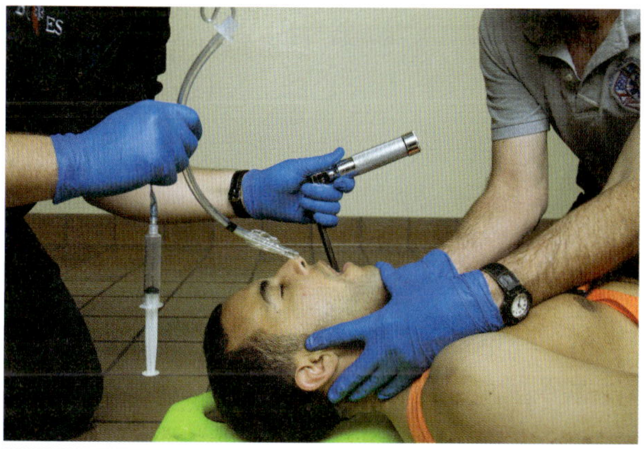

7-3-3 후두경 날을 삽입하라. *(사진 제공 Louis B. Mallory, MBA, REMT-P)*

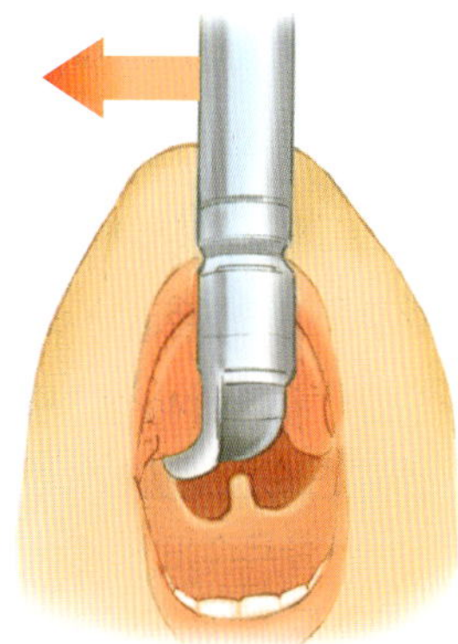

7-3-4 혀와 후두-덮개를 들어 올려 성문이 시야에 들어오게 하라.

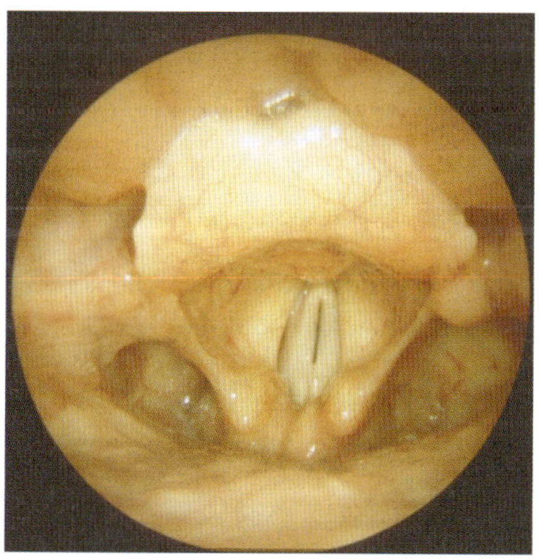

7-3-5 성대와 성문 입구를 직접 눈으로 확인하라, 그리고 속심이 꽂힌 기관-내관을 삽입하여 성대 사이로 통과시켜라.

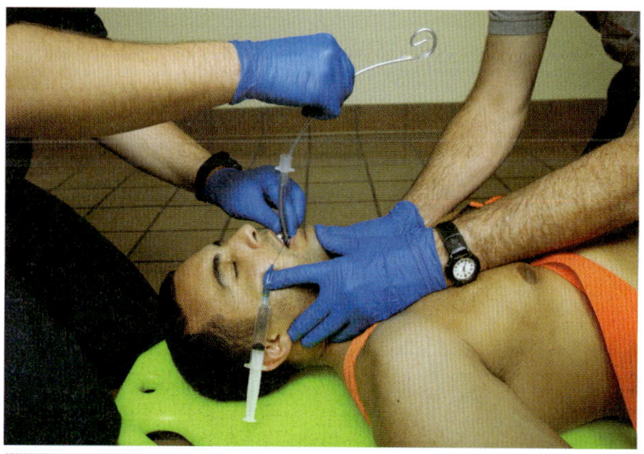

7-3-6 기관-내관을 그 자리에 있도록 단단히 붙잡은 상태에서, 속심을 제거하라. *(사진 제공 Louis B. Mallory, MBA, REMT-P)*

훑어보기 7-3 후두경식 입-기관 기관-삽관 *(계속)*

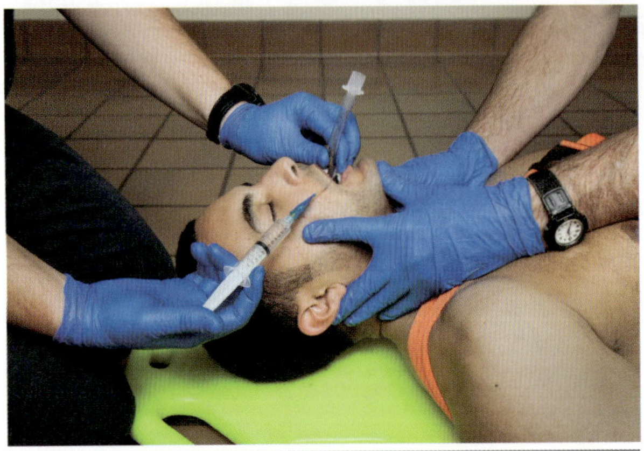

7-3-7 기관-내관을 계속 단단히 붙잡은 상태에서, 5~10 mL의 공기로 커프를 부풀려라. *(사진 제공 Louis B. Mallory, MBA, REMT-P)*

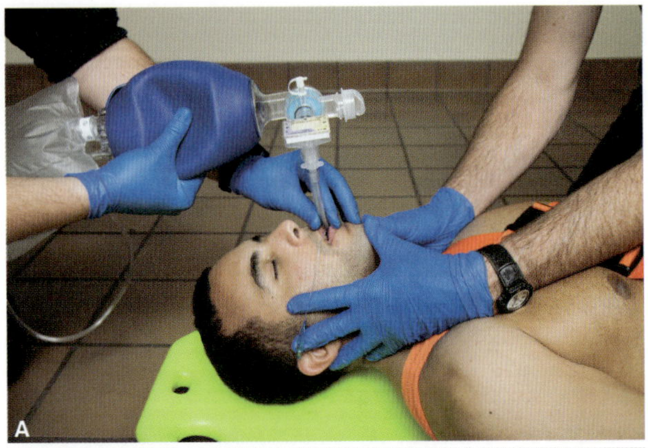

7-3-8a 호기말 CO_2 분압-측정기가 없다면, 비색 CO_2 검출기를 사용하며 폐환기를 시작하라. *(사진 제공 Louis B. Mallory, MBA, REMT-P)*

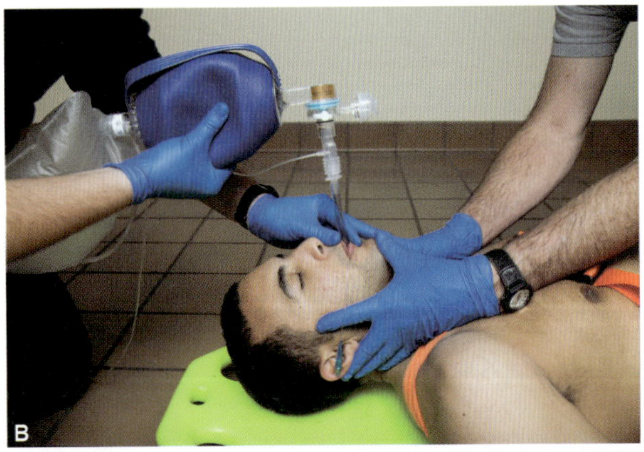

7-3-8b 호기말 CO_2 분압-측정기가 있다면, 이 감시 장치를 보면서 폐환기를 시작하라. *(사진 제공 Louis B. Mallory, MBA, REMT-P)*

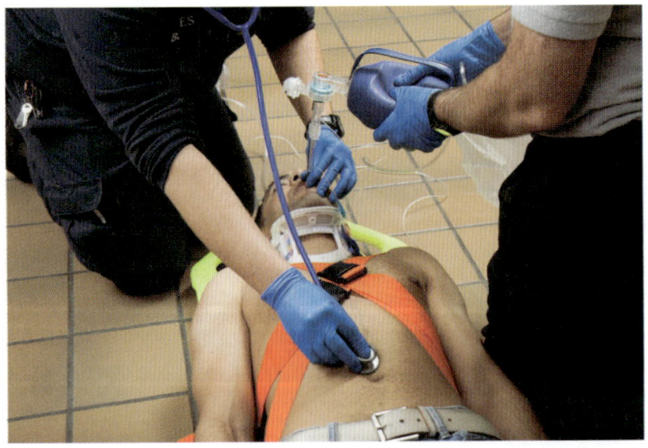

7-3-9 청진기를 써서 기관-내관의 위치를 확인하라. *(사진 제공 Louis B. Mallory, MBA, REMT-P)*

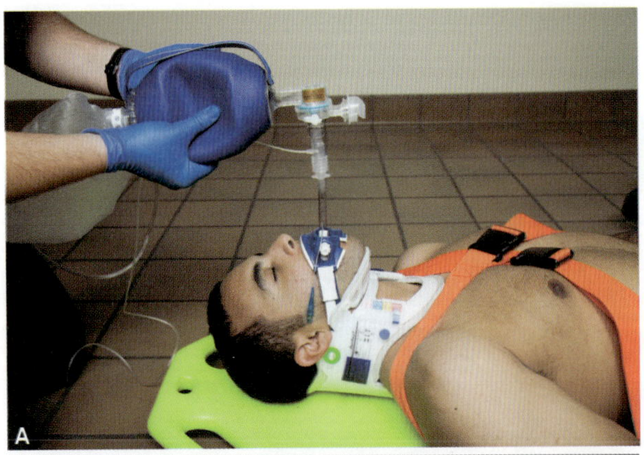

7-3-10a 기관-내관을 그 위치에 고정하고 폐환기를 계속하라. *(사진 제공 Louis B. Mallory, MBA, REMT-P)*

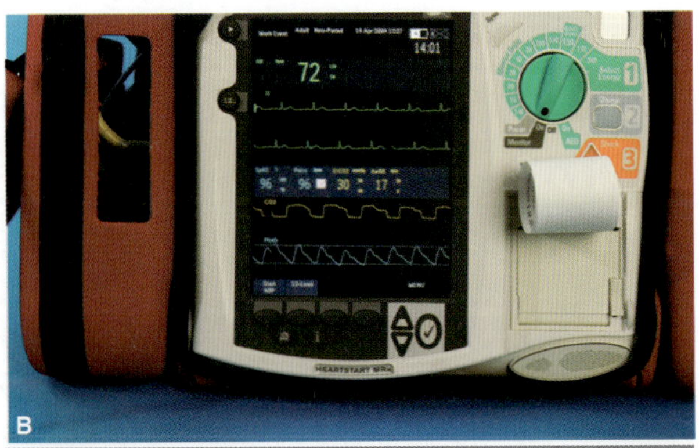

7-3-10b 사용-가능하다면, 호기말 CO_2 분압-측정기로 감시하라. *(사진 제공 Louis B. Mallory, MBA, REMT-P)*

후두경식 입-기관-삽관

장점 & 단점: 후두경식 입-기관 기관-삽관에서는, 상기도 및 성문 입구를 눈으로 확인하고, 기관-내관이 성대 사이로 통과해서 부드럽게 미끄러져 들어가는 것을 보게 된다. 이 방법의 장점에는 기도 폐쇄 부위를 볼 수 있다는 점과 기관-내관이 삽입되는 정확한 위치를 직접 눈으로 확인할 수 있다는 점이 포함된다. 단점에는 환자 상기도의 해부학적 구조에 왜곡이 없어야만 하고, 기도 속 출혈이나 분비물이 최소한이어야 하며, 또한 환자가 비교적 이완된 상태일 필요가 있다는 점이 포함된다.

필요 장비: 후두경식 입-기관 기관-삽관에 필요한 장비로는 다음이 포함된다:

- 식선형(Miller) 혹은 곡선형(Macintosh) 후두경 날과 후두경 손잡이. 모두 잘 작동하는 상태로 정비되어 있어야 한다 (매일 점검하라). 어린이용 크기를 포함하여 다양한 크기별 날들이 포함되어야.
- 내경 7.0, 7.5, 또는 8.0mm의 28~33 cm 길이의 투명한 기관-내관 (성인용). 어린이용 크기의 기관-내관들도 역시 포함되어야.
- 기관-내관을 삽입하기 쉬운 적절한 모양 (하키 스틱 모양)으로 성형하는데 도움을 주는 속심.
- 수용성 윤활제. 반드시 국소 마취제를 함유한 것일 필요는 없다.
- 10~12mL의 주사기 (커프 풍선 부풀리기용).
- Magill 집게(forceps).
- 기관-내관 고정기 또는 반창고와 benzoin tincture(끈끈액).
- 흡인 장비. 잘 작동하는 상태로 정비되어 있어야 함. 흡인 도관 및 Yankauer/편도형 흡인 도관.
- 맥박 산소-측정기와 호기말 CO_2 분압-측정기
- 기관-삽관 곤란 상황에서 사용할 부지(bougie: 기관-내관 유도기).

부지를 활용한 기관-삽관: "성대를 눈으로 직접 볼 수 없는 경우" 또는 "성대 사이 각도가 너무 좁아 그 사이로 기관-내관을 통과시키기 어려운 경우"와 같이 '기관-삽관이 곤란한 상황'들에서는, '기관-내관 안내도관' (bougie 또는 gum elastic bougie라고 불리는 것)이 아주 도움이 될 수 있다 (훑어보기 7-4). 부지를 먼저 성대 사이로 통과시켜 삽입한 다음, 부지를 속심처럼 활용하여 그 위로 기관-내관을 씌워서 미끄러지게 밀어 넣어 성대 사이로 통과하게 삽입하라. 기관-삽관을 수행하는 응급처치 처치제공자가 후두경 날을 삽입한 상태로 유지하는 동안에, 조수가 기관-내관을 부지 위로 통과시켜 밀어 넣으면서 부지의 끝을 계속 붙잡고 있는 방식으로 시행할 때 이 기법이 가장 잘 이루어진다. 그런 다음, 기관-삽관 수행 처치제공자가 부지를 따라 기관-내관을 더 진행시켜 성대 사이로 통과시키게 된다. 이렇게 후두경을 통해 보면서 시행하면, 기관-내관이 들어가다가 혀나 후두-덮개에 부딪혀 진행이 막힐 위험성을 줄일 수 있다. 그런 다음, 부지를 제거하고, 앞서 설명한 술식 순서 5번 및 6번 단계를 시행하라.

외부 후두 조작: 만일 그래도 여전히 성대를 눈으로 보기 어렵다면, 응급처치 처치제공

술식 순서

후두경식 입-기관 기관-삽관

'외상 환자 기관-삽관'이 통상적인 기관-삽관과 다른 점은, 술식 진행 동안에 계속 환자의 목을 반드시 중립 자세로 안정화해야만 한다는 점이다. 이 점은 후두경술을 통해 환자의 성대를 직접 눈으로 확인하는 것을 더욱 어렵게 만든다. 삽관 전 충분한 폐환기와 최초 준비 단계들을 완료한 다음, 다음의 단계들을 순서대로 수행해야만 한다 (그림 7-21; 훑어보기 7-3):

1. 조수가 환자의 머리와 목을 안정화하면서, 큰 목소리로 천천히 30까지 센다 (여러분이 요청한 경우에).
2. 바로 누운 자세의 환자에게는, 아래턱을 들어올리고 환자 입의 오른쪽 속으로 후두경 날을 미끄러지듯 부드럽게 삽입하라. 후두경 날로 혀를 왼쪽으로 밀면서, 후두-덮개가 보일 때까지 후두경 날을 혀를 따라 아래쪽으로 "조금씩" 전진시켜라. 여기서 꼭 시행되어야 하는 중요한 핵심적 조작은, 후두경 날을 혀에 대고 반드시 앞쪽 (& 위쪽)으로 들어올리는 동작이다. 그래야만 후두-덮개가 위로 들리면서 성대가 여러분 눈에 들어올 것이다.
3. 후두경 날을 사용하여 혀와 후두-덮개를 위쪽 그리고 앞쪽으로 직선 방향으로 들어올려라. 후두경 날을 "지렛대처럼 돌리면서 드는" 동작은 흔히 범하는 실수인데, 이렇게 하면 치아 파열 및 다른 외상을 유발할 수 있다. 후두경 날은 본질적으로, 시술자가 성문 입구를 눈으로 직접 볼 수 있도록 시선을 가로막고 있는 혀와 후두-덮개를 들어올려 치우는 "갈고리"이다. 여기서 기억해야 하는 것은, Miller (직선) 날은 후두-덮개를 직접 들어올리기 위해 사용하고, 반면에 Macintosh (곡선) 날은 '후두-덮개 계곡'(vallecula)으로 삽입하여 후두-덮개를 간접적으로 들어올리기 위해 사용된다는 사실이다.
4. 일단 후두-덮개가 눈에 보이게 되면, 입-인두의 오른쪽을 따라 기관-내관을 밀어 넣어라. 성문 입구 (혹은 성대가 안 보여도 '모뿔연골'이라도 보이면)가 확인되면, 기관-내관이 성대를 지나 5cm 정도 깊이까지 더 들어가도록 통과시켜라. 환자 위쪽 앞니에 닿는 '기관-내관 표기 숫자'가 기관-내관 내경의 3배가 되도록 삽입해야 한다. 즉, 성인 환자에게 8.0mm 내경의 기관-내관을 사용하면, 24cm를 삽입해야 한다.
5. 기관-내관을 여전히 단단히 붙잡은 상태에서, 속심을 제거하고, 커프를 팽창시킨 다음, BV 기구를 연결하고, 기관-내관의 삽입 위치를 즉시 확인하라 (다음 단락에서 기술되어 있는 '즉시 확인하기 규약'대로 시행하라). 기관-내관을 계속 단단히 붙잡고 있는 것이 중요하다.
6. 적절한 O_2 농도와 일회-호흡량을 사용하여 폐환기를 시작하라. E_TCO_2 수준을 35~45mmHg 사이로 유지하라.

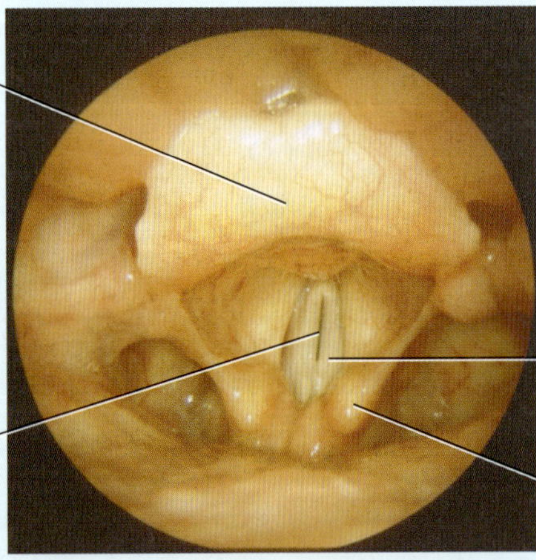

그림 7-21 기관-삽관의 지표들

- 호흡음이 청진됨 (뒤에서 설명).
- 환자가 (진정제와 근육-마비제를 투여 받지 않은 상태라면) 기침, 극렬한 저항, 혹은 몸을 뒤틀며 힘을 주는 현상을 나타냄. 주목: 만일 환자가 목소리를 내면 (성대에서 나오는 유성음이라면 그 어떤 종류의 소리라도), 기관-내관이 식도로 들어갔다는 절대적 증거이므로 기관-내관을 즉시 제거해야 한다.

자는 그의 오른손으로 방패-연골(후두)에 부드러운 압박을 가하면서 조작하여 성대가 눈으로 보이는 위치로 옮겨지도록 시도한다. 이 과정은 '외부 후두 조작'(ELM: external laryngeal manipulation)이라고 알려져 있다. 일단 후두가 보이는 위치가 확인이 되면, 조수에게 지시하여 조수의 손으로 방패-연골의 그 위치를 유지하도록 한 다음 처치제공자는 기관-내관을 통과시켜 삽입한다 (그림 7-22를 보세요).

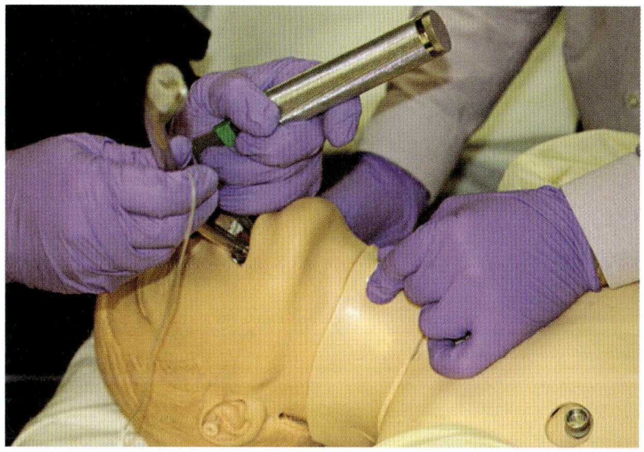

그림 7-22 외부 후두 조작(ELM). 방패-연골을 잡고, 후두를 이리저리 움직여서 성대가 더 잘 보이는 위치를 찾아라. *(사진 제공 Bob Page, BAS, CCEMT-P, NCEE)*

얼굴-대-얼굴 (마주보기) 기관-삽관

환자 머리 쪽 접근이 안 될 때 사용: 때로는 희생자의 위치 때문에 통상적 기관-삽관 방식을 시행하기 위한 환자의 머리 쪽으로의 접근이 허용되지 않는 경우도 발생할 수 있다. 이런 상황에서 적용하기 위한 '얼굴-대-얼굴 기관-삽관'('인디언 도끼 삽관법'이라고도 불림)이 오래 전부터 알려져 있었는데, 이는 또한 성공적으로 사용되어져 왔던 삽관법이다. 이 방법에서는, 응급처치 처치제공자가 환자와 마주 보는 위치에서, 대개는 곡선(Macintosh) 후두경 날을 사용하게 된다. 만일 가능하다면, 조수가 환자 경추의 중립 자세를 유지한다. 응급처치 처치제공자는 손으로 후두경을 잡을 때, 후두경 손잡이의 날 쪽이 엄지 쪽으로 오게 거꾸로 잡는다. 그러면 후두경 날을 혀를 "걸어 당기는" 갈고리처럼 쓸 수 있다.

시행 방법: 장비의 준비는 앞서 설명한 통상적 기관-삽관과 같다. 기계적 흡인 기구도 즉각 사용-가능하게 준비되어야 한다. 환자 입 오른쪽으로 삽입하여, 혀를 입 왼쪽으로 훑듯이 밀면서, 턱과 혀를 응급처치 처치제공자 자신 쪽으로 당겨서, 후두 구조물이 눈에 보이게 되면 기관-내관을 삽입한다.

적응증: 이 기법은 자동차 운전석에 갇혀 있는 경우처럼 앉은 자세의 환자에게 매우 효과적으로 적용할 수 있다. 하지만 기억해야 할 것은, 이런 상황에서는 SGA가 삽입하기에 더 쉬울 수도 있으며 또한 더 빠르게 삽입할 수도 있다는 사실을 염두에 두라. 또한, 병적 비만 환자에게 사용할 수도 있는데, 보통의 힘을 가진 응급처치 처치제공자는 이런 환자의 아래턱을 후두경 날로 앞쪽 및 위쪽으로 들어올리는 방식으로는 충분히 들어올릴 수가 없기 때문이다 (사람 팔은 들어올리는 힘보다 당기는 힘이 더 강하다).

기관-내관의 위치를 확인하기

기관-내관 위치 확인의 중요성: 기관-삽관에 수반되는 가장 큰 어려움들 중의 하나는 기관-내관이 기관 속 올바른 위치로 삽입되었는지를 확인하는 일이다. 식도 삽관이 되었는데도 이를 인식하지 못하면, 이 구명 술식의 치명적 합병증 중의 하나가 발생하는 것이다. 병원-전 상황에서 기관-삽관 시행의 어려움을 참작하더라도, 이 실수에는 변명의 여지가 없다. 이 실수로 인한 참사를 피하기 위한 모든 노력을 경주해야만 하며, 그

훑어보기 7-4 부지를 활용한 입-기관 기관-삽관

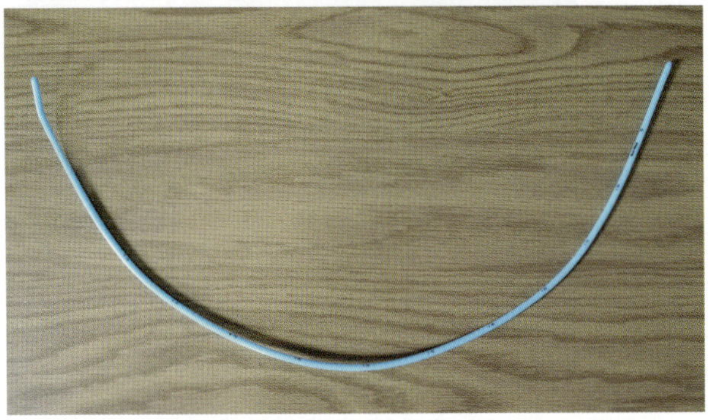

7-4-1 부지(bougie). *(사진 제공 Stanley Cooper, EMT-P)*

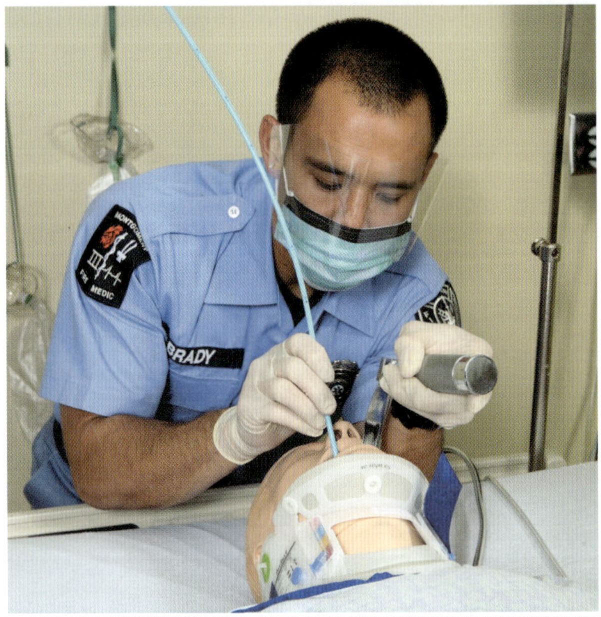

7-4-2 부지를 기관 속으로 삽입하기. *(사진 제공 Stanley Cooper, EMT-P)*

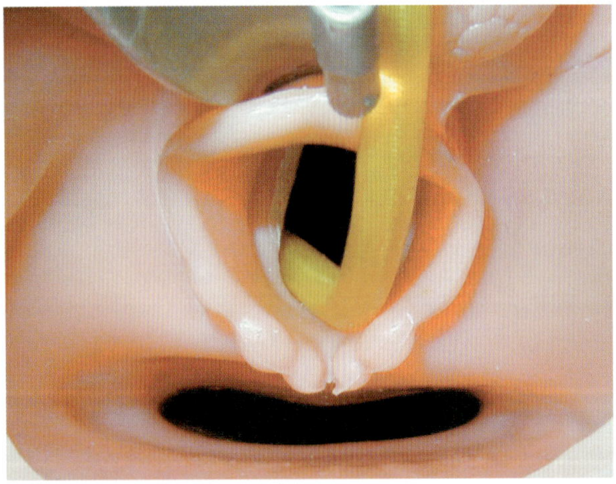

7-4-3 성대 사이로 성문 입구를 통과해 삽입되고 있는 부지. *(사진 제공 Roy Alson, PhD, MD, FACEP, FAEMS)*

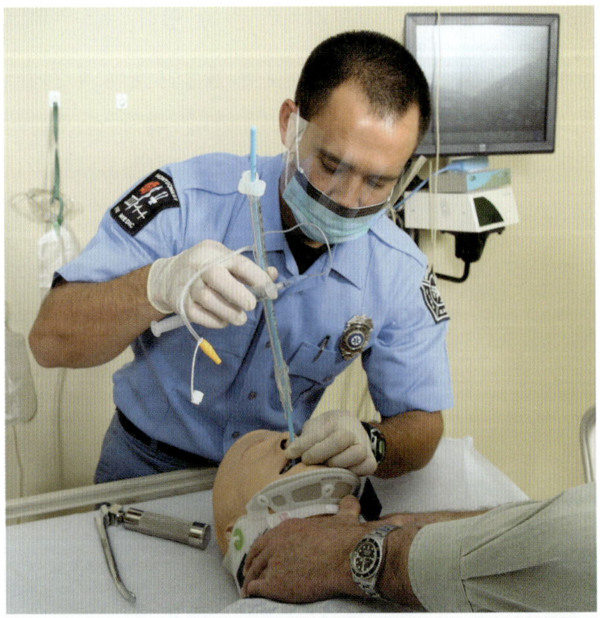

7-4-4 부지를 단단히 붙잡고 있으면서, 부지 위로 기관-내관을 덧씌워 미끄러지게 밀어 넣어 기관 속으로 삽입한다. *(사진 제공 Stanley Cooper, EMT-P)*

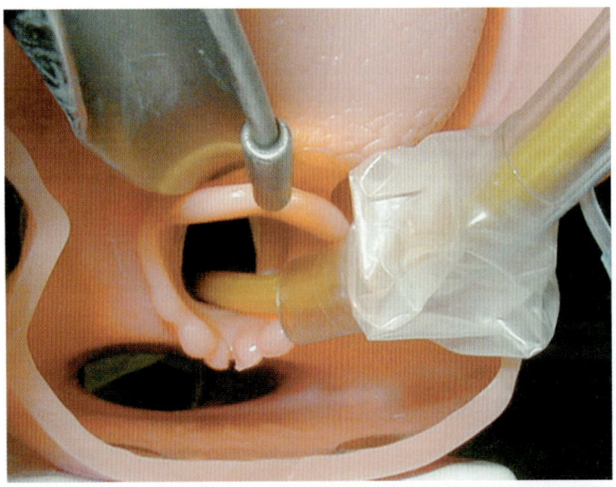

7-4-5 부지 위로 기관-내관을 덧씌워 미끄러지게 밀어 넣어 성대 사이로 통과시킨다. *(사진 제공 Roy Alson, PhD, MD, FACEP, FAEMS)*

술식 순서

기관-내관 위치 확인하기

1. 그림 7-23과 같이 3 부위에서 청진하라.
   a. 상복부 명치 부위-가장 중요하다, 아무 호흡음도 들리지 않고 조용해야만 한다.
   b. 오른쪽과 왼쪽 중간-겨드랑선. 호흡음이 동일한지 확인하여 오른쪽 주-기관지로 삽입되지 않았는지 확실히 히라.
2. 폐환기를 시행할 때의 가슴 움직임을 처음부터 끝까지 완전히 관찰하라.
3. CO_2 검출 기구 또는 식도 검출 기구(EDD. 흡인구형/주사기형)를 사용하여 기관-내관의 위치를 확인하라.
4. 맥박 O_2-측정기 수치 또는 환자의 피부 색깔 변화를 관찰하라. 또한 ECG 모니터에 어떤 변화가 있는지 관찰하라.

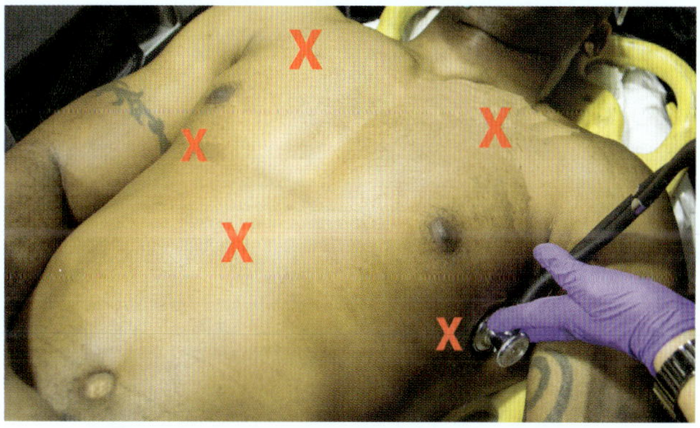

그림 7-23 '기관-내관의 위치 즉시 확인하기'를 시행할 때 청진해야 할 부위를 빨간색 ×자로 표기하였다. 여기에는 가슴 옆쪽과 앞쪽, 그리고 상복부가 포함된다.

위험성을 줄이기 위한 규약을 엄격히 준수해야만 한다. 응급처치 처치제공자는 기관-삽관 이후에도 조금도 방심하지 말고 입 또는 코에서 기관-내관 깊이 표식을 계속 주시해야만 하며, 혹시라도 기관-내관이 움직이거나 빠지지 않았는지 기관-내관을 끊임없이 재-평가해야만 한다. 기관-내관 위치를 지속적으로 확인한 다음에는, 적절한 양식의 문서에 이 내용을 기록해야만 한다.

위치 확인 규약의 불-완전성: 비록 기관-내관의 올바른 위치를 확인하는 가장 신뢰성 높은 방법은 기관-내관이 실제로 성문 입구를 통과하여 들어가는 것을 눈으로 직접 보는 것이지만, 사실 이 방법도 100% 확실하지는 않다. 사실 여러분이 들어가는 것을 보는 그 순간에만 신뢰할 수 있을 뿐이다. 기관-내관의 위치를 확인하고 감시하는 '황금표준 방법'은 '파형 호기말 CO_2 분압-측정기'를 사용하는 것이다 (나중의 설명을 보세요). 만일 여러분에게 호기말 CO_2 분압-측정기가 사용-가능하지 않다면, 다음의 규약들을 활용할 수 있지만 신뢰성이 100%는 아니다. 여러분이 이 규약들을 활용할 때, 기관-내관이 기관 내에 위치해 있음을 확인하는 방법으로 청진만을 사용하는 것은 "본질적으로 신뢰할 수 없는 특성"을 가진다는 사실을 인정해야만 한다.

올바른 위치 기관-삽관의 징후들: 기관-내관이 올바른 위치로 삽입되었음은 다음의 초기 징후들을 보고 추정할 수 있다:

- 기관-내관이 후두를 통과해 '먼-쪽'으로 들어갈 때, 후두-융기가 앞으로 이동함 (보이거나 만져짐).
- 매 폐환기 때마다 가슴이 적절하게 오르내림.

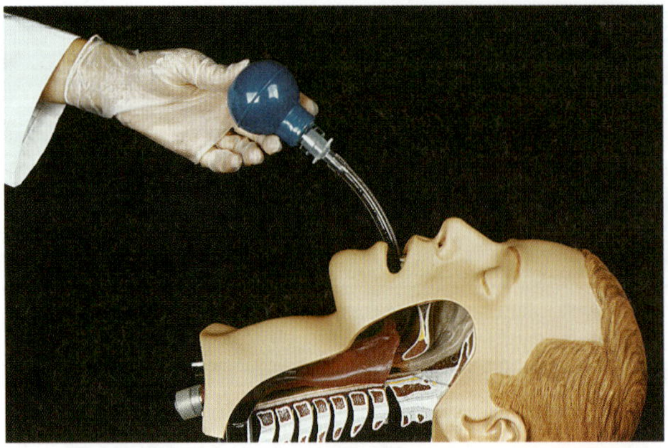

A

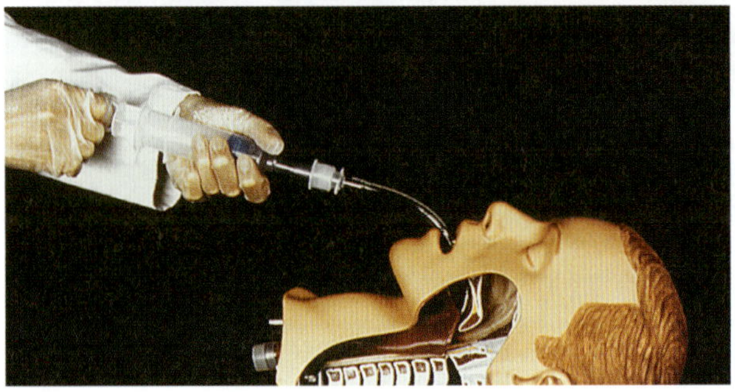

B

그림 7-24 A. 식도 삽관 검출 기구, 흡인구 형태. B. 식도 삽관 검출 기구, 주사기 형태

• BV 폐환기를 할 때 정상적 유순도를 보임. 주머니가 갑자기 힘없이 쉽게 "찌부러지지"도 않고, 오히려 어느 정도의 탄력이 있으면서 폐를 부풀리는데 저항이 느껴짐.

• 커프를 일단 부풀리고 난 후에는 기관과 커프 사이에서 공기가 새는 현상이 없음. 지속적으로 새면, 다른 방법으로 확인되기 전까지는 식도 삽관으로 간주해야 함.

• 호흡을 내쉴 때마다 삽입된 기관-내관의 내면에 김이 서림. 아주 신뢰성이 높은 소견은 아님.

위의 징후들을 확인한 다음, 올바른 삽관 위치를 입증하기 위해 다음의 술식들을 즉시 시행해야만 한다.

EDD보다는 CO_2 검출기를 선호: 기관-내관의 삽입 위치를 확인하는 용도로, 흡인구 또는 흡인 주사기와 같은 '식도 검출 기구'(EDD: esophageal detector device)가 사용되어 왔다(그림 7-24). 최근 연구들에 의하면, 이 기구들은 호기말 CO_2 분압-측정기보다는 신뢰성이 더 낮다. 기관-내관 위치를 최초로 확인하는 용도로 호기말 CO_2 분압-측정기는 이미 '황금 표준'이 되어버렸다 (이 기구는 기관-내관의 위치를 확인하는 최선의 방법이며, 또한 기관-내관의 위치를 지속적으로 감시할 수도 있다).

EDD를 사용한 기관-내관 위치 판정 방법: 이 흡인구형 검출기의 사용 방법은 다음과 같다: 흡인구를 눌러 찌부러뜨린 다음, 그 끝을 기관-내관의 15mm 연결구에 연결하라. 흡인구를 찌부러뜨린 손을 놓아라. 만일 기관-내관이 기관 속으로 삽입되었다면, 흡인구는 즉시 팽창될 것이다. 만일 기관-내관이 식도 속에 있다면, 흡인구는 계속 찌부러진 채로 있을 것이다. 만일 여러분이 주사기형 EDD를 사용한다면, 기관-내관이 기관 속으로 삽입된 경우에는 여러분이 주사기 피스톤을 쉽게 뒤로 잡아 뺄 수 있을 것이고, 반대로 기관-내관이 식도 속으로 삽입된 경우에는 주사기 피스톤을 뒤로 잡아 뺄 수 없을 것이다.

EDD 문제점: 흡인구 및 기타 EDD에 관한 문헌에서, 폐쇄성 기도 질환, 울혈성 심장 기능상실, 비만, 임신, 또는 오른쪽 주기관지 삽관이 된 환자는 폐 속 흡인될 공기 용적이 줄어있어서 '거짓-양성' (기관으로 삽관이 되었는데도 식도로 삽관된 것으로 보임)을 나타낼 수도 있음을 경고하고 있다는 사실에 주목하라. 일부 연구들에서는, 1세 미만의 영아와 심-정지 환자에게는 이 기구가 불량한 민감도를 보인다고 밝혔다.

CO_2 검출기의 사용: 또한 판매되는 CO_2 검출기들도 사용-가능한데, 기관-내관과 BV 기구 사이에 끼워 직렬로 연결하여 사용한다. 현재 3가지의 서로 다른 종류가 사용-가능하다: 정성적(비색) CO_2 검출기, 정량적 CO_2 감시기, 그리고 정량적 파형 CO_2 감시기 (이 감시기들에 대한 상세 설명은 다음에 나오는 "기관-내관 위치의 확인과 감시를 위한

호기말 CO_2 분압-측정기 사용하기" 편을 보세요).

정량적 CO_2 감시기의 장점: 기관-삽관을 시행한 직후 '기관-내관 위치 즉시 확인하기 규약'을 적용하라. 만일 여러분이 정량적 CO_2 감시기 또는 정량적 파형 CO_2 감시기를 사용하고 있다면, 이 기구들을 사용하여 기관-내관 위치를 계속해서 감시하는 일까지 할 수 있을 것이다. 만일 여러분이 이런 기구들 중 하나도 사용하고 있지 않다면, 수 분간의 폐환기를 시행한 다음에는 '기관-내관 위치 재-확인 규약'을 반복해서 시행하라. 그 이후에도 다음과 같은 경우마다 그 '재-확인 규약'을 반복하여 시행하라: 환자를 땅바닥에서 들것으로 옮긴 직후, 환자를 구급차에 실은 직후, 여러분이 ITLS 2차 조사와 ITLS 계속 검진을 수행할 때, 그리고 병원에 도착하기 직전.

의심이 들면 기관-내관을 즉시 제거: 앞의 규약을 시행하였음에도 기관-내관 위치가 여전히 의심이 들면, 후두경을 사용하여 직접 눈으로 확인하거나 기관-내관을 제거하라. 절대로 확인 없이 '추정적'으로 기관-내관이 올바른 위치에 있을 것이라고 판단하지 마라. 항상 확인하라. 그리고 이 규약을 세심하게 준수하였음을 기록으로 남겨라.

호기말 CO_2 분압-측정기를 사용하여 기관-내관 위치를 확인하고 감시하기

3종류의 호기말 CO_2 분압-측정기: 호기말 CO_2 분압-측정술은, 환자의 폐환기 상태를 평가하고 감시하는 임상적 평가 방법에 있어서 크게 개선을 이루게 해준 기술에 해당한다. 여러분이 다음 3가지 CO_2 분압-측정술 사이의 차이점들을 이해하는 것이 중요하다: ① 비색(=색 측정) 또는 정성적 CO_2 측정기 (단순히 E_TCO_2 검출만), ② 정량적 CO_2 분

술식 순서

기관-내관의 위치 재-확인하기

1. 그림 7-25에 표시된 부위들에서 청진하라.
   a. 상복부 명치 부위—아무 소리도 들리지 않고 조용해야만 한다.
   b. 오른쪽과 왼쪽 중간—겨드랑선
   c. 오른쪽과 왼쪽 폐—꼭대기
   d. 복장 패임—"기관"음이 이 부위에서 잘 들려야만 함
2. 인공 폐환기를 시행하면서, 가슴의 움직임을 처음부터 끝까지 완전히 관찰하라 (과거에는 파일롯 풍선을 반복해서 누르면서, 복장 패임 부위에서 촉진하여 불룩불룩하는 커프 파동을 느껴 확인하기도 하였다.).
3. CO_2 검출기 (또는 지역 규약에서 허용한다면 흡인구 등)와 같은 보조 기구를 사용하여 기관-내관 위치를 확인하라.

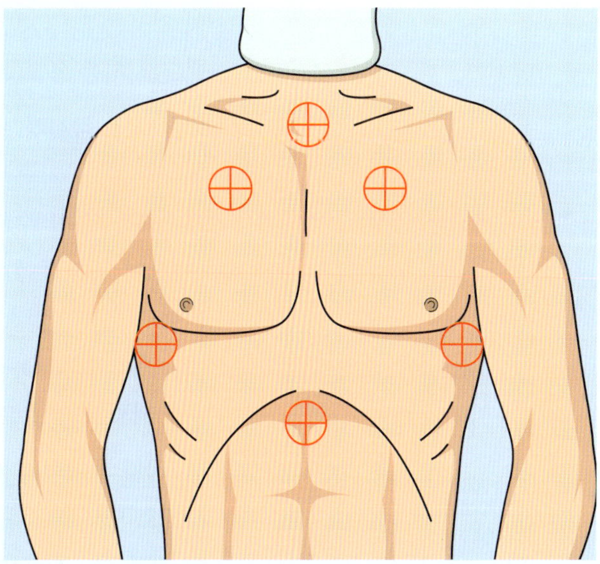

그림 7-25 기관-내관의 위치를 재-확인할 때 청진해야 할 부위들.

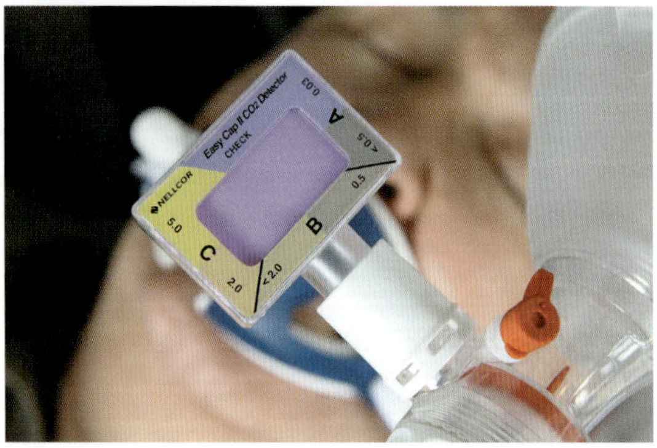

그림 7-26 비색 CO_2 검출기 *(사진 제공 Nellcor Puritan Bennett LLC, Boulder, Colorado, Covidien으로도 영업 중)*

압-측정기 (파형이 아닌 수치로만 보여줌), 그리고 ③ 파형 CO_2 분압-측정기 (가장 유용하고 진단적 가치가 높음).

비색 CO_2 검출기: 비색 CO_2 검출기 (정성적 CO_2 분압측정기)는 E_TCO_2를 검출하도록 고안된 단순한 기구이다 (그림 7-26). 이 기구는 CO_2 양을 정확하게 측정하지 않는다. 이 기구의 전형적 형태는 특수한 '리트머스 종이' 조각을 내장하고 있어서, 일정 농도 이상의 CO_2를 만나면 이 종이가 보라색에서 노란색으로 색깔 변화를 일으킨다. 기관-내관 위치 확인 목적으로 이 기구를 사용할 때, 여러분은 다음 사항을 반드시 알고 있어야 한다:

- 쇼크나 심-정지와 같이 '혈액-관류가 불량한 상태'에서는 정확하지 않을 수 있다, 왜냐하면 폐로 돌아오는 CO_2의 양이 아주 소량에 불과하기 때문이다. 이런 환자들에게는 다른 종류의 확인 기구가 필요하다. 심-정지의 경우에는, 이 기구를 환자에게 사용하는 시점에서 '가슴 압박술이 효과적으로 잘 시행되는 중' (=혈액-관류가 유발되는 상황)이라면 가장 좋은 결과를 얻을 수 있다.
- 위장에 갇혀있던 CO_2가 식도를 통해 나와 이 기구의 색깔을 변화시킬 수도 있으므로, 위장 유래 CO_2를 깨끗이 씻어내기 위해서는 6회의 폐환기가 필요하다. 기관-내관이 기관 속에 있는 것으로 확인하려면, 6회의 BV 기구 폐환기를 시행한 이후에 판정할 필요가 있다.
- 만일 이 기구가 위장 내용물, 혈액, 분비물, 또는 날숨 습기에 의해 젖게 되면, 정확하게 작동하지 않는다.
- 일단 기관-삽관이 되었음이 확인되면, 기관-내관 위치 확인 용도로는 이 기구를 간헐적으로 붙였다 뗐다 하며 사용할 수 있다. 왜냐하면, 수 분 이상 CO_2에 계속 노출시키면, 이후에는 CO_2 없이도 계속 노란색을 보일 것이기 때문이다.
- 이 기구는 E_TCO_2만 검출하는 것이지, 정량적 측정은 제공하지 않는다. 또한 폐환기를 감시하는 용도로 사용할 수도 없다.

정량적 CO_2 감시기: 정량적 CO_2 감시기는 실제로 '날숨 속에 있는 CO_2의 양' (E_TCO_2)을 측정한다. 이 기구는 CO_2를 단순히 검출만하는 기능에 더해서, 폐환기의 적절성을 감시하는데 사용될 수도 있으며, 또한 폐쇄성 머리 손상과 같이 혈중 CO_2 농도 유지가 매우 중요한 환자들에게 처치 제공자가 E_TCO_2 수치를 정확하게 "적정"할 수 있게 도움을 줄 수도 있다. '정량적 CO_2 감시기'는 연속적 파형 없이 E_TCO_2 측정치를 수치로만 보여준다. 종종 맥박 O_2-측정기와 결합된 형태의 장비로 만들어진다. 만일 이 장비를 기관-내관 위치 확인 용도로 사용한다면, 다음의 제한점들을 잘 알고 있어야 한다:

- 심-정지 환자는 E_TCO_2가 낮을 것이며 흔히 <20mmHg인데, 얼마나 오래 심-정지 상태로 있었느냐와 심폐소생술 노력이 얼마나 효과적이냐에 따라서 달라진다.
- 이 기구로도 식도 CO_2가 검출될 수 있다. 따라서 폐에서 유래된 CO_2 (기관-내관이 기관 속으로 삽입 위치)임을 실제로 확인하기 위해서는 먼저 6회의 폐환기를 먼저

시행할 필요가 있다.

- 심-정지의 경우, 이 기구를 사용하는 동안에 우수한 품질의 가슴 압박술을 계속 시행하였을 때 최선의 결과가 얻어진다.

정량적 파형 CO_2 감시기: 정량적 파형 CO_2 감시기는 궁극적인 '기관-내관 위치 확인 기구'이어서, 수술실과 많은 EMS 기관들의 표준 처치 장비가 되었다. 이 기구는 E_TCO_2를 검출하고 값을 측정할 뿐만 아니라, 진단적 의미를 가지는 파형까지 제공한다. 이 E_TCO_2 파형의 모양을 보고 기관-내관의 삽입 위치를 확인할 수 있는데, 심지어 환자의 혈액-관류가 불량한 상태에서조차도 확인할 수 있다. 이 파형은 실제 폐환기가 시행된 후 2초 안에 모니터 화면에 나타날 것이다. 더구나, 이 기구는 기존의 심전도 감시 장치에 내장될 수도 있어서, 여러분은 심전도와 함께 CO_2 파형과 값을 감시할 수 있을 것이다 (그림 7-27). 또한 이 장비를 사용하면 시간 및 날짜가 찍혀있는 파형 기록지를 실시간으로 인쇄해 낼 수도 있어서 정확한 기관-삽관을 입증하는 확실한 문서를 제공받을 수도 있다.

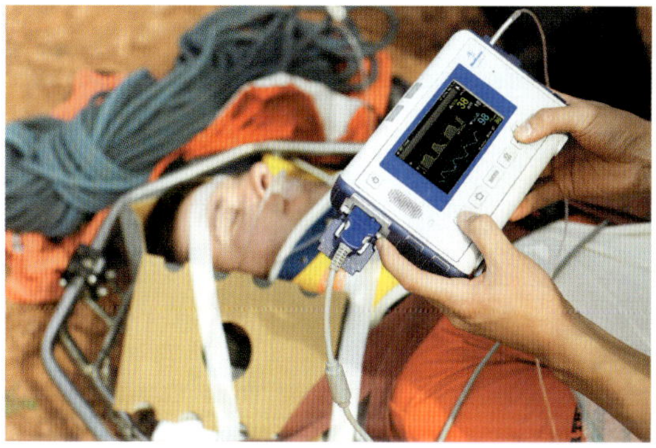

그림 7-27 매바 산소-측정기와 결합된 형태의 정량적 파형 CO_2 감시기 *(사진 제공 Nellcor Puritan Bennett LLC, Boulder, Colorado, Covidien으로도 영업 중)*

호기말 CO_2 분압-측정기는 기관-삽관을 시행 받지 않은 환자들에게도 다른 용도로 사용되는데, 예를 들면 혈액-관류 감시기, 기도 감시기, 및 폐환기 감시기로서의 기능 등이 이 용도에 포함된다.

정량적 파형 CO_2 감시기의 한계: 기관-내관 위치 확인 용도로 정량적 파형 CO_2 감시기를 사용할 때, 여러분은 반드시 다음의 제한점들을 알고 있어야만 한다:

- 다른 CO_2 검출 기구들과 마찬가지로, 낮은 혈액-관류 상태에서는 낮은 CO_2 수치를 보일 것이며 따라서 작은 파형을 나타낼 것이다 (그림 7-28). 심-정지 상태에서는, 평가될 수 있는 크기의 파형이 나오게 하려면 반드시 우수한 품질의 가슴 압박술이 시행되어야만 한다. 그래야만 파형의 크기가 커질 것이다.
- 심전도 모니터와 연계해서 이 기구를 함께 사용하기 위해서는, 기관-삽관을 시도하기 전에 미리 모니터 화면에 파형이 나올 수 있도록 조작해 두어야 한다. (모니터 기종에 따라 다르지만) 장비를 예열(warm-up)하는데 10~30초가 소요되므로, 만일 기관-삽관 시행 후에 이 기능을 활성화시킨다면 그 시간만큼 지연될 것이다. 가장 좋은 방법은 감시 장치를 결 때 정량적 파형 CO_2 감시기 기능이 같이 켜지도록 '기본값'으로 설정해 두는 것이다.

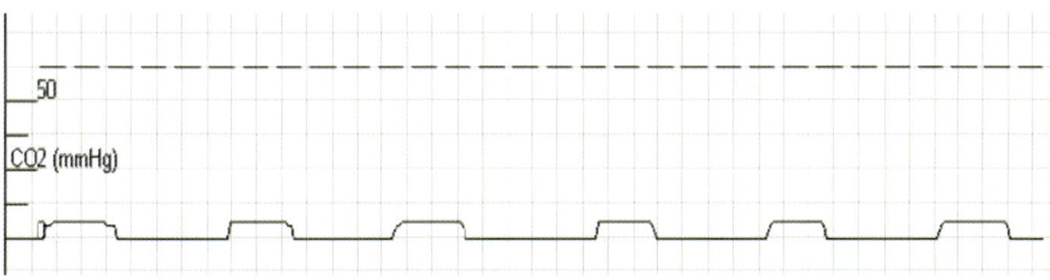

그림 7-28 정량적 파형 CO_2 감시기의 작은 파형은 불량한 혈액-관류 상태를 의미한다.

술식 순서

파형 CO_2 감시기를 사용하여 기관-내관 위치를 확인하고 감시하기

1. 기관-삽관에 필요한 모든 장비들을 준비하라. 모니터를 켜고 CO_2 감시기 필터선 또는 전선을 모니터에 연결하라 (이 과정은 CO_2 감시기 기종에 따라 다를 것이다). 의도하지 않은 과다-폐환기를 방지하기 위하여, 기관-삽관 시도 전의 '사전-O_2 공급' 동안에 CO_2 감시기를 적용하고 '기본선 파형 또는 수치'를 기록해 둘 것을 권장한다.
2. 기관-내관을 삽입하고 커프를 부풀려라. 심-정지의 경우에는, 이 술식을 수행하는 동안에도 가슴 압박을 중단해서는 절대로 안 된다.
3. CO_2 감시기 기도 연결관을 기관-내관에 연결하라. 그런 다음 BV 기구를 이 기도 연결관에 연결하라 (그림 7-29).
4. 환자에게 폐환기를 제공하면서, 파형을 관찰하라. "사각형" 모양으로 나와야 기관 속으로 삽관된 것으로 확인할 수 있다(그림 7-30). 만일 가능하면 (문서로 보관하기 위해), 그 파형을 인쇄하라. 만일 파형이 존재하지 않거나, 이상한 모양 또는 불규칙한 파형 모양을 보인다면, 기관-내관이 식도나 하-인두에 위치하고 있을 가능성이 있다.

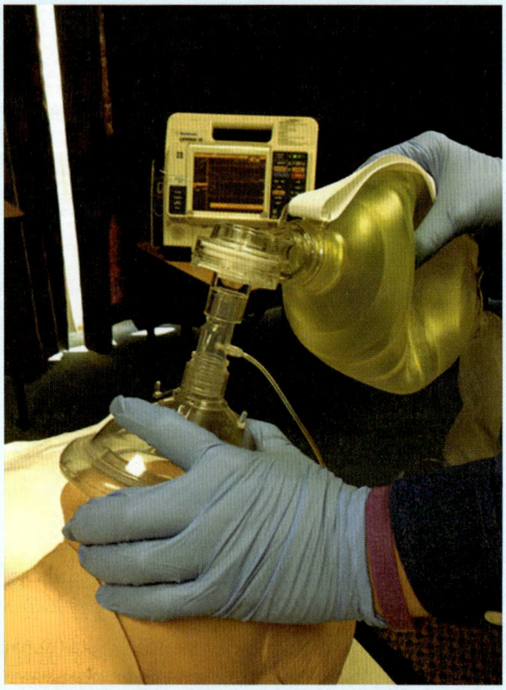

그림 7-29 마스크와 BV 기구 사이에 CO_2 감시기 기도 연결관이 끼워져 있다. 이렇게 하면 계속적 측정이 가능하므로 폐환기-저하 및 과다-폐환기의 위험을 줄일 수 있다. *(사진 제공 Bob Page, BAS, CCEMT-P, NCEE)*

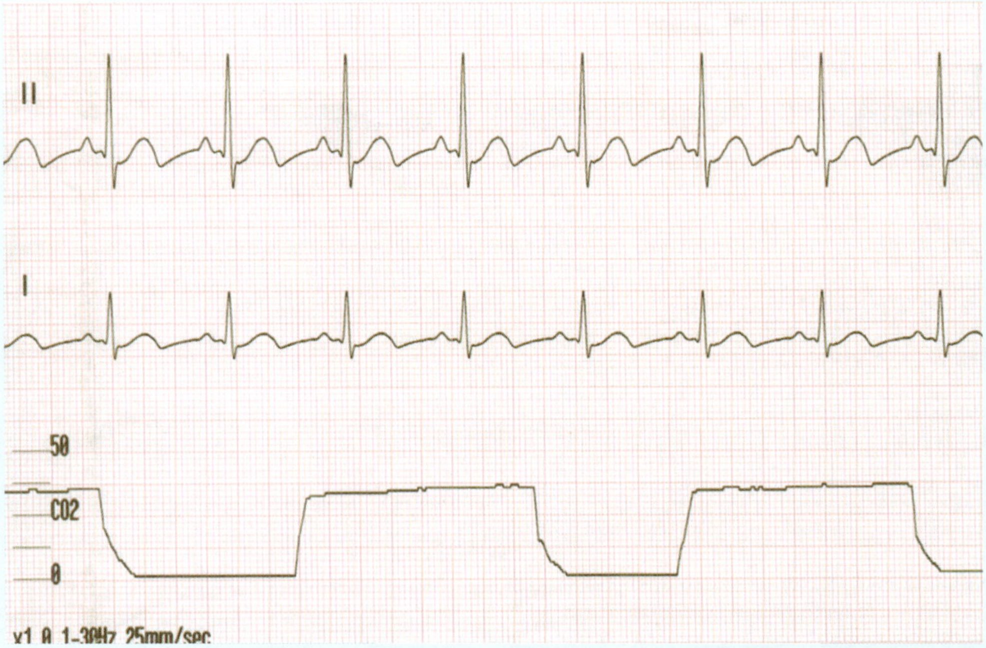

그림 7-30 "사각형" 파형이 정상이다.

술식 순서 *(계속)*

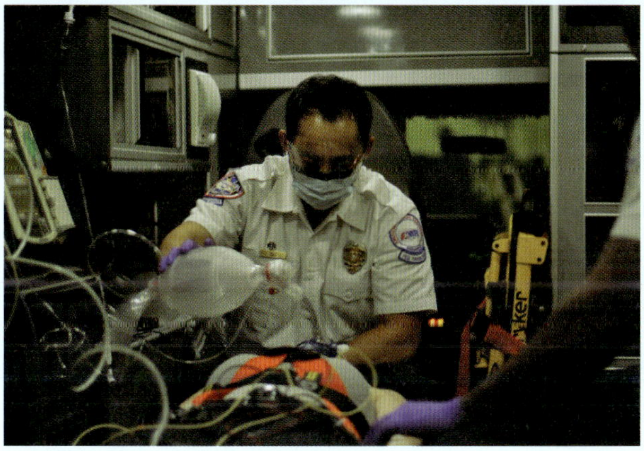

그림 7-31 기관-삽관이 된 환자 감시하기

5. 양쪽의 중간-겨드랑선 부위를 청진하여 호흡음을 들어보라. 오른쪽만 크게 들리면 오른쪽 주-기관지로 삽입된 것이다.
6. 기관-내관을 고정하고, 이송 도중에 계속하여 파형을 감시하라. 의도하지 않은 폐환기-저하 또는 과다-폐환기를 피하려면, E_TCO_2 수치를 세심하게 관찰하라 (그림 7-31).
7. 수용 의료기관에 도착하면, (만일 사용-가능하다면) 파형을 한 번 더 인쇄하여 이송 종료 시점까지 환자의 기관-내관이 올바른 위치에 있었음을 입증하고 그 기록을 의료진에게 제공하라.
8. 여러분의 출동 기록지에, 성대를 직접 눈으로 확인하였는지 여부를 기록하고, 파형 기록지를 첨부하라. 또는 만일 여러분의 EMS 체계에서 '전자 환자 처치 기록' 장치를 사용한다면, 그 자료를 업로드 하라. 그리고 양쪽 호흡음이 동일했다는 사실도 기록하라.

SGA 삽입 환자에게도 적용 가능: 호기말 CO_2 감시기는 King Airway, LMA, Combi-tubes와 같은 SGA에도 사용할 수 있다. 동일하게 이 SGA가 제 위치에 삽입되었는지 확인하고, 이 기구를 통한 폐환기 상태를 감시하는 용도로 사용된다.

감시기 작동 중에 발생한 문제의 해결

- *파형이 완전히 없어짐*: 무호흡, 또는 기관-내관이 빠지거나 막힘, 또는 커프 주변으로 공기 유출이 되고 있을 수도.
- *파형 및 수치가 점점 작아짐*: 과다-폐환기 (폐환기의 빈도와 깊이를 확인하라) 또는 혈액 관류-저하 (쇼크 또는 맥박 소실). 기억하라, 기관-삽관이 된 환자에게는 과다-폐환기를 시행하기가 매우 쉽다는 사실을. 왜냐하면 BVM 폐환기는 무의식 중에 더 자주 더 많이 쥐어짜게 되기 때문이다. 혈액-관류 저하가 있으면 저-탄산증이 동반될 것으로 예견된다. 하지만 드물게 혈액-관류 저하 상태임에도 E_TCO_2 수치가 정상이거나 높은 경우도 볼 수 있을 것이다.
- *"쿠라레 갈라짐"(curare cleft)이 동반된 파형*: 파형의 기복에 주목하라. 이것은 신경-근 차단제에 의해서 마비된 횡격막이 신경-근 차단제의 효과로부터 회복하기 시작함을 의미한다. 이 징후가 보이면, 여러분은 경계심을 가지고 이 환자에게 아마도 진정제의 추가 투여가 필요할 것으로 생각해야 한다 (그림 7-32).

기관-내관 고정하기

기관-내관 전담 처치제공자를 배정: '기관-내관 고정하기'는 좌절감을 주는 작업이 될 수 있다. 즉, 애써 잘 하려고 노력해도 실패하기 쉽다. 이 작업에는 손을 상당히 미세하

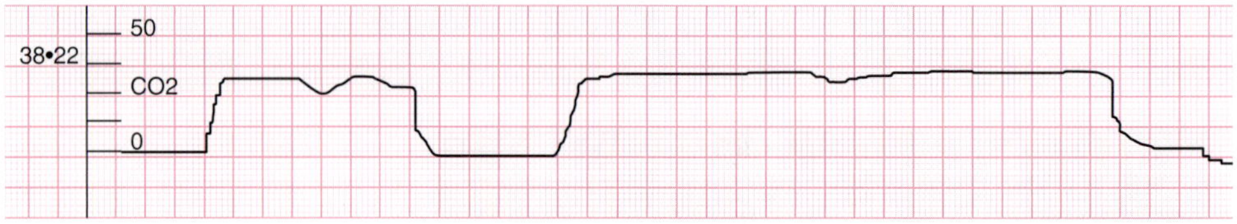

그림 7-32 '쿠라레 갈라짐'을 보여주는 CO_2 감시기 파형. 이것이 감시 화면 위에서는 보이지 않을 수도 있으니, 파형을 인쇄하는 것이 중요하다. *(사진 제공 Bob Page, BAS, CCEMT-P, NCEE)*

게 움직여야 할 필요가 있어서 여러분이 손재주가 없는 사람처럼 보일 뿐만 아니라, 폐환기, 환자 운반, 또는 구출 시도 등이 수행되고 있는 동안에 같이 이 작업을 수행하게 되므로 잘하기가 어렵기도 하다. 다음의 사실을 꼭 기억하라: "사람 손으로 잡아서 고정하는 것보다 더 좋은 고정 방법은 없다." 말하자면, 한 명의 응급처치 처치제공자 (제2구조자)를 이 업무에 전담으로 배정하여, 그가 책임지고 기관-내관을 단단히 붙잡아 고정하여 기도 속의 안쪽으로 또는 바깥쪽으로 움직이지 않도록 확실히 해야 한다는 의미이다. 기관-내관을 놓치면 참혹한 결과를 초래할 수 있다, 특히 환자로의 접근이 상당히 어렵거나 기관-삽관을 다시 성공시키기가 어려운 상황에서는 더욱 그렇다.

기관-내관 고정 실패의 나쁜 효과: 기관-내관을 위치에 잘 고정하는 것은 다음의 3가지의 이유로 중요하다. 첫째, 기관-내관이 잘 고정되지 않아 기관 속에서 많이 움직일수록 더 많은 기관 점막 손상을 유발할 것이며 '기관-삽관-후 합병증들'을 증가시킬 수 있다. 둘째, 기관-내관이 움직이면 환자를 자극하여 기침 또는 몸에 힘주기를 유발함으로써, 심혈관계 및 두개내 압력 상승으로 이어질 것이다. 이것은 환자에게 유해한 효과를 줄 수 있다. 셋째, 가장 중요한 것으로, 기관-내관이 견고하게 고정되지 않으면 병원-전 상황에서는 기관-내관이 빠져나오면서 기도 확보 상태를 상실할 위험성이 더 커진다는 것이다.

반창고를 사용한 기관-내관 고정: 기관-내관을 다음의 3가지 방식으로 고정할 수 있다: 반창고, 면을 직조해서 만든 배꼽 띠(umbilical tape), 또는 판매되는 기관-내관 고정기. 반창고를 사용하여 기관-내관을 고정하는 것은 편리하고 비교적 쉽지만, 항상 효과적이지는 않다. 빗물, 혈액, 기도 분비물, 혹은 구토물 등으로 젖은 피부에는 반창고가 잘 들러붙지 않는 문제가 종종 발생한다. 반창고를 사용하여 고정할 경우에는, 다음의 몇 가지 원칙을 따라야만 한다:

- 환자가 기관-내관을 무는 것을 방지하기 위해서 깨물기-방지기 (또는 OPA)를 삽입하라.
- 얼굴 피부에 반창고가 더 잘 적절히 들러붙도록 확실히 하기 위해, 환자의 얼굴을 건조시키고 벤조인 팅크제(끈끈액)를 발라라.
- 반창고로 기관-내관을 고정할 때, 반창고의 양 끝을 환자의 목 뒤를 완전히 돌려 감아 서로 만나도록 붙여라. 목을 움직이지 않게 하라. 바깥 목-정맥(ext. jugular v.)을 막을 정도로 너무 조이게 묶지 마라. 다른 방식으로서, 반창고로 기관-내관을 '위턱'에만 부착하여 고정할 수도 있다.
- 기관-내관을 입의 한 쪽 가장자리에 고정하라. 입의 정중선이 아니다.

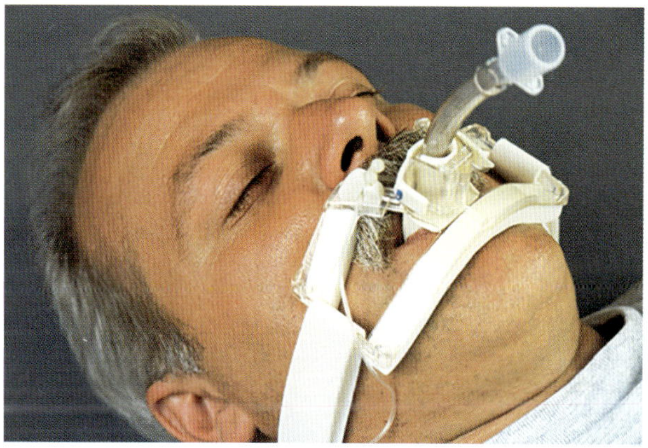

그림 7-33 판매되는 기관-내관 고정기

기관-내관 고정기를 사용한 기관-내관 고정: 기관-내관을 제 위치에 고정하는데 반창고를 사용하면 위와 같은 어려움들이 있기 때문에, 판매되는 기관-내관 고정기를 사용하는 것이 더 나을 수도 있다. 이 고정기는 기관-내관을 붙잡는 플라스틱 고정 장치 (이것은 저작 방지기 역할도 같이 담당)를 띠를 사용하여 단단히 고정하도록 만들어져 있다 (그림 7-33).

목 운동 제한 필요: 환자의 머리를 굽히거나 젖히면 기관-내관을 기도 안팎으로 2~3cm 정도 움직이게 할 수 있으므로, 기관-내관이 삽입된 모든 환자에게는 머리와 목이 움직임을 제한하는 것이 좋은 처치법이다 (이것은 어린이에게는 훨씬 더 중요하다). 만일 경추 손상의 위험성 때문에 이미 척주 운동-제한을 받고 있는 환자라면, 목의 굽힘 및 젖힘에 대한 우려가 확실히 적어진다.

약물-보조 기관-삽관(DAI: drug-assisted intubation)

DAI의 정의 & 목적: 다른 용어로 '의약-보조 기도 관리'(MAAM: medication assisted airway management) 또는 '빠른 연속 삽관'(RSI: rapid sequence intubation)라고도 알려져 있는 '약물-보조 기관-삽관'(DAI)은 환자를 진정시키고 이완시키는 약물들을 사용함으로써 기도 속을 더 잘 볼 수 있게 만들어 기관-삽관 성공률을 높이는 기법이다. 하지만, 자발호흡이 있던 환자를 약물로 무호흡 상태로 만들기 때문에, 응급처치 처치제공자가 환자를 대신하여 환자의 기도를 확보하고 폐환기를 제공해 주어야만 한다. 미국의 모든 EMS 체계들이 다 기관-삽관을 보조할 목적으로 근육-마비제를 사용하는 것을 허용하고 있지는 않으며, 대신 진정제만 활용하기도 한다.

기도 확보 실패=예방-가능 외상 사망의 선행 사망 원인: 외상 환자의 기도를 적절히 관리하는 것의 중요성은 아무리 강조해도 지나치지 않다. 기도 확보 실패는 아직도 조기 예방-가능 외상 사망환자들의 '선행 사망 원인'이며, 외상 환자에게 저-산소증이 동반되면 치료 결과가 악화된다는 사실은 잘 알려져 있다. 특히 폐쇄성 머리 손상 환자들에게는 더욱 그러하다. 적극적 기도 관리의 적응증들과 기도 관리 선택 방법들에 대해서는 제6장에서 충분히 다루었다. 모든 응급처치 처치제공자들은 제6장과 제7장의 내용들을 익숙하게 알고 또한 설명된 처치들을 실제로 적용할 능력을 갖추고 있어야만 한다.

EMS에 처음에는 DAI가 허용 않됨: EMS가 최초로 기관-삽관을 시행할 수 있는 권한을 부여받았을 때에는 실제로는 "사망한" 환자, 즉 자극에 반응도 없고 호흡도 없는 환자에게만 시행하는 것이었다. 현장에서 기관-삽관이 필요한 모든 환자들이 다 이 상황에 맞는 것은 아니었다. 그래서 격렬히 동요하는 환자, 반항하는 환자, 또는 기도 외상이 있는 환자들에게 기도 처치를 하려면 그들의 상태가 악화되어 무-반응 상태로 될 때까지 기다려야만 했다.

현장 기관-삽관은 모두 '곤란 기도'에 해당: 기억해야할 중요한 점은, 현장에서 시행되는 모든 기도 관리는 '미국 마취과 학회'(ASA)가 정한 '곤란 기도'의 정의를 실제로 충족한다는 사실이다. 따라서 응급처치 처치제공자는 반드시 자신의 도구함에 외상 환자의 기도 처치에 사용-가능한 여러 가지 종류의 도구들을 함께 보유하고 있어야만 한다.

현장 기관-삽관 시도의 유해성: 적극적인 기도 관리가 필요한 환자인데 '격렬히 동요하거나 반항하는 경우'와 같은 문제들을 처리하기 위해서 EMS가 DAI를 활용해온지는 벌써 여러 해가 지났다. 구식 용어인 '빠른 연속 삽관'(RSI)은 잘못된 용어인데, 왜냐하면 이 술식은 실제로 그렇게 빠르게 진행되지 않기 때문이다 (그림 7-34). 이런 이유로 '빠른 연속 삽관'의 현장 시도는 현장 체류 시간을 연장시킴으로써 오히려 환자 치료 결과에 악영향을 미칠 수 있다. 결정적으로 중요한 필요성이 있지 않다면, 이 술식은 현장이 아닌 이송 도중에 시행되어야만 한다. 특히 이송 시간이 짧은 도시 환경에서는, 기관-삽관과 같은 '결정적 기도 확보술'의 필요성은 다른 기도 확보 방법들의 활용 가능성 및 현장 체류시간에 미치는 악영향 등에 비추어 어느 쪽이 더 유리한지 잘 가늠해보아야만 한다.

진정제/마약성 진통제/근육-마비제의 투여: 마취과 의사가 사용하는 '빠른 연속 삽관' 술식을 금식이 안 되어 있는 응급 환자용으로 변형한 술식인 DAI 기법을 사용하면 (진정제와 근육-마비제를 급속히 투여함으로써), 응급처치 처치제공자는 기도 흡입의 위험성을 최소화하면서도 기관-삽관 성공 가능성을 현저히 높인 환자 상태를 얻을 수 있다. 일부 지역들에서는 근육-마비제의 사용은 허용되지 않으며, 기관-삽관 상태를 얻기 위하여 벤조다이아제핀과 아편계 마약이 같이 투여된다.

엄격한 QI 프로그램이 필요: EMS 요원들에게도 DAI 방법을 효과적으로 가르칠 수 있으며, 이들이 DAI를 배운 후 현장에서 잘 적용할 수 있음을 입증한 연구들이 다수 발표되어 있다. 하지만 다른 연구들에서는 이 술식을 시행하는 동안에 저-산소증을 연장시킬 잠재성이 확인되었고, 따라서 이 술식 동안에는 반드시 맥박 O_2-측정기를 빠짐없이 적용하여 기록해야만 하며 또한 기관-삽관 시간, 환자 O_2 공급 상태, 및 현장 체류시간을 감시하는 엄밀한 '품질-개선(QI) 프로그램'이 반드시 같이 시행되어야만 한다.

DAI 적용 현장 요원의 자격: 실제 DAI 기법은 아주 간단하다. EMS 요원에게 어려운 부분은 DAI를 적용하면 안 되는 환자를 식별해내는 일이다. 여러분이 기도 관리를 하면서 할 수 있는 최악의 행동은 '자발적으로 호흡을 하고 있는 환자'를 DAI로 무호흡 상태로 만들어서 "기관-삽관도 할 수 없고 폐환기도 할 수 없는 상태"로 빠뜨리는 것이다. DAI를 활용하는 모든 요원들은 여러 '성문-위 기도유지기' 중의 하나 이상을 익숙하게 사용할 수 있어야만 하며, 또한 도저히 기관-삽관도 할 수 없고 폐환기도 할 수 없는 환자라면 '반지-방패막 절개술'을 시행할 수도 있어야만 한다.

DAI 우선 적용 금기: 마지막으로 (하지만 가장 중요한 것은), 모든 EMS 요원들은 BVM 기구만을 사용하여서도 기도와 폐환기를 잘 유지할 수 있어야만 한다. '기본 생명 유지술'(BLS)이 '전문 생명 유지술'(ALS)보다 먼저 시행되어야 하고 또 더 중요하다는 사실을 기억하라. 일부 EMS 처치제공자들은 DAI와 심지어 기관-삽관까지도 그것을 시행한 실적을 명성의 척도로 생각하는 잘못을 저지르고 있다. DAI는 단지 기도 관리 용도로 사용-가능한 여러 도구 및 방법들 중의 하나일 뿐이다. 진짜 비결은 여러분의 환자에

근육-마비제를 사용하는 '약물-보조 기관-삽관' 규약의 예

미국 North Carolina
EMS 환자 처치 치료국
NC 응급의학회에서 개발한 규약
www.NCEMS.org/protocols 5/17 개정판

DAI 적응증
- 기도 보호를 실패함
- O_2 공급을 할 수 없음
- 폐환기를 할 수 없음
- 기도 폐쇄가 임박함

- **100% O_2로 사전-O_2 공급을 시행**
- IV/IO 경로 확보
- 기도 확보 장비 조립/점검
- 흡인 기구
- 대체용 기도유지기 기구들
- 심전도 감시 장치
- 맥박 O_2-측정기

저산소증? 또는 저혈압? 또는 공격적?

예 →

- **저산소증 교정**
- **저혈압 교정**
- **기도 관리**
  Ketamine 1.5~2 mg/kg IV/IO
- **기도 확보가 필요한 공격적 환자**
  Ketamine 300~400 mg IM 또는
  Ketamine 1.5~2 mg/kg IV/IO

아니오 ↓

진정제
- Etomidate 0.3 mg/kg IV/IO 또는
- Ketamine 1.5~2 mg/kg IV/IO
- Propofol 1.0~1.5 mg/kg IV/IO

근육-마비제
- Succinylcholine 1.5 mg/kg IV/IO 또는
- Rocuronium 1 mg/kg IV/IL

필요하면, 2회 반복할 수도

- **기관-삽관 시행**
- 검진 및 호기말 CO_2 분압-측정기 (파형이 더 좋음)로 기관-내관 위치 확인
- 기관-내관 고정
- NG관 삽입을 고려

이송 중
진정과 근육-마비를 유지하라.

진통제
- Fentanyl 1~2 mcg/kg (최대 1회 100 mcg 까지)
- Morphine 0.1 mg/kg (최대 1회 10 mg까지)

진정제
- Midazolam 0.2 mg/kg (최대 1회 3 mg까지)

근육-마비제
- Rocuronium 1 mg/kg IV/IO 또는
- Vecuronium 0.1 mg/kg IV/IO

만일 최초 기관-삽관 시도가 실패하면, 조정을 한 다음 다시 시도하라.
이때 장비 조정에 더하여 처치제공자의 행동 변경도 고려하라:
- 다른 후두경-날 사용
- 다른 내경 크기의 기관-내관 사용
- 외이도와 복장뼈 파임을 일치되게 배열 (자세 교정)
- 머리 자세를 변경
- ELM 술식을 적용하는 것을 고려
- 성문-위 기도유지기 사용을 고려

주목: 이 규약은 예시로 제시하는 것일 뿐이며 지역 관계기관의 허락 없이 시행해도 된다고 승인하는 것이 결코 아니다. 사용 약물의 선정은 지역 의료지도 의사와 법규에 의해서 결정된다.

그림 7-34 약물-보조 기관-삽관의 단계들

어린이 환자와 석시닐콜린을 반복해서 투여 받는 성인 환자에게는 0.1mg/kg의 아트로핀의 투여가 필요하다고 느낀다. 어린이 환자에게 브로슬로우 띠(Broselow™ tape) 또는 HandTevy™ 체계와 같은 '키-기반 체계'를 사용하면 약물 투여 용량 실수를 줄일 수 있다는 사실을 기억하라. 석시닐콜린과 같은 탈분극성 근육-마비제는 '근육-부분 수축'을 유발할 수 있는데, 이는 환자에게 불편감을 줄 뿐만 아니라 두개내압과 안구내압을 올릴 수 있다. '근육-부분 수축'를 방지하기 위하여, 베큐로니움(0.01mg/kg 체중)과 같은 비-탈분극성 근육-마비제를 석시닐콜린을 투여하기 3분 전에 투여할 수도 있다. 이렇게 하려면 시간-결정적 상황이 잦은 현장에서 소요 시간을 증가시키기 때문에, 대부분의 현장 처치제공자들은 이 과정을 생략한다.

끝으로 언급할 사전-투약 약제는 진정제이다. 이 약제는 환자가 근육-마비되는 동안에 이를 전혀 인식하지 못하게 만든다. 벤조다이아제핀 0.1mg/kg(체중)이 사용될 수도 있지만, 에토미데이트 0.3mg/kg(체중)이 더 흔히 사용되는 진정제인데 왜냐하면 환자의 혈역학에 최소한의 영향을 미치는 장점이 있기 때문이다. 일부 외상센터들에서는 에토미데이트의 사용을 지지하지 않는데, 왜냐하면 단 1회만 투여했을 때조차도 부신 억제 효과가 유발될 수 있는 것으로 보고되었기 때문이다.

해리성 마취제인 케타민은 기관-삽관에 사용할 수 있는 또 다른 유용한 진정제이다. 이것은 1~2mg/kg(체중) 용량으로 투여된다. 이것은 동요가 심한 환자에게 매우 효과적이며, 상당한 진통 효과도 가지고 있고, 또한 다른 진정제들에 비해 환자 호흡을 억제할 가능성이 더 낮다. 두개내압 상승은 케타민 사용의 상대적 금기증으로 간주된다. 하지만 제10장에서 언급된 것처럼 외상성 뇌 손상 환자에게 저산소증이 동반되면 치료 결과를 현저히 악화시키므로 그 사용 여부를 신중히 판단해야만 한다.

- *근육 마비(paralyze).* 2가지 유형의 근육-마비제가 사용-가능하다. 석시닐콜린과 같은 탈분극성 약제가 더 선호되는 약제인데, 왜냐하면 작용 시작이 빠르고 또한 작용 소멸도 빠르기 때문이다. 즉, 1~1.5mg/kg(체중) (어린이에게는 2.0mg/kg)를 투여하면, 투여 후 90초 이내에 기관-삽관 상태가 획득되고 5분 안에 효과가 깨끗이 없어진다. 탈분극성 약제 사용의 금기증들은 표 7-2에 열거되어 있다.

  비-탈분극성 약제는 작용 시작이 더 오래 걸리고, 마비가 더 길게 지속된다. 작용 시작 속도가 가장 빠른 약제는 로큐로니움 (성인 0.5mg/kg, 어린이 0.75mg/kg)이

표 7-2: 석시닐콜린 사용의 금기증
• 악성 고-체온증의 병력 (+)
• >24시간 경과한 화상
• >24시간 경과한 으깸-손상
• >7일 그리고 <6개월 경과한 뇌졸중, 척수 손상
• >7일 경과한 패혈증
• 근육 병증들, 탈-신경 질환들

다. 일단 기관-삽관이 성공한 후 근육 마비 상태를 계속 유지하기 위해서는 베큐로니움 0.1mg/kg(체중)을 투여할 수 있다. 탈분극성 약제를 투여하기 전에, '근육-부분 수축'을 감소시키기 위하여 사전-투여 용량 베큐로니움 0.01mg/kg을 투여할 수도 있다.

- *기관-내관 삽입(pass the tube)*. 일단 기관-삽관이 용이한 상태가 획득되면, 기관-삽관을 시행하라. 이 과정에서 도움이 되는 것에는 속심, 고무 탄력성 부지, 및 '외부 후두 조작술'(ELM)의 활용이 포함된다.
- *위치 확인(position confirmation)*. 앞서 설명되었던 기법들을 활용하라. 호기말 CO_2 분압-측정기의 활용은 꼭 해야만 한다. 그래야 의도하지 않게 기관-내관이 빠지는 경우를 발견할 수 있다.

광섬유 & 비디오 기관-삽관

기본 구조: 지난 10년 동안, 기관-삽관 동안에 후두와 성대에 대한 시야 확보를 더 좋게 해 줄 목적으로 고안된 기구들의 수와 종류가 기하급수적으로 증가하였다. 예를 들어, 수술실에서는 광섬유 내시경 삽관술이 여러 해 전부터 사용되어져 왔다. 하지만, 그 장비의 크기와 복잡성 때문에 이것을 현장 환경에서 적용하기란 제한적이었다. 오늘날의 신형 기구들의 일부는 '광학-관찰경'을 변형한 형태로서, 이를 통해 성대를 직접 눈으로 보면서 (이 기구와 결합된 상태의) 기관-내관을 성대 사이로 정확히 통과시키는 것을 가능하게 해 주는 구조로 되어 있다 (그림 7-35). 다른 기구들은 새로 개발된 소형 비디오-카메라를 활용하는 구조로 되어 있다. 그 비디오-카메라의 영상은 관찰경에 부착되어 있거나 그 근처에 설치된 화면을 통해서 볼 수 있다 (그림 7-36).

병원-전 현장 사용의 증가: 여러 연구들에서 이 기구들을 사용하여 기관-삽관을 시도했을 때 우수한 성공률을 나타낸다는 사실이 확인되었으며, 또한 곤란 기도 환자들에게 기관-삽관을 시행할 때 이 기구들이 매우 유용하다는 사실이 입증되었다. 이 기구들은 직접 후두경술에 대비하여 성문 입구와 성대를 더 깨끗하게 볼 수 있게 해 준다. 이 기구들의 주요 단점은 비용, 즉 비싼 장비의 가격이었다. 하지만, 더 많은 생산자들이 이 시장에 들어오면서, 단위별 가격이 지속적으로 떨어지고 있다. 이런 이유로 지금은 더 많은 이런 유형의 기구들이 현장에서 사용되고 있다.

현재 시점에서는, 이 기구들을 사용하는 것을 현장 상황에서의 표준 처치로 간주해서는 절대로 안 되며 또한 이 교과서의 저자들이 어떤 특정 기구가 더 좋다고 권장하는 것도 아니다. 이런 기관-삽관 기구를 이미 도입한 응급 대응 조직들에서는, 자신의 기도 관리 규약에 이 기구의 활용법을 포함시켜야만 한다. 만일 이 기구들이 훈

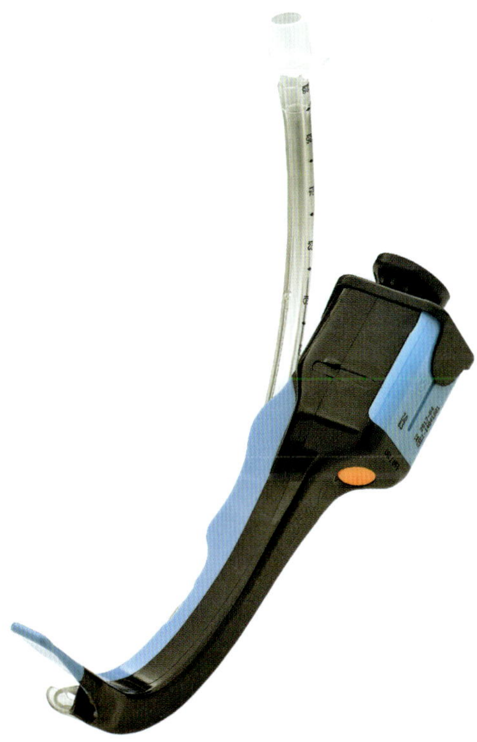

그림 7-35 광섬유 기관-삽관 기구의 예 (Airtraq 광학 후두경). (Airtraq®은 Prodol Meditec S.A, Las Arenas Vizcaya Spain의 등록 상표)

그림 7-36 A. 비디오 기관-삽관 기구의 예 (Glidescope Ranger). *(사진 제공 Verathon©)* B. King Vision 비디오 후두경TM을 사용하는 처치제공자의 예.

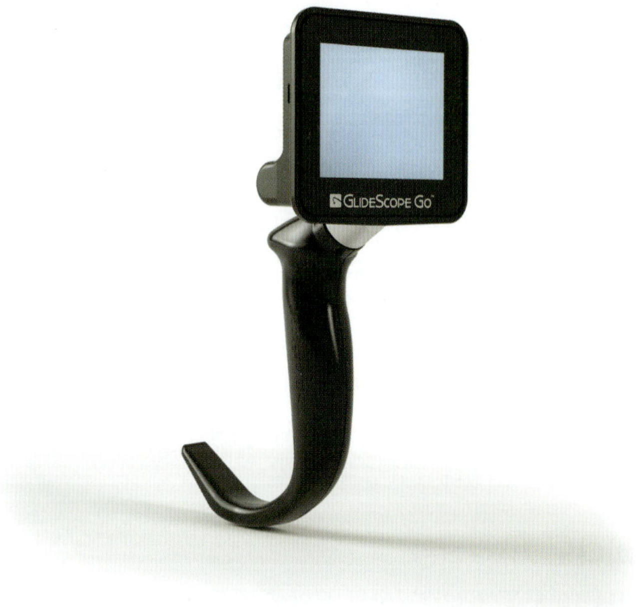

A

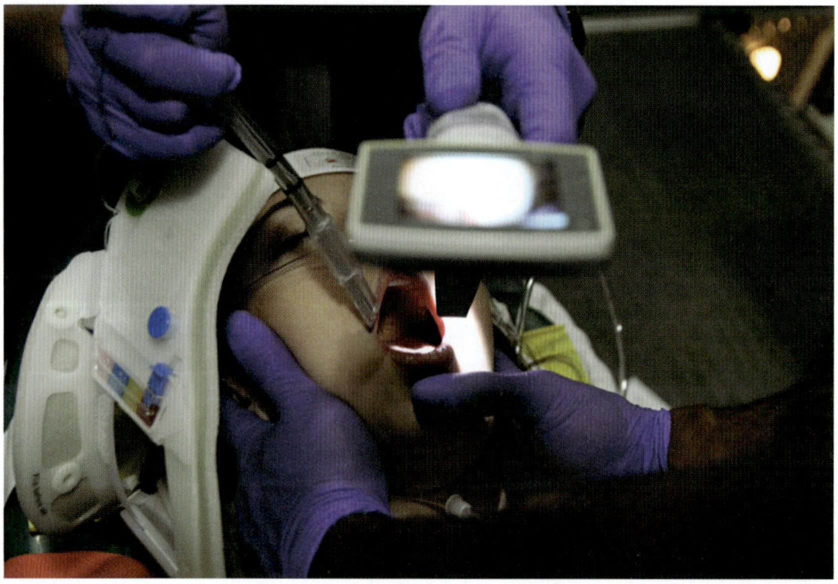

B

련 교육과정에서 사용-가능하다면, 요원들의 훈련에 이 기구 사용법을 포함시켜야만 한다. 단, 이러한 훈련이 기도 관리 및 안정화에 사용되는 통상적 기구들에 대한 교육을 방해하거나 저해하지 않아야 한다.

참고 문헌 & 자원

Birenbaum, A., D. Hajage, S. Roche, A. Ntouba, M. Eurin, P. Cuvillon, A. Rohn, V. Compere, D. Benhamou, M. Biais, et al. 2018. "Effect of Cricoid Pressure Compared with a Sham Procedure in the Rapid Sequence Induction of Anesthesia: The Iris Randomized Clinical Trial." *JAMA Surgery*. doi:10.1001/jamasurg.2018.3577.

Davis, D. P., D. B. Hoyt, M. Ochs, D. Fortlage, T. Holbrook, L. K. Marshall, and P. Rosen. 2003. "The Effect of Paramedic Rapid Sequence Intubation on Outcome in Patients with Severe Traumatic Brain Injury." *Journal of Trauma* 54, no. 3 (March): 444–53.

Jarvis, J. 2019. "The Perils of Peri-Intubation Hypoxia." *EMS World*. Accessed January 15, 2019. https://www.emsworld.com/article/1221763/perils-peri-intubation-hypoxia

Kim, H. C., D. H. Yoo, H. J. Kim, Y. T. Jeon, J. W. Hwang, and H. P. Park. 2014. "A Prospective Randomised Comparison of Two Insertion Methods for i-gel™ Placement in Anaesthetised Paralysed Patients: Standard vs Rotational Technique. *Anaesthesia* 69, no. 7 (July): 729–34.

McGill, J. 2007. "Airway Management in Trauma: An Update." *Emergency Medicine Clinics of North America* 25, no. 3 (August): 603–22.

Moss, R., K. Porter, I. Greaves, and Consensus Group Faculty of Pre-Hospital Care. 2013. "Pharmacologically Assisted Laryngeal Mask Insertion: A Consensus Statement." *Emergency Medicine Journal* 30, no. 12 (December): 1073–5.

Orebaugh, S. L., and P. E. Bigeleisen. 2012. *Atlas of Airway Management: Tools and Techniques*. Philadelphia: Lippincott Williams and Wilkins.

Robinson, N., and M. Clancy. 2001. "In Patients with Head Injury Undergoing Rapid Sequence Intubation, Does Pretreatment with Intravenous Lignocaine/Lidocaine Lead to an Improved Neurological Outcome?: A Review of the Literature." *Emergency Medicine Journal* 18, no. 6 (November): 453–7.

Sivestri, S., G. A. Ralls, B. Krauss, J. Thundiyil, S. G. Rothrock, A. Senn, E. Carter, and J. Falk. 2005. "The Effectiveness of Out-of-Hospital Use of Continuous End-Tidal Carbon Dioxide Monitoring on the Rate of Unrecognized Misplaced Intubation Within a Regional Emergency Medical Services System." *Annals of Emergency Medicine* 45, no. 5 (May): 497–503.

Takeda, T., K. Tanigawa, H. Tanaka, Y. Hayashi, E. Goto, and K. Tanaka. 2003. "The Assessment of Three Methods to Verify Tracheal Tube Placement in the Emergency Setting." *Resuscitation* 56, no. 2 (February): 153–7.

Walls, R. M, and M. F. Murphy. 2017. *Manual of Emergency Airway Management*. 5th ed. Philadelphia: Lippincott Williams and Wilkins.

Wang, H. E., D. P. Davis, R. E. O'Connor, and R. M. Domeier. 2006. "Drug Assisted Intubation in the Prehospital Setting (Joint Position Statement by NAEMSP and ACEP)." *Prehospital Emergency Care* 10, no. 2 (April–June): 261–71.

Wang, H. E., D. F. Kupas, D. Hostler, R. Cooney, D. M. Yealy, and J. R. Lave. 2005. "Procedural Experience with Out-of-Hospital Endotracheal Intubation." *Critical Care Medicine* 33, no. 8 (August): 1718–21.

Weingart, S. D., and R. M. Levitan. 2012. "Preoxygenation and Prevention of Desaturation During Emergency Airway Management." *Annals of Emergency Medicine* 59, no. 3 (March): 165–75.

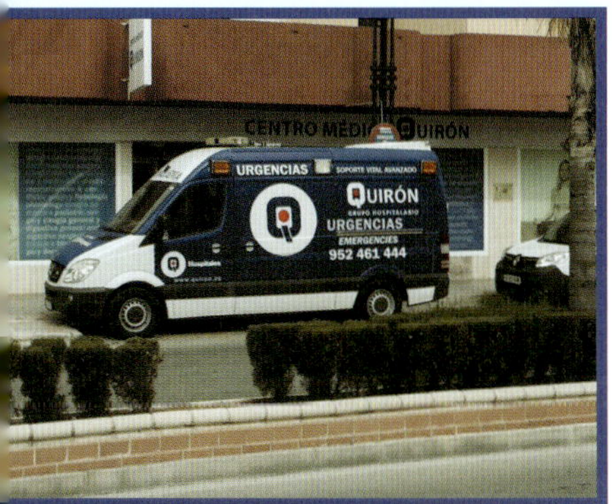

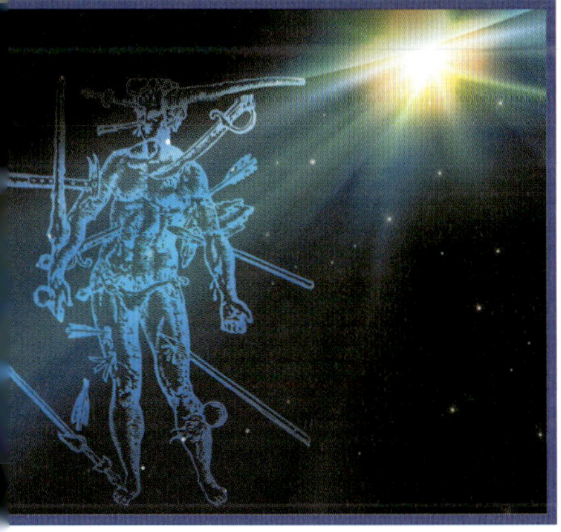

[위쪽: 사진 제공 Roy Alson, PhD, MD, FACEP, FAEMS]

8

가슴 외상

Graciela M. Bauza, MD, FACS
Andrew B. Peitzman, MD, FACS

Thoraxtraumata
Trauma Torácico
Ozljede prsnog koša
Trauma Toraks
Травма грудной клетки
Traumatismes thoraciques
Τραύμα Θώρακος
Mellkasi sérülések
胸部創傷
Poškodbe prsnega koša

핵심 용어

개방-기흉, p. 227
긴장-기흉, p. 231
단순-기흉, p. 241
대량-혈흉, p. 230
동요-가슴, p. 225
모순-맥박, p. 233
벡의 3-징후(Beck's triad), p. 233
심장-눌림증, p. 233
종격동, p. 221
흉막 공간, p. 221

학습 목표

여러분이 이 장을 성공적으로 완료하고 나면, 다음을 할 수 있어야만 한다:

1. 가슴 외상의 징후와 증상들을 설명하라.
2. 즉각적으로 생명-위협적인 가슴 손상들을 열거하라.
3. 동요-가슴을 정의하고, 관련된 신체 검진 소견과 관리법들을 설명하라.
4. 개방-기흉의 병태생리와 관리법을 설명하라.
5. 대량-혈흉에 기인한 저-혈량성 쇼크 및 호흡 곤란의 병태생리와 관리법을 설명하라.
6. 긴장-기흉의 임상적 징후들을 적절한 관리법과 연관 지어 설명하라. 이것들을 대량 혈흉의 임상적 징후들과 비교하여 설명하라.
7. 응급 흉강 감압술을 시행해야 하는 적응증들을 열거하라.
8. 심장-눌림증을 진단하는데 중요한 신체 검진 소견들 (벡의 3-징후 포함)를 식별하라.
9. 가슴 둔상과 관련된 심장 손상과 그 관리법에 대해 설명하라.

장 개요

가슴 손상의 치명성: 흉곽에 의하여 폐, 심장, 큰 혈관들, 및 척수를 포함한 여러 개의 필수 장기들뿐만 아니라 간, 위장, 비장, 췌장, 콩팥, 및 가로-잘룩창자와 같은 복강-내 장기들까지 보호를 받고 있다. 이런 장기들에 손상이 발생하면 조기 사망이 초래될 수 있다. 하지만, 가슴 손상들을 조기에 인지하여 적절히 치료한다면, 많은 환자들이 살아남을 것이다.

가슴 손상의 역학: 가슴 손상들은 '동력기-탈것 충돌'(MVC: motor-vehicle collision), 오토바이 충돌, 낙상, 총기, 칼, 으깸 손상, 및 기타 둔상 또는 관통상 기전에 의해서 유발될 수 있다. 가슴 손상은 다발성-외상 환자에게 흔히 동반되며, 또한 모든 외상-관련 사망의 20~25%에서 그 사망 원인이 된다.

외상센터로의 빠른 이송: 여러분이 돌보는 환자의 손상 기전이 가슴 외상을 시사한다면, 여러분은 반드시 ITLS 1차 조사를 통해 환자를 재빠르게 평가하여 생명-위협적 (저산소증 또는 출혈을 유발하는) 손상들을 찾아보고, 구명 술식들을 시행하며, 또한 시간을 지연시키는 처치를 생략하고 바로 적절한 외상센터로 이송해야만 한다. 이 장에서는 가슴과 관련 장기들에 대한 치명적 손상들을 설명하고, 그 환자에게 최선의 생존 기회를 제공할 수 있는 중재술들에 대하여 논의하고 있다.

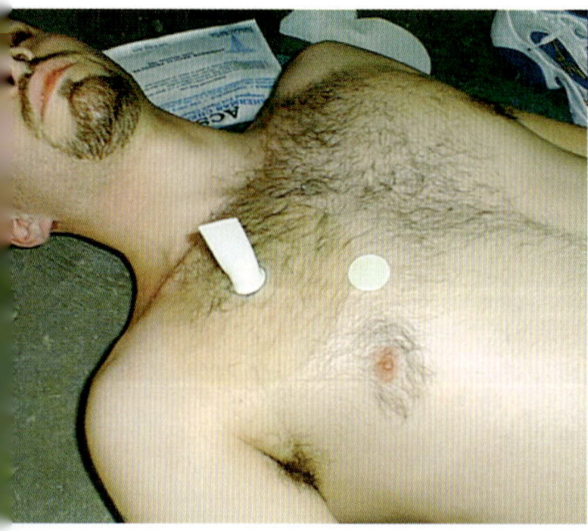

증례 제시

여러분은 선임 응급처치 처치제공자로서, 지금 MVC에 관련된 오토바이 운전자를 가장 가까운 외상센터로 이송하고 있는 중입니다. 그 오토바이 운전자는 위급한 손상을 입었는데, 왼쪽 다리의 큰 출혈은 현재 지혈대로 지혈된 상태이지만 오른쪽 기흉, 둔상 기전의 외상성 뇌 손상과 함께 복강-내 손상의 가능성이 있습니다. 이송 동안에 환자에게 기도 문제가 발생하면서 기관-삽관이 필요하였는데, 성공적으로 기관-삽관이 시행되었습니다. 기도를 확보하고 난 다음, 여러분은 ITLS 재-평가 검진을 시행합니다. 환자는 여전히 반응이 없습니다. 제2 응급처치 처치제공자가 6초마다 1회 빈도로 폐환기를 제공하면서 E_TCO_2를 35~40mmHg 사이로 유지하고 있는데, 여러분이 환자의 입 주변에 상당한 청색증이 나타나고 있음을 주목합니다. 환자의 상태가 괜찮은지 물어보니, 폐환기를 제공하고 있던 제2 응급처치 처치제공자가 대답하기를 환자에게 지금 BV 기구로 폐환기를 시행하고 있는데 힘이 점점 더 많이 드는 소견이 관찰된다고 합니다. 더 진행하기 전에, 다음의 질문들을 생각해 보십시오:

- 이 상황에 대해 여러분은 어떻게 접근할 것입니까?
- 환자의 상태가 변한 것처럼 보이는데, 이에 대응하여 여러분이 다음으로 시행할 것은 무엇입니까?

이 장을 끝까지 읽는 동안에 이 질문들을 항상 생각하십시오. 그런 다음, 이 장의 끝에서 이 응급처치 처치제공자들이 이 환자를 어떻게 관리하였는지 알아보십시오.

가슴

해부학

흉곽, 흉벽 & 갈비-사이 신경-혈관 다발: 흉곽는 뒤쪽의 흉추, 앞쪽의 복장뼈, 그리고 흉추에서부터 복장뼈까지를 빙 둘러 연결하는 12쌍의 갈비뼈로 만들어진 골격이 기본 구

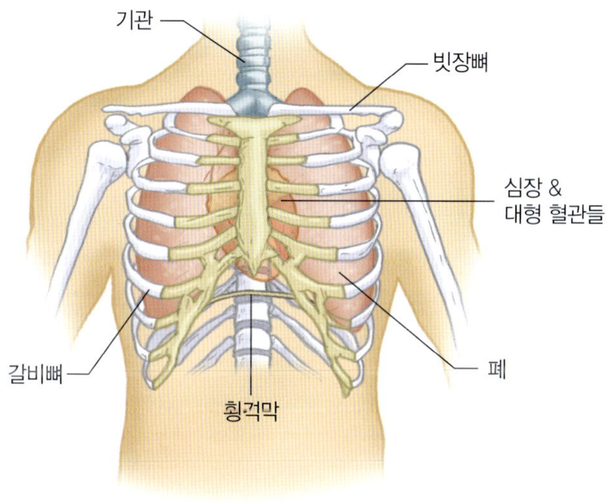

그림 8-1 가슴 해부학

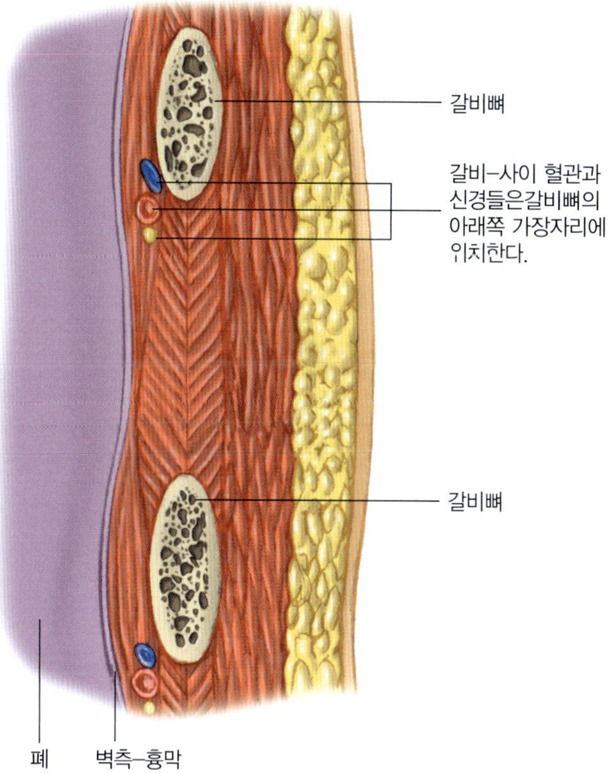

그림 8-2 갈비-사이 혈관과 신경, 및 갈비뼈

조이며, 안으로 가슴 장기들을 둘러싸고 있다 (그림 8-1). 흉벽은 피부, 피하 조직, 근육, 갈비뼈, 그리고 신경-혈관 다발로 구성되어 있다 (그림 8-2). 갈비뼈 사이의 '신경-혈관 다발'이 갈비뼈의 아래쪽 가장자리를 따라서 주행한다는 사실에 주목하라. 이 사실은 여러분이 가슴에 대한 바늘 감압술을 시행해야 할 때 중요한 해부학적 특징이 된다.

가슴 속 장기들 & 흉강 용적: 가슴 속에 (단, 횡격막 위쪽에) 들어있는 구조물들로는, 폐, 아래쪽 기관 및 주-기관지, 심장 및 대형 혈관들, 그리고 식도가 포함된다. 성인의 흉강에는 오른쪽과 왼쪽이 각각 3L의 혈액을 저장할 수 있다. 이 말은 순환하는 전체 혈액 용적 (6L 또는 12 단위)의 반이 어느 한쪽 흉강으로 출혈하여 그것을 다 채우더라도 신체 외부로 출혈한 흔적이 없으면 겉으로는 모를 수 있다는 의미이다.

폐, 흉막 & 흉막 공간: 폐는 '흉막'이라는 얇고 미끄러운 막으로 덮여있는 스펀지 같이 신축성이 높은 장기로서 1쌍으로 존재한다. 장측-흉막은 폐를 직접 감싸고 있으며, 벽측-흉막은 흉벽 내면의 안감을 구성하고 있다. 이 둘이 합쳐서 흉막 공간(pleural space)을 형성한다. 흉막 공간은 '잠재적 공간'(potential space)으로서, 병적 기전으로 공기, 액체, 또는 피가 이 공간 속으로 새어 들어와 고이게 되면 진짜 공간으로 바뀌면서 기흉 또는 혈흉을 만들게 된다.

흉막 공간: 가슴 속, 장측-흉막과 벽측-흉막 사이에 존재하는 '잠재적 공간'. 질병 또는 손상 상태에서, 이 공간에 공기, 액체, 또는 혈액이 흘러들어와 채워질 수 있다.

종격동 & 종격동 손상: 흉강의 정중선 위치에 종격동이 존재하는데, 여기에 심장, 대동맥 및 폐동맥, 위-대정맥 및 아래-대정맥, 기관, 주-기관지, 그리고 식도가 포함되어 있다. 종격동을 통과하는 관통상은 치명적일 가능성이 높은데, 왜냐하면 심장, 대형 혈관들, 및 기관-기관지 구조물들이 이 지역에 가까이 모여 있기 때문이다. 앞쪽 가슴의 관통상들 중에서 젖꼭지 사이이면서 빗장뼈 아래쪽이고 또한 '갈비-흉곽 하연'(costal

종격동: 가슴 속의 양쪽 폐 사이에 존재하는 해부학적 지역. 심장 및 대형 혈관들, 기관, 주 기관지, 그리고 식도가 들어있다.

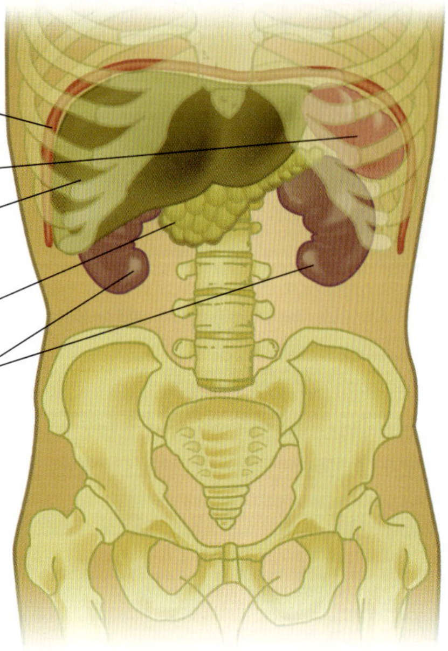

그림 8-3 흉곽-속 복부

margin) 위쪽에 생긴 관통상은 이런 중요한 종격동 장기들을 손상시킬 확률이 높다 ('죽음의 네모'). 탈것 전방 충돌사고 또는 높은 곳으로부터의 낙상과 같은 '감속 손상'들에서도 역시 종격동 손상이 우려되는데, 왜냐하면 이때 전단력 기전에 의한 치명적 흉부 대동맥 손상이 초래될 수 있기 때문이다. 이런 환자들을 신속히 관리하여 빨리 이송하면 생명을 구할 수 있다.

횡격막, 횡격막 신경 & 경추 손상: 흉곽의 아래쪽 부위에 의해서 상부 복강-내 장기들 (위, 비장, 간, 콩팥, 및 췌장)이 보호되고 있는데, 상부 복강은 횡격막에 의해서 흉강과 구분되어 있다 (그림 8-3). 횡격막 (얇은 근육 판)은 아래쪽 6개의 갈비뼈와 복장뼈 칼-돌기에서 기시한다. 횡격막의 주 기능은 폐환기이며, 횡격막 신경에 의해서 신경-지배를 받는데 이 신경은 경추 C3~C5에서 시작된다. 이 사실은 매우 중요한데, 왜냐하면 목뼈가 부러지면서 C5보다 더 아래쪽에서 경수 손상이 발생하면 그 희생자의 목 아래 신체 부위에 마비가 유발되겠지만 횡격막을 사용한 호흡은 계속 할 수 있을 것이기 때문이다. 반면에, C3보다 위쪽에서 척수 손상이 발생하면, 횡격막 신경의 신경-지배까지 기능이 상실되면서 환자가 전혀 호흡을 할 수 없는 상태로 될 것이다.

> **진주 같은 정보**
>
> **가슴 관통상**
>
> 가슴 관통상을 입고 쇼크에 빠진 환자는 Load & Go 환자 목록의 최고 위에 있다. 어떤 이유로도 이송을 지연시켜서는 절대로 안 된다.

흉강 손상+복강 손상: 호흡에 따른 횡격막의 이동 때문에, 젖꼭지 사이 높이 (T4 또는 4번째 갈비-사이 공간)와 12번째 갈비뼈 사이에 발생한 둔상 또는 관통상에서는 흉강-속과 복강-속 손상이 둘 다 발생할 수도 있는데, 손상 발생 시점에서 환자 호흡 주기에 따른 횡격막의 높이가 어디였는지에 따라 결정된다.

병태생리

가슴 외상에는 병원-전 처치가 중요: 외상 사망의 '3-고빈도 분포' (손상 후 즉시 사망, 수 시간 후 사망, 및 수 주 후 사망)의 논리로 설명할 때, 가슴 손상은 '현장 사망' (즉시 사망)과 '2~3시간 내 사망' (조기 사망)의 다수에게서 그 사망 원인이 된다. 현장 사망 (즉시 사망)은 심장 또는 대형 혈관들의 파열과 대개 관련이 있다. 두 번째 사망-고빈도 (조기 사망)는 대개 기도 폐쇄, 긴장-기흉, 출혈, 또는 심장-눌림증 때문에 발생한다. 가슴 외상 환자의 10~15%만이 수술적 중재술이 필요하다. 이 말은 시기적절한 병원-전 처치를 잘 하면 많은 생명을 구할 수 있다는 뜻이다.

둔상 및 관통상의 특성: 서로 다른 손상 기전에 의해서 가슴 손상이 초래될 수 있다. '둔상'은 빠른 감속, 전단력, 그리고 으깸 손상에 의하여 유발된다. 둔상에서는 전형적으로, 대동맥, 폐, 갈비뼈, 그리고 (덜 흔하지만) 심장과 식도에까지 예상-가능한 형식으로 손상이 발생할 수 있다. 반면에, 관통상에서는 손상 형태가 예상-가능하지 않다. 총알은 신체 통과 중 불규칙하게 움직일 수 있으며 또한 통과 경로 밖의 범위까지도 손상을 유발하는데, 손상 범위는 전달되는 에너지 양, 총알 통과 경로, 그리고 총알 변형 형태에 따라 달라진다 (제1장을 보세요). 자상 (칼 찔림 손상)의 깊이와 방향은 외부 검진 소견만으로 평가하기는 어렵다. 하지만 적어도 관통상의 드러난 궤적을 근거로 손상 위험성이 가장 높은 장기들을 추정할 수는 있다.

ITLS 1차 조사가 중요: 외상 환자를 평가할 때는, 항상 제2장에서 설명된 ITLS 1차 조사를 따르라. ITLS 1차 조사는 생명-위협적 손상들을 식별해내도록 고안되어 있는데, 가슴 손상들이 이 치명적 손상의 대다수를 차지한다. 흉강 속 장기들이 손상되면, O_2 공급 감소와 대량 출혈이 초래될 수 있는데 이 둘은 모두 '조직 저산소증' (쇼크)과 사망으로 이어질 수 있다. 가슴 손상에서 조직 저산소증은 다음의 손상 기전들로 인해 초래될 수 있다:

- '기도 폐쇄'로 인해 2차적으로 발생한 '조직으로 공급되는 O_2 전달량'의 부족
- '실혈'로 인한 혈량-저하증
- '폐 실질 손상'으로 인한 폐환기/혈액-관류 불균형
- '긴장-기흉'으로 인한 폐환기 그리고/또는 순환 장애
- '중증 심근 손상' 또는 '심장-눌림증'으로 인한 펌프 기능 상실

가슴 손상들에 대한 응급 처치

시진, 촉진 & 청진: 가슴 손상의 주요 증상은 숨가쁨과 흉통이다. 시진에서 확인되는 '가슴 손상을 시사하는 징후'들로는 흉벽 타박상, 개방 창상, 피하-공기증, 객혈, 목-정맥 팽대, 기관 편위, 비-대칭적 가슴 움직임 (모순 운동 포함), 청색증 그리고 쇼크 등이 포함된다. 여기에 더하여 촉진에서, 압통, 불안정성, 및 뼈-비빔 소리 (TIC: tenderness, instability, crepitance)가 확인될 수도 있다. 폐 부위를 청진하여 호흡음이 있는지 그리고 양측이 동일한지 확인하라. 여러분이 신속 외상 조사를 포함한 ITLS 1차 조사를 적용하면, 체계적 방식으로 이런 손상들을 실수 없이 찾아내는데 도움을 받게 될 것이다 (그림 8-4).

'치명적 한 다스'의 가슴 손상: ITLS 1차 조사 과정에서 생명-위협적 가슴 손상들은 즉시 식별되어야만 한다. 식별해야 할 주요 가슴 손상들을 다음에 열거했으며, 이들을 "치명적 한 다스"로 기억하면 좋다:

ITLS 1차 조사 동안 식별해야 할 손상

- 기도 폐쇄
- 동요-가슴
- 개방-기흉
- 대량-혈흉
- 긴장-기흉
- 심장-눌림증

진주 같은 정보

갈비뼈 골절

동요-가슴이 동반되건 아니건 상관없이 다발성 갈비뼈 골절이 있으면 기계적 폐환기 장애와 폐 타박상에 의해서 저산소증이 유발될 수 있다. 이런 환자는, 특히 노인 환자라면, 반드시 저산소증과 호흡 기능 상실이 발생하는지 면밀히 감시해야만 한다. 맥박 O_2-측정기와 호기말 CO_2 분압-측정기로 감시하면 매우 유용하다.

그림 8-4 ITLS 1차 조사

ITLS 1차 조사

현장 사고-규모 평가
표준 예방조치들
유해 요인들, 환자의 총 숫자, 추가 자원들의 필요성
손상 기전

↓

최초 평가
전반적 인상
나이, 성별, 체중, 전반적 외양, 체위/자세,
의도된 움직임, 명백한 손상들, 피부 색깔
생명-위협적 출혈 (CABC)

|

의식 수준
(A-V-P-U)
주요 호소/증상

|

기도
(경추 안정화를 고려하라)
(코골이, 까르륵거림, 그렁거림, 완전 무음)

|

호흡
(**있는가?** 빈도, 깊이, 힘들기)

|

순환
(**손목 동맥/목 동맥이 촉진되는가?** 빈도, 규칙성, 품질)
피부의 색깔, 온도, 습도; 모세혈관 재-충혈
출혈이 지혈되었는가?

↓

신속 외상 조사
머리와 목
목 정맥 팽대?
기관 편위?

|

가슴
비대칭, (모순 운동 동반?), 타박상, 관통상,
압통, 불안정성, 뼈-비빔 소리
호흡음
(있는가? 양쪽 동일한가? 양쪽 동일하지 않다면, 타진하라)
심음

|

복부
(타박상, 관통상/내장 탈출, **압통, 경직, 팽만**)

|

골반
압통, 불안정성, 뼈-비빔 소리

|

팔/다리
명백한 부어오름, 변형
운동 및 감각 기능

|

신체 등쪽
관통상, 명백한 변형

|

만일 위급한 상태의 환자이면, 일단 구급차로 옮겨서 검진을 완료하라.

|

만일 노-동맥 맥동이 촉진되면:
활력 징후
맥박수, 호흡수, 혈압을 측정

|

만일 의식 수준 변화가 있으면:
동공
크기? 반응성? **양쪽 동일?**

|

글라스고우 혼수 척도(GCS)
눈뜨기, 말하기, 운동 기능

ITLS 2차 조사 또는 병원 평가 동안에 식별해야 할 손상

- 심근 타박상
- 외상성 대동맥 파열
- 기관 또는 기관지 손상
- 횡격막 파열
- 폐 타박상
- 폭발 손상

기도 폐쇄

항상 중요한 과제: 모든 다발성 외상 환자들에 대한 처치에서 기도 관리는 여전히 중요하고도 어려운 과제로 남아 있다. 기도 폐쇄 (이물질, 혀, 구토물 또는 혈액 흡입에 의한)에 2차적으로 유발된 저산소증은 '예방-가능 외상 사망'의 주요 원인 중의 하나이다. 기도 관리는 이미 제6장에서 설명했다.

동요-가슴

동요 절편 & 모순 운동: 동요-가슴은 인접한 2개 이상의 갈비뼈들이 각각 최소 두 군데 이상 부위에서 골절이 되었을 때 발생한다 (그림 8-5). 이렇게 골절되어야 나머지 흉곽과 연결이 끊어진 '흉벽 조각'(=동요 절편)이 형성되고, 자발 호흡을 하는 환자에게는 흉벽의 불-안정성과 "동요 절편"의 모순 운동이 발생하게 된다. 불-안정한 동요 절편은 환자가 들이쉴 때 안쪽으로 빨려 들어오고, 환자가 내쉴 때 바깥쪽으로 밀려나갈 것이다 (그림 8-6). 양압 폐환기를 하게 되면, 이 동요 절편의 움직임이 반대로 된다. 대개 '옆쪽' 동요-가슴 또는 '앞쪽' 동요-가슴 (복장뼈 분리)의 형태로 나타나며, 뒤

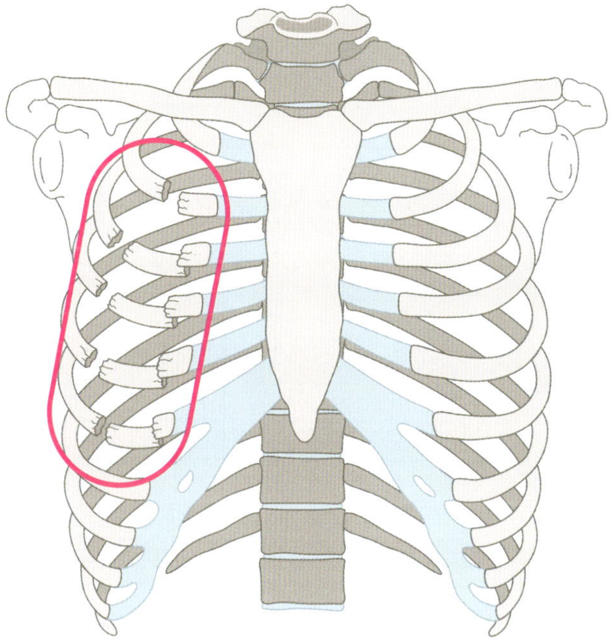

그림 8-5 2개 이상의 인접한 갈비뼈들이 2곳 이상씩 골절되면, 동요-가슴이 발생한다.

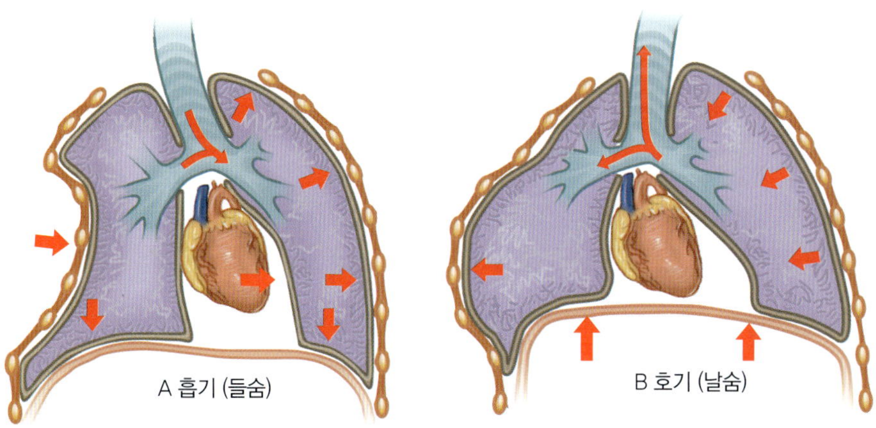

그림 8-6 모순 운동을 보여주는 동요-가슴의 병태생리학

동요-가슴: 인접한 2개 이상의 갈비뼈들이 각각 최소 두 군데 이상 부위에서 골절이 되었을 때 발생한다. 나머지 흉곽과 연결이 끊어진 '흉벽 조각'(=동요 절편)이 형성되고, 자발 호흡 환자에게는 흉벽의 불안정성과 "동요 절편"의 모순 운동이 발생하게 된다.

그림 8-7 동요-가슴의 신체 검진 소견

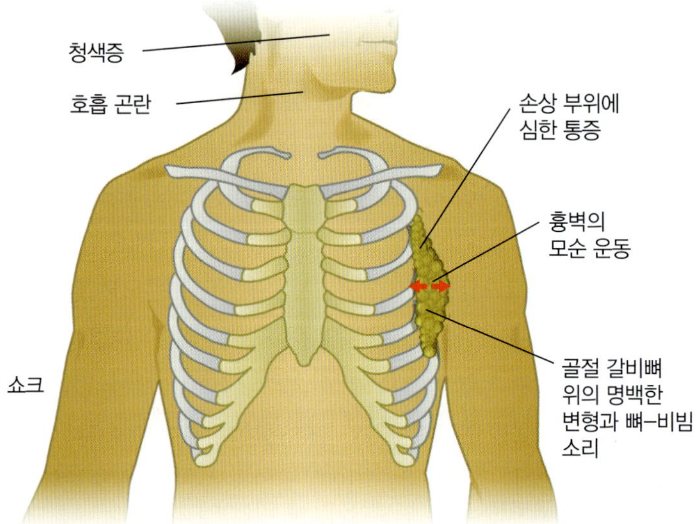

그림 8-8 ITLS 1차 조사 동안에 동요-가슴이 식별될 수도 있다.

동요-가슴

현장 사고-규모 평가
T-자 충돌? 문짝이 안쪽으로 밀려들어옴?

↓

최초 평가

의식 수준
종종 무의식 상태

기도
코골이 또는 까르륵거림 또는 그렁거림의 가능성 있음

호흡
무호흡, 또는 얕고 조심스런 호흡; 일회-호흡량이 전혀 없을 수도

순환
빠르고/실같이 가는 맥박
피부가 차고/축축; 청색증

↓

신속 외상 조사

머리/목
목-정맥 납작, 기관 정중선

가슴
손상 측에 모순 운동이 동반된 비-대칭적 움직임

호흡음
대개는 손상 측에서 감소 (양쪽에서 다 들릴 수도)

복부
갈비뼈 골절 통증 때문에 복부 압통이 가려질 수도
세심하게 검진해야

쪽 가슴에서는 다발성 갈비뼈 골절이 되더라도 보통 동요 절편이 보이지는 않는데 왜냐하면 두꺼운 등 근육들 때문에 동요 절편의 움직임이 차단되기 때문이다.

동요-가슴의 동반 손상: 동요-가슴이 있는 환자는 혈흉 또는 기흉이 동반되거나 발생할 위험성이 높다. 동요-가슴을 유발할 정도의 충격력이라면 그 강도가 상당히 크기 때문에, 이런 환자에게는 대개 폐 타박상이 광범위하게 동반되게 된다 (그림 8-7과 8-8).

술식 순서

동요-가슴의 관리

1. 개방된 기도를 확보하라.
2. 만일 폐환기가 부족하다면, 폐환기를 보조하라.
3. 고유량 O_2를 투여하라.
4. 동요-가슴이 있는 환자는 반드시 "Load & Go"하라.
5. 적절한 병원으로 신속히 이송하라.
6. 의료지도 의사에게 조기에 보고하라.
7. PEEP 제공을 위한 기관-삽관 시행을 조기에 고려하라.
8. EMS 체계의 지침에 근거하여 적절한 통증 완화 요법을 제공하라. 단, 호흡 억제를 유발하는 약물이나 방법은 피하라.
9. 만일 환자가 쇼크 상태라면, 수액 요법에 신중을 기하라.

수액을 과다 주입하면 저산소증을 더 악화시킬 수 있다. 기관-삽관을 시행한 다음 양압 폐환기를 시행하는 것이 동요 절편을 안정화하는 가장 좋은 방법이라는 사실을 기억하라. 하지만 만일 환자에게 아직도 구역질 반사가 살아있다면, 현장에서 이것을 시행하는 것이 매우 어려울 수도 있다. 만일 사용-가능하다면 여기서 '약물-보조 기관-삽관'(DAI)을 적용하는 것이 유용하다. 또한 기억해야 할 사실은, 동요-가슴에는 기흉과 폐 타박상이 흔히 동반되어 있어서 이로 인해 저산소증이 더욱 악화될 수 있다는 것이다. 긴장-기흉 그리고/또는 저산소증의 발생에 경계심을 높게 가져라 (특히, 양압 폐환기를 할 때는 더욱)

폐환기가 안 되는 기전: 동요 절편이 크면 환자가 흉강-내 음압을 형성할 수 있는 능력이 감소하여, 폐환기를 할 수 없게 되면서 현저한 호흡 곤란에 빠질 수도 있다. 부러진 갈비뼈들이 움직여지면 매우 심한 통증을 유발하기 때문에, 이것이 폐환기 곤란을 유발하는 또 다른 원인이 될 것이다.

동요-가슴에 대한 처치: 진통 (통증 억제)는 중요한 처치 요소이다. 적절한 통증 조절 효과를 얻기 위하여 마약성 진통제 또는 케타민이 필요할 수도 있다. 대형 동요-가슴을 치료하는 가장 좋은 방법은 기관-삽관을 시행한 다음 '호기-말 양압'(PEEP: positive end-expiratory pressure)을 사용하며 폐환기 보조를 시행하는 것이다. 동요 절편을 안정화하는 목적으로 '연속 양압 기도압'(CPAP: continuous positive airway pressure) 폐환기도 과거에 제안되어 왔는데, 하지만 CPAP을 사용할 때는 긴장-기흉의 발생에 대하여 경계심을 늦추지 말아야 한다.

개방-기흉

기전: 개방-기흉은 (주로 관통상에 의해 만들어진) 흉벽 결손으로 인해 이차적으로 "장측-흉막과 벽측-흉막 사이의 잠재적 공간"에 공기가 축적되면서 초래된다. 이렇게 되면 적어도 부분적인 폐의 '찌부러짐'이 유발된다.

흉벽 손상±폐 손상: 정상 상태에서는 장측-흉막과 벽측-흉막이 단단히 들러붙어 있기 때문에, 가슴 관통상이 발생할 때 폐 자체에 대한 어느 정도의 손상이 동반되는 경우가 드물지 않다.

폐환기가 안 되는 기전: 개방-기흉의 가슴 창상, 즉 '빨아들이는 창상'(직경 >3cm)이란, 외부 대기에 대해 항상 개방된 상태를 유지하는 창상이다. 지속적으로 개방된 창상

진주 같은 정보

경추와 가슴 관통상

단독 가슴 및 복부 관통상을 입은 환자가 만일 관통상으로 척추뼈까지 손상되지 않았다면 '척추 운동 제한'(SMR)의 적응증이 되지 않는다. 경추 운동 제한을 시행하는 일은 현장 체류시간을 증가시켜 치료 결과를 악화시킬 수 있다.

개방-기흉: 가슴 관통상으로 인해 개방 창상 또는 '빨아들이는 창상'(직경 >3 cm)이 발생하며 2차적으로 "흉막 공간"에 공기가 축적되는 것

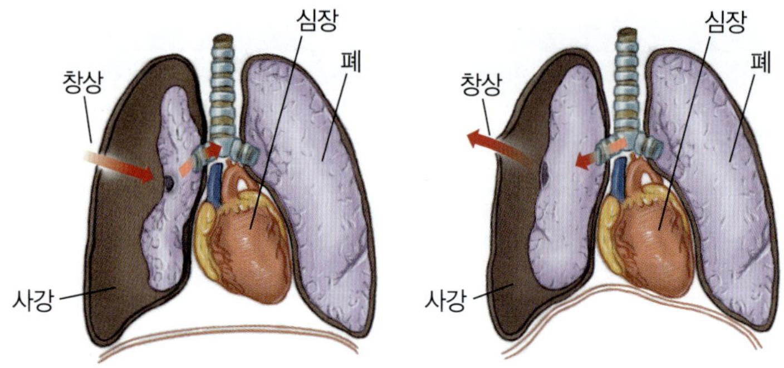

A 흡기 (들숨)　　B 호기 (날숨)

그림 8-9 개방-기흉. 만일 흉벽 창상 크기가 기관 내경보다 더 크다면, 들이쉴 때 공기가 폐 속으로 보다는 흉막강 속으로 더 많이 들어갈 것이다.

개방-기흉

현장 사고-규모 평가
현장이 안전한가?

↓

최초 평가

의식 수준
저하되었을 가능성이 있음

기도
그렁거림의 가능성 있음

호흡
빠르고 얕음, 힘들게 호흡할 가능성 있음, 하지만 흔히 일회-호흡량이 불량하거나 전혀 없음

순환
빠르고/실같이 가는 맥박
피부가 차고/축축; 청색증

↓

신속 외상 조사

머리/목
목-정맥 납작, 기관 정중선

가슴
비대칭적, 관통 창상 보임

호흡음
손상 측에서 감소

심장음
나중에 비교하기 위하여 청진

복부
관통상의 깊이/방향이 어디까지 관통하였는가?

등
관통상의 깊이/방향이 어디까지 관통하였는가?

그림 8-10 ITLS 1차 조사 동안에 개방-기흉이 식별될 수도 있다.

때문에 흉강-내 압력과 외부 대기 압력이 같아지면서, 부분적 또는 완전한 폐 찌부러짐이 초래된다. 기흉의 크기와 유발되는 증상들의 심하기는 대개 흉벽 결손의 크기에 비례한다 (그림 8-9와 8-10). 정상 호흡의 폐환기는 횡격막 수축에 의한 흉강-내 음압 형성으로 기도를 통해 폐 속으로 공기를 빨아들임으로써 이루어진다. 만일 개방 창상의 직경이 기관 직경의 2/3보다 더 크면, 공기 흐름 저항이 더 낮은 흉벽 결손 부위를 통해서 공

술식 순서

개방-기흉의 관리

1. 개방된 기도를 확보하라.
2. 고-유량 O_2를 투여하라. 필요하면 폐환기를 보조하라.
3. 흉벽 개방 창상을 신속히 밀폐하라. 처음에는 고무장갑을 착용한 여러분의 손으로 밀폐한 후, 준비가 되면 판매되는 '가슴 밀폐기' (또는 제세동기 패치, 바셀린 거즈, 플라스틱 드레싱 재료 등도 대용 가능)로 흉벽 결손을 밀폐하라 (그림 8-11). '배출용 일방-판막'이 부착된 '가슴 밀폐기' (Sentinel, Russell, Hyfin, SAM, Bolin, 또는 H&H vent)를 사용하는 것이 더 좋다. 이런 가슴 밀폐기들은 흉막강 속의 피와 공기가 밖으로 효과적으로 배출될 수 있도록 작동한다는 사실이 실험적으로 확인되어 있다. 이런 기구가 없으면 대체용으로 무균 밀폐 드레싱을 부착하고 4면을 반창고로 밀폐-고정하거나 자동-제세동기 패드를 사용하여 흉벽 결손을 밀폐할 수도 있다 (그림 8-12). 이때 4면을 다 완전히 반창고로 밀폐-고정하느냐 일부를 남겨서 '펄럭거림-형 판막'처럼 작동하게 만드느냐가 논란이 되고 있는데, 왜냐하면 완전히 밀폐하면 개방-기흉을 긴장-기흉으로 전환시킬 수도 있기 때문이다.
4. Load & Go하라.
5. 병원으로 이송하는 동안에 대구경 정맥 경로(IV)를 확보하라.
6. 심전도를 감시하고, 나중에 비교하기 위해서 심음을 청진해 두라.
7. 사용-가능하다면, 맥박 O_2-측정기로 S_PO_2를, 그리고 호기말 CO_2 분압-측정기로 E_TCO_2를 감시하라.
8. 적절한 병원으로 신속히 이송하라.
9. 의료지도 의사에게 조기에 보고하라.

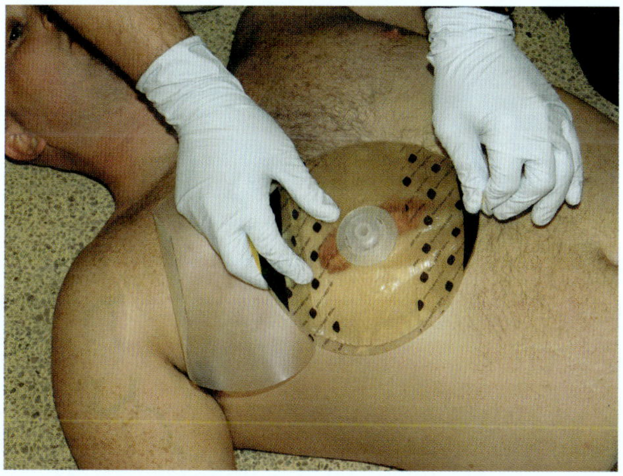

그림 8-11 가슴 밀폐기의 적용. *(사진 제공 Roy Alson, PhD, MD, FACEP, FAEMS)*

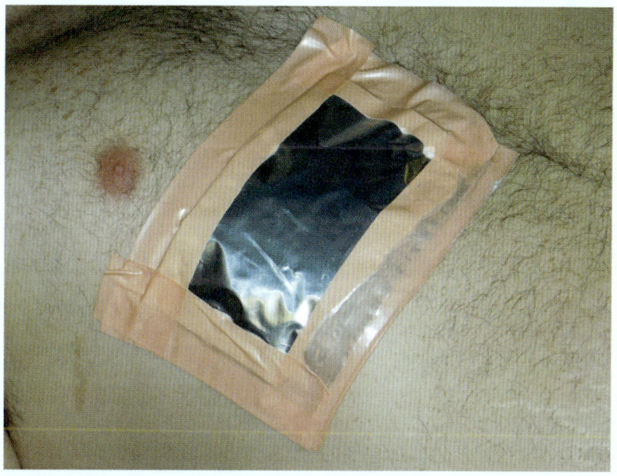

그림 8-12 임의로 만든 4면 반창고 부착 밀폐기로 빨아들이는 가슴 창상 치료하기. *(사진 제공 Roy Alson, PhD, MD, FACEP, FAEMS)*

기가 흉강-내 공간 속으로 들어옴으로써 기도를 통한 폐로의 공기 유입량이 현저히 감소하여 심한 저산소증과 폐환기-저하가 초래된다. 즉, 흉강의 풀무 기능이 차단되는 것이다.

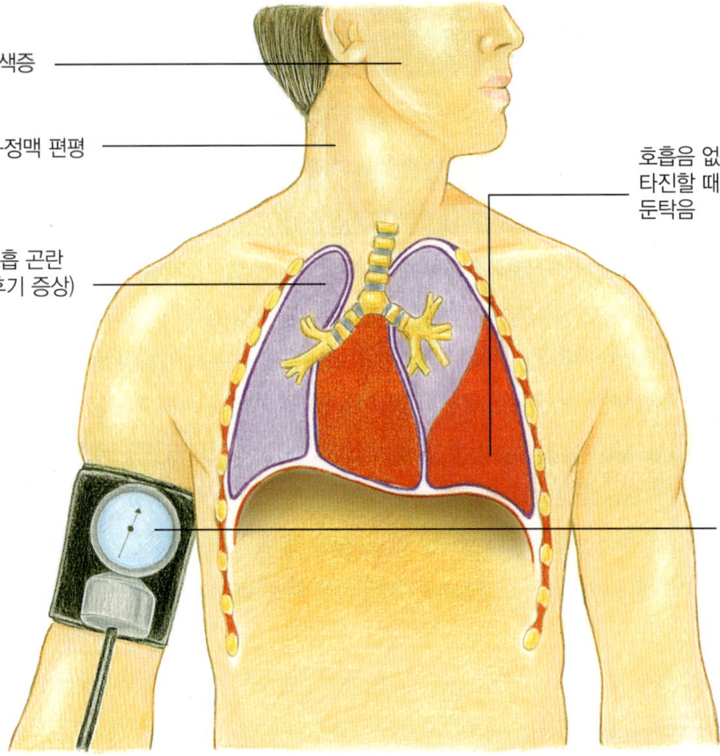

그림 8-13 대량-혈흉의 신체 검진 소견

대량-혈흉

대량-혈흉: 흉강의 흉막 공간 안에 최소한 1,000mL의 혈액이 존재하는 상태.

정의 & 병태생리: 흉막 공간 속에 혈액이 고이는 것이 혈흉이다 (그림 8-13). **대량-혈흉**이란, 흉강 속 흉막 공간 안으로 최소 1,000mL 출혈이 발생했을 때로 정의한다. 양쪽의 흉강은 각각 3,000mL까지 혈액을 담을 수 있다. 대량-혈흉은 둔상보다는 관통상에 의해서 더 자주 발생하지만, 2가지 손상 기전 모두에서 주요 폐-혈관 또는 체-혈관이 파열되며 발생할 수 있다. 흉강 속에 혈액이 축적되면서, 같은 쪽의 폐는 고인 혈액에 의해서 눌려지게 된다. 즉, 혈량-저하증 (저혈압)과 호흡 저해 (저-산소증)이 같이 유발된다.

징후 & 증상: 대량-혈흉의 징후와 증상들은 혈량-저하증과 호흡 저해에 의해서 유발된다. 환자는 실혈 자체와 심장 및 대형 정맥들에 대한 압박에 의해서 저혈압를 나타낼 수 있다. 혈량-저하증과 저-산소증으로 인해 불안과 착란을 나타낸다. 혈량-저하성 쇼크의 임상 징후들이 확연히 나타날 수 있어서, 예를 들어, 노동맥 맥동이 소실될 수 있다. 목-정맥은 심한 혈량-저하증으로 인해 대개는 납작하게 찌부러져 있지만, 아주 드물게는 종격동 압박으로 인해 팽대될 수도 있다. 혈흉의 다른 징후들로는 손상-쪽 가슴의 호흡음 감소, 그리고 타진에서 둔탁음 발생 등이 포함된다. 혈액이 더 많이 고이면, 종격동이 반대쪽 흉강 쪽으로 밀리게 될 수 있다 ("대량 혈흉". 실제로는 이런 일은 드물다, 왜냐하면 수혈 또는 수액요법이 진행되고 있지 않다면 혈액이 한쪽 흉강을 다 채우기 전에 사망하기 때문이다). 대량-혈흉은 ITLS 1차 조사 동안에 식별될 수도 있다 (긴

표 8-1: 긴장-기흉과 대량-혈흉에 대한 ITLS 1차 조사 소견 비교

	긴장-기흉	대량-혈흉
현장 사고-규모 평가	안전띠 착용? 운전대 변형?	현장은 안전? 관통상 vs. 둔상
의식 수준	저하	저하
호흡	빠르고/얕음, 힘든 호흡	빠르고/얕음, 힘든 호흡
맥박	약하고/실처럼 가늚; 노-동맥 촉진 안됨	약하고/실처럼 가늚; 노-동맥 촉진 안됨
피부	차갑고/축축/발한; 청색증	차갑고/축축/발한; 창백/흙빛
목	목-정맥 팽대, 기관 편위 가능 (드묾)	목-정맥 납작, 기관 정중선
호흡음	손상 쪽 호흡음 감소 또는 없음	손상 쪽 호흡음 감소 또는 없음
타진 소견	손상 쪽 과다-공명	손상 쪽 둔탁음

술식 순서

대량-혈흉의 관리

1. 개방된 기도를 확보하라.
2. 고-유량 O_2를 투여하라.
3. Load & Go하라.
4. 의료지도 의사에게 조기에 보고하라.
5. 쇼크를 치료하라. 이송 도중에 정맥 경로를 확보하고 세심하게 수액 보충 요법을 시행하라. 혈액-관류를 유지하기에 충분할 정도의 혈압만을 유지하도록 노력하라. 목표 혈압은 수축기 혈압 80~90mmHg이다. 비록 대량-혈흉에서 가장 중요한 문제는 대개 출혈성 쇼크이지만, 혈압을 높이면 오히려 흉강 속으로의 출혈을 더 증가시킬 것이다.
6. '긴장 혈-기흉'이 발생할 가능성에 대비하여 세심하게 관찰하라. 긴장 혈-기흉이 발생하면 응급 흉강 감압술이 필요할 것이다.

장-기흉과 대량-혈흉을 비교하려면 표 8-1을 보세요).

긴장-기흉

호흡 곤란 & 저혈압 유발 기전: '기흉'이란, 장측-흉막과 벽측-흉막 사이의 잠재적 공간인 흉막 공간 속에 공기가 축적되어 폐의 부분적 또는 완전히 찌부러짐이 초래되는 상태이다. 긴장-기흉에서는, 배출구는 없는 상태에서 흉막 공간 속으로의 공기 축적이 계속 일어나면서 손상 쪽 흉강-내 압력이 현저히 높아져서, 심장과 기관을 반대쪽으로 밀어내고, 위쪽 및 아래쪽 대정맥을 찌부러뜨려 심장으로의 정맥혈 복귀를 차단하는 결과를 초래하게 된다 (그림 8-14).

긴장-기흉: 흉막 공간 속으로 폐 또는 흉벽의 결손 부위로부터 계속적으로 공기가 새어 들어오지만 배출구는 전혀 없는 상태. 손상 쪽의 흉강-내 압력이 점점 증가하여 결국 폐뿐만 아니라 위쪽 및 아래쪽 대정맥까지 찌부러지게 만듦.

징후 & 증상: 긴장-기흉의 임상적 징후로는, 호흡 곤란, 불안, 빠른 호흡, 목-정맥 팽대, 그리고 기관 편위의 가능성 (손상 쪽의 반대쪽으로)이 포함된다. 청진을 하면 손상 쪽 가슴에서 호흡음이 감소되어 있을 것이다. 현장이나 움직이는 구급차 안에서 호흡음을 청진하기란 힘들 수 있다. 타진을 하면 과다-공명이 느껴질 수 있다 (그림 8-15). 긴

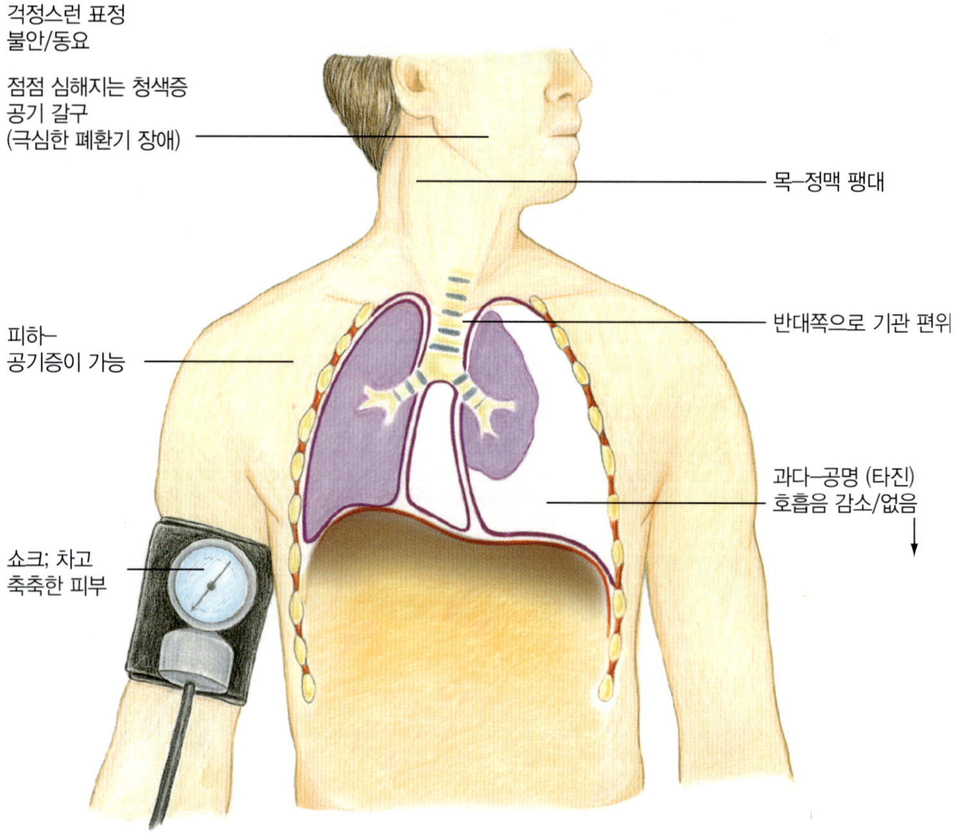

그림 8-14 긴장-기흉의 신체 검진 소견

긴장-기흉

현장 사고-규모 평가
안전띠 착용? 운전대 변형?

↓

최초 평가

의식 수준(LOC)
저하

기도
개방되었는가? 공기 흐름이 있는가?

호흡
빠르고 얕음, 힘들게 호흡함

순환
빠르고/실같이 가는 맥박 → 노-동맥 맥동 소실
피부가 차고/축축; 청색증

↓

신속 외상 조사

머리/목
목-정맥 팽대, 기관-편위 가능성 있음

가슴
비대칭적, 관통 창상 보일 수도

호흡음
손상 쪽에서 없거나 감소

타진
손상 쪽에서 과다-공명

그림 8-15 ITLS 1차 조사 동안에 긴장-기흉이 식별될 수도 있다.

장-기흉이 진행하면, 저혈압이 동반된 쇼크가 뒤이어 발생할 것이다. 기관-편위는 복장뼈-위 파임에서 기관을 촉진함으로써 가장 잘 평가할 수 있다. 만일 기관-편위가 있으면, 이것은 긴장-기흉의 후기 징후에 해당한다. 긴장-기흉으로 진단되어 바늘 감압술이 필요했던 108명의 EMS 환자들을 대상으로 시행한 한 후향적 연구에서, 기관-편위가 관찰되었던 환자는 한 명도 없었다. 따라서 긴장-기흉을 진단할 때는 반드시 손상 기전뿐만 아니라 다른 신체 검진 소견들도 같이 고려하여 판단해야만 한다.

점점 악화되는 폐 유순도: 기관-삽관이 되어있는 환자에게 양압 폐환기를 시행하는 도중에 '폐 유순도 감소' (BV 기구를 쥐어짜기가 점점 더 힘들어짐)가 나타나면, 여러분은 항상 긴장-기흉의 발생 가능성을 먼저 생각해야만 한다. 만성 폐쇄성 폐질환(COPD) 또는 천식의 병력을 가진 환자에게 기관-삽관을 시행하고 양압 폐환기를 시행하는 경우에는 긴장-기흉이 유발될 위험성이 더 높다. 단순-기흉이 있는 환자에게 양압 폐환기를 제공해야 할 경우에는 틀림없이 환자에게 긴장-기흉을 유발할 것으로 간주해야만 한다. 따라서 흉강 감압을 위한 즉각적 중재술이 반드시 준비되어 있어야만 한다.

술식 순서

긴장-기흉의 관리

1. 개방된 기도를 확보하라.
2. 고-유량 O_2를 투여하라.
3. 만일 직응증이 된다면, 손상 쪽 가슴을 감압하라. 응급처치 처치제공자가 응급 흉강 감압술을 시행하는 적응증은, 긴장-기흉의 존재가 확인되고 덧붙여 다음 중 하나 이상에 의해 '보상-부전' 상태인이 입증된 경우이다:
   a. 호흡 곤란 ± 청색증
   b. 노-동맥 맥박 소실 (후기 쇼크)
   c. 의식 수준 저하
4. Load & Go하라.
5. 적절한 병원으로 신속히 이송하라.
6. 의료지도 의사에게 조기에 보고하라.

만일 여러분의 활동 지역에서는 여러분에게 흉강 감압술 자격을 부여하고 있지 않다면, 여러분은 환자를 최대한 신속히 병원으로 이송하여 감압술이 빨리 시행될 수 있게 해야만 한다. 병원에 도착하면 흉관 삽입이 필요할 것이다. 바늘 감압술은 비록 임시 방편이지만 정말 생명을 구하는 술식이다 (제9장을 보세요). '손가락 흉강-절개술'을 시행하는 방법이 있다 (단, 여러분의 진료 영역으로 허용될 때만).

심장-눌림증

기전: '심장막 주머니'는 심장을 둘러싸고 있는 비-탄력성 막이다. 만일 심장 손상으로 인해 혈액이 심장과 심장막 사이에 빠른 속도로 고이게 되면, 심장의 심방/심실들이 압박을 받게 될 것이고, 심장의 재-충혈이 점점 덜 일어나게 만들어질 것이고 심-박출량은 떨어질 것이다. 심장막 속에 소량의 혈액 (50mL 정도로 작은 용적)만 고여도 심장 재-충혈을 현저히 저해하여 심장-눌림증의 징후들을 유발할 수 있다 (그림 8-16).

벡의 3-징후, 맥박압 감소 & 모순-맥박: 심장-눌림증의 임상적 진단은 전통적으로 '좁아진 맥박압'을 동반한 '저혈압'과 벡의 3-징후(Beck's triad: 목-정맥 팽대+심음 감소+저혈압)에 근거하여 판단한다. 심음 감소는 시끄러운 병원-전 상황에서는 감지해내기가 매우 어려울 수 있다. 그래도 만일 여러분이 ITLS 1차 조사를 수행하면서 짧게라도 미리 심음을 청진해 둔다면, 나중에 그 크기가 변한 것을 알아챌 수도 있을 것이다. '벡의 3-징후'는 심장-눌림증 환자의 50% 이하에서 관찰된다. 따라서 적합한 손상 기전의 환자에게는 벡의 3-징후가 없더라도 이 손상에 대한 의심 지수를 높게 유지하라. 심장-눌림증 환자에게서 심장-눌림증이 점점 진행함에 따라 여러분이 '맥박압' (수축기 혈압에서 이완기 혈압을 뺀 차이 값)의 감소를 인지할 수도 있다. 또한 모순-맥박(paradoxical pulse)이 나타날 수도 있다. 이것은 환자가 흡기하는 동안 노-동맥 맥박이 촉진되지 않는 정도로 약해지는 것을 말한다. 초음파를 사용하여 심장막 주머니 속의 액체 존재를 확인할 수도 있는데, 이것이 확인되면 적합한 임상 상황에서는 심장-눌림증을 의미한다.

긴장-기흉과의 감별 진단: 현장에서 이것과 감별 진단해야 할 중요 손상은 긴장-기흉이다. 만일 심장-눌림증 환자에게 기흉이나 혈흉도 같이 동반된 상황이 아니라면, 쇼크 상태인데 양쪽 호흡음이 동일하게 들리고 기관이 정중선에 있다면 먼저 심장-눌림증을

심장-눌림증: 심장 손상으로 심장과 심장막 사이에 혈액이 빠르게 고이는 상태. 혈액이 축적되면서 심장의 심실들을 압박하여 수축 후 재-충혈을 방해함으로써 심-박출량이 감소하게 만듦.

벡의 3-징후: 심장-눌림증의 3가지 임상 징후(목-정맥 팽대, 심음 감소, & 저혈압).

모순-맥박: 심장-눌림증의 임상 징후 중의 하나. 호흡의 흡기 단계에서 정상적으로 일어나는 맥박 강도의 변화(혈압이 들이쉴 때 감소하고 내쉴 때 증가하는 변화)가 과장되어 나타나는 현상을 말함. 심-박출량이 감소하는 심장-눌림증에서 노-동맥 촉진할 때 흡기 동안에 맥동이 없어지는 것을 말한다.

그림 8-16 심장-눌림증의 병태생리와 신체 검진 소견

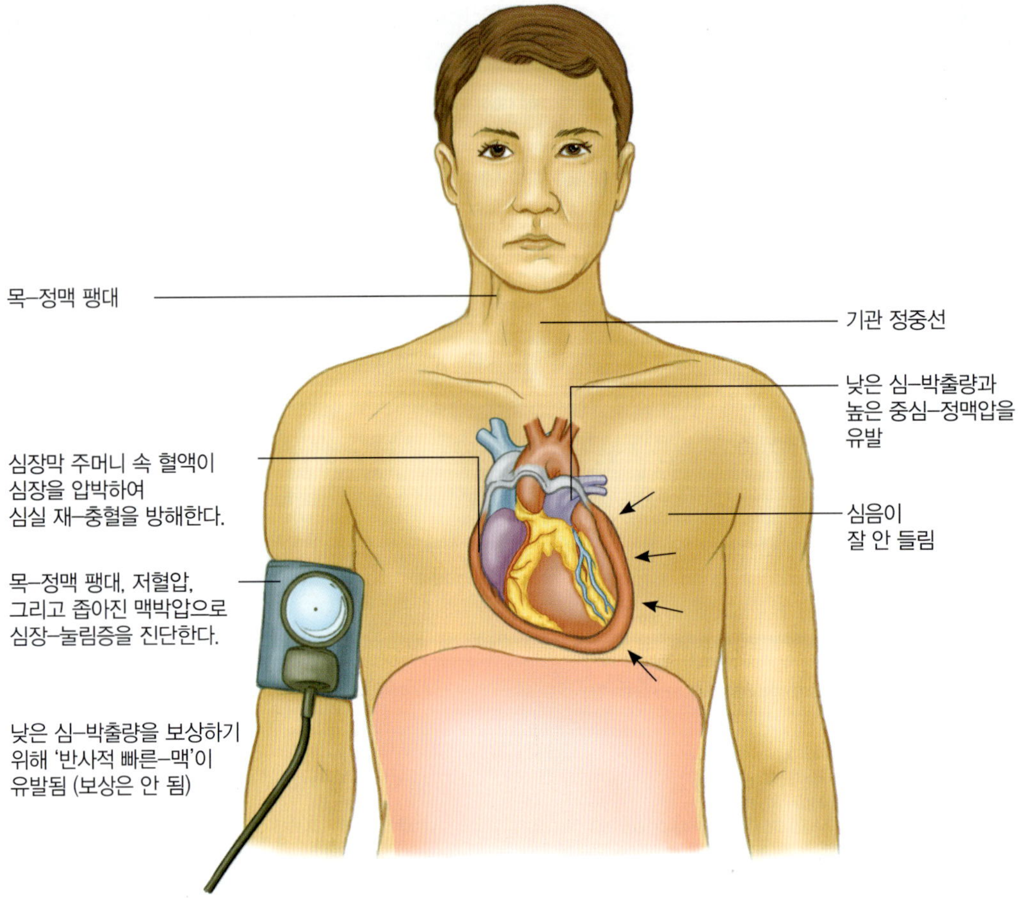

그림 8-17 ITLS 1차 조사 동안에 심장-눌림증이 식별될 수도 있다.

심장–눌림증

현장 사고–규모 평가
가슴 앞쪽에 외상 (둔상 또는 관통상)이 있었는가?

↓

최초 평가

의식 수준
저하

호흡
빠르고/얕음

순환
빠르고/실같이 가는 맥박 → 노–동맥 맥동 소실
모순–맥박의 가능성
피부가 차고/축축/발한

↓

신속 외상 조사

머리/목
목–정맥 팽대; 기관 정중선

가슴
복장뼈 타박상 또는 골절? 가슴에 관통 창상?

호흡음
대개 잘 들리며 양쪽이 동일함
기흉/혈흉이 동반되었다면, 양쪽이 동일하지 않을 수도

심음
감소됨 (시간이 흐르며 점점 감소될 수도)

술식 순서

심장-눌림증의 관리

1. 개방된 기도를 확보하라.
2. 고-유량 O_2를 투여하라.
3. Load & Go하라.
4. 적절한 병원으로 신속히 이송하라.
5. 의료지도 의사에게 조기에 보고하라.
6. 심전도 감시 장치를 조기에 적용하라. 특히 흉통이 있거나 맥박이 불규칙하면 더욱 중요하다.
7. 쇼크를 치료하라. 이송 도중에 수액 보충 요법을 시행하면 심장 충만압을 높여서 심-박출량을 증가시킬 수 있다. 하지만, 흉강-내 출혈이 동반되어 있을 수 있으므로, 혈액-관류를 유지하는데 충분할 정도로만 수액을 투여하라. 목표 혈압은 수축기 혈압 80~90mmHg이다.
8. 사용-가능하다면, 12-전극 ECG (V4R 포함)를 촬영하라. 심전도에 '전기적 교대 맥박'을 보이면 심장-눌림증을 시사한다. 만일 사용-가능하다면, 초음파로 심장막 삼출액을 찾아보라.
9. 부성맥이 나타나면 ACLS/ILCOR 지침에 근거하여 부정맥을 치료하라.
10. 혈흉 또는 기흉을 포함한 다른 합병증들이 없는지 찾아보라.
11. 여러분의 진료 영역으로 허용되어 있다면, '심장막-천자술'을 시행하면 심장-눌림증 환자의 생명을 구할 수 있다.

의심해야 할 것이다 (그림 8-17).

나머지 치명적 가슴 손상들은 ITLS 1차 조사 중에 분명하게 드러나 보이지 않을 수도 있으며, 어떤 손상들은 병원-전 환경에서는 전혀 알아챌 수 없고 병원에 도착한 이후에야 알 수 있을 것이다. 그럼에도 불구하고 여러분은 병원-전 단계에서도 이 손상들에 대한 단서들을 찾아보려는 경계심을 높게 유지해야만 한다.

심근 타박상

다양한 심장 둔상들 중의 하나: 심장 둔상으로 인해 다양한 손상들이 발생할 수 있는데, 심근 타박상, 리듬-장애, 급성 심장 기능 상실, 판막 손상, 및 심장 파열이 여기에 포함된다. 흔한 손상 기전은 가슴 앞쪽에 둔상을 입는 것인데, 감속형 사동차 충돌 또는 높은 곳으로부터의 낙상 등에서 발생한다. 이 손상들 중 '심근 타박상'은 여러분이 ITLS 2차 조사를 시행한 이후에야 의심하거나 또는 식별해낼 수도 있는 손상에 해당한다.

임상적 특징: 심근 타박상은 가슴 둔상의 결과로 발생하는 '잠재적으로 치명적'인 손상 중의 하나이다. 가슴 앞쪽에 가해진 둔상 기전의 충격력이 복장뼈를 통해 심장의 우심실 (복장뼈 바로 뒤에 심장이 위치)로 전달된다 (그림 8-18). 이런 손상 기전으로 유발될 수 있는 심장 손상들로는 판막 파열, 심장-눌림증 및 심장 파열 등도 포함되지만, 오른쪽 심방과 오른쪽 심실의 심근 타박상이 가장 흔히 발생한다

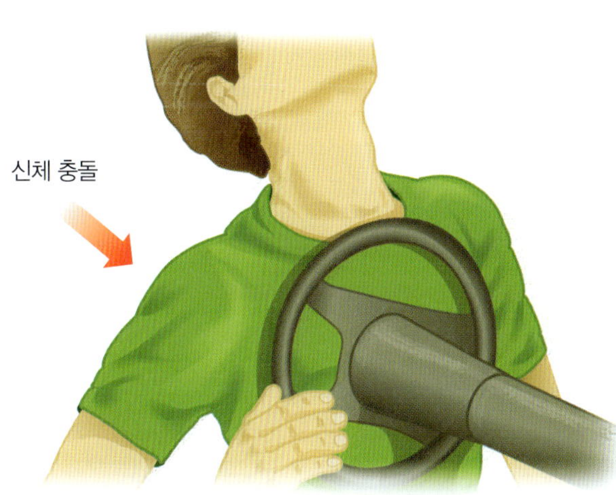

그림 8-18 심근 타박상의 병태생리, 복장뼈에 심장이 충돌함.

(그림 8-19). 이렇게 심근이 멍드는 손상은 기본적으로 급성 심근경색과 비슷한 형태여서, 임상적으로도 비슷하게 흉통, 리듬-장애, 그리고 드물게는 심장-원인성 쇼크까지 나타낸다. 심근 타박상은 손상 직후에는 발현되지 않을 수 있으며, 시간이 흐르면서 점진적으로 발현될 수도 있다.

심근 경색/심장-눌림증과 비슷: 가슴 외상 환자가 흉통을 호소할 때 흉벽 손상에 의한 근-골격계 통증인지 심근 타박상에 의한 통증인지를 구별하기는 어렵다. 따라서 가슴

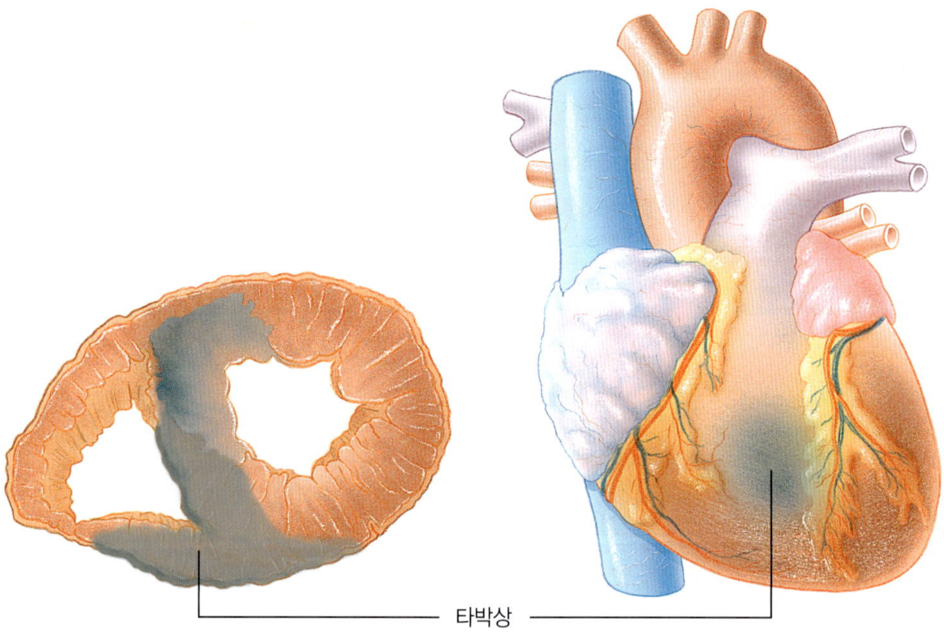

그림 8-19 심근 타박상은 대개 오른쪽 심방과 심실에서 발생한다. 왜냐하면 이것들이 가장 앞쪽에 있어서, "3번째 충돌"에서 복장뼈와 충돌하기 때문이다. 이렇게 되면 심장 리듬-장애가 유발될 수 있다.

술식 순서

심근 타박상의 관리

1. 개방된 기도를 확보하라.
2. 고-유량 O_2를 투여하라.
3. Load & Go하라.
4. 적절한 병원으로 신속히 이송하라.
5. 의료지도 의사에게 조기에 보고하라.
6. 심전도 감시 장치를 적용하라. 특히 흉통이 있거나 맥박이 불규칙하면 더욱 중요하다.
7. 사용-가능하다면, 12-전극 ECG (V4R 포함)를 촬영하라.
8. 쇼크를 치료하라. 이송 도중에 전해질 용액을 정맥 주입하면 심장 충만압을 높여서 심-박출량을 증가시킬 수 있다. 하지만, 흉강-내 출혈이 동반되어 있을 수 있으므로, 혈액-관류를 유지하는데 충분할 정도로만 수액을 투여하라. 목표 혈압은 수축기 혈압 80~ 90mmHg이다.
9. 부정맥이 나타나면, AHA/ILCOR 지침에 근거하여 부정맥을 치료하라.
10. 혈흉 또는 기흉을 포함한 다른 합병증들이 없는지 살펴보라.

술식 순서

잠재적 대동맥 파열의 관리

1. 개방된 기도를 확보하라.
2. 고-유량 O_2를 투여하라.
3. Load & Go하라.
4. 적절한 병원으로 신속히 이송하라.
5. 외부 출혈을 지혈하라.
6. 혈관 경로를 확보하라. 하지만 수액 투여는 제한하라.
7. 심전도 감시 장치를 적용하라. 손상 기전이 심근 타박상과 같으므로 이것의 동반 가능성도 고려하라.
8. 사용-가능하다면, 12-전극 ECG (V4R 포함)를 촬영하라.
9. 의료지도 의사에게 조기에 보고하라.

앞쪽 둔상을 입은 모든 환자들은 일단 심근 타박상의 가능성이 있음을 인식해야 한다. 만일 외상 환자가 흉통을 호소하며, 다른 원인으로 설명되지 않는 불규칙한 맥박을 보이고, 또한 목-정맥 팽대를 나타낸다면, 특히 앞쪽 가슴에 둔상 충격력이 가해진 증거 (복장뼈 부위 멍듦 또는 골절)가 있다면 심근 타박상을 강력히 의심해야만 한다. 심근 타박상의 징후와 증상들은 심장-눌림증과 매우 유사하여, 현장에서는 이 둘을 감별 진단할 수가 없다 (둘 다 심한 저혈압+심음 저하+목-정맥 팽대를 보일 수 있다). 따라서 현장에서는 동일하게 치료한다. 만일 사용-가능하다면, 12-전극 ECG를 촬영해야만 한다. 그러면 우심실 손상 양상 (II, III, aVR, V1, & V4R 유도에서 STEMI 소견)이 나올 수도 있는데 이것은 심근 타박상을 시사한다. 새로 생긴 '오른쪽 다발-갈래 차단'(RBBB)가 나타나면 심근 타박상을 시사한다. 심근 타박상 환자의 심전도 감시에서 가장 흔히 볼 수 있는 리듬-장애는 심실 조기수축이다. 심장에 대한 초음파는 심근 타박상을 식별해 내는데 도움이 되지 않는 것으로 밝혀져 있다.

외상성 대동맥 파열

현장 즉사: 외상성 대동맥 파열은 외부 충격력에 의해서 대동맥의 혈관-벽이 찢어지는 것이다. 이 찢김의 85%는 동맥활의 '동맥관 인대'(ligamentum arteriosum) 부위 또는 왼쪽 '빗장-밑 동맥' 분기 부위에서 발생한다. 외상성 대동맥 파열 환자의 대부분 (80%)은 현장에서 사망한다. 이 환자들은 대동맥이 완전히 파열된 것이다. 즉시 출혈로 사망하지 않는 10~20%의 환자들은 대동맥 파열 부위가 주변 조직과 혈관-외막에 의해 일시적으로 봉해져서 출혈이 억제된 상태일 것이다. 하지만 이런 상태는 대개 수 시간을 버티지 못하고 파열되므로, 빠른 시간 안에 이런 상태임을 인지하여 외과적으로 복원해야만 한다.

강하게 의심해야 찾을 수 있다: 이렇게 흉부 대동맥 파열이 출혈 억제된 상태임을 현장에서 식별해내기란 실제로 불가능하므로 (심지어 병원 도착 후에도 빠른 진단이 쉽지 않음), 여러분이 만일 이런 '급속 감속' 기전의 환자를 만난다면 이에 대한 높은 의심 지수를 가져야만 한다.

손상 기전 및 증상/징후로 의심: 급속 감속이 관련된 둔상 손상 기전의 외상 환자들에게는 이 손상을 반드시 의심해보아야만 한다. 예를 들면, 높은 곳으로부터의 낙상과 고속의 동력-탈것 충돌사고 (전면 충돌, 측면 충돌, 튕겨져 나간 탑승자)와 같은 경우이다. 호소하는 증상이 전혀 없을 수도 있고, 흉통 또는 어깨뼈 부위 통증을 호소할 수도 있다. 만일 환자의 양팔에서 측정한 혈압이 서로 다를 때, 팔 혈압이 고혈압을 보일 때, 맥박압이 확대되었을 때, 또는 다리 맥박이 약해졌을 때는 이 손상을 의심하라.

기관 혹은 기관지 손상

특징 및 징후/증상: 기관 및 기관지 손상은 관통상 및 둔상 손상 기전 모두에서 발생-가능하며, 기도의 부분 또는 완전 파열을 초래한다. 둔상 기전일 때는 증례의 80%까지 손상 부위가 기관용골에서 2cm 범위 이내로 국한하여 발생한다. 이 손상은 대개 현장에서는 진단될 수가 없지만, 증상은 호흡 곤란과 기흉의 형태로 나타날 것이다. 이 손상 희생자들은 관통상 또는 둔상 (동력-탈 것 충돌 및 가슴 으깸 손상)을 입은 후, 호흡 곤란, 얼굴/목 피하 공기증, 동반된 혈/기흉, 그리고 변형된 가슴 등을 보일 수 있다.

기도 확보: 현장에서는 진단이 불가능하므로, 이 손상에 대한 구체적 현장 처치도 거의 불가능하다. 후두/기관 손상을 입은 환자에 대한 기도 확보는 경험이 매우 풍부한 처치 제공자에게도 어려운 난제이다. 최선의 이상적 기도 확보 방법은, 입-기관 기관-삽관을 시행하되 기관-내관을 파열 부위를 지나게 통과시켜 온전한 '먼-쪽' 기관까지 삽입하는 것이다. 이것은 실제로는 실행 불가능할 수도 있으며, 외과적 기도 확보 술기가 필요할 수도 있다. 따라서 현장에서는 기관-삽관을 시도하지 말고, 지체 없이 병원으로 신속히 이송하는 것이 중요하다.

횡격막 파열

급격한 복강-내 압력 상승: 횡격막 파열은 복부에 심한 타격을 받았을 때 발생할 수 있다. 복강-내 압력의 급격한 증가 (안전띠 손상이나 복부 걷어차임과 같은 기전에 의함)는 횡격막을 찢고 복강-내 장기들이 흉강-내로 탈장되게 만들 수 있다. 이 손상은 오른쪽보다 왼쪽에서 더 흔히 발생하는데, 왜냐하면 오른쪽 횡격막은 간에 의해서 보호되기 때문이다. 둔상은 횡격막에 커다란 방사상의 찢김을 유발한다. 관통상으로도 횡격막에

술식 순서

횡격막 파열의 관리

1. 개방된 기도를 확보하라.
2. 필요하면 폐환기를 보조하라.
3. 고-유량 O_2를 투여하라.
4. 적절한 병원으로 신속히 이송하라.
5. 쇼크를 치료하라. 이송 도중 정맥 경로를 확보하라. 동반 손상들이 흔하며, 혈량-저하증이 발생할 수 있다.
6. 의료지도 의사에게 조기에 보고하라.

구멍이 날 수 있는데, 대개는 그 구멍의 크기가 작다.

진단의 어려움 & 징후/증상: 외상성 횡격막 탈장은 병원에 도착한 후에도 진단해 내기가 어렵다. 복강-내 내용물이 흉강-내로 탈장되면 현저한 호흡 장해를 유발할 수도 있다. 신체 검진에서, 가슴을 청진했을 때 호흡음이 감소되었을 수도 있고, 드물지만 가슴에서 창자음이 들릴 수도 있다. 만일 다량의 복강-내 내용물들이 흉강으로 탈장되었다면 복부가 움푹 꺼져 보일 수도 있다. 만일 외상성 횡격막 탈장이 의심되는 환자에게 긴장-기흉이 확인되어 바늘 감압술이 필요한 상황이라면, 빗장-중간선의 2번째 갈비-사이 공간에 바늘을 찔러 감압술을 시행하라. 가슴 옆쪽 부위를 찌르면 안 된다.

폐 타박상

흔한 손상이지만 병원-전 처치제공자는 보기 힘든 손상: 폐 타박상은 매우 흔히 발생하는 가슴 손상이다. 중증도의 차이 문제이지 모든 가슴 둔상 환자에게는 어느 정도의 폐 타박상이 동반된다. 둔상 또는 총알/파편 관통상에서는 이차적으로 폐 실질 속으로 출혈이 유발되는 형태로 폐 타박상이 발생한다. 다발성 갈비뼈 골절 또는 동요-가슴에 동반하여 흔히 폐 타박상이 많이 발생한다. 폐 타박상은 발현되는데 1~2시간이 소요되기 때문에 병원-전 단계에서 발현되는 경우는 드물다. 하지만 아주 오래 걸리는 이송, 외상센터로의 전원을 위한 2번째 이송, 또는 희생자를 뒤늦게 발견하여 이송할 때는 병원-전 처치제공자가 경험하게 될 수 있다.

광범위 폐 타박상은 심각한 문제: 어린이들은 흉곽의 유연성이 좋기 때문에 갈비뼈 골절이 없이 중증 폐 타박상이 발생할 수도 있다. 소규모 폐 타박상은 큰 문제가 안 되지만, 상당히 광범위한 폐 타박상은 심각한 저산소증을 유발할 수 있으며 치료도 매우 어렵다. 관리법은 O_2 공급, 기관-삽관 ± 폐환기 보조 (적응증이 되면), 이송, 그리고 정맥 경로 확보로 구성된다.

폭발 손상들

폭발 손상 증가: 테러가 증가하면서, 폭발 손상을 이해하는 것이 중요해졌다. 폭발 파동의 규모는 폭발의 크기와 폭발 발생 장소/환경에 따라 달라진다. 버스와 같이 밀폐된 공간에서는 치명성이 높은 폭발 손상이 유발된다 (제1장을 보세요).

폭발 손상 기전: 폭발 손상의 손상 기전은 다음 5 요인에 기인한다:

- *1차 요인.* 이것은 최초의 공기 폭풍이다. 1차적 폭발 손상은 오로지 폭발의 과도-압력이 조직에 가하는 직접 효과에 의해서 유발된다. 공기는 물과 달리 쉽게 압축된다. 그 결과, 1차적 폭발 손상은 거의 항상 몸속 공기-충만 구조물들 (예: 폐, 귀, 위장관)에 악영향을 미친다. 압력 파동의 크기에 따라, 폐 타박상, 기흉, 긴장-기흉, 동맥 공기 색전증, 고막 파열, 장 타박상, 또는 장 파열 등이 발생할 수 있다.
- *2차 요인.* 폭발력에 의해서 고속으로 날려진 물질 (파편)에 환자가 충돌당하는 것이다. 이것은 관통상으로 나타난다.

술식 순서

폭발 손상 환자의 관리

1. 여러분 자신과 동료들, 다른 대응자들, 및 장비들을 안전한 장소에 위치시켜라. 대응자들을 공격하기 위해 설치한 2차 기구 (폭탄 포함)들을 조심하라.
2. '다중-희생자 사고'(MCI: multi-casualty incident) 규약에 근거하여 환자들을 중증도-분류하라. 1차 폭발 손상을 입은 환자들은 사망률이 높다.
3. 개방된 기도를 확보하라.
4. 고-유량 O_2를 투여하라. 양압 폐환기를 시행하면 기흉 또는 긴장-기흉을 유발하거나 더 악화시킬 수도 있다는 사실에 유의하라.
5. Load & Go하라.
6. 적절한 병원으로 신속히 이송하라.
7. 발견된 다른 손상들을 관리하라.
8. 정맥 경로를 확보하라.
9. 의료지도 의사에게 조기에 보고하라.

- *3차 요인*. 폭발 압력 파동에 의해서 환자의 신체가 날려져서 땅바닥이나 다른 물체와 충돌하는 것이다. 이것은 전통적인 둔상이다. 또한 이 손상에는 으깸 손상을 포함하여 건물/구조물 붕괴에 의한 손상들도 포함된다.
- *4차 요인*. 다음 3가지 손상들을 포함한다: 폭발로 비롯된 열기 화상, 폭발로 분산된 방사능 물질에 의한 방사선 손상 ("더러운 폭탄"), 또는 독성 먼지/연기 흡입에 의한 호흡기 손상.
- *5차 요인*. 이것은 폭탄 제조에 사용된 화학물질 또는 폭탄에 첨가된 화학물질/생물-작용제 (또 다른 형태의 "더러운 폭탄")에 의해서 유발되는 '과도-염증 상태'로 알려져 있다.

기타 가슴 손상들

꽂힌 물체

현장 제거 금지: 모든 관통성 물체 (보통은 칼이 다수)는 가슴에 꽂힌 상태로 남아있을 수 있다. 꽂힌 물체가 기도 폐쇄를 유발할 수 있는 얼굴 (뺨)을 예외로 하고, 모든 신체 부위에 꽂힌 물체들은 현장에서 제거하려고 시도해서는 절대로 안 된다. 그 물체를 안정화하고, 기도를 확보하며, 정맥 경로를 확보하고, 바로 환자를 신속히 적절한 병원으로 이송하라. 사용-가능하다면, 12-전극 ECG (V4R 포함)를 촬영하라.

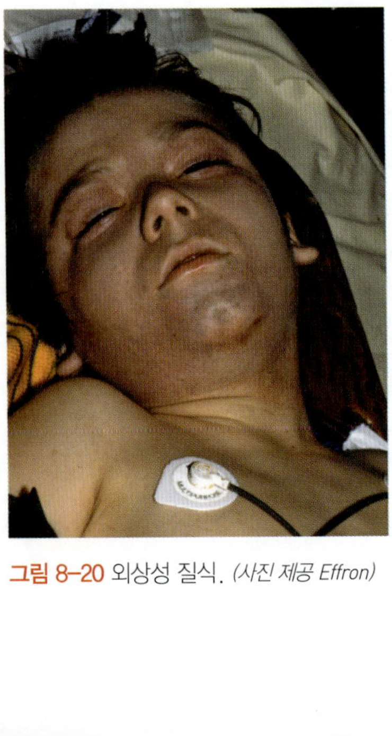

그림 8-20 외상성 질식. *(사진 제공 Effron)*

외상성 질식

기전: '외상성 질식'(traumatic asphyxia)이란 특징적 '중요 신체 소견들의 집합체'이다 (그림 8-20). 하지만 '외상성 질식'이란 용어는 잘못 명명된 이름인데, 왜냐하면 이 상태가 실제로는 질식에 의해 유발되지 않기 때문이다. 이 증후군은 가슴에 대한 '심한 압박 손상'에 의해 유발된다. 예를 들면, 운전대 손상, 컨베이어 벨트 손상, 혹은 무거운 물체

에 눌림 등에 의해 유발될 수 있다. 심장과 종격동이 갑자기 강한 압박을 받으면, 그 충격력이 목과 머리의 모세혈관들에까지 전달된다.

특징적 신체 소견: 이 환자의 겉모습은 목을 졸린 환자들의 모습과 매우 유사하여, 머리와 목에 청색증과 부종을 나타낸다. 혀와 입술이 부어오르고 결막 출혈도 확연하게 나타난다. 으깸 손상을 입은 가슴 부위보다 아래쪽 신체 피부는, 또 다른 문제들이 동반되어 있지 않은 한, 정상적인 모습을 나타낼 것이다.

동반 가슴 손상에 주목: 외상성 질식을 보이는 환자는 심한 가슴 둔상 충격력을 받았다는 의미이며, 따라서 주요한 가슴 손상들이 동반되어 있을 가능성이 높다. 적절한 관리법에는 기도 확보, 정맥 경로 확보, 다른 동반 손상들 처치, 그리고 신속 이송이 포함된다.

단순-기흉

심하지 않은 폐환기 장애: 단순-기흉은 둔상 혹은 관통상 기전으로 유발될 수 있다. 둔상에서는 대개 골절된 갈비뼈가 기흉을 유발하는 원인이 된다. 장측-흉막과 벽측-흉막 사이의 '잠재적 공간' (=흉막강)에 공기가 축적되면서 기흉으로 발전한다. 공기가 흉막강 속에 계속 축적되면서 폐가 부분적으로 또는 완전하게 찌부러질 수 있다. 건강한 환자라면, 한쪽 흉강의 단순-기흉으로 인해 급성 폐환기 장애를 나타내는 일은 없다, 단, 긴장-기흉으로 발전하지 않는다면. 하지만, 호흡 예비능이 감소된 환자들 (COPD 환자 등)은 단순-기흉 조차도 견뎌내지 못할 수도 있다.

긴장-기흉으로 발전할 위험성: 기흉을 시사하는 임상적 소견들로는 흉막염성 흉통, 호흡 곤란, 병소 쪽 가슴 호흡음 감소, 그리고 과다-공명 (타진 소견) 등이 포함된다. 환자가 긴장-기흉으로 발전할 수 있음을 예상하여 면밀한 감시가 필요하다. 단순-기흉 환자들 중 '기관-삽관 후 양압 폐환기'를 받게 되는 환자는 모두 마치 '긴장-기흉' 환자처럼 처치되어야만 한다.

단순-기흉: 흉막 공간 속에 공기가 존재하는 것으로서, 폐와 흉벽이 서로 분리되게 만들어 호흡 역학에 장애를 유발할 수 있다.

진주 같은 정보

단순-기흉

가슴 손상을 입은 환자들을 자주 재-평가하라. 그래야 단순-기흉 또는 개방-기흉이 긴장-기흉으로 발전하는지를 인지하고 예방할 수 있다. 맥박 O_2-측정기와 파형 호기말 CO_2 분압-측정기가 이 목적에 유용할 수 있다.

복장뼈 골절

심근 타박상 동반 우려: 복장뼈 골절이 있으면 환자가 가슴 앞쪽에 심한 둔상 충격력을 받았음을 의미한다. 이런 환자들은 심근 타박상이 동반된 것으로 간주해야만 한다. 복장뼈 바로 뒤에 우심실이 있다. 복장뼈 골절 진단은 가슴 검진 중 촉진만으로 내려질 수도 있다 (심한 통증을 유발).

단순 갈비뼈 골절

통증 완화 중요: 단순 갈비뼈 골절은 가장 흔한 가슴 손상이다. 이 환자에게 기흉이나 혈흉이 동반되지 않았다면, 가장 중요한 문제는 통증이다. 심한 통증 때문에 환자가 호흡을 적절하게 하지 못할 것이다. 촉진해보면, 갈비뼈 골절 부위에서 압통을 보일 것이고 불안정성이 나타날 수도 있다. 이런 환자에게는 O_2를 투여하고 기흉이나 혈흉이 발생하는지를 감시하면서, 깊이 호흡하도록 권유하라. 통증 완화를 위한 약물을 투여하는 것이 타당하다. 다발성 갈비뼈 골절을 입은 고령의 환자는 저산소증을 나타낼 위험성이 높다.

1번/2번 갈비뼈 & 어깨뼈 골절: 제1 및 제2 갈비뼈 골절과 어깨뼈 (견갑골) 골절은 상당한 충격력을 받아야 발생할 수 있다. 따라서 이런 뼈가 골절되었다면, 강한 충격력이 가해졌다는 의미이며 중증 가슴 혈관 손상들이 동반될 가능성이 크다. 따라서 이런 환자들은 신속히 이송되어야 한다.

식도 손상

진단의 어려움: 식도 손상은 대개 관통상 기전으로 발생한다. 응급 상황에서, 식도 손상보다는 동반된 기도 및 혈관 손상들에 대한 처치가 더 중요하게 다루어지게 된다. 더구나 식도 손상 자체는 초기에 특별한 증상/징후가 없기 때문에, 진단이 늦어지는 수가 많으며 심지어 병원에서도 조기에 인지하지 못하는 경우가 많다. 진단과 치료가 늦어지면 치명적 결과를 낳기 쉽다 (세균성 종격동염이 발생하면 사망률이 높다). 비록 현장 진단이 어렵다고 하더라도 항상 염두에 둘 필요가 있다.

참고 문헌 & 자원

American College of Surgeons Committee on Trauma. 2018. "Thoracic Trauma." In *Advanced Trauma Life Support*, 10th ed. Chicago: American College of Surgeons.

Arnaud, F., E. Maudlin-Jeronimo, A. Higgins, B. Kheirabadi, R. McCarron, D. Kennedy, and G. Housler. 2016. "Adherence Evaluation of Vented Chest Seals in a Swine Skin Model." *Injury* 47, no. 10 (October): 2097–104. doi: 10.1016/j.injury.2016.05.041.

Asensio, J. A., F. N. Mazzini, and T. Vu. 2013. "Thoracic Injuries." In *The Trauma Manual: Trauma and Acute Care Surgery*, 4th ed., edited by A. B. Pietzman, M. Rhodes, C. W. Schwab, D. M. Yealy, and T. C. Fabian, 327–66. Philadelphia: Lippincott Williams and Wilkins.

Ball, C. G., A. D. Wyrzykowski, A. W. Kirkpatrick, C. J. Dente, J. M. Nicholas, J. P. Salomone, G. S. Rozycki, J. B. Kortbeek, and D. V. Feliciano. 2010. "Thoracic Needle Decompression for Tension Pneumothorax: Clinical Correlation with Catheter Length." *Canadian Journal of Surgery* 53, no. 3 (June): 184–8.

"CDC Blast Injury Mobile Application." CDC Emergency Preparedness and Response Web page. Accessed August 2018. http://emergency.cdc.gov/masscasualties/blastinjury-mobile-app.asp

DePalma, R. G., D. G. Burris, H. R. Champion, and M. J. Hodgson. 2005. "Blast Injuries." *New England Journal of Medicine* 352 (March): 1335–42.

Dubose, J. A, J. V. O'Connor, and T. M. Scalea. 2017. "Lung, Trachea and Esophagus." In *Trauma*, 8th ed., edited by E. E. Moore, D. V. Feliciano, and K. L. Mattox, 479–92. New York: McGraw-Hill.

Gunduz, M., H. Unlugenc, M. Ozalevli, K. Inanoglu, and H. Akman. 2005. "A Comparative Study of Continuous Positive Airway Pressure (CPAP) and Intermittent Positive Pressure Ventilation (IPPV) in Patients with Flail Chest." *Emergency Medicine Journal* 22, no. 5 (May): 325–9.

Harcke, H. T., L. A. Pearse, A. D. Levy, J. M Getz, and S. R. Robinson. 2007. "Chest Wall Thickness in Military Personnel: Implications of Needle Thoracentesis in Tension Pneumothorax." *Military Medicine* 172, no. 12 (December): 1260–3.

Kheirabadi, B. S., I. B. Terrazas, N. Miranda, A. N. Voelker, F. Arnaud, H. G. Klemcke, F. K. Butler, and M. A. Dubick. 2017. "Do Vented Chest Seals Differ in Efficacy?: An Experimental Evaluation Using a Swine Hemopneumothorax Model." *Journal of Trauma Acute Care Surgery* 83, no. 1 (July): 182–9. doi: 10.1097/TA.0000000000001501.

Littlejohn, L. F. 2017. "Treatment of Thoracic Trauma: Lessons From the Battlefield Adapted to All Austere Environments." *Wilderness and Environmental Medicine* 28 (June): S69–S73.

Lee, C., M. Revell, K. Porter, and R. Steyn. 2007. "The Prehospital Management of Chest Injuries: A Consensus Statement; Faculty of Pre-hospital Care, Royal College of Surgeons of Edinburgh." *Emergency Medicine Journal*

증례 제시 *(계속)*

선임 응급처치 처치제공자인 여러분은 지금 환자의 목-동맥 맥동이 더 약해졌고 노-동맥 맥동은 더 이상 촉진되지 않음에 주목합니다. 여러분이 환자의 경추 고정-목테를 제거하고 보니 환자에세 목-정맥 팽내가 생겼고 복장-위 패임을 촉진해보니 기관이 왼쪽으로 편위되어 만져집니다. 가슴을 재-평가해보니, 오른쪽 가슴이 여전히 움직이지 않으며 왼쪽보다 더 커진 것처럼 보이고, 심지어 갈비-사이 공간이 불거져 나온 모습이 관찰됩니다. 호흡음은 왼쪽에서는 들리나 오른쪽에서는 여전히 들리지 않습니다. 오른쪽 가슴을 타진해보니 북소리 같은 과다-공명을 나타냅니다.

여러분은 이 환자가 긴장-기흉으로 발전했다고 결론내리고, 환자에게 의식 수준의 저하, 청색증, 그리고 노-동맥 맥동의 소실이 동반되어 있으므로 응급 흉강 감압술이 필요하다고 결정합니다. 여러분은 환자의 오른쪽 2번째 갈비-사이 공간을 식별한 다음, 특수 흉강 감암용 바늘을 빗장-중간선의 3번쌔 갈비뼈 식상부에 찔러 넣습니다. 공기가 '쉭' 새어나오는 소리가 들리며, 성공적인 감압술을 보여줍니다. 그런 다음, 여러분은 환자를 재-평가하는데, 환자에게 폐환기를 제공하기가 더 쉬워지고, 목정맥이 편평해졌으며, 청색증이 없어졌고, 또한 노-동맥 맥동이 돌아왔음을 확인합니다. 오른쪽 가슴이 더 크게 보이는 것은 이제 없어졌지만, 호흡음은 왼쪽에서만 청진됩니다 (오른쪽 단순-기흉을 의미). 그 감압 기구를 고정하고 활력 징후를 반복 측정한 다음, 여러분은 수용 의료기관에 연락하여 환자 상태의 변화와 그곳까지의 ETA를 새로이 알려줍니다.

요약

다발성 외상에서 가슴 손상은 흔히 동반되며, 이 손상의 다수는 생명-위협적이다. 만일 여러분이 ITLS 1차 조사를 따라서 한다면, 이 손상들의 대부분을 식별할 수 있을 것이다. 이 손상 환자들은 대개 Load & Go 환자에 해당한다. 가슴 외상 환자들을 치료하는 1차 목표들은 다음과 같다:

- 경추를 보호하면서 개방된 기도를 확보하라.
- 고-유량 O_2를 투여하고, 필요하면 폐환기를 시행하라.
- 동요 절편을 안정화하라.
- 빨아들이는 가슴 창상들을 밀폐하라.
- 필요하면 흉강을 감압하라.
- Load & Go하라.
- 정맥 경로를 확보하라.
- 적절한 치료 수준의 의료기관으로 신속히 이송하라.
- 의료지도 의사에게 조기에 보고하라.

앞에서 논의된 가슴 손상들은 치명적이지만, 신속한 중재술 시행과 적절한 병원으로의 빠른 이송으로 치료할 수 있다. 현장에서 조기 인지, 적절한 중재술, 그리고 빠른 이송을 시행하면 생명을 구할 수도 있다.

24, no. 3 (March): 220–4.

Netto, F. A., H. Shulman, S. B. Rizoli, L. N. Tremblay, F. Brenneman, and H. Tien. 2008. "Are Needle Decompressions for Tension Pneumothoraces Being Performed Appropriately for Appropriate Indications?" *American Journal of Emergency Medicine* 26, no. 5 (June): 597–602.

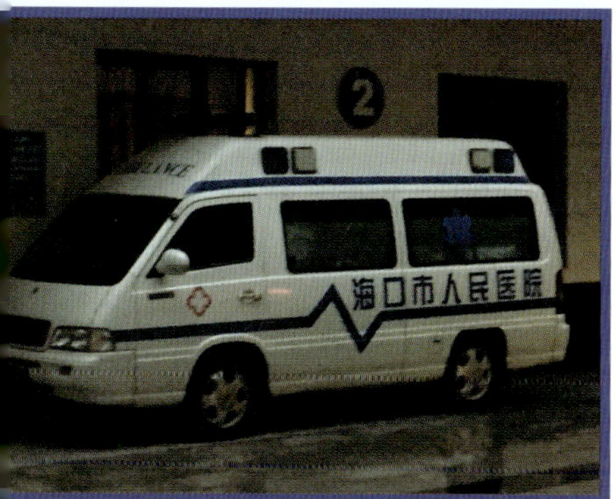

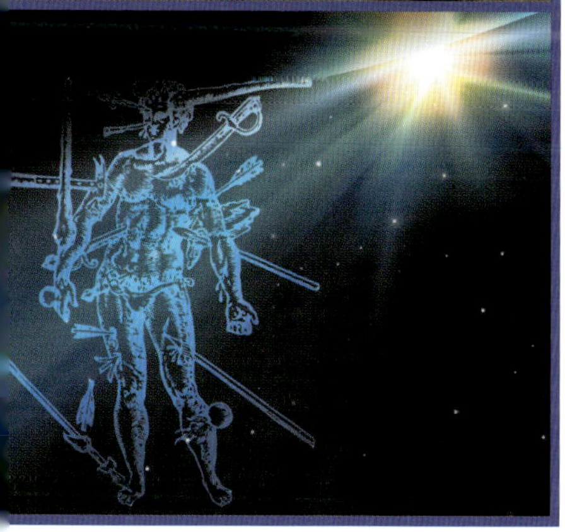

[위쪽: 사진 제공 Roy Alson, PhD, MD, FACEP, FAEMS]

9

가슴 외상 술기들

S. Robert Seitz, MEd, RN, NRP
Roy L. Alson, MD, PhD, FAEMS

Maßnahmen bei Thoraxtraumata
Habilidades para el Trauma Torácico
Zbrinjavanje ozljeda prsnog koša
Competências Práticas no Trauma Torácico
Keterampilan Trauma Toraks
Травма грудной клетки – практические навыки
Traumatismes thoraciques en pratique
Δεξιότητες στην Διαχείριση Τραύματος Θώρακος
Gyakorlati készségek a mellkasi sérülések ellátásában
胸部外傷の手技
胸部創傷處理技巧
Obravnava poškodb prsnega koša

핵심 용어

이 장에 설명된 술기들
가슴 밀폐기 부착하기
바늘 감압술
 앞쪽 접근법
 옆쪽 접근법

학습 목표

여러분이 이 장을 성공적으로 완료하고 나면, 다음을 할 수 있어야만 한다:

1. 긴장-기흉의 응급 감압술 적응증을 설명하라.
2. 긴장-기흉에 대해 바늘 감압술을 앞쪽 접근법과 옆쪽 접근법으로 시행했을 때, 각각의 장점, 단점, 그리고 합병증들을 설명하라.
3. 긴장-기흉에 대해 바늘 감압술을 앞쪽 접근법 또는 옆쪽 접근법으로 시행하라.
4. 개방 가슴 창상에 가슴 밀폐기를 부착하라.

장 개요

중요한 외상 사망 원인: 가슴 외상은, 둔상이든 관통상이든 상관없이, 외상 사망의 중요한 원인이 된다. 현장 상황에서 교정될 수 있는 상태들을 재빨리 인지하면 생존율을 개선할 수 있다. 응급처치 처치제공자들이 맞닥뜨리는 가장 많은 가슴 외상은 둔상에 의한 것이고 주로는 '동력기-탈것 충돌사고'(MVC)로 인한 것이 가장 많은데, 전-세계적으로 무기를 사용한 공격과 기타 폭력이 증가하면서 처치제공자들이 관통상을 만나게 될 가능성도 높아지고 있다. 이러한 상황들은 급변할 수 있기 때문에, 언제나 현장 안전성이 반드시 강조되어야만 한다.

흉강 감압술

앞쪽 접근법의 단점: 긴장-기흉에 대한 바늘 감압술은 오래 전부터 생명을 구하는 술식의 하나로 주창되어 왔으며, 병원-전 처치제공자들은 앞쪽 접근법 (빗장-중간선, 2 또는 3번째 갈비-사이 공간)을 가장 흔히 사용해왔다. 또한 정맥 주사용 바늘-도관을 이 앞쪽 접근법에 사용했을 때 도관의 길이가 너무 짧아서 흉강을 제대로 감압할 수가 없는 경우가 자주 발생한다는 사실을 확인해주는 연구들이 다수 발표되었다. 앞쪽 접근법을 시행할 때는 대구경 (8-French 또는 약 #14-Gauge)의 6~9cm 길이의 도관 바늘을 사용하기를 권장한다. 도관이 뒤틀리거나 제자리에서 빠지는 위험성을 줄이려면, 이 용도로 고안된 바늘 감압술 전용 도관을 사용하는 것이 이상적이다.

옆쪽 접근법의 장점: 전술 군진의학에서는 긴장-기흉이 관련될 수 있는 가슴 관통상의 관리를 강조하면서 옆쪽 접근법으로 바늘 흉강 감압술을 시행할 것을 권장해왔다. 이것은 다음 2가지 이유 때문이다: 첫째, 흉막 공간 속으로 도관을 확실히 성공적으로 진입시키기 위해서는 옆쪽 접근법이 가능성이 더 높다는 믿음과, 둘째, 전술 및 전투 환경 속에서 몸통 방탄복을 제거할 필요 없이 재빨리 이 술식을 시행할 수 있다는 장점이다. 바늘 흉강 감압술의 적응증은 전투 환경이든 민간 환경이든 동일하다.

4번째 갈비-사이 공간 앞쪽-겨드랑선: '전술 전투 희생자 처치'(TCCC: tactical combat casualty care) 교육과정에서는 최근 그들의 지침을 개정하였는데, 옆쪽 접근법의 바늘을 찌르는 장소로 4번째 갈비-사이 공간 (4번째와 5번째 갈비뼈 사이)의 앞쪽-겨드랑선 부위를 사용할 것을 권장하였다. 다른 일부 교육과정들에서는 3번째 갈비-사이 공간의 앞쪽-겨드랑선을 주장한다. 이론적으로는, 3번째 갈비-사이 공간을 사용할 때 고형 장기들 (간, 비장)을 손상시킬 위험성이 낮아질 것이다.

초음파의 활용: 초음파를 활용하고 있는 병원-전 응급체계에서는, 기흉을 확인하기 위하여 '초음파를 사용한 외상 집중 평가'(E-FAST: extended focused assessment with sonography for trauma)를 시행할 수 있다는 장점을 가진다. '미끄러지는 폐 징후'(SLS: sliding lung sign) (장측 흉막과 벽측-흉막이 서로 맞붙어서 비벼시듯이 따로따로 움직이는 모양)이 존재하면, 기흉을 배제할 수 있으므로 불필요한 바늘 흉강 감압술을 시행할 위험이 줄어든다.

앞쪽 접근법 선호: 앞쪽 접근법과 옆쪽 접근법은 각각 장점과 단점이 있으므로, 이 장에서는 이 2가지 접근법을 모두 다룬다. 하지만, 민간 EMS에서 바늘 감압술을 시행할 때 대개 앞쪽 접근법을 더 선호한다. 여러분 EMS 체계의 규약을 준수하면서 담당 의료지도 의사에게 자문을 구하여, 통상적으로 어느 부위를 사용할 것인지 지침을 결정하라. 중요한 요점은 그 부위를 정확하게 식별한 다음, 합병증의 위험성을 낮추면서 신속하게 흉강 감압을 실행하는 것이다. 그래야 생명을 구할 수 있다.

흉강 감압술 시행 적응증

보존적 처치 우선: 모든 전문 술식들과 마찬가지로, 이 기법을 여러분이 시행하려면 그 지역 응급의료체계 규약에서 허용되어 있어야 하며, 또한 이 술식을 시행하기 전에 반드시 의료지도 의사의 동의를 구해야만 한다. 긴장-기흉에 대한 보존적 처치법은 O_2 투여, 폐환기 보조, 그리고 신속한 이송이다.

보상-부전 상태의 증거: 응급 감압술을 시행하는 적응증은, 긴장-기흉이 존재하면서, 다음 중의 하나 이상의 징후가 동반되어 있어 보상-부전 상태임이 입증된 경우이다:

- 호흡 곤란 & 청색증
- 쇼크 징후 (노-동맥 맥박 소실)
- 점점 저하되는 의식 수준

앞쪽 접근법으로 흉강 감압술 시행하기

장점

- 많은 사람들이 앞쪽 접근법을 더 선호하는데, 왜냐하면 바로 누운 자세의 환자에게는 흉막 공간 속 공기가 앞쪽에 모이기 쉽기 때문이다. 따라서 앞쪽 접근법을 사용했을 때 흉막강 속의 공기를 제거할 확률이 더 높아진다. 또한 구급차 들것 위에 바로 누워있는 환자에게 바늘 찌르기를 시행하기에도 이 접근법이 더 쉽다.
- 앞쪽 접근법을 사용했을 때, 바늘이 꽂힌 부위를 감시하기도 더 쉽다. 또한 환자를 옮기거나 또는 환자가 팔을 움직일 때 의도하지 않게 도관을 빠지게 만들 가능성도 더 낮다.

단점 & 합병증

- 적합한 길이의 도관을 사용하지 않는다면, 바늘-도관이 흉막 공간까지 도달하지 못할 가능성이 있다. 그러면 긴장-기흉이 감압되지 못할 것이다. 권장되는 도관의 길이는 6~9cm이다 (그림 9-1).
- 빗장-중간선 (젖꼭지-선)보다 안쪽으로 바늘을 찔러 넣으면, 심장 또는 대형 혈관들을 찌르거나 찢을 위험성이 있다.
- 갈비-사이 혈관들을 찢으면 출혈을 유발할 수 있다. 갈비-사이 동맥과 정맥은 각 갈비뼈의 아래쪽 가장자리를 따라 주행한다. 바늘 찌르기를 잘못하면, 이 혈관들 중의 하나를 찢을 수 있다.

- 혹시 기흉이 존재하지 않는다면, 기흉을 유발할 수 있다. 여러분의 환자 평가가 틀렸다면, 바늘을 환자 가슴 속으로 찔러 넣음으로써 없던 단순-기흉을 환자에게 만들게 될 수도 있다.
- 폐 열상이 발생 가능하다. 불량한 술기 혹은 부적절한 천자 (기흉이 없음)로 인해 폐가 찢어질 수 있으며, 이로 인해 출혈과 공기 유출이 유발될 수 있다 (혈흉 및 기흉).
- 감염의 위험성을 고려해야 한다. 피부를 소독약으로 적절히 소독하면 대개 이것을 예방할 수 있다.

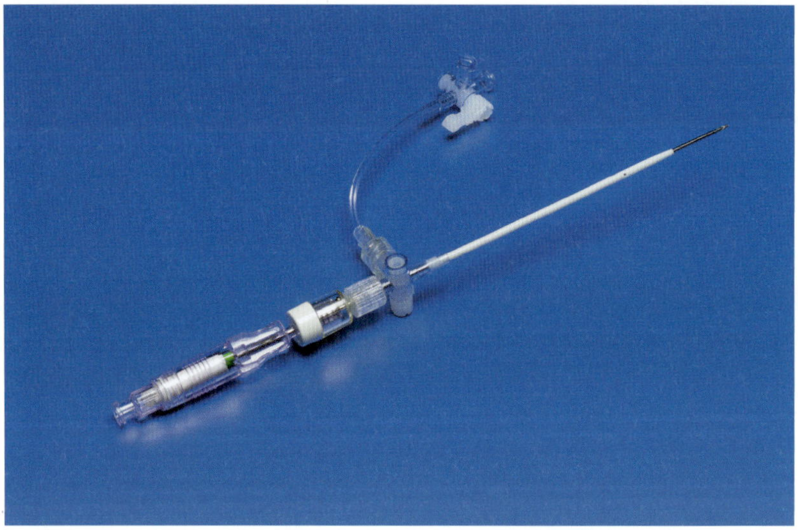

A

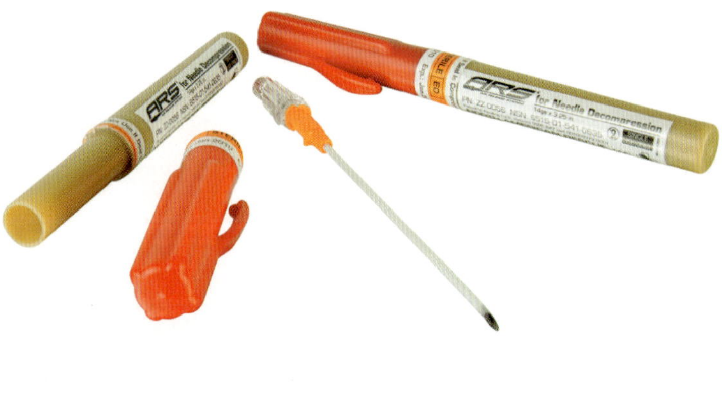

B

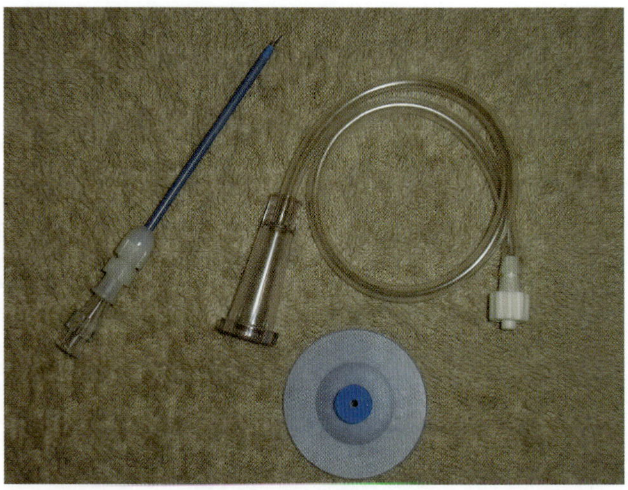

C

그림 9-1 A. 긴장-기흉을 감압할 정도로 충분한 길이의 도관의 예: Turkel 안전 바늘. *(사진 제공 Covidien. Covidien™은 Covidien AG사의 등록상표)*
B. 흉강 감압용 ARS 바늘. *(© 2020 North American Rescue, LLC)*
C. Cook 기흉 바늘 *(뒤틀림 방지를 위한 철사 코일이 속에 있음). (사진 제공 Stanley Cooper, EMT-P)*

술식 순서

앞쪽 접근법으로 흉강 감압술 시행하기

1. 환자를 평가하여 그의 상태가 긴장-기흉 때문인지를 확실히 하라. 긴장-기흉의 징후들은 다음과 같다:
   a. 손상 쪽 가슴의 호흡음이 없거나 감소됨
   b. 호흡 곤란; 빠른 호흡
   c. 약하고 실같이 가는 맥박; 노-동맥 맥박이 소실될 수도
   d. 차갑고 끈적끈적하고 땀을 흘리는 피부; 창백하거나 청색증
   e. 목-정맥 팽대 (심한 출혈이 동반되었을 때는 없을 수도)
   f. 손상 쪽 반대쪽으로 기관 편위의 가능성 (후기 징후이며 기관 편위가 없는 경우가 흔함)
   g. 저하된 의식 수준 (저산소증 그리고/또는 혈액-관류 저하 때문에 발생)
   h. 손상 쪽 가슴의 타진에서 과다-공명 (북소리)
2. 환자에게 고-유량 O_2를 투여하고 폐환기 보조를 시행하라.
3. 응급 감압술의 적응증이 존재하는지 판단하라. 그런 다음 의료지도 의사에게 연락하여 이 시술 시행에 대한 지도를 받아라.
4. 긴장-기흉이 발생한 쪽 가슴을 노출시키고, 앞쪽 가슴의 2번째 갈비-사이 공간의 빗장-중간선 부위를 식별하라. 이것을 "루이스(Louis) 각" (=복장 파임에서부터 흉골 전체 길이의 약 1/4 아래쪽에서 두드러지게 튀어나온 부위)을 촉진하여 할 수도 있다 (그 바로 옆으로 연결된 갈비뼈가 2번째 갈비뼈이고 그 갈비뼈 아래쪽이 2번째 갈비-사이 공간임) (그림 9-2). 바늘을 찔러 넣는 부위는 빗장-중간선 (젖꼭지-선)보다 약간 바깥쪽이어야 한다. 이는 종격동의 심장이나 대형 혈관을 찌르는 합병증을 피하기 위해서이다.
5. 소독약으로 바늘로 찌를 부위를 신속히 닦아내라.
6. 6~9cm 길이의 #14-G 이상의 대구경 도관의 덮개를 제거하라 (8-Fr. 9cm Turkel 안전 바늘, 14-G 8.25 cm ARS 감압 바늘, 8.5-Fr. 6cm Cook 기흉 바늘, 및 14-G 6cm 혈관-도관 바늘). 갈비-사이 신경-혈관 다발을 손상시키지 않도록 3번째 갈비뼈 위쪽 가장자리에 바늘을 대고 90도 각도로 찔러 2번째 갈비-사이 공간 속으로 바늘을 찔러 넣어라 (그림 9-3). 바늘 끝 경사면의 방향은 바늘 찌르기 성공률과 관련성이 없다. 바늘의 방

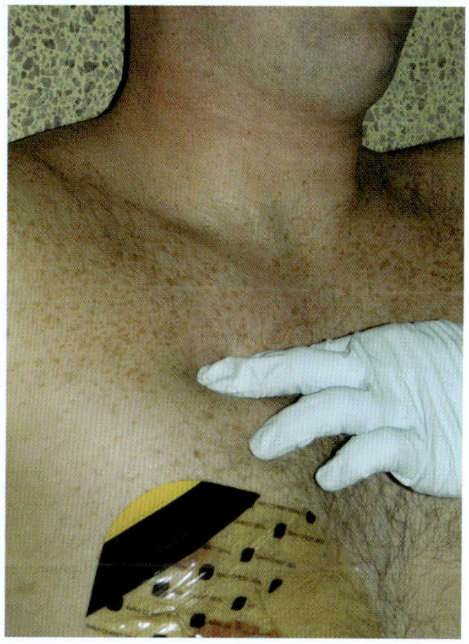

그림 9-2 환자가 긴장-기흉인지를 확인하고 앞쪽 접근법으로 바늘 감압술을 시행할 위치를 식별하라. *(사진 제공 Roy Alson, PhD, MD, FACEP, FAEMS)*

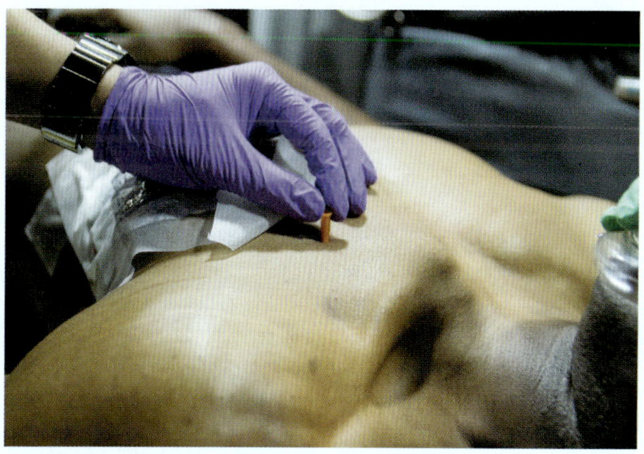

그림 9-3 3번째 갈비뼈 위쪽 가장자리 위로 90도 각도로 바늘을 찔러 2번째 갈비-사이 공간으로 삽입하라.

술식 순서 *(계속)*

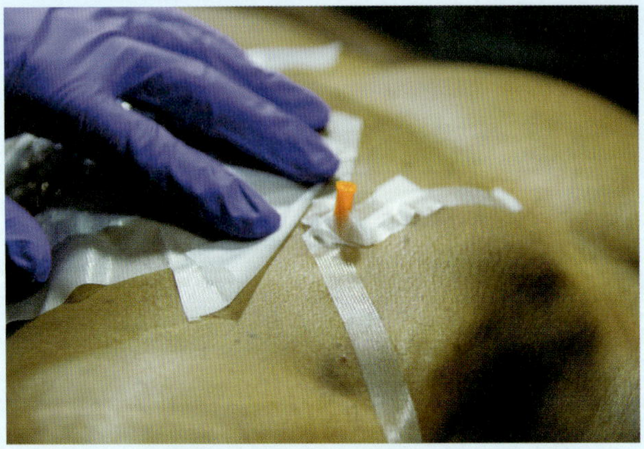

그림 9-4 도관만 가슴 속으로 진입시켜라. 공기가 훅 밀려나오며 압력이 해소될 수 있다. 반창고로 도관을 고정하라.

향을 종격동 쪽으로 (안쪽으로) 향하지 않도록 매우 주의하라. 바늘이 흉막강 속으로 진입하는 순간, 여러분이 "뽁"하고 뚫는 느낌을 감지할 수도 있다. 만일 긴장-기흉이 존재한다면, 공기가 "시~"하고 새는 소리가 들릴 수도 있으며 점차 흉강 내압이 해소될 것이다. 만일 여러분이 감압용 바늘에 주사기를 끼워 손잡이로 활용하고 있거나 또는 바늘의 마개를 제거하지 않은 상태라면, 이 소리를 듣지 못할 것이다. '바늘-속심 도관'을 사용 중이라면, 바늘은 고정한 상태로 도관을 가슴 속으로 밀어 넣어라 (그림 9-4). 바늘을 제거하고 도관만 그 자리에 남겨라. 도관이 빠지는 사고를 방지하기 위하여, 반창고를 사용하여 도관을 가슴에 고정할 수도 있다.

7. 일부 처치제공자들은 2~3mL 생리식염수가 담긴 주사기를 감압용 바늘의 허브에 연결하여 찌르는 방식이 유용하다고 생각한다. 연결된 주사기는 찌를 때 손잡이로도 유용할 수 있다. 주사기 피스톤을 뒤로 빼면서 바늘을 찔러 넣으면, 바늘 끝이 흉막 공간 속으로 들어가는 순간 공기가 빨려나오는 것이 눈에 보일 것이다.
8. 감압 바늘이 사고로 빠지는 것을 방지하기 위하여 그 위에 일방 판막을 덧붙여라. 판매되는 일방 판막도 좋고 임기응변으로 만들어서 사용할 수도 있다 *(의료용 고무장갑의 손가락 부분을 잘라서 일방 판막으로 사용하는 방식은 실제로 그 기능을 못한다)*. 젊고 건강한 환자들은 일방 판막을 붙이지 않고 '감압용 바늘'만 꽂아도 전혀 문제없이 잘 견뎌낼 것이다.
9. 병원에 도착하여 흉관으로 대체하기 전까지, 이 플라스틱 도관을 그 위치에 고정하여 잘 유지하라.
10. 적응증이 되면 환자에게 기관-삽관을 시행하라. 긴장-기흉이 재발하지 않는지 면밀히 감시하고, 만일 긴장-기흉 징후가 다시 발현되면 흉강 감압술 술식을 반복해서 시행하라.

옆쪽 접근법으로 흉강 감압술 시행하기

장점

- 군진의학 및 전투-전술의학 요원들은 옆쪽 접근법을 더 선호하는데, 왜냐하면 전술적 상황에서 방탄복을 그대로 착용한 상태에서 감압술을 시행할 수 있는 장점을 가지고 있기 때문이다.
- 신체 체형에서 옆쪽 흉벽은 앞쪽 흉벽에 비하여 두께가 더 얇다 (평균 2.6cm). 그래서 더 짧은 바늘로도 흉강을 감압하기가 더 쉽고 또한 의도하지 않게 혈관 구조물을 손상시킬 가능성도 더 낮다.

단점 & 합병증

- 환자를 옮기거나 환자가 팔을 움직이게 될 때, 옆쪽에 삽입된 감압용 도관은 빠질 위험성이 더 크다. 일방-판막 기능을 가진 '가슴 밀폐기'나 유사한 기구를 덧붙인다면, 감압용 도관의 빠짐 사고에 대하여 상당한 보호 기능을 제공할 것이다.
- 환자가 구급차 안에 있는 상태에서 이 신체 부위에 접근하기가 어려울 수 있다 (특히 오른쪽 가슴에 긴장-기흉이 생겼을 때).
- 바늘 감압술이 시행되는 동안에 갈비-사이 혈관들이 찢어지면 출혈이 유발될 수도 있다. 갈비-사이 동맥과 정맥은 각 갈비뼈의 아래쪽 가장자리를 따라 주행한다 (그림 9-5). 바늘을 살못 찌르면 이 혈관들 중의 히나를 찢을 수 있다.
- 옆쪽 접근법을 사용할 때, 만일 바늘을 너무 낮게 찌르면 간이나 비장을 찢을 수 있고, 반대로 너무 높게 찌르면 겨드랑 동맥/정맥 또는 '팔-신경 얼기'라고 부르는 신경 다발을 찢을 수 있다.
- 혹시 기흉이 존재하지 않는다면, 기흉을 유발할 수 있다. 여러분의 환자 평가가 틀렸다면, 바늘을 환자 가슴 속으로 찔러 넣음으로써 없던 단순-기흉을 환자에게 만들 수도 있다.
- 폐 열상이 발생 가능하다. 불량한 술기 혹은 부적절한 천자 (기흉이 없음)로 인해 폐가 찢어질 수 있으며, 이로 인해 출혈과 공기 유출이 유발될 수 있다 (혈흉 및 기흉).
- 이 접근법을 사용했을 때, '도관 꺾임/꼬임'이 발생할 위험성이 더 높다고 보고되고

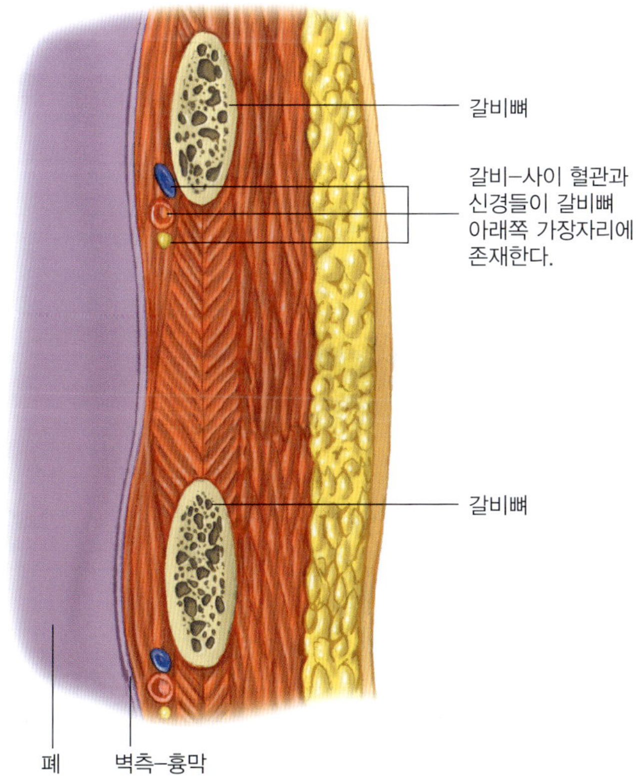

그림 9-5 갈비뼈와 갈비-사이 혈관 및 신경들

술식 순서

옆쪽 접근법으로 흉강 감압술 시행하기

1. 환자를 평가하여 그의 상태가 긴장-기흉 때문인지를 확실히 하라. 긴장-기흉의 징후들은 다음과 같다:
   a. 손상 쪽 가슴의 호흡음이 없거나 감소됨
   b. 호흡 곤란; 빠른 호흡
   c. 약하고 실같이 가는 맥박; 노-동맥 맥박이 소실될 수도
   d. 차갑고 끈적끈적하고 땀을 흘리는 피부; 창백하거나 청색증
   e. 목-정맥 팽대 (심한 출혈이 동반되었을 때는 없을 수도)
   f. 손상 쪽 반대쪽으로 기관 편위의 가능성 (후기 징후이며 없는 경우가 흔함)
   g. 저하된 의식 수준 (저산소증 그리고/또는 혈액-관류 저하 때문에 발생)
   h. 손상 쪽 가슴의 타진에서 과다-공명 (북소리)
2. 환자에게 고-유량 O_2를 투여하고 폐환기 보조를 시행하라.
3. 응급 감압술의 적응증이 존재하는지 판단하라. 그런 다음 의료지도 의사에게 연락하여 이 시술 시행에 대한 지도를 받아라.
4. 긴장-기흉이 발생한 쪽 가슴을 노출시키고, 그 쪽 가슴의 젖꼭지 높이의 갈비뼈 (대개 4번째)와 겨드랑-앞선이 교차하는 부위를 식별하라 (그림 9-6).
5. 소독약으로 바늘로 찌를 부위를 신속히 닦아내라.
6. 최소한 6cm 길이의 #14-G 이상의 대구경 도관의 플라스틱 덮개를 제거하고, 갈비-사이 신경-혈관 다발을 피할 수 있도록 5번째 갈비뼈 위쪽 가장자리에 바늘을 대고 90도 각도로 찔러 4번째 갈비-사이 공간 속으로 바늘을 찔러 넣어라 (그림 9-7). 만일 환자가 근육질이거나 비만이면, 더 길이가 긴 바늘-도관을 사용해야 할 필요가 있을 수 있다. 바늘 끝 경사면의 방향은 바늘 찌르기 성공률과 관련성이 없다. 바늘이 흉막강 속으로 진입하는 순간, 여러분이 "뽁"하고 뚫는 느낌을 감지할 수도 있다. 만일 긴장-기흉이 존재한다면, 공기가 "시~"하고 새는 소리가 들릴 수도 있으며 점차 흉강 내압이 해소될 것이다. 만일 여러분이 감압용 바늘에 주사기를 끼워 손잡이로 활용하고 있거나 또는 바늘의 마개를 제거하지 않은 상태라면, 이 소리를 듣지 못할 것이다. '바늘-속심 도관'을 사용 중이라면, 바늘은 고정한 상태로 도관을 가슴 속으로 밀어 넣어라. 바늘을 제거하고 도관만 그 자리에 남겨라. 도관이 빠지는 사고를 방지하기 위하여, *반드시 반*

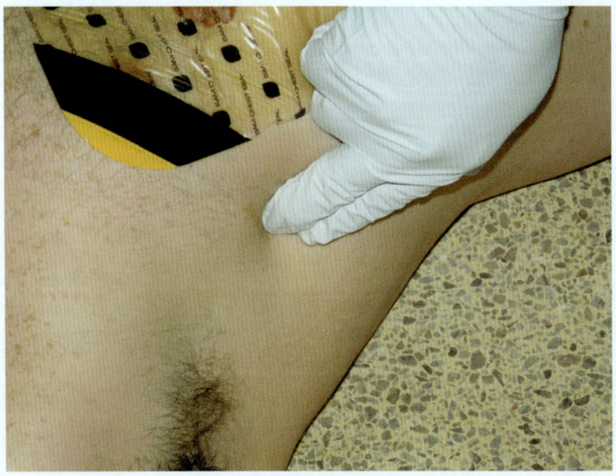

그림 9-6 환자가 긴장-기흉인지를 판정하고 옆쪽 접근법으로 바늘 감압술을 시행할 위치를 식별하라. *(사진 제공 Roy Alson, PhD, MD, FACEP, FAEMS)*

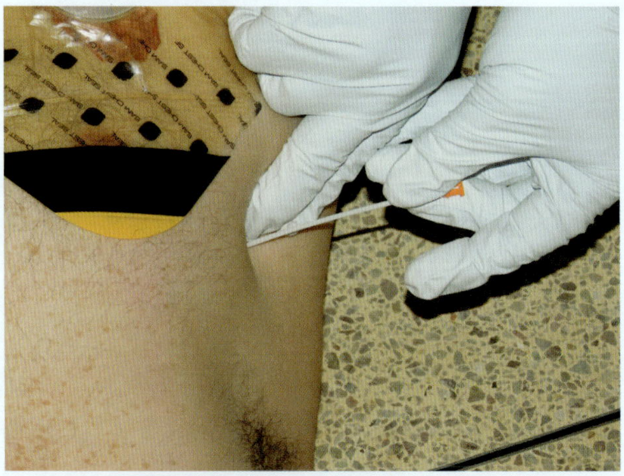

그림 9-7 옆쪽 접근법으로 시행하는 바늘 감압술. 도관을 흉강 속으로 진입시킨 후 반창고로 고정하라. *(사진 제공 Roy Alson, PhD, MD, FACEP, FAEMS)*

술식 순서 *(계속)*

창고 또는 가슴 밀폐기를 사용하여 도관을 가슴에 고정해야만 한다.

7. 일부 처치제공자들은 2~3mL 생리식염수가 담긴 주사기를 감압용 바늘 허브에 연결하여 씨르는 방식이 유용하다고 생각한다. 이 주사기는 찌를 때 손잡이로도 유용할 수 있다. 주사기 피스톤을 뒤로 빼면서 바늘을 찔러 넣으면, 바늘 끝이 흉막 공간 속으로 들어가는 순간 공기가 빨려나오는 것이 눈에 보일 것이다.
8. 감압 바늘이 사고로 빠지는 것을 방지하고 보호하기 위하여 그 위에 일방 판막을 덧붙여라. 판매되는 일방 판막도 좋고 임기응변으로 만들어서 사용할 수도 있다 *(의료용 고무장갑의 손가락 부분을 잘라서 일방 판막으로 사용하는 방식은 실제로 그 기능을 못한다)*. 젊고 건강한 환자들은 일방 판막을 붙이지 않고 '감압용 바늘'만 꽂아도 전혀 문제없이 잘 견뎌낼 것이다.
9. 병원에 도착하여 흉관으로 대체하기 전까지, 이 플라스틱 도관을 그 위치에 고정하여 잘 유지하라.
10. 저응증이 되면 환자에게 기관-삽관을 시행하라. 사용-가능하다면, 호기말 CO_2 분압-측정기로 감시하라. 긴장-기흉이 재발하지 않는지 면밀히 감시하라. 호기말 CO_2 분압이 상승하는 것은 감압 도관이 꺾였거나 긴장-기흉이 재발하였음을 나타내는 조기 징후이다.

있다. 그러면 '이송 중 부분적 그리고/또는 일시적 도관 막힘'이 초래된다. 이렇게 되면 긴장-기흉이 재-발현되게 만들 수도 있다.

- 감염의 위험성을 고려해야 한다. 피부를 소독약으로 적절히 소독하면 대개는 이것을 예방할 수 있다.

개방 기흉의 관리

병태생리 & 기전: 자발 호흡은 횡격막 수축과 흉벽 팽창에 의하여 일어나는데, 즉 횡격막이 수축하고 흉벽이 팽창되면 흉강 속에 음압이 형성되어, 기관과 기관지 분지들을 통해서 외부 공기의 유입이 일어나면서 폐가 팽창하게 된다. 만일 흉벽의 온전성이 손상되면 그 결손 부위를 통해서 흉막 공간으로 공기가 유입될 수 있다. 그러면 흉벽 팽창의 "풀무 효과"가 훼손되고 기흉이 형성된다.

응급 처치: 이런 "개방"-기흉 (또한 "빨아들이는" 흉벽 창상이라고도 불림)에 대한 현장에서의 최초 치료는 개방 창상을 통해 공기가 들락날락하지 못하게 폐쇄 드레싱으로 그 개방 창상을 밀폐하는 것이다. 전통적으로 EMS 요원들은 바셀린 거즈, 알루미늄 호일, 비닐-랩 등을 사용하여 임시방편으로 폐쇄 드레싱을 만들어 써 왔다. 전통적인 가르침에 의하면, 흉강 속 압력 축적을 방지하고 긴장-기흉으로의 발전을 차단하기 위하여 그 폐쇄 드레싱의 3면만 반창고로 피부에 부착함으로써 흉강 속 압력이 높아질 때 그 창상을 통해서 "트림하기"(=공기 배출)가 가능하게 하도록 하였다. 하지만 이 방법은 현재 TCCC 지침에서는 더 이상 권장되지 않는다.

상용 가슴 밀폐기의 장점: 혈액, 신체의 털, 등등 때문에 이렇게 임시방편으로 만든 가슴 밀폐기들은 밀폐 상태가 항상 제대로 유지되지는 않았다. 군진의학에서 사용해본 경험에 의하면, 더 신속히 적용할 수 있으며 피가 묻은 피부에도 들러붙도록 만들어진 다

술식 순서

가슴 관통상 창상에 가슴 밀폐기 부착하기

1. 환자를 평가하여 가슴 개방 창상이 있는 것을 확인하라.
2. 환자에게 고-유량 O_2를 투여하고, 필요하면 폐환기를 보조하라.
3. 가슴 창상 주변을 깨끗이 하라. 밀폐기가 피부에 들러붙는 것을 방해할 수 있는 육안적 오염물을 제거하라.
4. 창상 부위에 밀폐기를 부착하라. 이때 만일 여러분이 공기-배출형 밀폐기를 사용하는 중이라면, 공기-배출구가 창상 바로 위에 오도록 확실히 해야만 한다. 그래야만 공기가 제대로 배출될 수 있다.
5. 가슴 창상이 2개 이상이라면, 발견된 모든 창상을 다 밀폐하라. 등쪽 가슴을 확인하는 것을 잊지 마라.
6. 만일 적응증이 된다면 기도를 확보하라. 그리고 사용-가능하다면 호기말 CO_2 분압-측정기로 감시하라. 긴장-기흉이 발생하는지 면밀히 감시하라. 특히 양압 폐환기를 받고 있는 환자라면 더욱 주위하라.
7. 만일 판매되는 가슴 밀폐기가 사용-가능하지 않다면, 현장-임시방편 폐쇄 드레싱을 다음 방법으로 만들어 사용할 수도 있다: 바셀린 거즈, 알루미늄 호일, 비닐 드레싱 포장지, 및 기타 비-투과성 물질. 그렇게 만든 폐쇄 드레싱으로 창상을 덮어라. 반창고를 그 드레싱의 4면을 따라 다 부착하여 그 드레싱을 흉벽에 고정하라 (그림 8-12를 보세요). 만일 가슴 밀폐기가 부착되고 난 이후 환자에게 긴장-기흉이 발생하기 시작한다면, 그 밀폐기를 제거하여 공기가 배출되게 하라 ("밀폐기 트림시키기"). 만일 그래도 긴장-기흉이 해소되지 않는다면, 그 환자에게 흉강 감압술을 시행할 필요가 있다. 만일 여러분의 진료 영역에 포함되어 있다면, 즉시 흉강 감압술을 시행하라.

양한 가슴 밀폐기들이 개발되어 판매되고 있다. 공기-배출형 및 공기-차단형 가슴 밀폐기가 둘 다 사용-가능하다. 양쪽 형태 모두 밀폐 기능이 적절하며, 단 공기-배출형 밀폐기는 밀폐기를 간헐적으로 떼어 공기를 배출시켜주어야 할 필요성이 없으며 긴장-기흉을 유발할 위험도도 낮다. 응급 상황이라면, 현장-임시방편의 '공기-차단형 가슴 밀폐기'의 용도로 자동-제세동기(AED) 패드를 활용할 수도 있다.

참고 문헌 & 자원

American College of Surgeons Committee on Trauma. 2018. "Chest Trauma Management." In *Advanced Trauma Life Support*, 10th ed., 62–81. Chicago: American College of Surgeons.

Assensio, J., F. Massini, and T. Vu. 2013. "Thoracic Injuries." In *The Trauma Manual: Trauma and Acute Care Surgery*, 4th ed., by A. B. Pietzman, C. W. Schwab, D. M. Yealy, M. Rhodes, and T. C. Fabian, 327–66. Philadelphia: Lippincott Williams and Wilkins.

Ball, C. G., A. D. Wyrzkowski, A. W. Kirkpatrick, C. J. Dente, J. M. Nicholas, J. P. Salomone, G. S. Rozycki, J. B. Kortbeek, and D. V. Feliciano. 2010. "Thoracic Needle Decompression for Tension Pneumothorax: Clinical Correlation with Catheter Length." *Canadian Journal of Surgery* 53, no. 3 (June): 184–8.

Beckett, A., E. Savage, D. Pannell, S. Acharya, A. Kirkpatrick, and H.C. Tien. 2011. "Needle Decompression for Tension Pneumothorax in Tactical Combat Casualty Care: Do Catheters Placed in the Midaxillary Line Kink More Often Than Those in the Midclavicular Line?" *Journal of Trauma* 71, no. 5(Suppl. 1) (November): S408–12.

Blivas, M. 2010. "Inadequate Needle Thoracostomy Rate in the Prehospital Setting for Presumed Pneumothorax: An Ultrasound Study." *Journal of Ultrasound Medicine* 29, no. 9 (September): 1285–9.

Butler, F. K. 2010. "Tactical Combat Casualty Care: Update 2009." *Journal of Trauma* 69, no. 1 (Suppl.) (July):

S10–3.

Butler, F. K., J. J. Dubose, E. J. Otten, D. R. Bennett, R. T. Gerhardt, B. S. Kheirabadi, K. R. Gross, A. P. Cap, L. F. Littlejohn, E. P. Edgar, et al. 2013. "Management of Open Pneumothorax in Tactical Combat Casualty Care: TCCC Guidelines Change 13-02." *Journal of Special Operations Medicine* 13, no. 3 (Fall): 81–6.

Butler, F. K., J. Holcomb, S. Shackelford, H. R. Montgomery, S. Anderson, J. S. Cain, H. R. Champion, C. W. Cunningham, W. C. Dorlac, B. Drew, et al. "Management of Suspected Tension Pneumothorax in Tactical Combat Casualty Care: TCCC Guidelines Change 17-02." *Journal of Special Operations Medicine* 18, no. 2 (Summer): 19–35.

Harcke, H. T., L. A. Pearse, A. D. Levy, J. M. Getz, and S. R. Robinson. 2007. "Chest Wall Thickness in Military Personnel: Implications of Needle Thoracentesis in Tension Pneumothorax." *Military Medicine* 172 (December): 1260–3.

Laan, D. V., T. D. Vu, C. A. Thiels, T. K. Pandian, H. J. Schiller, M. H. Murad, and J. M. Aho. 2016. "Chest Wall Thickness and Decompression Failure: A Systematic Review and Meta-Analysis Comparing Anatomic Locations in Needle Thoracostomy." *Injury* 47, no. 4 (April): 797–804. doi: 10.1016/j.injury.2015.11.045.

Lee, C., M. Revell, K. Porter, R. Steyn, and Faculty of Pre-hospital Care, Royal College of Surgeons of Edinburgh. 2007. "The Prehospital Management of Chest Injuries: A Consensus Statement. Faculty of Pre-hospital Care, Royal College of Surgeons of Edinburgh." *Emergency Medicine Journal* 24 (March): 220–4.

Moy, P. 2015. "Evidence -Based EMS: Needle Decompression." Accessed September 27, 2018. https://www.emsworld.com/article/12041960/what-s-the-best-site-for-needle-decompression

Netto, F. A., H. Schulman, S. B. Rizoll, L. N. Tremblay, F. Brenneman, and H. Tien. 2008. "Are Needle Decompressions for Tension Pneumothoraces Being Performed Appropriately for Appropriate Indications?" *American Journal of Emergency Medicine* 26 (June): 597–602.

10

척추 외상 & 척주 운동-제한

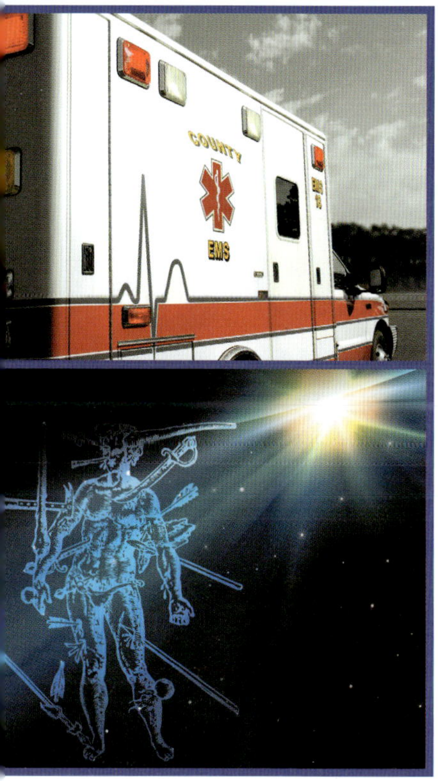

(위쪽: 사진 제공 Cheryl Casey / Shutterstock

Roy L. Alson, MD, PhD, FAEMS
James J. Augustine, MD, FACEP

Wirbelsäulentraumata und Bewegungseinschränkung der Wirbelsäule
Trauma Espinal y Restricción de Movilidad Espinal
Ozljede kralježnice i ograničavanje pokretljivosti kralježnice
Traumatismo Vertebro-Medular e Imobilização
Trauma Tulang Belakang dan Spinal Motion Restriction
Спинальная травма и ограничения движения позвоночника
Traumatismes rachidiens et immobilisation du rachis
Τραύμα Σπονδυλικής Στήλης και Ακινητοποίηση Σπονδυλικής Στήλης
Gerincsérülések és rögzítés
脊椎・脊髄損傷と脊椎運動制限
脊椎創傷及脊椎減移術.
Poškodbe hrbtenice in metode omejevanja premikov hrbtenice

핵심 용어

1차 척수 손상, p. 268
2차 척수 손상, p. 268
감각-이상, p. 266
신속 구출, p. 271
응급 구조, p. 271
중립적 배열, p. 272
척수, p. 264
척주, p. 263
척주 운동-제한(SMR), p. 258

학습 목표

여러분이 이 장을 성공적으로 완료하고 나면, 다음을 할 수 있어야만 한다:

1. 척주와 척수의 정상 해부학과 생리학을 설명하라.
2. '척주 운동-제한'(SMR)을 정의하고, 환자 안전과의 관련성을 설명하라.
3. 어떤 환자들에게 '척주 운동-제한'(SMR)이 유익할지를 판정하는데 도움이 될 수 있는 손상 요소, 병력, 및 평가 소견들을 설명하라.
4. '응급 구조'와 '신속 구출' 기법의 차이점을 설명하고, 각 기법의 적절한 활용법을 설명하라.
5. 임상적 평가법을 사용하여, 신경성 쇼크와 출혈성 쇼크를 감별하라.

장 개요

척추 손상에 대한 높은 경계심이 필요: 척수 손상은 현대 외상의 가장 파괴적이고 생명-위협적 결과 중의 하나이다. 미국에서, 응급처치 처치제공자들이 척추 손상의 가능성을 고려해야 할 필요가 있는 손상 환자수가 매년 1백만 명에 달하는 것 같다. 다행스럽게도, 이 손상 환자들의 단 2%만이 실제로 척주에 손상을 입으며, 그 대부분은 안정형 손상이어서 척수 손상을 동반하지는 않는다. 외상 환자를 관리할 때는 척주 및 척수 손상들에 대한 계속적인 경계심이 요구되며, 이 손상들의 합병증들에 대한 임기응변적인 치료 역량이 필요하다.

예방적 술기 '척주 운동-제한': 이 장에서는 척추 손상 환자를 평가하고, 적절한 치료를 제공하며, 병원으로 이송하고, 또한 평생 지속될 수도 있는 문제들로부터 보호하는 과정을 알아볼 것이다. 척수 손상은, 초기 환자 평가에서는 분명히 드러나 보이지 않을 수 있음에도 불구하고 EMS 관리를 하는 동안에 추가 손상 유발은 방지해야 할 필요가 큰 손상을 대표한다. 이 '추가 손상 방지' 목적의 예방적 처치 술기를 **척주 운동-제한**(SMR: spinal motion restriction)이라고 부르는데, 척주의 움직임을 최소화하는데 도움을 주는 기법들과 장비로 구성되어 있다. '척추 고정'이란 용어보다 이 용어가 현장에서 실제 시행되는 처치 과정을 가장 정확하게 정의해 주는 단어인데, 왜냐하면 어떤 환자들에게는 그들의 척주를 완전하게 '고정'할 수는 없기 때문이다.

척주 운동-제한: 환자의 척주가 완전하게 고정될 수 없는 경우에, 척주의 움직임을 최소화하기 위해 현장에서 사용되는 기법 및 장비들.

적절한 '척주 운동-제한' 적용: 최근 10년 동안에 SMR 접근법이 현저하게 변해왔는데, 주로 손상 기전을 근거로 시행하던 방침에서부터 환자의 상태에 초점을 맞추고 또한 손상 기전에도 근거하여 시행하는 방향으로 전환되었다. SMR 적용을 결정하기 위해서는, 먼저 응급처치 처치제공자들이 손상 기전과 그 환자의 상태를 평가해야만 한다. 그래야만 이미 확인되었거나 또는 잠재적인 척수 손상을 가진 환자들에게 구조화된 평가를 시행할 수 있고 또한 그들을 올바른 방법을 사용하여 치료하고, 꾸리며, 이송할 수 있을 것이다.

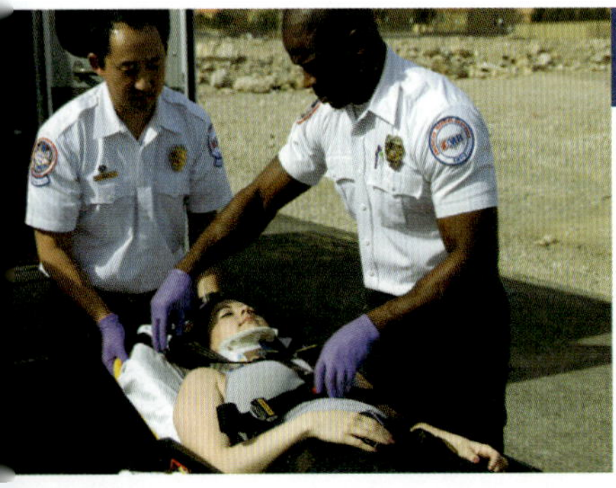

증례 제시

여러분은 여러 대의 탈것들이 충돌한 현장에 파견된 세 번째 구급차의 응급구조사입니다. 트랙터-트레일러와 오토바이, 그리고 승용차가 충돌하였다고 합니다. 첫 번째로 도착한 구급차에 의해서 더 많은 구급차들의 추가 출동이 요청되었습니다. 두 번째로 도착한 구급차 요원들은 여러 명의 승객이 타고 있던 승용차를 담당하도록 지시를 받았는데, 첫 번째 요원으로부터 전달받은 승용차 탑승자들에 대한 정보는 다음과 같습니다: 승용차의 탑승자는 노인 부부이고 남편이 운전석에 앉아 있는데, 의식이 명료하고 정상적으로 말하며 왼쪽 팔과 왼쪽 발목에 통증을 호소합니다. 가서 만나보니 그 남편이 말하기를 "그 사람 (오토바이 운전자를 말함)이 갑자기 내쪽으로 방향을 바꾸었어요. 엔진 덮개 위를 날아 내 바로 앞 전면유리에 부딪혔습니다. 나를 지나 떨어지면서 내가 앉은 쪽 사이드-미러를 부러뜨렸습니다!" 그가 말하기를 "나는 아무 문제가 없습니다. 어서 내 처와 우리 손녀를 돌봐주세요." 두 번째 구급차의 요원은 어린이 안전 좌석에 앉혀진 영아를 발견하였는데, 자동차 바닥에 떨어져 있는 상태였습니다. 안전 좌석과 그 애기를 조심스레 들어올리자, 그 애기가 울기 시작합니다.

여러분과 여러분의 동료는 트랙터-트레일러 운전자를 확인하라는 지시를 받고 가보니, 그 운전자는 주변을 걸어 다니고 있었는데, 목이 뻣뻣하다고 호소합니다. 여러분이 그 운전자에게 접근하는 동안에, 승용차 뒤의 애기를 평가하고 있는 두 번째 구급차 요원이 여러분의 동료에게 도와달라고 요청을 합니다. 승용차 쪽으로 와서 앞-좌석 여성 승객 상태를 확인해 달라는 것입니다. 여러분의 동료는 승용차 승객 쪽 전면 유리가 파

증례 제시 *(계속)*

손되어 있고 그 여성 환자가 목 뒤를 붙잡고 있는 것에 주목합니다.

더 진행하기 전에 다음의 질문들을 생각해 보십시오:

- 트랙터-트레일러 운전사에게 이 사고 형태는 척추 손상의 고-위험 손상 기전입니까?
- 앞-좌석 여성 승객에게 발생-가능한 손상들을 여러분이 찾아내는데 도움을 줄 현장 단서들이 있습니까?
- 희생자들의 연령이 척추 손상의 평가에 영향을 줍니까?
- 적극적인 척추 운동-제한의 적응증은 무엇입니까?

이 장을 읽는 동안에 이러한 질문들을 계속 생각해 보십시오. 그런 다음, 이 장의 끝에서 이 응급처치 처치제공자들이 이 환자들을 어떻게 관리하였는지를 확인해 보십시오.

'척추 운동-제한'(SMR)의 진화

환자 안전과의 관련성

무-비판적 척추 고정 적용의 역사: 50년 전 척추 손상이 보고되기 시작하였고 그 이후로 응급처치 처치제공자들은 환자들을 딱딱한 고정판 위에 고정하는 술식을 매우 의례적으로 수행해왔다. 의례적으로 환자를 고정판 위에 견고하게 붙어있게 만들기 위하여 고정띠와 반창고 등을 사용하여 고정하였다. 불안정성 척추 손상의 발생률 자체가 매우 낮고, 이런 자세 취하기와 관련된 심각한 합병증이 발생-가능하며, 또한 환자들에게는 믿기 힘들 정도의 불편감을 유발한다는 사실을 명백히 보여주는 연구들이 발표되었음에도 불구하고 계속적으로 이렇게 해왔다. 몸통 관통상 환자와 같은 특정 집단의 환자들은 이렇게 긴 고정판 위에 고정을 시행하면 더 높은 사망률로 연결된다 (Hauswald 2013).

제한적 SMR 적용: 과도한 척추 고정 적용의 위험성을 인식하게 되면서, SMR을 적용하면 유익한 환자들을 식별해내려는 시도로 이어졌고, 그 결과 응급 치료와 이송 중에 악화될 수 있는 불-안정형 척추 손상의 발생 가능성이 가장 높은 환자들에게만 이 고정 술식을 적용하는 '훨씬 더 초점을 맞춘 사용'을 권장하는 문헌들이 출판되게 되었다. 고정 술식의 선별적 사용을 옹호하는 주장들을 요약한 성명서를 2013년 초 '미국 외과학회 외상위원회'(ACS COT)와 '미국 국립 EMS 의사협회'(NAEMSP)가 공동으로 발표하였으며 2018년에 그 내용을 갱신하였다. 이 주제에 관한 2015년 '미국 응급의사 학회'(ACEP) 성명서에서는, 단순히 손상 기전을 근거로 할 것이 아니라 임상적 적응증이 존재할 때에만 SMR을 적용해야 한다고 강력히 권고하고 있다.

SMR을 제한적으로 적용하였을 때 더 나은 환자 치료 결과로 이어진다는 사실을 보여준 동일 집단 환자군을 대상으로 한 국제적 연구가 하나 있었다. 이 연구와 관통상 환자에게 표준적 고정 술식을 적용하면 사망률이 더 높아진다는 또 다른 연구들의 결과에 근거하여, 많은 응급처치 처치제공자들은 특히 SMR과 관련하여 외상 환자들을 꾸리는 절차를 변경하려고 노력해왔다.

개정된 SMR 적용 규약의 실행을 위한 조건: 다수의 EMS 체계들도 이러한 접근법을 도입하여 꼭 필요한 환자에게만 SMR의 적용을 집중시키는 방향으로 그리고 뼈 및 연조직 손상의 위험성이 있는 척추 부위만을 운동-제한하는 기구들을 사용하는 방향으로 규약을 개정하였다. 이 개정 규약들은 환자-중심적이고, 환자의 편안함에 초점을 맞추며, 또한 딱딱한 고정판에 전신을 완전히 운동-제한하였을 때 수반되는 2차 손상의 위험성을 줄이는 것이 목적이다. 전신 SMR 사용을 줄이는 규약을 실행하려면, 지역 외상 처치체계에 참여하는 EMS 처치제공자, 응급실 의료진, 그리고 외과의사 사이의 조직적 협력이 필요하다.

환자-특화 및 적합화된 '척주 운동-제한'

병원-전 SMR 사용의 원칙: 병원-전 처치에서 SMR의 선택적 사용은 다음 원칙에 근거한다:

- 불-안정하지만 아직 비-가역적 척수 파손을 유발하지 않은 급성 척추 손상이라면, 딱딱한 고정판에 환자를 안정화해야 하는 1차적 이유에 해당한다. 하지만 이런 상황은 엄청나게 드물게 발생한다.
- 척주 (뼈) 손상을 입은 환자들은 더 흔히 발생한다. 척주 손상 환자의 거의 대다수는 이미 안정적 상태인데, 왜냐하면 둘러싼 조직들이 부어오르면서 뼈 조각들이 움직여지지 않는 복합체를 형성하고, 주변 근육들의 연축이 유발되며, 또한 환자 스스로 손상을 자각할 수 있기 (특히 움직일 때마다 동반되는 통증 때문에 잘 안 움직이려 하기) 때문이다.
- 척주의 손상은, 비록 불-안정한 상태라 하더라도, 그 손상 부위에 대한 간단한 처치만으로 적절히 안정화된다. 따라서 따라서 전체 척주에 대한 SMR은 필요하지 않다.
- 고속 충돌의 손상 기전에서는 척추 손상이 여러 곳에 발생할 수 있다. 이런 손상 기전의 환자들은 특히 머리 손상과 의식 수준 변화가 동반되어 있기 쉽다. 따라서 그러한 희생자들은 SMR을 시행한 다음 구출하고 이송하는 것이 가장 안전할 것이다.
- 척주-고정판 위에 고정된 환자는 시간이 경과하면서 점점 통증의 증가를 호소할 것이다. 많은 환자들이 SMR 자체와 연관된 심각하고 생명-위협적 합병증들의 발생 위험에 노출된다. 이 합병증에는 호흡 기능부전, 기도 개방 상실, 구토 및 흡입, 그리고 피부 손상 (욕창) 등이 포함된다.

SMR 적용이 필요한 환자: 파악된 손상 기전에 근거하여, 앞서 설명한 원칙들에 따르는 규약들을 준수하여 SMR을 적용해야만 한다. 여러분이 환장에 도착하여 정보를 수집하는 동안에, 환자에게 머리와 목을 중립 자세로 하고 그 자세를 유지하도록 요청하는 것이 적절한 방법이다. '고속 또는 고-충격 손상을 입은 환자'와 '무의식 상태의 환자'들은 반드시 중립 자세를 취하게 하거나 유지하게 한 다음, 척주 전체에 대한 SMR을 시행할 준비를 해야만 한다. 장애를 유발하는 척추 손상을 예방하는데 실패할지도 모른다는 불안은 응급처치 처치제공자들이 가진 가장 큰 걱정거리 중의 하나이다. 이런 형태의 척추 손상은 거의 언제나 '이미 통증을 호소하고 있는 환자', '기능 상실을 보이는 환자', 또는 '무의식 상태의 환자'들 중에서 발생하고 있다.

이상적 SMR용 기구의 조건: 척주를 따라 통증을 호소하는 환자에게는 반드시 신체 검진을 시행하고 척주의 그 불편한 부위를 안정화하여 꾸릴 준비를 해야만 한다. 병원-전 치료 및 이송 동안에 척주 움직임을 최소화하려는 이 기구들에 의해 통증이 발생해서도 안 되고 또한 이로 인해 이미 존재하는 척주 손상에 주의를 집중하는 일에 방해를 받아서도 절대로 안 된다. 견고하면서도 편안하며 높은 마찰력의 표면을 가진 기구를 사용하는 것이 합리적인데, 왜냐하면 이런 표면이어야 이송과 움직임 동안에 에너지를 잘 분산시킬 것이기 때문이다. 진공 매트리스 또는 패드를 덧댄 들것을 사용하는 것이 이 용도에 이상적인데, 이때에도 이송용 탈것이 충돌하거나 빠른 방향 전환을 할 경우에 환자가 그 표면 위에 유지되도록 고정띠를 사용하여 잘 고정해야만 한다. 환자의 기도를 평가할 수 있고 또한 보호할 수도 있는 자세로, 또한 호흡 힘들기가 최소화되는 자세로 환자의 자세를 유지해야만 한다. 종종 만나게 되는 몸집이 큰 환자들에게는, SMR이 유지된 상태에서 들것의 머리-쪽을 30~45도 높여주는 것 (semi-Fowler's position)이 최선의 자세가 된다.

견고한 척주-고정판은 임시 이동용: 환자를 응급 현장에서부터 짧은 거리 대피시키거나 또는 구조물 밖에서 수직 방향으로 이동시킬 때에 견고한 고정판을 사용하는 것이 매우 유용할 수 있다. 일단 이렇게 옮긴 다음에, 패드를 덧댄 들것이나 진공 매트리스로 옮겨서 이송을 할 수도 있다. *견고한 척주 고정판은 '이동용' 기구이지 결코 '이송용' 기구가 아니다.*

경추 SMR 적용: 손상 사건과 관련하여 목에 통증을 호소하는 환자들이 많은데, 이들에게 짧은 고정판이나 경추 고정 기구를 적용할 수도 있다. 탈것 파손 정도를 근거로, 경추 손상의 위험성이 매우 높은 환자와 흉추 및 요추 손상의 위험성이 높은 환자를 예측할 수 있으며 또한 완전한 SMR이 필요한 환자를 식별할 수도 있다. 경추 SMR을 위해서는, 머리 옆쪽 지지대를 양옆에 적용해야만 효과적인데, 왜냐하면 머리의 옆쪽 움직임 방지가 가장 중요한 처치 요소이기 때문이다. 또한 꼭 맞는 목 앞쪽 지지대를 적용함으로써, 혹시 흰지 신체에 갑작스런 움직임이 발생했을 때 머리가 크게 앞으로 굽혀지는 것을 방지할 수 있을 것이다.

경추 고정-목테의 용도 및 한계점: 구조자가 경추 고정-목테를 환자에게 적용하면, 머리와 목의 '눈에 보일 정도의 움직임'은 줄여줄 수 있고 또한 환자가 경추의 중대한 움직임을 최소화하기를 구조자가 원하고 있다는 사실을 바로 환자에게 재-인식시켜주는 효과를 가져온다. 하지만 경추 고정-목테는 상당한 잠재적 문제점들을 가지고 있다. 경추 고정-목테는 착용하여도 위쪽과 아래쪽 끝에서 신체의 움직임이 전달되기 때문에, 불-안정한 경추 손상일 경우에 손상된 조각들이 벌어지게 만들 수 있다. 또한 경추 고정-목테를 너무 꽉 조이게 적용하면, 기도 폐쇄, 두개내압 상승, 및 뇌 혈류량 감소를 유발할 수 있다. 따라서 최초 구출 중에는 환자에게 경추 고정-목테를 적용했다가, 나중에 환자를 구급차 들것이나 견고한 고정판 위에 뉘어 머리 옆쪽 지지대를 적용한 뒤에서는 목테를 제거하는 경우가 많다.

경추 손상 위험성이 낮은 환자들의 경추 SMR: 경추 손상의 위험성이 낮은 환자들이라면, 환자에게 적절한 크기의 경추 고정-목테만을 써서 경추 SMR을 제공할 수 있다. 다양한 형태의 경추 고정-목테들이 존재하며, 이들은 1조각-형과 2조각-형으로 구분된다. 각각 운동 제한을 가하는 부위가 다른데, 등, 뒤통수 두피, 및 앞쪽 흉벽에서 더 높거나 더 낮은 부위를 지지점으로 사용한다. 특정 디자인의 경추 고정-목테가 환자-중심적 치료 결과에서 조금이라도 더 효과적이라고 증명된 것이 전혀 없기 때문에, 환자에게 주는 편안함을 근거로 기구를 선정해야만 한다. 이런 환자에게 경추 고정-목테를 착용한 이후라면, 치료 및 이송 동안에 편한 자세를 취하게 허용할 수 있다. 단, 기도 또는 호흡에 방해를 주는지는 꼭 확인해야 한다.

흉추 손상 환자는 환자가 편한 자세로: 흉추 부위에 손상을 입은 환자들은 대체로 역학적으로 안정적인 손상을 입은 것이므로, 안전한 치료와 이송이 허용되는 한 환자가 편한 자세로 환자를 두는 것이 최선의 치료이다. 이 환자들을 딱딱한 고정판에 누이면 환자가 매우 불편해할 수 있으며, 만일 고령의 노인이라면 짧은 이송 시간에도 피부 파손 (욕창)이 발생할 수도 있다.

흡입 위험성을 낮추는 SMR 방법: 옆으로 돌려 누운 자세를 취하게 하면 바로 누운 자세에 비하여 흡입의 위험성이 낮출 수 있다. 환자를 구급차 침상 위에서 옆으로 돌려 누운 자세로 SMR을 시행할 수도 있는데, 머리 옆의 공간에 패드를 적절히 덧댄 다음 환자의 신체를 그 침상에 고정띠로 단단히 묶는 방식이다.

요추 손상 환자도 환자가 편한 자세로: 요추 손상 환자들도 역시 패드를 덧댄 들것 또는 진공 매트리스 위에 환자가 편안해하는 자세로 둘 수 있다. 단, 이송 중 안정성을 제공하기 위하여 골반은 고정띠로 묶어야만 한다. 허리 단독 손상을 입은 환자들은 자신의 자세를 어떻게 해야 통증이 줄어드는지 또한 자신의 다리를 어떤 식으로 굽히거나 젖히고 싶은지 등의 자신이 더 편한 자세를 표현하는 경우가 자주 있다. 일부 요추 손상 환자들은 딱딱한 고정판 위에 뉘여 주는 것이 더 편하다고 할 것인데, 그들의 허리와 엉덩이의 연-조직 표면에 약간의 지지 패드를 덧대어 어느 정도만 지지해 주면 된다.

제한적 SMR 적용이 일반 원칙: 다수의 연구 보고서들에서 (전투 지역 관련 연구 포함), 관통상 환자들에게 완전한 SMR을 시행했을 때 사망률이 상승했다고 기록하고 있다 (Vanderlan 등 2009, Velopulos 등 2018). 수많은 의학적 단체들 (미국 응급의학회, 미국외상학회 외상위원회, 미국 EMS 의사협회)이 '제한적 SMR'을 지지하는 성명서를 발표해왔다. 단, 매우 드물게 볼 수 있는, 병원-전 평가에서 파악할 수 있는 신경학적 결함 또는 척추 부위 창상을 가진 환자들은 그 대상에서 제외한다. 이런 환자들을 위한 처치 규약에는, 가장 먼저 기도 보호, 폐환기 최적화, 구토 및 흡입으로부터의 보호, 그리고 병원-전 소요시간 단축의 순으로 우선순위를 두도록 요구하고 있다.

완전한 SMR이 필요한 경우: 다발성-외상 환자와 고-충격 및 고속 사건 희생자에게는 완전한 SMR의 적용이 중요하다. 무의식 상태의 외상 환자들은 척추 손상의 발생률이 훨씬 더 높다. 현재 합의된 지침 (미국 EMS 의사협회와 미국외상학회 외상위원회)에서는, 만일 이송 시간이 짧다면, 이러한 환자들에게 최초 치료와 이송을 제공하는 동안에 척주의 움직임을 방지하기 위하여 긴 척주-고정판 위에 꾸릴 수 있다고 제안하고 있다. 신경학적 결함이 동반된 환자라면, 반드시 환자를 세심하게 평가한 다음 혹시 시간을 더 들여 고정 술기를 적용하면 추가적 상태 악화를 방지할 수 있는 상태인지를 판단해야만 한다. 만일 척추가 이미 변형된 상태라면, 발견된 자세 그대로 고정해야만 한다.

환자-중심 척주 운동-제한의 요약

어린이에게는 완전한 SMR이 좋을 수도: 그 동안 선별적 환자 SMR 규약들이 개발되었고 그 효용성에 대한 연구들을 진행되어 왔다. 최근 문헌들에서는 제한적 SMR 적용에 훨씬 더 큰 지지를 보내고 있다. 많은 수의 성인 외상 환자들에서 환자의 편안함과 치료 결과까지 개선되었다고 밝혔다. 심각한 머리 손상을 입은 어린이들은 병원-전 환경에서 평가하기가 매우 힘들다. 따라서 이런 어린이 환자에게는 EMS 처치제공자들이 기도를 유지하고 다른 외상 손상들을 치료하면서 SMR을 적용하는 것이 더 현명한 방법이다.

환자 상태에 적합한 SMR의 적용: 병원-전 치료와 이송 동안에, 모든 외상 환자들에게 다 완전한 SMR을 적용할 필요는 없다. 척추 손상이 없는 환자들이 더 많은데, 이런 환자들은 SMR 관련 중재술이 전혀 필요하지 않다. 탈것 안에서 이송되고 있는 모든 환자들은 탈것이 움직이는 동안에 안전해야만 하므로, 그들을 구급차 들것에 단단히 고정하는 것은 꼭 필요하다. 외상 환자들에게는 반드시 기도, 호흡 기능, 및 순환 상태를 고려해야만 하며, 이것들은 우선순위가 높은 영역들이다. 의식이 있는 환자라면, 선별적 고정 술식을 적용하는 편이 환자가 그 응급처치를 더 편하게 받아들이게 해줄 것이며 또한 딱딱한 고정판에 환자를 고정띠로 묶는 것에 따르는 손상들을 줄여줄 것이다.

정상 척주와 척수

척주(spinal column)

5개 척주 구역 & 척추뼈 표기법: 척주를 척수와 구별하는 것이 중요하다. 척주는 33개의 척추뼈로 구성된 골성 관이다 (그림 10-1). 척주는 직립 자세에서 신체를 지지하고, 팔다리의 사용을 가능하게 해 주며, 또한 연약한 척수를 보호하는 역할을 한다. 척주의 33개 척추뼈들은 S자의 곡선 형태로 배열되어 있으며 위치에 따라 다음과 같이 식별된다: 7개의 경추 (C-척추), 12개의 흉추 (T-척추), 5개의 요추 (L-척추), 그리고 나머지 척추뼈들이 융합되어 골반 뒷부분을 형성하는 부위 (엉치뼈[=5개의 천추]와 꼬리뼈[=4개의 미추]). 척추뼈들은 각 구역별로 머리에서 골반 쪽 순서로 숫자를 붙인다. 머리 쪽에서부터 3번째 경추 척추뼈를 C3으로 명명하고, 6번째 경추 척추뼈를 C6으로 명명하는 식이다. 흉추 척추뼈들은 T1에서 T12까지 있는데 각 척추뼈들은 좌우 1쌍씩의 갈비뼈 (총 12쌍의 갈비뼈)들과 연결되어 있다. 요추 척추뼈들은 L1에서 L5까지 번호가 붙여지며, L5가 제일 마지막 척추뼈로서 바로 밑에 골반과 연결되어 있다.

척주: 척수를 감싸 보호하고 있는 33개의 척추뼈들

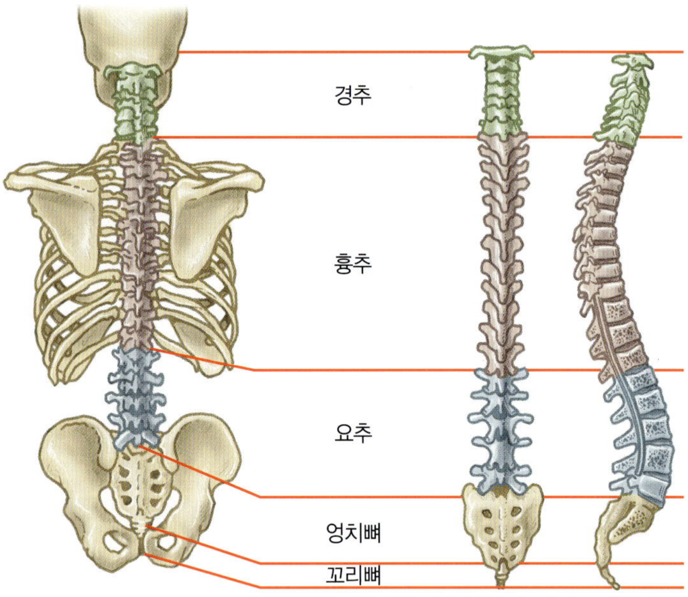

그림 10-1 척주의 해부학

S–곡선 구조의 척주: 각 척추뼈들 사이에는 충격 흡수기 역할을 하는 섬유성 디스크(척추 원반)가 끼워져 구분되어 있다. 척주는 척추뼈와 디스크가 1개씩 번갈아가며 연결된 형태이며, 이 척주의 배열을 유지하는 구조물로는 "척추뼈들 사이를 연결하는 강한 인대들"과 "머리에서 골반까지 이 골성 기둥의 전장에 걸쳐 붙어있는 근육들" (무거운 물건을 부적절한 자세로 들어올릴 때 '과도 긴장' 손상을 받게 되는 바로 그 근육들)이 있다. 척주는 종축 방향 충격을 완화하기 위하여 완만하게 휘어지는 S–곡선의 형태로 배열되어 있는데, 성인에서 C5–C6 사이와 T12–L1 사이에서 구부러지는 방향이 바뀌면서 일직선 모양이 되므로, 이 부위들이 종축–방향 충격 손상에 가장 취약하게 된다.

척수

척수: 특정한 신경 경로들의 다발들로 구성된 전기적 통로. 뇌와 근육들 및 장기들의 사이를 연결한다.

척수 보호 장치: 척수는 전기적 신호전달의 통로로서, 뇌 줄기의 연장선 역할을 한다. 성인에게서, 척수는 아래쪽으로 첫 번째 요추 척추뼈(L1) 수준까지 이어져서는 그 지점부터 여러 신경 다발로 나뉜다. 척수는 직경이 10~13mm이며 척추뼈 구멍(vertebral foramen) 가운데에 매달려 있다 (그림 10–2). 척수는 마치 무명실로 만든 밧줄같이 부드럽고 잘 구부러지는 특성을 가지고 있으며, 전체 길이에 걸쳐서 뇌–척수액에 둘러싸여 그 속에 담겨져 있다. 뇌–척수액과 자체의 유연성 때문에 척수는 충격을 받아도 손상으로부터 상당한 보호 효과를 얻는다.

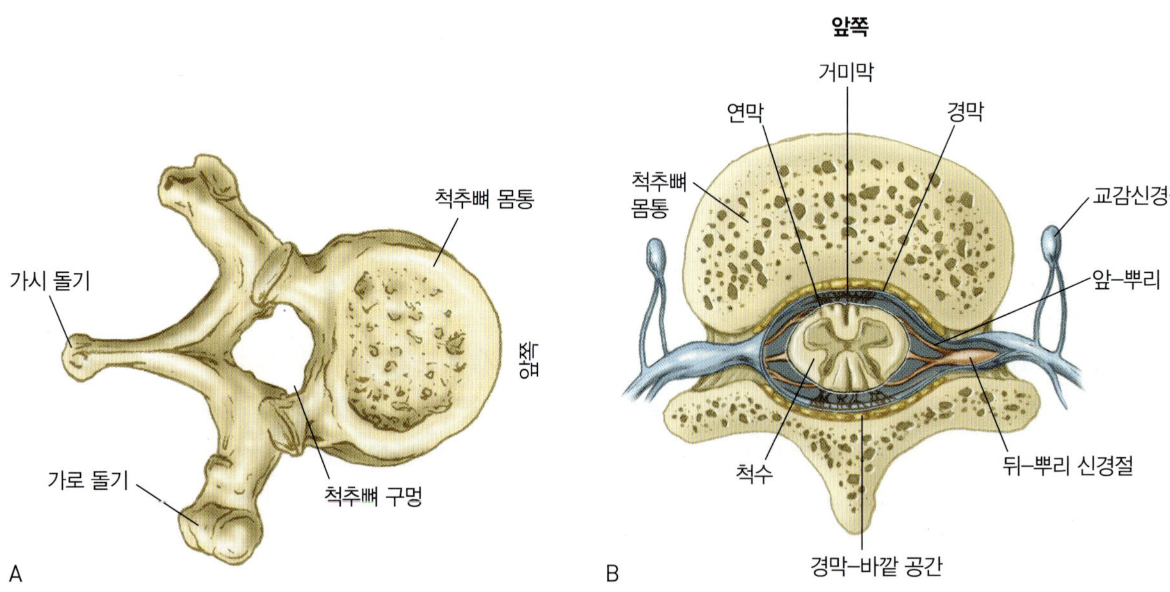

그림 10-2 위에서 본 척추뼈. A. 척수는 척추뼈 구멍 속을 통과한다. B. 척수가 들어있는 척추뼈

척수 신경: 척수는 예측 가능한 방식으로 배열된 특정 신경 경로들의 다발들로 구성되어 있다. 이것은 마치 밧줄이 개개의 섬유 가닥들로 구성되어 있는 것과 아주 비슷하다. 척수는 '척주관'(vertebral canal) 속을 따라 내려오면서 각 척추뼈마다 1쌍씩의 신경 뿌리들을 분지하고 이 신경 뿌리들은 척추뼈 사이 구멍을 통해 빠져 나온다 (그림 10-3). 신경 뿌리들이 척추 원반과 척추뼈 옆쪽 부분에 바로 인접해 달리기 때문에, 이 부위들에 외상이 발생하면 신경 뿌리가 쉽게 손상을 입게 된다 (그림 10-4). 이 신경 뿌리들은 신체로부터 오는 감각 신호들을 척수로 전달하여 결국 뇌까지 전달되게 하는 역할을 하며, 또한 뇌로부터 오는 운동 신호들을 특정 근육들로 전달하여 그 근육들이 움직이게 만드는 역할도 한다.

반사 작용 & 연관통: 이 신경 신호들은 정-방향 및 역-방향으로 빠르게 전달된다. 그런데 일부 (감각) 신호들은 충분히 강력하여 '반사 작용'이라 불리는 자발적 (운동) 동작을 유발한다. 이런 반사 작용의 대표적 예로서, 무릎 밑의 무릎뼈 힘줄(patellar tendon)을 두드리면 아래 다리가 급격하게 홱 움직이는 반응을 들 수 있다. 만일 여러분의 손가락이 실수로 뜨거운 난로에 닿는다면, 여러분은 반사 작용 덕분에 여러분의 뇌가 그 경고 신호를 전달받기 전에 벌써 여러분의 손을 뒤로 뺄 것이다. 또한 강한 감각 신호들은, 신체의 여러 부위들로부터 전달받은 신호들을 부위별로 잘 구분하여 뇌로 전달하는

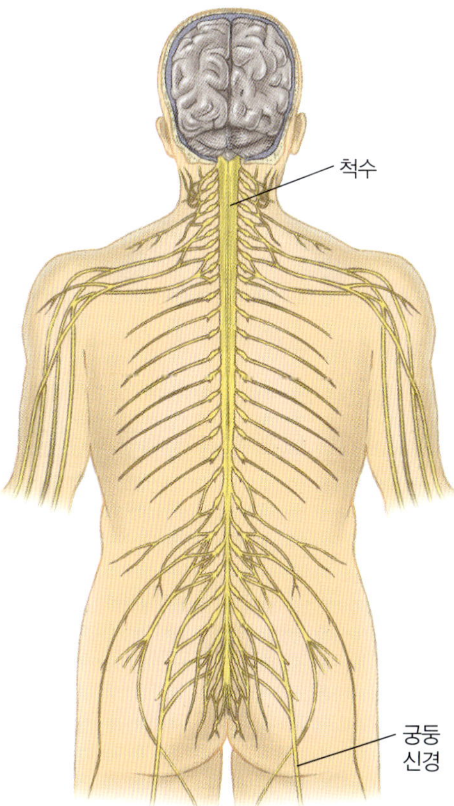

그림 10-3 척수는 중추 신경계가 두개골 밖으로 연결되어 나온 것이다.

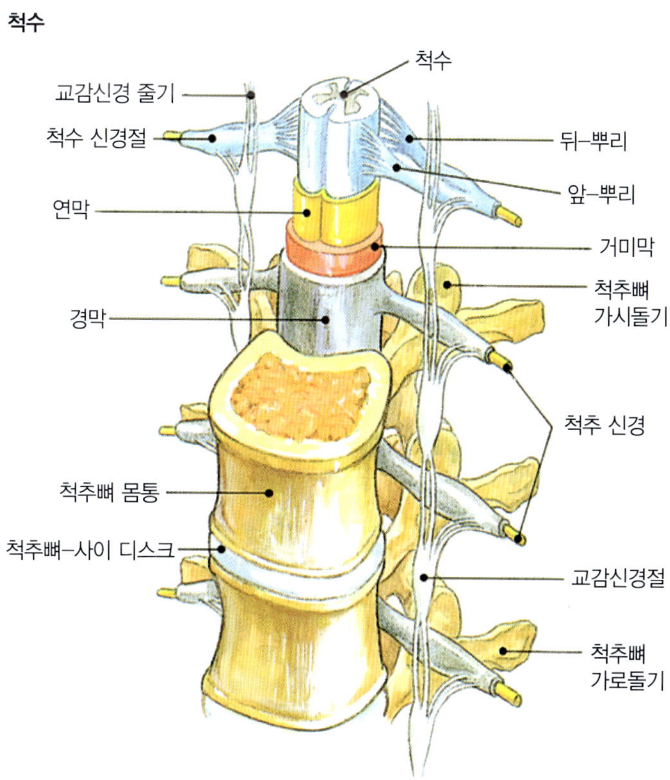

그림 10-4 척수와 척추뼈의 관계. 신경 뿌리들이 척추뼈들 사이로 어떻게 빠져나오는지에 주목하라.

척수의 기능 자체를 압도해 버릴 수도 있다. 이런 이유로 엉덩-관절 골절 환자가 (무릎 손상은 없는데도) 무릎 통증을 호소하거나 비장 파열 환자가 어깨 통증을 호소할 수 있으며 이를 '연관통'이라 부른다.

척수 기능 온전성의 평가: 척수 기능의 온전성을 검증하는 방법은 운동 기능, 감각 기능, 그리고 반사 기능을 검사하는 것이다. 피부 감각이 소실된 피부분절을 담당하는 척수 신경의 수준을 확인하는 것은 척수 손상 수준을 예측하는 가장 정확한 방법이다. 근육의 수축력 강도를 검진하는 것은 의식이 있는 환자에게서 손쉽게 시행할 수 있는 또 다른 기능 평가 방법이다. 반사 작용 검사는 부분적 척수 손상과 완전 척수 손상을 구별하는데 유용하지만, 이 검사는 병원에서 할 평가로 남겨두는 것이 가장 좋다. 척수는 또한 자율 신경계의 '통합 중추'이므로, 심박수, 혈관 긴장도, 그리고 피부 혈류량 등을 조절하는 역할을 한다. 손상에 의해서 척수의 자율 신경계 중추 기능에 마비가 발생하면, 신경성 쇼크 (흔히 척수성 쇼크라 불림)가 초래된다. 이것에 대해서는 뒤에 설명하겠다.

척추 손상

척추 손상의 6대 손상 기전: 정상적 건강한 척주는 상당히 강한 압박을 받더라도 척수에 손상을 유발하는 일 없이 그 자체의 온전성을 유지할 수 있다. 하지만 특정한 손상 기전들에서는 이런 보호 기능들이 압도되면서, 척주와 척수에 손상이 발생될 수 있다. 가장 흔한 손상 기전으로는 '과다-젖힘', '과다-굽힘', '압박', 그리고 '회전'이 있다. 덜 흔한 손상 기전인 '옆쪽 압박' 또는 '떼어 당김'으로도 척수가 손상될 수 있다. 이러한 외상 기전들과 그로 초래되는 손상 형태들이 표 10-1에 그림으로 예시되어 있다.

척주 둔상의 손상 기전

상당히 큰 충격력이 가해졌다는 증거: 머리는 비교적 커다란 공이 목의 꼭대기에 얹혀있는 구조로 비유할 수 있다. 머리 또는 몸통을 갑자기 움직이면 척주 (경추 부위)의 골성 조직 또는 연-조직에 물리적 스트레스가 발생할 것이다. 그 결과 척주의 골성 또는 연-조직 구조물에 손상이 유발될 수 있다. 척주 손상은 신체 다른 뼈의 손상과 비슷하다. 뼈에 이미 약화된 부분이나 결함이 존재하고 있지 않았다면, 뼈 손상에는 상당히 많은 힘이 필요하다. 그런 이유로, 고령의 환자나 중증 관절염이 있는 환자는 척주 손상의 위험이 더 높다.

척주 손상의 징후 및 증상: 다른 뼈 손상들과 마찬가지로 가장 흔한 증상은 통증이다. 하지만 환자들이 이 통증을 잘 인지하지 못하는 경우가 있는데, 특히 환자에게 더 심한 통증을 유발하는 다른 손상들이 동반되어 있을 경우에 그러하다. 척추뼈 손상이 발생한 부위에 국소적인 근육 연축이 발생할 수도 있다. 골성 척주 손상이 발생하면 개별 신경 뿌리들의 손상이 초래될 수 있으며, 그 결과 국소적 통증, 마비 또는 감각 소실이 나타날 수 있다. 따라서 척주 손상 가능성을 시사하는 징후 및 증상들로는 등 통증, 척주 주변 압통, 등을 움직이면 유발되는 통증, 등에 보이는 분명한 변형 및 창상, 마비, 근력 약화, 또는 감각-이상 (피부가 따끔거리거나 화끈거리는 느낌) 등이 포함된다.

감각-이상: 비정상적 감각; "따끔따끔" 또는 "화끈화끈"한 느낌

표 10–1: 척추 둔상의 손상 기전들

분류 및 설명		증례
과다–젖힘 (과도한 머리 또는 목의 뒤쪽 이동)	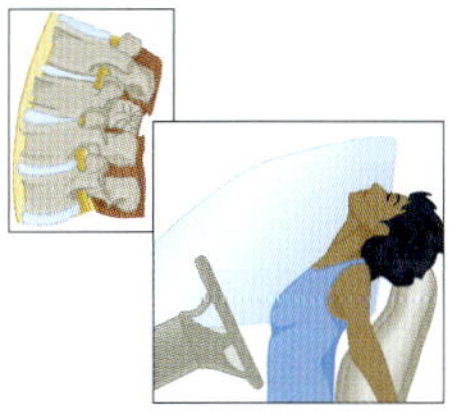	MVC에서 전면–유리에 얼굴 충돌 바닥으로 쓰러진 노인 미식축구 태클 선수 얕은 물에 다이빙함
과다–굽힘 (턱이 가슴에 닿을 정도로 과도한 머리의 앞쪽 이동)	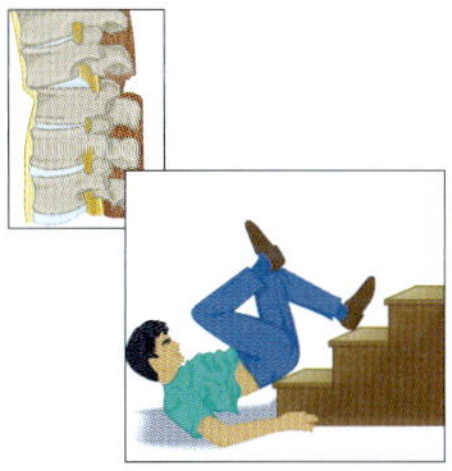	말이나 오토바이에서 튕겨져 나온 탑승자 얕은 물에 다이빙함
압박 (머리/몸통의 무게가 정지된 목/허리에 가해짐)	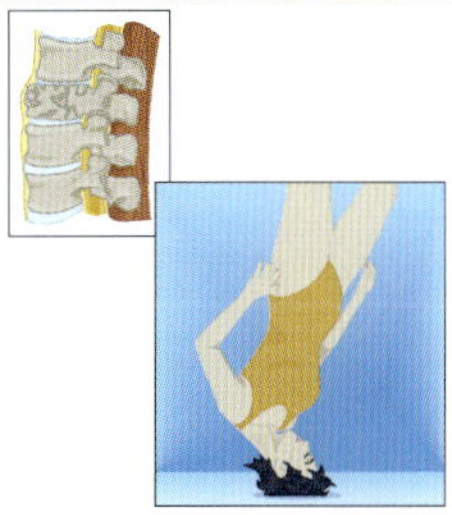	얕은 물에 다이빙함 3~6 M보다 높은 곳에서 머리나 다리부터 떨어짐
회전 (몸통이나 머리/목의 과도한 회전, 척주의 한 쪽이 다른 쪽이 고정된 상태에서 움직임)	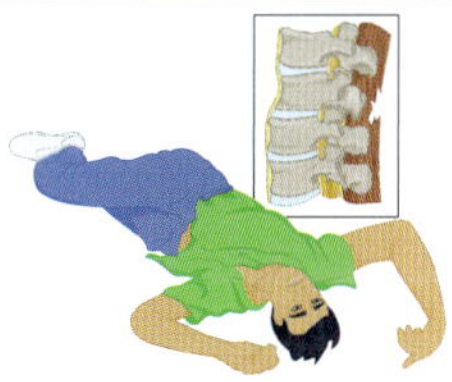	MVC 전복사고 오토바이 충돌사고
옆쪽 압박 (척주에 대한 직접적 옆쪽 충격력, 전형적으로 특정 수준의 척수에 대하여 전단력이 가해짐)	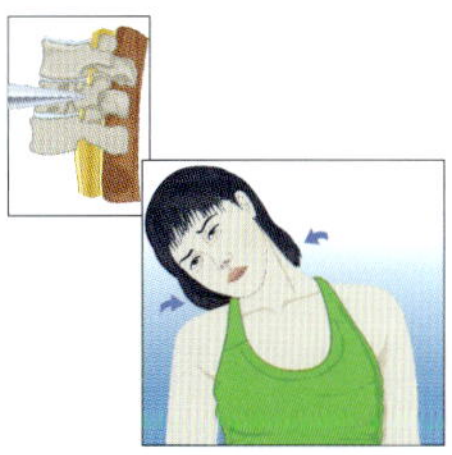	“T–뼈” MVC 낙상
떼어 당김 (척주와 척수를 과도하게 늘임)	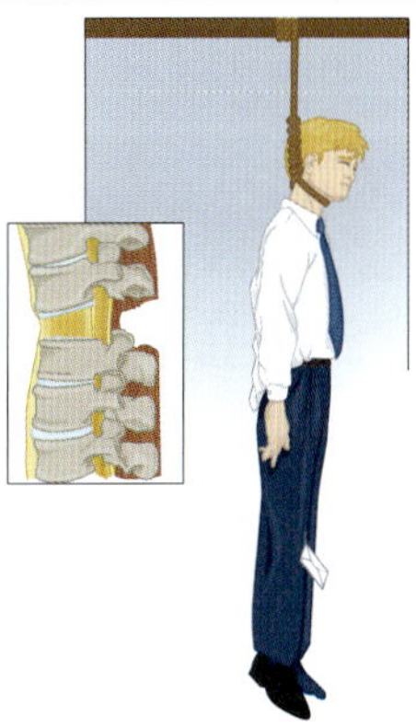	목맴 안전띠 어깨끈을 부적절하게 목 근처로 맨 어린이 밧줄/철사 아래로 지나간 설상차나 오토바이

척주 손상과 척수 손상의 동반 관계: 다행스럽게도, 척수 손상을 동반하지 않고 척주 손상만 발생할 수도 있다. 통계적으로, 모든 척주 손상의 단지 14%에서 척수 손상의 증거가 동반된다. 경추 부위에서는, 척수 손상의 동반 비율이 훨씬 높아서, 거의 40%의 경추 척주 손상에서 척수 손상이 동반된다. 반대로, 명백한 척주 손상이 없는데도 척수 손상이 발생하는 경우도 있다. 이런 상황은 특히 어린이 환자에게서 더욱 그러하다. 척수 손상 어린이의 단 63%에서만 척주 손상의 증거를 동반한다. 즉, 상당한 마비를 보이는 어린이의 거의 절반에서 척주에 분명한 뼈나 인대 손상을 찾을 수 없을 것이라는 뜻이다. 이런 경우를 SCIWORA(spinal cord injury without radiographic abnormality 비-정상 영상 소견이 없는 척수 손상)라고 부른다.

척수 둔상의 병태생리

1차 척수 손상: 척수 손상은 신호-전달 기능의 결함을 초래하는데, 그로 인해서 운동 기능과 반사 작용의 상실, 감각 기능의 소실 또는 변화, 또는 신경성 쇼크 등의 형태로 발현된다. 척수의 신경 경로들은 아주 섬세한 구조로 되어 있어서 어떤 형태의 외상에 대해서도 민감하게 손상을 입을 수 있다. 1차 척수 손상이라 일컫는 손상은 외상이 발생하는 바로 그 순간에 일어난다. 척수가 절단되거나, 찢기거나, 또는 으깨지거나, 또는 척수로 가는 혈액 공급이 차단됨으로써 1차 척수 손상이 발생한다. 이 1차 손상은 대개 비-가역적이어서, 최선의 외상 처치를 시행하여도 회복되지 않는다.

1차 척수 손상: 외상 자체가 일어나는 바로 그 시점에 발생하는 척수 손상. 척수의 잘림, 찢김, 으깸, 또는 혈액 공급 차단에 의해 유발된다.

2차 척수 손상: 불량한 혈액-관류, 전신적 저산소증, 혈관 손상, 부종, 주변 출혈에 의한 척수 압박, 또는 불-안정한 척주의 움직임에 의한 척수 손상 때문에 유발되는 척수 손상

2차 척수 손상: 2차 척수 손상은 손상 시점 이후에 1차 손상 또는 다른 부위 동반 손상의 효과에 의해 추가로 유발되는 손상을 말하는데, 즉 불량한 혈액-관류, 전신적 저산소증, 혈관 손상, 부종, 주변 출혈에 의한 척수 압박, 또는 불-안정한 척주의 움직임에 기인한 척수 손상 때문에 유발된다. 응급처치 노력들은 이 2차 척수 손상을 방지하는데 집중하여 기울여져야 한다. 즉 ABC에 대한 주의 집중, 약물 투여, 그리고 세심한 환자 꾸리기가 이런 노력에 해당한다.

신경성 쇼크

혈량-저하성 쇼크와 다른 특징: 경수 또는 흉수 손상은 '상대적 혈량-저하증'을 유발하여 고-공간 쇼크까지 초래할 수 있다 (제4장을 보세요). 혈관 긴장도와 심-박출량을 조절하는 자율 신경계의 기능 장애로 인해 신경성 쇼크가 유발되는 것이다. 전형적으로, 신경성 쇼크에서도 저혈압이 초래되는데, 단, 정상적인 피부 색깔 및 피부 온도와 부적절하게 느린 심박수가 동반된다 (느린 심박수는 경수 손상에서만 동반). 이는 혈량-저하성 쇼크 때에는 일반적으로 빠른-맥을 보이는 것과 대비된다.

진주 같은 정보

고-공간 쇼크

척수 손상은 고-공간 쇼크를 유발할 수 있다. 경수 손상 환자는 저혈압, 정상적 피부 색깔 및 온도, 그리고 부적절하게 느린 심장 박동수를 나타낸다.

카테콜아민 분비를 통한 저혈압 보상 기전: 건강한 환자들의 혈압은, 부신에서 조절되어 분비되는 카테콜아민들(에피네프린 & 노어에피네프린)뿐만 아니라 동맥들을 신경-지배하고 있는 자율신경들의 신호 전달에 의해서 유지된다. 카테콜아민은 혈관 수축을 유발하고, 심박수와 심장 수축력을 증가시키며, 그리고 땀샘을 자극하여 땀 분비를 촉진하는 기능을 한다. 중추 신경계는 대동맥과 목-동맥에 있는 감지기들을 통해서 혈압의 변화

를 감시한다. 혈압이 떨어지면, 이 감시 정보를 받은 뇌와 척수는 부신에 신호를 보내어 카테콜아민을 분비하게 하여 혈압이 정상 범위로 유지되게 만든다. 순수한 출혈성 쇼크에서는, 이 감지기들이 혈량-저하 상태를 감지하면, 이런 방식으로 혈관들을 수축시키고 심장 박동수를 빠르게 함으로써 그 상태를 보상하려고 시도한다. 카테콜아민 농도가 증가하면 창백한 피부, 빠른-맥, 그리고 땀 흘리기가 유발된다.

신경성 쇼크의 병태생리: 척수 손상에 의한 쇼크의 기선은 출혈성 쇼크와 정반대이다. 심각한 혈액 상실이 없으며, 척수 손상으로 인해서 뇌가 부신에게 명령하여 카테콜아민을 분비하게 만드는 통제 기능이 파괴되어 있다. 즉 부신으로 전달되는 신호가 없으며, 따라서 카테콜아민들의 분비도 없다. 카테콜아민 혈중 농도가 떨어지면 혈관들이 확장되어 말초 혈관 저항이 낮아진다. 정맥 혈관들도 확장되면서 정맥 내로 혈액 저류가 초래되어 심장으로 복귀하는 혈액량이 감소한다 ('전-부하'의 감소). 이 '전-부하'의 감소로 인해 결과적으로 심-박출량과 혈압이 떨어지게 된다. 뇌는 이런 상태를 교정할 수가 없는데, 왜냐하면 부신으로 신호를 전달할 수가 없기 때문이다.

신경성 쇼크와 출혈성 쇼크의 동반 가능성: 신경성 쇼크 환자는 창백한 피부, 빠른-맥, 그리고 발한과 같은 (카테콜아민 증가) 징후들을 나타낼 수가 없다, 왜냐하면 척수 손상으로 인해 카테콜아민 분비가 차단되었기 때문이다. 신경성 쇼크 환자에게는 복강-내 손상 및 출혈의 동반 여부를 신체 검진을 통해 알아내기가 어려운데, 왜냐하면 척수 손상의 높이가 대개 복부보다 상부이어서 복부에는 감각이 없기 때문이다. 다발성-외상 환자는 신경성 쇼크와 출혈성 쇼크를 동시에 같이 가지고 있을 수도 있다. 신경성 쇼크는 배제적 진단이다, 즉, 다른 가능한 모든 외상성 쇼크의 원인들을 배제하고 난 다음에 이 진단을 내리게 된다.

신경성 쇼크의 치료: 현장에서 이루어지는 신경성 쇼크에 대한 치료는 혈액-관류를 유지하기 위한 '수액 소생술'과 신경계에 대한 '2차 손상의 예방'에 초점이 맞추어진다. 현장에서는 동반되었을 수도 있는 출혈성 쇼크를 배제할 수가 없기 때문에, 혈관-수축제의 투여가 대개는 권장되지 않는다. 특히 수액 소생술이 완료되기 전에는 더욱 그러하다 (제4장을 보세요).

외상 환자의 평가

척추 손상의 가능성 평가하기

ITLS 1차 & 2차 조사에 포함되어 있음: 모든 외상 환자들에 대하여 ITLS 1차 조사를 활용하여 같은 방식으로 평가하게 되는데, 그 속에 척수 기능 평가가 그 일부로 포함되어 있다. 척수 손상을 시사하는 단서들은 표 10-2에 나열되어 있다. 신경학적 검진의 일부들 (긴급하고 치명적 내용)은 'ITLS 1차 조사' 동안에 수행되고, 신경학적 검진의 그 나머지 (상세한 내용)는 'ITLS 2차 조사' 단계에서 수행된다. ITLS 2차 조사는 흔히 환자를 구급차 내로 옮겨 실은 후에 수행된다.

진주 같은 정보

운동 및 감각 기능

모든 환자들은 환자를 옮기기 전과 후에, 팔과 다리의 운동 및 감각 기능을 간략하게 검진하라.

표 10-2: 환자 평가 동안에 드러나는 척수 손상의 단서들

손상 기전
빗장뼈 위쪽의 둔상 다이빙 사고 동력-탈것 혹은 자전거 충돌사고 낙상 척주 근처 어디든 자상 또는 물체 꽂힘 몸통에 대한 총상 또는 폭발 손상 충격력이 척주 및 척수에 가해졌을 수 있는 모든 폭력적 손상
환자가 다음의 증상을 호소할 때
목 또는 등의 통증 감각-저하 또는 저림 운동 마비 또는 근력 약화
검진에서 다음의 징후가 드러날 때
등 또는 척주를 움직이면 통증을 호소 등 또는 척주의 분명한 변형 등을 움직이려 하면 저항하거나 방어 자세를 취함 감각 상실 힘이 약하거나 축 늘어진 근육들 소변이나 대변의 통제 불능 (배설) 음경 발기(priapism) 신경성 쇼크

척수 기능에 대한 집중 평가

잠재적 척수 손상 환자에 대한 병원-전 처치: 모든 무-의식 상태의 환자들은 반드시 마치 척수 손상이 동반된 것처럼 대우해야만 한다. 의식이 있고 협조적인 환자들에게는 통증, 감각-저하, 통상적인지 않은 감각, 그리고 움직임 가능 여부 등을 물어봐서 척추 손상의 가능성을 평가할 수 있다. 팔 또는 다리에 근력 약화 또는 감각-저하와 같은 증상이 새로이 생겼음을 호소하는 외상 환자는 반드시 척추 손상이 있는 것으로 가정하고 그렇게 대우해야만 한다.

잠재적 척수 손상 환자의 신체 검진: 이런 환자에 대한 신체 검진에는 다음의 요소들이 포함된다:

- *통증.* 환자가 척추 주변 부위에서 그리고 척추 근처의 둔상 또는 관통상 부위에서 통증을 인지하고 호소할 수도 있다.
- *감각-저하.* 구조자는 의심되는 부위를 반드시 검진해야 하며, 환자가 전혀 감각을 느끼지 못하는 부위 또는 구조자가 만져도 환자가 느낌을 모르는 부위가 어디인지를 기록하여 보고해야만 한다.
- *압통.* 구조자는 손상이 의심되는 부위를 반드시 검진해야 하며, 척추 주변을 만지거나 움직였을 때 통증이 동반되면 이를 기록하여 보고해야만 한다.
- *통증을 유발하는 움직임.* 환자가 잠재적 손상 부위를 움직이려고 할 때, 통증이 심해질 수 있다. 만일 환자에게 잠재적 척추 손상이 의심된다면, 구조자가 환자에게

그 척추 부위를 움직여보게 할 필요는 없다.

- *변형.* 비록 실제로 비-정상적 꺾임이나 뼈 튀어나옴이 있더라도 변형이 겉으로 보이는 경우는 드물다.
- *열상, 관통 구멍, 또는 멍듦 같은 피부 창상.* 척추 부위 손상을 가진 환자에게 등이나 복부에 창상이 확인될 수 있다.
- *마비.* 환자는 어떤 신체 부위를 움직이거나 중력을 이기고 들고 있을 수가 없다.

'구출-전 신경학적 검진'의 필요성: '구출'이 필요한 환자는 특수 상황에 해당한다. 구조자는 구출 작업을 시작하기 전에, 반드시 환자의 손과 발의 감각 및 운동 기능을 확인하여야 하며, 나중에 이 소견들을 보고서에 기록해 두어야 한다. 이러한 '구출-전 신경학적 검진'의 수행은 여러분이 척수 손상의 유발 가능성에 대해 더 경계심을 갖도록 만들어줄 뿐만 아니라, 구출 작업 시작 전에 이미 기능 상실이 있었는지 여부에 대한 입증 기록을 제공해줄 것이다. 슬프게도, 환자들이 주장하기를 본인의 척추 손상은 자신을 치료한 구조자들에 의해서 유발되었다고 말하는 보고서들이 여러 개 있다. 응급 구조(emergency rescue)가 필요한 환자들 전부와 신속 구출(rapid extrication)이 필요한 환자들의 일부에게는 '구출-전 신경학적 검진'을 수행할 시간이 없을 것이다.

응급 구조: 즉각적으로 생명-위협적 상황에 처한 환자를 SMR의 적용 없이 그 상황에서 즉시 빼내는 것

신속 구출: 위험한 자세/위치 또는 상황에 처한 환자에게 변형된 SMR을 적용하여 그 상황에서 신속히 빼내는 것

간략 신경학적 검진법: ITLS 1차 조사는 반드시 시간-효율적이어야만 한다. 즉, '항상 정확함'보다는 '짧은 시간에 간략히 수행-가능함'이 더 중시되어야 한다. 만일 의식이 있는 환자가 그의 손가락과 발가락을 움직일 수 있다면, 그의 운동 신경은 온전한 것이다. 감각 기능이 정상보다 약간이라도 떨어지면 (저리거나 둔해진 감각), 척수 손상의 가능성을 의심해야 된다. 무-의식 상태 환자의 손가락/발가락을 꼬집었을 때, 환자가 그 꼬집힌 팔다리를 빼듯이 피할 수 있다. 만일 그렇다면, 이는 그 환자의 감각 신경과 운동 신경이 온전하고 또한 척수도 온전하다는 의미이다. 그렇다고 이것이 SMR을 시행할 필요가 없다는 의미는 아니다. 무-의식 상태의 외상 환자는 모두 SMR을 적용해야만 한다. '축 늘어진' 형태의 마비가 있으면서 반사 작용 또는 회피 반응이 없으면, 무-의식 상태의 머리 손상 환자라고 하더라도, 척수 손상이 있음을 강력히 시사하는 소견이다. 이런 중요한 소견들을 반드시 기록해 두어라 (신경학적 검진은 제2장과 제12장에서 더 상세히 설명되어 있다).

진주 같은 정보

응급 구조/신속 구출

'응급 구조'는 희생자 그리고/또는 구조자의 생명을 즉각적으로 (초 단위 시간) 위협하는 환경적 요인이 존재하는 상황에서만 국한해서 적용해야 한다. 구조자에게 최소의 위험성을 주는 방법으로 환자를 안전 지역으로 옮겨야만 한다.

'신속 구출'은 환자의 사망을 방지하려면 빠른 (초 단위가 아닌 1~2분 안에) 중재술을 필요로 하는 의학적 문제 또는 상태에 처한 환자들에게 고려되어야만 한다.

외상 환자의 관리

척추 움직임 최소화하기

통상적 SMR 적용 & 예외적 2가지 상황: 척주 및 척수 손상에 대한 처치 준비는 여러분이 출동 호출을 받을 때부터 시작될 수 있다. 현장 도착 후 손상 기전 파악 및 환자 평가 시작 때부터 환자의 머리/목을 중립적 자세로 유지하는 것이 적절하다. 통상적으로, 척주 전체를 '머리와 골반이 양쪽 끝인 하나의 긴 뼈'처럼 취급하여 척주 움직임을 제한한 상태에서, 긴 척주-고정판에 견고하게 묶어 안정화하는 방식으로 SMR을 유지한다. 통상적 SMR의 목적은 척주 움직임을 최소화하여 잠재적 척수/척주 손상의 추가적 악화

및 새로운 촉발 위험을 회피하는 것이다. 그런데 이런 통상적 SMR 적용하기를 수정해야 할 필요가 있는 2가지 유형의 상황이 있다.

응급 구조(emergency rescue): 첫 번째 유형은, "적대적 환경 속에서 즉시 사망할 위험에 처한 환자" 또는 "건물 또는 탈것 안에서 즉각적인 생명-위협적 자세로 있는 환자"에게 요구될 수 있는 '응급 구조'이다. 예를 들면, 동력-탈것 충돌사고(MVC)인데 차에 화재가 났으며 환자는 아직 차 안에 있는 상황이다. 이런 상황에서는 단지 수 초 차이로 삶과 죽음이 갈릴 수 있으며, 이때 구조자들은 가능한 어떤 방법을 써서 환자를 구해내든지 그 행동은 정당화된다. 이런 즉각적 구조 행동을 '응급 구조'라 한다. 이것을 시행할 때는 항상 그 이유를 기록하여 환자를 이송한 응급실 의료진에게 알려주어라.

응급 구조가 필요한 상황: '응급 구조'가 필요할 수도 있는 상황의 예들로는 다음과 같이 '현장 사고-규모 평가'에서 여러분 자신 또는 환자를 즉각적으로 위태롭게 할 수 있는 상태가 식별된 상황이다:

- 화재 또는 화재/폭발의 임박한 위험성
- 적대적 환경, 총격 또는 기타 무기들이 존재함
- 급속히 흐르는 물살에 휩쓸려갈 위험성
- 임박한 붕괴의 위험성에 처한 구조물
- 즉각적으로 생명-위협적인 독극물에 대한 노출 지속

신속 구출(rapid extrication): 통상적 SMR 적용의 수정이 필요한 상황의 두 번째 유형은, 환자에 대한 ITLS 1차 조사 결과에서 환자에게 1~2분 안에 중재술의 시행이 필요한 치명적인 위험 상태가 진행되고 있음이 감지된 경우이다. '신속 구출'의 적응증은 다음과 같다:

- 변형 아래턱-밀어올리기 또는 손가락 훑기로 해소할 수 없는 기도 폐쇄
- 심-정지 또는 호흡-정지
- 가슴 손상 또는 기도 손상으로 인공 폐환기 또는 폐환기 보조가 필요한 상태
- 조절할 수 없는 중증 쇼크 또는 출혈

다수의 구조자들이 필요: '신속 구출'을 시행하려면 여러 명의 응급처치 처치제공자들이 필요하다, 왜냐하면 환자 척주의 움직임이 최소화되게 유지하면서 환자 신체의 종축을 따라 환자를 들어 옮기기 위해서는 많은 손들이 필요하기 때문이다 (제11장의 술기들을 보세요). '신속 구출' 기법도 역시 사용되었을 때마다 반드시 이에 대한 기록을 작성해야 하며, 이 서면보고서를 의료지도 의사가 세심하게 재-검토하여 사용된 기법과 그 적응증이 적절했는지를 확실히 검증해야만 한다.

> **진주 같은 정보**
>
> **견인**
>
> 머리와 목에 절대로 견인을 가하지 마라. 머리, 목, 그리고 척주에 대한 일직선 안정화를 유지하라.

경추 중립적 일직선 자세 & 견인 금기: 적용하기에 가장 쉽고 언제든지 사용-가능한 경추 운동 제한 방법은 구조자의 두 손 또는 두 무릎을 사용하는 방법이다. 두 손을 사용하여 환자의 목을 척주 종축에 맞추어 **중립 배열**이 되게 안정화해야 한다 (그림 10-5). "당기는 견인법"은 결코 적절한 병원-전 선택 방법이 아니며, 따라서 *'견인'*이라는 표현은 척주 운동 제한을 설명하는데 적절한 용어가 될 수 없다. '견인'을 하면, 혹시 발생했

중립적 배열: 기본선 생리학적 척주 자세에 맞추어 환자 몸통을 배열하기

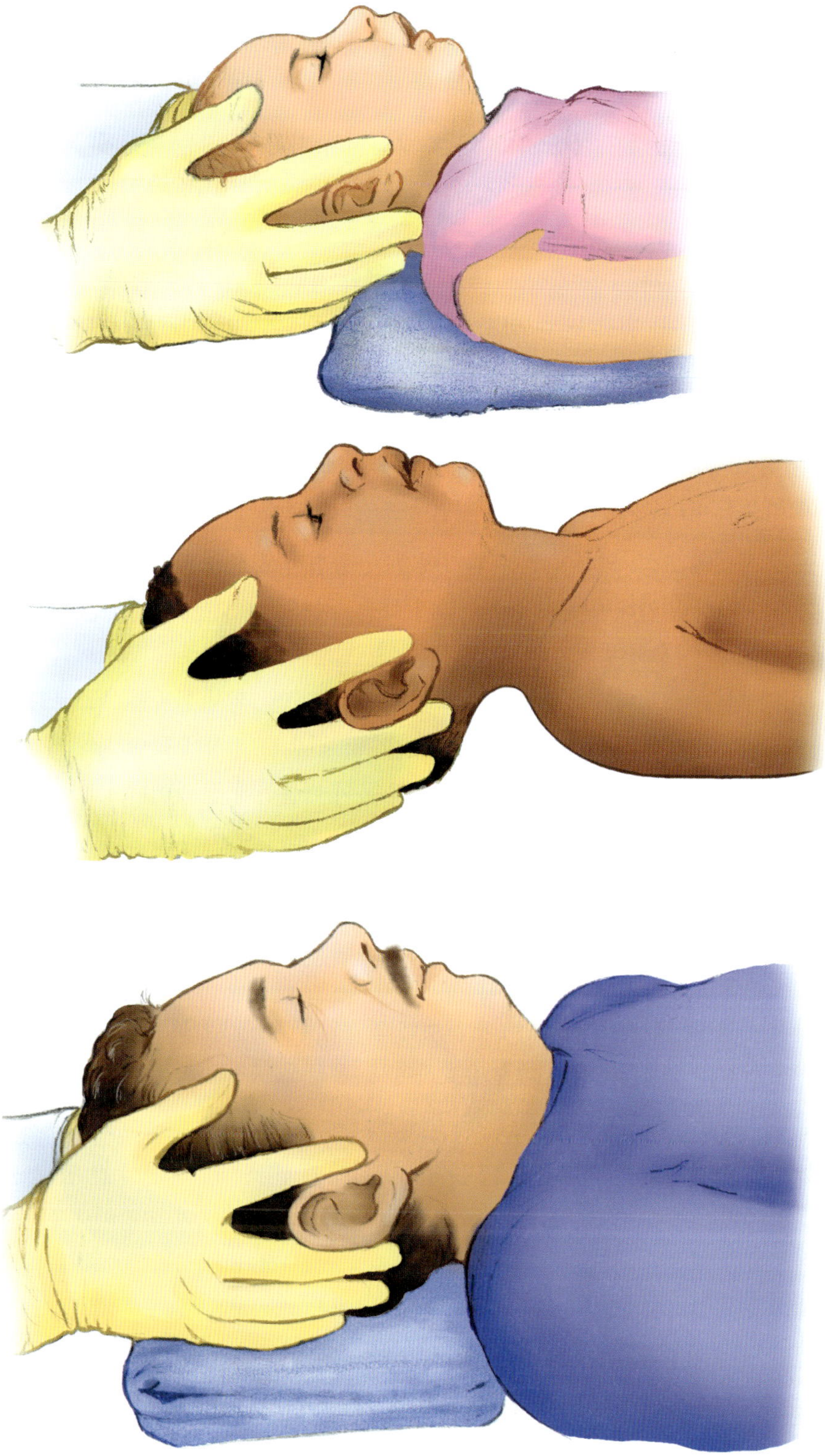

A

B

C

그림 10-5 영아, 어린이, 및 성인 환자들을 위한 중립적 척추 자세 취하기. A. 어린 영아들은 큰 머리 때문에, 어깨 밑에 패드를 덧대어 높여줄 필요가 있을 수 있다. B. 큰 어린이들은 편평한 표면 위에 어깨와 머리를 뉘어 중립적 자세를 획득하라. C. 성인에게는 머리를 2.5~5cm 높여주어라.

을 수 있는 척주 손상을 더 불안정하게 만드는 결과를 초래할 수도 있다. 올바른 방법은 목을 당기지 않으면서 안정화하는 것이다. 환자의 신체를 긴 척주-고정판 또는 들것에 꾸릴 때, 척주를 중립적 일직선 자세로 안정화하는 것이 척추관 안에 '척수를 위한 여유 공간'을 가장 많이 허용해줄 수 있다. 따라서 이 자세가 SMR 용도로서 이상적 자세이다.

경추 고정-목테 착용은 완전한 SMR이 아님: 응급처치 처치제공자는 환자에게 접근하면 환자의 기도 상태를 평가하면서 동시에 적절한 크기의 경추 고정-목테를 환자에게 부착할 수 있다. 경추 고정-목테는 환자를 긴 척주-고정판에 안정화시킨 후에도 착용한 상태로 유지할 수도 있다. 1-조각형 또는 2-조각형의 경추 고정-목테들은 경추 운동을 제한하는 결정적 기구가 결코 될 수 없으며, 단지 이 환자가 SMR이 필요한 환자라는 사실을 상기시키는 표식으로 그리고 목이 크게 움직이는 것을 방지하는 용도로만 활용되고 인식되어야 한다. 경추 고정-목테를 부착한 상태라도, 환자 (머리와 몸통)를 긴 척주-고정판 위에 놓고 부속된 '머리 운동 제한 기구'와 고정띠를 사용하여 확실히 안정화한 후에야 비로소 머리/목을 안정화하고 있던 구조자의 양손을 뗄 수 있다.

고정끈으로 들것에 고정: 의식이 있는 환자에게는, 중립적 일직선 자세를 고집할 것이 아니라 환자가 가장 편안해하는 자세로 머리와 목을 두는 것이 좋은 지침이 된다. 적절한 끈 묶기 기법을 사용하여 환자의 머리, 몸통, 및 넙다리를 긴 척주-고정판에 단단히 안정화해야만 한다. 고정띠가 부적절하게 (느슨하게) 묶이면, 혹시 환자가 스스로 움직이거나, 환자의 몸을 굴리거나, 혹은 구조자의 실수로 척주-고정판에 묶인 상태의 환자를 떨어뜨리거나 회전시키는 일이 생길 때 몸통과 목이 비틀리게 될 것이다.

SMR 적용 후 환자 기도 유지의 책임: 긴 척주-고정판 (또는 들것)에 환자를 놓고 고정띠로 묶으면 그 환자는 스스로의 기도를 보호할 수 있는 능력이 박탈되게 된다. 따라서 일단 그렇게 안정화한 이후에는 환자 기도에 대한 보호 책임은 전적으로 구조자가 져야 한다. 즉, 구조자 1명이 반드시 그 옆을 지켜서 만일 환자가 구토하기 시작하거나 기도를 유지하지 못할 때 그 척주-고정판 (과 그것에 고정된 환자)을 옆으로 굴릴 수 있어야만 한다. 이 원칙은 응급실에서도 계속 유효하여서, 응급실 도착 후에는 응급실 의료진 1명이 환자 기도 유지의 책임을 인계받아야만 한다.

> **진주 같은 정보**
>
> **기도 보호하기**
>
> SMR 상태의 환자는 흡입과 기타 기도 문제들이 발생할 위험성이 높다. 환자 기도를 점검하고 유지할 책임은 여러분에게 있다.

확정적 SMR 방법: 긴 척주-고정판 (또는 들것) 위에 쿠션, 담요, 또는 수건 만 것 등을 사용하여 머리, 경추, 몸통, 그리고 골반을 일직선 되게 유지하여 고정띠로 온몸을 단단히 안정화한 후라야 비로소 '확정적 SMR'이 이루어진 것이다. 이러한 기구들을 적절히 덧대어 안정화하면, 경추 고정-목테의 앞쪽 부분을 제거하는 것이 가능해져서 목에 개방창이 있는 환자라면 목에 대한 직접적 관찰도 가능해진다.

SMR에 저항하는 환자: 일부 환자들 (겁에 질린 어린이들이나 의식 상태가 변화된 환자들)은 SMR 시행에 반항하며 아주 격렬히 몸부림을 칠 것이다. 그래서 척주 움직임을 최소화하려는 여러분의 노력은 무산되며 오히려 격렬한 움직임으로 인해 위험이 초래될 수도 있다. 이 문제에 대한 좋은 해결책은 없을 수도 있다. 리브스 소매 (Reeves™ sleeve, 그림 10-8A를 보세요)는 공격적인 성인 환자에게 척주 운동을 제한할 때 사용하는 기구들 중의 하나이다. 만일 환자가 SMR에 협조하기를 거부하면, 항상 그 상황들을 자세히 기록해두라.

노인과 어린이 환자에게 패드 덧대기: 성인 환자에게 중립적 자세를 얻기 위해서 머리 뒤에 2.5~5 cm 정도의 패드를 받쳐야 하는 것처럼, 자연스런 노화 과정으로 목과 등이 굽어진 노인 환자들에게는 더 많은 양의 등 뒤쪽 패드가 필요할 것이다. 경추 운동 제한 장치에 머리 패드를 같이 사용하거나 또는 다양한 척주-고정판 기구들에서 사용되는 패드를 활용하여 이런 SMR을 완수한다. 어린이와 영아들은 머리가 몸통에 비하여 상대적으로 더 커서 대개 '어깨 밑'에 패드를 받쳐 주어야 바로 뉘였을 때 목이 앞으로 굽혀지는 것을 방지할 수 있다.

외상 환자의 '척주 운동 제한'(SMR)

SMR의 적응증: 완전한 SMR이 모든 외상 환자들에게 다 필요하지는 않다. SMR은 적응증에 해당되는 환자들에게만 적용되어야 적절하다. 그 환자는 다음과 같다: 척추 손상을 입었을 수도 있는 환자, 척추 손상의 위험성이 높은 환자, 또는 의식 수준의 변화 때문에 임상적으로 적절히 평가할 수가 없는 환자. 응급처치 처치제공자는 이런 상황들에서는 적합한 지침에 따라야만 하며 (그림 10-6을 보세요), 필요하면 경추 고정-목테를 착용시켜야만 한다. 외상 환자를 매트리스 위 (또는 드물게는 견고한 척주-고정판 위)에 적절한 방법으로 견고하게 안정화하였을 때 SMR은 완수된다. 긴 척주-고정판 위에 환자를 누이지 않고서도 SMR을 완수할 수 있다.

관통상 환자는 SMR 불필요: 몸통, 목, 또는 머리의 '관통상' 환자는, 척추 손상의 임상적 증거가 있지 않은 한, 긴 척주-고정판 위 SMR이 필요하지 않다.

환자를 긴 척주-고정판 위에 오래 두지 마라: 견고한 긴 척주-고정판은 원래 구출용 장비이다. 즉, 환자를 이송용 들것까지 옮기기 위한 용도로 만들어졌다. 환자를 긴 척주-고정판 위에 오랜 시간 계속 뉘어 놓으면, 환자에게 불편감, 압박 궤양, 및 호흡 저하를 유발할 수 있다. 이런 부정적 효과들의 발생을 최소화하기 위하여, 환자를 긴 척주-고정판에서 다른 곳으로 가능하면 일찍 옮겨야 한다. 그렇게 옮기는 것이 안전하고 실행 가능해졌을 때는 신속히 다른 곳으로 옮겨라.

목 견인 및 젖힘 절대 금지: 응급처치 처치제공자는 경추 고정-목테를 부착, 조정, 또는 조이기를 시행하는 과정에 절대로 목에 견인력을 가해서는 안 되며, 또한 의도적이든, 실수이든, 또는 무심코든 환자의 목을 위로 젖혀지게 만들어서는 절대로 안 된다고 여러 연구 결과들이 지적하고 있다. 이 지적은 중증 다발성-외상 환자에게는 특히 준수되어야 하는데, 왜냐하면 척주에 매우 불-안정한 손상들이 발생했을 수가 있기 때문이다. 이런 환자들에게 견인을 하면 척수를 당겨서 찢거나 또는 기존 손상을 악화시킬 것이다.

옆으로 돌려도 안정된 SMR 고정이 필요: 일단 환자를 긴 척주-고정판 위에 꾸린 이후에는, 어떤 특정 상황에서 흡입을 방지하기 위하여 척주-고정판과 환자를 한 묶음으로 한쪽으로 굴려야만 하는 경우가 발생할 수 있다 (그림 10-7). 고정끈으로 세심하게 잘 묶으면 이런 상황에서 척주가 옆 방향으로 움직이는 것을 상당히 방지할 수 있겠지만,

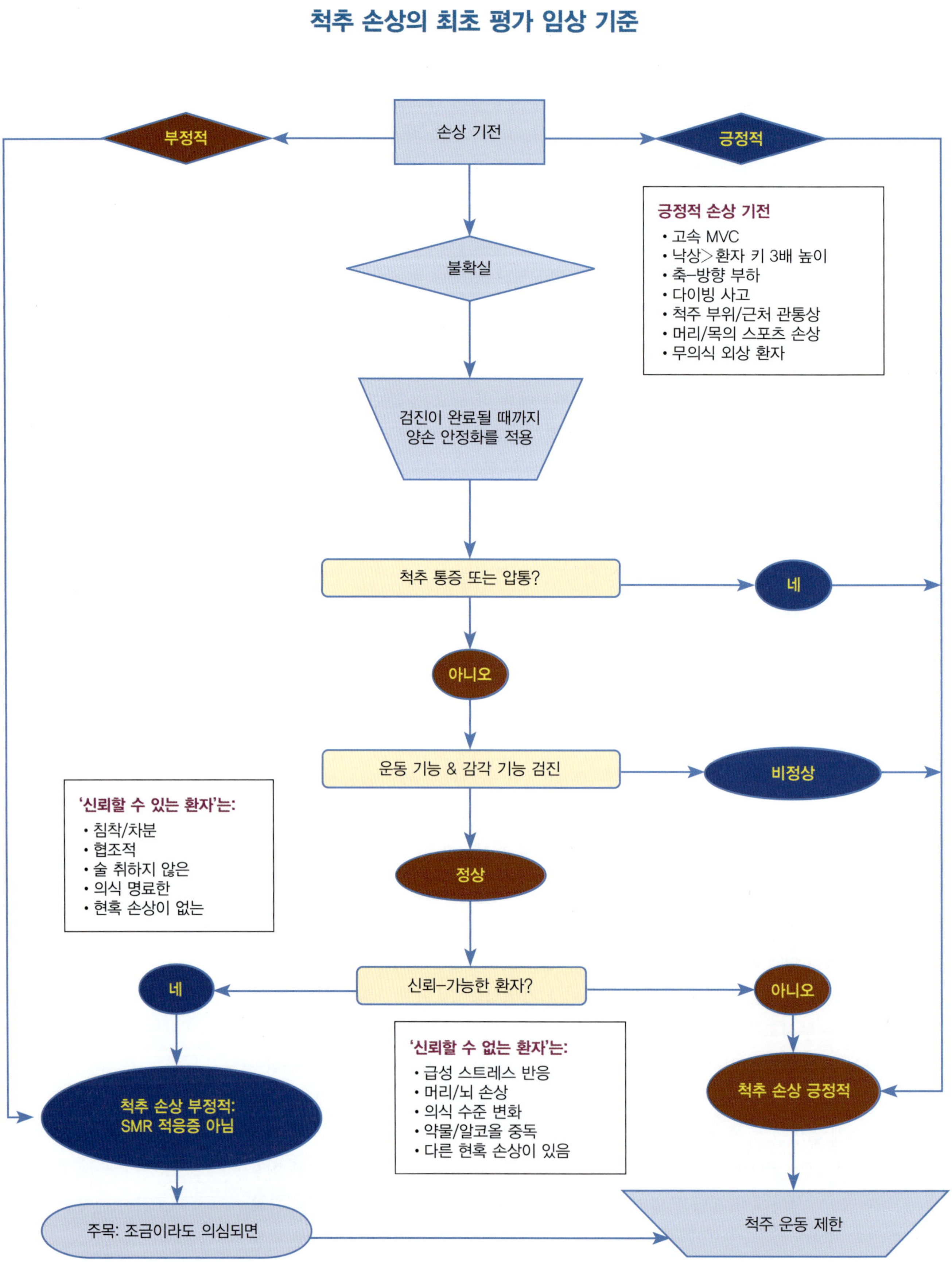

그림 10-6 척주 운동-제한의 판단 순서도. *(복사 승낙, Peter Goth, MD)*

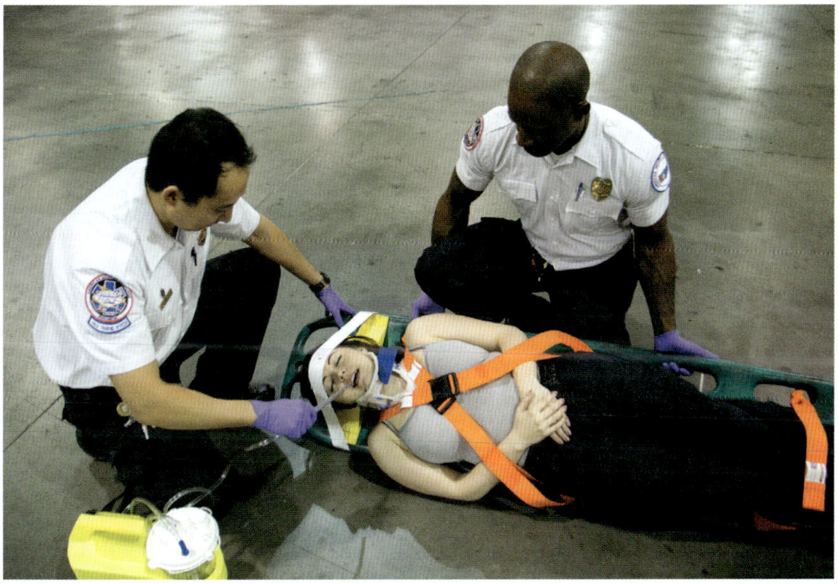

그림 10-7 옆으로 돌려진 긴 척주-고정판 위의 환자.

진공 척주-고정판을 사용하면 고정 효과가 훨씬 더 우월하다. 임신 20주 이상의 임신부는 커진 자궁이 아래-대정맥을 누르지 못하게 유지하기 위하여 긴 척주-고정판을 환자 왼쪽으로 20~30도 기울인 상태로 이송해야만 하는데, 이때 세심한 고정이 중요하다. 또한 최근 연구 (Hyldmo 등 2017)에 의하면, 옆으로 누운 자세에서도 SMR이 유지될 수 있다는 사실이 확인되었다.

SMR 후 옆으로 기울인 상태로 이송하는 환자: 기도 문제가 있는데도 불구하고 기관-삽관이 안 된 환자는 옆쪽으로 눕힌 자세로서 이송하는 것이 더 좋다. 지혈할 수 없는 출혈이 기도 속으로 계속되고 있거나 얼굴/목에 광범위한 외상을 입은 환자라면 이런 이송 자세가 특히 필수적이다. 이런 상태에서는 중력을 따라 혈액이나 액체들이 기도 밖으로 배출되는데 도움이 되며, 혹시 환자가 토하는 경우에도 흡입을 예방하는데 도움이 될 것이다. 구토와 흡입의 위험 때문에, 기관-삽관이 되어 있지 않은 무의식 상태의 환자는 옆쪽으로 기울인 자세로 이송해야 하며, 또한 환자가 긴 척주-고정판 위에 SMR된 상태로 뉘어지면 구토를 시작했을 때 자신의 기도를 보호하지 못하므로 응급처치 처치제공자 한 명이 항상 환자 곁을 지켜야 한다.

통나무-굴리기

통나무-굴리기의 우수성: '통나무-굴리기'(log-roll) 기법은 환자를 긴 척주-고정판 위로 옮길 때 사용된다. 이 기법은 최소한의 구조자 인원수로도 쉽게 수행할 수 있기 때문에 흔히 사용된다. 환자를 긴 척주-고정판에 옮기는 과정 동안에 '완벽한 척주 고정을 유지하는 기법'은 아직까지 개발되지 못했다. 적절하게 수행하기만 한다면, 통나무-굴리기 기법은 다른 어떤 기법과 비교해도 그에 못지않게 안전하고 효율적으로 척주 움직임을 최소화하면서 환자를 긴 척주-고정판 위로 옮길 수 있다.

통나무-굴리기 실행 방법: 통나무-굴리기 기법은 척주를 머리와 골반과 함께 1개의 단위로 간주하여 움직이고 옮기는 방식이다. 엎드리거나 바로 누운 자세의 환자들에게도 이 기법을 수행할 수 있다. 3명 이상의 구조자들이, 환자의 머리 쪽에 위치한 구조자의 통제에 따라서, 환자 (환자의 팔을 몸통 양옆에 붙인 채)를 손상이 없는 쪽 (오른쪽 & 왼쪽)으로 굴린 다음, 긴 척주-고정판을 환자의 등 밑에 밀어 넣고, 그런 다음 반대로 긴 척주-고정판 위로 다시 굴려 환자의 얼굴이 위쪽을 향하게 바로 눕게 만든다. 그런 다음, 긴 척주-고정판에 환자의 가슴, 골반, 그리고 머리를 단단히 묶어 안정화함으로써 통나무-굴리기 기법이 완료된다.

팔, 다리, 및 가슴에 통증을 동반한 창상이 있어서 손상이 없는 쪽으로 굴려야 하는 환자들에게는 통나무-굴리기 기법을 적절히 변형하여 적용할 수도 있다. 통나무-굴리기 술식에서 '어느 쪽으로 환자를 굴리느냐'는 그리 중요한 문제가 아니지만, 환자의 어느 한쪽에만 척주-고정판을 갖다놓을 수 있는 상황이라면 그 쪽을 선택할 수밖에 없다.

골반 골절 환자에게 적용할 때 주의: 통나무-굴리기 기법은 대부분의 외상 환자들에게는 유용하지만, 불안정한 골반 골절 환자에게 사용할 경우에는 골절된 골반에 체중을 실어 굴림으로써 손상을 악화시킬 수 있다. 만일 골반 골절이 안정적인 것처럼 보이면, 반드시 아주 세심한 주의를 기울이면서 손상이 없는 쪽 (만일 식별될 수 있다면)으로 통나무-굴리기를 시행하여야 한다. 명백한 불안정한 골반 골절 환자에게는 절대로 통나무-굴리기를 시행해서는 안 되며, 그보다는 4인 이상의 응급처치 처치제공자들이 힘을 합쳐 조심스레 환자를 들어 올려 척주-고정판 위로 옮겨야 한다 ('다리 벌리고 서서 밀어 넣기'). 이 방법은 환자를 바닥에서 이송용 기구 위로 들어 옮기는 또 다른 기법이다. 또한 '분리형 국자형 들것(scoop stretcher)'을 사용하여 불안정한 골반 골절 환자를 긴 척주-고정판으로 옮길 수도 있다. 판매 중인 분리형 국자형 들것 중에서 최소 1개 이상의 모델은 긴 척주-고정판 용도로도 같이 사용될 수 있다.

척주 운동 제한(SMR) 기구들

장비보다 훈련이 중요: 손상 환자들에게 SMR을 제공하기 위한 용도로 현재 시장에서 판매되고 기구들은 아주 광범위하게 다양하다 (그림 10-8). 다른 모든 기구들보다 더 우월한 성능을 가진 것으로 입증된 기구는 아직 없으며, 또한 모든 종류의 외상 환자들에게 다 적절한 SMR을 제공하는 기능을 가진 기구도 결코 만들어지지 못할 것이다. 현재 구조자가 사용하고 있는 손에 익은 기구보다 더 좋은 기구는 없다. 따라서 '환자에게 얼마나 좋은 처치를 제공할 수 있느냐'를 결정하는 가장 결정적인 요인은 "얼마나 좋은 기구를 가지느냐"가 아니라 "현재 사용-가능한 기구를 가지고 얼마나 숙련되게 사용법을 충분히 훈련을 하느냐"이다.

척주 운동 제한(SMR)의 합병증

불편감/통증/기도 폐쇄/호흡 곤란/욕창: 환자를 척주-고정판에 고정띠로 묶는 방식에는 여러 가지 합병증들이 발생할 수 있다. 환자는 당연히 불편해질 것이며, 종종 머리와

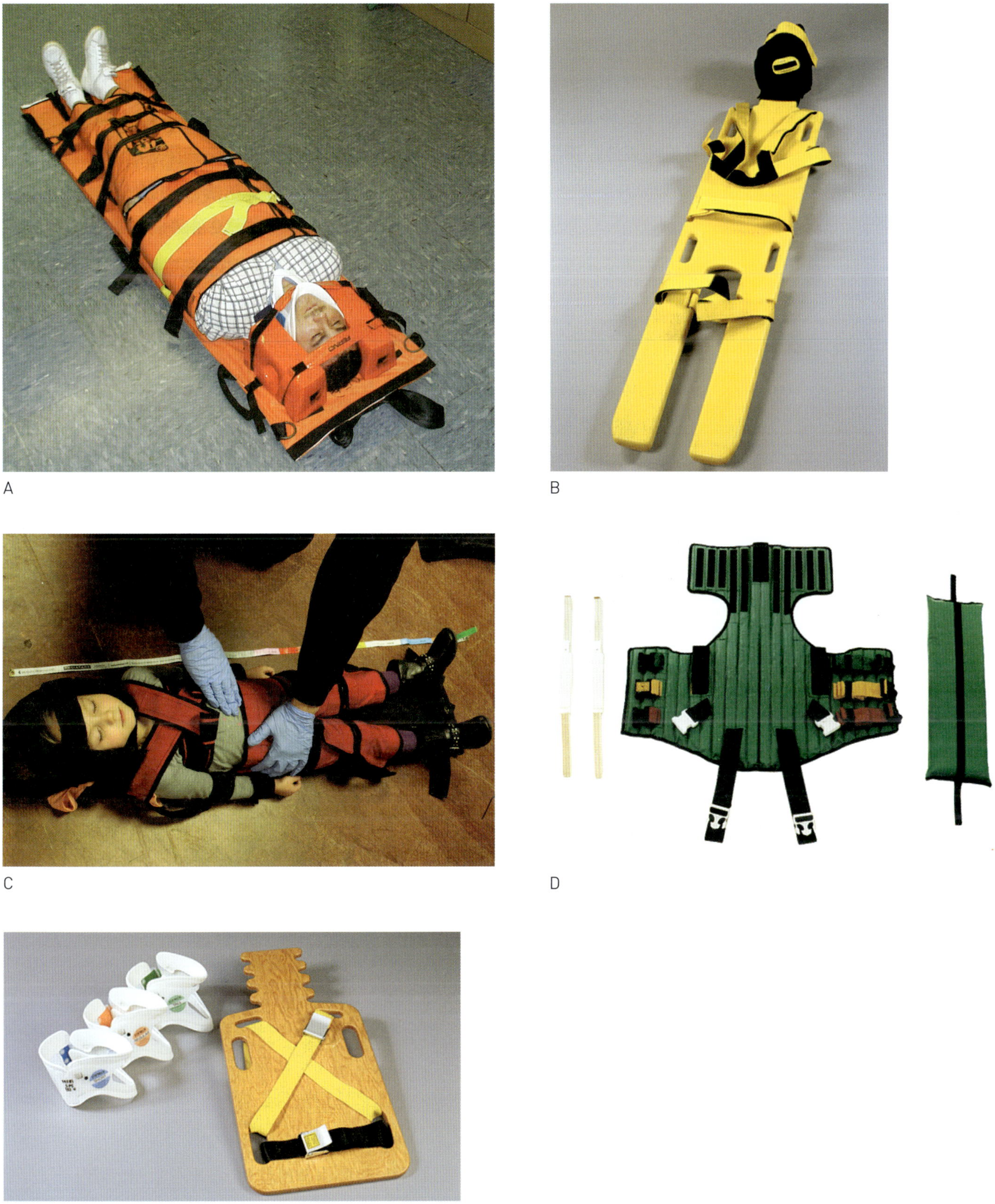

그림 10-8 A. Reeves™ 소매; B. Miller 전신 부목; C. 어린이 SMR 기구; D. Kendrick 구출 기구(KED); E. 짧은 척추-고정판

허리 부위에 통증을 호소할 것인데, 이것은 딱딱한 척주-고정판 위에 고정띠로 묶여지는 것과 직접 관련되어 있다. 머리와 기도가 고정되므로, 만일 환자가 구토를 하게 되면 기도 폐쇄나 흡인을 유발할 수 있다. 비만 환자나 '울혈성 심장 기능 상실'(CHF) 환자는 치명적인 저산소증에 빠질 수도 있다 (각각 횡격막 운동 제한 및 폐-부종 악화로 인해). 표면이 딱딱한 척주-고정판 위에서는, 피부에 대한 압박이 신체 돌출부들에 집중되면서 압력 궤양(욕창)이 발생할 수도 있다.

구조자의 근-골격계 손상: 무거운 환자와 척주-고정판을 (부적절한 자세로) 들어 올리고 옮기며 내려놓는 동작으로 인해 구조 요원들에게 손상이 유발될 수 있다. 따라서 SMR은 적용하면 유익할 가능성이 높은 환자들에게만 적절히 적용하여야만 한다. 만일 환자에게 필요하지 않다면, SMR 적용을 피해야만 한다.

기도 중재술

SMR 시행 후 환자 기도 유지는 구조자의 책임: 구조자가 어떤 방식이든 SMR을 시행하고 나면, 환자는 스스로 기도 개방을 유지할 능력의 상당 부분을 상실하게 된다. 이후에는, 앞서 언급한 것처럼 구조자가 환자의 기도 개방을 유지할 책임을 담당해야만 한다. 환자에게 기관-삽관을 시행하거나 또는 환자가 응급실에 도착하여 척주에 이상이 없음을 확인받고 그 운동 제한 기구에서 풀려날 때까지는 구조자가 그 책임을 다해야만 한다 (그림 10-9). 이 원칙은 어린이에게는 특히 중요한데, 왜냐하면 어린이들은 외상성 손상을 입은 후 구토하며 기도 흡입될 잠재성이 더 크기 때문이다.

기도 확보가 더 중요: 외상 환자의 기도를 조작할 때는 세심한 적용이 필요하다. 최근 연구들에 의하면, 어떤 기도 중재술이든 시행할 때 척주에 어느 정도의 움직임은 어쩔 수 없이 유발하게 될 것이지만 이런 움직임으로 인해 있던 손상이 악화될 가능성은 낮다는 것이다. 기도를 확보하고 통제하는 일은 척추 손상에 가해질 작은 위험성에 비하여 확실히 우선순위가 앞선다. 일직선 양손 안정화는 기도 중재술 동안에 척주 움직임을 최소화하는 가장 효과적인 방법이다.

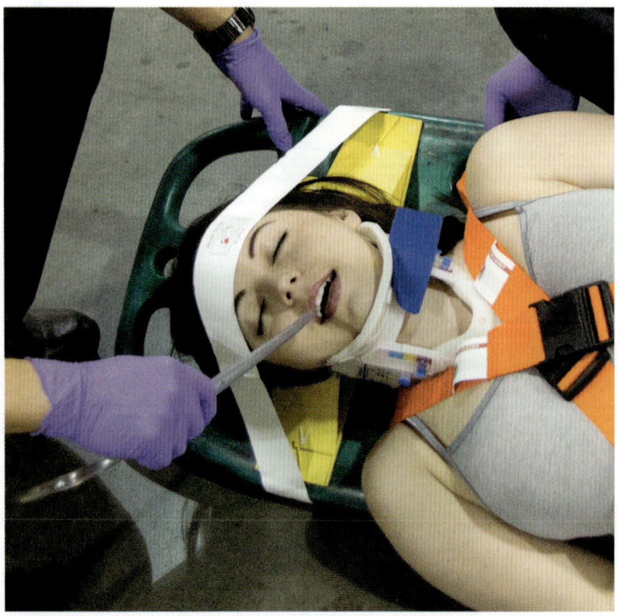

그림 10-9 긴 척주-고정판에 고정된 환자의 기도 흡인하기

경추 움직임을 무릅쓰며 필요한 기도 확보 술식을 시행해야: '코-기관 기관-삽관' 및 '입-기관 기관-삽관' 또는 '반지-방패막 절개술'을 시행할 때 모두 어느 정도의 척주 골격 움직임을 유발한다. 여러분이 ITLS 1차 조사를 할 때는 반드시 척주(경추) 양손 안정화를 먼저 시행해야 하며, 그 다음에는 여러분이 가장 능숙하게 수행할 수 있는 방식의 기도 확보 술식이 시행되어야 한다. 어떤 기도 확보 술식을 시행하기 위해 그 위험성과 유익성을 비교 평가할 때, 환자가 "기도 확보 실패로 죽을 위험성"이 "기관-삽관을 조심스레 시행할 때 척수 손상을 유발할 위험성"보다 더 크다는 사실을 항상 기억하라.

특별한 SMR 상황들

전통적 SMR 기법의 변경 적용: 구조자는 주요 외상을 입은 모든 환자들에게 척주 SMR을 시행할 준비가 되어 있어야만 한다. 일부 환자들 (다음 단락을 보세요)에게는, 전통적 기법들을 적절히 변형시켜 적용해야 더 안전하고 효과적인 SMR을 제공할 수 있다.

밀폐-공간 구조 상황

신체 종축을 따라 일직선으로 옮기기: 밀폐-공간 구조는 환자의 임상 상태에 맞추어 적절한 방식으로 수행된다. 밀폐-공간 구조에 적용시킬 수 있는 유일한 일반 원칙은, "척주의 큰 움직임을 방지하면서 환자 신체의 종축을 따라 일직선으로 환자를 옮겨라"이다 (그림 10-10).

구조자의 안전이 가장 중요: 모든 밀폐-공간 구조 활동에서 구조자의 안전이 무엇보다도 중요하다. 질식, 독성 기체들, 또는 구조물 붕괴가 밀폐-공간 구조에서 관련될 수 있는 위험 요소들이며, 상황에 따라서 '응급 구조'의 적용이 필요할 수도 있다. 구조자가 적절한 훈련을 받았고, 필요한 장비를 갖추었으며 (산소통, 안전선 등), 또한 현장 안전성을 확신하는 상태가 아니라면 밀폐 공간 안으로 진입해서는 결코 안 된다.

수상 응급

수상 구조도 동일 원칙: 수상 구조도 동일한 원칙으로 수행될 수 있다, 즉, 큰 척주 움직임을 방지하면서 환자 신체를 종축으로 일직선 방향으로 옮기는 것이다. 구조자가 SMR을 수행할 수 있을 정도의 안정적 위치까지 나오면, 척주-고정판을 물속에서 환자

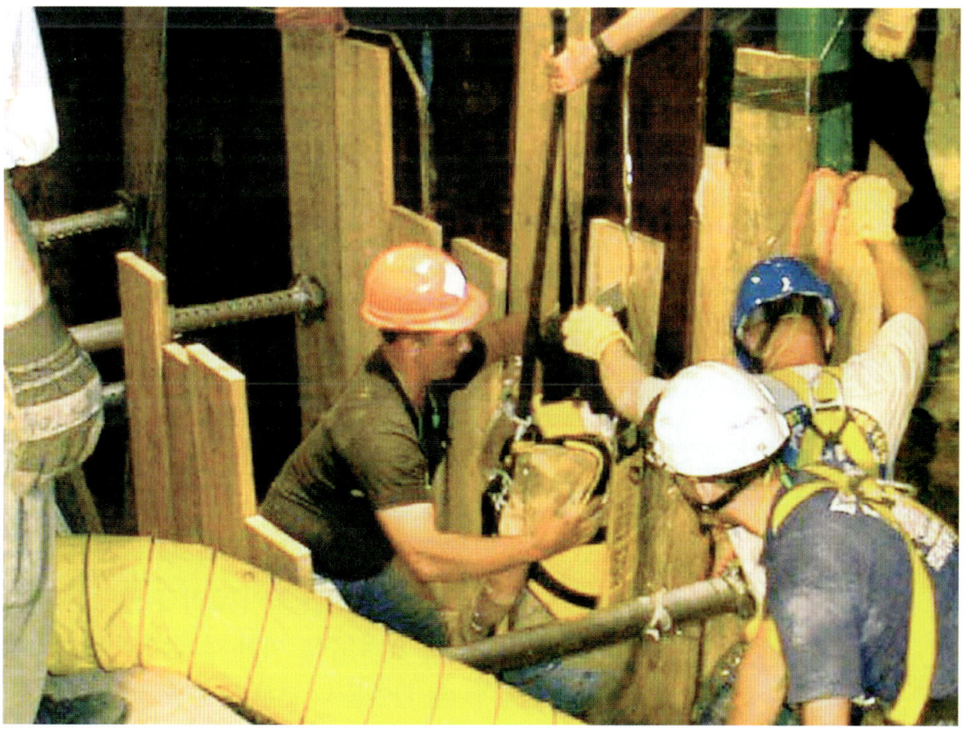

그림 10-10 배수로에 갇혔던 환자를 신체 종축을 따라 들어 올리고 있다. *(사진 제공 Roy Alson, PhD, MD, FACEP, FAEMS)*

의 등 뒤로 밀어 넣어 띄운 다음, 환자를 고정끈으로 고정하고, 물 밖으로 들어낸다 (훑어보기 10-1). 구조자들과 환자 양쪽의 안전이 무엇보다 중요하다. 만일 구조자가 제대로 된 수상 구조 훈련을 받지 않았다면, 깊거나 빠르게 흐르는 물과 같은 유해한 상황에서 희생자들을 구조하려고 시도해서는 절대로 안 된다.

엎드린, 앉은, 또는 서 있는 환자

짧은 척주-고정판 활용 & 들것에 앉히기: 엎드린, 앉은, 또는 선 자세의 환자들에 대한 SMR은 척주의 움직임을 최소화하는 방식으로 안정화하면서 자세를 전환하여, 결국 환자를 통상적인 바로 누운 자세로 누임으로써 완결된다 (구체적 기법을 알려면 제11장을 보세요).

- 엎드린 자세의 환자는 통나무-굴리기를 하여 긴 척주-고정판으로 옮기거나 (이 때 수행하는 구조자들 사이의 세심한 협력이 필요), 아니면 분리형 국자형 들것을 사용하여 옮긴다.
- 앉은 자세의 환자가 만일 SMR 적응증에 해당된다면 '짧은 척주-고정판'을 사용하여 안정화할 수 있다. 짧은 척주-고정판을 적절히 사용하면, 경추와 흉추에 대한 초기 안정화를 시행할 수 있어서, 그 다음 긴 척주-고정판 위로 환자를 옮겨 전체 척주에 대한 SMR을 시행한 후 이송용 들것으로 옮긴다. 때로는 짧은 척주-고정판에 안정화한 후 바로 이송용 들것으로 옮기기도 한다.
- 선 자세의 환자들을 척주-고정판에 뉘일 필요가 없다. 특히 현장에서 걸어 다니고 있는 환자라면 더욱 그렇다. 만일 서 있는 환자가 SMR 적응증에 해당된다면, 그 환자에게 양손 SMR을 제공하면서 그를 보조하여 구급차 들것 위에 앉도록 한다. 그리고 조심스레 누이고 SMR을 시행한다.

어린이 환자

등과 어깨 밑 패드 받쳐주기: 어린이 환자에게 초기 SMR을 시행하는 가장 좋은 방법은 구조자의 양손을 사용하는 것이다. 그런 다음 적절한 고정판 및 고정 기구 위에 어린이를 쿠션이나 수건 만 것 등을 활용하여 적절하게 고정한다. 일부 어린이 외상 전문가들은 3세 미만의 어린이들을 고정판 위에 놓을 때에 등과 어깨 밑에 패드를 받쳐 줄 것을 권장한다 (그림 10-5와 10-11을 보세요). 정상적으로 이 연령대의 어린이들은 몸통에 비하여 상대적으로 큰 머리를 가지고 있어서 편평한 고정판 위에 누이면 목이 굽혀진다. 등과 어깨 밑에 패드를 받쳐 주면 이런 목 굽혀짐을 방지할 뿐만 아니라 환아를 더 편하게 해 줄 것이다.

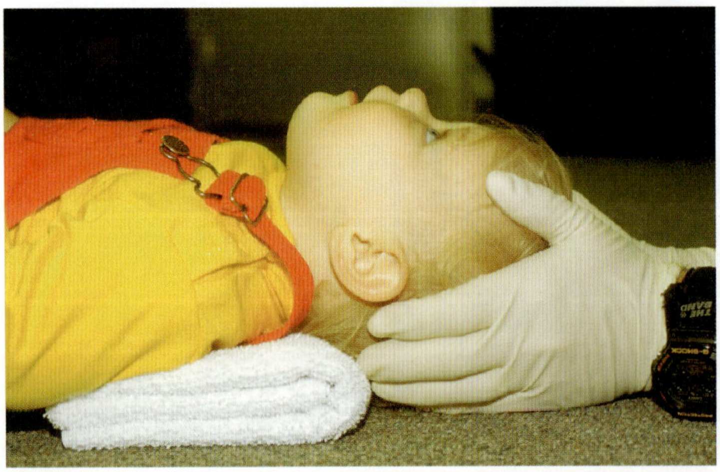

그림 10-11 대부분의 어린이들에게는 경추의 중립적 자세를 유지하기 위하여 등과 어깨 밑에 패드를 받쳐 주어야 한다. *(사진 제공 Bob Page, NREMT-P)*

어린이용 안전 좌석의 활용: 어린이가 어린이용 안전 좌석에 앉혀져 신체가 제지된 상태에서 MVC가

훑어보기 10–1 수상 구조

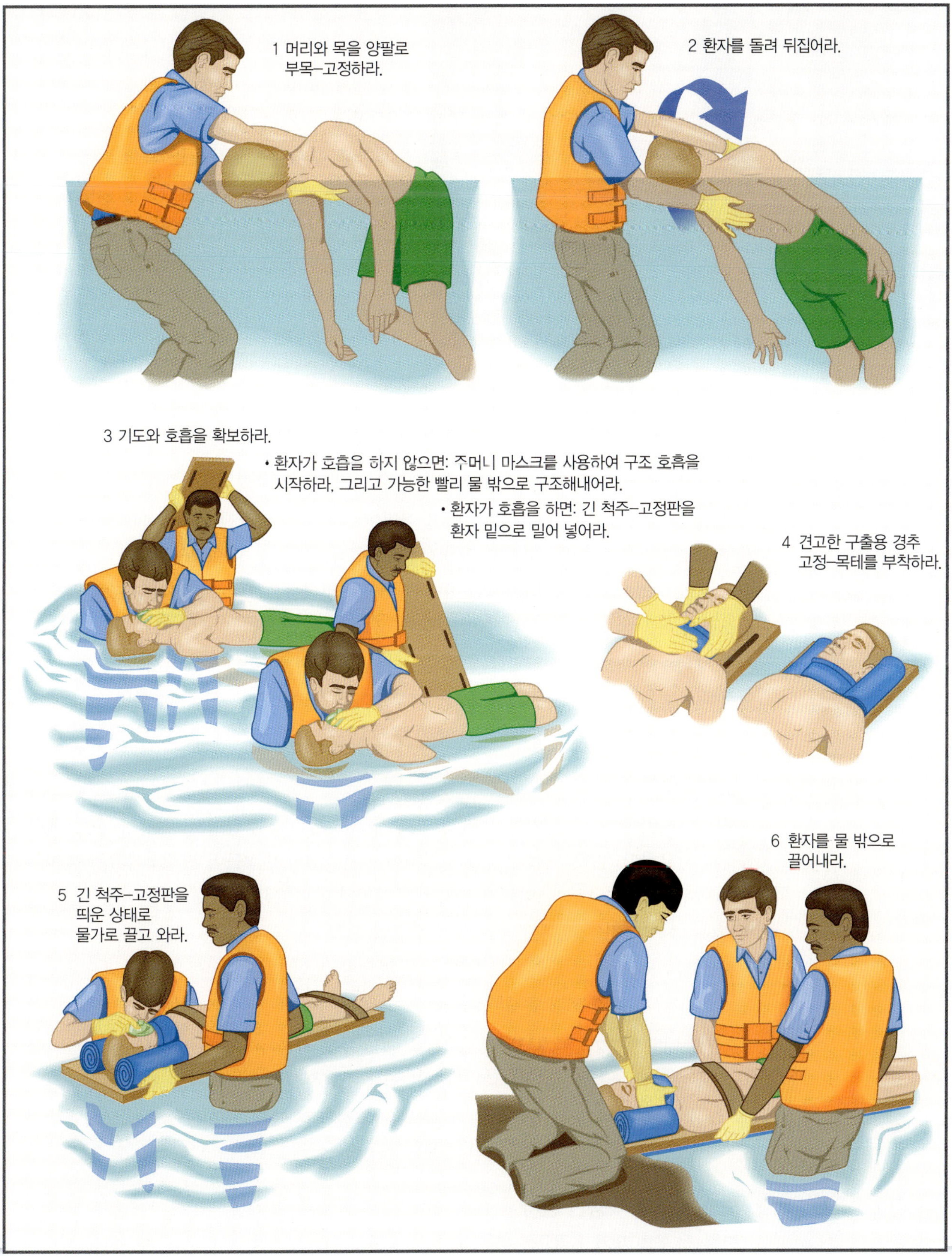

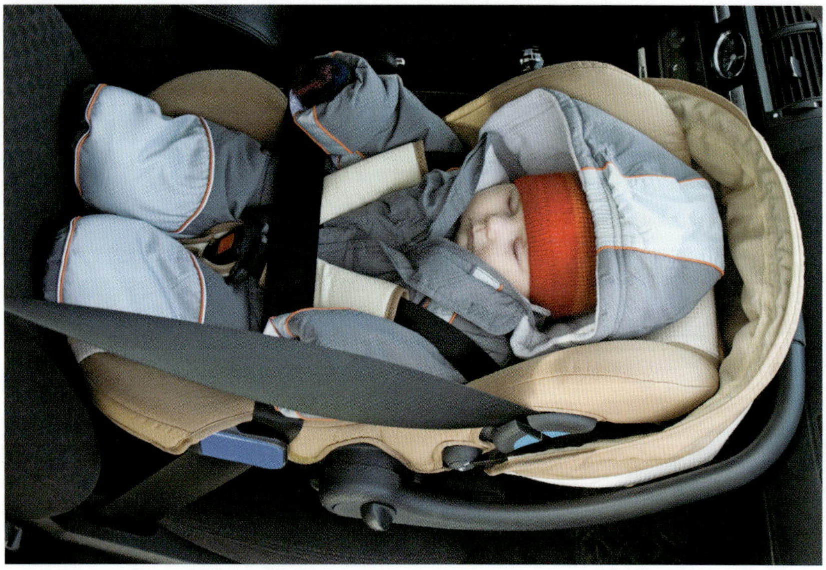

그림 10-12 어린이용 안전 좌석에 고정된 영아. *(사진 제공 Andrey Kekyalyaynen/Alamy)*

발생했는데, 다행히 눈에 띄는 손상이 없어 보인다면 안전 좌석에 앉혀진 그대로 꾸려서 병원으로 이송할 수도 있다고 과거에 믿었었다. 최근에 미국 NASEMSO (National Association of State EMS Officials)이 발행한 지침에 의하면, 구급차로 이송되는 환자들은 그 나이와 신체 크기에 맞는 제지 장치에 고정되어야만 한다고 말하고 있다. 이 제지 장치는 다시 구급차나 구급차 들것에 적절한 방법으로 고정되어야만 한다. 만일 척추 손상의 염려가 있다면 (실제로는 매우 드뭄), 구조자는 수건 및 담요 만 것을 사용하여 어린이를 EMS가 공급하는 안전 좌석 안에 뉘어 안정화한 다음, 이 안전 좌석을 구급차나 구급차 들것에 적절하게 고정하여 이송할 수 있다 (그림 10-12).

진주 같은 정보

자동차 안전 좌석

어린이들은 반드시 신체 크기에 맞고 또한 나이에 맞는 제지 장치를 사용하여 구급차에 실어 이송해야만 한다. 이 제지 장치를 구급차 침대나 들것에 적절하게 고정되어야 한다. 만일 MVC 관련 어린이에게 손상이 없어 보이고 사용-가능한 다른 적절한 제지 장치가 없다면, 그 어린이의 안전 좌석을 활용할 수 있다 (단, 그것이 파손되지 않았고 구급차에 적절하게 고정될 수 있어야 함). 확실한 지침을 위해서는 지역 지침 및 규약을 참조하라.

안전 좌석을 활용할 수 없는 상황: 만일 어린이가 누워있는 안전 좌석이 파손되었거나 차 밖으로 들어낼 수 없는 자동차-붙박이형 안전 좌석이라면, SMR을 시행하기 위해 어린이를 안전 좌석에서 빼내야 한다. 이런 상황의 어린이들은 양손 안정화를 사용하여 조심스럽게 구출해내어 어린이용 SMR 장비로 옮겨야 한다. 어린이가 너무 놀라서 몸부림치는 상태라면, SMR을 시행할 특별히 좋은 방법이 없다. 세심하게 안심시키고, 아이가 편하게 느끼는 가족을 곁에 있게 해 주며, 부드러운 동작으로 처치를 시행하면, 더 많은 합병증의 발생과 더 이상의 몸부림을 방지하는데 도움이 될 것이다.

노인 환자

구부러져 굳은 척주 & 연약한 피부: 노인 환자들을 척주-고정판에 꾸리는 기법에는 융통성이 필요하다. 많은 노인 환자들의 척추에는 관절염성 변화들이 진행되어 있으며 피부가 매우 얇고 연약하다. 이러한 환자들이 편평하고 딱딱한 척주-고정판 위에 뉘어지면 매우 불편할 것이다. 일부 환자들의 관절염성 척주는 너무 딱딱하게 굳어져 있어서 환자를 척주-고정판에 곧게 바로 눕힐 수가 없으며, 또한 일부 노인들은 목이 앞으로 굽은 상태로 굳어져 있어 머리 뒤통수와 척주-고정판 사이에 큰 간격이 존재한다.

충분한 패드 덧대기: 베개, 담요, 수건 및 쿠션 등을 사용하여 노인 환자의 등 뒤와 머리 뒤를 충분히 받쳐줌으로써 척주-고정판 위에서의 움직임과 불편감을 최소화할 수 있다 (그림 10-13). 이런 상황에서는 진공 척주-고정판 (환자의 체형에 맞게 변형이 되는 척주-고정판)을 사용하면 아주 좋은 효과를 얻을 수 있다.

보호 장구를 착용한 환자

병원-전 헬멧 제거가 필요한 경우: 운동선수 또는 자전거 타는 사람들이 착용하는 커다란 헬멧은 환자 처치 과정의 어떤 시점에서는 반드시 제거되어야만 완전한 환자 평가와 처치가 가능해진다. 다양한 운동 경기들에서 사용되는 갖가지 헬멧들은 그 형태에 따라 서로 다른 어려움들을 구조자에게 준다. 미식축구와 아이스하키 헬멧은 각 개인별로 맞추기 때문에 사람마다 모양이 다를 수 있다. 일반적으로 이런 종류의 헬멧들은 병원-전 단계에서 꼭 제거할 필요가 없다. 단, 호흡 저하를 보이는데 기도로의 접근이 안 되는 상황과 같은 특별한 상황이라면, 헬멧을 제거해야 할 것이나. '미국 국립 운동선수 트레이너 협회'(NATA)의 최근 지침에는, 불안정한 척추 손상이 의심되면 이송 전에 헬멧/패드를 제거하도록 권하고 있다.

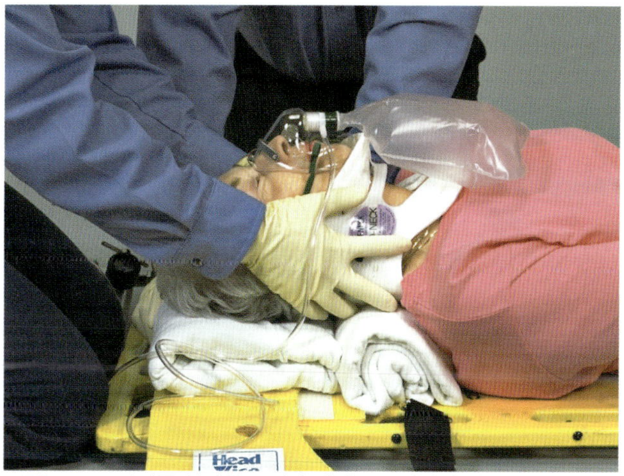

그림 10-13 머리를 일직선 중립적 자세로 유지하기 위해서 담요나 수건을 만 것과 같은 것을 사용하여 추가적으로 패드 덧대기를 할 필요가 있을 수도 있다.

헬멧 얼굴 보호대 제거 기구: 일반적으로, 운동용 헬멧들은 일단 얼굴 보호대를 제거하면 기도 접근이 쉽게 가능한 구조로 만들어져 있다. 얼굴 보호대를 제거하는 가장 좋은 방법은 나사-돌리개 (무선 전동 나사-돌리개가 가장 좋다)를 사용하는 것이다. 따라서 구급차에 꼭 하나는 싣고 다녀야 한다. 하지만 때로 나사못 대가리의 홈이 뭉그러져 있는 경우도 있어서, 이때는 얼굴 보호대를 잘라낼 수밖에 없다. 얼굴 보호대를 고정하는 4개 끈을 절단하는 용도로 특별 제작되어 판매되는 좋은 장비 (얼굴 보호대 추출기)가 있는데 일반적인 모루형 가지치기 전단 가위보다 10~20배 비싸다. 하지만 가지치기 전단 가위를 사용하여도 비슷하게 효과적으로 얼굴 보호대를 제거할 수 있다 (그림 10-14).

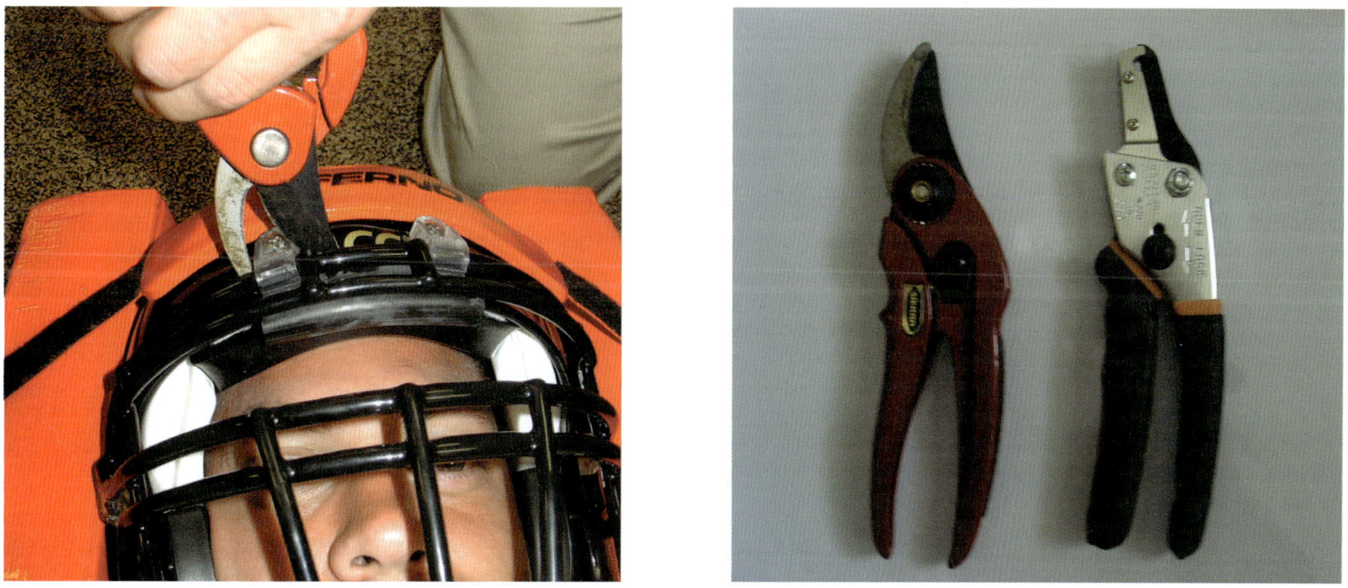

A B

그림 10-14 A. 미식축구용 헬멧의 얼굴 보호대는 나사-돌리개나 가지치기용 전단 가위를 사용하여 제거할 수 있다. B. 모루형 가지치기 전단 가위 (왼쪽) 또는 얼굴 보호대 추출기 (오른쪽)가 미식축구용 헬멧 얼굴 보호대를 제거하는데 사용될 수 있다. *(사진 제공 Jeff Hinshaw, MS, PA-C, NREMT-P)*

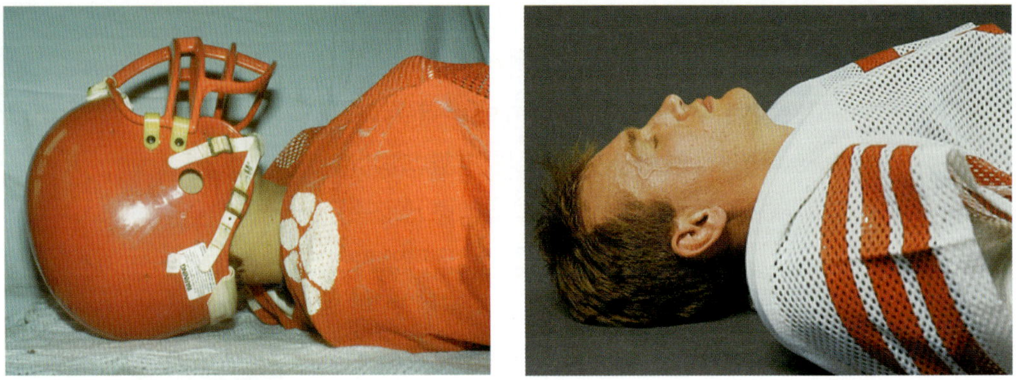

A B

그림 10-15 A. 어깨 패드와 헬멧을 착용한 환자는 대개 헬멧을 그대로 착용한 상태에서 최선의 척주 고정을 유지할 수 있다. 척주가 최소한의 움직임으로 중립적 자세가 유지된다. *(사진 제공 Bob Page, NREMT-P)* B. 어깨 패드를 착용한 상태로 헬멧을 제거하면, 중립적 자세를 유지하기 위해 반드시 머리 밑에 패드를 받쳐 주어야만 한다.

미식축구 헬멧/어깨 패드: 운동선수들이 착용하고 있는 어깨 패드는 그가 헬멧을 같이 착용한 상태에서 척주-고정판에 뉘어졌을 때 그의 목이 중립적 자세로 유지되게 만들어 준다. 만일 이 상태에서 헬멧을 제거하게 되면, 머리 밑에 두꺼운 패드를 받쳐 주어야만 머리가 젖혀지지 않게 방지할 수 있다 (그림 10-15). 응급실 도착 후에도 헬멧을 그대로 착용한 상태로 경추 방사선 촬영을 할 수 있다. 일단 경추가 평가된 후에는 다음과 같은 순서로 헬멧을 제거할 수 있다: 먼저 머리와 목을 안정화하고, 뺨을 받치는 패드들을 제거하며, 공기 팽창 장치의 공기를 빼고, 이어서 통상적 방식으로 헬멧을 벗겨낸다.

헬멧을 이송-전 제거해야 하는 상황: 병원-전 처치제공자들이, 운동선수용 헬멧을 현장에서 제거할 때 운동선수 트레이너와 협력해야 가장 잘 해낼 수가 있으며 어떤 특정한 환자-처치 상황들에서는 현장 제거가 반드시 고려되어야만 한다. '미국 국립 운동선수 트레이너 협회'(NATA)의 최신 지침에서는, 불안정한 척추 손상이 의심될 때 이송 전 헬멧/패드 제거를 권장하고 있다. 운동선수용 헬멧의 현장 제거를 고려해야 하는 4가지 주된 이유는 다음과 같다:

- 얼굴 보호대 부분이 시기-적절하게 제거될 수 없는 형태이다.
- 헬멧과 턱-고정끈의 구조 때문에 기도가 확보될 수 없다.
- 헬멧과 턱-고정끈이 머리에 맞게 견고하게 고정되지 않는다.
- 적절한 자세로 이송하기 위한 안정화에 헬멧이 방해가 된다.

턱-고정끈은 반드시 절단: 운동선수용 헬멧을 제거할 때, 반드시 턱-고정끈을 절단해야만 한다. 고정끈을 풀거나 죔쇠를 풀어서 제거하려고 시도해서는 결코 안 된다 (시간 소모 & 목 움직임 유발).

미식축구 어깨 패드 제거하기: 미식축구 선수 부상 상황에서 어깨 패드를 제거하는 일은 종종 헬멧 제거와 연결된다. 헬멧 제거를 할 때 통상적으로 어깨 패드 제거가 함께 시행되기도 하지만, 또한 다음의 상황들에 직면했을 때에도 시행된다: 중립적 경추 배열을

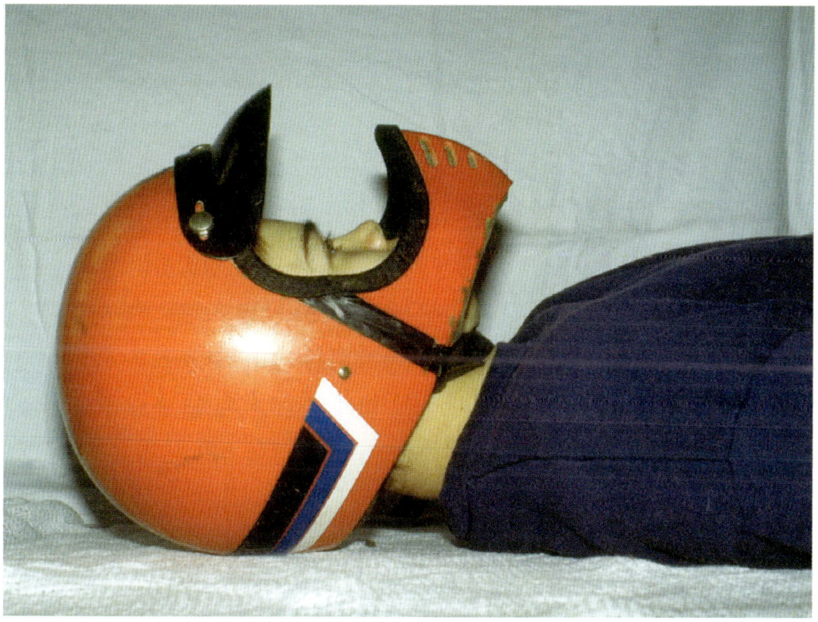

그림 10-16 얼굴을 완전히 감싸는 헬멧은 환자 기도로의 접근을 차단한다. 어깨 패드를 착용하지 않은 환자의 목이 헬멧에 의해 굽혀지는 것에 주목하라. *(사진 제공 Bob Page, NREMT-P)*

유지할 수 없는 상황 (잘못 착용된 어깨 패드 때문에 종종 발생), 이것 때문에 그 선수를 척주-고정판/이송용 들것 위에 고정할 수 없을 때, 그리고 소생술 시행을 위하여 환자의 가슴 부위로의 접근이 필요할 때. 대부분의 어깨 패드들은 다음의 순서로 제거할 수 있다: 먼저 겨드랑이 고정띠와 그 장비 앞쪽의 노끈들을 절단하고, 그 장비를 중심에서 바깥쪽으로 열어젖힌 다음 (조개 껍질처럼), 그 장비를 운동선수 밑으로부터 미끄러뜨려 빼낸다.

오토바이 헬멧은 반드시 제거해야: 반면에, 오토바이 헬멧은 대개 병원-전 단계에서 제거된다. 제거 기법은 헬멧의 모양에 따라 적절하게 변경되어야 한다. 오토바이 헬멧 중의 일부는 얼굴 보호대가 헬멧과 일체형으로 견고하게 제작되어 있어서 기도 접근이 제한되는 형태가 있다. 오토바이 헬멧들은 사용자 개인별로 맞추어 제작하여 착용하지 않으므로 잘 맞지 않는 것을 착용하고 있는 환자들도 많다. 커다란 헬멧을 착용한 상태로 바로 누운 자세로 척주-고정판이나 구급차 들것 위에 뉘어진 환자는 대개 목이 상당히 앞으로 굽혀지게 될 것이다 (그림 10-16). 오토바이 헬멧은, 목을 중립적 자세로 안정화하는 것을 어렵게 만들고, 기도 접근을 차단하며, 또한 머리나 목의 손상들이 숨길 수 있다. 따라서 제11장에 설명되어 있는 기법들을 사용하여 병원-전 단계에서 반드시 제거되어야 한다.

체구가 매우 크거나 비만인 환자

임기응변식 대처가 필요: 덩치가 매우 크거나 비만인 환자들에게는 표준 크기의 장비들이 적절히 맞지 않을 수도 있다. EMS 기관들은 이런 환자들을 수용하기 위하여 들것과 장비들을 사용-가능한 형태로 적절히 개조해서 사용해 왔다. 이런 개조된 장비가 없으면 구조자가 임기응변을 발휘해야 하는데, 예를 들어, (긴 척주-고정판 대용으로) 넓은 합판을 여러 겹 겹쳐 사용하고 쿠션이나 수건 만 것을 여러 개 사용하여 SMR 기구를 즉흥적으로 만들 수도 있다. 이때 조심할 점은 이렇게 임기응변으로 만든 장비는 하중 용량과 안전도가 검증되어 있지 않다는 사실이다.

호흡 저하에 매우 주의해야: 몸집이 큰 환자를 고정한 후 반드시 들것의 머리 쪽을 높여야만 하는데 (semi-Fowler 자세), 이렇게 해야 호흡 저하를 방지하는데 도움이 되기 때문이다. 척추 손상이 없는 몸집이 큰 환자들은 곧바로 앉은 자세로 이송해야만 하는데, 왜냐하면 이것이 전형적으로 가장 편한 자세이기 때문이다. 추운 기후에서, 두터운 보온용 외투를 입은 환자는 고정띠를 사용할 때 꼭 맞게 잘 묶어야 할 필요가 있는데, 그래야 이동 중에 과도한 움직임을 방지할 수 있기 때문이다.

목에 창상이 있는 환자

경추 고정-목테 사용 금지: 목이나 얼굴 아래 부위에 관통상 또는 변형이 심한 손상을 입은 환자는 계속적 관찰이 반드시 필요하다. 특히 기도 상실에 대한 관찰이 집중하라. 이런 환자에게 경추 고정-목테를 착용시키면 안 되는데, 왜냐하면 창상 부위에 대한 계속적 관찰을 방해하고, 계속 팽창하는 혈종이나 피하 기종이 동반되어 있다면 기도 폐쇄를 유발할 수도 있기 때문이다.

아래턱뼈가 골절된 경우 역시, 경추 고정-목테가 기도 폐쇄를 유발할 수 있는 상황에 해당한다. 따라서 이런 형태의 손상 환자에게는, 경추 고정-목테의 착용을 피하고 양손 안정화를 시행한 다음 쿠션 기구들이나 담요 만 것을 사용하여 머리와 목의 운동을 제한하는 것이 더 현명한 방법이 될 수 있다.

증례 제시 *(계속)*

여러분은 여러 대의 탈것들이 충돌한 현장에 파견된 세 번째 ALS 구급차의 응급구조사입니다. 첫 번째로 도착한 구급대는 오토바이 운전자를 이송해 갔습니다. 여러분은 뒤집혀진 트레일러 운전자의 상태를 확인하라는 요청을 받았는데, 그는 스스로 트럭 밖으로 빠져나와 선 자세로 경찰관과 얘기를 하고 있는 상태입니다.

모든 응급처치 처치제공자들은 '개인 보호 장구'(PPE)를 착용하였습니다. 소방서 요원이 정보를 주기를, 유해요인들이 모두 통제된 상태라고 합니다. 여러분은 트럭 운전사의 앞쪽에서 접근하면서, 그에게 머리를 움직이지 않도록 요청합니다. 여러분은 그가 걸어 다니고 있고 자신은 괜찮다고 말하는 점에 주목합니다. 그는 목이 뻐뻐하다고 말합니다. 그가 말하고, 질문에 대답하고, 걸어 다니고 있기 때문에, 그의 1차 조사 결과는 온전한 상태라고 결론을 내립니다. 그의 경추 부위와 척추 주변 근육들을 촉진해도 통증을 호소하지 않으며, 그는 여러분이 옆에 도착하여 평가를 시작하기 전까지 아무런 문제없이 목을 움직일 수 있었다고 말합니다. 이 시점에서, 여러분은 그에게 SMR이 필요하지 않다고 결론을 내리고 여러분은 2차 평가를 시작합니다. 그 결과 약간의 찰과상들만 찾아냅니다. 이 시점에서, 그 운전사는 자신은 병원으로 가고 싶지 않다고 말하였으며, 따라서 여러분은 그에게 처치 거부에 대하여 설명하기 시작합니다.

여러분의 동료는 승용차의 앞쪽 승객석에 있던

증례 제시 (계속)

여성 환자를 평가하고 있었는데, 지금 여러분에게 도와달라고 요청합니다. 그녀 앞의 전면-유리가 파손되어 있습니다. 여러분의 동료는 그녀에게 양손 SMR을 제공하고 있습니다. 그녀가 말하기를, 양팔이 약간 따끔따끔하다고 합니다. 그녀는 완전한 문장으로 말할 수 있으며 호흡 곤란이나 가슴 통증은 없다고 합니다. 의식 소실은 없었다고 합니다. 1차 조사 결과, 기도는 온전하고 가슴 및 복부 외상의 증거는 없습니다. 2차 조사 결과, 그녀의 머리 정수리에 타박상이 확인됩니다. 그녀의 경추 중간을 촉진하면 압통을 나타냅니다. 양팔에 따끔따끔함을 보이고 다리 근력에 비하여 양손 쥐기가 약화된 것을 제외하면 국소적 신경학적 결함은 없습니다. 활력 징후는 맥박수 75, 혈압 166/96, 호흡수 14입니다. 그녀의 동공은 양쪽 동일하고 빛에 반응합니다.

손상 기전과 신체 검진 소견들을 종합하면, 이 환자에게 심각한 척추 손상의 위험성이 있습니다. 따라서 여러분과 여러분의 동료는 그녀에게 SMR을 시행하기로 결정합니다. 올바른 크기의 경추 고정-목테가 부착되고, 소방서 요원의 지원을 받아 그녀를 차 밖으로 구출하기 위해 긴 척주-고정판 위로 옮긴 다음 다시 구급차 들것 위로 옮깁니다. 일단 구급차 안으로 옮겨지자, 외상센터까지 거리를 감안하여, 긴 척주-고정판에서부터 구급차 들것 위로 환자를 옮겨 고정하기로 결정합니다. 통나무-굴리기를 시행하는 동안 (제11장에 설명된 대로)에 나머지 척추를 촉진해보는데, 압통을 보이는 부위는 없습니다. 그녀에게 코-대롱을 부착하고 O_2를 공급합니다. 이송 도중의 재-평가를 시행한 결과, 변화가 없습니다.

이후, 외상센터에서의 평가 결과, MRI 소견에서 척수 타박상이 있지만 척주 골질은 없었습니다. 그녀는 별 문제 없이 그 손상에서 회복됩니다.

요약

척수 손상은 현대적인 외상 처치로도 참혹한 결과를 가져오는 외상이다. 구조자들은 환자-중심의 처치를 통해 척추 손상의 위험성이 있는 환자들에게 적절한 SMR을 제공할 수 있다. 척주나 척수의 불안정한 또는 불완전한 손상을 완벽히 예측하기란 불가능하다. 따라서 의식이 없거나 위험한 손상 기전으로 머리, 목 혹은 몸통에 손상을 입은 외상 환자에게는 모두 SMR을 시행해야 한다. 덜 심한 손상을 입고서 협조적인 환자들에게는 경추 고정-목테와 같은 덜 제약적 기구를 사용하여 꾸려서 이송할 수 있다. 특수한 외상 증례들에게는 특별한 SMR 기법들의 적용이 필요할 수도 있다. 일단 SMR이 시행되면, 환자는 자신의 기도를 보호하는 능력을 상당히 상실하게 된다. 따라서 혹시 환자가 기도 폐쇄의 증거를 보이는지 EMS 처치제공자가 항상 관찰하며 필요할 때 즉시 중재술을 시행할 준비를 반드시 갖추고 있어야만 한다. 무엇보다 응급처치 처치제공자는 SMR이란 단순히 '긴 척주-고정판을 적용하는 것'이 아니라 '환자에게 필요한 것들을 적절한 중재술들로 맞추어 대응하는 일련의 조치들'이라는 사실을 꼭 이해해야만 한다.

참고 문헌 & 자원

American College of EMS Physicians Board of Directors. 2015. "EMS Management of Patients with Potential Spinal Injury." *Practice Management Policy Statement*. Accessed March 1, 2015. http://www.acep.org/Physician-Resources/Policies/Policy-Statements/EMS-Management-of-Patients-with-Potential-Spinal-Injury

Anderson, R. C., P. Kan, M. Vanaman, J. Rubsam, K. W. Hansen, E. R. Scaife, and D. L. Brockmeyer. 2010. "Utility of a Cervical Spine Clearance Protocol After Trauma in Children Between 0 and 3 Years of Age." *Journal of Neurosurgery Pediatrics* 5, no. 3 (March): 292–6.

Augustine, Jim. 2004. "Failure on the Board." *Emergency Medical Services* 33, no. 5 (2004): 52–3.

Ben-Galim, P., N. Dreiangel, K. L. Mattox, C. A. Reitman, S. B. Kalantar, and J. A. Hipp. 2010. "Extrication Collars Can Result in Abnormal Separation Between Vertebrae in the Presence of a Dissociative Injury." *Journal of Trauma and Acute Care Surgery* 88, no. 1 (August): 447–50.

Bernhard, M., A. Gries, P. Kremer, and B. W. Böttiger. 2005. "Spinal Cord Injury (SCI): Prehospital Management." *Resuscitation* 66, no. 2 (August): 127–39.

Burton, J. H., M. G. Dunn, N. R. Harmon, T. A. Hermanson, and J. R. Bradshaw. 2006. "A Statewide Prehospital Emergency Medical Service Selective Patient Spine Immobilization Protocol." *Journal of Trauma* 61, no. 1 (July): 161–7.

Cordell, W. H., J. C. Hollingsworth, M. L. Olinger, S. J. Stroman, and D. R. Nelson. 1995. "Pain and Tissue-Interface Pressures During Spine-Board Immobilization." *Annals of Emergency Medicine* 26, no. 1 (July): 31–6.

DeVivo, M. J., B. K. Go, and A. B. Jackson. 2002. "Overview of the National Spinal Cord Injury Statistical Center Database." *Journal of Spinal Cord Medicine* 25, no. 4 (Winter): 335–8.

Domeier, R. M., R. A. Swor, R. W. Evans, J. B. Hancock, W. Fales, J. Krohmer, S. M. Frederiksen, E. J. Rivera-Rivera, and M. A. Schork. 2002. "Multicenter Prospective Validation of Prehospital Clinical Spinal Clearance Criteria." *Journal of Trauma* 53, no. 4 (October): 744–50.

Dunn, T. M., A. Dalton, T. Dorfman, and W. W. Dunn. 2004. "Are Emergency Medical Technician–Basics Able to Use a Selective Immobilization of the Cervical Spine Protocol?: A Preliminary Report." *Prehospital Emergency Care* 8, no. 2 (April–June): 207–11.

Ehrlich, P. F., C. Wee, R. Drongowski, and A. R. Rana. 2009. "Canadian C-Spine Rule and the National Emergency X-Radiography Utilization Low-Risk Criteria for C-Spine Radiography in Young Trauma Patients." *Journal of Pediatric Surgery* 44, no. 5 (May): 987–91.

Farrington, J. D. 1967. "Death in a Ditch." *Bulletin of the American College of Surgeons* 52, no. 3: 121.

Farrington, J. D. 1968. "Extrication of Victims: Surgical Principles." *Journal of Trauma* 8, no. 4: 493–512.

Fischer, P. E., D. G. Perina, T. R. Delbridge, M. E. Fallat, J. P. Salamone, J. Dodd, E. M. Bulger, and M. L. Gestring. 2018. "Spinal Motion Restriction in the Trauma Patient–A Joint Position Statement." *Prehospital Emergency Care* 22, no. 6 (November–December): 659–61.

Garton, H. J., and M. R. Hammer. 2008. "Detection of Pediatric Cervical Spine Injury." *Neurosurgery* 62, no. 3 (March): 700–8.

Hauswald, M. 2013. "A Re-conceptualization of Acute Spinal Care." *Emergency Medicine Journal* 30, no. 9 (September): 720–3.

Hauswald, M., G. Ong, D. Tandberg, and Z. Omar. 1998. "Out-of-Hospital Spinal Immobilization: Its Effect on Neurological Injury." *Academic Emergency Medicine* 5, no. 3 (March): 214–9.

Haut, E. R., B. T. Kalish, D. T. Efron, A. H. Haider, K. A. Stevens, A. N. Kieninger, E. E. Cornwell III, and D. C. Chang. 2010. "Spine Immobilization in Penetrating Trauma: More Harm Than Good?" *Journal of Trauma* 68, no. 1 (January): 115–21.

Hoffman, J. R., W. R. Mower, A. B. Wolfson, K. H. Todd, and M. I. Zucker. 2000. "Validity of a Set of Clinical Criteria to Rule Out Injury to the Cervical Spine in Patients with Blunt Trauma: National Emergency X-Radiography Utilization Study Group." *New England Journal of Medicine* 343, no. 2 (July): 94–9.

Hutchings, L., O. Atijosan, C. Burgess, and K. Willett. 2009. "Developing a Spinal Clearance Protocol for Unconscious Pediatric Trauma Patients." *Journal of Trauma* 67, no. 4 (October): 681–6.

Hyldmo, P. K., M. Horodyski, B. P. Conrad, S. Aslaksen, J. Røislien, M. Prasarn, G. R. Rechtine, and E. Søreide. 2017. "Does the Novel Lateral Trauma Position Cause More Motion in an Unstable Cervical Spine Injury than the Logroll Maneuver?" *American Journal of Emergency Medicine* 35, no. 11 (November): 1630–5.

Katz, J. S., C. O. Oluigbo, C. C. Wilkinson, S. McNatt, and M. H. Handler. 2010. "Prevalence of Cervical Spine Injury in Infants with Head Trauma." *Journal of Neurosurgery Pediatrics* 5, no. 5 (May): 470–3.

Kossuth, L. C. 1965. "The Removal of Injured Personnel from Wrecked Vehicles." *Journal of Trauma* 5, no. 6: 703–8.

Kossuth, L. C. 1967. "The Initial Movement of the Injured." *Military Medicine* 132, no. 1 (1967): 18–21.

Krell, J. M., M. S. McCoy, P. J. Sparto, G. L. Fisher, W. A. Stoy, and D. P. Hostler. 2006. "Comparison of the Ferno Scoop Stretcher with the Long Backboard for Spinal Immobilization." *Prehospital Emergency Care* 10, no. 1 (January–March): 46–51.

Kwan, I., F. Bunn, and I. G. Roberts. 2008. "Spinal Immobilisation for Trauma Patients (Review)." *Cochrane Library* 2008: 1–19.

Manoach, S., and L. Paladino. 2007. "Manual In-Line Stabilization for Acute Airway Management of Suspected Cervical Spine Injury: Historical Review and Current Questions." *Annals of Emergency Medicine* 50, no. 3 (September): 236–45.

Milby, A. H., C. H. Halpern, W. Guo, and S. C. Stein. 2008. "Prevalence of Cervical Spinal Injury in Trauma." *Neurosurgical Focus* 25, no. 5 (2008): E10.

NASEMSO, Safe Transport of Children by EMS: Interim Guidance March 7, 2017 *https://nasemso.org/wp-content/uploads/Safe-Transport-of-Children-by-EMS-InterimGuidance-03Mar2017.pdf* Last access 16 May 2019.

Pieretti-Vanmarcke, R., G. C. Velmahos, M. L. Nance, S. Islam, R. A. Falcone Jr., P. W. Wales, R. C. Brown, B. A. Gaines, C. McKenna, F. O. Moore, et al. 2009. "Clinical Clearance of the Cervical Spine in Blunt Trauma Patients Younger than 3 Years: A Multi-Center Study of the American Association for the Surgery of Trauma." *Journal of Trauma* 67, no. 3 (September): 543–50.

Sochor, M., S. Althoff, D. Bose, R. Maio, and P. Deflorio. 2013. "Glass Intact Assures Safe Cervical Spine Protocol." *Journal of Emergency Medicine* 44, no. 3 (March): 631–6.

Stroh, G., and D. Braude. 2001. "Can an Out-of-Hospital Cervical Spine Clearance Protocol Identify All Patients with Injuries?: An Argument for Selective Immobilization." *Annals of Emergency Medicine* 37, no. 6 (June): 609–15.

Theodore, N., B. Aarabi, S. S. Dhall, D. E. Gelb, R. J. Hurlbert, C. J. Rozzelle, T. C. Ryken, B. C. Walters, and M. N. Hadley. 2013. "Transportation of Patients with Acute Traumatic Cervical Spine Injuries." *Neurosurgery* 72, no. 3 (Suppl. 2) (March): 35–9.

Theodore, N., M. N. Hadley, B. Aarabi, S. S. Dhall, D. E. Gelb, R. J. Hurlbert, C. J. Rozzelle, T. C. Ryken, and B. C. Walters. 2013. "Prehospital Cervical Spinal Immobilization After Trauma." *Neurosurgery* 72, no. 3 (Suppl. 2) (March): 22–34.

Vanderlan, W. B., B. E. Tew, and N. E. McSwain Jr. 2009. "Increased Risk of Death with Cervical Spine Immobilization in Penetrating Cervical Trauma." *Injury* 40, no. 8 (August): 880–3.

Velopulos, C. G., H. M. Shihab, L. Lottenburg, M. Feinman, A. Raja, J. Salomone, and E. R. Haut. 2018. "Prehospital Spine Immobilization/Spinal Motion Restriction in Penetrating Trauma: A Practice Management Guideline from the Eastern Association for the Surgery of Trauma (EAST). *Journal of Trauma and Acute Care Surgery* 84, no. 5 (May): 736–44.

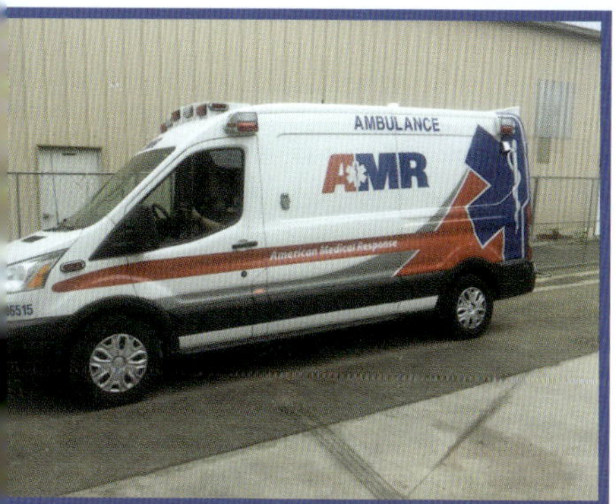

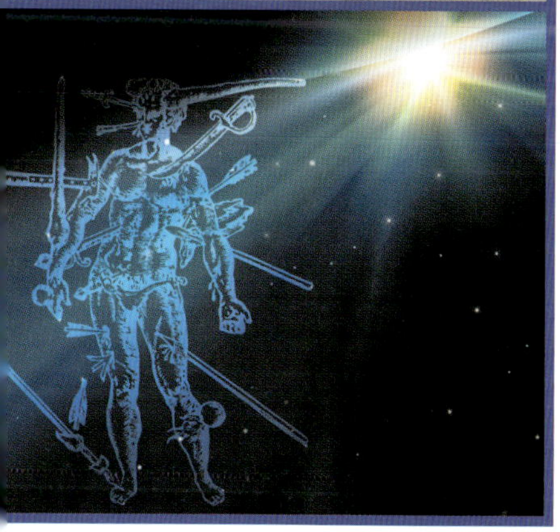

(위쪽: 사진 제공 Roy Alson, PhD, MD, FACEP, FAEMS)

11

척추 관리 술기들

S. Robert Seitz, MEd, RN, NRP
Darby L. Copeland, EdD, RN, NRP

Maßnahmen zur Bewegungseinschränkung der Wirbelsäule
Habilidades para el Trauma Espinal
Zbrinjavanje ozljeda kralježnice
Competências Práticas na Gestão de Traumatismos Vertebro-Medular
Keterampilan Pengelolaan Trauma Tulang Belakang
Спинальна травма – практические навыки
Immobilisation du rachis en pratique
Δεξιότητες Διαχείρισης Σπονδυλικής Στήλης
Gyakorlati készségek a gerincsérültek ellátásában
脊椎管理手技
脊椎處理技巧
Obravnava poškodb hrbtenice

핵심 용어

이 장에 설명된 술기들
Kendrick 구출 기구 적용하기
경추 고정-목테 적용하기
국자형 들것 사용
긴 척주-고정판에 환자를 옮기기 & 빼내기
- 엎드린 자세 및 바로 누운 자세에서 통나무-굴리기

신속 구출
헬멧 제거
- 운동선수용 헬멧
- 오토바이 헬멧

학습 목표

여러분이 이 장을 성공적으로 완료하고 나면, 다음을 할 수 있어야만 한다:

1. SMR의 목표와 원칙들을 열거하라.
2. SMR 적용의 적응증들을 설명하라.
3. 언제 '응급 구조'를 시행하고 또 언제 '신속 구출'을 시행하는지 설명하라.
4. 바로 누운 환자 및 앉은 자세 환자에게 SMR을 시행하라.
5. 긴 척주-고정판 또는 분리형 국자형 들것을 사용하여 환자를 구급차 들것 위로 옮겨라.
6. 들것 또는 척주-고정판 위에 환자를 고정띠로 올바르게 고정하라.
7. 중립적 자세를 안전하게 획득하기 어려운 상황에서 머리와 목을 안정화하라.
8. 신속 구출을 시행하라.
9. 손상 환자들에게 헬멧을 제거해야 하는 경우와 제거하지 않아야 하는 경우를 설명하라.
10. 오토바이 헬멧을 적절한 방법으로 제거하라.

척추 운동 제한(SMR)의 필수 구성요소들

통상적 SMR 적용은 금기: 모든 외상 환자들은 ITLS 1차 조사라는 동일한 방식으로 평가되며, 여기에는 간략한 신경학적 평가가 포함되어 있다. 전통적으로, 외상 환자에 대한 병원-전 관리에서는 'SMR 제공'을 '긴 척주-고정판 적용'과 같은 뜻으로 사용해 왔다. 연구들에 의하여, 모든 외상 환자들에게 다 SMR이 필요하지는 않으며 또한 모든 환자를 다 딱딱한 긴 척주-고정판 위에 고정띠로 묶을 필요가 없다는 증거가 제시되었다.

신중한 SMR 시행 결정: 덧붙여, '미국 응급의사 학회'(ACEP), '미국 EMS의사 협회'(NAEMSP), 그리고 '미국 외과학회'(ACS)가 발간한 입장문에서 다음의 의견에 동의하고 있다: 긴 척주-고정판 위 안정화의 유익성은 대체로 입증되지 않았으므로, 이송 중 이것의 활용은 신중하게 (잠재적 유익성이 위험성보다 더 클 때만 사용하도록) 판단해야만 한다. 덧붙여, 영국 Edinburgh 왕립 외과학회의 병원-전 처치 교수회 합의체에서도 역시 SMR과 관련하여 앞서 언급된 입장문과 일치하는 내용의 합의 성명서를 발표하였다.

완전한 SMR에 필요한 필수 구성요소들: 긴 척주-고정판이 1차적으로 환자 ('이송용 기구'가 아닌) '이동용 기구'라는 사실을 인정한다면, 긴 척주-고정판이나 유사한 딱딱한 기구 위에 뉘어졌던 환자들은 이동 후 가능한 신속하게 긴 척주-고정판에서 다른 곳으로 옮겨야만 한다. 긴 척주-고정판을 SMR 술식용 기구로 사용할 때는, 다른 구성요소들을 함께 사용하여야 신체 움직임을 제한할 수 있다. 완전한 SMR을 시행하는데 필요한 추가적 필수 구성요소들은 다음과 같다:

- *경추 고정-목테.* 이 장비가 목을 완벽하게 고정해 주지는 않지만, 상당한 지지는 해주며 환자(와 구조자)에게 환자의 목을 그대로 가만히 유지해야 한다는 사실을 일깨워주는 역할을 할 수 있다. 요원들은 자신의 기관이 사용하는 경추 고정-목테의 유형에 익숙해야만 한다.
- *고정띠.* 이 장비는 환자 신체를 들것 또는 척주-고정판에 견고히 동여매서 환자 척주의 움직임을 제한하기 위하여 사용된다. 이 고정띠들은 척주-고정판 위에서 환자 신체가 옆 방향으로도 움직이지 않고 위-아래 방향으로도 미끄러지지 않게 고정할 수 있도록 배치되어야만 한다. 여러 다양한 형태의 고정띠들이 사용-가능하다.
- *머리 운동-제한 기구.* 이 장비는 척주-고정판에 부착하여 사용하며, 환자의 몸통을 척주-고정판에 고정띠로 묶은 다음에 환자의 머리 움직임을 제한할 목적으로 사용한다. 이 장비가 적용된 후에는, 필요에 따라 경추 고정-목테를 제거할 수도 있다. 이 장비에도 여러 다양한 형태들이 판매되고 있다. 기억하라, 머리 운동-제한 기구로 들것에 환자를 고정하는 것은 오직 환자 신체의 나머지 부분을 그 들것 위에 고정한 이후에 시행해야 한다는 사실을.
- *기도 관리 키트.* 여러분이 어떤 사람의 몸과 머리를 긴 척주-고정판을 고정띠로 묶고 나면, 그 환자의 기도 관리에 대한 책임을 여러분이 담당해야만 한다. 여러분은 기도 키트를 즉시 사용-가능한 상태로 유지하고 있어야 하며, 그것을 사용하는 술기들도 반드시 숙지하고 있어야 한다. 기도 처치는 SMR 과정에서 최우선 고려 사항이

다. 따라서 기도 처치 술기와 장비의 준비는 필수 구성 요소이다.

SMR 원칙들

SMR의 선별적 적용: SMR의 목표는 이송 중 척추에 대한 2차 손상을 줄이거나 방지하는 것이다. 다음의 환자들에게는 SMR을 적절하게 적용해야만 한다: 척추 손상을 입었을 수도 있는 환자, 그리고 척추 손상 위험성이 높은데 그 존재 여부를 임상적으로 적절히 평가할 수가 없는 환자. 적응증에 해당되면, 환자를 움직일 때 일직선 척주 배열을 유지하고 또한 이송용 들것 위에 환자를 적절한 방법으로 고정하는 과정은 여전히 SMR의 필수적 구성 요소에 해당한다.

훑어보기 11-1 긴 척주-고정판에서 환자 빼내기

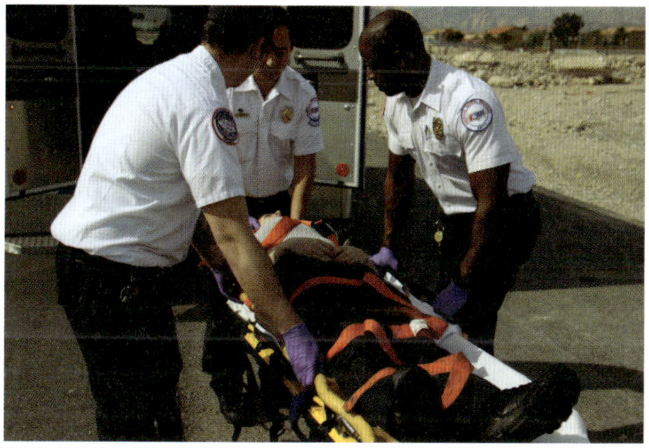

11-1-1 환자 안전성을 확실히 보장하기 위해서 적절한 인원수의 인력을 활용하라. 움직이지 않게 들것을 고정하고, 그 들것의 약간 왼쪽 또는 오른쪽 편에 긴 척주-고정판을 놓아라

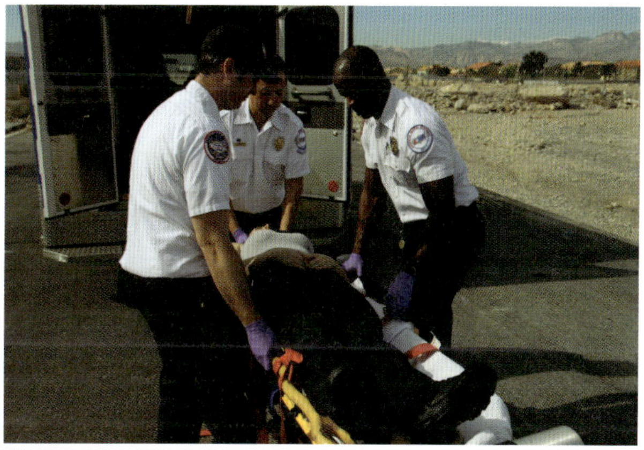

11-1-2 팀원에게 환자 머리를 중립적 자세로 유지하도록 시키고, 긴 척주-고정판의 고정띠들을 풀어라.

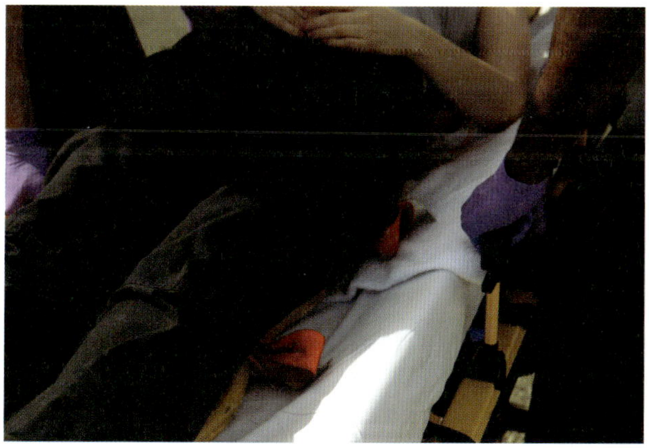

11-1-3 고정띠들을 제거하거나 긴 척주-고정판 밑으로 접어 넣어 긴 척주-고정판을 빼낼 준비를 하라.

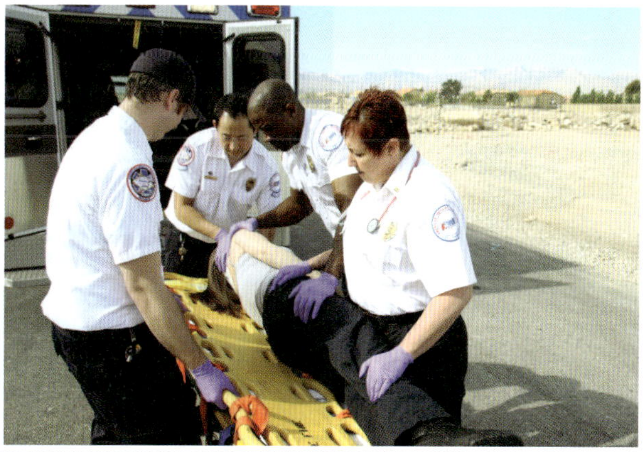

11-1-4 환자를 통나무-굴리기하여 들것 위로 옮겨라. 그 과정에서 필요하면 환자의 등쪽 표면을 검진하라.

환자 이동 전후 PMS 확인 및 기록: SMR이 필요한 환자라면, 환자를 조금이라도 움직이기 전에 반드시 SMR 술식을 완료해야만 한다. 동력-탈것 충돌사고의 경우, 여러분은 반드시 부상자를 차의 잔해로부터 구출해내기 전에 환자 척주를 안정화하여야 한다. 환자의 구출 과정에서는 다른 어느 상황보다도 더 많은 신체 움직임이 유발되므로, 여러분은 구출 활동을 시작하기 전에 환자의 목과 척주를 세심하게 안정화하여야만 한다. SMR 적응증에 해당하면, 척주를 안정화하라, 척주를 당기지 마라. '응급 구조' 또는 '신속 구출'이 필요한 상황을 제외하고, 여러분은 그 환자를 움직이기 전과 후에 양쪽 팔다리의 맥박, 운동 기능, 그리고 감각 기능을 확인하여 기록하도록 항상 노력하라.

경추 고정-목테의 착용: 앞서 열거한 것같이, SMR 적용의 임상적 적응증에 해당하는

훑어보기 11-2 경추 고정-목테 착용

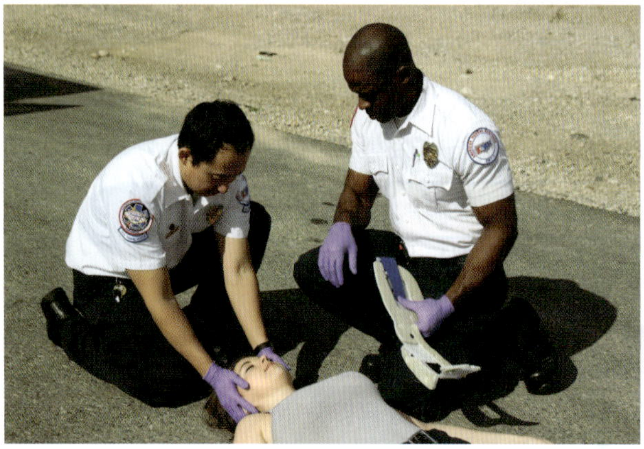

11-2-1 응급처치 처치제공자1이 양손으로 머리를 붙잡아서 양손 안정화를 확립하라. 환자가 바로 누운 자세일 때 반-견고형 경추 고정-목테의 적용이 가장 잘 된다. 만일 환자가 반응이 없고 정중선 중립적 자세가 아니라면, 필요할 때 응급처치 처치제공자1이 환자 머리 위치를 다시 바로잡으려고 시도할 수도 있다.

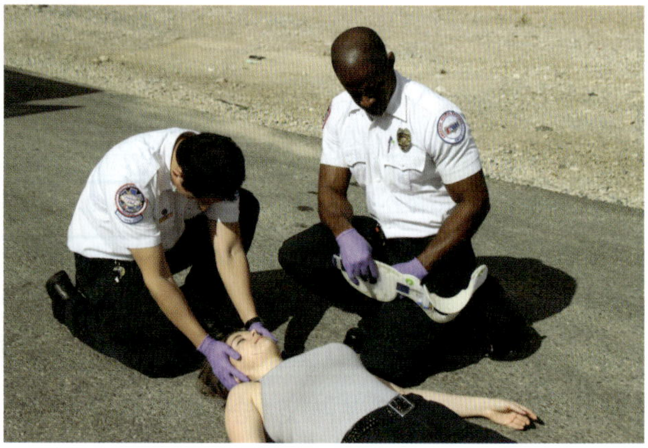

11-2-2 응급처치 처치제공자2가 반-견고형 경추 고정-목테의 적절한 크기를 식별하기 위하여 환자를 측정한다. 비록 적절한 경추 고정-목테의 크기를 재기 위한 해부학적 측정 지점으로서 아래턱뼈각과 등세모근이 가장 흔히 활용되지만, 처치제공자는 반드시 각 개별 제조사의 적용 설명서를 참조해야만 한다.

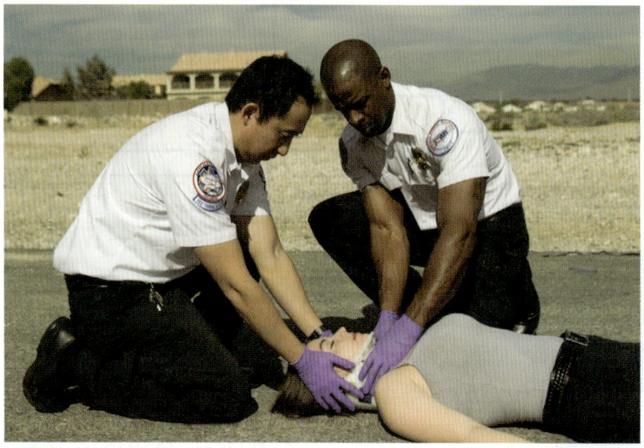

11-2-3 응급처치 처치제공자2가 경추 고정-목테를 부착하고 그 자리에 단단히 고정하고 있다.

환자라면 모두 경추 움직임을 줄이기 위하여 적절한 크기의 경추 고정-목테를 착용시켜야만 한다. 훑어보기 11-2에서는 경추 고정-목테를 착용시키는 법을 보여주고 있다.

짧은 구출용 기구를 사용한 SMR

보유한 기구의 사용법 숙련: 긴 척주-고정판의 사용을 허용하지 않는 자세/위치의 환자들 (예: 자동차 안에 앉은 자세의 환자)에게는 짧은 구출용 기구가 사용된다. 이 유형에 속하는 몇 가지 다양한 기구들이 판매되고 있다. 이들 중 일부는 여기서 설명된 것과는 다른 형태의 고정끈 체계를 가지고 있다. 여러분은 응급 상황에서 여러분의 장비를 사용하기 전에 먼저 그 장비에 익숙해져야 한다 (한 유형의 짧은 구출용 기구의 적용 방법을 보려면 훑어보기 11-3을 보세요).

응급 구조 & 신속 구출

SMR을 생략한 신속한 구출: 충돌 후 탈것 안에 남아있는 환자들은 대개 짧은 구출용 기구 위에 안정화한 다음, 긴 척주-고정판 위로 옮기게 된다. 비록 이 방법이 척추 손상의 가능성이 있는 사람을 구출해내는 가장 안전한 방법이라고 느끼지만, 더 신속한 방법이 적용되어야 하는 특정한 상황들이 존재한다. 자동차로부터 환자들을 구출할 때 동반되는 척추 움직임을 살펴본 몇 개의 연구들이 있는데, 그에 의하면 스스로 빠져나올 능력이 되는 환자들에게 경추 고정-목테를 착용시킨 다음 빠져나오게 하면 구조자들이 구출해낼 때보다 척추 움직임을 덜 유발할 수도 있다는 사실을 보여주었다 (Dixon, O'Halloran, 및 Cummins 2014; Shafer & Naunhein 2009).

주목: ITLS에서는 기본 손 도구들을 활용하여 동력 탈것들로부터 구출해내는 기본 구출법에 대한 "접근"(Access)라고 부르는 1일 교육과정을 제공하고 있다. 더 상세한 정보를 원하면 888-495-4857로 전화하라 (국제 전화 +1-630-495-6442).

진주 같은 정보

짧은 구출용 장비

- 남성 환자의 다리에 고정띠를 둘러맬 때, 외성기가 고정끈에 끼지 않게 주의하라.
- 이 기구를 환자를 옮기는 '손잡이'로 사용하지 마라. 환자와 이 기구를 한 덩어리로 움직여라. 많은 짧은 구출용 기구들에는 내장 손잡이들이 달려 나온다. 안전을 위해, 환자를 옮길 때 이 손잡이들만 사용하지 마라.
- 손상 형태에 따라, 여러분이 고정띠 매는 방법을 변형시킬 필요가 있을 수도 있다.

훑어보기 11-3 KED 적용하기

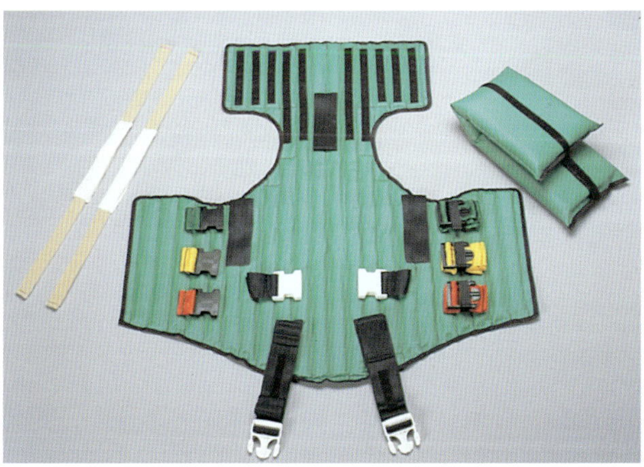

11-3-1 Ferno Kendrick 구출 기구 (KED). *(©Ferno Corporation)*

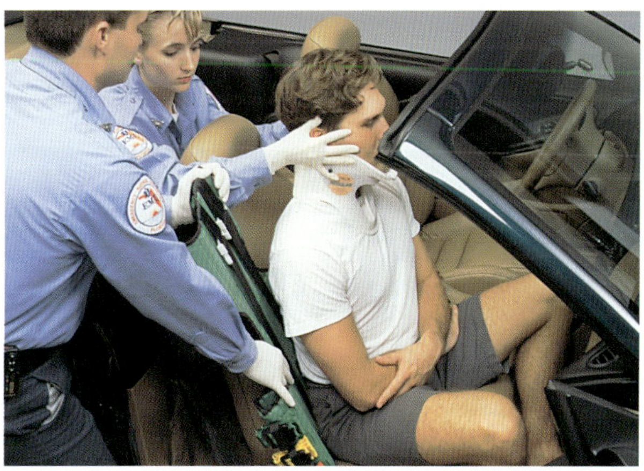

11-3-2 경추 고정-목테를 적용한 다음, KED를 환자 뒤로 끼워 넣고 중심선을 맞추어라.

훑어보기 11–3 KED 적용하기 *(계속)*

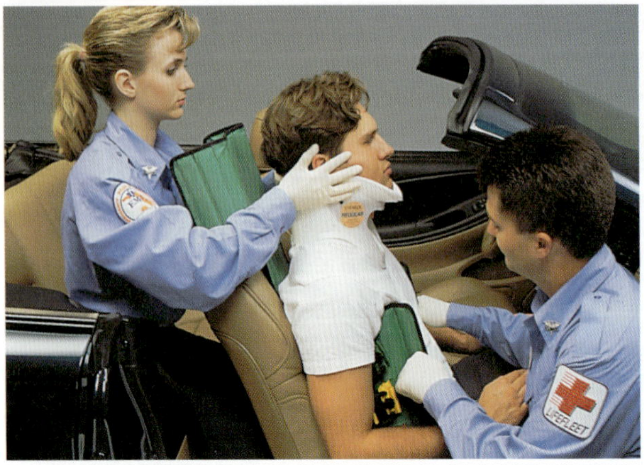

11-3-3 KED를 적합하게 배열하라. 그런 다음, 조끼 부분으로 환자 몸통을 둘러싸라.

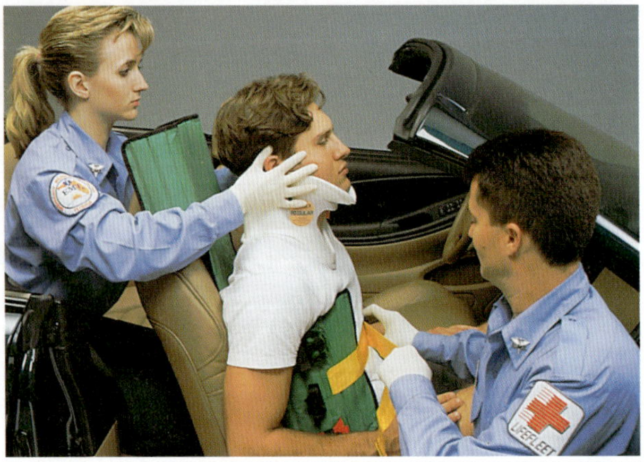

11-3-4 KED가 환자의 겨드랑이 속까지 충분히 위로 올려진 위치에서 가슴 고정띠들을 묶어라.

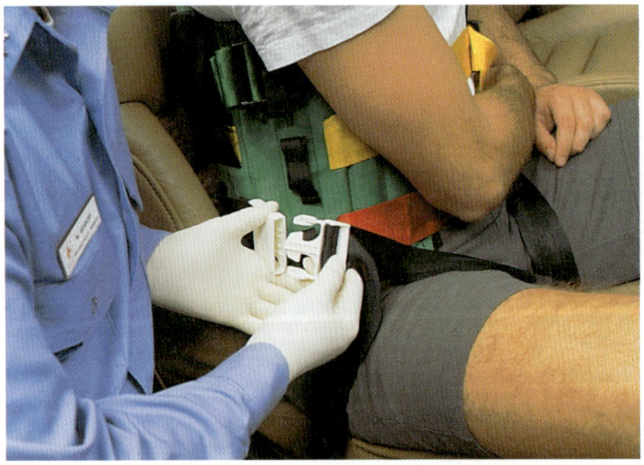

11-3-5 양쪽 다리 고정띠를 각각 같은 쪽 다리에 둘러 감은 뒤 같은 쪽 죔쇠와 연결하라. 편안할 정도로 조여라.

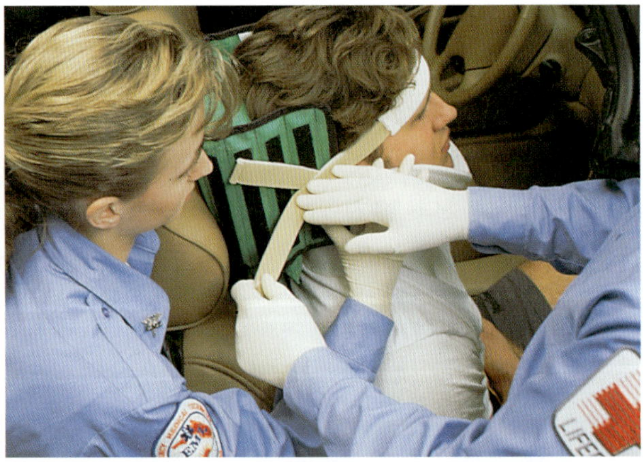

11-3-6 찍찍이(velcro) 머리 고정띠들로 환자의 머리를 고정하라. 중립적 자세를 유지하기 위하여 필요하면 패드를 덧대어라.

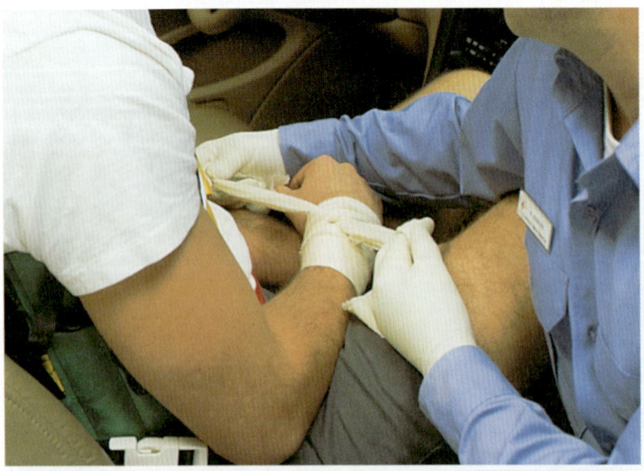

11-3-7 양손을 함께 묶어라. 또는 팔과 손을 환자의 양옆에 고정띠로 묶어라.

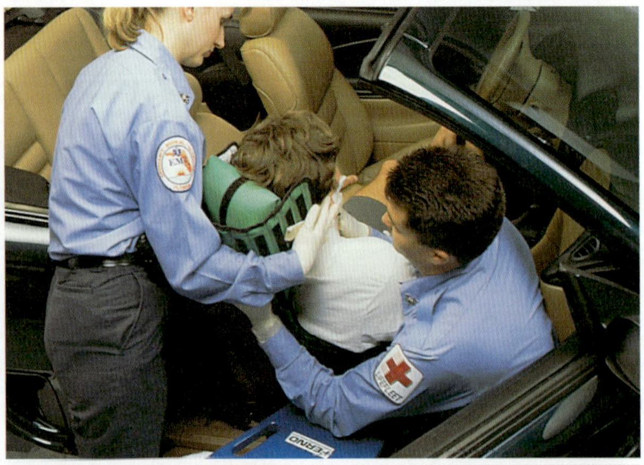

11-3-8 환자와 KED를 한 덩어리로 돌린 다음, 긴 척주-고정판 위로 낮추어 눕혀라. 다리 고정띠를 느슨하게 하여 다리가 편평하게 펴지게 하라. 끝으로, 환자와 KED를 긴 척주-고정판에 고정하라.

'응급 구조'가 필요한 상황들

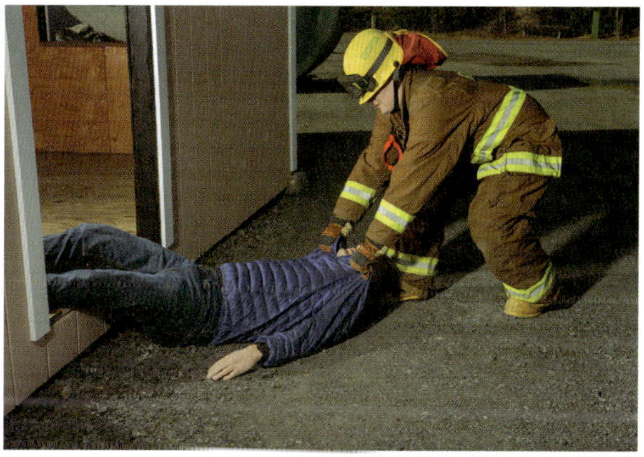

그림 11-3 구조 끌기

어쩔 수 없는 절박한 상황에 적용: 환경적 유해요인들 때문에 환자의 생명이 즉각적 위험에 처한 상황에서만 '응급 구조'가 사용된다. 이러한 상황의 일부에서는, 다른 어떤 술기도 시행할 시간적 여유가 없어서 단지 환자를 재빨리 끌어당겨 안전한 곳으로 빼내는 것만 겨우 가능하다. 가능하면, 당기는 힘을 환자 신체의 종축을 따라 가해야만 한다 (그림 11-3). 이런 경우는 "절박한 이유 때문에 필사적 방법을 쓸 수밖에 없는" 상황의 예에 해당한다. 좋은 판단을 내려라. 위험한 상황 속에서 여러분 자신의 생명을 희생하지 마라. 여러분은 이 술기를 사용할 때마다, 반드시 서면 보고서에 그 사실을 기록해야 하며, 나중에 여러분의 의료지도 의사가 그 기록을 재-검토할 때 여러분의 행동들을 변호할 준비가 되어 있어야만 한다.

응급 구조 필요 상황의 예: 만일 현장 사고-규모 평가 단계에서 여러분 또는 환자를 즉각적 (초 단위)으로 위험에 빠뜨릴 수 있는 조건이 식별되면, '응급 구조'를 시행하라 (그림 11-4). 예를 들면 다음과 같다:

- 화재 또는 임박한 화재 및 폭발의 위험성
- 적대적 환경, 총격 또는 다른 무기들
- 빠르게 흐르는 물에 휩쓸려갈 위험성
- 구조물의 임박한 붕괴 위험성

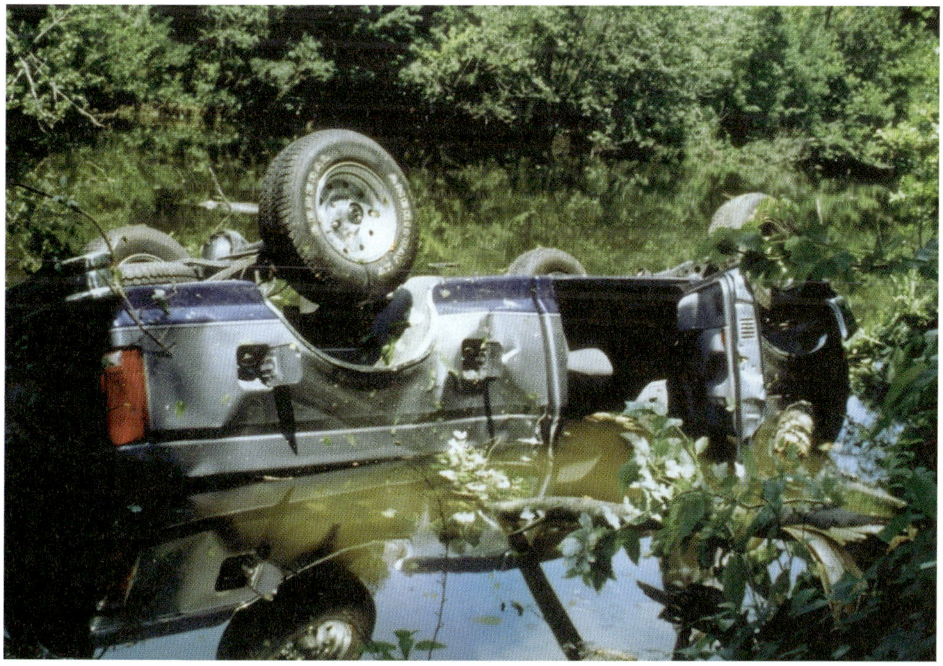

그림 11-4 여러분이 응급 구조를 시행해야만 할 수도 있는 상황의 예. *(사진 제공 Bonnie Meneely, EMT-P)*

• 즉각적으로 생명-위협적인 독성물질에 노출이 계속되는 상황

'신속 구출'이 필요한 상황들

절박하지만 약간의 시간은 있는 상황: 만일 환자에 대한 여러분의 ITLS 1차 조사에서 1~2분 안에 중재술이 필요할 정도의 위급한 수준의 위험이 지속되고 있음이 식별되면, 여러분은 반드시 '신속 구출'을 시행해야만 한다 (훑어보기 11-4). 이런 상황에서는 여러분이 즉각적으로 그리고 빠르게 행동해야만 하지만, 그 환자를 구출하면서 약간의 환

훑어보기 11-4 신속 구출

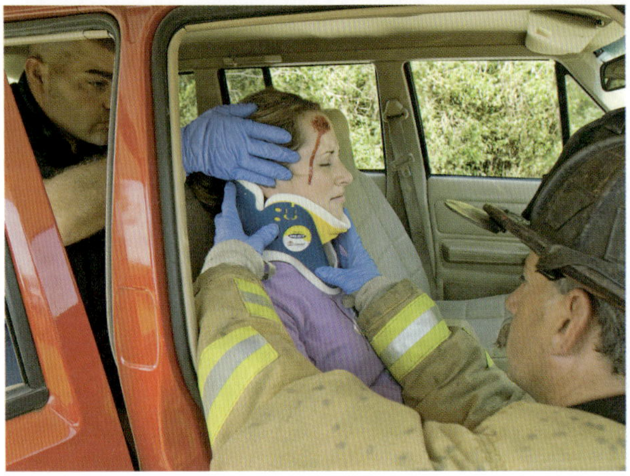

11-4-1 (가능하면 환자 뒤쪽으로 접근하여) 환자 목을 안정화하면서 최초 평가를 시행하라. 반-견고형 구출용 경추 고정-목테를 적용하라.

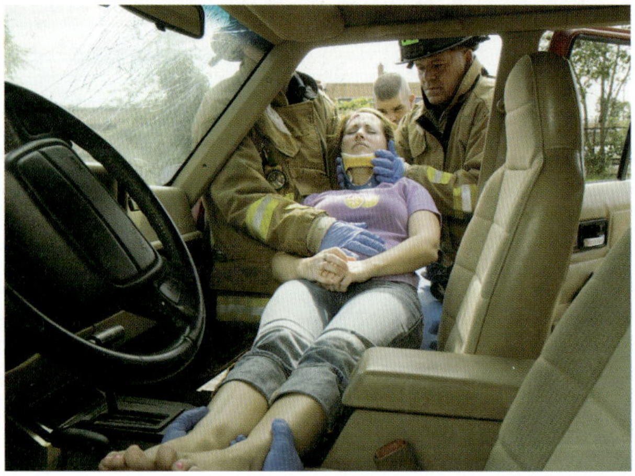

11-4-2 제2 응급처치 처치제공자가 탈것의 열린 문 옆에 서서 경추 통제를 인계받는다. 긴 척주-고정판을 좌석과 환자 엉덩이 사이로 밀어 넣어라. 응급처치 처치제공자들은 환자의 목, 몸통 및 다리를 조심스레 지지하면서 환자를 돌린다.

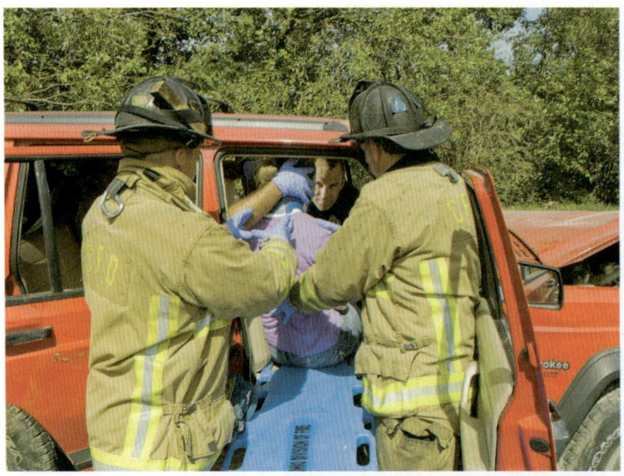

11-4-3 긴 척주-고정판을 안정적으로 유지하면서, 환자를 긴 척주-고정판 위로 낮추어 눕히기 시작하라.

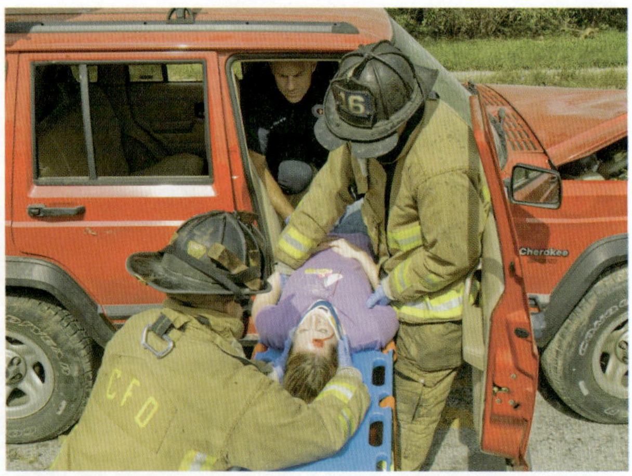

11-4-4 다리를 들어 올리고 등을 낮추어 긴 척주-고정판에 닿게 한다. 환자를 조심스레 미끄러뜨려 전신이 긴 척주-고정판 위에 놓이게 한다. 환자를 즉시 탈것에서 빼내서 (사용-가능하다면) 구급차 안으로 옮긴다. 가능한 신속히 환자를 긴 척주-고정판에 고정한다.

자 자세 안정화를 할 수 있는 시간은 아직 있는 상황이다.

신속 구출 필요 상황의 예: 신속 구출이 필요할 수도 있는 상황들의 예는 다음과 같다:

- 아래턱 밀어 올리기 또는 손가락 훑기로는 해소할 수 없는 기도 폐쇄
- 심-정지 또는 호흡-정지
- 인공 폐환기 또는 폐환기 보조가 필요한 가슴 또는 기도 손상들
- 후기 쇼크 또는 여러분이 지혈할 수 없는 대량 출혈

긴 척주-고정판을 사용한 SMR

세심한 통나무-굴리기: 척추 손상이 의심되는 환자에게 SMR을 적용하는 전통적 방법은 머리부터 발가락 끝까지 몸 전체를 긴 척주-고정판에 고정하는 것이다. 하지만 환자를 긴 척주-고정판으로 통나무-굴리기 하는 과정은 반드시 세심하게 잘 조정된 방식으로 수행되어야만 한다. 그래야 추가 손상으로부터 환자를 보호할 수 있다. 바로 누운 환자를 긴 척주-고정판 위로 통나무-굴리기하는 방법을 알려면 훑어보기 11-5를 보라.

엎드린 환자 통나무-굴리기: 이와 대조적으로, 엎드린 환자들은 한쪽으로 머리를 돌린 상태인 경우가 가장 흔하다. 그런 경우, 응급처치 처치제공자는 환자 머리를 중립적 자세로 배열할 필요가 있을 것이다. 이것은 다음 3가지 방법 중 하나를 써서 시행될 수 있다:

- 통나무-굴리기 시행 직전에, 환자의 머리를 중립적 자세로 위치시킨다 (코가 바닥을 향하게).
- 통나무-굴리기 시행 동안에, 조금씩 환자 머리를 중립적 자세로 가져온다.
- 통나무-굴리기 시행 동안에, 환자가 움직이는 방향으로 환자 머리가 돌아간 상태를 유지한다. 통나무-굴리기 완료 후, 환자 머리를 중립적 자세로 위치시킨다.

엎드린 환자의 임상 상황에 따른 3가지 통나무-굴리기 전략: 엎드린 환자에게 통나무-굴리기를 시행할 때 그 순서를 결정하는데 있어서 기도 상태가 아주 중요한 고려 요인이 된다. 어떻게 진행시킬 것인지를 결정하는 3가지 임상적 상황이 있다.

첫 번째 상황은 호흡을 하고 있지 않거나 또는 극심한 호흡 곤란을 보이는 환자이다. 이런 환자에게는 기도 처치를 시행하기 위해 즉시 통나무-굴리기를 시행해야만 한다. 아직 긴 척주-고정판이 준비되지 않았더라도, 여러분은 먼저 통나무-굴리기를 시행한 다음, 기도 확보를 시행해야만 한다. 그런 다음 이송 준비가 되었을 때 환자를 긴 척주-고정판으로 옮겨야 한다 (이때 2번째 통나무-굴리기를 시행).

두 번째 임상적 상황은 입 또는 코에서 다량의 출혈이 되고 있는 환자이다. 이런 환자는 절대로 '바로 누운' 자세로 돌려 눕혀서는 안 된다. 바로 누운 환자에게 다량의 상기도 출혈이 있으면 틀림없이 흡입이 된다. 이런 환자에게는 매우 조심스런 SMR을 시행해야만 할 것이며 또한 엎드려 누운 자세 또는 옆으로 누운 자세로 이송해야만 할 것이다. 그래야 중력에 의해서 혈액이 기도 밖으로 배출되는데 도움이 될 것이기 때문이다. 진공 척주-고정판이 이런 상황에서 매우 유용할 수 있다, 왜냐하면 환자를 한 덩어리로 돌리는 것을 쉽게 해 주기 때문이다.

진주 같은 정보

긴 척주-고정판

- 이송 시간이 극도로 짧지 않다면, 환자를 긴 척주-고정판에서 빼내어 구급차 들것 위로 옮겨서 고정해야만 한다. 긴 척주-고정판은 이동용 기구이지 이송용 기구가 아니다.
- 여성에게 위쪽 수평 고정띠를 적용할 때, 고정띠를 그녀의 젖가슴 위로 그리고 여성의 팔 밑으로 둘러야 한다. 젖가슴을 가로지르게 하면 안 된다.
- 임신부에게 아래쪽 수평 고정띠를 적용할 때, 자궁이 아니라 골반을 가로지르게 둘러야만 한다.
- 손상 형태에 따라, 고정띠를 묶는 기법들을 변경할 필요가 있을 수도 있다.
- 척주-고정판을 옆으로 돌려도 환자 척주가 거의 또는 전혀 움직이지 않을 정도로 환자를 충분히 견고하게 묶어라. 호흡을 방해할 정도로 너무 조이게 고정띠를 묶지는 마라

훑어보기 11-5 바로 누운 환자를 긴 척추-고정판 위로 통나무-굴리기

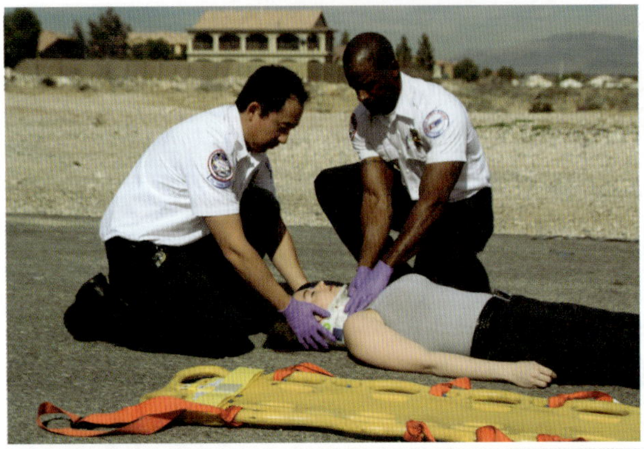

11-5-1 경추에 대한 일직선 양손 안정화를 확보하고 유지하면서, 반-견고형 경추 고정-목테를 부착하라.

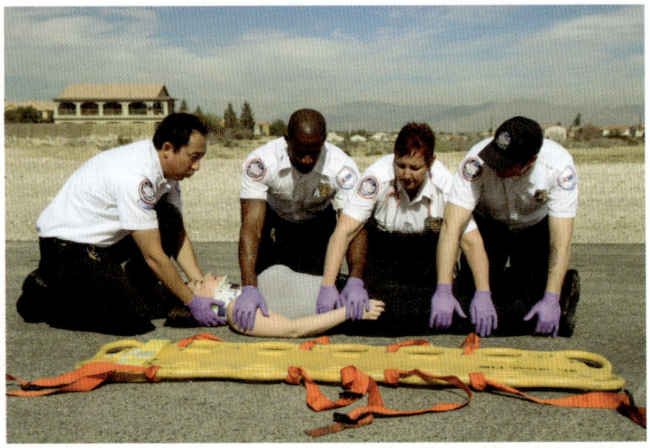

11-5-2 긴 척추-고정판을 환자 옆에 위치시킨 상태에서, 응급처치 처치제공자 2, 3 그리고 4는 척추-고정판의 맞은편 환자 옆 (자신의 위치)에 앉는다. 환자를 자신들 쪽으로 굴릴 수 있는 여유 공간을 남겨야 한다.

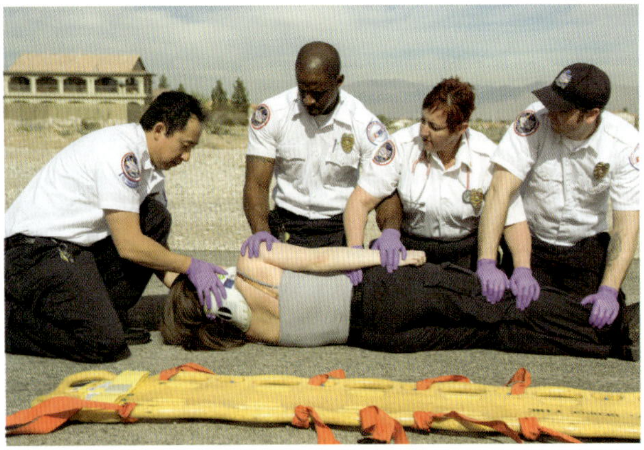

11-5-3 응급처치 처치제공자 1 또는 2가 다른 팀원들을 지휘할 수 있다. 그의 지시에 따라 환자를 한 덩어리로 처치제공자들이 앉은 쪽으로 굴려 옆으로 돌린다.

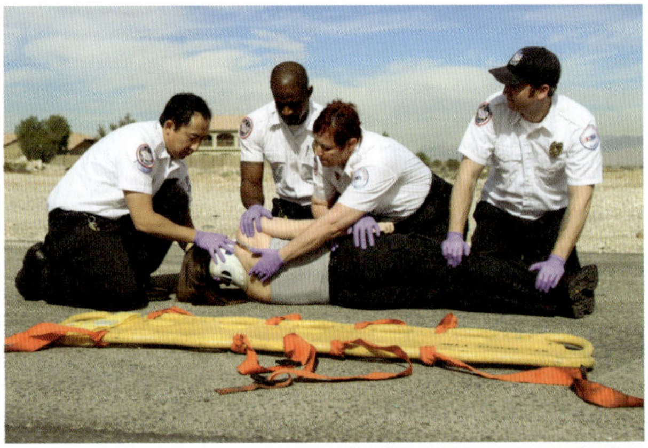

11-5-4 환자의 뒷면을 뒤통수에서 발뒤꿈치까지 평가한 후, 환자의 허리 부위에 위치한 처치제공자가 팔을 뻗어 긴 척추-고정판을 잡아 끌어당겨 환자에 바짝 닿도록 위치시킨다. 이 동작을 5번째 처치제공자가 할 수도 있다. 응급처치 처치제공자 1 또는 2의 지시에 따라 처치제공자들이 환자를 반대로 굴려 긴 척추-고정판 위에 올려놓는다.

세 번째 임상적 상황은 적절한 기도 확보 상태와 호흡 상태를 가진 환자이다. 이런 환자는 긴 척추-고정판 위로 직접 통나무-굴리기를 시행해야만 한다.

특별한 고려 사항들

통나무-굴리기의 방향: 가슴 손상이나 복부 손상이 동반된 환자라면, 손상이 없는 쪽을 밑으로 대고 통나무-굴리기를 해야만 한다. 통나무-굴리기가 폐 팽창을 저해하지 않도록 충분히 신속히 실행하라. 다리 손상이 동반된 환자를 통나무-굴리기 할 때는, 처치제

훑어보기 11-5 바로 누운 환자를 긴 척추-고정판 위로 통나무-굴리기 *(계속)*

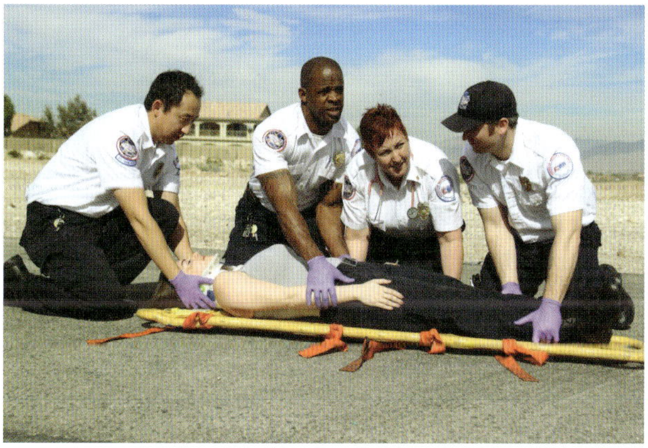

11-5-5 긴 척추-고정판 위 정중선에 환자를 위치시키고, 고정띠로 환자 신체를 단단히 고정하라. 환자의 팔다리와 손을 적절히 관리하여 통제되지 않은 움직임이 발생하지 않게 하라.

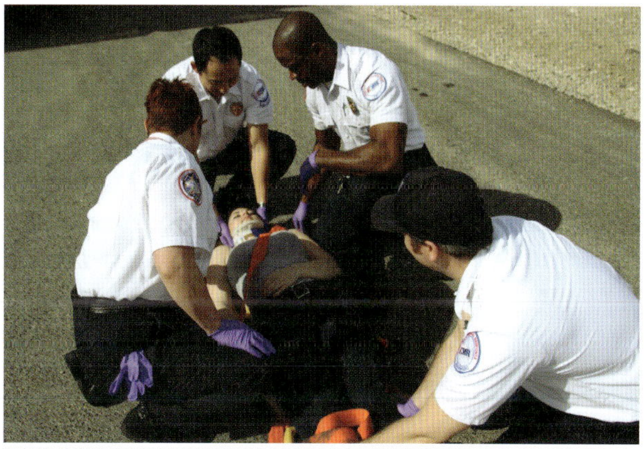

11-5-6 환자의 신체와 팔다리를 고정한 후, 머리/경추 고정 기구를 사용하여 환자 머리를 척추-고정판에 고정하라. 남겨야 한다.

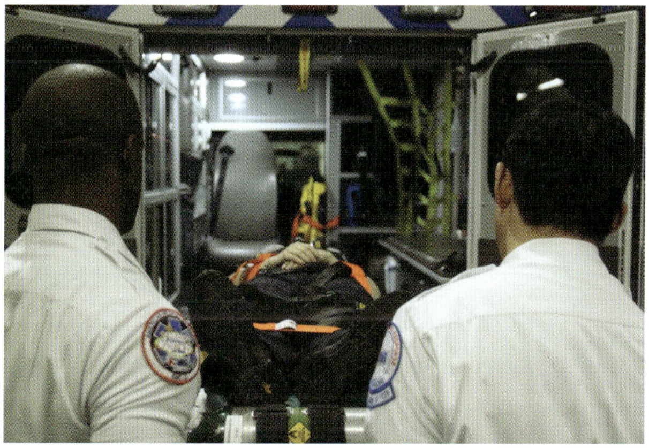

11-5-7 환자와 긴 척추-고정판을 한 덩어리로 구급차 들것 위로 옮기고 환자를 구급차에 실어라.

공자 한 명을 환자 발치에 위치시켜 통나무-굴리기 동안 손상된 다리(들)에 대한 일직선 지지를 제공하도록 하라. 이때에도 역시 손상되지 않은 쪽을 밑으로 놓고 굴리도록 노력하라. 일반적으로 말하여, 통나무-굴리기 술식을 할 때 여러분이 어느 쪽으로 굴리느냐 하는 것이 아주 중요하지는 않으며 따라서 상황에 따라서 방향을 바꿀 수 있는데, 특히 환자의 한 쪽에만 긴 척추-고정판을 갖다놓을 수 있는 상황에서는 이런 대처 능력이 중요하다.

술식 순서

적절한 기도를 가진 엎드린 환자를 긴 척추-고정판 위로 통나무-굴리기

1. 응급처치 처치제공자 1이 목을 안정화한다. 양손으로 환자의 머리와 목을 잡을 때, 처치제공자의 엄지가 항상 환자의 얼굴 쪽을 향하게 한다 (그림 11-5). 이렇게 해야 환자에게 통나무-굴리기를 할 때 그 처치제공자의 팔이 꼬이는 것을 방지해 줄 수 있다. 최초 평가와 환자 등쪽 신체 검진을 시행하고, 그런 다음 반-견고형 구출용 경추 고정-목테를 적용해야 한다.
2. 환자의 양쪽 다리는 정상 모양으로 펴지게, 그리고 양팔은 몸통 옆에 나란히 펴지게 (손바닥이 안쪽을 향하게) 위치시킨다. 환자의 한 쪽 팔을 밑으로 대고 환자를 그 위로 굴릴 것인데, 이 때 그 팔이 신체에 대해 부목처럼 작용하게 된다.
3. 긴 척추-고정판을 환자 신체의 바로 옆에 위치시키는데, 양쪽 중에서 응급처치 처치제공자 1의 아래쪽 손이 위치한 방향 쪽에 놓는다 (만일 응급처치 처치제공자 1의 아래쪽 손이 환자의 오른편에 있다면, 척추-고정판을 환자의 오른편 옆에 놓는다). 만일 척추-고정판을 갖다 댄 쪽의 환자 팔에 손상이 있다면, 그 팔을 환자의 머리 위쪽으로 조심스레 들어올려라. 그래야 환자의 손상된 팔을 밑에 대고 통나무-굴리기가 시행되지 않을 것이다.

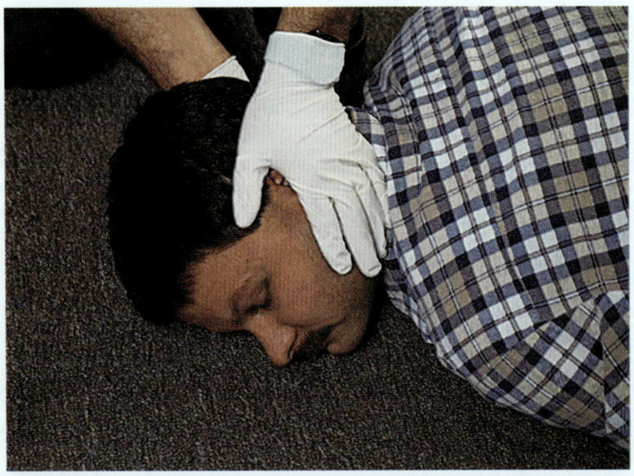

그림 11-5 엎드린 (또는 바로 누운) 환자의 목을 안정화 할 때는, 여러분의 엄지가 항상 환자의 얼굴 쪽을 향해야만 한다 (뒤통수 쪽이 아님). 이렇게 하면, 환자가 굴려질 때 양팔이 꼬이는 것을 방지할 수 있다.

4. 응급처치 처치제공자 2와 3은 척추-고정판이 놓인 쪽의 맞은편 환자 옆에 무릎을 꿇고 앉는다.
5. 응급처치 처치제공자 2는 환자 가슴 중간 부위에, 그리고 처치제공자 3은 넙다리 옆에 위치해야 한다.
6. 응급처치 처치제공자 2는 환자의 어깨와 엉덩이를 붙잡는다. 대개는, 통나무-굴리기 하는데 도움이 되도록 환자의 옷을 붙잡는 것이 가능하다 (단, 환자 옷이 너무 헐겁지 않아야).
7. 응급처치 처치제공자 3은 엉덩이 (가까운 쪽 환자 팔을 같이 붙잡으면서)와 아래 다리들 (양 다리를 모아서 함께)을 붙잡는다.
8. 모든 사람이 준비되면, 응급처치 처치제공자 1 또는 2가 환자를 통나무-굴리기 하라는 지시를 내린다.
9. 응급처치 처치제공자 2와 3은 환자를 자신들로부터 멀어지는 방향으로 굴려 환자가 옆으로 눕게 만든다. 환자의 양팔은 환자 몸통의 양옆에 딱 붙어 있게 하여 부목 효과가 유지되도록 한다. 머리, 어깨, 그리고 골반이 통나무-굴리기를 하는 동안에 일직선이 유지되게 한다.
10. 이제는 응급처치 처치제공자 4가 긴 척추-고정판을 환자의 등쪽 바로 밑에 바짝 갖다 대고 30°~45° 각도로 기울여 붙잡는다. 만일 응급처치 처치제공자가 3명뿐이라면, 응급처치 처치제공자 2 또는 3이 긴 척추-고정판을 제 위치에 끌어다 놓는다. 이 경우에는 긴 척추-고정판을 그냥 바닥에 편평하게 둔다.
11. 모든 사람들이 준비되면, 응급처치 처치제공자 1이 환자를 척추-고정판 위로 통나무-굴리기 하도록 지시를 내린다. 이 과정 역시 머리, 어깨, 그리고 골반을 일직선으로 유지하면서 수행되어야 한다.
12. 만일 환자가 긴 척추-고정판의 중앙에 위치하지 않았다면, "Z 움직이기"를 사용하여 척추-고정판 중앙에 맞게 배열하라. 목을 안정화하고 있는 구조자의 지시에 맞추어, 처치제공자들이 환자를 척추-고정판을 따라 발쪽으로 옮긴다. 그런 다음, 2번째 움직임에서 다시 머리 쪽으로 척추-고정판의 중앙에 맞게 환자를 옮긴다. 다른 방법은 처음 환자를 긴 척추-고정판 위로 통나무-굴리기를

술식 순서 *(계속)*

할 때 척추-고정판의 머리 쪽이 40cm 정도 더 남는 위치로 환자를 위치시킨다. 그런 다음, 환자를 종축을 따라 머리 쪽으로 당겨 올리면서 환자를 척추-고정판의 중심 쪽으로 옮길 수 있다 (Grayson 2011).

13. 자 이제, ITLS 1차 조사가 완료되었다.

골반 골절 환자 통나무-굴리기: 비록 대부분의 외상 환자들에게는 통나무-굴리기가 유용하지만, 골반 골절 환자에게는 골절을 더 악화시킬 수 있다. 만일 골반 골절이 안정적으로 보이면, 조심스레 환자를 통나무-굴리기 해야만 한다. 단, 손상되지 않은 쪽 (만일 이것이 식별-가능하다면)을 밑으로 대고 환자를 굴려야 한다. 명백한 불안정 골반 골절 환자들은 절대로 통나무-굴리기 해서는 안 되며, 그 대신에 4명 이상의 응급처치 처치 제공자들을 동원하여 조심스레 들어 올려서 긴 척주-고정판 위로 옮겨야 한다.

분리형 국자형 들것: 특정한 손상들로 인해 통나무-굴리기 시행이 복잡하고 어려운 환자를 만났을 때, 그 환자를 긴 척주-고정판으로 옮기는데 도움이 될 수 있는 또 다른 기구가 '분리형 국자형 들것'이다. 몇 개의 최신형 국자형 들것들은, 긴 척주-고정판과 비교할 때 같거나 더 우월한 척주 안정화 기능을 제공하는 것으로 밝혀져 있어서, 환자를 들것까지 옮기는 용도로 긴 척주-고정판을 대신하여 사용할 수도 있다. 훑어보기 11-6에서는 이동용 기구 용도로 분리형 국자형 들것을 적용하는 방법이 요약되어 있다. 만일 SMR 술식의 일환으로 분리형 국자형 들것을 사용하고 있는 중이라면, 그 위로 환자를 옮기기 시작하기 전부터 먼저 환자에게 경추 고정-목테 적용과 함께 머리에 대한 양손 안정화가 시행되어야만 한다.

진공 매트리스: SMR 용도로 사용될 수 있는 또 다른 기구가 진공 매트리스이다. 이 기구는 유럽에서 더 흔히 사용되는데, 적용했을 때 압박 궤양의 위험성이 더 낮고 환자의 편안함이 더 좋다 (그림 11-6).

긴 척주-고정판에 환자를 고정하기

고정띠 묶기 순서: 환자를 들것이나 긴 척주-고정판에 고정하면, 반드시 적절한 고정띠 묶기가 적용되어야만 한다. 고정띠가 피부를 집거나 손상시키지 않으려면 충분히 폭이 넓어야 한다 (최소 5cm). 몸통을 먼저 고정하고, 그 다음 다리, 그리고 마지막으로 머리를 고정해야만 한다. 몸통을 고정할 때, 고정띠가 골반과 가슴을 가로질러 둘러져야 하는데 혹시 구급차 속도의 급격한 변화가 있을 때 환자가 미끄러지는 것을 방지해줄 정도로 단단

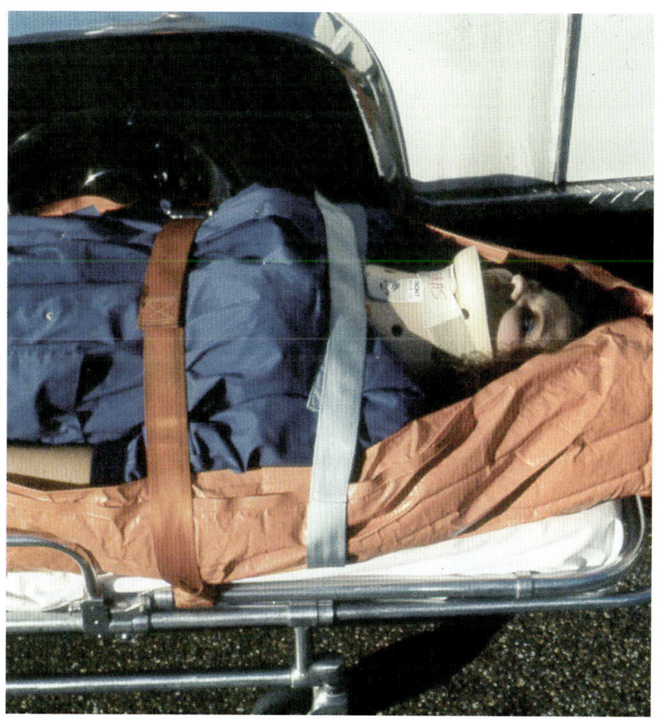

그림 11-6 진공 매트리스.

훑어보기 11-6 분리형 국자형 들것 적용하기

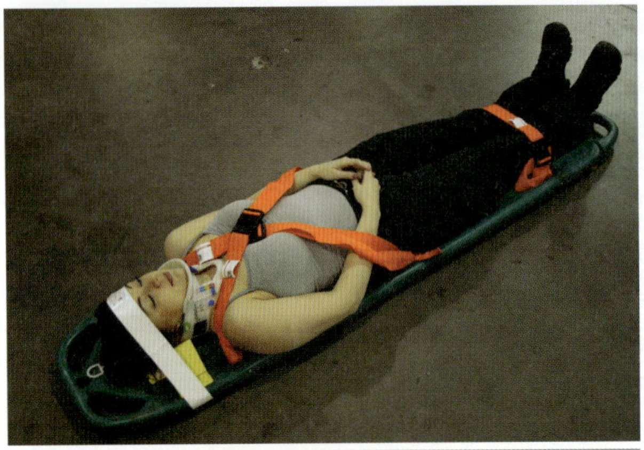

11-6-1 환자를 분리형 국자형 들것에 고정하고 나서, 머리 고정 기구와 머리 제지 고정띠를 적용한다.

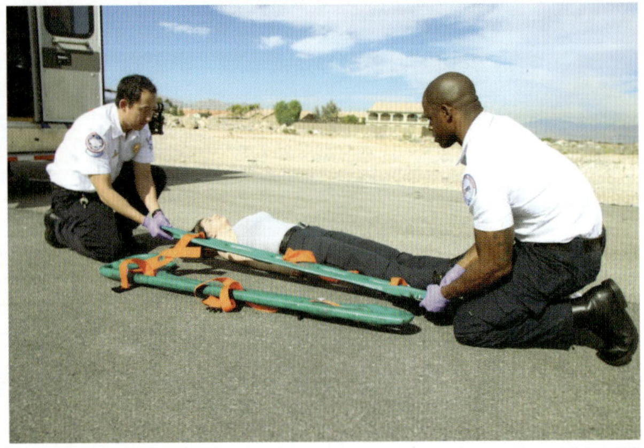

11-6-2 분리형 국자형 들것을 2개의 반쪽으로 분리하라.

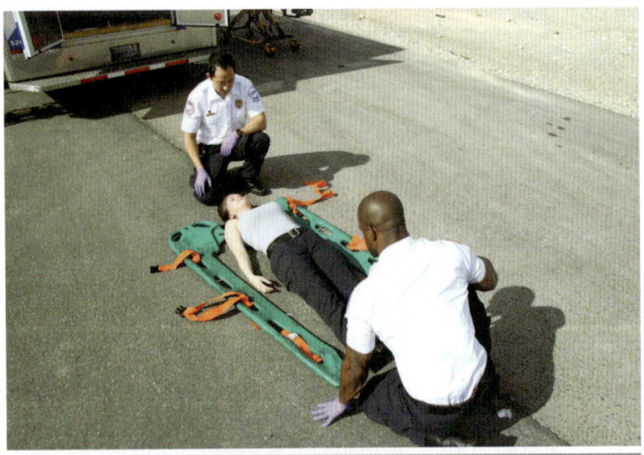

11-6-3 환자의 양쪽 옆에 분리된 반쪽들을 놓아라. 환자 신체 위로 이 들것의 반쪽을 들고 넘기지 않도록 주의하라.

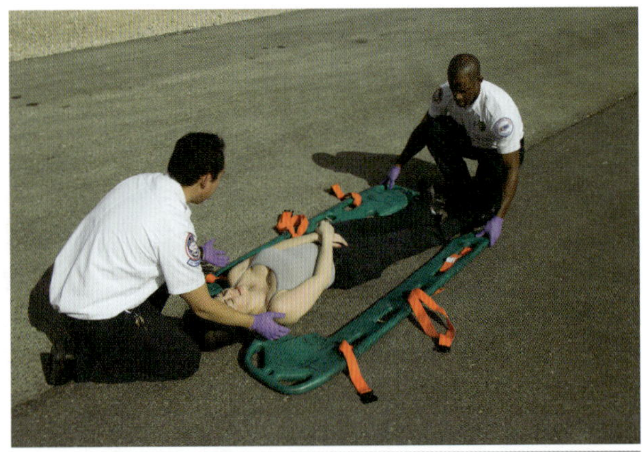

11-6-4 분리형 국자형 들것 반쪽들의 위치를 조정하여, 환자의 머리와 발뒤꿈치가 들것 위/아래 경계선 안에 들어오도록 확실히 하라.

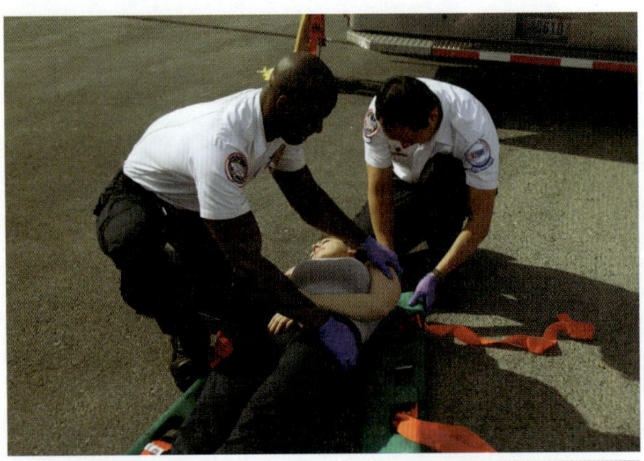

11-6-5 분리형 국자형 들것의 머리 쪽 끝 부분을 먼저 재-결합하라. 이렇게 하려면 환자의 어깨를 재-위치시켜야 할 필요가 있을 수도 있다.

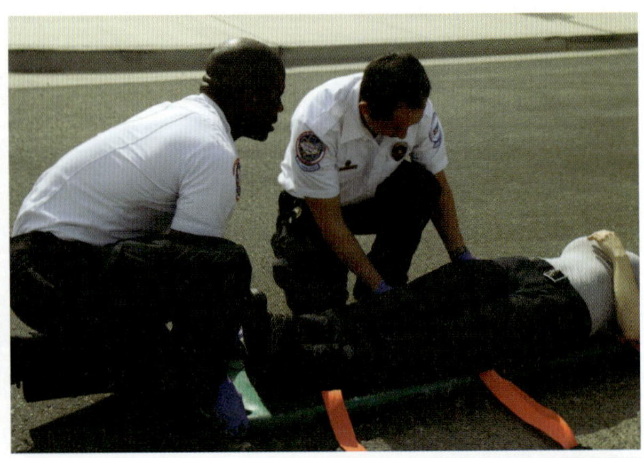

11-6-6 분리형 국자형 들것의 발쪽 끝부분을 조심스레 가까이 붙여라. 이때 환자의 등쪽 조직이 집히지 않도록 주의하라. 그리고 재-결합하라.

훑어보기 11-6 분리형 국자형 들것 적용하기 *(계속)*

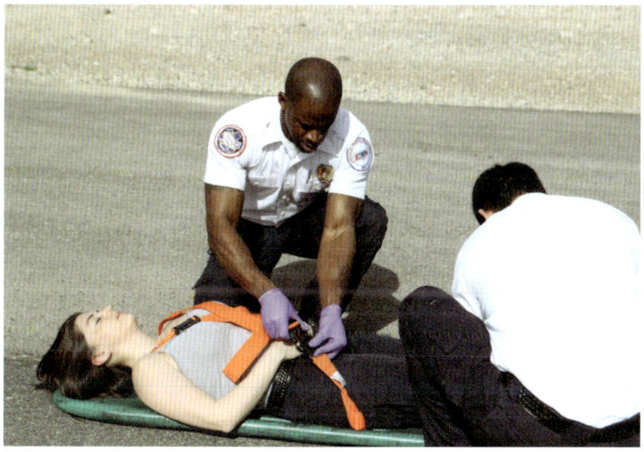

11-6-7 옮기는 동안 환자 안전을 확실히 보장할 수 있도록 적절한 개수의 고정띠를 사용하여 환자를 분리형 국자형 들것에 단단히 고정하라.

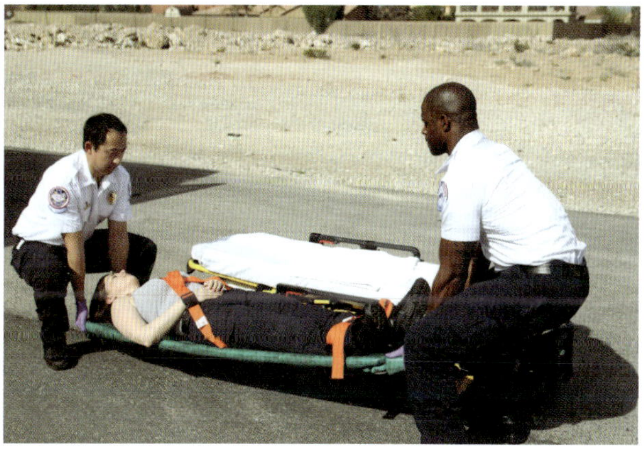

11-6-8 분리형 국자형 들것의 머리 쪽과 발 쪽 끝부분이 잘 결속되었는지 확인하라. 제대로 결속되었다면, 이제 환자를 옮겨도 된다.

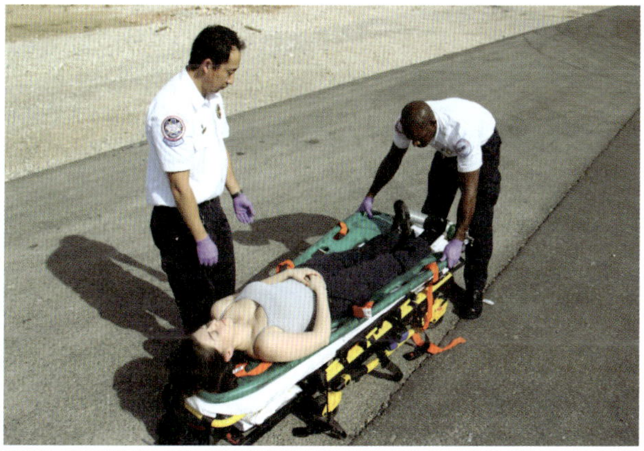

11-6-9 분리형 국자형 들것으로부터 환자를 빼내는 것은 적용 단계들을 역순으로 시행하면 완료된다.

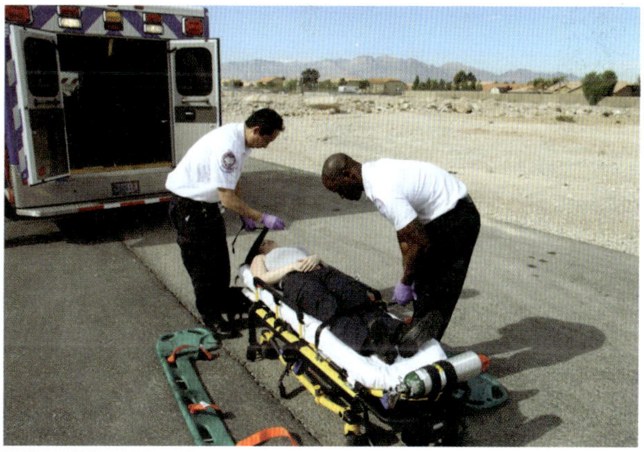

11-6-10 일단 국자형 들것이 제거되면, 환자를 구급차 들것에 다시 고정할 수도 있다.

히 묶여져야 한다. 다음에는 다리를 고정하는데, 고정띠가 골절 부위를 가로지르지 않도록 확실히 해야 한다. 일단 몸통과 다리가 들것에 고정되고 나면, 그 다음에 머리가 고정될 수 있다. 모든 다른 장비들을 사용할 때와 마찬가지로, 여러분은 응급 상황에서 사용하는 일이 발생하기 전에 여러분이 보유하고 있는 고정띠 장치의 사용법에 충분히 익숙해져 있어야만 한다.

Reeves 소매: 특수한 상황 및 구조 상황들에서 유용하게 사용되는 '전신 고정' 용도의 기구들이 많이 판매되고 있는데, Ferno Paraguard, Sked 들것, Reeves 소매, 그리고 Miller 전신 부목이 여기에 포함된다. 'Reeves 소매'는 질긴 재질로 만들어진 소매로서, 표준형 긴 척주-고정판을 그 속으로 끼워 넣을 수 있는 구조를 갖추고 있다. 이 소매에는 다음의 부속들이 붙어 있다:

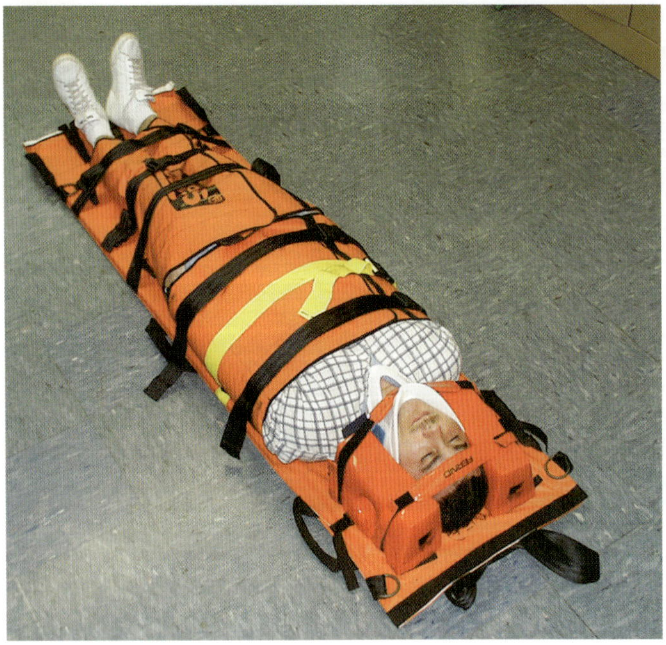

그림 11-7 '선택적 운동-제한용'/'밀폐 공간 구출용' 기구로 사용되는 Reeves 소매. 환자의 양팔이 덮개와 고정띠 안에 감싸지는 구조이다.

- 머리 운동-제한 기구
- 비닐-코팅된 크고 질긴 나일론 덮개들: 가슴과 복부 위로 덮어 감싸며 좌석 안전띠형의 고정띠와 신속-해제형 연결 고리를 사용하여 고정하게 되어 있음 (빨리 묶고 빨리 풀 수 있다).
- 다리-전체 길이의 다리 고정용 덮개 2개
- 양팔을 그 위치에 고정하기 위한 고정띠들
- 환자를 들고 옮기는 용도의 6개 손잡이
- 환자를 밧줄에 연결하여 들어 올리기 위한 금속 고리들 (1,134kg 강도)

환자가 Reeves 소매 속에 고정되면, 환자를 수평으로 또는 수직으로 들어 올려도, 또는 심지어 옆으로 돌려 (마치 여행 가방처럼) 운반해도 환자는 고정된 상태로 그대로 유지된다 (그림 11-7). 이 소매는 또한 전투적으로 반항하는 환자에게 환자 안전을 위해 어쩔 수 없이 신체 제지를 해야만 할 때 우수한 효과를 나타낸다.

Miller 전신 부목: Miller 전신 부목은 긴 척주-고정판, 머리 고정기, 그리고 신체 고정기가 결합된 기구이다 (제10장 그림 10-8b를 보세요). 'Reeves 소매'와 마찬가지로, 이 기구도 최소한의 시간과 노력으로 우수한 수준의 SMR을 제공할 수 있다. 하지만 장시간 기구 위에 고정한 채로 두었을 때 환자에게 유발하는 문제점들은 이 두 기구가 동일하다.

머리와 목을 위한 특별한 고려 사항들

머리/목을 발견된 모양 그대로 고정: 머리와 목의 중립적 자세 안정화를 때로는 안전하게 완수할 수가 없다. 만일 환자의 머리 또는 목이 꺾인 상태이고 그 꺾인 자세를 바르게 펴주려고 조금이라도 시도할 때 환자가 통증을 호소한다면, 여러분은 발견된 자세 그대로 머리와 목을 안정화해야만 한다. 무의식 상태의 환자가 목이 한 쪽으로 꺾이거나 돌아간 상태로 발견되었는데 이것이 부드러운 힘으로는 쉽게 펴지지 않는 경우에도 동일한 원칙이 적용된다. 이런 상황에서는 정중선 위치가 아닌 머리 자세에서 경추 고정-목테 부착을 허용하는 '머리 운동-제한 기구' (상업적으로 판매되고 있음)의 적용을 고려할 수도 있고, 또는 패드나 담요 만 것 등을 사용하여 발견된 자세 그대로 머리와 목을 안정화하고 세심하게 반창고로 고정하는 방식의 적용도 타당하다.

헬멧 관리

외상 환자를 위한 오토바이 헬멧 관리 방법은 훑어보기 11-7과 11-8에 나와 있다. 헬멧을 벗기는 1차적 이유는 기도 관리를 가능하게 하기 위한 것인데, 특히 일체형 얼굴 보호대 형식의 헬멧일 경우에 더 그러하다. 바로 누운 자세라면, 오토바이 헬멧을 벗기지 않으면 목의 굽힘을 유발하여 SMR을 어렵게 만들 것이다.

진주 같은 정보

보호 장비

- 헬멧과 어깨 패드를 둘 다 착용한 환자는, 대개 헬멧과 패드를 그대로 둔 상태로 구급차 들것이나 긴 척주-고정판 위에 반창고로 고정하면 척주의 중립적 자세를 더 잘 유지할 수 있다.
- 어깨 패드 없이 헬멧만을 착용한 환자는, 대개 헬멧을 제거하면 척주의 중립적 자세를 더 잘 유지할 수 있다.
- 운동용 헬멧 얼굴 보호대는 나사 드라이버나 전지가위를 써서 제거할 수 있다.
- 얼굴 전체를 감싸는 오토바이용 헬멧은 반드시 제거해야 기도 평가 및 처치가 가능해진다.

훑어보기 11-7 오토바이 헬멧 제거하기

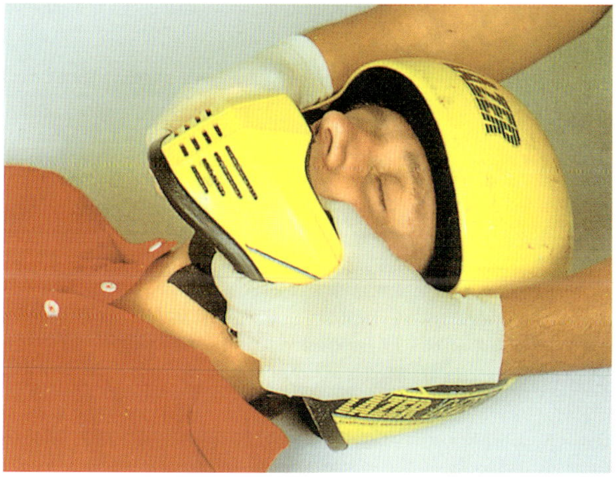

11-7-1 한 명의 응급처치 처치제공자가 헬멧 양쪽에 손을 대고 손가락으로 환자의 아래턱뼈를 붙잡아서 안정화를 제공한다. 이렇게 하면 고정끈이 느슨할 때 미끄러져 나오는 것이 방지된다.

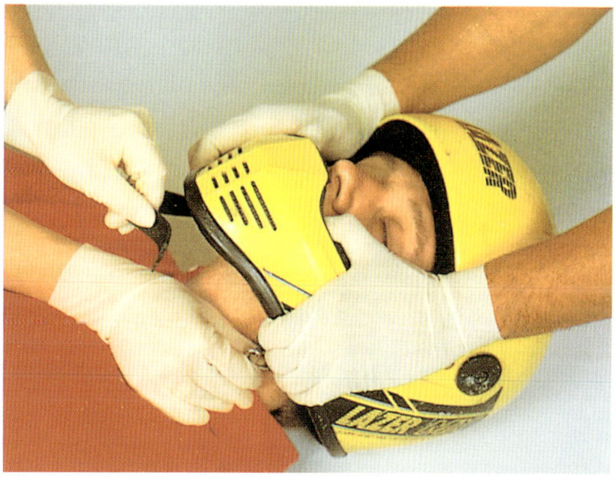

11-7-2 제2 응급처치 처치제공자가 D-고리를 풀어 고정끈을 분리한다. 이때 안정화가 계속 유지되어야 한다.

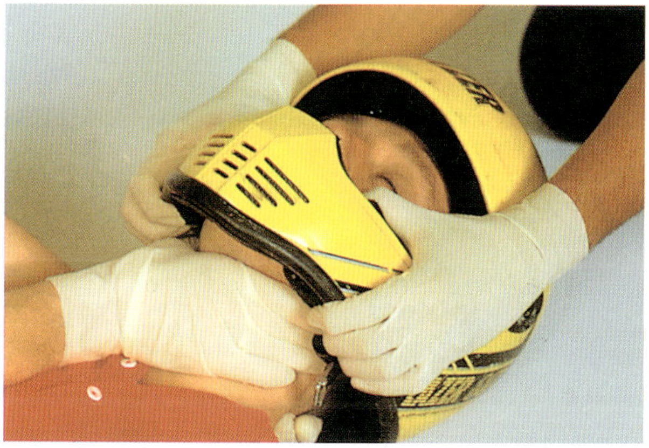

11-7-3 제2 응급처치 처치제공자가 한 손으로 환자 아래턱뼈 각 부위를 붙잡는다. 엄지로 한 쪽을, 그리고 검지와 중지로 다른 쪽 각 부위를 붙잡는다.

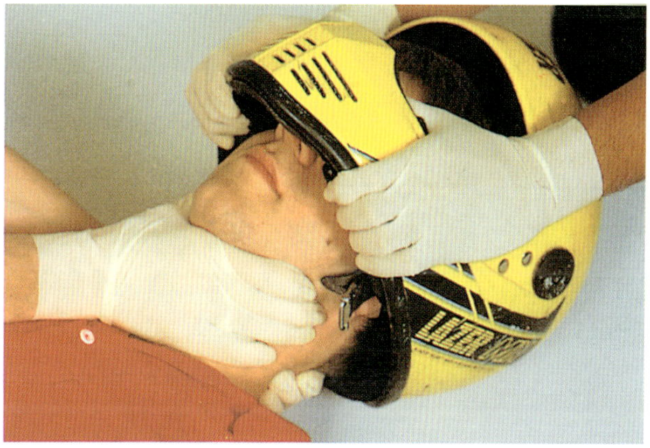

11-7-4 제2 응급처치 처치제공자는 다른 손으로 환자의 뒤통수 부위를 붙잡는다. 이렇게 하면서 안정화의 책임이 제2 응급처치 처치제공자의 담당으로 넘어간다. 머리 쪽의 처치제공자는 2단계로 헬멧을 제거하는데, 제2 처치제공자가 뒤통수 밑에 댄 손의 위치를 재-조정할 수 있게 하는 것이다. 3가지 요인을 기억해야만 한다: (1) 헬멧은 달걀-형태이어서 옆으로 벌려야만 머리가 빠져나온다. (2) 만일 얼굴 전체를 덮는 형태의 헬멧이라면, 보안경 부분을 먼저 제거해야만 한다. (3) 이런 형태의 헬멧이라면, 벗길 때 코가 걸릴 것이다. 코를 피하려면, 헬멧을 뒤쪽으로 기울여 코 위로 벗겨야만 한다.

훑어보기 11-7 오토바이 헬멧 제거하기 *(계속)*

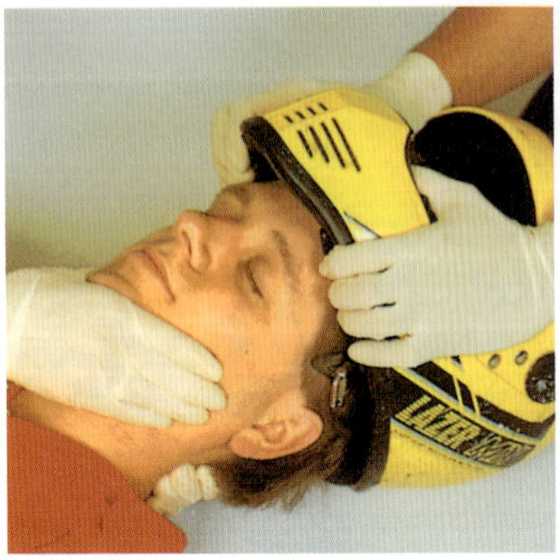

11-7-5 제거 과정 내내, 제2 응급처치 처치제공자가 아래쪽에서 머리가 기울어지지 않게 일직선 안정화를 유지해야 한다.

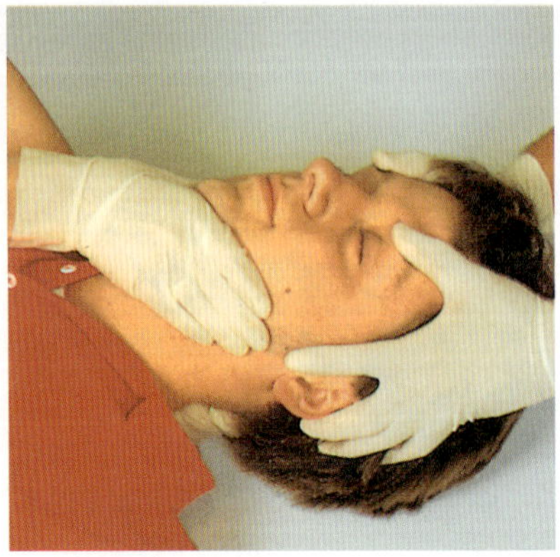

11-7-6 헬멧이 벗겨지고 나면, 머리 쪽 응급처치 처치제공자가 환자의 머리 양쪽의 귀 위쪽에 양 손바닥을 대고 붙잡아 안정화를 인계받는다.

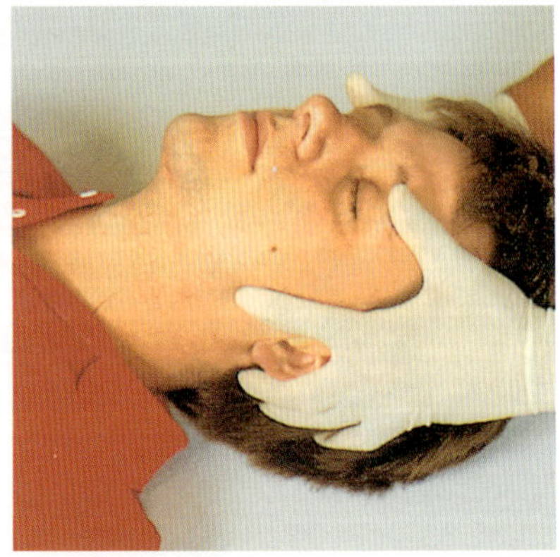

11-7-7 SMR이 완료될 때까지 머리 쪽에서 안정화를 유지한다.

훑어보기 11-8 오토바이 헬멧 제거하기 다른 술식

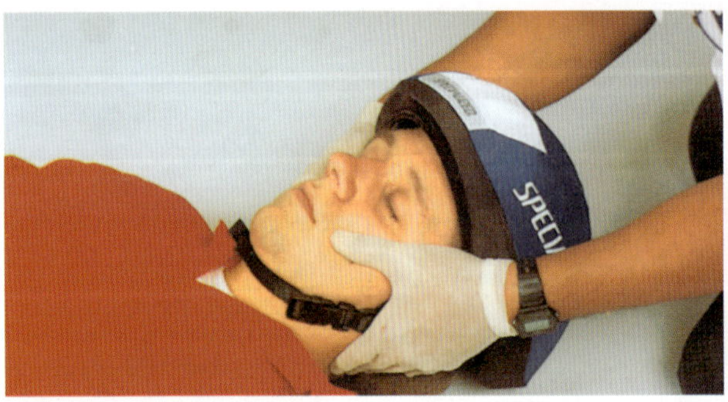

11-8-1 중립적 자세로 견고한 안정화를 제공하라.

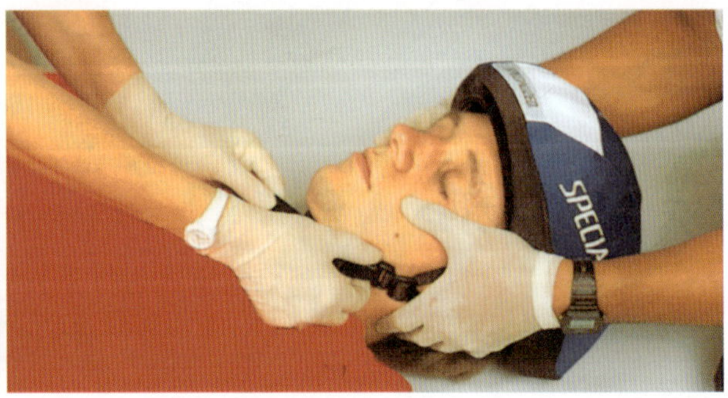

11-8-2 턱 고정끈을 제거하라.

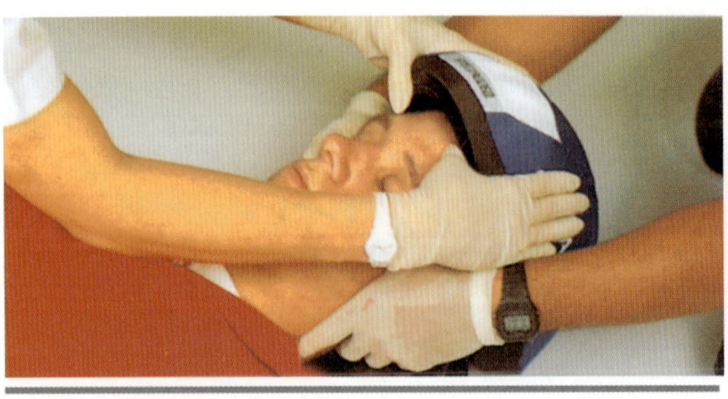

11-8-3 양쪽을 부드럽게 당겨 헬멧을 제거하라.

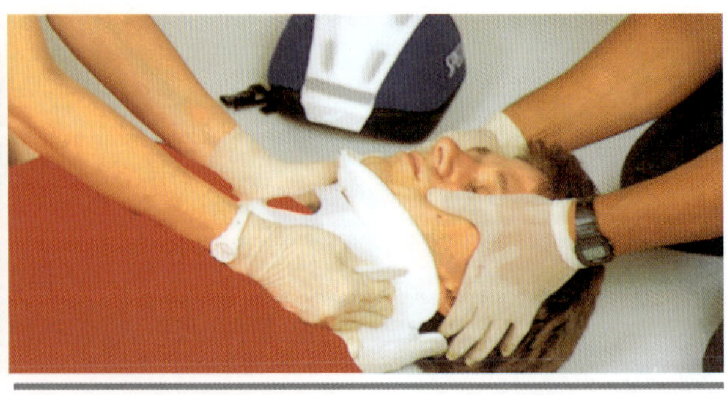

11-8-4 적합한 경추 고정-목테를 부착하고 환자를 긴 척주-고정판에 적정한 방법으로 안정화하라.

참고 문헌 & 자원

Dixon, M., J. O'Halloran, and N. M. Cummins. 2014. "Biomechanical Analysis of Spinal Immobilisation During Prehospital Extrication: A Proof of Concept Study. *Emergency Medicine Journal* 31, no. 9 (June): 745–9.

Grayson, K. 2011. "A Better Way to Backboard." Accessed February 2019. https://www.ems1.com/ems-products/Patient-Immobilization/articles/1029653-A-better-way-to-backboard/

Horodyski, M., B. P. Conrad, G. Del Rossi, C. P. DiPaola, and G. R. Rechtine II. 2011. "Removing a Patient from the Backboard: Is the Lift and Slide Safer Than the Log Roll?" *Journal of Trauma* 70, no. 5 (May): 1282–5.

Johnson, D. R., M. Hauswald, and C. Stockhoff. 1996. "Comparison of a Vacuum Splint Device to Rigid Backboard for Spinal Immobilization." *American Journal of Emergency Medicine* 14, no. 4 (July): 369–72.

Kleiner, D. M., A. Pollak, and C. McAdam. 2001. "Helmet Hazards: Do's and Don'ts of Football Helmet Removal." *Journal of Emergency Medical Services* 26, no. 7 (July): 36–44, 46–8.

Krell, J. M., M. S. McCoy, P. J. Sparto, G. L. Fisher, W. A. Stoy, and D. P. Hostler. 2006. "Comparison of the Ferno Scoop Stretcher with the Long Backboard for Spinal Immobilization." *Prehospital Emergency Care* 10, no. 1 (January–March): 46–51.

Rozzelle, C. J., B. Aarabi, S. S. Dhall, D. E. Gelb, R. J. Hurlbert, T. C. Ryken, N. Theodore, B. C. Walters, and M. N. Hadley. 2013. "Management of Pediatric Cervical Spine and Spinal Cord Injuries." *Neurosurgery* 72 (Suppl. 2) (March): 205–26.

Shafer, J., and R. S. Naunheim. 2009. "What Extrication Technique Causes Least Spine Movement?" *Western Journal of Emergency Medicine* 10, no. 2 (May): 74–8.

Theodore, N., M. N. Hadley, B. Aarabi, S. S. Dhall, D. E. Gelb, R. J. Hurlbert, C. J. Rozzelle, T. C. Rhken, and B. C. Walters. 2013. "Prehospital Cervical Spinal Immobilization After Trauma." *Neurosurgery* 72 (Suppl. 2) (March): 22–34.

12

머리 외상 & 외상성 뇌손상

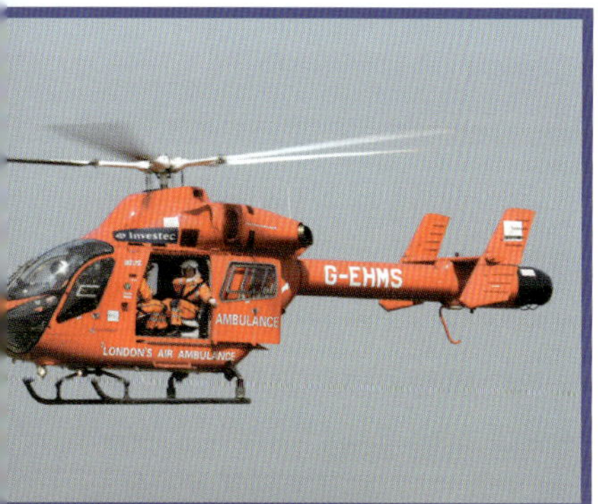

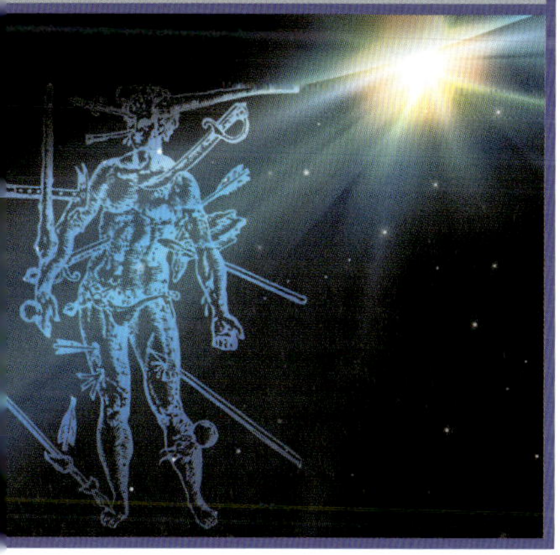

[위쪽: 사진 제공 Cheryl Casey/Shutterstock]

David E. Manthey, MD, FAAEM, FACEP
Shin Tsuruoka, MD
Roy L. Alson, PhD, MD, FACEP, FAEMS

Schädel-Hirn-Traumata
Trauma Encefálico y Lesión Cerebral Traumática
Ozljede glave i traumatska ozljeda mozga
Traumatismo Crânio-Encefálico
Kepala dan Cedera Otak Traumatis
Черепно–мозговая травма (ЧМТ)
Traumatismes crâniens et lésions cérébrales post traumatiques
Τραύμα Κεφαλής και Κρανιοεγκεφαλική Κάξωση
Koponya- agysérülések
頭部外傷と外傷性脳損傷
頭部 創傷及創傷性腦損傷
Poškodbe glave in možganov

핵심 용어

1차 뇌손상, p. 321
2차 뇌손상, p. 321
뇌 탈출 증후군, p. 324
뇌 혈액–관류압(CPP), p. 323
두개내압(ICP), p. 323
먼로–켈리 원칙(Monro–Kellie Doctrine), p. 320
무–재관류 현상, p. 330
반–충격, p. 321
약물–보조 기관–삽관(DAI), p. 320
충격, p. 321
쿠싱 반사작용, p. 323
평균–동맥압(MAP), p. 323

학습 목표

여러분이 이 장을 성공적으로 완료하고 나면, 다음을 할 수 있어야만 한다:

1. 머리와 뇌의 해부학을 설명하라.
2. 외상성 뇌 손상의 병태생리를 설명하라.
3. 1차 뇌손상과 2차 뇌손상 사이의 차이점을 설명하라.
4. 2차 뇌손상의 발생 기전들을 설명하라.
5. 머리 손상 환자에 대한 평가를 설명하라.
6. 외상성 뇌손상 환자에 대한 병원–전 처치를 설명하라.
7. 뇌 탈출 증후군을 인지하고 그 처치법을 설명하라.
8. 외상성 뇌손상 환자를 관리하는 중에 발생할 수 있는 잠재적 문제점들을 식별하라.

장 개요

외상 사망의 중요 원인: 머리 손상, 또는 더 구체적으로 말하여, 전-세계적으로 외상성 뇌 손상(TBI: traumatic brain injury)은 다발성 외상 환자에게 사망과 장애를 유발하는 주요한 원인이 되고 있다. 다-장기 외상 환자의 40%는 중추 신경계(CNS: central nervous system) 손상을 동반하고 있다. 이 환자들은 중추 신경계 손상을 동반하지 않은 환자들에 비해 2배 (35% vs. 17%)의 사망률을 나타낸다. 외상성 뇌 손상은 전체 외상 사망의 약 25%, 그리고 모든 동력-탈것 사고 사망의 50%까지의 원인이 된다. 전-세계적으로 볼 때, 상실된 인명 수, 파괴된 가족 수, 그리고 처치에 비용을 근거로 계산했을 때 'TBI에 의한 비용'은 어마어마하다. 예방이 여전히 가장 효과적인 치료이다. 격렬한 운동 및 오토바이 탑승 중 헬멧 착용을, 그리고 탈것 탑승 중 신체 제지 장치 착용을 권장하면 이 주요 유행병을 감소시키는데 도움이 될 수 있다.

병원-전 TBI 평가 및 처치의 중요성: 응급처치 처치제공자로서 여러분은 경미한 손상에서부터 즉각적 생명-위협적 손상까지 광범위한 중증도의 머리 손상들을 만날 수 있다. 여러분은 중재술이 즉시 필요한 손상들을 인지하여 적절한 의료기관으로 신속히 이송함으로써, 그 환자가 좋은 치료 결과를 가질 가능성을 현저히 높여주는 역할을 할 수 있다. 머리에 가해진 모든 손상이 다 '외상성 뇌 손상'(TBI)을 동반하는 것은 아니다. 단지 두피, 두개골, 또는 얼굴만 손상시킨 경우도 있다. 응급처치 처치제공자는 환자의 빗장뼈 상부에서 손상 증거를 발견하게 되면, TBI와 경추 손상을 반드시 확인해야만 한다.

경추 손상 동반 추정: 현장에서는 의식 수준 저하 환자에게 경추 손상 발생 유무를 확인하는 것이 불가능하기 때문에, 여러분은 항상 중증 머리 손상 환자에게는 경추 및 경수 손상이 동반되어 있는 것으로 추정해야만 하며 따라서 제10장에서 설명되어 있는 적절한 '척주 운동-제한'(SMR)을 환자에게 시행해야만 한다.

이 장에 포함된 교육 내용들은 '뇌 외상 재단'(Brain Trauma Foundation: 증거-기반 치료를 활용하여 TBI 희생자의 처치 수준을 개선할 목적으로 설립된 여러-전문분야 조직체)의 권장 사항들에 근거하고 있다.

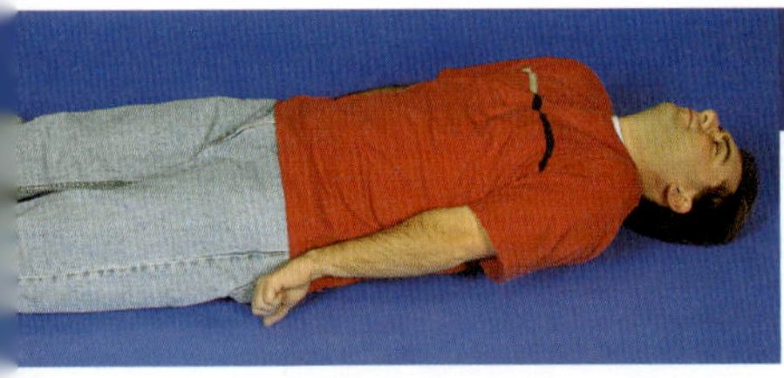

증례 제시

여러분은 ALS 구급차의 선임 응급처치 처치제공자인데, 지금 중증 손상을 입은 오토바이 탑승자를 외상센터로 이송 중입니다. 1차 조사 결과, 왼쪽 무릎 부위에 생명-위협적 외부 출혈이 확인되었는데, 지금은 지혈대 적용으로 지혈된 상태입니다. 검진 소견으로 볼 때, 그 환자는 머리, 가슴, 그리고 복부 손상을 입었을 가능성이 있으며, 현재 양쪽 다리를 움직이지 못하는 것으로 보아 척추 손상 가능성이 우려됩니다. 호흡 곤란 때문에 기관-삽관을 시행하였는데, 오른쪽 긴장-기흉이 확인되어 바늘 감압술을 시행하였습니다. 지금은 그 환자에게 유해한 자극을 주면, 대뇌-제거 자세를 나타냅니다. 그 환자의 쇼크 상태를 치료한 다음, 여러분은 그 환자를 재-평가합니다. 그는 유해한 자극에 대하여 계속해서 대뇌-제거 자세를 보이며, 기도는 개방되어 있고, 호흡은 현재 상당해 더 느려졌으며 (6~8회/분이어서 보조함), 맥박수는 80회/분 이하이고, 혈압은 88/40입니다. SaO_2는 95이고 E_TCO_2는 38입니다. 외상센터 도착 예정시간은 지금부터 6~8분 후입니다. 신경학적 검진에서 통증성 자극에도 다리의 움직임은 없습니다. 그의 오른쪽 동공이 확대되어 있고 빛에 반응하지 않습니다.

더 진행하기 전에 다음의 질문들을 생각해 보십시오:

증례 제시 *(계속)*

- 이 환자에게 무슨 일이 일어나고 있습니까?
- 반응성 감소가 지속되는 가능성 있는 이유들은 무엇입니까?
- ITLS 재-평가 검진을 하면 무언가 드러날까요?
- 여러분이라면 손가락-찌르기 혈당 검사를 시행했을까요?

여러분이 이 장을 읽는 동안에 이러한 질문들을 계속 생각해 보십시오. 그런 다음, 이 장의 끝에서 이 응급처치 처치제공자들이 이 환자를 어떻게 처치했는지를 확인해 보십시오.

머리의 해부학

기본 해부학: 머리 손상 환자들을 가장 효과적으로 치료하기 위해서는, 머리와 뇌의 기본 해부학과 생리학을 이해해야만 한다. 머리 (얼굴과 얼굴 구조물들은 제외)에는 다음이 포함된다 (그림 12-1):

- 두피
- 두개골
- 뇌의 섬유조직 덮개들 (수막들: 경막, 거미막, 연막)
- 뇌 조직
- 뇌-척수액(CSF)
- 혈관 구획들

두피, 두개골 & 뇌-수막: 두개골을 덮고 있는 피부 조직, 즉 '두피'는 혈관이 매우 풍부하게 발달해 있어서 찢어지면 출혈량이 많으며 잘 멎지 않는다. 두개골은 '폐쇄된 상자'의 형태로서, 견고하고 유연성이 없는 뼈로 되어 있어서 뇌를 직접적 충격력으로부터 보호한다. 하지만 울퉁불퉁한 내부 표면 때문에 감속 기전에서 오히려 뇌 손상을 유발하기도 한다. 두개골 바닥의 일부 부위는 두께가 매우 얇아서 쉽게 골절된다. 예를 들면, 관자뼈 부분이 그러하다. 3개층의 섬유 조직 덮개들 (뇌-수막)이 두개골 안쪽에 존재하면서 뇌를 감싸고 있는데, 바깥쪽에서부터 안쪽으로 다음의 순서로 구성된다:

- '경막'(dura mater=tough mother): 뇌의 구역들을 나누면서 뇌 전체를 감싸고 있으며 그 속에 혈관 구조물들이 포함되어 있음.
- '거미 연막'(pia arachnoid 간단히 '거미막'이라 불림): 경막 바로 아래에 있으면서 더 얇음. 그 안에 뇌-척수액이 담겨져 있으며, 동맥과 정맥들이 매달려 있음.

진주 같은 정보

경추 손상

머리 손상 환자는 항상 마치 경추 손상이 있는 것처럼 대하라

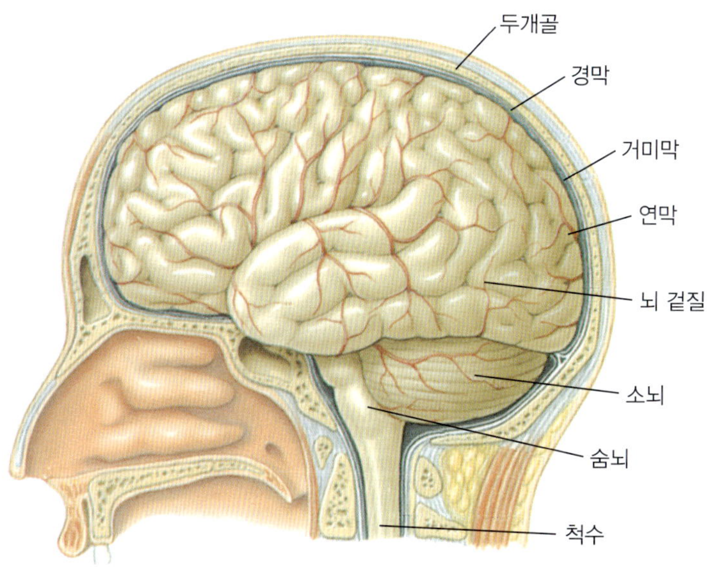

그림 12-1 머리의 해부학

- '연막'(pia mater=soft mother): 거미막 바로 아래 있으면서 매우 얇아서 뇌 표면의 굴곡을 따라 뇌 실질의 표면에 딱 붙어 있음.

뇌-척수액 속에 떠 있는 뇌: 거미막과 연막 사이의 공간에는 '뇌-척수액'(CSF)이 존재한다. 뇌는 뇌-척수액 속에 "둥둥 떠" 있으면서 뇌의 기저부가 (척수와 여러 개의 '뇌-신경'들, 그리고 뇌 혈관들에 의해) 두개골 바닥에 닻줄을 내리고 있는 형태이다. 따라서 (가감속 충격을 받으면) 뇌의 기저부보다 뇌의 위쪽 부위가 더 크게 움직인다. 머리에 충격을 받으면, 뇌가 두개골의 내부에서 움직이다가 두개강 내의 뼈 돌출부들에 부딪치게 될 수 있다 (이것이 제1장의 손상 기전 편에서 설명된 '제3의 충돌'이다).

두개내압↗=뇌 혈액-관류↘: '두개강-속 용적'을 구성하는 요소들로는 뇌, 뇌-척수액, 그리고 뇌혈관 속 혈액이 포함되며, 이 3개 요소들이 두개강을 완전히 빈틈없이 채우고 있다. 따라서 이들 중 1개의 용적이 증가하면 나머지 2개의 용적이 그만큼 줄어야만 한다. 이런 개념 (Monro-Kellie Doctrine 먼로-켈리 원칙)은 머리 외상의 병태생리에서 매우 중요한 의미를 가진다. 손상을 입으면 뇌도 다른 조직들처럼 부어오른다. 견고한 두개강은 그 내부 용적이 고정되어 있으므로, 뇌 조직이 부어오르면 뇌 조직이 차지하는 두개강-속 용적의 비율이 그만큼 더 늘어난다. 뇌가 부어오르는 초기에는 두개강 속의 혈액과 뇌-척수액의 용적이 감소하면서 두개내압(ICP) 상승을 보상하게 된다. 하지만 뇌가 계속 부어오르면, 보상 작용이 결국 한계에 이르러 실패하게 되고 두개내압(ICP)이 상승하기 시작한다. ICP가 상승함에 따라, 두개강 속으로 흘러 들어가서 뇌 조직으로 관류하는 혈액의 양이 줄어들게 되므로, 결과적으로 추가적 뇌 손상이 유발된다. ICP가 계속 더 상승하면, 두개강 속의 높아진 압력을 해소해줄 수 있는 유일한 주-출구인 두개골 바닥에 있는 '큰 구멍'(foramen magnum)을 통한 압력 해소가 발생하게 된다. 즉, '큰 구멍'을 통해서 뇌 줄기와 뇌가 두개강 밖으로 빠져나가는 것이다. ICP가 현저히 상승하면, 뇌 조직 자체가 이 '큰 구멍'을 통하여 탈출하게 될 수 있다. 그러면 참혹한 결과가 초래된다. 뇌 위축 (예를 들어 고령 또는 알코올 중독에 의한)이 있으면 두개강-속 용적에 추가 여유가 더 생기므로, 두개-내 출혈이나 뇌-부종이 발생하였을 때 이것이 더 진행될 때까지 환자에게 ICP 상승의 증상이 나타나지 않을 수 있다.

먼로-켈리 원칙: 두개강 속 내용물들(뇌, 혈액, 뇌-척수액)은 함께 하나의 고정된 용적을 차지하고 있어서, 만일 1개 구성요소의 용적이 변하면 다른 2개 구성요소의 용적 증감으로 보상된다는 사실을 설명하는 원칙.

뇌-척수액의 생성 및 흡수: 뇌-척수액 (=척수액)은 영양분이 풍부한 액체로서 뇌와 척수를 적시고 있으면서 그들에게 양분을 공급한다. 척수액은 뇌실 내에서 0.33mL/분의 속도로 계속 생성된다. 뇌와 척수를 감싸고 있는 거미막에 의해 같은 속도로 다시 흡수되는데, '위-시상굴'(sup. sagittal sinus) 속으로 돌출해 있는 '거미막-과립'은 뇌-척수액의 주요 흡수 장소이다. 어떤 요인이든 이러한 척수액이 흐르는 경로가 차단되게 되면 (예를 들어, 뇌실이나 거미막-밑 공간에 외상성 출혈로 혈액이 고임 등), 뇌 속에 뇌-척수액이 축적되면서 (뇌수종) 두개내압(ICP)의 상승을 유발하게 될 것이다.

머리 외상의 병태생리

뇌 손상의 분류: 머리 손상은 경막이 파손되었는가 아닌가에 따라서 '개방성' 또는 '폐

쇄성'으로 분류된다. 또한 뇌 손상의 과정은 2개의 구성 요소, 즉 '1차'와 '2차' 손상으로 구분할 수 있다.

1차 & 2차 뇌 손상

1차 뇌 손상의 정의: 1차 뇌 손상이란, 기계적 충격력의 직접적 효과로 초래되는 뇌 조직의 즉각적 파손으로서, 본질적으로 손상의 순간에 그 범위 및 정도가 결정된다. 1차 뇌 손상은 일단 발생한 다음에는 그 손상의 크기를 변화시키기 위하여 할 수 있는 치료법이 없다. 따라서 1차 뇌 손상을 관리하는 더 좋은 방법은 발생 자체를 예방하는 것이다 (동력-탈것의 탑승자 제지장치 착용, 운동 경기/작업장/자전거를 탈 때 헬멧 착용, 및 총기 안전교육 실시 등).

1차 뇌 손상: 손상력의 직접적 효과로 초래되는 뇌 조직의 즉각적 파손.

충격 손상 & 반-충격 손상: 대부분의 폐쇄성 1차 뇌 손상들은 두개골에 가해진 외부 충격력에 의하거나 또는 두개골 내부에서 뇌가 움직임으로써 초래된다. 감속 손상들에서, 환자의 머리가 대개 자동차 전면-유리와 같은 어떤 물체와 충돌하게 되는데, 그러면 두개골의 급작스런 감속이 초래된다. 두개골이 멈춘 후에도 뇌는 계속 그 방향으로 진행하다가, 원래 운동 방향에서 두개골 내면과 먼저 충돌 (동력-탈것 충돌에서의 '제3의 충돌')하게 된다. 그런 다음, 뇌가 반대 방향으로 되튀면서 반대쪽 두개골 내면과 다시 충돌한다 ('제4의 충돌'). 따라서 원래 충격력 방향 부위의 뇌에도 손상이 생길 수 있고 (충격 손상: coup), 또한 그 반대쪽 방향 부위의 뇌에도 손상이 생길 수 있다 (반-충격 손상: contrecoup). 두개골 바닥 부위의 내면은 울퉁불퉁하다 (그림 12-2), 따라서 이런

충격 손상(coup): 원래의 충격력을 받은 부위의 뇌에 생긴 손상

반-충격 손상(contrecoup): 원래의 충격력을 받은 부위의 반대쪽 뇌 부위에 생긴 손상

2차 뇌 손상: 1차 손상 이후에 발생한 저산소증 그리고/또는 뇌 조직 혈액-관류 저하의 결과로 추가로 초래된 뇌 조직 손상

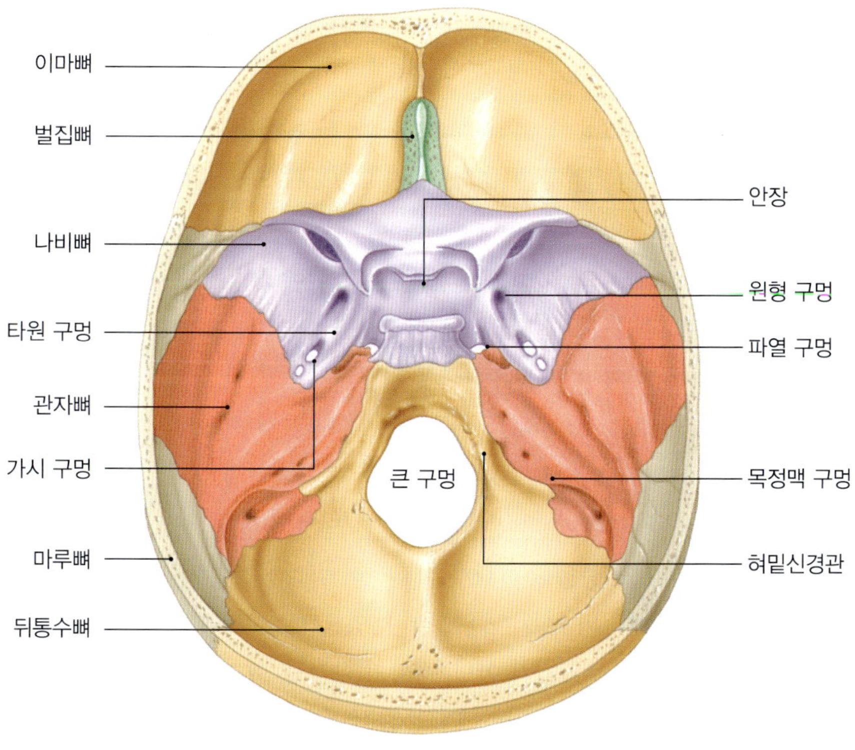

그림 12-2 울퉁불퉁한 두개골 바닥 내면

내면 위로 가까이 붙어 뇌가 움직이게 되면 표면에 가까운 뇌 조직과 뇌로 영양을 공급하는 혈관들에 다양한 정도의 손상들이 유발될 수 있다.

2차 뇌 손상의 정의: 2차 뇌 손상이란, 1차 뇌 손상을 입은 다음 그 후에 유발된 뇌 조직의 저산소증 그리고/또는 혈액-관류 저하의 결과로 추가적으로 발생하는 뇌 조직 손상을 말한다. 병원-전 처치를 고품질로 시행하면 2차 뇌 손상의 발생을 방지하는데 도움이 될 수 있다. 1차 손상에 반응하여 발생한 뇌-부종으로 인해 뇌 혈액-관류 저하가 유발될 수 있다. 다발성 손상에서 다른 동반 손상 (복강 내 출혈 등)의 결과로도 저산소증, 고-이산화탄소혈증, 산혈증 및 저혈압이 유발될 수 있으며, 이들 각각은 뇌 조직 손상을 유발할 수 있다 (온전한 뇌도 손상될 수 있지만, 이미 손상된 뇌 부위는 이런 손상 요인에 더 취약하다).

진주 같은 정보

저산소증과 저혈압

- 중증 머리 손상 환자들은 저산소증과 저혈압을 견디지 못한다. 고-유량 O_2를 공급하면서 맥박 산소-측정기로 O_2 공급 상태를 감시하라.
- 성인에 비해 어린이 환자들은 대개 TBI로부터 더 잘 회복한다. 하지만 저산소증과 저혈압이 동반되면, 이런 연령에 의해 정상적으로 제공되는 신경 보호기전이 없어지는 것처럼 보인다. 중증 뇌 손상을 입은 어린이가 저산소증 또는 저혈압에 빠지도록 방치된다면, 동일한 손상을 입은 성인보다 회복 가능성이 훨씬 더 나빠진다.

뇌-부종에 의한 2차 뇌 손상: 뇌에 멍듦이나 손상이 발생하면, 그 부위의 혈관들에 혈관-확장이 유발되면서 그 결과 손상 부위로의 혈류량이 증가된다. (뇌 위축이 있는 경우를 제외하면) 두개강 안에는 여분의 공간이 거의 없기 때문에, 손상된 뇌 부위에 부종(혈관-확장 포함)이 진행되거나 새로운 뇌-속 혈종이 형성되면 ICP 상승이 초래된다. 이 ICP 상승은 다시 뇌 혈류량 감소를 유발함으로써 2차 뇌 손상을 진행시킨다. '뇌 조직-내 수분 함유량 증가'(=부종)는 즉시 발생하지 않고, 수 시간에 걸쳐서 발생한다. 부종의 축적을 방지하고 뇌 혈액-관류를 유지하려는 노력을 일찍부터 기울이면 생명을 구할 수 있다.

혈중 CO_2 분압에 의한 뇌 혈류량 자동-조절 기능: 정상적으로 뇌는 대사 필요량에 반응하여 자신의 혈류량을 스스로 조절한다. 이런 대사적 혈류량 자동-조절 기능은 혈중 CO_2 분압을 기준으로 조절이 이루어진다. 정상 동맥혈 CO_2 분압은 35~45mmHg이다. CO_2 분압이 증가하면 (폐환기-저하 상태) 뇌-혈관들의 혈관-확장을 유발하고 (그 결과, 두개내압이 증가), 반면에 CO_2 분압이 감소하면 (과다-폐환기 상태) 뇌-혈관들의 혈관-수축을 유발하여 뇌로 가는 혈류량을 감소시킨다 (그 결과, 두개내압도 감소).

TBI 환자에 대한 과다-폐환기 요법 금지: 과거에는, 손상된 뇌 부위로의 혈류량이 증가하면 뇌-부종이 악화된다고 믿었다. 따라서 뇌-부종을 예방하고 뇌-부종에 기인한 ICP 상승을 차단하기 위해 '과다-폐환기 요법'을 권장하였었다. '과다-폐환기 요법'을 시행하면 뇌-혈관 수축을 유발하여 이런 ICP 상승을 차단함으로써 뇌 혈류량을 증가시킬 거라고 생각한 것이다.

그러나 연구들에 의하면, 과다-폐환기 요법이 실제로 뇌-부종을 감소시키는 효과가 조금 있기는 하지만 대신에 혈관-수축 유발에 기인한 뇌 혈류량 감소 유발 효과는 현저하여 오히려 허혈성 뇌 저산소증을 초래한다는 사실이 밝혀졌다. 결론적으로, '과다-폐환기'와 '폐환기-저하'는 둘 다 '뇌 허혈'을 유발할 수 있으므로 TBI 환자의 사망률을 증가시킬 수 있다는 말이다. 과다-폐환기가 아닌 '정상 폐환기'를 유지하면서 고-유량 O_2를 공급하는 것이 매우 중요하다. 즉, 호기말 CO_2 분압 (E_TCO_2)을 35~45mmHg 사이로 유지해야 한다. TBI 환자에 대한 '예방적 과다-폐환기 요법'은 더 이상 권장되지 않는다.

두개내압 (ICP)

두개강 용적의 3 구성요소: 두개골과 뇌의 섬유조직 덮개들 안에는 뇌 조직, 뇌-척수액, 그리고 혈액이 들어있다. 이 3개 구성요소들 중 어느 1개의 용적이 증가하면 반드시 다른 2개 구성요소들의 용적 감소가 동반되어 일어나야만 한다. 왜냐하면 성인 두개골은 견고한 상자와 같아서 늘어나지 않기 때문이다. 비록 뇌-척수액과 정맥혈 용적이 약간 밀려나면서 일부 완충 역할을 할 수 있겠지만, 이들이 차지하는 용적 비율이 얼마 되지 않아서 빨리 진행하는 뇌-부종을 충분히 상쇄시킬 수가 없다.

'뇌 혈액-관류압'과 '두개내압'의 관계: 두개강 안 (뇌와 기타 내용물들이 공통적으로 받는) 압력을 두개내압(ICP: intracranial pressure)이라고 부른다. 이 압력은 정상 상태에서는 매우 낮다. ICP가 높아지면 뇌로 공급되는 혈류량이 감소하는데, 따라서 뇌-부종의 진행이 시작되어 ICP가 급속히 상승하면 금방 참혹한 결과로 귀결될 수 있다 (뇌는 에너지 소모량이 가장 높은 조직으로서 생존이 유지되려면 혈액을 통한 O_2 및 포도당의 공급이 일정하게 유지되어야만 한다).

두개내압(ICP): 두개골 속의 뇌와 다른 내용물들이 받고 있는 압력.

뇌 혈액-관류압(CPP): 뇌 조직을 통과해 혈액이 흐르게 해주는 '순-혈압 경사도'.

평균 동맥압(MAP): 이완기 혈압에 맥박압 (=수축기 혈압-이완기 혈압)의 1/3을 합친 값.

두개내압의 산출 공식: ICP가 15mmHg 이상이 되면 위험 상태로 간주되며, 25mmHg 이상이 되면 뇌 탈출이 발생할 수 있다. 뇌 조직 속을 통과해서 혈류를 흐르게 하는 '순-압력 경사도'를 뇌 혈액-관류압(CPP: cerebral perfusion pressure)이라 부른다. '뇌 혈액-관류압' 수치는 평균 동맥압(MAP: mean arterial pressure)에서 '두개내압'(ICP)을 빼서 얻는다.

$$\text{평균 동맥압(MAP)} = \text{이완기 혈압} + \frac{1}{3}\,(\text{수축기 혈압} - \text{이완기 혈압})$$

$$\text{뇌 혈액} - \text{관류압(CPP)} = \text{평균 동맥압(MAP)} - \text{두개내압(ICP)}$$

쿠싱 반사작용=매우 높은 두개내압: 만일 두개강 안에서 뇌가 부어오르거나 출혈이 발생하면, ICP가 상승하고 그 결과 CPP가 감소할 것이며 (MAP가 낮아지면 더욱 심각해짐) 그 결과 뇌 허혈(저산소증)이 초래될 수 있다. ICP가 높아지는 단계의 후기에서는, 고혈압, 느린-맥, 그리고 불규칙한 호흡이 나타나게 되는데, 이를 쿠싱 반사작용(Cushing's reflex)이라고 부른다. 이 반사작용이 나타나면 ICP 상승이 현저하여 뇌 탈출이 임박했음을 의미한다. ICP가 상승하면, 신체는 뇌로 가는 혈류량을 유지하기 위한 노력으로 전신 혈압을 상승시킨다. 이러한 전신 혈압의 상승을 신체가 다시 감지하고, 심-박출량을 떨어뜨려 이 전신 혈압 상승을 낮추기 위한 노력으로서 맥박수의 감소를 촉발하게 된다. 중증 뇌 손상 또는 뇌 허혈이 발생하면, 두개강 속 압력의 계속적 상승이 이어지며 결국은 ICP가 MAP와 비슷해지면서 뇌 혈액-관류가 전혀 되지 않는 결정적 지점에 도달하게 된다. 뇌 줄기에 있는 호흡 중추를 포함한 신경 중추들이 손상되면 모든 활력 징후들이 급격히 악화되면서 사망에 이르게 된다.

쿠싱 반사작용: 현저히 높아진 ICP에 반응하여 신체가 나타내는 반사작용. 이완기 및 수축기 혈압을 둘 다 상승시키고, 심박수를 감소시키며, 또한 불규칙한 호흡을 나타낸다. '쿠싱 반응'이라고도 불리는데, 머리 손상의 경과 중 후기에 일어난다.

뇌 손상 환자에게 저혈압은 치명적: CPP는, MAP와 ICP 양쪽에 의해서 결정되기 때문에, 저혈압도 뇌 혈액-관류에 마이너스 작용을 하는데 특히 ICP가 높은 상태에서는 경미한 저혈압도 현저한 파괴적 효과를 나타낸다. 앞서 설명한 것처럼, 손상된 뇌는 뇌 혈액-관류량에 대한 자동-조절 기능 (혈압이 저하되면 뇌-혈관을 확장시켜 혈류량을 높이고 혈압이 높아지면 뇌-혈관을 수축시켜 혈류량을 떨어뜨림으로써 뇌 혈액-관류량을 일정하게 유지하는 기능)을 잃게 된다. 이런 상태에서는 뇌 혈액-관류량은 MAP에 직접 비례하게 된다. 여러분은 어떤 상황에서도 CPP를 최소 60mmHg로는 유지해야만 하는데 (앞의 공식을 보세요), 그러려면 중증 TBI 환자들에게서 MAP를 70mmHg 이상 (수축기 혈압을 100mmHg 이상)으로 유지할 필요가 있다. TBI 자체에 기인한 저혈압의 발생은 드물어서, 중증 TBI (GCS<9)만 단독으로 입은 환자들의 약 5%에게만 저혈압이 발생한다. 따라서 만일 중증 TBI 환자가 저혈압 상태라면, 다른 손상 부위에서 출혈을 하고 있거나 또는 척수 손상이 동반되어 척수성 쇼크 상태일 가능성이 크다. 출혈을 지혈하여 정상 혈압을 회복하는 것은 매우 중요하다. 수액 요법만을 사용하여 CPP를 70mmHg 이상으로 유지하려는 적극적 시도를 과도하게 시행하면 '성인 호흡곤란 증후군'(ARDS: adult respiratory distress syndrome)을 유발할 수도 있다 (ARDS는 즉시 발생하지 않고 조금 후에 발생한다는 사실에 주목). 만일 수액 소생술을 해도 혈액-관류가 회복되지 않는다면, 도파민과 같은 승압제 투여도 역시 CPP 유지에 도움이 될 수 있다. 기억하라, 저혈압과 이에 동반되는 뇌 혈액-관류 상태 불량은 손상된 뇌에 참혹한 결과를 초래한다는 사실을.

뇌 탈출 증후군: 뇌가 부어오르면서 뇌 조직의 일부를 아래쪽으로 밀어내려, 두개골 바닥의 큰 구멍을 통해 뇌-줄기가 밀려 내려오며 짓눌려 혼수가 유발되고 결국 사망에 이르는 임상적 증후군. 징후로는 동공 확대, 반대편 운동 마비, 혈압 상승, 및 느린-맥이 포함된다.

뇌 탈출 증후군

'뇌 탈출 증후군'의 정의: 뇌가 부어오르거나 두개-내 출혈이 생겼을 때, 특히 머리에 타격을 받은 후에는, ICP의 급격한 상승이 발생할 수 있다. ICP 급격한 상승은 뇌를 아래 방향 즉, 소뇌-천막을 통해서 밑으로 강하게 밀어내게 된다 (갈고리이랑-탈출 uncal herniation). 이렇게 되면 뇌-척수액의 흐름이 차단되고 또한 탈출된 뇌가 뇌-줄기에 상당한 압력을 가하게 되어, 뇌 탈출 증후군(cerebral herniation syndrome)을 초래하게 된다.

뇌 탈출 증후군의 징후/증상: 이 특별한 치명적 뇌 탈출의 전통적 소견들로서 다음이 나타날 수 있다:

- 의식 수준(LOC)의 저하: 급격히 진행하여 혼수로 빠짐
- (손상 뇌와 같은 쪽) 눈의 동공 확대와 바깥쪽-아래쪽으로의 시선 편위
- (손상 뇌와 반대 쪽) 팔과 다리의 운동 마비
- 대뇌 제거 자세 취하기: 팔과 다리가 모두 젖혀짐
- 쿠싱 반사작용: 혈압 상승과 느린-맥이 나타남 (진행된 뇌 탈출을 의미)

환자는 곧 모든 움직임들을 멈추고, 숨쉬기도 멈추고, 그리고 사망에 이를 것이다. 뇌 탈출 증후군은 '급성 경막-바깥 출혈'(EDH) 또는 '급성 경막-밑 출혈'(SDH)에서 종종 뒤이어 발생한다.

진주 같은 정보

뇌 탈출 증후군

머리 손상 환자가 저산소증과 저혈압을 교정한 이후에도 뇌 손상의 빠른 진행을 보인다면 (예: 확대된 동공이 빛 반응도 없음; 대뇌-제거 자세, 초기 GCS 점수가 < 9점인데 GCS 점수가 > 2점 감소함), 중증 TBI를 치료할 능력을 갖춘 외상센터로 신속히 이송해야만 한다. 이 상황은 과다-폐환기 요법이 아직도 적응증이 되는 유일한 경우이다. 과다-폐환기 요법은, 비록 뇌 허혈을 유발하는 것으로 알려져 있지만, 일시적으로 뇌-부종을 감소시킬 수도 있다. 비록 절박한 고육지책이지만, 환자를 생명을 구하는 수술까지 데려갈 정도의 충분한 시간을 벌어줄 수도 있다. 먼저 전화하라. 그래야 신경외과 의료진과 수술실이 여러분이 도착할 시점에 바로 준비되어 있을 수 있다.

과다-폐환기 요법: 만일 TBI 환자에게 이런 징후들이 발생하면, 뇌 탈출이 임박했다는

뜻이므로 적극적인 치료가 필요하다. 앞서 설명한 것과 같이, 과다-폐환기 요법을 시행하면 뇌에 있는 혈관들을 수축시켜 짧은 시간 동안 ICP를 낮추는 효과를 발휘할 것이다. 이런 상황에서는 과다-폐환기 요법에 뒤따라 올 수 있는 '뇌 허혈'의 위험성보다 임박한 '뇌 탈출'의 위험성이 더 중대하다고 보는 것이다. 과다-폐환기 요법이 여전히 적응증이 되는 유일한 상황이 '뇌 탈출 증후군'이다 (여러분은 성인에게는 매 3초마다 1회씩 [20회/분], 1세 이상 어린이에게는 매 2.5초마다 1회씩 [25회/분], 그리고 1세 미만 유아에게는 매 2초마다 1회씩 [30회/분]의 빈도로 폐환기를 해야만 한다). 만일 파형 호기말 CO_2 분압측정기가 있다면, E_TCO_2를 약 30~35mmHg 사이로 유지하도록 노력하라. 만일 CO_2 분압측정기가 사용-가능하지 않다면, 표 12-1에 나온 폐환기 빈도를 사용하면 TBI 환자의 폐환기를 적절히 적용하는데 도움이 될 수 있다. 만일 환자가 뇌 탈출의 징후들을 나타내어 과다-폐환기 요법을 시행하였더니 그 징후들이 호전되었다면, 여러분은 과다-폐환기 요법을 중단해야만 한다. 계속하면 심각한 뇌 허혈이 발생할 수 있다.

뇌 탈출 증후군의 임상적 기준: 현장에서 과다-폐환기 요법을 시행할 순간인지를 판단하는 것을 단순화하기 위해서, 대상 환자의 저-산소증과 저혈압은 먼저 교정한 상태에서 다음 중 하나 이상이 있으면 뇌 탈출의 임상적 징후로 본다:

- GCS<9인 TBI 환자가 팔다리 젖힘 자세 (대뇌-제거 자세)를 보일 때
- GCS<9인 TBI 환자의 동공이 비-대칭적으로 되거나, 확대되거나, 또는 빛-반응이 없어질 때
- 처음 GCS<9이던 TBI 환자가 이후 2점 이상의 GCS 점수 하강을 보일 때

비-대칭적 동공: 위에서, "비대칭적 동공"이란 한 쪽 동공의 크기가 1mm 이상 차이가 날 때를 의미하며, "고정된 동공"이란 밝은 빛에 반응을 보이지 않는 (1mm 이하로 수축하는) 동공을 의미한다. 양쪽 동공이 모두 확대되고 고정된 것은 대개 뇌-줄기 손상의 징후이며 91%의 사망률과 연결된다. 한쪽 동공이 확대되고 고정된 경우는 많게는 54%까지 양호한 회복률과 연결된다. 기억하라, 저-산소증, 안구 외상, 약물 사용, 번개 감전, 그리고 저-체온증 등도 역시 동공의 빛-반응에 영향을 미칠 수 있다는 사실을. 따라서 과다 폐환기 요법을 시작하기 전에 이런 요인들 때문이 아닌지도 충분히 고려하라. 근육이 축 늘어진 형태의 마비는 보통 척수 손상을 의미한다.

현장 과다-폐환기 요법에 대한 다른 주장: 미국 애리조나 EPIC-TBI (Excellence in Prehospital Injury Care Traumatic Brain Injury) 기획 연구의 결과, CT 촬영 없이 뇌

표 12-1: 정상 폐환기 빈도 및 과다-폐환기 빈도

연령군	정상 폐환기수	과다-폐환기수
성인	8~10회/분 (E_TCO_2 35~45mmHg)	20회/분 (E_TCO_2 약 30~35mmHg)
어린이	15회/분 (E_TCO_2 35~45mmHg)	25회/분 (E_TCO_2 약 30~35mmHg)
유아	20회/분 (E_TCO_2 35~45mmHg)	30회/분 (E_TCO_2 약 30~35mmHg)

탈출을 식별해내기란 매우 어렵기 때문에, 현장에서 일부 환자들은 과다-폐환기 요법이 필요하지 않은데도 그것을 받게 되는데 이런 경우에는 유해한 결과를 초래할 수 있다는 사실이 밝혀졌다. 이 EPIC 지침에서는, 뇌 혈액-관류를 유지하고 (수축기 혈압 >110mmHg), E_TCO_2를 35mmHg로 유지하며, 또한 혈당 수치를 >70mg/dL로 유지하는 것이 중요하다고 강조하였다.

과다-폐환기 요법에 대한 ITLS의 입장: 이 교과서 제9판을 출간하는 시점에서의 ITLS 지침은 여전히 계속해서 '뇌 외상 재단'(BTF)의 권장사항을 따르고 있다. 즉, 뇌 탈출이 존재하면 경도의 과다-폐환기 요법을 적용하는 내용을 포함하고 있다. ITLS는 TBI 환자에게 적절한 뇌 혈액-관류를 유지하기 위하여 최소한 수축기 혈압 110mmHg를 유지할 것을 주창하는데, 이 수치는 BTF 지침보다는 더 높지만 애리조나 EPIC 지침과는 일치한다. 더 많은 자료가 축적되어 활용-가능해지면, 이러한 권장사항들을 최신지견으로 바꿀 것이고 이 내용은 ITLS 웹사이트에서 찾아볼 수 있게 될 것이다.

머리 손상들

어린이의 머리 손상 취약성: 머리는 얼굴, 두피, 두개골, 및 뇌로 구성되어 있다. 이 구성 요소의 어디든 몇 개든 복합적으로 중증 손상이 발생할 수 있다. 머리는 어린 아이들의 신체에서 가장 무거운 부위이다. 따라서 낙상 또는 기타 감속 외상에 연루된 어린이는 흔히 머리에 충격을 받는다.

얼굴 손상

다량 출혈 및 기도 폐쇄가 문제: 얼굴의 연-조직에는 혈관이 매우 발달해 있다. 얼굴 창상은, 가벼운 타박상, 찰과상, 및 열상에서부터 기도 폐쇄 또는 출혈성 쇼크를 유발하여 치명적일 수 있는 창상에 이르기까지 그 범위가 넓다. 대부분의 출혈은 직접 압박으로 지혈할 수 있다. 하지만 코와 인두로부터의 일부 출혈은 생명-위협적일 수 있으며 병원-전 환경에서는 지혈이 불가능하다.

코뼈 골절은 얼굴뼈 골절 중에서 가장 흔한 골절이며, 심한 출혈이 동반되는 경우는 드물다. 얼굴뼈와 아래턱뼈의 골절은 흔한 편인데, 가장 큰 위험은 부어오르기, 출혈, 및 얼굴 안정성 상실 등에 기인한 기도 폐쇄가 발생하는 것이다.

눈 외상에 대한 현장 처치: 눈에 대한 손상은 생명-위협적이지는 않지만 중증 장애를 유발할 수 있다. 현장에서의 눈 외상 처치에서는, 필요한 경우 화학물질을 씻어내기 위한 '생리식염수를 사용한 부드러운 세척'과 그 이후에 '눈 보호대 부착'이 반드시 시행되어야만 한다. 만일 안구 개방의 가능성이 있다면 (특징적으로 불규칙한 모양의 동공을 보임), 눈 세척을 시행하지 마라. 눈 보호대로 덮기만 하라. 안구 내용물이 밀려나오지 않도록 안구 자체에는 약간의 압력이라도 가해지지 않도록 하라. 가능하면 들것의 머리쪽을 높여라.

두피 창상

두피 출혈의 심각성: 두피는 혈관이 매우 풍부하여 열상이 생겼을 때 종종 출혈이 활발히 일어난다. 두피는 비-탄력성 지지조직으로 된 기질 속에 많은 작은 혈관들이 파묻혀 있는 구조여서, 혈관이 찢겼을 때 출혈을 저절로 멈추게 하는 정상적 보호기능인 혈관-수축이 제한된다. 이런 이유로 두피 열상은 출혈이 장시간 멈추지 않으면서 심각한 양의 실혈이 초래될 수도 있다. 머리 크기는 성인과 비슷하면서도 혈액 용적은 성인보다 훨씬 더 적은 어린이에게 두피 출혈은 의미는 중요하다. 성인들에게는 두피 열상이 쇼크 유발 원인이 되는 경우가 흔치 않지만, 어린이들은 활발한 두피 출혈로 쇼크에 빠질 수도 있다 (혈액 용적이 적기 때문).

> **진주 같은 정보**
>
> **쇼크**
>
> 머리 손상 환자에게 설명되지 않는 쇼크가 나타나면, 달리 증명되기 전에는 혈량-저하성 쇼크로 간주하라. 저혈압을 치료하라.

두피 출혈 처치에서의 주의사항: 만일 여러분이 두피 손상이 있으면서 쇼크 상태인 성인 환자를 보고 있다면, 두피 열상이 아닌 다른 쇼크 원인 (내부 출혈과 같은)을 먼저 찾아보는 것이 일반 원칙이다. 두피 출혈은 대부분 직접 압박으로 현장에서 쉽게 지혈할 수 있다. 단, 여러분은 직접 압박을 시행하기 전에 먼저 신체 검진을 통해 두피 창상의 밑에 불안정한 두개골 골절이 없음을 확인해야만 한다.

두개골 손상

두개골 골절의 종류: 두개골 손상은 '선형 비-전위 골절', '함몰 골절', 및 '복합 골절' 등의 형태로 구분할 수 있다 (그림 12-3). 두피에 큰 타박상 또는 어두운 색으로 부어오른 부위가 있는 성인에게는 그 밑에 두개골 골절이 동반되었을 가능성을 의심하라.

두개골 골절의 현장 처치: 명백한 두개골 함몰 골절이나 복합 골절인 경우에 그 부위에 직접 압박하기를 피하는 것을 제외하면, 현장에서 두개골 골절에 대해 해줄 수 있는 것이 거의 없다. 진짜 걱정해야 하는 것은 이렇게 두개골 골절을 유발할 수 있는 세기의 충격력이라면 뇌 손상도 유발할 수 있다는 사실이다.

두개골 개방 골절은 반드시 드레싱으로 창상 위를 덮어주어야만 하는데, 단 지혈할 때 과도한 압력을 가하지 않아야 한다. 두개골 속으로 꽂힌 물체는 그 자리에 단단히 고정하고 (절대로 제거하지 마라) 즉시 환자 이송을 시작해야만 한다. 머리 총상 환자는 뇌 손상이 동반되는 경우가 흔하며 총알 자체와 뼈 조각들에 의해서 뇌 조직이 광범위하게 손상될 수 있다.

머리 손상과 어린이 학대: 머리 손상을 입은 어린이인데 그 손상 원인에 대한 설명이 명쾌하게 제공

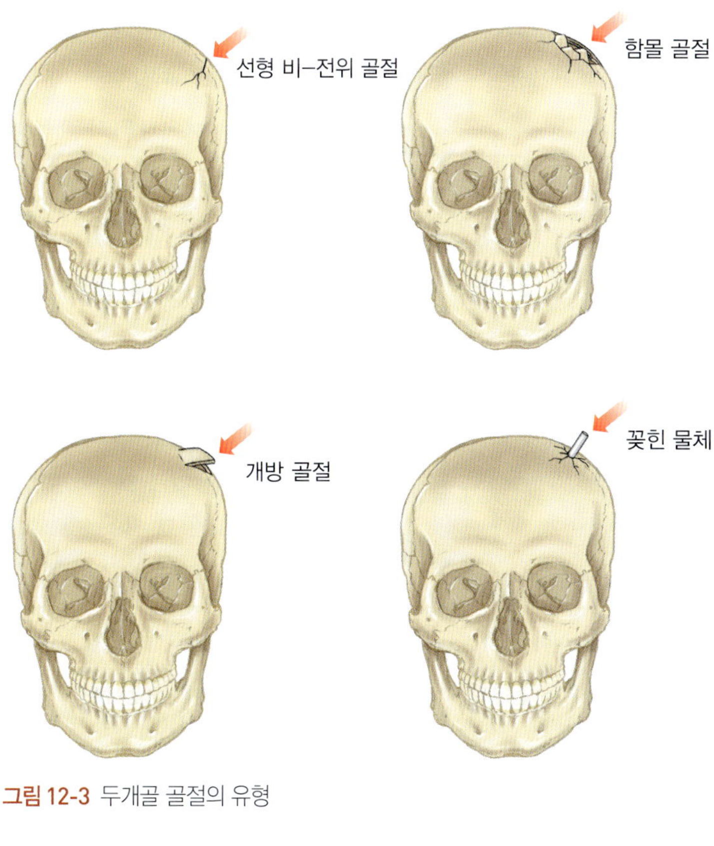

그림 12-3 두개골 골절의 유형

되지 않는다면, 어린이 학대를 고려하라. 만일 손상 발생 과정에 대한 설명이 그 손상 형태와 서로 맞지 않거나 또는 돌볼 책임을 가진 어른이 그 어린이가 어떤 활동을 하다가 손상을 입은 것이라고 설명하였는데 그 활동은 그 연령대의 어린이가 신체적으로 수행 불가능한 활동이라면, 학대 가능성을 의심하라. 여러분이 그 어린이를 구조하게 된 그 환경과 상황에 특별히 주목하라. 만일 주변 환경에서 어린이 학대가 의심된다면, 경찰이나 사회 기관에 지원을 요청하라.

뇌 손상들

다양한 유형의 뇌 손상: 뇌와 관련 혈관들에 대한 손상에는 여러 가지 유형들이 존재한다. 이 단원에서는 이 유형들을 설명하고 있는데, 가장 덜 심각한 것부터 시작하여 생명-위협적 손상들에 이르기까지 중증도가 점점 심해지는 순서로 기술하고 있다.

뇌-진탕(concussion)

뇌-진탕의 정의: '뇌-진탕'이란, 뇌에 물리적 충격을 받은 이후, (중추 신경계 기능에서 이상 증상 및 징후를 나타내는데) 현재 사용되는 영상 기술들로서 입증할 수 있는 뇌의 '구조적 손상'은 전혀 확인되지 않는 상태를 의미한다. 뇌-진탕에서는 짧은 시간 동안 'CNS 신경세포 기능의 와해'가 유발되면서 흔히 의식 소실이 동반된다 (그렇지만 의식 소실이 동반되지 않는 뇌-진탕 환자들도 있다).

뇌-진탕의 징후/증상: 전형적 뇌-진탕은, 머리에 외상을 입은 병력이 있는 환자가 다양한 기간 동안 무의식 또는 착란 상태를 나타내다가, 그 후 정상 의식 상태로 회복되는 모습을 보인다. 손상 후에 '기억 상실'이 동반될 수도 있다. 이때의 기억 상실은 대개 손상 발생 전의 어느 시점까지를 기억하지 못하는 형태이며 (역행성 단기 기억 상실), 따라서 환자가 그 손상으로 이어진 사건 과정을 기억하지 못하는 경우가 흔하다. 흔히 '단기 기억 기능'이 손상되기 때문에, 환자가 같은 질문을 하고 또 하고 할 수가 있어서 여러분이 느끼기에 마치 그 환자가 여러분의 대답에 주의를 기울이지 않고 있는 것처럼 보일 수 있다. 또한 환자들은 어지럼증, 두통, 귀 울림, 및 메스꺼움을 호소하기도 한다.

뇌-진탕은 심각한 뇌 손상: 뇌-진탕은 후유증이 없는 '양성 손상'이 결코 아니다. 비록 다양한 양상으로 발현되지만, 뇌-진탕의 장기적 효과는 그 사람에게 참혹한 결과를 초래할 수도 있다. 특히 복싱, 미식축구 및 럭비 선수와 같은 신체 접촉-형태의 스포츠 선수들에게서 볼 수 있는 것처럼, 뇌-진탕이 여러 차례 반복된 환자라면 더 심각하다.

스포츠 뇌-진탕 환자에 대한 평가 도구: 운동 또는 기타 활동 중에 뇌-진탕을 입은 사람을 그 당일에 그 활동으로 복귀하도록 허용해서는 절대로 안 되며, 의사 검진 후 괜찮다고 판명될 때까지는 그 활동을 금지해야만 한다. 더 개량된 보호 장구를 착용하면 뇌-진탕의 발생을 줄일 수 있다. '뇌-진탕 후 평가 및 운동 복귀'에 관한 추가 정보와 지침이 미국 질병 통제 센터와 미국 신경학회 웹사이트에 나와 있다. '축구협회 국제연맹'(FIFA: Federation Internationale de Football Association)에서는 '제5판 스포츠 뇌-진탕 평가 도구'(SCAT-5: Sport Concussion Assessment Tool-5th Edition)를 개발하였는데

*http://resources.fifa.com/image/upload/scat5-sport-concussion-assessment-tool.pdf?cloudid=y0qwvjew3zzz0bxx0a0h*에서 다운로드 받을 수 있다. 이 도구를 사용하면 응급처치 처치제공자들이 뇌-진탕 운동선수의 상태를 평가하고 그 선수가 다시 운동으로 복귀해도 될지를 결정하는데 도움을 받을 수 있다.

뇌 타박상(contusion)

뇌 조직 멍듦=지속적 신경 기능이상: 뇌 타박상 (뇌 조직 멍듦) 환자는 장기간의 무의식 상태 또는 의식 수준의 심각한 변화 (예: 심한 착란, 지속적 기억 상실, 비-정상적 행동)를 나타낼 것이다. 드물게 발생하지만, 뇌-부종이 빠르고 심하게 진행될 수도 있다.

징후/증상: 환자는 국소적 신경학적 징후들 (근력 약화, 언어 장애)을 나타낼 수도 있어서, 마치 환자에게 '뇌-혈관 사고' (뇌졸중)가 발생한 것처럼 보일 수도 있다. 뇌 타박상의 발생 위치에 따라, 환자가 성격 변화를 나타낼 수도 있는데, 즉, 부적절하거나 무례한 행동을 하거나 심한 초조를 보이기도 한다.

광범위 축삭 손상(diffuse axonal injury)

국소적이 아닌 전반적 손상: '광범위 축삭 손상'은 심한 둔상 기전의 머리 외상의 결과로 초래된다 (그림 12-4). 뇌가 아주 광범위하게 손상되므로 전반적 뇌-부종이 동반된다. 대개 뇌 CT에서 혈종과 같은 구조적인 병소의 증거를 보이지 않는다. 대뇌 겉질과 뇌-

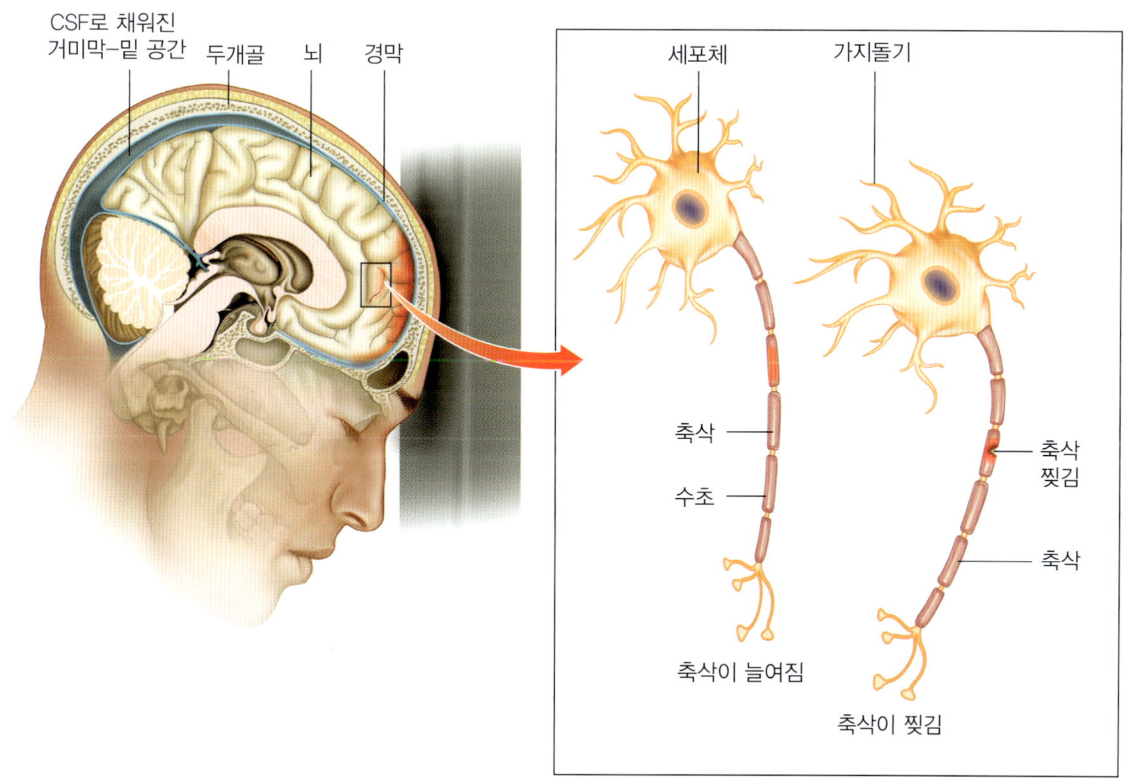

그림 12-4 전단력에 의한 광범위 축삭 손상. 이 손상에서는 뇌가 빠른 감속 또는 가속될 때 신경 축삭이 파손되면서 발생하는데, 축삭들은 더 이상 신경 신호를 전달할 수 없게 된다. 종종 뇌-부종이 뒤이어 발생하면서 뇌에 추가적인 파손을 초래한다.

줄기 사이의 신경 축삭섬유 다발이 와해되는데, 이것으로 인하여 환자들은 무의식 상태를 보이지만 국소적 운동기능 결손은 나타내지 않는다.

무-산소 뇌 손상(anoxic brain injury)

혈관-수축에 의한 허혈 손상: O_2 결핍 (예: 심-정지, 기도 폐쇄, 익수)을 유발하는 질병으로도 뇌 손상이 발생할 수 있다. 무-산소 기간이 발생하고 나면 그에 뒤이어, 뇌의 작은 동맥들에 혈관-연축이 발생하면서 뇌 겉질로의 혈액-관류가 차단된다. 4~6분 간의 무-산소 기간 이후에는, O_2 공급과 혈압을 회복시켜도 뇌 혈액-관류가 회복되지 못할 것 (재-관류 없음 현상: no-reflow phenomenon)이고 뇌 세포에 대한 무-산소 손상이 계속될 것이다. 따라서 거의 항상 비-가역적 뇌 조직 파손이 발생한다.

재-관류 없음 현상: 4~6분 이상의 무-산소 기간이 경과 후에는 O_2 공급과 혈압을 회복시켜도 뇌 겉질의 혈액-관류를 회복시킬 수 없는 현상.

TBI에는 저-체온 요법이 적용 안 됨: 저-체온증은 이 '재-관류 없음 현상'으로부터 뇌를 보호하는 작용을 하는 것으로 보이며, 실제로 거의 1시간의 무-산소 기간 이후에 성공적으로 소생되었던 저-체온증 환자 증례들이 보고되어 있다. 내과적 심-정지에 관한 최근 연구들에 의하면, 조절된 저-체온 요법으로 치료받은 일부 심-정지 소생 환자들에게서 더 개선된 신경학적 치료 결과를 보여주고 있다. 머리 손상 외상 환자에게도 이 치료법이 효과가 있는지는 아직 확실히 입증된 적이 없다. 저-체온 요법을 TBI 환자의 치료에 사용하는 것은 현행 지침에 포함되어 있지 않다. 현재 진행 중인 연구들은, 무-산소 손상 후에 나타나는 지속적 동맥 연축을 역전시키거나 또는 무-산소 손상으로부터 뇌 세포들을 보호해주는 약물들을 찾아내는데 집중되고 있다.

두개-내 출혈(ICH)

외상에 의한 두개-내 출혈은 다음의 4개 위치에서 발생할 수 있다: 두개골과 경막 (뇌를 둘러싼 섬유질 덮개) 사이, 경막과 거미막 사이, 거미막과 연막 사이 (거미막-밑 공간), 또는 뇌 조직 속에 직접.

급성 경막-바깥 혈종(EDH) **동맥성 출혈:** 급성 경막-바깥 혈종은 '중간 뇌막 동맥' (middle meningeal a.)이 찢기면서 유발되는 경우가 가장 흔하다. 이 동맥은 관자뼈 (temporal bone) 부위의 두개골 내면을 따라 주행하는데, 관자뼈 또는 마루뼈(parietal bone) 부위에 선형 두개골 골절이 발생하였을 때 이 동맥의 손상이 종종 동반된다 (그림 12-5). 출혈이 대개는 동맥성이기 때문에 (물론 '경막 정맥굴'로부터의 정맥성 출혈도 있을 수 있지만), 출혈과 ICP 상승이 빠르게 진행될 수 있으며 따라서 환자 사망도 빠르게 발생할 수 있다.

특징적인 증상/징후: 급성 경막-바깥 혈종의 증상으로는, 환자가 머리 외상을 입고 처음에 짧게 의식을 잃었다가 그 이후에 "의식을 회복하여 조리 있게 말하는 일정 기간" ('의식-명료기': lucid interval)을 뒤이어 나타내게 된다. 이 '일정 기간'이란 짧게는 수분에서 길게는 수 시간을 말하며, 이 기간이 경과한 후에 환자는 ICP 증가 징후들 (구토, 두통, 의식 수준 변화)을 나타내면서, 무의식 상태로 빠지고, 또한 머리 손상의 반대쪽 신체에 운동 마비가 나타날 것이다 (앞 단원의 '뇌 탈출 증후군'을 보세요). 머리 손상과 같은 쪽 동공이 확대되고 고정 (밝은 빛에도 반응 없음)되는 징후도 흔히 나타난다. 이런 징후들이 발현되면, 대개 환자는 빠르게 사망에 이르게 된다. 전형적 환자의 예는, KO가 되면서 의식을 잃었다가 깨어난 권투선수가 귀가하였는데 다음날 아침에 침대에서 사망한 상태로 발견되는 것이다.

'의식-명료기'의 의미: 충격 당시 '일시적 의식 소실' 이후 뒤따르는 '의식-명료기'의 의미는, "머리에 충분히 상한 충격을 받았으나 하지만 뇌에 심각한 구조적 손상은 발생하지 않았음"을 시사한다. 단, 모든 EDH 환자가 다 이런 '의식-명료기'를 나타내지는 않는다는 사실과 '의식-명료 상태로 회복됨'이 모두 '구조적 손상이 전혀 없음'을 의미하는 것이 아니라는 사실에 주의하라. 만일 CT 촬영으로 이 손상을 확인할 수 없다면 그 환자에게 의식 상태 변화의 징후들이 나타나는지 환자 상태를 잘 감시하도록 그의 가족 및 친구에게 경고해야만 한다. 만일 아직 의식이 명료한 초기 상태에서 즉시 EDH임을 진단하여 뇌 탈출이 진행하기 전에 신속히 외과 수술을 통해 혈종을 제거하고 파열된 혈관의 지혈할 수 있다면, 환자를 신경학적 후유증이 거의 없이 완전하게 회복시키는 것도 가능할 수도 있을 것이다. 따라서 대처 속도가 매우 중요하다.

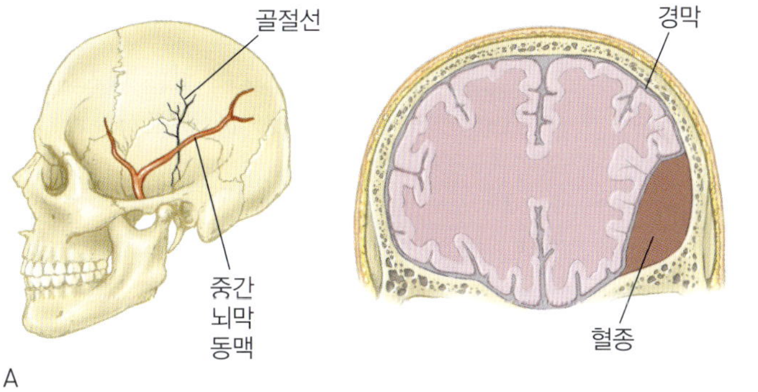

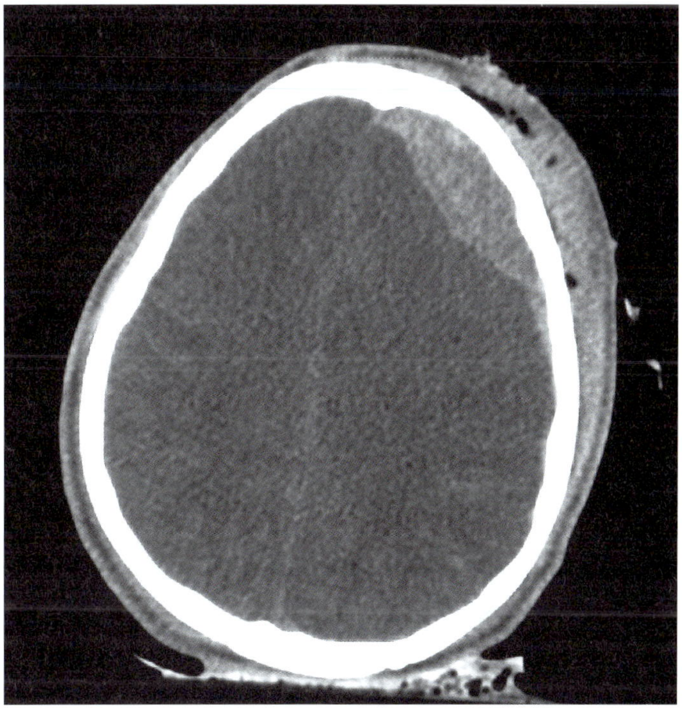

그림 12-5 급성 경막-바깥 혈종. A. 이 출혈은 경막-바깥 동맥의 손상에 수반하여 발생할 수 있다. 혈액이 섬유성 경막과 두개골 사이에 고인다. B. CT 촬영에서 출혈 혈종이 렌즈 모양인 것에 주목하라.

급성 경막-밑 혈종(SDH) **정맥성 & 동맥성 출혈:** 이 손상은 경막과 거미막 사이에 있는 '연결 정맥'들 그리고/또는 뇌-겉질 동맥들부터의 출혈로 인한 결과인데 (그림 12-6), 동맥성일 경우에는 혈종 밑에 있는 뇌 조직의 타박상을 동반하고 있는 경우가 많다. 출혈이 정맥성인 경우에는, ICP 상승이 더 서서히 일어나기 때문에 손상 후 수 시간 또는 수 일이 경과할 때까지 진단에 도움이 되는 징후/증상이 겉으로 드러나지 않는 경우가 종종 발생한다. 출혈이 동맥성인 경우에는, (동반된 뇌 타박상의 증상에 더하여) 징후와 증상이 더 일찍 발현될 것이다.

징후/증상: 그 징후와 증상들에는 두통, 의식 수준의 변동, 그리고 국소적 신경학적 징후들 (예: 팔다리 한 개 또는 신체 한 쪽의 근력 약화, 깊은-건 반사[deep tendon reflexes]의 변화, 그리고 불분명한 발음 등)이 포함된다. 이 손상은 혈종 밑의 뇌 조직에도 손상이 동반되는 비율이 높기 때문에, 예후가 불량한 경우가 많다. 발견 당시 혼수상태였던 환자들의 사망률은 매우 높다 (60~90%).

진주 같은 정보

의식 상태 변화

저-혈당증, 저산소증, 심장 부정맥, 및 약물들이 의식 상태 변화를 유발할 수 있다는 사실을 기억하라. 만일 의식 상태 변화 환자에게 마약성 약물 남용의 가능성이 있으면, 날록손(Narcan®)을 투여하라. 모든 의식 상태 변화 환자들에게 심전도와 O_2 포화도를 감시하고 혈당 수치를 확인하라. 만일 혈당을 측정할 수는 없지만 저-혈당증이 의심된다면 (당뇨 및 알코올 중독), 포도당 또는 포도당+티아민(thiamine)을 투여하라.

위험 인자: 항-응고제를 복용 중인 환자는 '경막-밑 출혈'의 발생할 위험성이 더 높다. 뇌 위축이 있는 환자는 연결 정맥들이 팽팽하게 늘여지게 되므로 이 정맥들이 파열되며 이 손상을 입을 위험성이 더 높아진다. 예를 들어, 알코올 중독자나 고령의 환자가 어떤 형태이든 낙상을 입은 후 의식 상태 변화를 보인다면 항상 경막-밑 혈종을 의심하라. 뇌 위축 환자들은 손상 후 여러 날이 지나도록 징후와 증상을 나타내지 않을 수도 있다. 왜냐하면 위축으로 생긴 공간이 혈종이 차지할 여유 공간을 제공함으로써 뇌가 눌려 증상이 생길 때까지의 시간을 벌어주기 때문이다.

거미막-밑 출혈(SAH)

뇌-부종 악화 및 뇌 혈관-수축: 거미막-밑 출혈은 외상성 원인 또는 자발적 혈관 파열의 결과로 발생할 수 있다. 외상성 거미막-밑 출혈은 이것만 단독으로 발생하는 경우는 드물고 경막-밑 혈종 또는 뇌 타박상을 동반하는 경우가 매우 흔하다. 거미막-밑 공간에 고인 다량의 혈액은 주변 혈관과 조직들에 자극을 유발한다. '뇌 혈관'들은 혈액에 노출되었을 때 혈관-내 혈장을 "유출"하게 되므로 주변 뇌 조직에 더 심한 부종을 유발할 뿐만 아니라 작은 뇌 동맥들은 혈액 자극에 의해 연축을 일으킬 수도 있어서 뇌 조직으로의 혈액-관류량이 감소될 수 있다 (그림 12-7). 그 결과, 심한 두통, 혼수, 그리고 구토 등이 흔히 나타난다. 환자들에게 드물게 현저한 뇌-부종이 진행하면서 뇌 탈출 증후

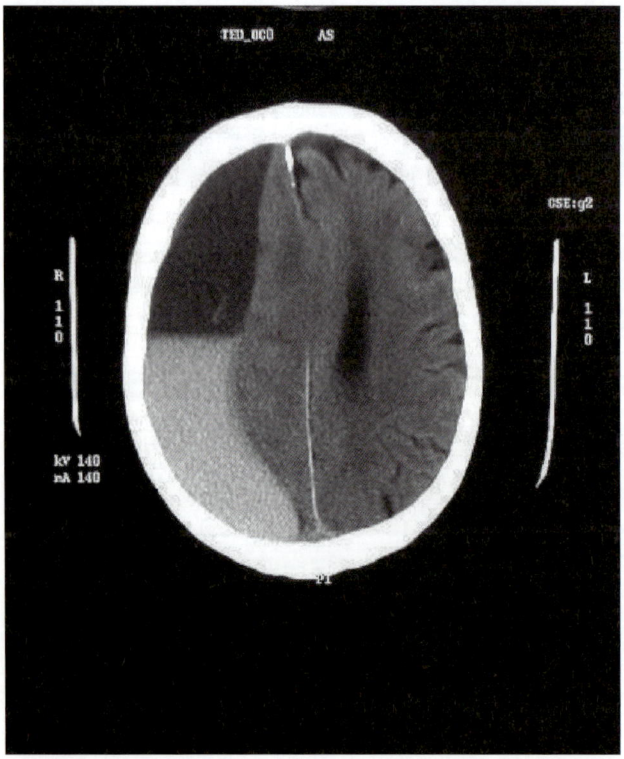

그림 12-6 만성 경막-밑 혈종에 겹쳐 발생한 급성 경막-밑 혈종. 대개 경막 정맥으로부터 출혈이 일어나며, 증상의 발현은 매우 점진적일 수 있다. *(사진 제공 Roy Alson, PhD, MD, FACEP, FAEMS)*

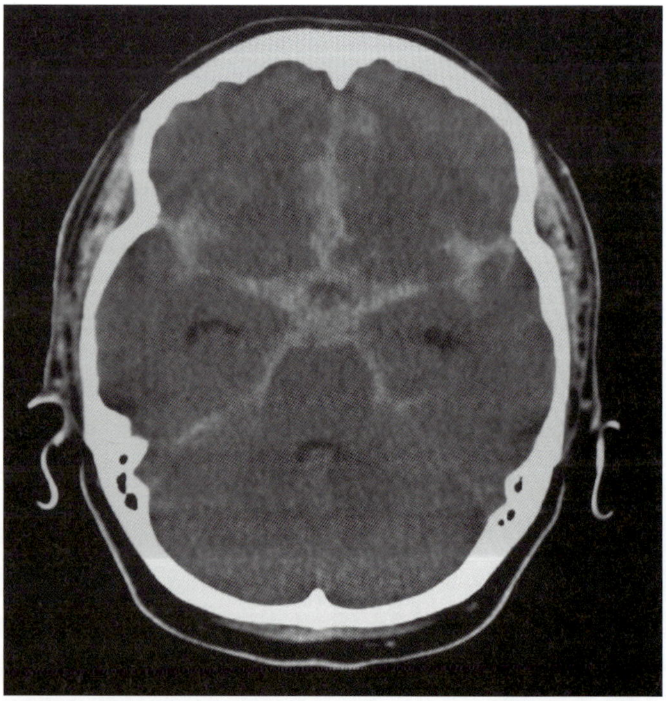

그림 12-7 급성 거미막-밑 출혈. 혈액이 '뇌-바닥 수조'(basilar cistern)에 고여 있으면서 5개-꼭지 별 문양을 보여주고 있다. *(사진 제공 David Effron)*

군이 발생할 수도 있다.

뇌-속 출혈(ICH) 손상 부위에 따른 증상 발현: 뇌-속 출혈은 뇌 조직 내부에 출혈이 발생한 것이다 (그림 12-8). 외상성 뇌-속 출혈은 머리의 둔상 또는 관통상에 의해서 발생할 수 있다. 징후와 증상들은 손상된 뇌 부위와 손상의 정도에 따라 달라진다. 임상 양상은 뇌졸중과 유사하게 손상된 뇌 부위의 해부학적 위치에 따라 특징적인 징후와 증상들이 발현된다. 의식 수준의 변화가 흔히 나타난다. 의식이 명료한 상태의 환자들은 두통과 구토를 호소하기도 한다. 불행히도, 수술이 도움이 되지 못하는 경우가 흔하다.

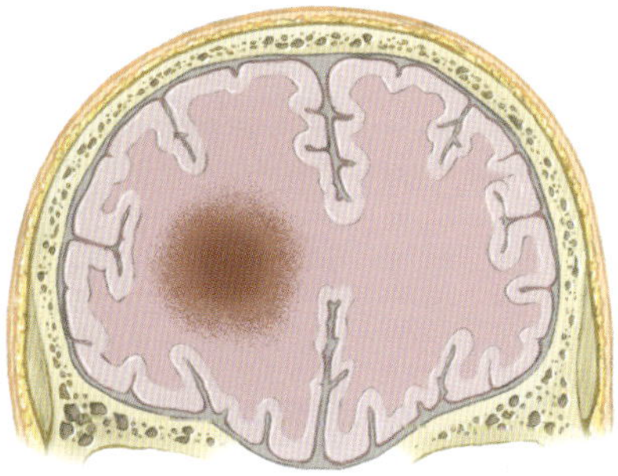

A

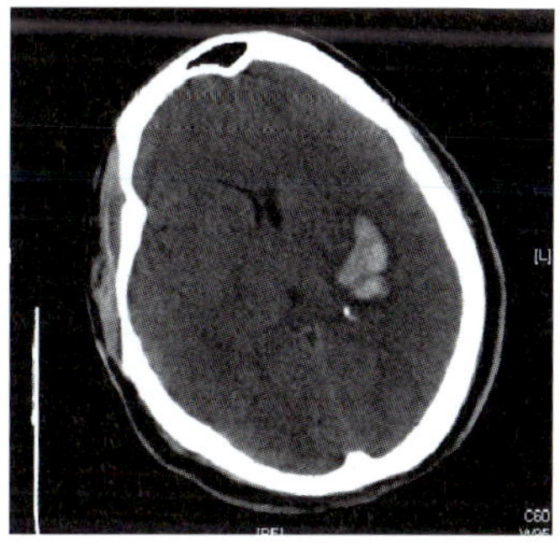

B

그림 12-8 뇌-속 출혈

외상성 뇌 손상 환자의 평가

뇌 손상 환자 식별 & 뇌 손상에 대한 기본 처치: 현장에서는 머리 손상 환자에게 어떤 형태의 TBI 또는 두개-내 출혈이 발생했는지를 정확히 판단할 수가 없다, 왜냐하면 정확히 진단하려면 CT와 같은 영상 장비가 필요하기 때문이다. 뇌 손상의 정확한 유형을 구별하는 것보다 더 중요한 일은 뇌 손상의 존재 여부를 판별하는 것과 뇌 손상 환자를 적절한 의료시설로 이송하는 동안에 시행할 유지 요법들을 준비하는 것이다.

비-협조적인 환자: TBI 환자들은 관리하기가 어려울 수 있다, 왜냐하면 이 환자들은 비-협조적인 경우가 흔하며 약물이나 알코올에 중독된 상태일 수도 있기 때문이다. 여러분은 응급처치 처치제공자로서, 비-협조적인 환자들을 처치하면서도 세세한 사안들에 특별한 주의를 기울여야만 하며, 절대로 인내심을 잃지 않도록 해야 한다.

ITLS 1차 조사

모든 외상 환자는 처음부터 동일한 순서로 평가되어야 한다는 사실을 기억하라 (그림 12-9).

현장 사고-규모 평가

손상 기전에 따른 신체 검진 범위 결정: 현장 사고-규모 평가 결과에 근거하여, 여러분이 현재 'Load & Go 환자'를 보고 있는 상황인지부터 판단하기 시작할 것이다. 위험한 '전신적' 손상 기전 (동력-탈것 충돌, 높은 곳으로부터의 낙상)에 의한 손상이라면, 완전한 신체 검진 (신속 외상 조사)이 필요할 것이다. 위험한 '국소적' 손상 기전 (야구 방망이로 머리를 가격 당함)에 의한 것이라면, 여러분의 신체 검진 범위를 신체 일부에 "집중하여"으로 시행 (ABC 시행, 머리 & 목 검진과 신경학적 검진)할 수 있을 것이다. 이런 경우에는 완전한 신체 검진을 구태여 시행할 필요가 없다.

최초 평가

최초 평가의 중요성: 최초 평가의 목적은, 환자의 치료 우선순위를 결정하고 즉각적인 생명 위협 요소들을 찾아내기 위한 것이다. 머리 외상 환자에 대한 최초 평가에서는 그

ITLS 환자 평가

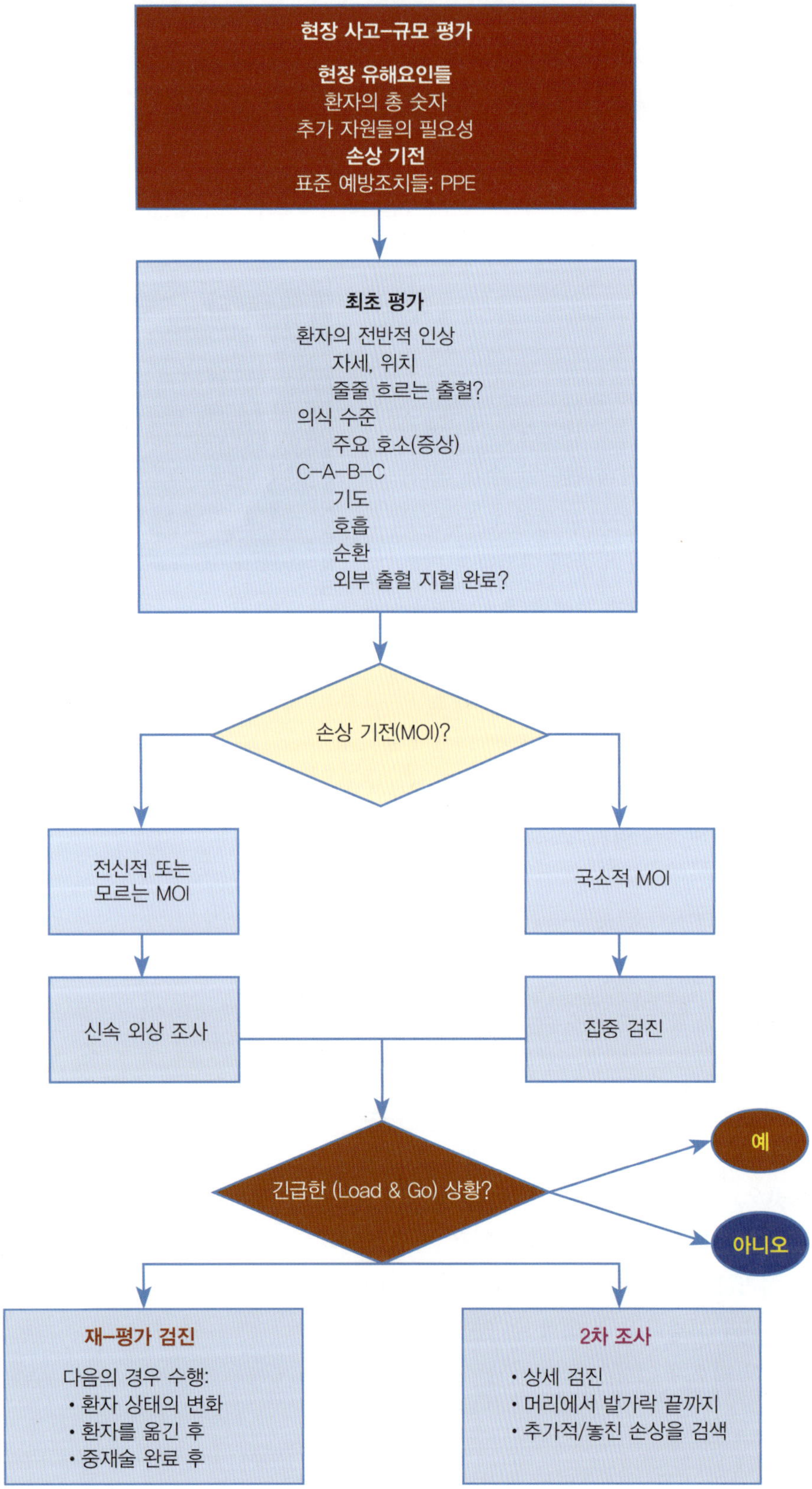

그림 12-9 ITLS 1차 조사.

사고-규모 평가의 결정적 행동

1. 의료 명령체계 확립
2. 만일 안 했다면, PPE 착용
3. 유해요인들 통제
4. 추가 자원들 요청
5. 다중-환자 사건에서 중증도-분류 시작

최초 평가의 결정적 행동

1. 환자 자세/위치 재정립
2. 지혈: 직접 압박
   지혈 거즈
   지혈대
3. 기도 개방
4. 폐환기 보조
5. 산소 투여
6. 필요하면, CPR 시행
7. 신속 구출?

손상 기전 평가의 결정적 행동

1. 손상 기전과 최초 평가를 근거로 어떤 검진을 할지 결정

신속 외상 조사의 결정적 행동

1. 긴장 기흉을 감압하라.
2. 가슴 창상을 밀폐하라.
3. 검진 후 적응증이면, SMR

Load & Go의 결정적 행동

1. 외상센터로 신속 이송
2. 육상 이송 또는 항공 이송?
3. 적응증이면, SMR
4. 조기 알림
5. 이송 동안 IV 경로 확보
6. 적응증이면, TXA
7. 환자 감시 장치 적용
8. 재-평가 검진/2차 조사

Not Load & Go의 결정적 행동

1. 2차 조사 완료
2. 이송 동안 IV 경로 확보
3. 환자 감시 장치 적용
4. 재-평가 검진
5. 부목 대기/창상 드레싱

환자에게 뇌 손상이 발생했는지를 신속히 판정하고, 만일 발생했다면 환자 상태가 악화되고 있는 중인지 여부를 판단하게 된다. 명백한 점은, 병력과 신체 검진 소견에서 손상-후 '의식-명료기'가 있었다가 뒤이어 다시 의식을 잃은 환자 (EDH의 가능성이 있음)는 머리 충격으로 의식을 잃었다가 깨어난 후 계속적으로 의식이 명료하고 지남력이 건재한 환자 (뇌-진탕의 가능성이 있음)보다 더 긴급하게 이송되어야만 한다는 사실이다.

기록의 중요성: 매우 중요한 원칙은 모든 관찰 소견들은 반드시 기록되어야 한다는 것이다 (단, 기록하느라 환자 처치를 중단해서는 절대 안 됨), 왜냐하면 이후의 치료는 환자의 임상적 상태의 악화 여부에 의해서 결정되므로 초기 상태를 정확히 아는 것이 중요하기 때문이다.

경추 손상 추정의 원칙: 빗장뼈 위 신체 부위에 외상을 입고 의식 수준 변화가 동반된 환자는 다른 진단법들로 증명되기 전까지는 일단 경추 손상이 동반된 것으로 간주해야만 한다. 동반된 의식 수준 변화 때문에, 경추 손상이 없음을 확인하기가 가능하지 않으며 병원에 도착한 후에야 확인이 된다. 경추 운동 제한을 시행할 때는 반드시 기도 및 호흡 관리를 같이 시행해야만 한다.

AVPU 방식 사용: 최초 평가 동안에는, 여러분의 신경학적 검진은 '의식 수준'과 '명백한 운동 마비'에 대한 평가로 국한된다. 의식 수준은 뇌 기능을 나타내는 가장 민감한 지표이다. 최초 평가용으로는 AVPU (명료-언어적 자극에 반응함-통증 자극에 반응함-반응 없음) 방식을 사용하는 것이 적절하다 (제2장을 보세요). 만일 머리 외상의 병력이 있거나, 또는 최초 평가에서 의식 수준 변화가 드러난다면, 이후의 신속 외상 조사 과정에서 더 완전한 신경학적 검진이 시행되어야 할 것이다. 의식 수준 저하는 뇌 손상 또는 ICP 상승을 가장 일찍 알려주는 지표이다.

구토 대비: 기도 확보는 아무리 강조해도 지나치지 않다. 바로 누운 자세로, 신체가 제지된, 무의식 상태의 환자는 자신의 혀, 혈액, 구토물, 또는 기타 분비물들로 인해 기도가 폐쇄되기 쉽다. 구토는 머리 손상 후 첫 1시간 이내에 가장 흔히 발생한다. 흡인기를 즉시 사용-가능한 상태로 준비하고 있어야만 한다.

머리 외상 환자에게 기관-삽관 시행할 때 주의사항: 자신의 기도를 스스로 보호할 수 없는 무의식 환자에게는 기관-삽관을 시행하여 기도를 보호해 주어라. 기관-삽관이 어렵다면, 대신에 입-인두 또는 코-인두 기도유지기를 삽입한 다음, 자주 흡인을 시행하는 방법을 사용할 수도 있다. 무의식 상태인 머리 손상 환자에게 기관-삽관을 시행할 때는, 가능한 한 '신속하고 매끄럽게' 행동하라. 즉, 환자의 동요, 힘주기, 및 호흡-멈추기를 유발하지 않도록 하라, 왜냐하면 이런 것들이 유발되면 ICP 상승을 더 악화시킬 수 있기 때문이다. 머리 외상 환자에게 기관-삽관을 시행할 때 리도카인(lidocaine)의 투여는 더 이상 권장되지 않는다. 머리-손상 환자들은 그들의 손상 때문에 (만일 저산소증 상태이면 더욱) 근육 발작을 할 수도 있고, 또는 치아와 턱을 꽉 다물어 기관-삽관을 어렵게 만들 수도 있다. 이런 환자에게 인공적 기도 유지기를 억지로 삽입하려고 시도하면 추가 손상을 유발할 수도 있다.

진주 같은 정보

구토

머리 외상 환자들은 자주 구토를 한다. 여러분은 계속적으로 경계하며 기도 흡입을 예방해야만 한다. 만일 환자가 무의식 상태이고 기도 보호 반사작용들도 소실되었다면, 여러분은 반드시 기관-삽관을 시행해야만 한다. 그렇게 할 수 없다면, 기계적 흡인기를 항상 사용-가능한 상태로 유지하고, 환자를 언제든지 옆으로 통나무-굴리기 할 수 있도록 준비 태세를 갖추어라 (척주 운동 제한은 유지한 상태에서).

약물-보조 기관-삽관(DAI)

약물-보조 기관-삽관(DAI): 환자에게 기관-삽관을 시행할 때 그 성공 가능성을 높이기 위해 진정제와 근육 마비제를 투여하는 것. '신속 연속 기관-삽관'(RSI) 이라고도 불림.

현장 기관-삽관의 결정: 기관-삽관을 시작하기 전에 먼저 고-유량 O_2를 사용하여 환자를 폐환기하라 (그러나 과다-폐환기를 하지는 마라) (제6장과 제7장을 보세요). TBI 환자를 저산소증으로 빠지게 해서는 절대 안 된다. 짧은 순간의 저산소증만으로도 환자 사망률을 높일 수 있기 때문이다. 만일 그 지역 규약에서 허용된다면, 약물-보조 기관-삽관(DAI: drug-assisted intubation)이나 '코-기관 기관-삽관'의 적용을 적극 고려해 볼 수 있다.

현장 DAI 시행의 문제점: TBI 환자에게 현장에서 DAI를 시행했을 때 오히려 사망률을 더 높이는 것으로 보고되고 있다는 사실을 잘 알고 있어야 한다. 이것은 기관-삽관 시도 동안에 환자를 저산소증 상태로 빠지게 만드는 것에 기인한다고 생각된다. 만일 여러분이 환자의 기도를 비-침습적 방법으로 적절히 관리할 수 있으면서 이송 시간도 짧다면, 병원에 도착할 때까지 기관-삽관을 미룰 것을 적극 고려하라.

신경학적 검진 기록의 필수성: 앞서 설명한 것과 같이, DAI를 시행하기 전에 환자의 기본 신경학적 상태를 평가해서 기록해 두는 것이 중요하다, 왜냐하면 투여된 약물들 때문에 병원에 도착한 후에는 정확한 신경학적 평가가 불가능해질 수 있기 때문이다.

신속 외상 조사

비-정상적 의식 수준을 나타내는 모든 환자들 (국소적 손상기전의 환자도 포함하여)에게는 신속 외상 조사를 시행하라 (제2장을 보세요).

머리 **두피에 대한 평가 & 처치:** 일단 최초 평가 (C-ABCD)가 완료되면, 손상 기전에 근거하여 '신속 외상 조사'를 시행하라. 두피에서부터 시작하는데, 신속하지만 세심하게, 두피 열상이나 함몰 또는 개방 두개골 골절 등과 같이 명백한 손상들을 찾아 검진을 시행하라. 두피 열상의 크기를 잘못 판단하는 경우가 잦은데, 왜냐하면 머리카락이 헝클어지고 피가 엉겨 붙어 있어서 헤치고 평가하기가 어렵기 때문이다. 두피를 부드럽게 촉진하여 두개골에 분명하게 불안정한 부위가 있는지를 찾아보라. 만일 그런 부위가 없다면, 여러분은 두피 출혈을 지혈하기 위하여 안심하고 압박 드레싱을 부착하거나 붕대 위로 직접 압박을 지속적으로 가할 수 있다.

지혈 후 출혈이 계속될 때의 처치: 만일 압박 드레싱의 붕대를 뚫고 피가 흐른다면, 여러분이 제대로 지혈을 하지 못한 것이므로 지혈을 위한 직접 압박 부위를 정확히 찾기 위하여 창상을 재-평가해야 할 필요가 있다. 원래의 붕대 위로 드레싱과 붕대를 더 대고 감기를 계속하지는 마라, 왜냐하면 그렇게 하면 피만 더 흘리게 할 뿐이지 출혈 부위를 정확히 지혈할 수 없기 때문이다. 이때 여러분은 지혈제 거즈나 붕대의 적용을 고려해 볼 수 있다.

두개골 바닥 골절의 징후: 다음 중 어느 것이라도 관찰되면 '두개골 바닥 골절'을 시사하는 소견일 수 있다: 귀나 코로부터의 출혈, 귀나 코로부터 맑은 액체 또는 장액-혈성 액체가 흘러나옴, 귀 뒤 부위의 부어오름 그리고/또는 푸르스름한 변색 (배틀 징후,

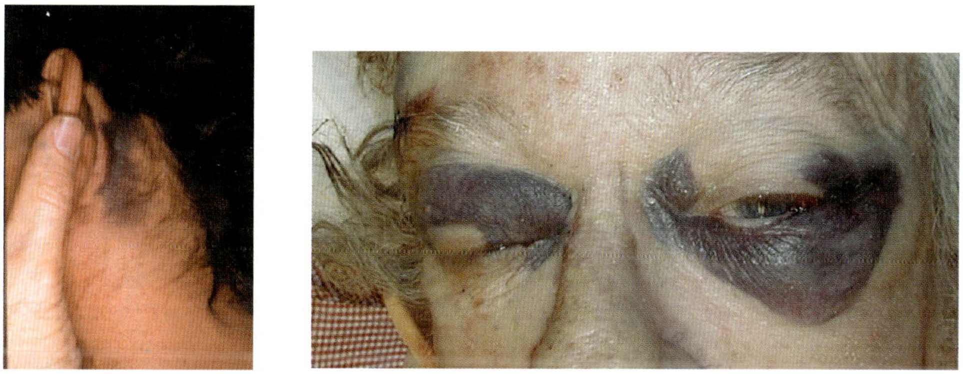

A B

그림 12-10 A. 배틀 징후—두개골 뒤쪽 바닥 골절의 증거. *(사진 제공 Roy Alson, PhD, MD, FACEP, FAEMS)* B. 너구리 눈—두개골 앞쪽 바닥 골절의 증거. *(사진 제공 Roy Alson, PhD, MD, FACEP, FAEMS)*

Battle's sign), 그리고 양쪽 눈 주변의 부어오름 그리고/또는 푸르스름한 변색 (너구리 눈, raccoon eyes) (그림 12-10). '너구리 눈'은 앞쪽 두개골 바닥 골절의 징후로서, 비강 위쪽에 있는 얇은 '체판'(cribriform plate)으로 골절선이 통과하면서 뇌-척수액 그리고/또는 혈액이 새어나와 콧구멍으로 흘러나오게 되어 생기는 것이다. 환자의 콧구멍으로 액체가 흘러나오는 소견이 동반되었건 아니건 '너구리 눈'이 있으면, 코-인두 기도유지기 및 코-위장관의 삽입 그리고 코-기관 기관-삽관의 상대적 금기증에 해당한다. 삽입된 도관이 골절된 체판을 통과하여 뇌로 들어갈 수 있기 때문이다.

동공 뇌-부종 & ICP 상승: 동공 (그림 12-11)은 부분적으로 제3 뇌-신경에 의해서 통제된다. 이 신경은 두개강을 길게 주행하다가 두개골을 관통해 나오므로 뇌-부종에 의해서 쉽게 압박되며, 또한 ICP 상승 때에도 악영향을 받을 수 있다.

동공 확대의 종류 & 원인: 머리 손상을 입은 후, 만일 양쪽 동공이 확대되고 빛에 반응하지 않는다면, 아마도 그 환자는 '뇌-줄기'(brain stem) 손상을 받은 것이며 예후는 불량할 것이다. 만일 동공이 확대되었으나 아직도 빛에 반응한다면, 그 손상이 아직 가역적인 상태일 가능성이 있으므로 외상성 뇌손상에 대한 치료 역량을 갖춘 의료기관으로 환자를 신속히 이송하기 위하여 모든 노력을 기울여야만 한다. 한쪽 동공의 확대 (하지만 아직 빛에 반응함)는 뇌 탈출의 가장 조기 징후일 수 있다. 여러분이 혼수 환자를 보고 있는 도중에 그 환자의 한쪽 동공이 확대되고 빛에 반응하지 않는다면 ("풀린 동공"), 이것은 극단적인 응급 상황이므로 반드시 빠른 이송과 과다-폐환기 요법이 시행되어야만 한다.

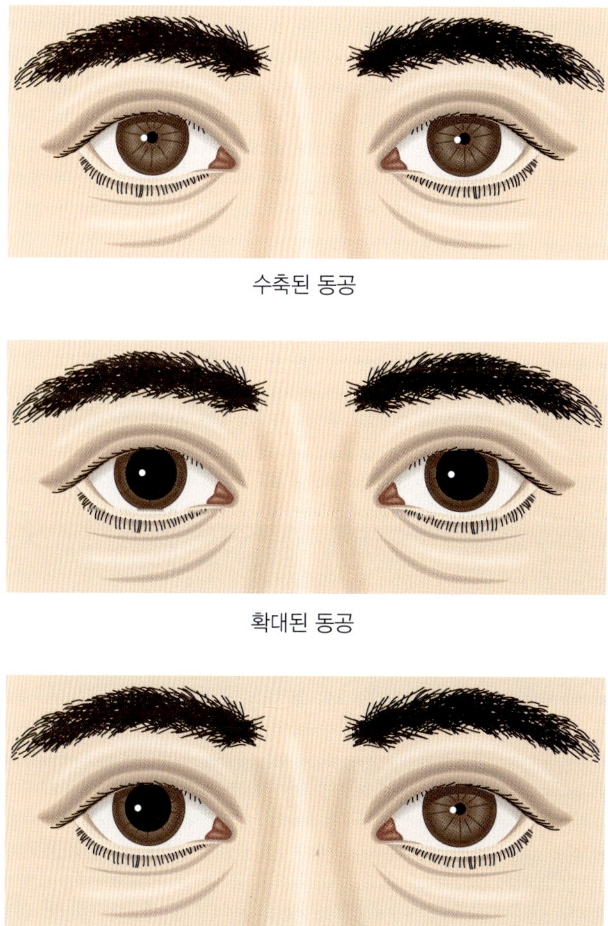

수축된 동공

확대된 동공

동일하지 않은 동공

그림 12-11 동공의 검진

머리 외상이 아닌 동공 확대의 원인: 빛에 반응하거나 또는 하지 않는 동공 확대를 유발할 수 있는 기타 원인들로는 저-체온증, 번개 감전, 무산소증, 시신경 손상, 약물 효과 (예: 아트로핀), 및 안구의 직접 손상 등이 포함된다. 고정되고 확대된 동공을 ICP 상승의 징후로 간주해야 하는 경우는 오직 의식 수준 저하가 동반된 환자로 한정된다. 만일 환자가 정상 의식 수준이라면, 동공 확대는 머리 손상에 의한 것이 아니다 (눈 외상이나 약물에 의한 것일 가능성).

동공이 아닌 눈 검진 소견: '눈꺼풀 빠르게 열고 닫기'는 정서 장애 환자들에게서 종종 관찰할 수 있다. '느린 눈꺼풀 닫기' (커튼이 내려오는 것처럼)는 대개 뇌 손상이나 독소 (예: 알코올 또는 기타 진정제들)의 효과 때문에 유발된다. 거즈 끝이나 면봉을 사용하여 각막을 건드려서 '눈 깜박임 반응' (각막 반사)을 검사하거나 과도하게 유해한 자극을 환자에게 가하여 통증 반응을 검사하는 행위는 신뢰도가 높지도 않고 병원-전 환자 평가에 도움도 안 되는 기법들이다.

팔다리 **운동 기능 & 감각 기능:** 팔다리의 운동 기능과 감각 기능을 검사하라. 여러분이 환자의 양쪽 손과 발을 만지면 환자가 감지하는가? 환자가 손가락과 발가락을 꼼지락 꼼지락 움직일 수 있는가? 만일 환자의 의식이 없으면, 통증에 대한 환자의 반응을 관찰하라. 환자의 손가락과 발가락을 꼬집었을 때 환자가 그 팔다리를 움츠리거나 꼬집힌 부위에 다른 손을 가져가는 행동을 보인다면, 그 환자는 전반적으로 온전한 감각 및 운동 기능을 가지고 있는 것이다. 이것은 대개 뇌 겉질 기능이 정상이거나 단지 최소한만 손상되었음을 의미한다.

팔다리 자세의 의미: '겉질 제거 자세 취하기' (팔을 굽히고 다리를 폄)과 '대뇌 제거 자세 취하기' (팔과 다리를 모두 폄)은 둘 다 대뇌 반구 깊은 부위의 손상 또는 위쪽 뇌 줄기의 손상을 의미하는 불길한 징후이다 (그림 12-12). '대뇌 제거 자세 취하기'가 더 나쁘며 보통은 뇌 탈출을 의미한다. 이 소견은 과다 폐환기 요법의 적응증 중의 하나이다. 근육이 축 늘어진 형태의 이완 마비는 대개 척수 손상을 의미한다.

신경학적 검진 **GCS 점수:** 여러분이 개정 외상 점수(RTS: Revised Trauma Score)와 기타 현장 중증도-분류 점수 체계들을 사용하기 위해서는, '글래스고우 혼수 척도'(GCS: Glasgow Coma Scale) 점수에 익숙해야만 한다. GCS는 간단하고, 사용하기 쉬우며, 또한 최종 치료 결과를 예측할 수 있는 좋은 예후 측정치이다 (표 12-2). TBI 환자에게서 8점 이하의 GCS는 중증 뇌 손상의 증거로 간주된다. 현장에서 판정된 GCS 점수는 환자의 초기 기본 상태이므로, 꼭 기록해 두어야 한다.

GCS에 영향을 미치는 요인들: 초기 GCS 점수는 머리 손상 자체의 중증도를 제대로 반영하지 못할 수도 있다는 사실에 유의해야 하는데, 왜냐하면 전신적 원인 (예:

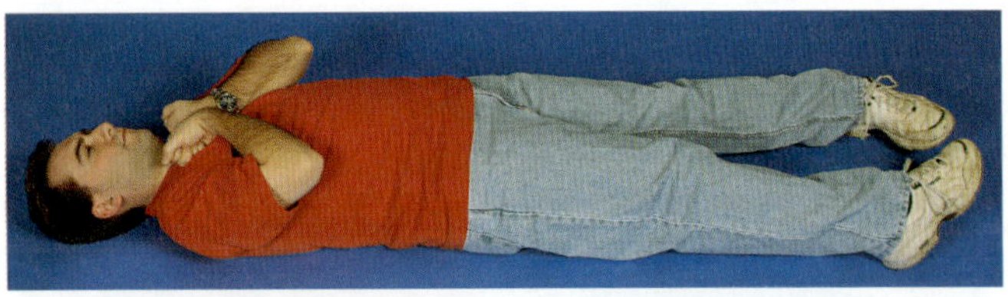
A

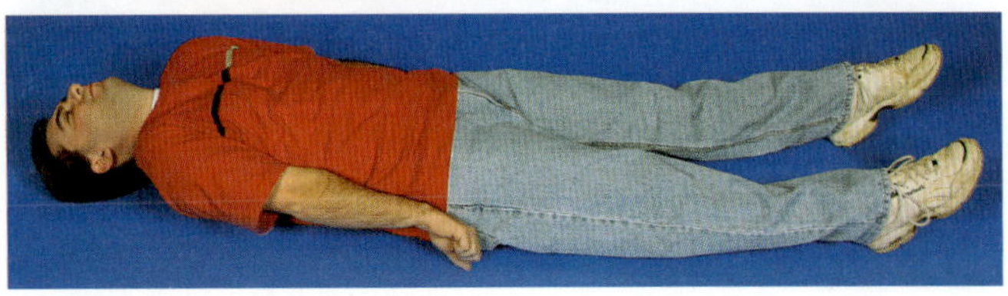
B

그림 12-12 A. 겉질-제거 자세 취하기. B. 대뇌-제거 자세 취하기.

표 12-2: 글래스고우 혼수 척도

눈 뜨기		언어 반응		운동 반응	
	점수		점수		점수
자발적	4	지남력 온전	5	명령대로 따름	6
음성에 반응	3	착란 상태	4	통증 위치를 인지	5
통증에 반응	2	부적절한 단어	3	회피 농삭을 취함	4
반응 없음	1	이해 불가 소리	2	비정상적 굽힘 자세	3*
		무음	1	비정상적 젖힘 자세	2**
				움직임 없음	1

* 겉질-제거 자세 취하기 (통증 자극에)
** 대뇌-제거 자세 취하기 (통증 자극에)

표 12-3: 쇼크와 머리 손상 환자의 활력징후 비교

	쇼크	ICP가 상승된 머리 외상
의식 수준	감소	감소
호흡수	증가	다양하지만 흔히 감소
맥박수	증가	감소
혈압	감소	증가
맥박압	좁아짐	넓어짐

저산소증, 저혈압, 저-혈당, 알코올, 등)에 의해서 의식 수준 변화가 유발될 수도 있기 때문이다. 이러한 전신적 요인들을 교정한 이후에 시행한 GCS 평가는 뇌 파손의 중증도를 정확히 반영할 수 있다.

E.M.V. 중 M이 가장 중요: GCS를 기록할 때 총점만 기록하지 말고, 각 구성 요소들(E,M,V)을 개별 점수를 기록하라. 최근 연구들에 의하면, GCS의 운동 반응 요소만 평가해도 꼭 전체 GCS를 다 평가하는 만큼이나 효과적이라고 제시하고 있다 (Acker 등 2014; Caterino & Raubenolt 2012).

활력 징후 ICP 상승에 따른 활력징후의 변화: 여러분이 환자의 신체를 검진하는 동안에 다른 팀원은 활력 징후를 측정해야 한다. 머리 외상 환자의 경과를 추적 관찰하는데 있어서 활력 징후는 극도로 중요하다. 가장 중요한 점은, 활력 징후가 ICP 변화를 알려줄 수 있다는 점이다 (표 12-3). 여러분은 다음의 단계 마다 활력 징후를 측정하고 기록하라: ITLS 1차 조사의 종료 시점에, 상세 검진을 하는 동안에, 그리고 ITLS 재-평가 검진을 시행할 때마다. TBI 환자의 활력징후에서 다음의 소견들을 찾아보라:

- *호흡.* ICP의 상승은 호흡수의 증가, 감소, 그리고/또는 불규칙해짐을 유발할 수 있다. 뇌 손상 환자의 '비-정상적 호흡 양상'을 보고 뇌 또는 뇌-줄기 손상 부위의 수준을 추정할 수도 있다. 죽음 직전의 환자는 빠르면서 시끄러운 소리의 호흡 양상,

즉 '중추 신경-원인성 과다-폐환기'라는 호흡을 나타낼 수도 있다. 호흡은 너무나 많은 요인들 (예: 공포심, 정서 장애, 가슴 손상, 저산소증, 척수 손상, 당뇨)로부터 영향을 받기 때문에, 머리 손상 환자의 경과를 감시하는 지표로서 다른 활력 징후들 만큼 유용하지는 않다. 환자가 비-정상적 호흡 양상을 보일 때, 그 원인이 (뇌 손상 때문이 아니라) 바로 치료하지 않으면 저산소증으로 이어질 수 있는 가슴 손상이나 다른 문제들 때문일 수도 있다는 사실에 유의해야 한다.

- *맥박.* ICP 상승은 맥박수를 떨어지게 만든다. 하지만 이것은 쿠싱 반응의 아주 후기 징후이다. 빠른-맥을 보이는 것은 쇼크 또는 통증의 징후일 수도 있다.
- *혈압.* ICP 상승은 혈압을 올라가게 만든다. 이때의 고혈압은 맥박압 (=수축기 혈압-이완기 혈압)의 확대를 대개 동반한다. 머리 손상 환자에게 고혈압이 나타나는 또 다른 원인은 공포심과 통증이다. 머리 손상 환자의 저혈압은 대개 출혈성 쇼크 또는 신경성 쇼크에 의해서 유발되며, 따라서 마치 출혈성 쇼크인 것처럼 치료해야만 한다. 순전히 TBI 때문에 저혈압이 유발되는 예는 아주 드물다. 손상을 입은 뇌는 저혈압을 견디지 못한다는 사실을 꼭 염두에 두라. 뇌 손상을 입은 성인에게 단 한 번이라도 저혈압 (수축기 혈압 ≤90mmHg)이 발생하면 사망률을 150%나 상승시킬 수도 있다. 중증 TBI에서 저혈압으로 인한 사망률의 증가는 어린이 환자에게서 훨씬 더 심하다. 중증 머리 손상 (GCS ≤8)의 성인 환자에게는, 비록 그 환자에게 출혈하는 관통상이 동반되어 있다고 하더라도, 정맥 수액을 투여하여 최소한 수축기 혈압 100~110mmHg를 유지하라. 앞서 설명한 것과 같이, 목표는 BTF가 권고한 기준대로 뇌 혈액-관류압(CPP)을 60mmHg 이상으로 유지하는 것이다. 중증 TBI 어린이 환자에게는 그 나이에 맞는 정상 혈압이 유지되도록 해야만 한다.

병력 **중요한 병력 청취 항목:** 병력 청취는 신속 외상 조사를 시행하기 전에 시작하여, 신속 외상 조사를 하는 동안에 계속하라. 그 사고 과정에 대하여 가능한 철저한 병력을 얻는 것이 필수적이다. 머리 손상이 발생한 주변 상황은 환자 관리에 극도로 중요한 정보가 될 수 있으며 또한 최종 치료 결과를 예측하는 예후 인자로서도 중요할 수 있다. 익수, 감전, 번개 낙뢰, 약물 남용, 연기 흡입, 저-체온증, 그리고 경련 발작에 대한 보고가 있으면 특별한 관심을 기울여라. 머리 손상 발생 시점부터 여러분의 현장 도착 시점까지 환자의 행동이 어떻게 변했는지에 대하여 항상 물어보라. 환자의 의학적 과거 병력을 얻으려고 노력하라. 또한 비-외상성 문제로도 의식 수준의 변화가 초래될 수 있다. 의식 수준 변화가 있는 환자에게는 항상 혈당을 확인해야만 한다.

진주 같은 정보

경련 발작

TBI 환자들의 경련 발작은 대개 저산소증 때문에 유발된다. 만일 환자의 기도가 개방되어 있고 이미 100% O_2로 폐환기를 하는 상태라면, 발작을 억제하는 정맥 약물의 투여를 위한 의료지도 지시를 받을 수도 있다. 경련 발작이 발생하면, 여러분은 항상 환자의 기도, 폐환기, 그리고 O_2 공급 상태를 재-확인해야만 한다.

ITLS 2차 조사

2차 조사는 구급차 안에서 시행: 의식 상태가 변화된 TBI 의심 환자는 당연히 Load & Go 환자이다. ITLS 2차 조사 (제2장을 보세요)는 이송 도중에 실시될 것이다 (만일 이송 시간이 짧다면 전혀 시행하지 않기도).

ITLS 재-평가 검진

충실한 기록의 중요성: ITLS 재-평가 검진을 시행할 때마다, 의식 수준, 동공 크기 및 빛에 대한 반응, GCS 점수, 그리고 국소적 근력 약화 및 마비의 발생 (또는 호전) 여부를 확인하고 기록하라. 활력 징후와 함께 이것들을 반복해서 확인하여 기록함으로써, 뇌 손상 환자의 상태 감시를 위한 충분한 정보를 얻게 된다. TBI 환자의 관리를 위한 판단들은 신체 검진과 신경학적 검진 소견들을 포함한 모든 측정 인자들의 변화 양상에 근거하여 내려진다.

TBI 환자의 관리

적합한 의료기관 선정의 중요성: 여러분의 임무는 '2차 뇌 손상을 예방'하는 것이다. 신속한 평가를 시행한 다음, TBI 처치 능력을 갖춘 의료기관으로 환자를 즉시 이송하는 것이 극도로 중요하다. 환자를 적절히 중증도-분류하여 TBI 처치 능력을 갖춘 적합한 의료기관으로 이송하는 것은 환자의 치료 결과에 중대한 영향을 미칠 수 있다. 병원-전 단계 처치에서 중요한 핵심적 사항들을 다음에 열거했다.

권장 지침의 등급: 미국 '뇌 외상 재단' 지침들 (BTF Guidelines)은 다음과 같이 분류된다:

- 1급 권장 사항들, Class I 과학적 증거에 의해 지지됨 (과거에는 '표준'으로 불렸음)
- 2급 권장 사항들, Class II 과학적 증거에 의해 지지됨 (과거에는 '지침'으로 불렸음)
- 3급 권장 사항들, Class III 과학적 증거에 의해 지지됨 (과거에는 '선택 사항'으로 불렸음)

진주 같은 정보

과다-폐환기
응급처치 처치제공자들은 너무 빠른 빈도로 호흡 보조를 하는 경향이 있다. E_TCO_2 감시기를 사용하면 이런 실수를 예방할 수 있다.

술식 순서

머리 외상 환자 관리하기

1. 기도를 확보하고 양호한 O_2 공급을 유지하라. 손상된 뇌는 저산소증을 견디지 못하므로, 모든 TBI 환자에게는 100% O_2를 공급하라. 가능하면 맥박 산소-측정기를 사용하여 SpO_2를 감시하라. SpO_2가 90% 미만으로 내려오도록 허용해서는 안 된다 (2급 권장 사항). 약 95%로 유지하는 것이 가장 좋다.
   우수한 폐환기 상태 (과다-폐환기는 안 됨)를 유지하라, 즉, 매 6~8초마다 1회씩 (8~10회/분)의 빈도로 폐환기하라. 연구들에 의하면, 응급처치 처치제공자들은 자각하지 못하는 상태에서 위급한 환자에게 과다-폐환기를 시행하는 경향이 있다는 사실이 밝혀졌다. 만일 E_TCO_2 감시기가 있다면, 이런 실수를 예방할 수 있을 것이다. E_TCO_2를 35~45mmHg 사이로 유지하도록 노력하라.
   만일 환자의 기도를 유지할 수 없다면 또는 만일 환자에게 보충적 O_2를 투여해도 적절한 O_2 공급이 유지되지 않는다면, 성인에게는 기관-삽관의 시행이 여전히 권장된다. 의식 수준이 떨어진 환자인데 기도를 유지할 수 있으며 정상적 O_2 포화도가 유지된다면, 이런 환자들에게 기관-삽관을 통상적으로 시행하는 것은 합당하지 않다. 일부 연구들에 의하면, 현장에서 기관-삽관을 시행 받았던 TBI 환자들은 생존율이 더 낮아졌다는 사실이 밝혀졌다. 이런 결과의 원인으로 가능한 것은 인지되지 못한 '저산

술식 순서 *(계속)*

소증', '과다-폐환기' 및 '식도 삽관'이 있다. 호기말 CO_2 분압측정기를 사용하면 이런 문제들을 예방할 수 있다 (제6장을 보세요). BTF 지침에서는 기관-삽관이 시행된 모든 TBI 환자들을 위한 필수 감시 술기로서 호기말 CO_2 분압측정기, 맥박 산소-측정기, 그리고 혈압의 감시가 권장된다 (3급 권장 사항).

어린이 TBI 환자들에게 병원-전 단계에서 BVM 기구 폐환기보다 기관-삽관을 시행하는 것이 더 우월하다는 주장을 뒷받침하는 증거는 아직 없다 (2급 권장 사항).

머리 손상 환자들은 구토하기 쉽기 때문에, 언제든지 통나무-굴리기 술식을 시행할 수 있도록, 그리고 언제든지 흡인기로 환자의 입-인두를 흡인할 수 있도록 준비 태세를 갖추고 있어야 한다. 특히 기관-삽관을 시행하지 않은 경우에는 더 그러하다. 항-구토제의 사용은 최대한 피해야 한다, 왜냐하면 일부 항-구토제들은 의식 수준을 저하시킬 수도 있기 때문이다.

2. 의식 수준 변화가 동반된 머리-손상 환자에게는 척추 상태를 임상적 방법으로 평가할 수 없기 때문에, 손상 기전에 근거하여 척주 운동-제한을 적용하라 (제10장을 보세요). 가능하다면, ICP를 낮추는데 도움이 되도록 들것의 머리 쪽을 약 30도 높여라.
3. 신체 제지술기 또는 폐환기 보조에 저항하는 동요 상태의 공격적 환자들은 자신의 ICP 상승을 유발할 뿐만 아니라 자신에게 추가적 경추 손상을 유발할 위험에 처해 있다. 이런 상황에서는 진정제 사용을 고려하라. 단, 진정제를 사용하면 환자의 신경학적 평가와 기도 관리를 복잡하게 만들 것이라는 사실을 인식해야 한다.

   벤조다이아제핀을 조심스레 투여하면 (디아제팜 2~5mg, 미다졸람 1~3mg; 호흡을 면밀히 관찰), 혈압을 떨어뜨리지 않고서도 환자 동요를 완화시킬 수 있다. 벤조다이아제핀 투여의 추가적 장점은 경련 발작 예방 효과가 있다는 것이다. 동요 완화를 위해, 할로페리돌 (성인에서 5mg IV/IM)을 투여할 수도 있다.
4. 최초 관찰한 기본 소견들을 기록하라. 활력 징후들 (호흡 빈도와 호흡 양상까지), 의식 수준, 동공 (크기와 빛에 대한 반응), GCS 점수, 그리고 국소적 근력 약화 또는 마비의 발현 (또는 호전)을 기록하라. 만일 환자가 저혈압을 나타내면, 출혈 및 척수 손상을 의심하라.
5. 의식 수준이 변한 모든 환자에게는 손가락-찌르기 혈당 검사를 시행하고 그 결과를 기록해야 한다.
6. 2개의 대구경 정맥 도관을 삽입하라. 저혈압을 회피하고 그리고/또는 가능한 저혈압 지속 기간을 최단기로 제한하기 위하여 TBI 환자에게 수액 소생술 (결정질 용액)을 시행하라 (2급 권장 사항). 수액 투여에 의한 뇌-부종 증가에 의한 위험성은 환자의 저혈압을 방치했을 때의 위험성보다 훨씬 더 작다.
7. 저혈압 또는 저산소증을 교정하고 난 후에도 뇌 탈출 징후들을 나타내는 환자에게만 치료를 위한 과다-폐환기 요법의 사용이 권장된다 (3급 권장 사항). 만일 호기말 CO_2 분압측정기가 사용-가능하다면, E_TCO_2를 약 35~40mmHg로 유지하도록 노력하라. 과다-폐환기 요법을 시행해야만 한다면, E_TCO_2를 30~ 35mmHg 사이로 유지하라 (Stocchetti 등 2005).
8. 만일 환자가 저혈압을 보인다면, 그것을 출혈 또는 드물게는 척수 손상 때문으로 간주하라. TBI 환자의 저혈압을 치료할 때 현행의 결정질 용액에 비해 '고장성-식염수'(hypertonic saline)가 더 좋은 치료결과를 가져오는지는 확인되지 않았다 (DeWall 2010).
9. TBI에 대한 통상적 스테로이드 투여는 권장되지 않는다.
10. 만니톨은 삼투압성 이뇨제로서 ICP를 감소시키는 것으로 생각된다. Cochrane 검토 보고서에서, 병원-전 환경에서 만니톨의 사용과 관련하여 충분한 자료가 축적되지 않았다고 말하고 있다 (Wakai 2013).
11. 지침들에서는 TBI 치료 과정의 초기부터 항-뇌전증 약제 투여를 시작하라고 권장하고 있다. 페니토인(Phenytoin)과 레베티라세탐(Levetiracetam)과 같은 약제들은 경련 예방에 효과적이지만, 부하량 투여 후 연속 주입을 해야 할 필요가 있다. EMS 환경에서는 벤조디아제핀 사용이 더 적합할 수 있는데, 왜냐하면 경련 예방과 진정 작용을 같이 제공하기 때문이다.

증례 제시 *(계속)*

여러분은 ALS 구급차의 선임 응급처치 처치제공자인데, 지금 중증 손상을 입은 오토바이 탑승자를 외상센터로 이송하는 중입니다. 환자는 오른쪽 긴장-기흉이 확인되어 바늘 감압술을 시행하였으며 호흡 곤란 때문에 기관-삽관을 한 상태입니다. 여러분이 ITLS 재-평가 검진을 시행하여, 손상 다리에서 더 이상의 출혈이 없음을 확인합니다. 재-평가 검진의 일환으로서 여러분은 신경학적 검진을 반복하는데, 환자의 양 팔은 여전히 대뇌-제거 자세를 취하고 있습니다. 자발 호흡은 불규칙하고 느리며 (지금 약 8회/분으로 호흡 보조 중임), 맥박수는 80회/분 미만입니다. 다른 활력징후들로는 혈압 88/40, SaO_2 95, E_TCO_2 38, 그리고 GCS 3입니다. 여러분은 "뇌의 창문" 속을 들여다 봅니다. 현재 오른쪽 동공은 확대되고 고정되어 있습니다. 여러분은 고정된 동공과 느린-맥을 근거로 뇌 탈출의 가능성을 우려합니다. 여러분은 여러분의 동료에게 환자에 대한 폐환기량을 높이도록 지시합니다. 폐환기 빈도를 20회/분으로 높여 E_TCO_2 30~35 mmHg를 목표로 하라고 말합니다. 여러분은 또한 수축기 혈압 100 mmHg 이상이 되도록 정맥 수액 조절기를 개방하여 수액 주입 속도를 높입니다. 그런 다음, 여러분은 외상센터에 전화하여 환자의 상태 악화를 보고합니다. 외상센터 의료진은 말하기를, 외상 처치실에서 신경외과 의사가 그 환자를 맞이할 것이라고 합니다.

전통적 뇌 탈출 증후군은 특징적으로 고혈압, 느린-맥, 그리고 불규칙한 호흡을 보입니다만, 이 환자의 다른 동반 손상들 때문에 이들의 발현이 차단되고 있습니다. 이 환자는 출혈성 쇼크 상태이기 때문에 빠른-맥을 보여야만 하지만 이 환자는 정상 범위의 맥박수를 보이고 있습니다. 지금의 정상 맥박수는 (출혈성 쇼크에 의한 빠른-맥이 겹쳐져서 생긴) '부적절한' 느린-맥일 가능성이 있습니다.

더구나 척수 손상의 가능성도 있어서, 이것 때문에 출혈성 쇼크에 대한 자율신경계 반응 (빠른-맥)이 차단되었을 수도 있습니다. 신경성 쇼크와 이에 동반된 외상성 혈액 상실에 기인한 저혈압에 의하여 이 환자의 뇌 허혈이 악화될 것입니다. 따라서 중증 뇌 외상에 대한 병원-전 처치에서는 저산소증 및 불량한 혈액-관류에 대한 관리가 그 핵심이 됩니다.

여러분은 그 후 이 출동 건과 관련하여 외상센터로부터 통보를 받았는데, 이 환자의 CT 촬영 결과에서 중앙선 전위 (뇌 탈출)를 동반한 오른쪽 경막-밑 혈종과 뇌 타박상이 확인되었다고 합니다. 신경외과 의사와 외상팀이 환자의 쇼크 상태를 안정화한 후, 그 혈종을 성공적으로 제거하였다고 합니다. 척추 영상검사 소견에서, 첫 번째 흉추의 압박 골절로 뼈 조각이 뒤로 튀어나오면서 척수를 침범하였다고 하며, 이 손상은 외과적으로 교정되었으며 환자는 양 다리의 운동 기능을 회복하고 있는 중이라고 합니다.

요약

머리 손상은 외상의 심각한 합병증이다. 환자에게 최선의 회복 기회를 제공하기 위해서, 여러분은 머리와 중추 신경계의 중요 해부학을 친숙하게 알고 있어야 하며 다양한 중추신경계 부위들의 손상에서 임상적 양상이 어떻게 발현되는지를 이해하고 있어야만 한다. 머리-손상 환자를 관리하는데 가장 중요한 단계들에는 신속한 평가, 우수한 기도 처치, 저혈압 및 저산소증의 예방, 외상센터로의 신속한 이송, 그리고 ITLS 재-평가 검진의 잦은 시행이 포함된다. BTF 지침을 실제 실행함으로써 중증 머리 손상 환자들의 치료 결과에서 현저한 개선이 이루어졌다. "반복 시행된 평가 소견들을 기록하는 것"이 이후 처치 결정들을 내리는데 있어서 그렇게 중요한 경우가 다른 어떤 외상 분야들보다 머리 외상 분야에서 더욱 그러하다.

참고 문헌 & 자원

Acker, S. N., J. T. Ross, D. A. Patrick, N. A. Nadlonek, M. Bronert, and D. D. Bensard. 2014. "Glasgow Motor Scale Alone is Equivalent to Glasgow Coma Scale at Identifying Children at Risk for Serious Traumatic Brain Injury." *Journal of Trauma and Acute Care Surgery*. 77(2) (August): 304–9.

Badjatia, N., N. Carney, T. J. Crocco, M. E. Fallat, H. M. Hennes, A. S. Jagoda, S. Jernigan, P. B. Letarte, E. B. Lerner, T. M. Moriarty, et al. 2008. "Guidelines for Prehospital Management of Traumatic Brain Injury 2nd Edition." *Prehospital Emergency Care* 12 (Suppl. 1): S1–S52.

Brain Trauma Foundation, American Association of Neurological Surgeons/College of Neurological Surgeons, Joint Section on Neurotrauma and Critical Care. 2017. "Guidelines for the Management of Severe Head Injury, 4th Edition." https://www.braintrauma.org/coma/guidelines

Caterino, J. M. and A. Raubenolt 2012. "The Prehospital Simplified Motor Score is as Accurate as the Prehospital Glasgow Coma Scale: Analysis of a Statewide Trauma Registry." *Emergency Medicine Journal*. 29(6) (June):492-6. doi: 10.1136/emj.2010.110437. Epub 2011 Jul 27.

Chestnut, R. M., L. F. Marshall, M. R. Klauber, B. A. Blunt, N. Baldwin, H. M. Esenbert, J. A. Jane, A. Marmarou, and M. A. Foulkes. 1993. "The Role of Secondary Brain Injury in Determining Outcome from Severe Head Injury." *Journal of Trauma* 34, no. 2 (February): 216–22.

Davis, D. P., J. V. Dunford, M. Ochs, K. Park, and D. B. Hoyt. 2004. "The Use of Quantitative End-Tidal Capnometry to Avoid Inadvertent Severe Hyperventilation in Patients with Head Injury After Paramedic Rapid Sequence Intubation." *Journal of Trauma—Injury, Infection, and Critical Care* 56, no. 4 (April): 808–14.

Davis, D. P., J. V. Dunford, J. C. Poste, M. Ochs, T. Holbrook, D. Fortlage, M. J. Size, F. Kennedy, and D. B. Hoyt. 2004. "The Impact of Hypoxia and Hyperventilation on Outcome After Paramedic Rapid Sequence Intubation of Severely Head-Injured Patients." *Journal of Trauma* 57, no. 1 (July): 1–8.

Davis, D. P., D. B. Hoyt, M. Ochs, D. Fortlage, T. Holbrook, L. K. Marshall, and P. Rosen. 2003. "The Effect of Paramedic Rapid Sequence Intubation on Outcome in Patients with Severe Traumatic Brain Injury." *Journal of Trauma—Injury, Infection, and Critical Care* 54, no. 3 (March): 444–53.

DeWall, J. 2010. "Evidence Based Guidelines for Adult Traumatic Brain Injury Care." *Journal of Emergency Medical Services* 35, no. 4 (March). https://www.jems.com/articles/print/volume-35/issue-4/patient-care/evidence-based-guidelines-adul.html

Franschman, G., S. M. Peerdeman, S. Greuters, J. Vieveen, A. C. Brinkman, H. M. Christiaans, E. J. Toor, G. N. Jukema, S. A. Loer, C. Boer, et al. 2009. "Prehospital Endotracheal Intubation in Patients with Severe Traumatic Brain Injury: Guidelines versus Reality." *Resuscitation* 80, no. 10 (October): 1147–51.

Hopkins, E., S. M. Green, M. Kiemeney, and J. S. Haukoos. 2018. "A Two-Center Validation of 'Patient Does Not Follow Commands' and Three Other Simplified Measures to Replace the Glasgow Coma Scale for Field Trauma Triage." *Annals of Emergency Medicine* 72, no. 3 (September): 259–69.

Langlois, J. A., W. Rutland-Brown, and M. A. Wald. 2006. "The Epidemiology and Impact of Traumatic Brain Injury: A Brief Overview." *Journal of Head Trauma Rehabilitation* 21, no. 5 (September–October): 375–8.

McCrory, P., W. Meeuwisse, K. Johnston, J. Dvorak, M. Aubry, M. Molloy, and R. Cantu. 2009. "Consensus Statement on Concussion in Sport: The 3rd International Conference on Concussion in Sports held in Zurich, November 2008." *British Journal of Sports Medicine* 43 (Suppl. 1) (May): i76–90.

Pigula, F. A., S. L. Wald, S. R. Shackford, and D. W. Vane. 1993. "The Effect of Hypotension and Hypoxia on Children with Severe Head Injuries." *Journal of Pediatric Surgery* 28, no. 3 (March): 310–6.

Stocchetti, N., A. I. Maas, A. Chieregato, and A. A. van der Plas. 2005. "Hyperventilation in Head Injury: A Review." *Chest* 127, no. 5 (May): 1812–27.

Stolz, U., K. Denninghoff, D. Spaite, et al. 2015. "Association Between Lowest Prehospital Systolic Blood Pressure and Non-Mortality Outcomes in Major Traumatic Brain Injury: Is There a 'Hypotension' Threshold?" *Prehospital Emergency Care* 19, no. 1 (January–March): 143.

Wakai, A., A. McCabe, I. Roberts, and G. Schierhout. 2013. "Mannitol for Acute Traumatic Brain Injury." *Cochrane Database Systematic Reviews* 2013, no. 8: CD001049.

Wang, H. E., A. B. Peitzman, L. D. Cassidy, P. D. Adelson, and D. M. Yealy. 2004. "Out-of-Hospital Endotracheal Intubation and Outcome After Traumatic Brain Injury." *Annals of Emergency Medicine* 44, no. 5 (November): 439–50.

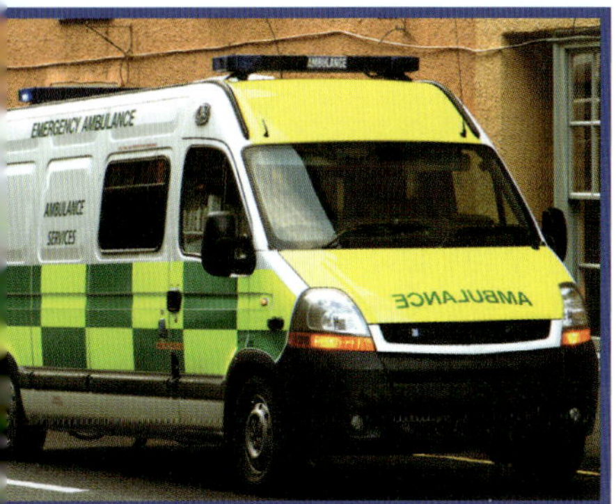

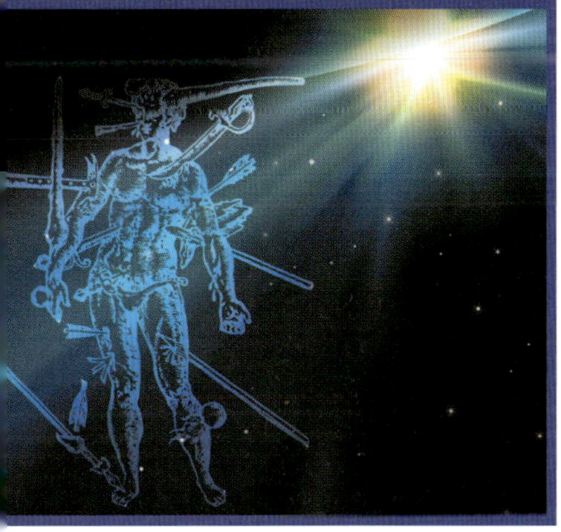

(위쪽: 사진 제공 Kyee Han, MD)

복부 외상

Ingrid Bloom, MD
Melissa White, MD, MPH
Arthur H. Yancey II, MD, MPH, FACEP

Abdominaltraumata
Ozljede trbuha
Trauma Abdominal
Trauma Abdomen
Травмы живота
Traumatismes abdominaux
Τραύμα Κοιλίας
Hasi traumák
腹部外傷
腹部創傷
Poškodbe trebuha

핵심 용어

내장, p. 349
내장 탈출, p. 350
복막, p. 351
복막-뒤 복부, p. 347
안전띠 징후, p. 350
진짜 복부, p. 347
흉강-내 복부, p. 347

학습 목표

여러분이 이 장을 성공적으로 완료하고 나면, 다음을 할 수 있어야만 한다:

1. 복부의 기본 해부학적 구조물들을 구체적으로 식별하고, 복부 손상과 가슴 손상들이 어떻게 연관될 수 있는지를 설명하라.
2. 둔상과 관통상의 차이점들을 구별하고, 각각과 관련되는 특징적인 합병증들을 식별하라.
3. 복강-내 내장이 복벽 밖으로 쏟아져 나온 환자에게 필요한 치료에 대하여 설명하라.
4. 골반 골절을 식별하는 방법 및 안정화시키는 방법을 설명하고 이것이 왜 중요한지 그 이유를 설명하라.
5. 병력, 신체 검진 그리고 손상 기전에서 얻어진 소견들을 근거로 추정 가능한 복강-내 손상들과 그 소견들을 설명하라.
6. 복부 손상들을 입은 환자들을 위한 매우 중요한 중재술들을 열거하라.

장 개요

복부 외상의 잠재적 치명성: 복부 손상은 병원에 도착한 다음에도 환자 상태를 정확히 평가하기가 어려울 수 있다. 현장에서는 복부 손상의 평가가 훨씬 더 어려울 수밖에 없다. 그럼에도 불구하고, 복강-내 손상이 '예방-가능 외상 사망'의 주요 원인 중 하나이기 때문에, 복강-내 손상의 가능성이 있으면 그것은 현장에서도 반드시 즉시 인지되고, 처리되고, 그리고 기록되어야만 한다. 복부 관통상은 흔히 즉각적 외과적 중재술이 필요하지만, 복부 둔상 (신체 접촉 스포츠, 동력-탈것 충돌, 폭행)은 외과적 중재술의 필요성 여부가 약간 더 애매할 수도 있다. 하지만 복부 둔상도 역시 잠재적으로 못지않게 치명적이다.

출혈과 감염 유발: 둔상이든 관통상이든 상관없이, 복부 외상에서는 2가지의 생명-위협적 상태가 초래될 수 있다: 출혈과 감염. '출혈'은 즉각적으로 결과를 나타낸다. 따라서 여러분은 모든 복부 외상 환자들에게서 (초기) 쇼크의 징후와 증상들이 나타나지 않는지 평가하는 일에 항상 경계심을 늦추지 않아야만 한다. '감염'도 마찬가지로 치명적일 수 있지만, 상대적으로 늦게 발현되기 때문에 사고 현장에서는 복강 내용물의 육안적 오염을 예방하는 수준을 넘어서는 특별한 중재술을 필요로 하지 않는다.

병원-전 수액소생술의 유해한 효과: 복부 외상 처치에 있어서 응급처치 처치제공자의 역할은 시간이 흐르면서 발전해왔다. 1980년 중반에 시행된 연구들에 의하면, 잘 훈련된 응급처치 처치제공자가 적합하고 시기적절한 처치를 제공하면 복부 창상을 가진 위급한 외상 환자의 혈역학적 상태를 호전시킬 수 있다는 사실이 입증되었다. 반면 그 이후의 연구들에 의하면 (예: Bickell 등 1994), 복부 관통상을 입은 환자에게 병원-전 단계에서 '공기압 항-쇼크 의복(PASG)'을 착용시키고 그리고/또는 적극적 정맥 수액 소생술을 시행하면 유익함보다 해로움이 더 많을 수도 있다는 사실을 보여주었다. 복부 둔상 환자에게 적극적 수액 소생술을 시행하면 혈액 응고를 방해하여 유해한 효과를 보인다는 생각을 지금은 느끼고 있다 (제8장을 보세요).

복부 외상 처치 3대 필수 요소: 현장에서 복부 외상 환자를 관리하는데 있어서, '빠른 환자 평가'와 '조속한 쇼크 치료', 그리고 '결정적 처치가 가능한 의료시설로의 신속하고 안전한 이송'이 필수 요소가 된다.

증례 제시

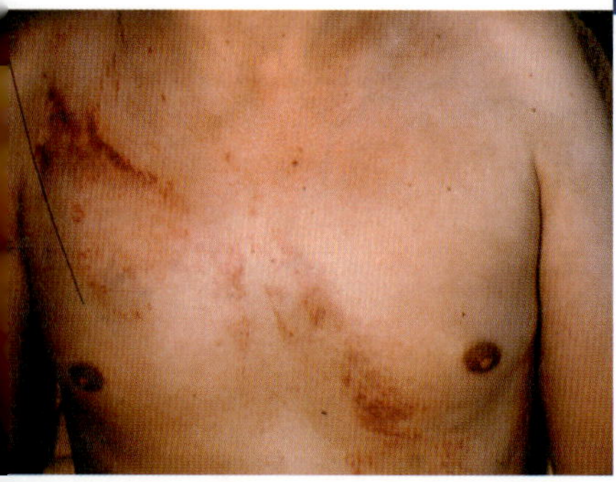

소방대에서 견인-트레일러 충돌사고 현장에 대한 정리를 마치고 경찰이 고속도로를 다시 개방할 준비를 마친 다음에, 그 사건 사령관이 EMS 출동본부에 연락하여 현장으로 구급차 한 대를 보내달라고 요청합니다. 이런 과정은 통상적 대응 방식입니다. 그 견인-트레일러 (대형 트럭) 운전자는 그 사고 이후 손상이 있음을 의미하는 증상이 전혀 없었기 때문에 EMS 이송도 거부했었는데, 지금은 가운데 배 부위에 복통을 호소하고 있다고 합니다. 그의 셔츠를 올리면, 그의 아랫배에 멍이 든 것이 보인다고 합니다. 또한 그는 소변을 보았을 때 피가 나왔다고 말합니다. 여러분은 같은 사고에서 손상을 입은 오토바이 탑승자를 병원으로 이송한 후 지금 막 병원을 떠났는데, 그 얘기를 듣고 다시 현장으로 되돌아가고 있습니다.

더 진행하기 전에, 다음의 질문들을 생각해보십시오:

- 병력과 손상 기전에서 어떤 요소들이 내부 손상의 가능성을 시사하고 있습니까?
- 여러분이 ITLS 1차 조사와 2차 조사를 시행할 때 어떤 결정적 징후들을 찾아볼 생각입니까?

증례 제시 *(계속)*

- 이 환자에게 SMR이 필요합니까? 여러분은 어떤 치료는 제공해야 합니까?

이 장을 끝까지 읽는 동안에 계속 이 질문들을 기억하십시오. 그런 다음, 이 장의 끝에서 그 응급처치 처치제공자들이 이 환자를 어떻게 관리했는지 확인해 보십시오.

복부 해부학

복부의 3개 구역: 복부는 전통적으로 개의 구역으로 나뉜다: **흉곽-속 복부** (그림 13-1), **진짜 복부** (그림 13-2), 그리고 **복막-뒤 복부** (그림 13-3).

'복막-뒤 복부' 손상의 특징: 비록 '진짜 복부' 속으로 출혈이 생기면 앞쪽 복벽을 팽창되게 만들 수 있겠지만, '복막-뒤 복부' 속으로 출혈이 생기면 쇼크를 유발할 만큼 충분히 중증의 출혈이 발생해도 복부 팽만과 같은 눈에 띄는 징후가 나타나지 않을 수 있다. 앞쪽 신체 표면에서 멀리 떨어져 있는 위치이기 때문에, 복막-뒤 복부 손상들을 현장에서 환자 평가를 통해 식별하기가 어렵다. '엉덩 혈관'들(iliac vessels)과 그 분지들이 복막-뒤 복부의 골반 부위에 위치하고 있어서, 복부 외상이나 골반 골절에 의해서 이 혈관들이 파손될 수 있다. 이 경우에 심각한 출혈이 유발되지만, 국소적 증상 또는 외부 증상들은 최소한만을 나타내게 된다.

흉곽-내 복부: 횡격막이라는 얇은 근육-막 바로 밑에 위치하면서, 아래쪽 갈비뼈들에 의해 둘러싸여 있는 복강 부분; 여기에 간, 쓸개, 지라, 위, 그리고 '가로 잘룩창자'가 포함된다.

진짜 복부: 아래쪽 갈비뼈들 밑에서부터 골반까지 포함하지만 복막-뒤 복부의 앞쪽에 존재하는 복강 부분; 여기에는 잘룩창자와 작은창자, 간 일부, 그리고 방광이 포함된다. 여성은, 자궁, 나팔관 그리고 난소가 또한 여기에 포함된다.

복막-뒤 복부: 흉곽-내 복부와 진짜 복부의 뒤쪽에 위치하며, 얇은 후-복막에 의해서 다른 복부 부분들과 구분되는 복부 부분. 콩팥, 요관, 췌장, 뒤쪽 십이지장, '오름 잘룩창자' 및 '내림 잘룩창자', 복부 대동맥, 그리고 아래-대정맥이 여기에 포함된다.

복부 손상의 유형

동반 손상 비율이 높은 복부 둔상: 복부 손상은 대개는 둔상과 관통상으로 분류되지만, 이 두 가지가 같이 결합되어 발생할 수도 있다. 둔상이 복부 손상의 가장 흔한 손상 기전이며, 10~30%의 비교적 높은 사망률을 보인다. 사망률이 높은 이유는 복부 둔상에는 머리, 가슴, 골반 그리고/또는 팔다리 손상이 동반되는 빈도가 높기 때문이다. 동력-탈

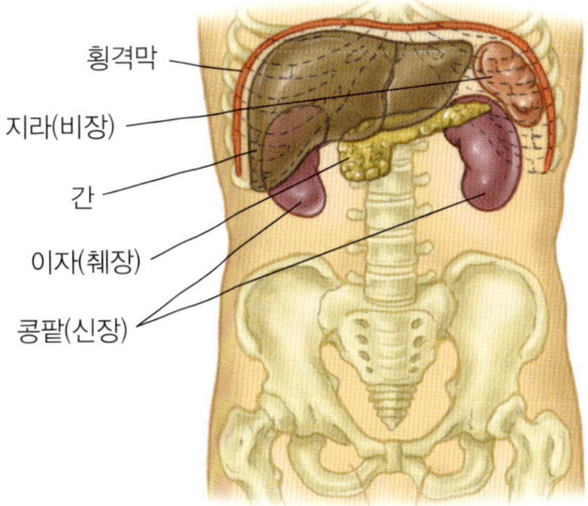

그림 13-1 흉곽-내 복부

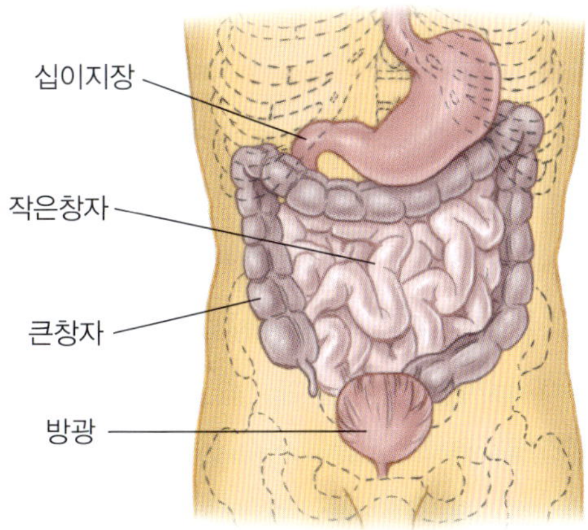

그림 13-2 진짜 복부

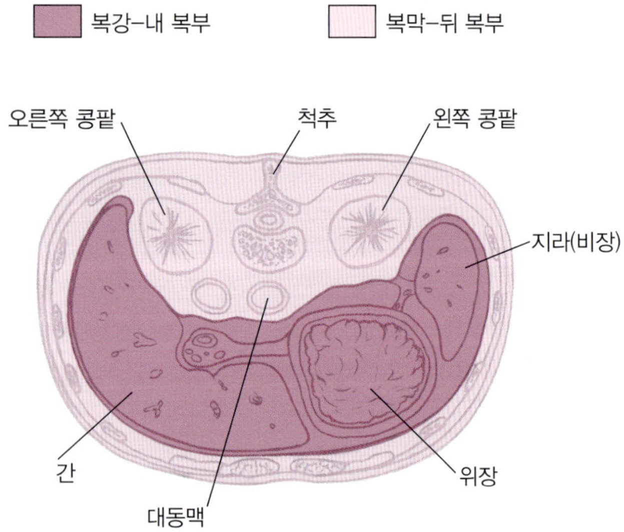

그림 13-3 복막-뒤 복부

것 충돌사고 희생자의 약 70%에서 복부 손상과 다른 손상들이 동반되어 있는 것으로 나타난다.

압박 & 감속 둔상 기전: 복부 둔상은, 고정된 물체에 의해 복부가 직접 압박을 받아서 고형 장기들 (지라/간/췌장)에 찢김/파열 또는 피막-밑 혈종이 초래되는 형태로 발생할 수도 있다. 또한 감속 충격력에 의해서, 복부 구역 안의 장기 및 그 혈관들이 고정되는 부위가 찢기거나 뜯기면서 복부 둔상 (조직 파손 및 출혈)이 유발될 수도 있다. 이 유형의 손상은 특히 간과 콩팥 동맥에서 잘 발생한다. 속빈 장기들 (특히, 작은창자와 큰창자)은 눌려지며 내강-속 압력이 급속히 증가하면서 터지는 형태로 발생할 수도 있다.

진단하기는 어렵지만 치명성은 높은 복부 둔상: 복부 둔상 환자는 전혀 통증을 호소하지 않고 또한 손상의 징후를 거의 겉으로 드러내지 않을 수도 있는데, 그래서 환자가 무사하다는 오해를 유발한다. 아래쪽 갈비뼈의 다발성 골절을 입은 환자들은 중증 복강-내 손상을 가지고 있는데도 현저한 복통을 보이지 않는 것으로 악명이 높다. 갈비뼈 골절로 인한 극심한 통증으로 인해 (갈비뼈 골절이 '현혹 손상'이 됨), 환자는 상대적으로 경미한 복부 손상 통증에 대해 주의력을 기울이지 못하고 인지하지 못하게 된다. 결과적으로 (치명성이 더 높은) 복부 손상을 충분히 조기에 인지하지 못하게 되어, 결정적 치료가 지연됨으로써 환자에게 불량한 치료 결과를 초래할 수 있다.

복부 둔상에 의한 횡격막 파열: 횡격막 파열은 둔상 기전 또는 관통상 기전 중 어느 쪽에 의해서도 유발될 수 있다. 횡격막이 파열되면 복강 내용물들이 흉강 속으로 탈출될 것인데, 왼쪽 횡격막에서 훨씬 더 많이 발생한다. 오른쪽 횡격막에 대해서는 간이 지지대 역할을 함으로써 파열이 잘 발생하지 않는 경향을 보인다. 흉강 속으로 탈출되는 복강 내용물들의 용적이 얼마나 많으냐에 따라서 환자에게 호흡 곤란이 나타날 수 있고, 가슴 청진에서 장음이 들릴 수도 있다. 탈출된 복강 내용물 용적이 작을 때는 현장에서 식별하기가 매우 어려운 손상이다.

복부 총상: EMS 요원들이 맞닥뜨리는 관통상들의 대부분은 총상 및 자상으로 초래된다. 복부 총상은 총알과 그 파편들이 장기와 혈관계를 관통하면서 일으키는 '직접적 외상'에 더하여 그 총알의 운동 에너지가 조직에 전달되면서 유발되는 외상 ('공동 형성')을 포함한다 (총알 운동 에너지 $=1/2\times$ 총알 질량 $\times$ 총알 속도^2) (제1장을 보세요). 일반적으로, 대부분의 복부 총상 환자들은 수술실에서의 결정적 치료가 필요하므로 사용-가능하다면 언제나 외상센터로 이송해야만 한다. 복부 총상 환자들은 5~15% 사이의 높은 사망률을 보인다. 그 이유는 자상에 의한 것보다 총상에 의해서 복강-내 장기들에 전달되는 에너지가 더 높기 때문에 복강-내 장기의 손상 발생 빈도와 파손 정도가 더 크기 때문이다 (제1장을 보세요).

> **진주 같은 정보**
>
> **복부 손상**
>
> 환자의 손상 기전 또는 동반 손상 (예: 아래쪽 갈비뼈 골절 또는 엉덩이 관통상)이 복강-내 손상 가능성을 시사할 때, 환자가 복통이나 복부 압통을 보이지 않는다는 점에 속아서는 안 된다. 숨겨진 복강-내 출혈로 인한 혈량-저하성 쇼크에 대비하라. 복부 둔상을 입고 복통 그리고/또는 복부 압통을 보이는 환자는 아마도 중증 복부 손상을 입었을 가능성이 있어서 빠르게 쇼크로 진행할 수 있다 (심지어 처음 활력 징후가 정상이었을 때에도). Load & Go하고, 병원으로 가는 도중에 출혈성 쇼크 발생에 대비하여 치료할 준비를 하라.

복부 자상: 복부 자상으로 인한 사망률은 총상에 비교할 때 비교적 낮다 (1~2%). 칼이 주요 혈관이나 장기 (예를 들면 간 또는 지라)를 관통하지 않는 한, 처음에 현장에서는 환자가 쇼크 상태가 아닌 것으로 보일 수도 있다. 하지만, 이런 환자들 중 일부에서는 창자가 관통된 결과로서 그 후 수 시간에서 수 일이 경과하면서 생명-위협적 복막염이 발생하고 그에 의한 쇼크가 동반될 수 있다. 복부 자상 창상은 반드시 병원에서 세밀하게 평가될 필요가 있는데, 왜냐하면 복부 자상 환자의 약 1/3에서 '복강-내 출혈' 또는 '속빈 내장 (창자 등) 파열' 때문에 외과적 수술이 필요하기 때문이다 (속빈 내장 파열이 발생하면 위장관 내용물이 복강으로 유출되면서 복막염이 초래된다). 병원-전 단계에서는, 둔상이든 관통상이든 복부 외상이라면 우선은 출혈성 쇼크를 초래하는 복강-내 출혈에 대응해야만 한다.

내장: 신체 내부의 장기

관통상의 방향 및 깊이: 관통상에서 겉에 보이는 창상 위치만으로는 관통 물체의 통과 경로를 쉽게 판단할 수 없다. 가슴 관통상이 복부까지 관통될 수도 있으며, 거꾸로 복부 관통상이 가슴까지 관통될 수도 있다. 총알은 몸을 통과하면서 다양한 위치에 있는 수많은 구조물들을 뚫고 지나갈 수 있다. 환자 신체의 뒷면을 전체적으로 주의하여 살펴보는 것이 중요한데, 왜냐하면 엉덩이 부위 (엉덩뼈 능선에서 볼기 주름까지) 관통상의 약 50%에서 심각한 복강-내 손상들 (직장 포함)이 동반되기 때문이다.

평가와 안정화

현장 사고-규모 평가

손상 기전에서 복부 손상 단서 찾기: 환자 손상을 둘러싼 주변 환경을 면밀히 관찰함으로써 현장으로부터 중요한 정보들을 얻어낼 수 있다. 응급처치 처치제공자는 현장에 대해 신속하면서도 정확한 사고-규모 평가를 실시함으로써, 대개는 복강-내 외상의 가능성에 대한 단서를 얻게 될 것이다. 예를 들어, 현장의 상황들이 다음의 가능성을 시사하는가?: 희생자가 높은 곳에서 떨어졌다, 지나가는 자동차에 치였다, 희생자를 날려서 고정 물체들에 처박히게 만들거나 또는 복강-내 장기를 손상시킬 정도의 폭발 압력파를 형성할 만큼 충분히 강력한 폭발이 그 곳에 있었다, 자동차 충돌사고의 탑승자가 안전띠 어깨띠를 어깨 위로 걸치지 않고 팔 아래로 내려서 걸치고 있었다, 또는 안전띠 무릎띠가 골반뼈 위를 가로지르게 올바로 걸쳐지지 않고 보호력이 없는 부드러운 진짜 복부 위를 가로지르게 너무 높이 걸쳐졌다. 이런 단서들의 다수는 현장에서 확인될 수 있다.

안전띠 착용 상태에 주목: 만일 동력-탈것 충돌사고에 관련된 환자라면, 현장 사고-규모 평가 동안에 그 탈것의 파손 정도를 신속히 관찰하라. 예를 들면, 승객 구역으로 차체가 밀려들어온 정도, 에어백 펼쳐짐, 전면-유리 및 다른 유리창의 파손, 운전대 테와 축의 꺾임, 그리고 탑승자들 및 차내 물건들의 위치 등을 살펴보라. 만일 환자를 차 밖으로 구출해낼 필요가 있다면, 안전띠의 위치에 주목하라. 제대로 착용된 안전띠는 분명히 생명을 구하는 역할을 하지만, 잘못 착용된 안전띠는 복강-내 장기들을 척추에 대고 짓눌러서 복부 둔상을 유발할 수 있기 때문이다. 같은 이유로 동력-탈것 충돌사고에서 어깨띠 없이 무릎띠 만을 착용하면, 특히 청소년기 연령군에서, 승객의 복부-내 손상의 위험성을 높일 수 있다는 사실을 기억하라.

짧은 현장 체류 & 확실한 병력 청취: 자상이나 총상을 입은 환자가 사용된 무기의 크기나 총탄의 탄도에 대한 상당한 단서들을 제공할 수도 있다. 총상에서, (가능하다면) 탄알의 구경, 발사된 거리, 그리고 발사된 총알수를 아는 것이 또한 중요하다. 구경꾼이나 경찰이 이에 대한 정보들을 제공할 수도 있다. 하지만 기억하라, 치료해야 할 대상은 무기가 아니라 창상이라는 사실을.

병원 (이상적으로는 외상센터)에 도착하면 즉시, 복부 손상을 시사하는 모든 단서들과 손상 기전을 확실하게 보고하라. 그러나 현장에 있는 동안에, 더 확실한 병력을 청취하느라고 많은 시간을 소모하는 행동은 금해야만 한다. 복부 외상에서 발생하는 예방-가능 사망의 주요 원인은 '진단과 치료의 지연'이다.

환자 평가

시진 & 촉진: 다른 외상 환자들을 치료할 때와 같이, 복부 손상 환자에게도 우선 ITLS 1차 조사를 시행해야만 한다. '신속 외상 조사' 동안, 병원-전 단계 복부 검진의 핵심 요소는 가슴과 복부 양쪽에 대한 신속한 '시진'과 '촉진'이다. 신속히 가슴과 복부를 살펴보아, 변형, 타박상, 찰과상, 관통 창상 (DCAP), 내장-탈출 그리고 복부 팽만이 있는지 확인하라. 촉진으로 압통 또는 복벽-긴장이 있는지 확인하라.

내장-탈출: 몸통 창상을 통해 내부 장기들 (특히 창자)이 밖으로 튀어나옴.

가슴과 복부의 복합 손상: 흉강은 단지 한 장의 '얇은 근육막'(횡격막)에 의해 복강과 나누어져 있을 뿐이다. 위쪽 복강-내 장기들은 아래쪽 갈비뼈들에 의해 둘러싸여 있으므로, 복강과 흉강 양쪽이 동시에 손상되는 경우가 드물지 않게 발생한다. 젖꼭지 선 (4번째 또는 5번째 갈비뼈) 이하의 가슴에 둔상 또는 관통상을 입으면 가슴과 복부 양쪽 모두에 손상이 발생했을 가능성을 우려해야만 한다. 아래쪽 갈비뼈 골절이 있으면, 간, 비장, 및 횡격막 손상의 가능성을 시사하는 소견으로 보아야 한다.

안전띠 징후: 잘못 착용된 무릎띠에 의해서 복벽을 가로질러 난 멍 또는 찰과상. 복부-내 둔상의 단서가 될 수 있음.

어깨 연관통 & 안전띠 징후: 지라(비장) 손상이 있는 환자는 왼쪽 어깨 뒤쪽에 연관통을 호소할 수 있으며 (Kehr 징후), 그리고 간 손상 환자는 오른쪽 어깨 뒤쪽에 연관통을 호소할 수 있다는 사실에 유념하라. 복부를 가로지르는 커다란 멍 또는 찰과상으로 나타나는 안전띠 징후가 있으면, 약 25%에서 복강-내 손상이 동반되어 있음을 의미한다.

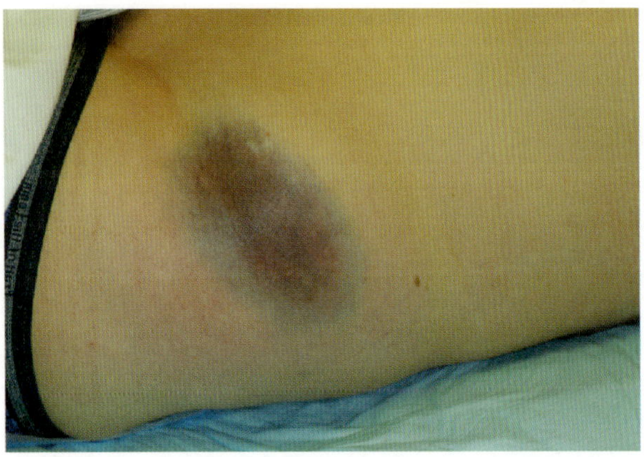

그림 13-4 옆구리 혈종 (Grey-Turner's sign). *(사진 제공 David Effron)*

복막-뒤 출혈의 징후 & 복강-내 출혈의 징후: 복부를 관찰하였을 때, '배꼽 주변 멍듦' (Cullen 징후)이 확인될 수도 있는데, 이는 복막-뒤 출혈을 강하게 의심하게 하는 징후이다. 하지만 이 소견은 발현되기까지 대개 수 시간이 걸린다는 사실에 유념하라. 옆구리 혈종을 의미하는 Grey-Turner 징후가 나타날 수 있는데, 특히 복막-뒤 손상이 발생한 이후에 종종 볼 수 있다 (그림 13-4). 이때 다량의 혈액이 복막-뒤 공간으로 출혈되는데, 복부 진찰 소견은 전혀 없을 수 있다. 대형 혈관들 (대동맥, 대정맥)과 콩팥은 모두 복막-뒤 공간에 존재하며, 만일 여기에 손상이 발생하면 심각한 출혈이 생길 수 있다.

복부 촉진법: 팽만, 압통, 또는 경직이 있는지 환자의 복부를 촉진하여 찾아보라. 복부 촉진을 할 때, 손가락들을 사용하여 복벽을 가볍게 그렇지만 견고하게 누르면서 압통 및 경직을 찾아보라. 4개 사분역을 빠짐없이 모두 평가하라. 그런 다음, 더 큰 압력을 사용하여 (양손을 사용하는 것이 효과적) 촉진을 반복하면서 깊은 부위의 압통을 찾아보라.

복부 팽만 및 복벽 긴장의 의미: 복부 팽만은 반드시 중증 복강-내 외상의 징후로 해석되어야만 하며, 출혈 때문일 가능성이 높다. 또한 복부 압통 또는 '복벽 경계' (만지면 복벽 근육이 수축하는 반응)도 역시, 특히 창상에서 멀리 떨어진 부위에서 나타나면, 대개 복강-내 손상의 징후이다. 만일 병원-전 단계에서 환자에게 압통 또는 복벽 경계가 나타나면, 대개는 출혈로 인해 혈관-밖으로 흘러나와 복강 안에 고인 혈액이 상당한 양 존재하여 복막을 자극하고 있다는 의미이다. 이것은 쇼크가 임박했을 수도 있다는 예고이다 (제4장을 보세요).

복막: 복강과 복강-내 장기들을 덮고 있는 얇은 장액막

골반 골절 촉진법: 복부의 아래쪽 부위는 골반으로 이어진다. 골반은 6개의 뼈들이 융합되어 뒤쪽으로 '엉치뼈'(sacrum)와 연결되면서 하나의 고리를 형성하고 있는 형태이다. '엉덩뼈'(ilium)는 골반의 "날개" (옆쪽 부위)를 형성하고, '두덩뼈'(pubis)는 골반 고리의 앞쪽 부위를 구성하며, '궁둥뼈'(ischium)는 골반 고리의 아래쪽 부위를 구성한다. 넙다리뼈는 양쪽 엉덩-관절을 통해 골반과 연결되어 있다. 복부 아래쪽 부위에서 대동맥이 양쪽으로 갈라져 '넙다리-동맥'으로 되고, 또한 양쪽 넙다리-정맥은 합쳐져 대정맥으로 된다. 골반 골절은 다른 큰 뼈 골절과 마찬가지로 출혈을 동반할 수 있는데, 출혈은 골절된 뼈로부터 또는 골반뼈에 인접한 주요 혈관의 손상 부위로부터 일어날 수 있다. 따라서 골반 골절에는 자주 출혈성 쇼크가 유발된다.

골반 촉진 반복 금지: 현장에서 골반 골절을 평가하기 위하여, 엉덩뼈 능선 (골반 날개 부위)과 골반 두덩뼈 (치골) 부위를 '부드럽게 촉진'해보게 되는데 압통, 뼈-비빔 소리, 또는 불안정성과 같은 징후들이 있으면 골반 골절을 확인할 수 있다 (그림 13-5). 부드러운 촉진으로 통증이 유발된다면, 골반이 골절되었다고 간주하라. 골반이 불안정하게 촉진되려면, 반드시 골반 고리가 2곳 이상에서 파손 (골절)되어야만 한다. 주목!: 골반을 절대로 '압박'해서는 안 된다, 왜냐하면 그렇게 하면 형성된 피떡을 떨어지게 만들거나 골절 상태를 악화시킬 가능성이 있기 때문이다. 또한 골반 불안정성 확인을 위한 골반 촉진을 단 1명의 응급처치 처치제공자만 시행해야 한다. 다른 처치제공자가 또 시행하면 절대 안 된다. ITLS 2차 조사 동안에 사타구니 (외

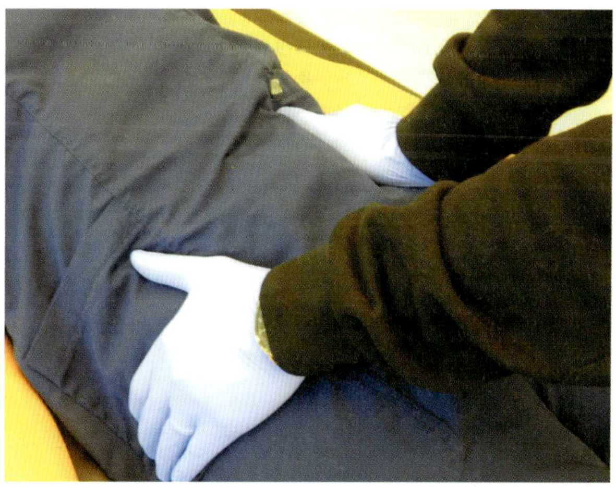

그림 13-5 골반 촉진. *(사진 제공 Roy Alson, PhD, MD, FACEP, FAEMS)*

부 성기와 엉덩이)를 시진하여 멍든 곳 및 출혈을 꼭 찾아보라.

하지 말아야 할 행동: 현장에서 청진 및 타진을 시행하는 것은, 시행해도 대개는 신뢰할 수 있는 정보가 얻어지지 않고 시간만 낭비하므로 권장하지 않는다. 복부 창상을 손가락이나 기구를 사용하여 탐침해 보는 행위는 절대로 해서는 안 된다. 속이 보이지도 않는 창상을 탐침하면 표면적 창상을 복강 속까지로 확장시킬 수도 있다. *만일 손상 부위를 노출시키기 위해 의복을 절단해야만 한다면, 중요한 법적 증거가 될 가능성이 있는 소견들을 보존하기 위하여 의복의 관통 부위를 가로질러 절단하지 말고 주변과 함께 남기면서 빙 돌아서 절단하도록 노력하라.*

안정화

ABC 순서로 안정화: ITLS 1차 조사에서 확립된 우선순위에 따라서 치료적 중재술들을 시행해야만 한다. 일반적으로 중재술들은 환자 평가가 수행된 순서와 같은 순서로 진행된다: (A) 기도, (B) 호흡, 그리고 (C) 순환 (이 순서는 만일 지혈되지 않은 명백한 중증 외부 출혈이 있다면 CABC로 변하게 된다). 치명적 손상 환자에게, 평가와 중재술은 동시에 시행되어야하기 때문이다. 복부 손상만을 입은 것으로 의심되는 환자에게는, 먼저 가장 적절한 방법으로 보충적 O_2를 투여하고, 환자 호흡이 적절하게 유지되도록 확실히 하라. 그런 다음에, 쇼크 및 잠재적 쇼크와 같은 순환 문제를 처리하라.

즉각적 이송을 준비: 복부 외상이 의심되는 환자는 (만일 적응증이 되면) 적절한 SMR 시행과 함께 즉각적 이송을 위한 준비가 이루어져야만 한다. 주의할 점은, 신경학적 결함의 징후가 전혀 없는 복부 및 가슴의 관통상 환자는 SMR을 시행할 필요가 없다는 것이다. 복부 외상 환자에게는, 외상센터에 도착하여 결정적 처치를 시행할 때까지의 소요 시간이 매우 중요하다.

기도/호흡을 제외한 중재술은 이송 중에 시행: 현장에서 불필요한 중재술을 시행하려는 시도는 반드시 피해야만 한다. 일단 적절한 외상센터를 향해 구급차를 출발한 상태라면, 2개의 대구경 정맥 경로를 확보하고 생리식염수 주입을 시작하라. 만일 환자의 혈압이 수축기 90 mmHg 이하로 떨어지며 쇼크 징후들을 보인다면, 수축기 혈압 80~90 mmHg을 유지할 수 있도록 생리식염수의 정맥 주입속도를 조절해야만 한다 (제4장을 보세요). 하지만 항상 기억하라, 과도하게 적극적인 수액 소생술은 형성된 피떡 (출혈 억제 역할을 함)을 떨어지게 하거나 그리고/또는 혈액 속 혈액응고 인자들의 농도를 희석시키는 효과를 초래할 수도 있다는 사실을. 이 두 가지는 모두 다 출혈을 악화시킨다.

내장-탈출 처치 방법: 창상을 통해 밖으로 튀어나와 있는 장기나 창자는 무균의 생리식염수나 물로 적신 거즈를 사용하여 부드럽게 감싸 덮어라. 만일 긴 이송 시간이 예상된다면, 덮은 거즈 위에 비닐 랩이나 알루미늄 포일 같이 비-점착성 비-투과성 물질로 된 막으로 덮어 거즈와 그 밑의 창자가 마르는 것을 방지하라 (훑어보기 13-1). 만일 창자가 마르도록 그냥 방치한다면, 비-가역적인 손상이 발생할 수도 있다. 창상을 통해 튀어나온 복강 내용물들을 억지로 복강 속으로 밀어 넣지 말라.

훑어보기 13-1 내장-탈출 처치하기

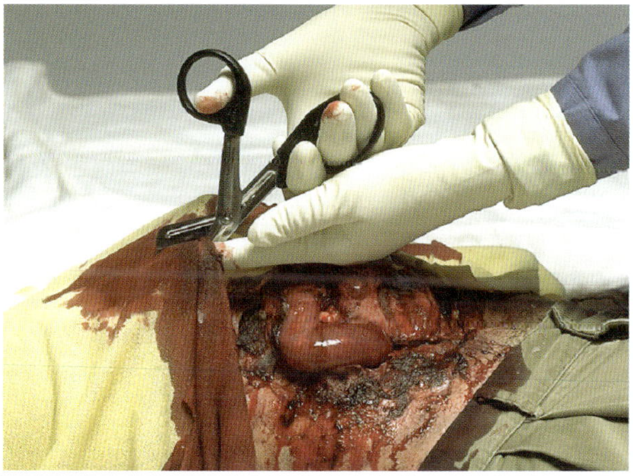

13-1-1 의복을 제거하여 복부 창상을 완전히 노출시켜라. 금기증이 아니라면, 환자를 바로 누운 자세에서 무릎-관절 및 엉덩-관절을 굽힌 상태로 유지하여 복강-내 압력을 감소시켜라.

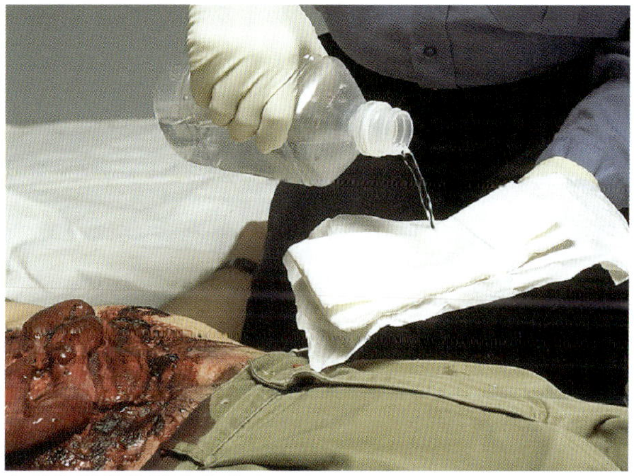

13-1-2 생리식염수로 적신 무균의 거즈 드레싱으로 창상과 내장을 감싸라.

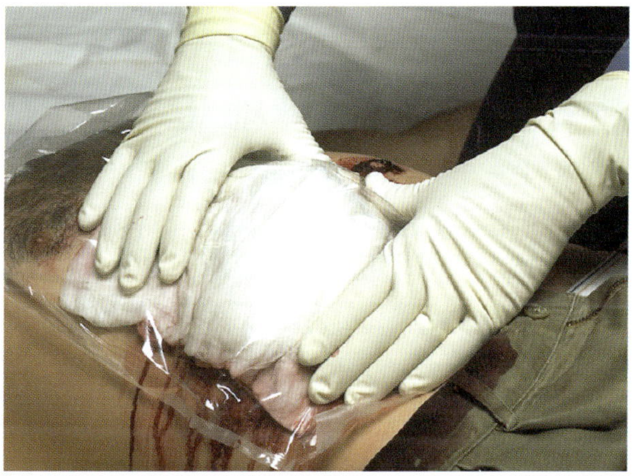

13-1-3 증발로 인해 마르는 것을 방지할 수 있도록, 젖은 무균 거즈 드레싱을 밀폐 드레싱 (예: 비닐 랩)으로 사용하여 감싸라.

꽂힌 물체에 대한 처치: 비슷한 방식으로, 만일 이물질 (예: 칼이나 유리 파편)이 복부에 꽂혀 있다면, 이것을 제거하거나 조작하려고 시도하지 마라, 왜냐하면 그렇게 하면 걷잡을 수 없는 출혈을 촉발할 수도 있기 때문이다. 그 꽂힌 물체를 움직이지 않으면서, 그대로 그 자리에 조심스레 안정화하라 (임신부 환자들에게는 제20장에서 다루어진 것과 같은 특별한 고려를 할 필요가 있다).

골반 결속대 적용 방법: 비록 평가하는데 어려움이 있지만, 만일 병원-전 신체 검진에서 고-에너지 둔상 (동력-탈것 충돌사고)으로 인한 골반 골절이 의심된다면 이송 도중에 골절 부위를 안정화하고 골반 용적을 줄이는데 도움을 주기 위하여 환자에게 '골반 결속대'(pelvic binder) (또는 침대 시트 둘러싸기)를 적용할 수 있다. 이것을 적용하면 골반 및 복막-뒤 공간으로의 추가적 혈액 손실을 최소화하는데 도움이 될 수 있다. 만일 침대 시트를 사용하는 경우에는, 20~30cm 폭으로 접어, 양쪽 넙다리뼈 '큰 돌기'가 중심 위치에 오게 환자의 엉덩이 밑으로 넣은 다음, 환자의 앞쪽에서 양쪽 끝을 교차시킨 후 단단히 당겨서 골반을 감싼 다음 매듭을 짓는다. 주름이 생길 정도로 느슨해도 안 되지만, 또한 너무 꽉 조이게 묶어서도 안 된다. 묶은 후, 환자의 '먼-쪽' 신체 부위의 신경-혈관계 상태를 확실히 재-검진하여 이상이 없는지 확실히 하라 (골반 결속대의 적용에 관한 더 많은 정보가 필요하면 제15장을 참고하십시오).

골반 결속대의 신중한 적용: 골반 결속대를 일찍 적용하면 생존율을 높이고 수혈 필요량을 줄이는 것으로 밝혀졌다 (Hsu 등 2017). 절구 골절만 있는 손상 환자에게 적용하면 손상을 악화시킬 가능성에 대한 우려가 있지만, 현장에서 이러한 손상을 식별해내기란 어렵다 (Auston & Simpson 2015). 또한 만일 골반 골절이 의심되지만 환자가 저-에너지 손상 기전이었거나 측방 충격력에 의한 손상이라면, 골반 결속대 적용은 기피할 수도 있다. 이런 경우 골반 결속대로 압박을 가하면 추가 손상을 유발할 수도 있기 때문이다 (저-에너지 손상에 골반 골절이 생겼다면 '골다공증' 등으로 뼈가 약화된 환자일 가능성이 높다).

복부 외상 관리에 있어서 새로운 경향

병원-전에 사용-가능한 복부 손상 판정 도구: 어떤 복부 손상 환자는 지역사회 병원으로 이송하고 또 어떤 환자는 외상센터로 바로 이송해야만 하는지를 결정하기란 어려운 판단이 될 수 있다. 단지 환자의 병력, 현장 사고-규모 평가, 그리고 환자 평가 소견만이 이 결정의 근거로 활용할 수 있기 때문이다. 다음의 두 환자군을 구별할 수 있는 더 좋은 '도구'가 필요하다: "중증이지도 않고 시간-결정적이지도 않은 손상을 입었기 때문에 계속 안정적 상태로 있을 수 있는 환자들", 그리고 "심각한 손상 기전이거나 그리고/또는 손상 징후들이 처음에는 안정적으로 보이지만 보상-부전의 직전 상태이거나 이후에 보상-부전이 될 환자들" (이들은 외상센터로의 응급 전원이 필요하다). 만일 이런 진단 도구들과 이 도구들을 사용하는 술식들 (현장에서 또는 이송 도중에 구급차 안에서 수행-가능한 술식들)이 존재한다면, 현장 중증도-분류가 어마어마하게 발전할 것이다. 왜냐하면 겉으로 안정적으로 보이는 환자들 중에 어느 환자가 악화될 수도 있을지를 예측할 수 있는 잠재력을 제공하기 때문이다. 현재 진행 중인 "현장에서 FAST(focused assessment with sonography in trauma 외상에서 초음파를 사용한 집중 평가) 검진을 활용한 연구"들의 결과, 처치제공자들이 환자의 내부 출혈을 찾아낼 수 있도록 해주는데 성공할 가능성을 유망하게 보여주고 있다.

병원-전 단계에서 초음파의 활용: FAST는 복부 둔상으로 응급실로 내원한 환자들의 상태를 평가하기 위하여 초음파를 써서 복강 속을 훑어보는 진단법으로서 응급실에서 통상적으로 사용되는 중증도-분류 도구의 하나이다. 이 FAST 진단을 병원-전 단계에서 사용하는 것의 잠재적 유익성은 복부 둔상 환자의 복강-내 출혈을 더 일찍 진단해낼 수 있다는 점이다. 실시간 원격-초음파 장비의 실용 가능성에 관한 한 연구에 의하면, 병원-전 환경에서 이 장비를 사용하여 '처치-현장 초음파술'을 시행할 수 있었으며 또한 실시간으로 그 영상 자료를 병원에 있는 전문가에게 전송할 수 있었다. 병원-전 환경에서 FAST 검진을 활용함으로써, 복부 둔상 환자들을 더 높은 중증도 치료기관으로 바로 이송하도록 하는 중증도-분류가 가능해졌다. 또한 응급실에 초음파 영상을 전송하여 환자 상태를 미리 알림으로써, 환자 도착 진에 미리 필요한 인적 및 물적 자원들을 배치하는 등 환자 치료 준비를 더 잘 할 수 있게 되었다. 또한 병원-전 단계에서 일찍 진단을 하면, 관련된 치료들의 우선순위 결정에 필요한 충분한 정보를 담당 의사에게 미리 제공할 수도 있다. 유럽과 미국 응급의료체계들에서는 병원-전 단계에서의 초음파 활용이 더 흔해지고 있는 중이며, 특히 지난 수 년 동안 장비의 크기와 가격이 많이 줄어들면서 더욱 많이 보급되고 있다. 또한 초음파를 사용하면 기흉 및 심장-눌림증의 진단, 현장에서의 삽관 후 기관-내관 위치 확인, 정맥 경로 확보, 그리고 심-정지 처치 중의 심장 활성도 평가 등에도 도움이 된다는 사실이 여러 연구들에 의해서 밝혀졌다. 그러나 반드시 강조되어야 할 사실은, FAST 검진을 시행하느라 외상 환자를 적절한 의료시설로 후송하는 것을 지연시켜서는 절대 안 된다는 점이다.

내부 출혈에 대한 트라넥사민-산 투여: 현장에서의 복부 외상 환자 관리의 초점은 '적절한 의료시설로의 빠른 이송'뿐만 아니라 '내부 출혈의 식별'에도 맞추어진다. 출혈 지속은 외상 환자의 흔한 사망 원인 중의 하나이다. 만일 환자가 출혈을 동반하는 복부 손상을 입었다면, 병원-전 관리법으로 선택할 수 있는 유용한 처치 방법이 거의 없다. 예정된 수술을 받는 동안 환자들에게 '트라넥사민-산'(TXA)을 투여하면 출혈을 감소시키는 효과가 있는 것으로 입증되었기 때문에, 서로 다른 2개의 연구에서 연구자들은 외상 환자에게 이 약을 사용하면 혈액응고에 도움이 되는지를 평가하려고 시도하였다. CRASH-2 (clinical randomization of an anti-fibrinolytic in significant hemorrhage) 실험에서, 연구자들은 출혈을 하고 있는 외상 환자에게 TXA를 투여하면 중요한 효과를 나타낸다는 사실을 발견하였다 (Roberts 등 2013). TXA 조기 투여의 효과성과 안전성을 조사하였는데, TXA를 투여하면 사망률이 감소하였다. 하지만 최초 손상 시점부터 3시간이 경과한 이후에 투여하면 환자에게 유익성이 없었다. 영국에서의 현재 표준은 손상 후 첫 1시간 안에 TXA를 투여하는 것이다. 더 늦게 투여하면, 치료 결과를 악화시킨다. MATTER (military application of TXA in trauma emergency resuscitation) 연구에서, 전투 손상 후 TXA를 투여하였을 때 생존율의 증가와 함께 총 혈액제제 수혈량이 감소함이 밝혀졌는데, 특히 대량 수혈이 필요했던 환자들에게서 더욱 그러하였다 (Morrison 등 2012) (내부 출혈의 관리에 대하여 추가 설명을 원하면 제4장을 보세요).

혈중 젖산 농도 측정: 젖산은 환자에게 '쇼크'가 발생함 알려주는 생화학적 표식자 중의 하나로 밝혀져 있다. 환자 옆에서 바로 젖산 혈중 농도를 측정할 수 있는 최신 장비들이 개발되어 있는데, 이 장비를 사용하면 쇼크의 임상적 증상들이 발현되기 전에 쇼크 환자를 찾아내는데 유용하다는 사실이 입증되고 있다. 이 젖산 상승은 환자에게 내부 출혈이 지속되고 있음을 나타내는 또 다른 단서가 될 수도 있는데, 따라서 외상센터나 복강-내 외상 관리 능력을 갖춘 의료시설로 환자를 바로 이송하라는 지표로 사용될 수 있다. 복부 외상의 신속한 진단과 치료는 외상 환자의 성공적 관리에 있어서 필수 요소로 생각된다. 여러 가지 혁신적인 병원-전 진단 및 치료적 선택 방법들에 대한 계속적인 연구가 필요하다.

참고 문헌 & 자원

Aprahamian, C., B. M. Thompson, J. B. Towne, and J. C. Darin. 1983. "The Effect of a Paramedic System on Mortality of Major Open Intra-abdominal Vascular Trauma." *Journal of Trauma* 23, no. 8 (August): 687–90.

Auston, D. A., and B. R. Simpson. 2015. "Initial Treatment of 'Pelvic Injuries' with Commercially Available Pelvic Binders Results in Displacement of Acetabular Fractures: A Report of Three Cases." *JBJS Case Connector* 5, no. 1 (March): e20–4. doi:10.2106/JBJS.CC.N.00073.

Bickell, W. H., M. J. Wall Jr., P. E. Pepe, R. R. Martin, V. F. Ginger, M. K. Allen, and K. L. Mattox. 1994. "Immediate Versus Delayed Fluid Resuscitation for Hypotensive Patients with Penetrating Torso Injuries." *New England Journal of Medicine* 331, no. 17 (October): 1105–9.

Brooke, M., J. Walton, and D. Scutt. 2010. "Paramedic Application of Ultrasound in the Management of Patients in the Prehospital Setting: A Review of the Literature." *Emergency Medicine Journal* 27, no. 9 (September): 702–7.

Collopy, K. T., and G. Friese. 2010. "Abdominal Trauma: A Review of Prehospital Assessment and Management of Blunt and Penetrating Abdominal Trauma." *EMS Magazine* 39, no. 3 (March): 62–6, 68–9.

French, L. K, S. Gordy, and O. J. Ma. Boswell. 2016. "Abdominal Trauma." In *Tintinalli's Emergency Medicine: A Comprehensive Study Guide*, 8th ed., by J. E. Tintinalli, J. S. Stapczynski, O. J. Ma, D. Yealy, G. D. Meckler, and D. M. Cline. New York: McGraw-Hill. https://accessmedicine.mhmedical.com/content.aspx?aid=1121516742

Heegaard, W., D. Hildebrandt, D. Spear, K. Chason, B. Nelson, and J. Ho. 2010. "Prehospital Ultrasound by Paramedics: Results of Field Trial." *Academic Emergency Medicine* 17, no. 6 (June): 624–30.

Hoyer, H. X., S. Vogl, U. Schiemann, A. Haug, E. Stolpe, and T. Michalski. 2010. "Prehospital Ultrasound in Emergency Medicine: Incidence, Feasibility, Indications, and Diagnoses." *European Journal of Emergency Medicine* 17, no. 5 (October): 254–9.

Hsu, S. D., C. J. Chen, Y. C. Chou, S. H. Wang, and D. C. Chan. 2017. "Effect of Early Pelvic Binder Use in the Emergency Management of Suspected Pelvic Trauma: A Retrospective Cohort Study." *International Journal of Environmental Research and Public Health* 14, no. 10: 1217. doi:10.3390/ijerph14101217.

Jansen, T. C., J. van Bommel, P. G. Mulder, H. Johannes, H. Rommes, J. M. Schieveld, and J. Bakker. 2008. "The Prognostic Value of Blood Lactate Levels Relative to That of Vital Signs in the Prehospital Setting: A Pilot Study." *Critical Care* 12, no. 6: R160–6.

Korner, M., M. M. Krotz, C. Degenhart, K. J. Pfeifer, M. F. Reiser, and U. Linsenmaier. 2008. "Current Role of Emergency Ultrasound in Patients with Major Trauma." *Radiographics* 28, no. 1 (January–February): 225–42.

Legome, E. L., S. M. Keim, and J. P. Salomone. 2014. "Blunt Abdominal Trauma." Accessed January 2015. http://emedicine.medscape.com/article/821995-overview

Martin, R. S., and J. W. Meredith. 2011. "Management of Acute Trauma." In *Sabiston Textbook of Surgery: The Biological Basic of Modern Surgical Practice*, 19th ed., edited by C. M. Townsend Jr., R. D. Beauchamp, B. M. Evers, and K. L. Mattox, 408–48. Philadelphia: Saunders.

Melville, S., and D. Melville. 2011. "Abdominal Trauma." In *Current Diagnosis and Treatment Emergency Medicine*, 7th ed., edited by G. K. Stone and R. L. Humphries, 363–74. New York: McGraw-Hill.

Morrison, J. J., J. J. Dubose, T. E. Rasmussen, and M. J. Midwinter. 2012. "Military Application of Tranexamic Acid in Trauma Emergency Resuscitation (MATTERs) Study." *Archives of Surgery* 147, no. 2 (February): 113–9.

증례 제시 *(계속)*

여러분은 현장으로 되돌아와서, 그 사건 사령관의 자동차에 있는 그 환자를 만났습니다. 그 환자는 보행-가능하고, 급성 고통을 호소하지 않으며, 완전한 문장으로 말하고 있고, 질문에 적절하게 대답합니다. 그에 대한 ITLS 1차 조사 소견은 '온전한 상태'이었습니다. 환자는 아래쪽 가운데 복통과 왼쪽 어깨 통증, 그리고 약간의 메스꺼움을 호소하며, 육안직 혈뇨를 두 번 보았다고 말합니다. 신체 검진에서, 그의 목에 압통은 없습니다. 그의 가슴은 깨끗하고 압통도 없으며 호흡음은 대칭적입니다. 복부를 촉진하니, 타박상이 관찰되는 곳에서 압통을 나타내며, 또한 '왼쪽-위쪽 사분역'(LUQ)을 촉진할 때에 통증을 호소합니다.

활력 징후는 맥박수 110, 혈압 130/88, 그리고 호흡수 10이며 힘들지 않아 보입니다. 병력에서 그는 갑상선 기능저하증이 있을 뿐이며, 하지만 2달 전 오른쪽 다리에 '깊은 정맥 혈전증'(DVT)이 발생하여 재발 방지를 위하여 '와파린'(warfarin)을 복용 중이라고 말합니다. 들것에 눕히는 과정에서, 그가 한 번 토했는데 피는 섞여있지 않습니다. 여러분은 신속 외상 조사를 시행한 다음, 휴대형 초음파기를 사용하여 E-FAST 검진을 시행합니다. 이 초음파기는 최근에 여러분의 구급차에 지급되었으며 여러분은 사용법 훈련을 막 마친 상태입니다. 여러분은 환자의 비장 주변에 보이는 것이 '자유 액체'가 아닐까 하고 걱정이 되어서 그 영상을 병원으로 전송합니다.

여러분은 병원으로 이송하는 동안에 말초 정맥 경로를 확보합니다. 어러분은 온단세트론(ondansetron) 4mg을 정맥 주사합니다. 환자가 계속 복통을 호소하므로, 여러분은 규약에 따라 모르핀 4mg도 역시 정맥 주사합니다.

ITLS 계속 검진을 시행한 결과, 병원으로 이송하는 동안에는 변화가 없었습니다. 응급실에서 시행한 후속 환자 평가에서, 환자에게 작은 비장 혈종과 방광 타박상이 있고 '자유 액체'는 없는 것으로 밝혀집니다. 아마도 운전띠 손상으로 생긴 것으로 보입니다. 혈뇨와 비장 피막-밑 혈종은 둘 다 그가 깊은 정맥 혈전증 치료용 항-응고제를 복용하고 있는 것과 관련이 있을 가능성이 높습니다. 그는 비-수술적 치료를 받고 다음 날 퇴원합니다. 이 증례는 복부-내 손상이 때로는 지연되어 발현될 수 있다는 사실을 보여줍니다.

요약

복부 외상 환자들을 위한 효과적 병원-전 관리에는 다음의 요소들이 수반된다:

- 현장 사고-규모 평가: 손상 기전 및 환자 그리고/또는 목격자들로부터 청취한 관련 병력
- 신속한 환자 평가
- 적절한 병원 (이상적으로는 외상센터)으로의 신속한 이송
- 필요할 경우, 정맥 경로 확보, 골반 결속대 적용, 및 기타 중재술들 (대개는 이송 도중에 시행됨)

복부 외상 환자의 '적'은 출혈과 '손상에서부터 지혈 완료까지의 소요 시간'이다. 복부 외상의 출혈은 최적의 응급실 처치 및 수술적 처치를 통해서 지혈될 수 있다. 만일 현장에서의 지연을 최소화할 수 있다면, 환자의 생존 가능성을 최대화하는데 도움이 될 것이다.

Newgard, C. D., R. J. Lewis, and J. F. Kraus. 2005. "Steering Wheel Deformity and Serious Thoracic or Abdominal Injury Among Drivers and Passengers Involved in Motor Vehicle Crashes." *Annals of Emergency Medicine* 45 (January): 43–50.

Ogedegbe, C., H. Morchel, V. Hazelwood, W. F. Chaplin, and J. Feldman. 2012. "Development and Evaluation of a Novel, Real Time Mobile Telesonography System in Management of Patients with Abdominal Trauma:

Study Protocol." *BMC Emergency Medicine* 12, no. 19 (December): 12–9.

Pepe, P. E., V. N. Mosesso, and J. L. Falk. 2002. "Prehospital Fluid Resuscitation of the Patient with Major Trauma." *Prehospital Emergency Care* 6, no. 1 (January–March): 81–91.

Rajab, T. K., W. J. Weaver, and J. M. Havens. 2013. "Videos in Clinical Medicine: Technique for Temporary Pelvic Stabilization After Trauma." *New England Journal of Medicine* 369, no. 17 (October): 369.

Roberts, I., H. Shakur, T. Coats, B. Hunt, E. Balogun, L. Barnetson, L. Cook, T. Kawahara, P. Perel, D. Prieto-Merino, et al. 2013. "The CRASH-2 Trial: A Randomised Controlled Trial and Economic Evaluation of the Effects of Tranexamic Acid on Death, Vascular Occlusive Events, and Transfusion Requirement in Bleeding Trauma Patients." *Health Technology Assessment* 17, no. 10 (March): 1–79.

Scott, I., K. Porter, C. Laird, I. Greaves, and M. Bloch. 2013. "The Prehospital Management of Pelvic Fractures: Initial Consensus Statement." *Emergency Medicine Journal* 30, no. 12 (December): 1070–2.

Smith, J. 2010. "Focused Assessment with Sonography in Trauma (FAST): Should Its Role Be Reconsidered?" *Postgraduate Medical Journal* 86, no. 1015 (May): 285–91.

Strode, C. A., B. J. Ruba, R. T. Gerhardt, J. R. Bulgrin, and S. Y. Boyd. 2003. "Wireless and Satellite Transmission of Prehospital Focused Abdominal Sonography for Trauma." *Prehospital Emergency Care* 7, no. 3 (July–September): 375–9.

Taylor, J., K. McLaughlin, A. McRae, E. Lang, and A. Anton. 2014. "Use of Prehospital Ultrasound in North America: A Survey of Emergency Medical Services Medical Directors." *BMC Emergency Medicine* 14, no. 6 (March). doi:10.1186/1471-227X-14-6.

Todd, S. R. 2004. "Critical Concepts in Abdominal Injury." *Critical Care Clinics* 20 (January): 119–34.

van Beest, P. A., P. J. Mulder, S. B. Oetomo, B. van den Broek, M. A. Kuiper, and P. E. Spronk. 2009. "Measurement of Lactate in a Prehospital Setting Is Related to Outcome." *European Journal of Emergency Medicine* 16, no. 6 (December): pp. 318–22.

14

팔다리 외상

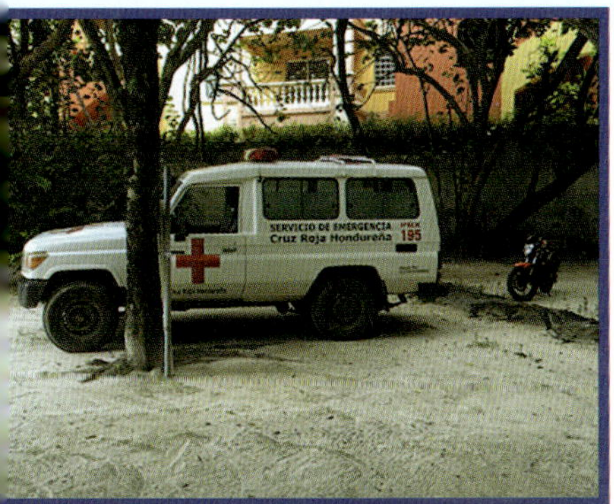

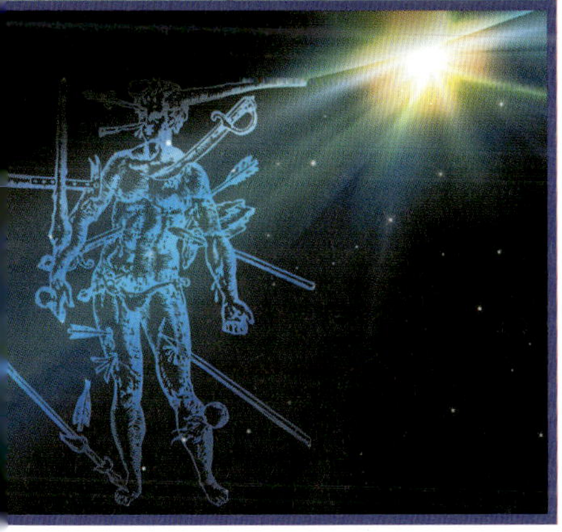

(위쪽: 사진 제공 Roy Alson, PhD, MD, FACEP, FAEMS)

Sabrina Braithwaite, MD, MPH, FACEP
S. Robert Seitz, MEd, RN, NREMT-P

Extremitätentraumata
Trauma en Extremidades
Ozljede ekstremiteta
Traumatismo de Extremidades
Trauma das Extremidades
Травмы конечностей

핵심 용어

개방 골절, p. 361
과도-긴장, p. 366
관절 탈구, p. 363
구획-증후군, p. 367
꽂힌 물체, p. 367
뼈-비빔 소리, p. 369
삠, p. 366
신경-혈관 손상, p. 360
으깸-증후군, p. 368
절단, p. 364
펼친-책 골반 골절, p. 366
폐쇄 골절, p. 361

학습 목표

여러분이 이 장을 성공적으로 완료하고 나면, 다음을 할 수 있어야만 한다:

1. 생명-위협적 손상들을 평가하고 관리하면서 팔다리 외상의 우선순위를 결정하라.
2. 다음과 같은 팔다리 손상들에서 그 주요한 즉각적- 및 단기-합병증들과 그 치료법을 설명하라:
   a. 골절　b. 탈구　c. 개방 창상　d. 절단
   e. 신경-혈관 손상　f. 삠 & 과도-긴장　g. 꽂힌 물체　h. 으깸 손상
3. 구획-증후군의 병태생리를 설명하라. 그리고 이 합병증이 발생할 가능성이 가장 높은 것이 어느 팔다리 손상인지를 말하라.
4. 골반 골절과 넙다리뼈 골절에 의한 잠재적 혈액 손실량을 설명하라.
5. 다음 부위들에 발생한 손상들의 주요한 손상 기전, 동반 외상, 잠재적 합병증들, 그리고 관리법을 설명하라:
   a. 빗장뼈 & 어깨　b. 팔꿈치　c. 아래팔 & 손목　d. 넙다리뼈
   e. 손 & 발　f. 엉덩-관절　g. 무릎　h. 골반
   i. 정강뼈 & 종아리뼈

장 개요

보이는 '팔다리 손상'보다 안 보이는 '생명-위협적 손상'이 먼저: 응급처치 처치제공자는 환자의 '변형되거나 손상을 입은 팔다리'를 보았을 때 이것이 자신의 주의력을 끌어 현혹하도록 허용해서는 절대로 안 된다. 처치제공자는 외상 환자를 볼 때, (팔다리 손상이 눈에 보여도) 우선은 혹시 동반되었을 수도 있는 더 생명-위협적인 손상들을 찾는데 주의력을 쏟아야만 한다. 팔다리 손상들은 종종 극적인 겉모습을 하고 있어서, 여러분이 그 환자에게 접근해 갈 때 쉽게 눈에 보일 수 있다. 이러한 팔다리 손상은 나중에 장애를 유발할 수도 있고, 가끔은 치명적일 수도 있다. 하지만 겉으로 쉽게 눈에 보이는 손상에 현혹되지 마라. 명심해야 할 중요한 핵심은, 기도를 개방하여 공기가 흐르게 하는 것, 호흡의 역학 (횟수와 깊이, 형태)을 유지하는 것, 순환 혈액 용적을 유지하는 것, 그리고 쇼크를 적절히 치료하는 것을 항상 '골절 및 탈구의 관리'보다 먼저 시행해야만 한다는 사실이다.

중증 출혈 동반 가능: 주요 근-골격계 손상들에서도 출혈성 쇼크가 잠재적 위험 요인이 된다. 팔다리 동맥의 열상 또는 골반 골절 및 넙다리뼈 골절에서는 중증 출혈이 유발될 수 있다. 불행하게도 이러한 출혈들은 흔히 내부 출혈이어서 신체 검진 동안에 발견되지 않을 수도 있다. 그러다가 충분한 양의 실혈이 일어나면서 환자에게 쇼크의 징후와 증상들이 발현되면 뒤늦게 알게 된다 (제4장을 보세요).

신경-혈관 손상: 신경 및 혈관이 관련된 손상. '*신경-혈관 위협*'이라고도 불림.

신경-혈관 손상 동반의 중요성: 손과 발로 가는 신경 및 혈관들이 손상되는 것은 골절 및 탈구의 흔한 합병증이다. 이러한 손상들은 팔다리의 기능 상실 또는 감각 상실을 유발하는데, 이것을 **신경-혈관 손상**이라는 용어에 포함시킨다. 따라서 팔다리 골절 부위보다 '먼-쪽' 부위의 맥박, 운동 기능 및 감각 기능 (PMS: pulse, motor, & sensation)에 대한 평가는 외상 환자 평가에 있어서 매우 중요한 요소이다. 혈관에 심각한 손상이 발생하면 나중에라도 그 팔다리를 상실 (절단)하게 될 수 있다.

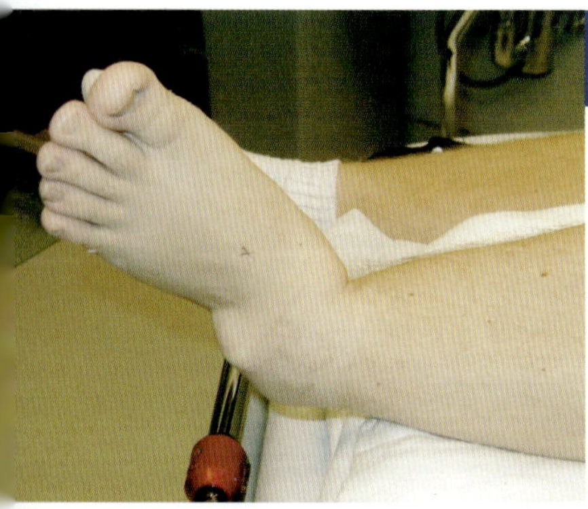

(사진 제공 Roy Alson, PhD, MD, FACEP, FAEMS)

증례 제시

여러분의 EMS 구급대는 유조차 트럭 한 대와 승용차 한 대, 그리고 오토바이 한 대가 관련된 심각한 도로 교통 충돌사고에 대응하고 있습니다. 여러분은 그 현장으로 파견된 2번째 구급차의 응급처치 처치제공자입니다. 오토바이 운전자는 치명적인 손상을 입었으며, 여러분이 도착했을 때 이미 병원으로 이송된 상태였습니다. 유해 요인들은 이미 통제되었으며, 소방관이 여러분을 충돌한 세단형 승용차 쪽으로 안내합니다. 그 차는 운전석 쪽이 파손되었고 전면-유리가 깨져 있습니다. 여러분의 선임 응급처치 처치제공자는 그 승용차의 앞쪽 승객석에 있는 나이 많은 여성에게 다가가서 평가를 시작하면서 여러분에게 운전자를 평가하라고 지시합니다. 여러분은 경추 고정목테를 착용한 상태의 나이 많은 신사에게 주목합니다. 소방대원이 경추 고정-목테를 착용시켰습니다. 그는 자신의 왼쪽 팔을 감싸 안고 있으면서 어깨 통증을 호소하며 또한 왼쪽 발목도 아프다고 말합니다. 여러분은 사고 당시 에어백이 펼쳐졌음과 전면유리는 승객석에만 파손되어 있음을 확인합니다. 그 운전자가 말하기를, 일어서려고 해봤지만 발목 통증 때문에 할 수 없었다고 합니다.

더 진행하기 전에 다음의 질문들을 생각해보십시오:

- 이 응급처치 처치제공자는 무엇을 해야만 합니까?
- 그 환자에게 어떤 손상(들)을 의심해야 합니까?
- 어떤 추가 손상(들)이 또한 발생했을 수가 있나요?
- 이 환자를 어떻게 평가하고 치료해야만 합니까?

이 장을 끝까지 읽는 동안에 이 질문들을 기억하십시오. 그런 다음에 이 장의 끝에서 이 응급처치 처치제공자들이 이 환자를 어떻게 관리했는지 알아보십시오.

팔다리 손상들

팔다리 손상의 종류: 팔다리 손상에는 골절, 탈구, 개방 창상, 절단, 신경-혈관 손상, 삠과 과도-긴장, 꽂힌 물체, 구획-증후군, 그리고 으깸 손상 및 으깸 증후군이 포함될 수 있다.

골절

개방 vs. 폐쇄 골절: 골절은 '개방성' (부러진 뼈의 끝이 아직도 피부를 뚫고 튀어나와 있는 상태이거나, 또는 한때 피부를 뚫고 튀어나왔다가 지금은 들어간 상태)일 수도 있고 또는 '폐쇄성' (피부 외부와의 통로가 전혀 없는 상태)일 수도 있다 (그림 14-1).

주변 조직의 손상: 골절된 뼈의 양끝은 매우 날카로워 뼈를 둘러싸고 있는 조직들 (신경, 혈관, 근육)을 절단할 수 있다. 신경과 혈관 (동맥과 정맥)들은 종종 뼈에 근접하여 주행하거나, 대체로 관절의 '굽히는 쪽'면을 따라 관절을 가로지르거나, 또는 피부에 매우 가까이 위치하기 (손과 발) 때문에, 팔다리 손상에서 쉽게 손상될 수 있다. 팔다리 골절에서 신경-혈관 손상은 뼈 조각들에 의해 직접적으로 생길 수도 있고 또는 골절 후 수반되는 부종 및 혈종에 의한 압박 때문에 간접적으로 생길 수도 있다.

조그만 피부 손상도 개방 골절: 폐쇄 골절도 개방 골절만큼 위험할 수 있는데, 왜냐하면 손상된 연조직에서 다량의 출혈이 종종 발생하기 때문이다. 기억해야 할 중요한 사실은, 골절 부위 근처의 피부에 어떤 크기/모양이든 구멍 또는 찢김이 조금이라도 있으면 세균 오염의 입구로 간주될 수 있다는 것이다 (이런 상태는 폐쇄 골절이 아니라 개방 골절로 분류된다).

폐쇄 골절: 뼈가 부러졌는데 덮고 있는 피부의 연속성에는 끊김이 없는 것.

개방 골절: 뼈가 부러졌는데 뼈의 일부가 덮고 있는 피부를 뚫고 나온 것.

넙다리뼈 골절의 출혈 유발: 모든 골절에는 출혈이 동반된다. 한 쪽 넙다리뼈의 폐쇄 골절은 1~2L (적혈구 2~4 단위)까지의 실혈을 동반할 수 있다. 따라서 양쪽 넙다리뼈가 골절되면 생명-위협적 출혈을 유발할 수 있다 (그림 14-2).

골반 골절의 대량 출혈 유발: 골반 골절은 다량의 출혈을 복강-속 또는 복강-뒤 공간으로 유발할 수 있다. 불안정한 골반은 대개 최소 2군데 이상에서 골절되었으며, 이미 1 L (혈액 2 단위) 이상의 출혈이 수반되었을 가능성이 있다. 골반 골절의 발생 위치에 따라, 요로, 방광, 또는 창자 손상 등이 동반될 수도 있다. 뒤쪽의 골반 골절 및 골절-탈구 ('엉치-엉덩-관절'이 포함될 수도)는 대형 골반 혈관들을 파손시켜 복막-뒤 공간 및 복강-내 공간으로 대량 출혈을 초래할 수 있다. 골반을 골절시키려면 상당한 충격력이 필요하기 때문에, 모든 골반 골절 환자의 1/3에서는 복강-내 손상이 동반되어 있다. 기억하라, 다발성 골절은 외부로의 혈액 소실 없이도 생명-위협적 출혈을 일으킬 수 있다는 사실을.

개방 골절=창상 감염/골수염: 개방 골절에는 체외 출혈 위험성에 더하여 내부 창상 (특히 뼈) 오염과 그에 이어지는 감염의 위험성이 추가된다. 만일 부목 고정 등을 처치하던 중에 튀어나온 뼈의 끝이 피부 속으로 다시 들어가게 되면, 세균으로 오염된 이물질들이 같이 상처 속으로 들어가게 될 것이다. 이러한 이물질에서 비롯된 감염 (골수염 등)으로 인해 뼈의 치유가 지연되거나 차단될 수 있으며 심하면 감염 합병증으로 결국 사망에

혈할 수 있다. 손으로 손상 '부위' 전체가 아니라 출혈 '지점'에 대고 직접 압박을 가하는 것이 중요하다. 그러나 만일 환자의 팔다리 손상 부위에서 중증 출혈이 있는데 압박 드레싱으로 출혈을 멈출 수가 없다면, 여러분은 조금도 주저하지 말고 지혈대를 사용해야만 한다. 만일 직접 압박이나 지혈대로도 멈출 수 없는 출혈이 있다면 (예를 들면, 겨드랑이, 목, 또는 사타구니 손상), 여러분은 '지혈제 드레싱'을 사용하거나 또는 (사용-가능하다면) '연결부위 지혈대' 중의 하나를 적용해야만 한다 (제5장을 보세요).

압박법+지혈제 / 지혈대+지혈제 / 지혈대+지혈대: 올바르게 적용한다면, 직접 압박 또는 지혈대와 함께 지혈제나 지혈제 드레싱을 같이 사용하면 관통상 및 열상-형태 손상의 출혈을 지혈하는데 효과적일 수 있다. 개방성의 복부 및 가슴 창상에는 지혈제를 사용하지 말아야 한다는 사실과 일부 지혈제들은 불규칙한 창상 모양에 맞도록 드레싱의 모양을 변경시킬 필요가 있을 수도 있음에 주목하라. 중증 출혈 환자는 ITLS 1차 조사가 완료되는 즉시 이송을 시작해야만 한다. 명백한 치명적 출혈이 동반되어 있으면, '최초 평가'의 순서를 C-ABC (control bleeding-airway-breathing-circulation)로 변경해야 한다 (제2장을 보세요). 지혈대를 사용해서 지혈할 수 없는 중증 팔다리 출혈은 매우 드물다. 혹시 그런 상황이라면 두 번째 지혈대를 추가로 적용할 것을 고려하라. 첫 번째 지혈대를 다시 적용하겠다고 푸는 행위를 하지 마라.

창상 보호 & 창상 세척: 골절로 인해 생긴 개방 창상에 대해서는, 일단 지혈이 되고 나면, 젖은 멸균 드레싱으로 덮고 조심스레 붕대로 감싸라. 나뭇잎이나 작은 자갈과 같은 육안적 오염물들이 보이면 최대한 제거해야만 한다. 만일 이송 시간이 매우 긴 상황 (예를 들어, 야생 구조)에 처한 환자라면, 창상 세척을 고려하라. 즉, 작은 오염물질들까지 (사용-가능하다면) 무균의 생리식염수를 사용하여 최대한 제거하도록 노력하라. 이때 반드시 의료지도 의사와 상의하고 지역 규약에 근거하여 시행하라. 화학 물질에 오염된 눈을 세척할 때와 같은 방식으로 창상 세척을 시행하라.

항생제 조기 투여: 개방 골절 환자는 실행-가능해지면 가능한 빨리 항생제를 투여해야만 한다. 이송 동안에 항생제 투여를 시작할 수 있다. 1세대 세팔로스포린이 좋은 최초 선택 항생제가 된다. 나중에 병원에 도착하여 창상 상태와 기전을 평가한 이후에 다른 항생제들을 추가 투여할 수 있다. 병원 도착 후 파상풍 접종 상태를 확인해야만 한다.

절단

절단: 팔다리, 신체 부분, 또는 장기가 잘리거나 찢겨 나감으로써 유발되는 개방성 손상

즉시 지혈이 최우선: 절단은 신체 부분이 부분적 또는 전체적으로 상실되는 모습을 띠는 손상으로서, 영구 장애를 남기게 되며 종종 생명-위협적 손상이 된다. 절단은 대량 출혈의 잠재성을 가지지만, 보통은 잘린 끝에 직접 압박을 가하면 지혈을 할 수 있다. 잘린 끝을 멸균된 젖은 드레싱으로 덮고 탄력 붕대로 감싸야 하는데, 탄력 붕대를 사용해야 잘린 끝 전체에 골고루 일정하게 적절한 압력을 가할 수 있을 것이다. 만일 출혈이 직접 압박만으로는 지혈되지 않는다면, 즉시 지혈대를 적용해야만 한다 (그림 14-4). 이런 유형의 손상이라면 지혈대가 생명을 구하는 장비가 될 수 있다. 특히 팔다리의

'몸-쪽' 부위가 절단되었을 때는 더욱 그러하다.

절단된 신체 부분 회수의 중요성: 절단되어 떨어진 신체 부분을 찾아서 환자와 같이 병원으로 가져오도록 노력하라. 단, 환자 상태가 안정적이고 환자 이송에 심각한 지연을 유발하지 않을 경우에만 그렇게 하라. 절단 부분을 찾아 가져오는 일을 때로 경시하게 되는데, 이 일이 환자에게는 미래에 심각한 의미를 가질 수 있다. 절단된 신체 부분은 이식 또는 재-접합의 재료로 사용될 수 있다. 절단된 부분이 재-이식되거나, 다시 혈관-연결되거나, 또는 절단 부위 복구용 조직 재료로 사용되거나 할 수 있을지 여부를 현

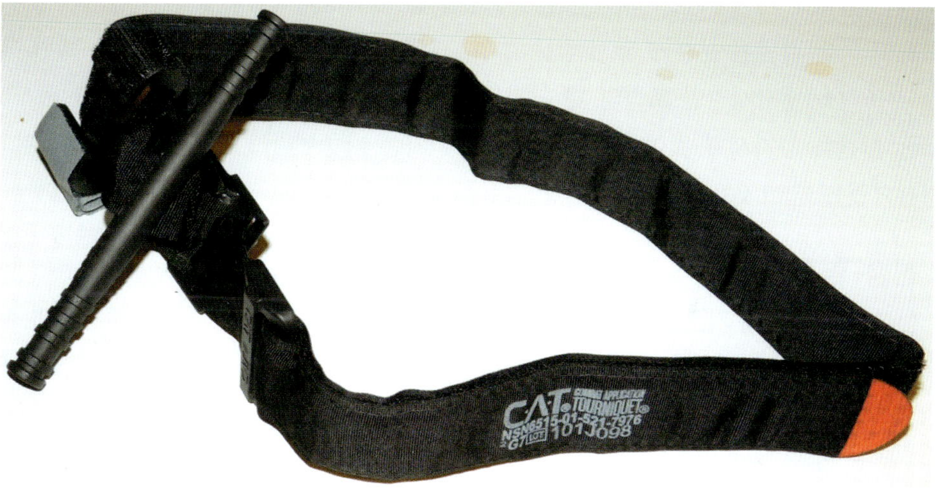

그림 14-4 전투 적용 지혈대 (CAT). *(사진 제공 Roy Alson, PhD, MD, FACEP, FAEMS)*

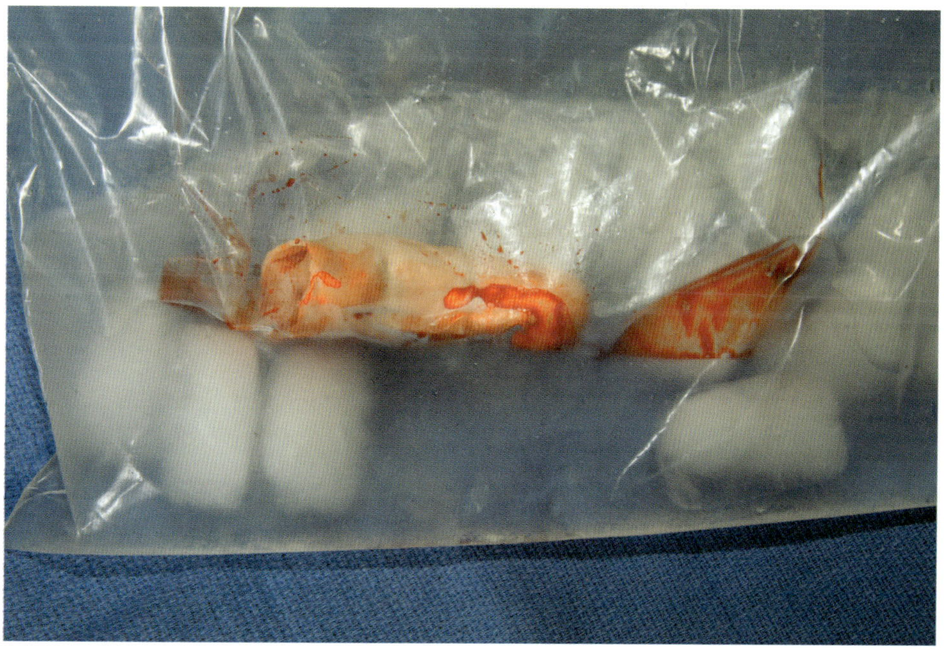

그림 14-5 절단된 부분은 비닐 주머니에 넣어 밀봉한 다음, 몇 개의 얼음 조각들과 물이 담긴 더 큰 주머니에 넣어 보관한다. *(사진 제공 Stanley Cooper, EMT-P)*

장에서 판단하기는 매우 어렵다. 따라서 재-접합이 불가능해 보이는 경우에도 절단 부위를 가져오는 것이 중요하다. 예를 들면, 절단된 손가락은 손상 후 수 시간 뒤에도 성공적으로 재-접합되어 왔다는 사실에 주목하라.

절단된 조직 냉각 방법: 크기가 작은 절단된 신체 부분은 반드시 씻은 다음, 생리식염수로 적신 무균의 거즈에 감싸서 비닐 주머니에 넣어 밀봉하여 가져와야만 한다 (그림 14-5). 환자의 이름, 날짜, 절단 발생 시각, 그리고 절단 부위를 감싸서 차게 보관하기 시작한 시각을 기재하여 그 비닐 주머니에 부착하라. 만일 얼음이 사용-가능하다면, 이 밀봉된 비닐 주머니를 다시 얼음과 물로 채운 더 큰 주머니나 용기 속에 넣어라. 다음의 행위는 절대로 해서는 안 된다: 절단된 부분을 물이나 생리식염수에 직접 담그는 행위, 얼음이 직접 절단된 부분에 닿게 하는 행위, 그리고 드라이아이스는 사용하는 행위. 절단된 조직을 냉각시키면 조직의 대사 과정들을 늦추게 되어 재-접합을 위한 그 조직의 생존 시간을 증가시킬 것이다. 팔다리 절단 환자는 나중에라도 재-접합이 가능하다고 판정되었을 때 그것을 시행할 수 있는 역량을 갖춘 의료시설로 곧바로 이송해야만 한다.

신경-혈관 손상

신경-혈관 손상의 기전: 신경들과 주요 혈관들은 일반적으로 함께 나란히 주행하며, 대개는 주요 관절들의 '굽히는 쪽' 부위로 지나간다. 이 구조물들은 함께 손상될 수도 있으며, 그에 따른 팔다리의 순환 또는 감각의 소실은 다음의 기전으로 유발될 수 있다: 절단, 부종, 또는 압박 (골절 뼈 조각이나 동반 혈종에 의한 압박). 이물질이나 부러진 뼈 끝이 섬세한 구조물들 (신경, 혈관)을 침범하여 기능 이상을 유발할 수도 있다. 팔다리를 조작하거나, 부목을 부착하거나, 또는 견인을 할 경우에는 항상 그 술식을 시행하기 전과 후에 '먼-쪽' 부위의 PMS (맥동, 운동 기능, 및 감각)를 확인하라.

팔다리 손상 환자 맥동 소실 처치 방법: 만일 한 팔다리에 감각 또는 순환 소실이 있다면, 그 환자를 응급 정형외과 처치가 가능한 병원으로 신속히 이송해야만 한다. 만일 팔다리의 자세가 그 문제를 유발하고 있는 것으로 보인다면, 여러분은 현장에서 그것을 교정할 수도 있고 또는 안 할 수도 있다. 일반적으로는, 만일 이송 시간이 길지 않다면, 손상 팔다리를 발견된 자세 그대로 부목 고정하는 것이 가장 좋다. 만일 부목 고정이나 견인을 시행한 이후에 맥동 소실이 유발되었다면, 반드시 그 부목이나 견인을 제거하거나 또는 자세를 재-조정하여 맥박이 회복되도록 해야만 한다.

진주 같은 정보

삠과 근 과도-긴장

현장에서는, 삠을 골절과 구별할 수 없다. 삠을 마치 골절인 것처럼 처치하라. 근 과도-긴장 손상은 보통은 골절과 구별될 수 있지만 환자의 편안함을 위하여 부목 고정할 수도 있다.

삠 & 근 과도-긴장

삠: 관절이 급작히 비틀려지면서, 주변 인대들이 늘여지거나 찢기는 것

근 과도-긴장: 근육 또는 근육-힘줄 단위가 늘여지거나 일부 찢기는 것

삠은 관절 인대 손상: **삠**이란, 갑작스런 비틀림으로 인해 관절의 인대들이 늘여지거나 찢겨지는 손상이다. 삠은 통증과 부종을 유발한다. 현장에서는 삠을 골절을 구별할 수 없으므로 삠으로 보여도 마치 골절인 것처럼 부목 고정해야만 한다.

근 과도-긴장은 근육 손상: **근 과도-긴장**은 근육이나 '근육-힘줄 단위'가 늘여지거나 찢겨지는 손상인데, 통증을 유발하고 종종 부종도 일으킬 수도 있다. 편안함을 위해서 이 손상을 입은 팔다리를 부목 고정을 할 수도 있다. 근 과도-긴장은 보통은 (항상 그렇

지는 않지만) 골절과 구별될 수 있다. 하지만 여러분은 부목 고정을 함으로써 마치 골절이 있는 것처럼 환자를 보호하는 것이다. 사용-가능하다면 얼음을 이용한 냉찜질이 부종을 줄여줄 수 있다.

꽂힌 물체

현장 제거 금지: 팔다리에 꽂혀있는 물체들을 제거하지 마라. 이런 상황에서는 질긴 피부가 지렛대 중심축 역할을 하게 되므로, 신체 바깥쪽에 나와 있는 **꽂힌 물체**를 움직이게 되면 조직 내부에 꽂혀있는 끝 부분에 이 움직임이 그대로 (또는 증폭되어) 전달된다. 이때 꽂힌 물체의 내부 끝 부분에 의해 섬세한 내부 구조물들이 찢기면서 추가 손상이 유발될 수 있다. 그러므로 그 꽂힌 물체에 부피가 큰 패드를 덧붙여 그 자리에 그대로 고정한 다음, 그 상태로 환자를 이송하라.

꽂힌 물체: 신체 조직 속에 어떤 물체가 파묻혀 있는 상태의 손상

현장 제거가 필요한 경우: 목이나 얼굴 뺨에 꽂힌 물체처럼 기도를 막고 있는 물체라면, '현장 제거 금지' 원칙의 예외에 해당하며 반드시 제거해야만 한다. 그렇게 하지 않으면 환자가 기도 폐쇄나 저산소증으로 사망할 수 있다. 꽂힌 물체를 제거하면 심한 출혈이 유발될 수 있는데, 따라서 세심한 압박에 더하여 지혈제를 사용함으로써 출혈을 억제할 필요가 있을 수 있다. 뺨에 꽂힌 물체는 제거해도 안전할 수 있는데, 왜냐하면 입의 안과 밖에서 동시에 창상을 압박할 수 있기 때문이다. 이렇게 하면, 필요할 때, 기도 확보도 할 수 있다.

구획-증후군

구획-내 압력 상승이 기전: 팔다리의 근육들 및 기타 구조물들은 *'근막'*이라고 부르는 탄력성이 없는 질긴 막으로 둘러싸여 있다. 이 근막은 늘어나지 않는 성질을 가지고 있으며, 팔다리에는 이 근막에 의해서 만들어진 *'구획'*이라고 부르는 여러 개의 폐쇄 공간들이 포함되어 있다. 외상 (으깸 손상, 폐쇄 골절 및 개방 골절, 또는 지속적 압박)에 의해서 팔다리에 출혈과 부종이 유발될 수 있다. 이 출혈 또는 부종이 근막으로 둘러싸인 한 '구획' 속 근육에서 발생하면, 그 구획 안의 압력이 상승할 수 있다. 이 압력 상승의 결과로 **구획-증후군**이라고 부르는 문제가 초래된다.

구획-증후군: 한 근육 구획 안의 조직 압력 상승으로 인해 조직 혈액-관류 감소가 초래되어 조직 저산소증으로 이어지며, 근육/신경/혈관 손상의 가능성이 높아지는 상태; 결국 세포 사멸까지 일어나 영구적 손상으로 될 수 있다.

호발 부위 & 손상 과정: 아래다리 손상들에서 구획-증후군 발생 위험성이 가장 높다. 하지만, 아래팔, 넙다리, 손, 발 등의 손상에서도 발생할 수 있다. 손상 부위가 부어오르며 압력이 상승하면 그 구획 속의 모든 구조물들이 압력에 의해 눌려지게 되는데 즉, 동맥, 정맥, 신경, 및 근육이 눌려진다. 압력 상승이 어떤 지점에 도달하면, 먼저 정맥 환류가 차단된다. 그러면, 구획 속의 압력이 더 빨리 계속해서 증가하면서 동맥 순환도 차단하게 된다. 또한 신경도 압력의 직접 효과와 혈액-관류 차단의 효과에 의해 손상된다.

발현 과정에 시간 소요: 이런 과정들이 진행되는 데는 상당한 시간이 걸리기 때문에, 구획-증후군은 즉시 발현되지 않으므로 최초 손상 후 수 시간에 걸쳐서 발현되는 경향이 높다. 만일 여러분이 의료기관들 사이에서 외상 환자를 전원하는 중이라면, (손상 발생 후 상당한 시간이 경과하였기 때문에 구획-증후군의 발현 여부를 확인하기 위하여) ITLS 재-평

가 검진을 시행하면서 '먼-쪽' 신경-혈관 기능을 평가하는 일이 매우 중요해진다.

구획-증후군 초기 관리법: 현장에서 구획-증후군이 의심될 때는 이를 관리하기 위해 손상된 팔다리를 높이 들어 올리고 얼음찜질을 적용할 수 있다. 적절한 통증 조절은 구획-증후군 처치에서 중요한 부분이다.

구획-증후군 임상상 & 치료: 구획-증후군의 후기 징후 및 증상은 '5-P'로 요약된다: Pain(통증), Pallor(창백), Pulselessness(맥박 없음), Paresthesia(감각-이상), 그리고 Paralysis(마비). 그 중 조기 증상은 보통은 통증과 감각-이상이다. 통증은 전형적으로 손상 정도에 비례하지 않는 심한 통증을 보이며, 감각-이상은 '감각 둔해짐'과 '따끔따끔함'으로 표현된다. 구획-증후군의 치료에는, 응급으로 근막-절개술에 의한 외과적 구획 감압술이 요구된다. 쇼크와 마찬가지로, 이 문제도 이에 대한 의심 수준을 높게 유지하는 것이 중요하다. 여러분은 나머지 후기 증상들이 나타나기 전에 이 진단명을 생각해내어야만 한다. 그렇지 않으면 영구적 손상으로 귀결될 가능성이 높다.

으깸 손상 및 으깸 증후군

으깸 손상의 병태생리: 으깸 손상은 신체에 외부 충격력이 가해짐으로써 초래된다. 몸통에 대한 으깸 손상에 의해서는 '외상성 질식'과 사망이 유발될 수 있다. 팔다리에 대한 으깸 손상에 의해서는 조직, 특히 근육에 대한 직접 파손이 유발될 수 있으며 또한 그 팔다리의 혈액 순환이 저해될 수 있다. 손상을 입은 조직들이 부어오르면서, 혈액 관류가 더욱 감소하게 된다. 유발된 불량한 혈액-관류와 O_2 공급 부족 때문에, 조직은 혐기성 대사로 전환하게 되고, 이로 인해 젖산과 같은 독성 대사물들이 축적되게 된다. 이에 더하여, 파손된 근육 세포들로부터 '칼륨'과 근육 단백질인 '마이오글로빈'이 유출될 수 있다. 대부분의 팔다리는 저하된 혈액-관류로 인한 허혈 상태를 4시간까지는 세포 사멸 없이 견뎌낼 수 있다. 반면에 순환이 완전히 차단되면 1시간 정도의 짧은 시간 안에 조직 손상이 발생할 수도 있다.

으깸 증후군의 병태생리: 으깸 손상 상태에서 혈액 순환이 회복되면 (예: 팔다리를 짓누르고 있던 물체를 들어냄), 그 독성 대사물들 (젖산, 칼륨 및 마이오글로빈 등)이 혈액을 타고 전신으로 순환하면서 많은 장기 체계들에 악영향을 미치게 된다. 이것을 **으깸 증후군**이라고 부른다. 산혈증과 고칼륨혈증 때문에 심장의 펌프 기능이 저하되고 덜 효과적으로 되며, 마이오글로빈이 콩팥에서 걸러지면서 세뇨관을 막아 '급성 신장 기능 상실'(ARF)을 유발한다. 으깸 증후군은 지진 발생 때와 기타 유형의 구조물 붕괴 사고 때에 심각한 문제로 대두된다.

으깸 증후군: 근육들에 대한 으깸 손상으로 인해 세포 사멸이 발생하면서 초래되는 전신적 상태. 독성 생성물들 (마이오글로빈 포함)의 유출로 인해 쇼크와 급성 신장 기능 상실이 초래되고 결국 사망이 이를 수 있음. '외상 횡문근-융해증'이라고도 부름.

으깸 증후군의 예방: 으깸 증후군에 대한 관리는 먼저 ITLS 1차 조사에서 식별된 '즉각적 생명-위협 요인'들의 관리에 먼저 집중한 다음 바로 이어서 '수액 소생술'을 시행하는 것이다. 수액 소생술의 목표는 시간당 소변 배출량을 0.5~1.0mL/kg로 유지하는 것이다. 정맥 경로로 중탄산-나트륨을 투여함으로써 소변을 알카리화 (pH 6.5~7.5)하면, 마이오글로빈의 소변 배출을 촉진하여 급성 신장 기능 상실의 위험성을 낮추는데 도움이 될 수도 있다. 가능하다면, 붕괴된 구조물 밑에서 환자를 끌어내기 전에 (팔다리 혈

액 순환이 회복되기 전에) 먼저 수액 투여가 시작되어야만 한다.

평가 & 관리

현장 사고-규모 평가 & 병력 청취

신속한 병력 청취: 팔다리 외상 환자를 평가할 때 병력 청취는 특히 중요한데, 왜냐하면 여러분의 현장 사고-규모 평가에서 그 손상 기전이 명백하게 드러나지 않을 수도 있기 때문이다. 여러분은 손상 기전과 그 팔다리 상태에 대한 평가를 시행함으로써 손상의 잠재적 중증도에 대한 중요한 단서들을 얻을 수 있다. 만일 응급처치 처치제공자의 숫자가 충분하다면, 여러분이 ITLS 1차 조사를 시행하는 동안에 다른 한 명이 병력 청취를 할 수도 있다. 만일 그렇지 못하다면, 여러분이 환자의 기도, 호흡, 그리고 순환 상태에 대한 평가를 완료할 때까지는 상세 병력을 얻으려고 시도해서는 절대 안 된다. 의식이 있는 환자라면, ITLS 1차 조사의 끝 단계에서 대부분의 병력을 청취하라.

동반 손상 가능성을 평가: 높은 곳에서 뛰어내려 생긴 발 손상 (발부터 착지한 낙상)에서는 종종 요추 손상이 동반된다. 환자가 앉은 자세에서 발생한 모든 형태의 무릎 손상에서는 엉덩-관절에 손상이 동반될 수 있다. 유사하게, 엉덩-관절 손상에서 무릎에 연관통이 나타날 수 있다. 이렇게 무릎과 엉덩-관절은 밀접하게 연결되어 있다. 따라서 이들은 따로따로 평가하기보다는 같이 평가해야만 한다. 엎어지면서 손목으로 바닥을 짚으면 손목뿐만 아니라 종종 팔꿈치에도 손상이 발생하므로, 따라서 손목과 팔꿈치를 반드시 같이 평가해야만 한다. 동일한 원칙이 발목과 종아리뼈 '몸-쪽' 부위 (아래다리 위쪽 바깥쪽)에도 적용된다.

치명적 손상 가능성: 어깨 통증은 항상 세심하게 검진해야만 하는데, 왜냐하면 어깨 통증은 어깨-관절 자체 손상으로도 올 수 있지만 목, 가슴, 및 심지어 복부 손상에 의해서 유발될 수도 있기 때문이다. 골반 골절은 발생하려면 고-에너지 충격이 필요하며, 골반 골절은 아주 다량의 출혈을 흔히 동반한다. 골반 골절이 확인될 때마다, 쇼크를 꼭 의심해야만 하며 적절한 치료를 즉시 시작해야만 한다.

평가

C-ABC 순서: ITLS 1차 조사 동안에, 척추, 골반, 및 팔다리 큰 뼈들의 분명한 골절뿐만 아니라 즉각적 생명-위협 요인들을 식별해내는데도 초점을 맞추어라. 또한 여러분은 팔다리에서 나오는 중증 외부 출혈 부위들을 찾아내고 지혈해야만 한다.

DCAP-BLS, TIC & PMS 확인: ITLS 2차 조사 동안에, 여러분은 각 팔다리의 전체 길이를 재빨리 평가하면서, DCAP-BLS (Deformity 변형, Contusions 타박상, Abrasions 찰과상, Penetrations 관통, Burn 화상, Lacerations 열상, Swelling 부종)를 찾아보라. 그리고 촉진하여 TIC (Tenderness 압통, Instability 불안정, Crepitation 뼈-비빔 소리)를 찾아보라 (제2장과 제3장을 보세요). 만일 분명한 변형 또는 통증이 없다면, 관절들을 검진하여 통증과 자발적 움직임을 확인하라. 팔다리 손상의 '먼-쪽' 부위의

진주 같은 정보

치료 우선순위

- 먼저 ABC를 평가하고 치료하라. 그리고 확연히 드러나 보이는 팔다리 외상에 현혹되지 마라.
- 피가 줄줄 흐르는 출혈이 있으면 위의 원칙의 예외이다 (ABC가 아니라 C-ABC를 따르라). 하지만 기도와 호흡의 평가를 잊어서는 절대 안 된다.
- 손상 기전 파악에 집중하라. 그러면 어떤 골절인지 추정할 수 있으며, 또한 발생 가능한 합병증들도 예상할 수 있다.

뼈-비빔 소리: 뼈의 부서진 조각들이 서로 갈리듯 부딪히는 소리 또는 감촉

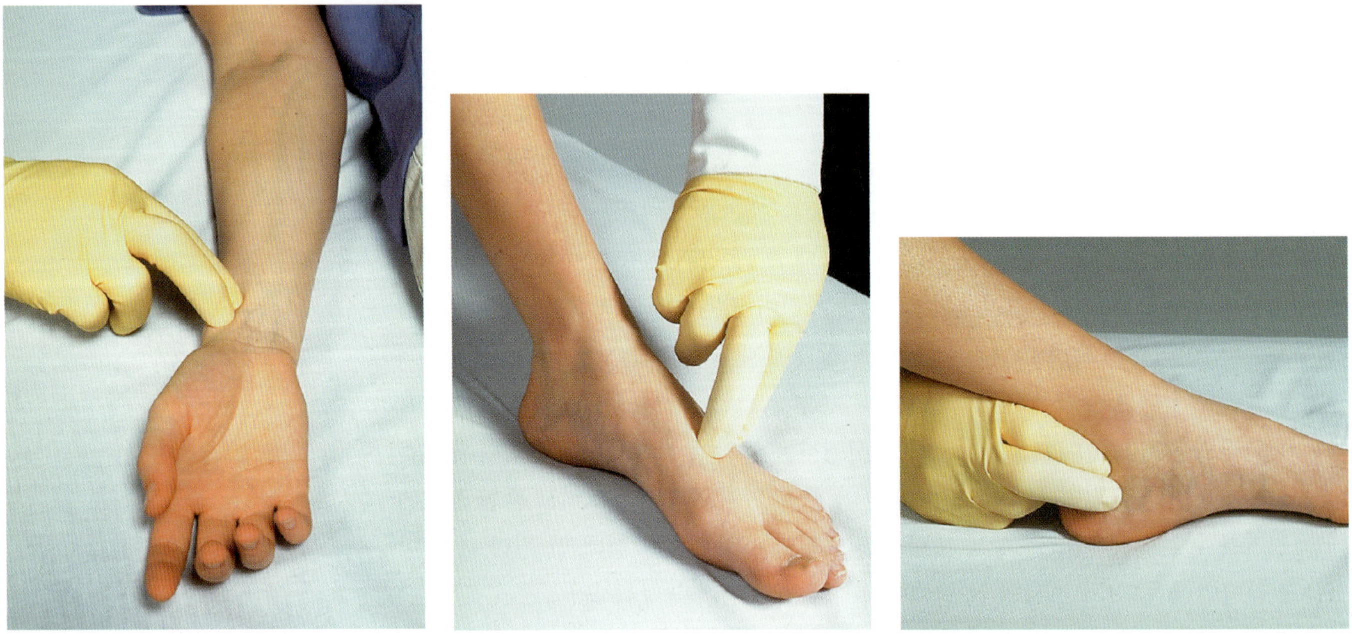

A B C

그림 14-6 손상 부위보다 '먼-쪽' 맥동 촉진하기. A. 노동맥 촉진. B. 발등동맥 촉진. C. 뒤-정강동맥 촉진.

PMS (Pulse 맥동, Motor function 운동 기능, Sensation 감각)를 확인하여 기록하라. 맥동이 가장 잘 느껴지는 부위를 확인하여 나중에도 쉽게 식별하기 위하여 볼펜으로 피부 위에 표시를 할 수도 있다 (그림 14-6).

뼈-비빔 소리 확인할 때의 주의 사항: 뼈-비빔 소리나 뼈 양끝이 부딪치는 소리는 확실한 골절 징후이므로, 일단 확인되면 추가적 연조직 손상을 방지하기 위하여 즉시 뼈의 양끝을 안정화해야만 한다. 뼈-비빔 소리를 확인하는 동작은 매우 부드러워야만 하는데, 특히 골반에서 확인할 경우에는 더욱 그렇다. 검진 목적으로 시행하지만 사실은 조직 손상을 추가적으로 유발하고 있다는 사실을 잊지마라.

팔다리 손상의 관리

부목 고정 & 통증 조절: 골절과 탈구를 적절히 관리한다면, 통증, 장애, 그리고 중증 합병증들의 발생률을 줄일 수 있다. 병원-전 단계에서의 팔다리 손상 치료는 '손상 부위에 대한 적절한 부목과 패드를 사용한 고정'에 집중된다. 적절한 진통제를 사용한 통증 조절은 팔다리 손상 환자 처치에서 또 하나의 주요 치료 요소이다.

> **진주 같은 정보**
>
> **황금 시간**
>
> - '황금 시간'을 낭비하지 마라. 주의 깊게 행동하되 신속하라. '팔다리'보다 '생명'에 우선순위를 두어라.
> - 적절한 시간에 부목 고정을 시행하라. 중심축 골격은 ITLS 1차 조사 후에 부목 고정하라. 위급한 상황이라면, 팔다리 부목 고정을 병원으로 가는 도중에 시간이 허용될 때 시행하라.

부목 고정의 목적

추가 손상 예방 & 통증 완화: 부목 고정의 목적은 부러진 뼈 양끝의 움직임을 방지하는 것이다. 골절된 팔다리에서 통증의 대부분을 유발하는 신경들은 뼈 바로 옆을 지나간다. 부러진 뼈끝이 이 신경들을 손상시키면서 매우 깊고 극심한 통증을 유발할 수 있다. 부목 고정은 통증만 감소시키는 것이 아니라, 부러진 뼈끝이 더 이상 움직이지 않도록 하여 근육, 신경, 및 혈관의 추가 손상을 최소화한다. 또한 폐쇄 골절이 개방 골절로 전환

술식 순서

부목 고정의 규칙들

- 여러분은 손상 부위를 적절하게 노출시켜야만 한다. 의복을 제거해야만 하는데, 잘라내는 것이 더 좋다. 옷을 제거해야 손상 부위에 대한 적절한 평가와 올바른 고정이 가능해진다.
- 부목 고정을 시행하기 전과 후에 '먼-쪽' 부위의 맥박, 운동 기능, 그리고 감각을 확인하여 기록하라. 골절보나 '먼-쪽' 부위의 운동 기능도 확인하려면, 의식이 있는 환자에게는 손가락 또는 발가락을 까딱거려보라고 요청하고, 무의식 상태의 환자에게는 통증성 자극을 주었을 때 반응하여 움직이는지를 관찰하라. 나중에 다시 식별할 수 있도록 맥박을 촉진되었던 자리를 펜으로 피부에 표시해둘 수도 있다.
- 만일 팔다리가 심하게 꺾어져 있고 맥박이 촉진되지 않으며, 또한 적절한 병원까지의 이송 시간이 길다면, 부드러운 견인력을 가하여 그 팔다리를 곧게 펴려고 시도하라 (그림 14-7). 만일 그 과정에서 상당한 저항을 느끼게 되면, 그 팔다리를 발견된 자세 그대로 부목 고정하라. 여러분이 어떤 팔다리를 곧게 펴려고 시도하는 동안에는, 느껴지는 저항에 대하여 스스로에게 정직해지는 것이 매우 중요하다. 혈관 벽을 찢거나 큰 신경으로 가는

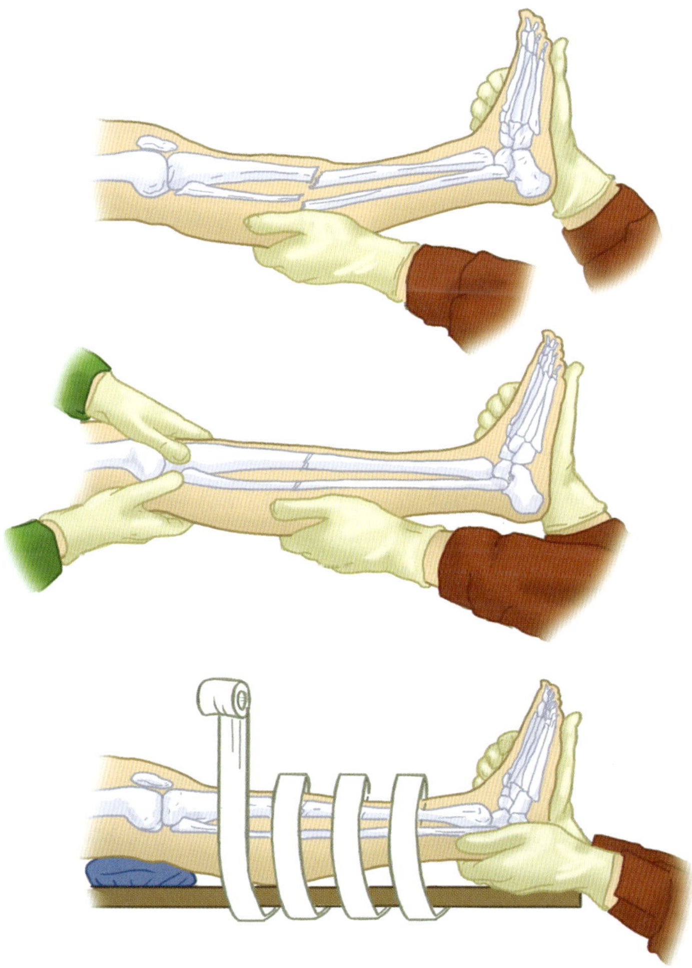

그림 14-7 꺾인 골절 부위를 곧게 펴서 맥박을 회복시키기

술식 순서 *(계속)*

혈액 공급을 차단하는 일은 매우 작은 힘으로도 충분히 유발-가능하다. 만일 적절한 병원이 가까이에 있다면, 발견된 자세 그대로 부목 고정하는 것이 아마도 가장 좋은 방법일 것이다.

- 개방창이 있으면 부목을 부착하기 전에 반드시 젖은 멸균 드레싱으로 덮어주어라. 가능하면 언제나, 개방창이 있는 부위에서 떨어진 쪽에 부목을 부착해야만 한다. 병원에 도착하면 병원 의료진에게 모든 개방창에 대하여 알려주어라.
- 손상 부위에서 그 위쪽과 아래쪽의 관절을 하나씩 포함하여 고정할 수 있는 길이의 부목을 사용하라.
- 부목에 패드를 잘 덧대어라. 만일 피부 결손이 있거나 또는 뼈 돌출부가 딱딱한 부목과 맞닿아 눌려지면 추가적 통증 및 피부 손상을 유발할 수 있다면, 이때 패드 덧대기는 특히 중요하다.
- 개방 골절로 밖으로 튀어 나와 있는 뼈끝을 다시 피부 밑으로 넣으려 시도하지 마라. 만일 여러분이 견인력을 가하자 튀어나와있던 뼈끝이 상처 속으로 다시 들어가려 한다면, 견인력을 더 높이지 마라. 혹시 들어갔다면 들어간 뼈끝을 다시 끌어내려고 시도하지도 마라. 다만 이송 받는 병원 의사에게 현장에서는 뼈끝이 나와 있었다고 확실히 알려주는 것이 중요하다. 나와 있는 뼈끝을 젖은 무균의 드레싱과 붕대로 조심스럽게 덮어 감싸라. 이송시간이 긴 경우에 이렇게 잘 유지하면, 뼈의 치유에 도움이 될 것이다.
- 생명-위협적 상황이라면, 환자가 이송되고 있는 동안에 손상 부위를 부목 고정할 수 있다. 만일 환자가 안정적으로 보인다면, 환자를 움직이기 전에 먼저 모든 골절 및 변형 부위들을 부목 고정하라.
- 만일 의심이 가면, 골절의 가능성이 있는 모든 부위를 부목 고정하라.

시킬 위험성을 차단하고 동반된 출혈을 최소화하는 효과도 있다.

진주 같은 정보

맥박, 운동 기능, 감각

팔다리 손상을 최초 평가할 때 그리고 그 팔다리를 조금이라도 조작한 후 (특히 부목 고정한 후)에는 항상 '먼-쪽' 부위의 맥박, 운동 기능, 및 감각을 평가하여 기록하라.

부목 고정의 시행 시기

안정적 환자 vs. 불안정한 환자: 모든 외상 환자에게 공통 적용할 수 있으면서도 정확한 순서가 명기되어 있는 '부목 고정을 위한 간략한 규칙'은 존재하지 않는다. 중증 외상 환자는 팔다리 골절을 부목 고정하느라 출발을 지연시키기보다는 신속히 이송을 시작해야만 한다. Load & Go 방식이 필요한 환자이면서 이송 시간이 짧다면, 환자를 긴 척주-고정판 위에 꾸릴 때 골절된 팔다리도 세심하게 몸통과 함께 묶음으로써 일시적으로 안정화할 수 있다. 이 말이, 여러분이 환자의 팔다리 골절들을 식별해내어 골절 부위를 보호해줄 필요가 없다는 의미는 아니다.

'생명'이 먼저 & '팔다리'는 다음: 출혈 지혈, 기도 확보, 및 쇼크 처치와 같은 우선순위가 높은 문제들을 처리하고 환자를 이송용 들것 위에 꾸려서 구급차에 싣고 출발한 후에, 병원으로 달려가고 있는 구급차 안에서 필요한 부목 고정을 추가적으로 시행하라. 환자의 생명을 구하기 위해 시간 단축이 필요한 상황에서, 장애 예방을 위한 팔다리 부목 고정 시행에 시간을 소모하는 행동은 결코 적절하지 않다. 반대로, 만일 환자가 안정적으로 보인다면, 환자를 움직이기 전에 반드시 먼저 팔다리 골절에 대한 부목 고정을 시행해야만 한다. 팔다리 골절에 부목 고정이 필요한 이유는 앞에서 충분히 설명하였다.

부목의 유형

(팔다리 부목 고정의 예를 보고 싶으면, 그림 14-8을 보세요.)

견고 부목 견고 부목은 여러 가지 다양한 재질들로 만들어질 수 있는데, 예를 들어 판지, 딱딱한 플라스틱, 금속, 및 목재로 된 부목들이 있다.

패드 덧대기가 필요: 내부 공기를 빼내면 가변형 부목에서 견고형 부목으로 변하는 형태의 부목 (진공 부목)도 역시 견고 부목의 일종으로 분류된다. 견고 부목들은 사용할 때 뼈가 튀어나온 부위 위에는 패드를 잘 덧대어 주어야만 하며, 또한 항상 골절 부위의 위쪽과 아래쪽 관절 한 개씩을 포함하여 고정해야만 한다.

유연 부목 유연 부목에는 베개, '팔-걸이 & 팔-싸개'(sling & swathe) 부목, 그리고 공기 부목 등이 포함된다.

베개: 베개는 발목 또는 발 손상에 좋은 부목이 되는데, 손상 부위에 대한 '패드 기능' 뿐만 아니라 '고정 기능'까지 제공한다. 베개를 '팔-걸이 & 팔-싸개'와 같이 사용하면, 탈구된 어깨를 안정화하는데 유용하다.

팔-걸이 & 팔-싸개: '팔-걸이 & 팔-싸개'는 빗장뼈, 어깨, 위팔, 팔꿈치, 그리고 때로는 아래팔까지의 손상들을 고정하는데 효과가 아주 우수하다. 이것은 흉벽을 견고한 지지대로 활용하여 흉벽에 대고 팔을 부목 고정하게 된다. 일부 어깨 손상들에서는 상당히 강한 힘을 가하지 않으면 위팔을 흉벽에 갖다 붙일 수가 없다. 이런 경우에는 베개를 사용하여 흉벽과 위팔 사이의 공간을 메워주면 어깨를 안정적으로 고정할 수 있다.

공기 부목: 아래팔과 아래다리의 골절에는 공기 부목이 유용할 수 있다. 공기 부목은 가벼워서 휴대가 쉽다. 공기 부목은 압박을 가할 수 있어서, 출혈을 늦추는데도 도움이 된다. 단점은, 착용한 상태에서 온도가 상승하거나 고도가 높아지면 누르는 압력이 같이 상승하는 문제, '먼-쪽' 맥박을 감시하기 어렵게 하는 문제, 그리고 제거할 때 (피부에 들러붙어 잘 떨어지지 않아) 통증이 많이 유발되는 문제 등이 있다. 또한 공기 부목을 꺾인 골절에는 착용시켜서 안 되는데, 왜냐하면 공기 부목은 부풀려지면서 자동적으로 곧게 펴는 압박력을 팔다리에 가하기 때문이다.

공기 부목을 사용할 때 주의할 점: 공기 부목을 적용할 때는, 반드시 입이나 손- 또는 발-펌프를 사용하여 (압축 공기는 절대 사용 금기) 공기 부목을 양호한 지지력을 제공할 정도까지만 부풀려야 한다. 즉, 손가락 끝으로 가볍게 누르면 여전히 쉽게 옴폭 들어갈 수 있는 정도이어야 한다. 공기 부목을 사용할 때는, 여러분은 압력을 점검하여 너무 세게 조이거나 너무 느슨해지고 (자주 공기가 샌다) 있지 않은지 자주 확인해야 한다. 만일 공기 부목을 추운 외부에서 착용한 후 따뜻한 구급차 내로 옮겼다면 공기 부목이 데워지면서 내부 압력이 증가하고, 반대로 따뜻한 환경에서 착용한 후 추운 곳으로 가면 느슨해져서 지지하는 효과가 없어진다. 항공 이송을 할 때, 만일 지상에서 공기 부목을 착용시킨 다음 이륙하면 공중에서 공기 부목이 팽창하면서 압박력이 증가하게 되며, 거꾸로 만일 비행 중에 공기 압력을 낮추어 조절하였다면, 다시 지상으로 착륙하였을 때는 너무 느슨해져 있을 것이다.

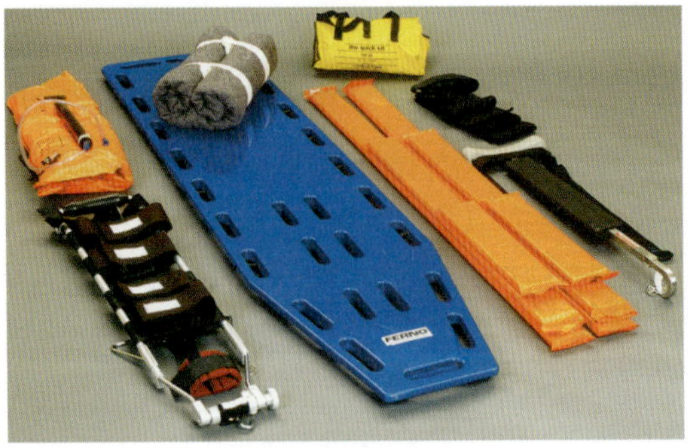

그림 14-8a 부목 고정용 재료들.

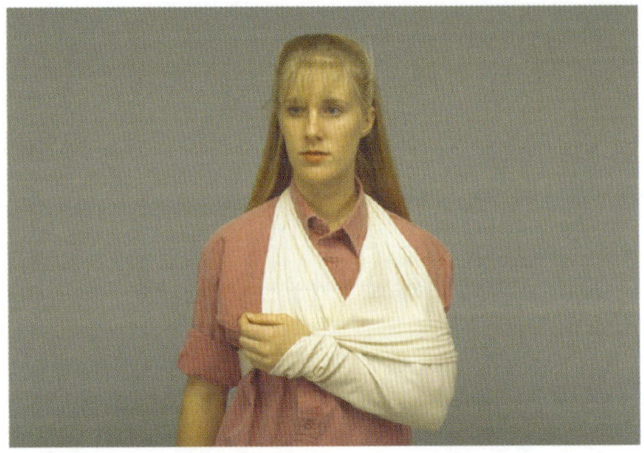

그림 14-8b 팔-걸이 & 팔-싸개

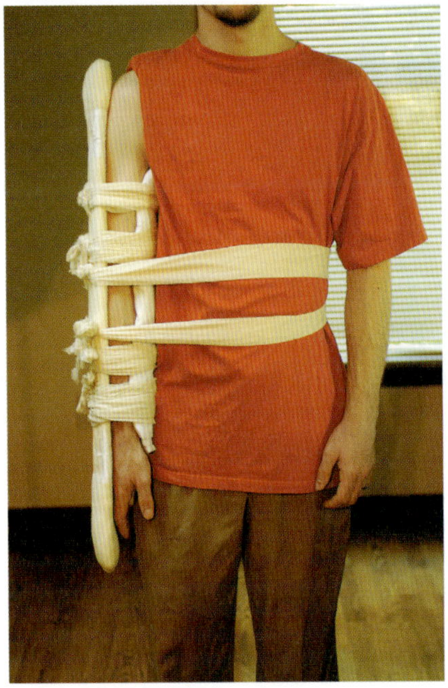

그림 14-8c 견고 부목 + 싸개.

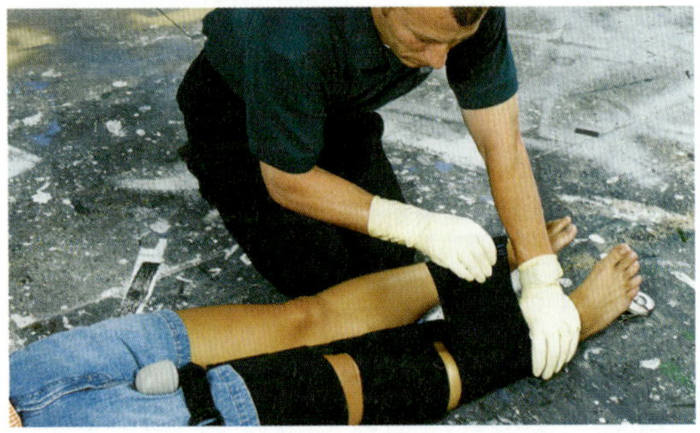

그림 14-8d 견인 부목.

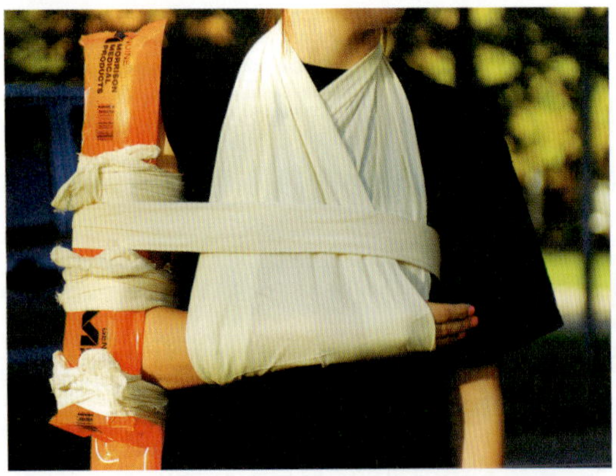

그림 14-8e 고정/견고 부목+팔-걸이 & 팔-싸개.

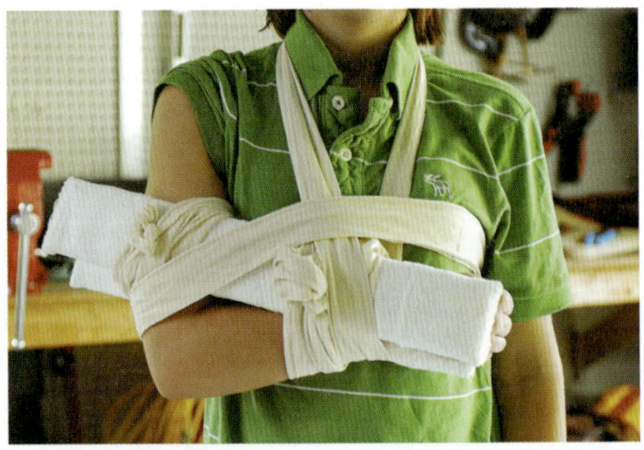

그림 14-8f 굽힌 자세로 고정된 팔꿈치 손상.

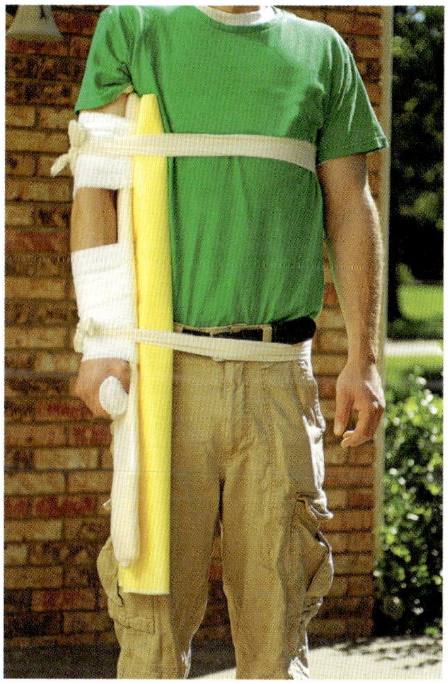

그림 14-8g 편 자세로 고정된 팔꿈치 손상.

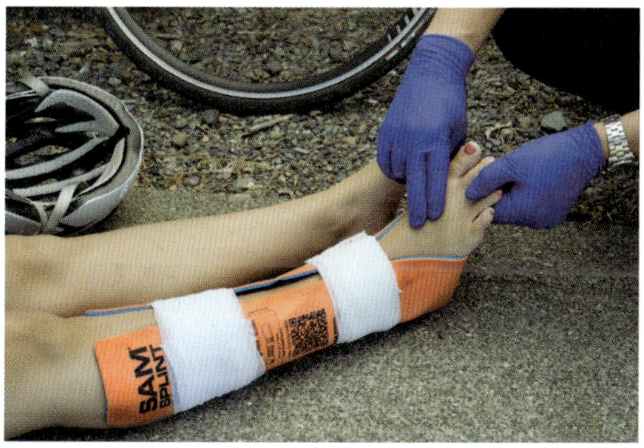

그림 14-8i SAM 부목을 사용한 아래다리 및 발목 손상의 고정. *(Pearson Education, Inc.)*

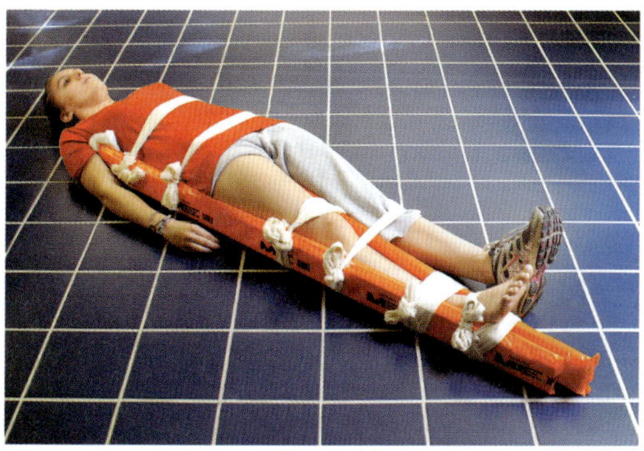

그림 14-8k 위쪽 넙다리뼈 골절을 고정 부목으로 고정하기.

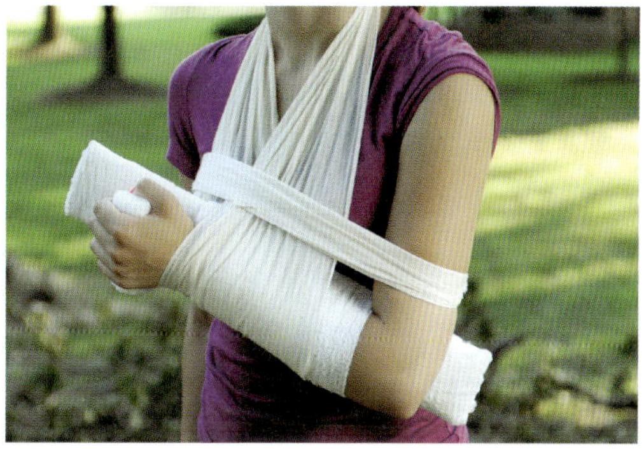

그림 14-8h 아래팔, 손목 또는 손의 손상에 대한 고정.

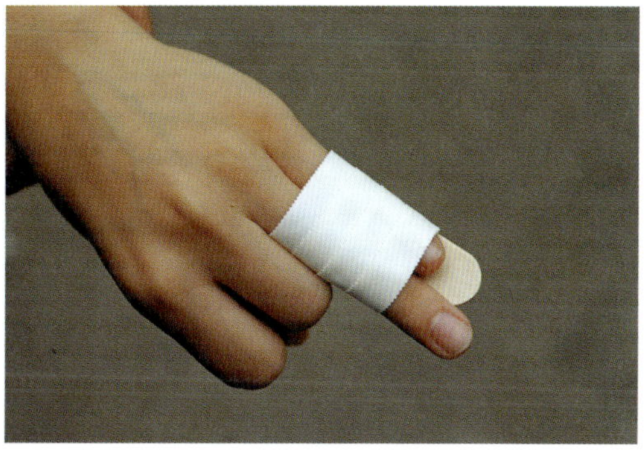

그림 14-8j 설압자를 부목으로 사용하여 옆 손가락과 반창고로 고정하여 안전화하기.

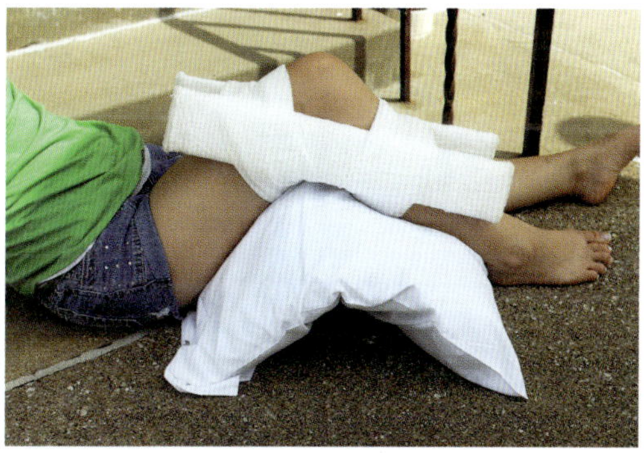

그림 14-8l 부목 고정한 무릎.

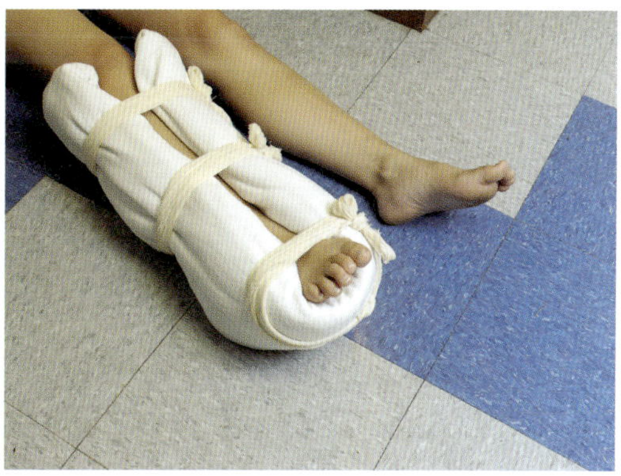

그림 14-8m '담요 만 것'을 사용한 발목과 발에 대한 부목 고정.

진주 같은 정보

쇼크

환자에게 골반 또는 넙다리뼈 골절이 있으면, 출혈성 쇼크의 발생에 대비하라.

견인 부목 견인 부목은 넙다리뼈 중간-몸통 골절을 안정화할 목적으로 고안되었다. 넙다리뼈 엉덩-관절 골절인 경우 또는 다리 다른 곳의 골절이 동반된 경우에는 견인 부목을 사용하지 않아야 한다.

견인 부목의 작용 기전 및 효과: 견인 부목은 궁둥뼈와 샅고랑 부위에 반대-견인력을 걸고, 발목에 지속적 견인력을 가함으로써 넙다리뼈 골절 부위가 움직이지 않도록 유지한다. 이렇게 지속적 견인력을 가함으로써 골절 후에 잘 발생하는 넙다리 근육들의 연축(매우 강력하여 뼈끝이 겹쳐지게 만듦)을 이겨내고, 꺾이고 겹쳐진 뼈끝이 곧게 펴지면서 서로 부딪히지 않게 만든다. 만일 견인을 가하지 않으면, (근육 연축으로 인해) 부러진 뼈끝들이 서로 부딪치거나 겹쳐지면서 통증이 더욱 악화될 것이다. 또한 견인력에 의하여 넙다리뼈 양쪽 끝이 자유로이 움직이는 것이 방지되어 넙다리-동맥, 정맥, 또는 신경이 찢길 위험성이 현저히 줄어든다.

다리에 견인력을 가하도록 고안된 견인 부목에는 여러 가지 구조와 유형의 제품들이

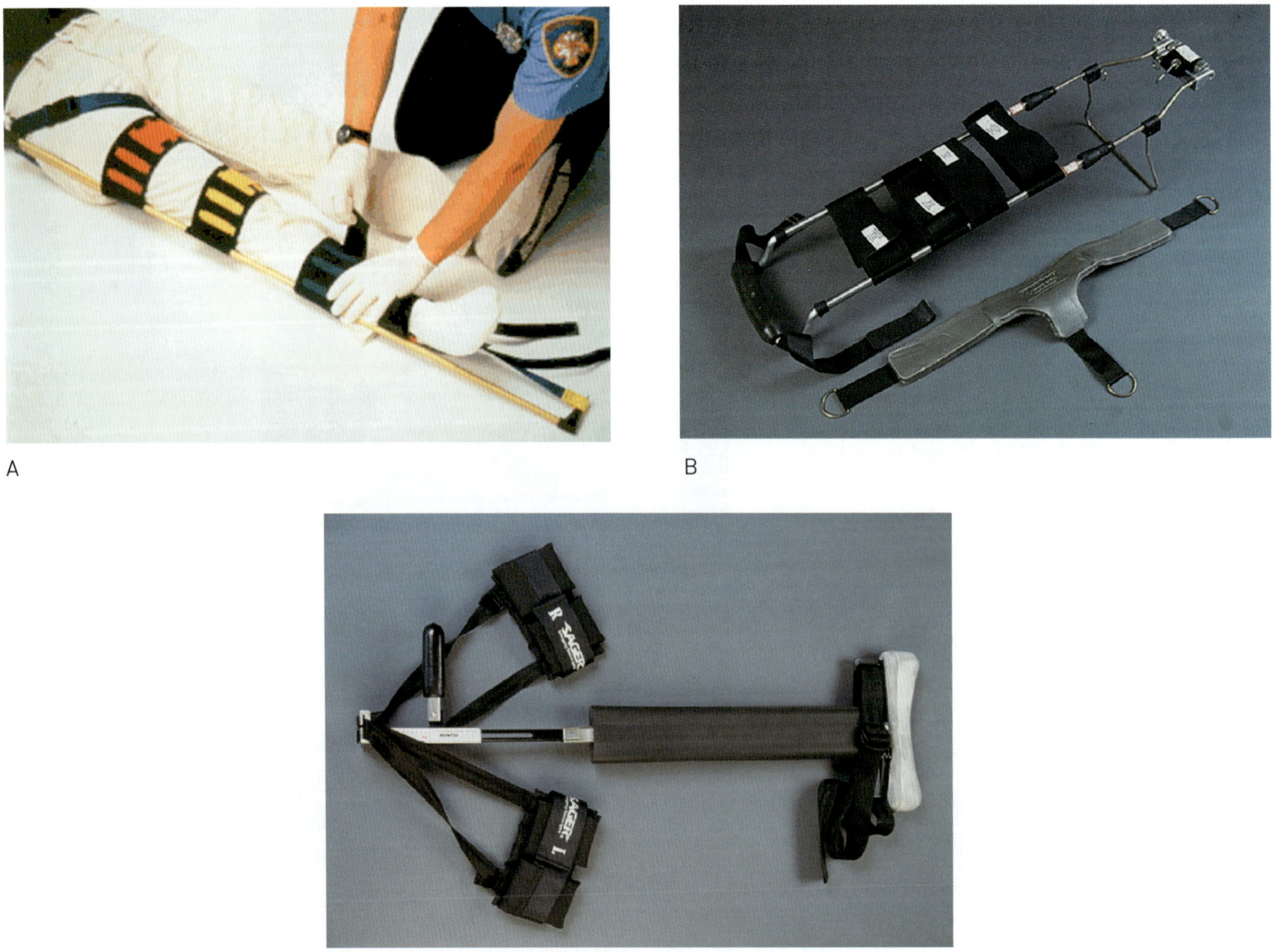

A B C

그림 14-9 A. 켄드릭(Kendrick) 견인 부목. *(사진 제공 Eduardo Romero Hicks, MD)* B. 해어(Hare) 견인 부목. C. 세이저(Sager) 견인 부목.

나와 있어 사용-가능하다 (그림 14-9). 그들 중 일부는 제15장에서 살펴볼 것이다. 다른 부목들과 마찬가지로, 견인 부목도 골반 주변 연조직들에 과도한 압박이 가해지지 않도록 반드시 세심하게 패드를 덧대고 주의하면서 정확한 방법으로 부착해야만 한다.

지혈대

유익함이 더 큰 지혈대: 지혈대는 잘 사용이 안 되다가, 최근에 다시금 군진 의학에서 전투-전술 상황 중 통제-불가능한 팔다리 출혈 지혈용으로 흔하게 사용하게 되었다 (제4장을 보세요). 그런 상황들에서 지혈대를 사용하면 생존율과 치료 결과가 개선된다는 사실이 입증되면서, 이제는 민간 영역의 활용에 있어서도 점점 그 수용 범위가 회복되고 있다. 팔다리 손상의 대량 출혈로 인해 쇼크 상태에 빠진 환자에게 지혈대를 사용하면 생명을 구하는 효과가 있음이 입증되어 왔는데, 즉 추가 실혈을 차단함으로써 혈액 순환 소생술이 가능하게 해 주는 역할을 한다. 지혈대를 너무 오래 착용해두면 팔다리에 허혈 손상을 유발할 잠재성이 있지만, 이 위험성은 생명-위협적 출혈을 중단시키는 지혈대의 효능에 비추어 균형 있게 평가되어야 한다. 이상적으로는, 2~4시간 이상 더 길게 지혈대를 적용해서는 안 된다. 오래 둘수록 합병증 발생률은 증가하고 또한 그 손상 팔다리를 살릴 가능성도 허혈 시간 (혈류 차단)이 길어질수록 감소하게 된다.

지혈대 적용의 적응증: 지혈대 적용의 권장 적응증은, 심각한 팔다리 출혈이 있으면서 동시에 다음의 문제가 동반되어 있을 때이다: 다른 'ITLS 1차 조사 문제 소견'들 (기도 또는 호흡 중재술이 필요한 상황, 쇼크 상태), 적대적 환경, 대량-희생자 사고, 또는 압박 드레싱으로는 지혈을 처치할 수 없음. 일반적으로 말해서, 여러분이 이런 적응증으로 일단 지혈대를 적용했다면 그 지혈대를 제거해서는 안 된다.

지혈대 적용 후 잊지 마라: 여러분이 사용하고 있는 판매용 지혈대의 구체적 설명서 지침을 준수하라. 가장 중요한 요인 중 하나는 환자에게 지혈대를 적용했다는 사실을 구급대의 모든 팀원들이 잊지 않는 것이다. 잊지 않게 하는 한 가지 방법은 지혈대 적용 직후 환자의 이마에 "TK"라는 글과 적용 시간을 쓰는 것이다. 지혈대는 절대로 가리지 마라. 임기응변 제작 지혈대보다는 판매용 지혈대가 더 선호되는데, 그 이유는 그 구조가 압력을 더 잘 분산하게 만들어져 있어 조직 손상을 덜 주기 때문이다. 일단 여러분이 환자에게 지혈대를 적용하였다면, 외상센터로의 이송을 더 재촉해야만 한다.

지혈제

창상 전체가 아니라 '출혈 혈관'에 지혈제를 적용해야: 직접 압박이나 지혈대 적용으로도 지혈할 수 없는 출혈에 대하여, 지혈제를 사용하면 피떡 형성을 촉진하여 출혈을 감소시키거나 중지시키는데 효능이 있는 것으로 입증되어 있다. 사용-가능한 지혈제의 형태들 (드레싱, 가루, 뭉치 등)은 사용되는 특정 제품에 따라 다양하다. 어떤 형태든 상관없이 지혈제의 효과를 극대화하려면, 단순히 창상 부위 전체에 그 지혈제를 적용하지 말고 출혈하고 있는 원인 혈관에 지혈제가 직접 닿게끔 적용해야 하고 그 다음 그 혈관과 지혈제가 적용된 부위에 지속적 압박을 가할 필요가 있다. 지혈제가 스며있는 거즈나 드레싱 형태에 비하여 가루 형태 지혈제는 사용하기가 어려워서 덜 사용되는 편이다. 또한 가루 형태 지혈제를 사용했을 때 전신 혈전 형성의 발생률이 높다는 보고들이 있었다.

직접 압박을 같이 시행: 지혈제 적용 후, 최소한 4분간 또는 출혈이 멈출 때까지 직접 압박을 유지해야만 한다. 출혈이 멈춘 뒤에도, 창상에 압박 드레싱이나 압박 거즈를 적용하도록 권장된다. 효과를 극대화하려면, EMS 요원이 실제로 해당 지혈제를 사용하기 전에 연습을 통해서 그 형태 지혈제의 사용법을 숙지한 상태여야만 하며 또한 그 적용 지시문을 꼭 준수해야만 한다.

특정 손상들에 대한 관리

척추 손상

팔다리 손상에 척추 손상이 동반될 수 있음: 척추 손상은 이미 제10장과 제11장에서 다루었다. 여기에서 다시 짧게 언급하는 이유는, 만일 척수 손상의 가능성을 시사하는 소견이 있으면 SMR(척주 운동-제한)을 반드시 시행해야 한다는 사실을 여러분에게 상기시키기 위해서이다. 그렇게 하지 않으면 영구 장애 또는 심지어 사망까지 유발하게 될 수 있다. 아주 긴급한 경우에는, 긴 척주-고정판 위에 환자를 세심하게 꾸려서 묶음으로써 동반된 여러 다양한 팔다리 손상들에 대하여 적절한 부목 고정 효과를 한 번에 제공할 수도 있다. 기억하라, 어떤 특정한 손상 기전에서는, 예를 들어 환자가 높은 곳에서 떨어지면서 양발로 착지한 손상 기전에서는 발과 다리 손상뿐만 아니라 요추 골절이 유발될 수 있다는 사실을. 왜냐하면 그 충격력이 발뒤꿈치로부터 다리와 골반을 통해 위로 척추까지 전달되기 때문이다.

긴 척주-고정판 위 고정은 가능한 짧게: 또 기억하라, 긴 척주-고정판 위에 환자를 장시간 고정해두면 환자에게 부정적 효과들을 유발할 수 있다는 사실을. 긴 척주-고정판은 이송용 기구이므로, 안전이 확보되고 환자를 그 위에서 빼내는 것이 실행 가능해지면 신속하게 그렇게 해야만 한다.

골반 손상

팔다리 손상에 자주 동반: 팔다리 손상의 범주에 골반 손상을 함께 포함시키는 것이 실질적인데, 왜냐하면 이 둘은 흔히 동반되기 때문이다. 골반 골절은 보통 동력-탈것 충돌 사고나 높은 곳에서의 낙상과 같은 중증 외상에서 유발된다. ITLS 1차 조사 과정에서 엉덩뼈 능선, 엉덩-관절, 및 두덩뼈 (치골)를 부드럽게 눌러보았을 때, 불안정성이 관찰되거나 통증을 호소함으로써 골반 골절이 식별된다. 일단 최초의 검진에서 골반 불안정성이 식별되면, 불안정성을 확인하기 위하여 손으로 압박을 가하는 행위를 다시 반복하는 것은 합당하지 않다. 이렇게 하면 환자에게 더 많은 통증을 유발하고 출혈을 더 악화시킬 수 있을 뿐이다.

'출혈성 쇼크' 임박으로 간주: 골반 골절들에는 항상 중증 출혈의 잠재성이 수반되므로, 환자가 곧 쇼크 상태로 발전할 가능성을 예상해야 하며 반드시 환자를 신속히 이송(Load & Go)해야만 한다. 골반 골절이 환자에게 발생했다는 사실은 그 환자가 고-충격력 손상을 받았음을 의미한다.

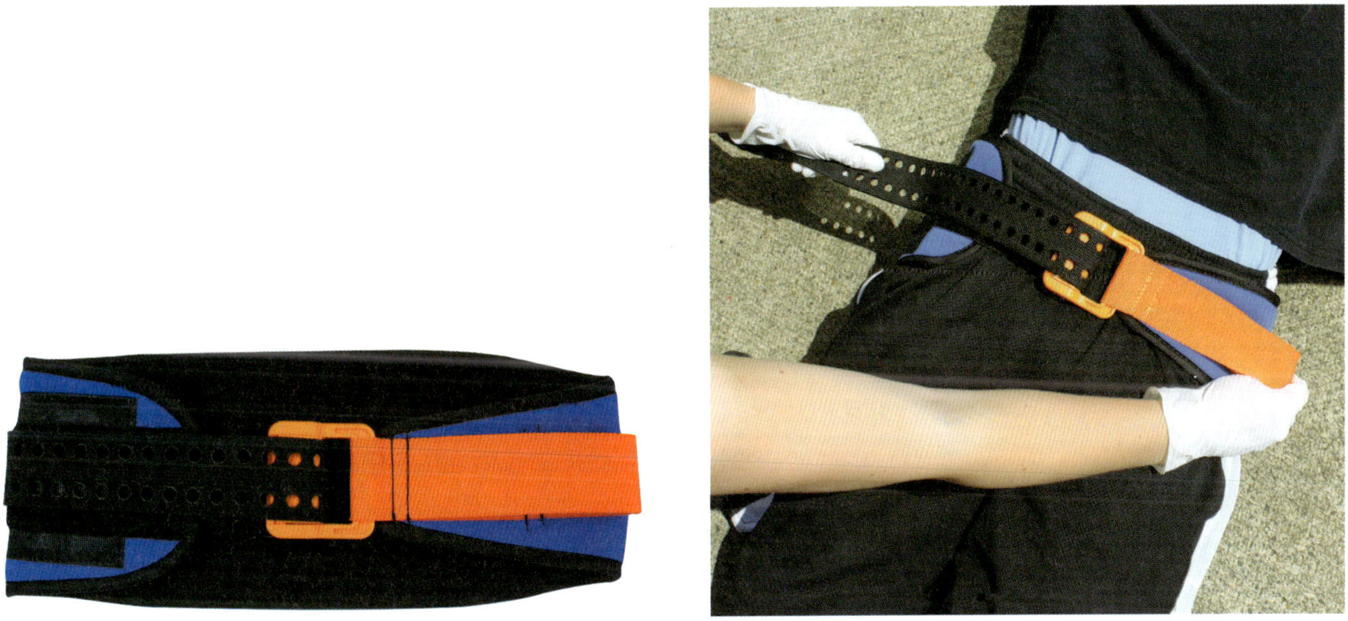

A B

그림 14-10 A. 판매용 골반-결속대. B. 골반-결속대를 적용한 상태. *(사진 제공 Sam Splints)*

골반-결속대를 사용한 골반 안정화: 불안정 골반 골절 환자에게 골반 주변을 둘러싸는 형태의 안정화 (고정)를 시행함으로써 골절로 인한 내부 출혈을 감소시킬 수 있다. 과거에는 골반 안정화 도구로 '시트를 넓은 띠 모양으로 접은 것' 등을 사용해 왔었는데, 이제는 더 일정한 골반 안정화 기능을 제공하는 판매용 기구들이 몇 가지 나와 있어 사용-가능하다 (그림 14-10). **펼친-책 골반 골절**에 대하여 골반 안정화를 적용할 때 그 유익성이 가장 크며 (그림 14-2), 혈액 수혈의 필요성이 감소한다. 골반-결속대는 그 압박력이 반드시 '넙다리뼈 큰-돌기' 부위에 가해지도록 적용되어야 하지, 엉덩뼈 능선에 가해지도록 적용되어서는 안 된다 (제13장을 보세요). 시트나 골반-결속대가 없다면, 환자의 양쪽 발을 안쪽으로 회전시킨 다음 서로 묶어 고정하면 골반을 닫히게 하는데 도움이 될 것이다 (제15장의 그림 15-1B를 참조하세요).

펼친-책 골반 골절: 두덩 결합 부위가 찢겨 벌어지며 골반 앞쪽이 책처럼 "펼쳐진" 형태의 중증 골반 골절. 이것은 한쪽 또는 양쪽 엉치-엉덩-관절의 와해와 종종 동반하여 발생. 고-충격력 손상.

SMR이 필요하면 진공 매트리스가 최적: 모든 골반 손상 환자들은 모두 척추 손상에 대한 평가를 받아야만 한다. 만일 SMR의 적응증에 해당한다면, 진공 매트리스가 유용한데 왜냐하면 딱딱한 척주-고정판에 비하여 훨씬 더 편안하기 때문이다.

국자형 들것 활용: 불안정한 골반 골절 환자를 통나무-굴리기하면 골반 손상을 악화시킬 수 있다. 적절한 보조 인력과 분리형 국자형 들것과 같은 기구를 활용하면 이런 환자를 구급차 들것까지 더 안전하게 옮기는데 유용하다. 이렇게 하면 골절된 골반의 움직임과 통증 유발을 최소화할 수 있을 것이다. 신형의 분리형 국자형 들것 들 중 일부는 긴 척주-고정판과 동일한 수준의 SMR을 제공할 수도 있다 (그림 14-11).

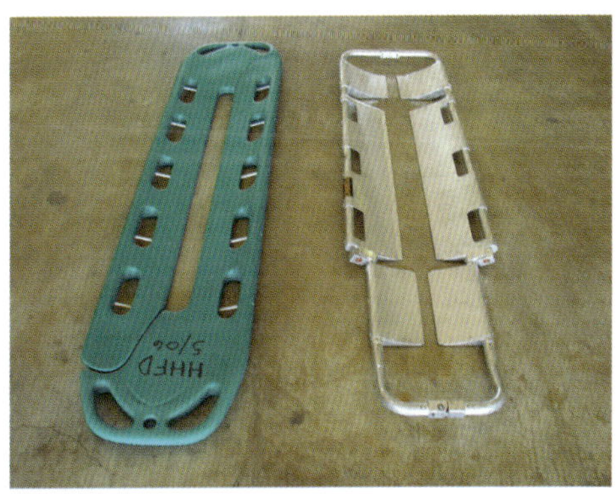

그림 14-11 국자형 들것은 긴 척주-고정판과 같은 수준의 척주 안정화 기능을 제공하는 것으로 알려져 있다. *(사진 제공 Leon Carpentier, EMTP; 그리고 Ferno Washington, Inc.)*

넙다리뼈 손상

개방 골절이 흔한 편: 넙다리뼈는 엉덩-관절 부위에서 골절되는 경우가 꽤 많은데, 이 골절은 엉덩-관절 골절로 분류한다. 따라서 그냥 '넙다리뼈 골절'이라 함은 뼈-몸통 중간 부위 골절을 말한다. 넙다리뼈 골절에서 흔히 넙다리 피부에 개방 창상이 동반될 수가 있는데, 만일 그러하다면 (뼈가 튀어나와 있지 않아도) 이를 반드시 개방 골절로 간주해야만 한다.

견인 부목이 필요: 넙다리뼈를 감싸고 있는 근육 조직량이 매우 많아서, 넙다리뼈 골절 발생 후 근육 연축이 발생하면 골절된 뼈끝들이 서로 겹쳐지면서 더 많은 근육 손상과 출혈, 잠재적 신경 손상, 그리고 심각한 통증을 유발할 수 있다. 이런 이유로, 대개 견인 부목을 적용함으로써, 뼈-몸통 중간 골절 부위를 안정화하고 추가 손상 및 통증을 최소화하는 것이다.

출혈성 쇼크 동반 가능성: 앞서 설명하였듯이, 넙다리 근육이 상당히 크기 때문에 근육 조직 속에 1~2L의 내부 출혈을 숨기고 있을 수 있다. 따라서 만일 양측 넙다리뼈 골절이 있으면 전체 순환 혈액 용적의 50%까지의 실혈이 동반될 수 있다.

엉덩-관절 손상

안정적인 골절: 엉덩-관절 골절은 넙다리뼈의 좁은 "목" 부위에서 가장 흔히 발생하는데, 이 부위에는 강한 인대들이 있어서 때로는 골절된 상태로 체중을 싣고 걷는 것이 가능한 환자들도 볼 수 있다. 이 인대들은 매우 강하여서, 가장 흔한 유형의 엉덩-관절 골절에서는 부러진 뼈끝의 이동이 거의 일어나지 않는다.

엉덩-관절 골절 노인 환자의 특징: 만일 바닥에 쓰러진 후 무릎, 엉덩-관절, 또는 골반 부위에 통증을 호소하는 노인 환자를 여러분이 보게 된다면, 반드시 엉덩-관절 골절을 고려해 보아야만 한다. 쓰러진 후 다친 쪽 다리에 체중을 싣지 못하는 노인 환자에게도 골반 골절 또는 엉덩-관절 골절의 발생을 의심해보아야 한다. 손상된 다리가 보통은 (그러나 항상 그런 것은 아님) 바깥쪽으로 돌아가고 길이가 짧아져 있을 것이다. 이런 검진 소견을 보이는 노인 환자는 방사선 검사로 확인되기 전까지는 넙다리뼈 목 골절로 간주되어야만 한다. 고령의 환자들은 골절 통증을 잘 견뎌내는 경우가 있으며, 때로는 심지어 통증을 무시하거나 부정하는 경우도 있다. 일반적으로, 노인의 조직들은 더 연약해서 더 적은 충격력을 받아도 신체 구조물들이 더 쉽게 파손된다. 기억하라, 무릎에만 국한된 통증이 얼마든지 엉덩-관절 손상으로부터 올 수도 있다는 사실을 (특히 어린이, 노인). 엉덩-관절 골절에는 견인 부목을 사용하지 마라.

엉덩-관절 뒤쪽 탈구의 손상 기전: 엉덩-관절은 뒤쪽 또는 앞쪽으로 탈구될 수 있다. 엉덩-관절 뒤쪽 탈구가 가장 흔한데, 자동차 충돌사고에서 탑승자가 무릎을 굽힌 앉은 자세로 무릎을 전면-계기판에 부딪혔을 때 발생할 수 있다. 이 자세에서는 엉덩-관절 인대들이 비교적 느슨하게 이완된 상태인데, 충격력을 받으면 골반뼈의 엉덩-관절-절구(acetabulum)로부터 넙다리뼈 머리가 뒤쪽으로 빠져나오게 된다 (그림 14-12). 따라서 심한 자동차 충돌사고에서 무릎 손상을 입은 모든 환자에게 반드시 세심한 엉덩-관절

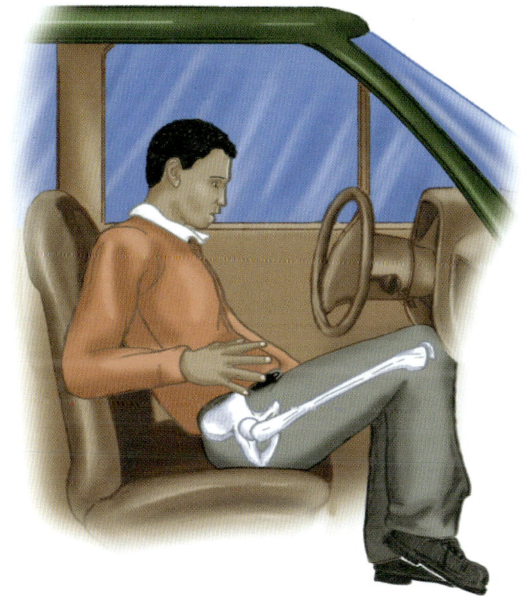

그림 14-12 엉덩-관절 뒤쪽 탈구의 손상 기전, "아래로 & 밑으로."

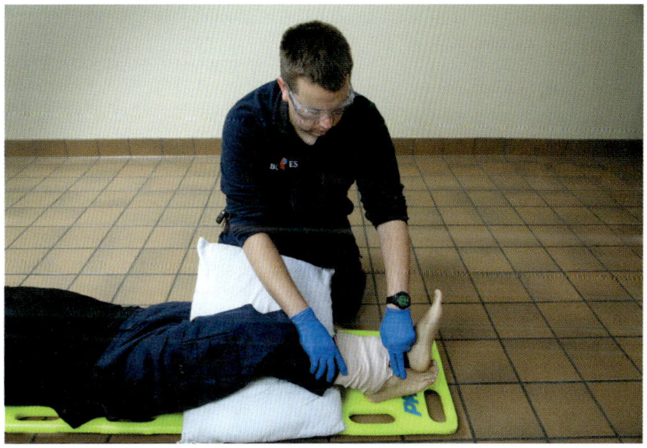

그림 14-13 엉덩-관절 뒤쪽 탈구를 부목 고정하기. *(사진 제공 Louis B. Mallory, MBA, REMT-P)*

진찰을 시행해야만 한다.

엉덩-관절 뒤쪽 탈구는 응급 상황: 모든 엉덩-관절 뒤쪽 탈구는 정형외과적 응급상황이므로 가능한 빨리 정복해야만 한다. 왜냐하면 탈구 상태에서는 궁둥신경(sciatic n.) 또는 넙다리뼈 머리에 혈액을 공급하는 혈관이 늘여지며 혈류가 차단되므로, 정복술이 늦어지면 궁둥신경 손상 또는 넙다리뼈 머리 괴사가 발생하기 때문이다. 인공 엉덩-관절 치환술을 시행 받은 환자는 작은 충격력에도 쉽게 엉덩-관절 탈구가 발생할 수 있다.

엉덩-관절 뒤쪽 탈구의 진단 및 처치: 엉덩-관절 뒤쪽 탈구 환자는 대개 엉덩-관절을 굽힌 자세를 취하게 되며, 여러분이 그 엉덩-관절을 곧게 펴려고 하면 환자가 그 통증을 견뎌내지 못할 것이다. 아래다리는 거의 틀림없이 안쪽으로 회전되어 몸의 중심축 쪽을 향할 것이다. 엉덩-관절 뒤쪽 탈구 환자는 베개들로 덧대고 손상되지 않은 반대쪽 다리를 부목처럼 활용하여 환자가 가장 편안한 자세로 유지해야만 한다 (그림 14-13).

엉덩-관절 앞쪽 탈구의 진단 및 처치: 엉덩-관절 앞쪽 탈구는 드물다. 왜냐하면 엉덩-관절이 앞쪽으로 탈구되려면 복잡한 손상 기전이 필요하기 때문이다. 엉덩-관절 앞쪽 탈구 환자는 그쪽 다리가 바깥쪽으로 회전되어 있을 것인데, 이것은 엉덩-관절 골절에서 보는 소견과 아주 비슷하다. 단, 다른 점은 탈구에서는 여러분이 그 다리를 환자의 신체와 일직선이 되게 앞쪽으로 가져올 수가 없다는 것이다. 따라서 탈구 환자를 긴 척주-고정판이나 구급차 들것 위에 바로 누운 자세로 누이기가 매우 어려울 수 있다.

엉덩-관절 앞쪽 탈구 정복과 폐 색전증: 엉덩-관절 뒤쪽 탈구에서는 궁둥신경에 압력이 가해지는데 반하여, 앞쪽 탈구에서는 넙다리-동맥과 정맥에 압력이 가해진다. 만일 넙다리-정맥이 압착되면서 막히면, 그 '먼-쪽'으로 혈관 속 피떡에 형성될 수 있으며 나중에 엉덩-관절이 정복되었을 때 이것이 즉시 혈류를 따라 움직이면서 폐 색전증을 유발할 수 있다.

현장에서 관절 정복술 시도 금지: 엉덩-관절 탈구의 정복술은 실행하기 매우 어렵다, 왜냐하면 강력한 큰 다리 근육들을 이기고 엉덩-관절을 당겨야 하는데 매우 큰 힘이 필요하며, 또한 골반 절구의 입구에 넙다리뼈 머리를 매우 정확히 맞추어야만 정복이 가능해지기 때문이다. 따라서 현장에서 정복술을 시도하지 말고 즉시 이송을 시작해야 한다.

무릎 손상

동맥 및 신경 손상 동반 위험성: 무릎-관절의 골절이나 탈구는 매우 심각하다 (그림 14-14), 왜냐하면 무릎-관절을 가로지르는 동맥들과 신경들이 (무릎-관절에 가까이 지나므로) 무릎-관절이 비정상적 자세로 변형되었을 때 같이 손상되는 일이 잦기 때문이다. 무릎-관절이 비정상적 자세인 환자를 보고 탈구인지 골절인지 또는 탈구와 골절이 동반되었는지를 현장에서 판단할 방법은 없다. 그러나 손상의 종류가 무엇이든지 상관없이 그 '먼-쪽'인 발의 순환과 신경학적 기능(PMS)의 상태를 근거로 결정을 내려야만 한다.

혈류 차단 상태의 신속한 교정이 중요: 무릎-관절 탈구의 상당한 비율에서 혈관 및 신경 손상이 동반되어 있으며, 나중에 다리 절단이 필요하게 될 수 있다. 가능한 신속히 무릎 아래의 순환을 회복시키는 것이 중요하며, 절단과 같은 참혹한 합병증을 피하려면 결정적 처치가 가능한 의료기관으로 환자를 신속히 이송해야만 한다. 이런 이유로 무릎-관절 탈구의 신속한 정복이 매우 중요하다.

부드러운 견인력으로 무릎 펴기: 만일 무릎 아래에 맥박과 감각이 소실되어 있으면, 손으로 부드러운 견인력을 가하라. 견인력은 반드시 다리의 긴 종축을 따라서 가해야만 한다. 무릎-관절을 곧게 펴려는 노력에 저항력이 느껴지면, 가장 편안한 자세로 무릎을 부목 고정한 다음 빨리 이송하라. 무릎-관절 탈구는 정형외과적 응급 상황이다.

무릎뼈 탈구와 혼동 주의: 무릎-관절 탈구를 '무릎뼈'(patella) 탈구와 혼동하지 마라. 무릎뼈는 옆쪽으로 탈구되며, 다친 다리는 무릎이 약간 굽혀진 상태로 유지될 것이다.

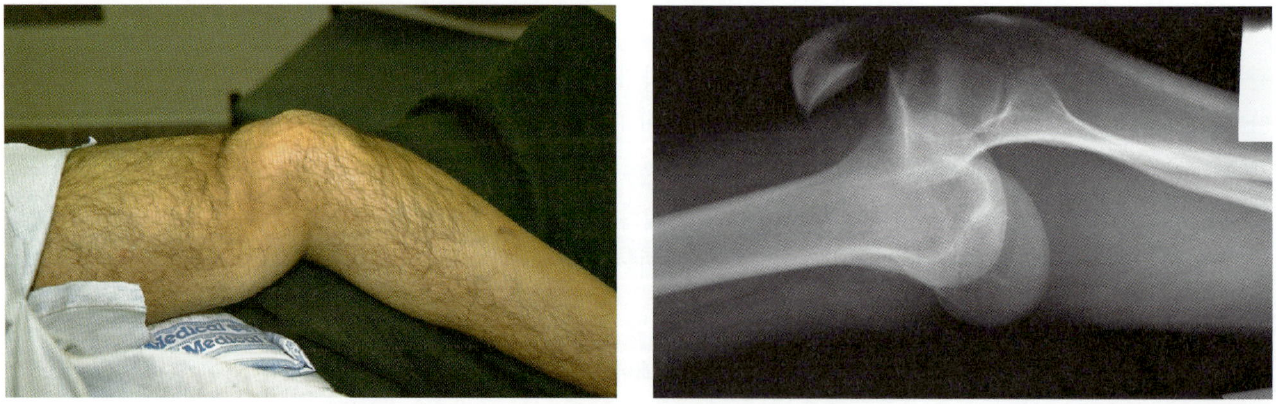

A B

그림 14-14 무릎-관절 탈구. A. 무릎-관절 탈구의 모습. B. 이 탈구의 방사선 사진. *(사진 제공 © Edward T. Dickinson, MD)*

여러분은 무릎뼈가 제자리에서 벗어나 있는 것을 쉽게 눈으로 확인할 수 있다. 이 손상은 비록 통증이 심하지만, 심각한 손상은 아니며 여러분은 간단하게 환자의 무릎 밑에 베개를 받쳐 부목 고정하고 신속히 응급실로 이송하면 된다. 다리를 곧게 펴주면 종종 무릎뼈 탈구가 정복되는 경우가 많으며, 심지어 여러분이 현장에 도착하기 전에 환자가 자발적으로 이 무릎뼈 탈구를 정복하기도 한다.

정강뼈 & 종아리뼈 손상

구획-증후군 감시: 아래다리의 골절은 흔히 발생하는 손상이다. 정강뼈 앞의 피부가 얇기 때문에 종종 개방 골절의 형태로 발생하며, 심각한 내부 및 외부 출혈을 동반할 수 있다. 손상 후 시간이 흐르면서, 부종과 내부 출혈이 진행되며 구획-증후군이 발생할 수 있다. 정강뼈 골절이 있는데도 불구하고 환자가 그 다리에 체중을 실을 수 있는 경우는 아주 드물다. 하지만 종아리뼈 '먼-쪽' 골절은 환자가 삠 정도로 오인할 수도 있다. 아래다리 손상에서 구획-증후군 발생 위험성을 줄이기 위해 손상 다리를 높이 올리고 자주 먼-쪽 맥동을 재-평가하라.

부목 고정: 아래다리와 발목의 골절은 견고 부목, 공기 부목, 또는 베개를 사용하여 부목 고정할 수 있다. 다른 골절들과 마찬가지로, 이 부위를 부목 고정을 할 때는 다음이 중요하다: 모든 창상에 드레싱을 부착함, 부목 밑에 들어가는 모든 드러난 뼈끝에는 패드를 덧댐, 그리고 환자의 통증을 조절함. 만일 발목 탈구가 의심되는데 발에 혈액 순환이 소실되었고 이송 시간이 매우 길어질 것으로 예상되면, 부드러운 동작으로 탈구 정복을 시도해볼 수 있다.

빗장뼈 손상

동반 가슴 손상을 검진: 빗장뼈는 신체에서 가장 자주 골절되는 뼈인데, 대부분은 빗장뼈의 가운데 1/3 부위에서 발생한다. 빗장뼈 손상에서 중증 합병증이 발생하는 경우는 드물다 (그림 14-15). 가끔은 빗장뼈-밑 정맥 및 동맥, 또는 팔로 가는 신경들의 손상이 동반되기도 한다. 여러분은 빗장뼈 골절 환자를 볼 때는 항상, 환자를 면밀히 평가하여 동반되어 있을 수 있는 더 심각한 손상, 즉 가슴 손상들을 찾아보아야만 한다. 빗장뼈 골절은 '팔-걸이 & 팔-싸개' (sling & swathe)를 사용하여 고정하면 가장 좋다.

어깨 손상

어깨 손상의 특징: 대부분의 어깨 손상들은 그 자체만으로는 생명-위협적이지 않지만, 어깨 손상이 유발되려면 상당히 큰 충격력이 필요하기 때문에 가슴 또는 목에 심각한 손상들이 동반되어 있을 가능성이 있다. 어깨 손상들 중 다수가 탈구 또는 '빗장뼈와 어깨 관절의 분리'이므로, 어깨의 바깥쪽-위쪽에 결손 (움푹 들어간 변형)을 보일 수 있다. 하지만 위쪽 위팔뼈 골절도 상당한 빈도로 발생하는 편이다. 노신경(radial n.)은 위팔뼈에 아주 가깝게 붙어서 휘감아 돌기 때문에 위팔뼈 골절에서 같이 손상될 수 있다. 노신경이 손상되면, 환자는 손을 들어 올리지 못하게 된다 (손목 처짐).

어깨-관절 탈구의 처치: 어깨-관절 탈구는 매우 심한 통증을 유발하므로, 위팔을 가장

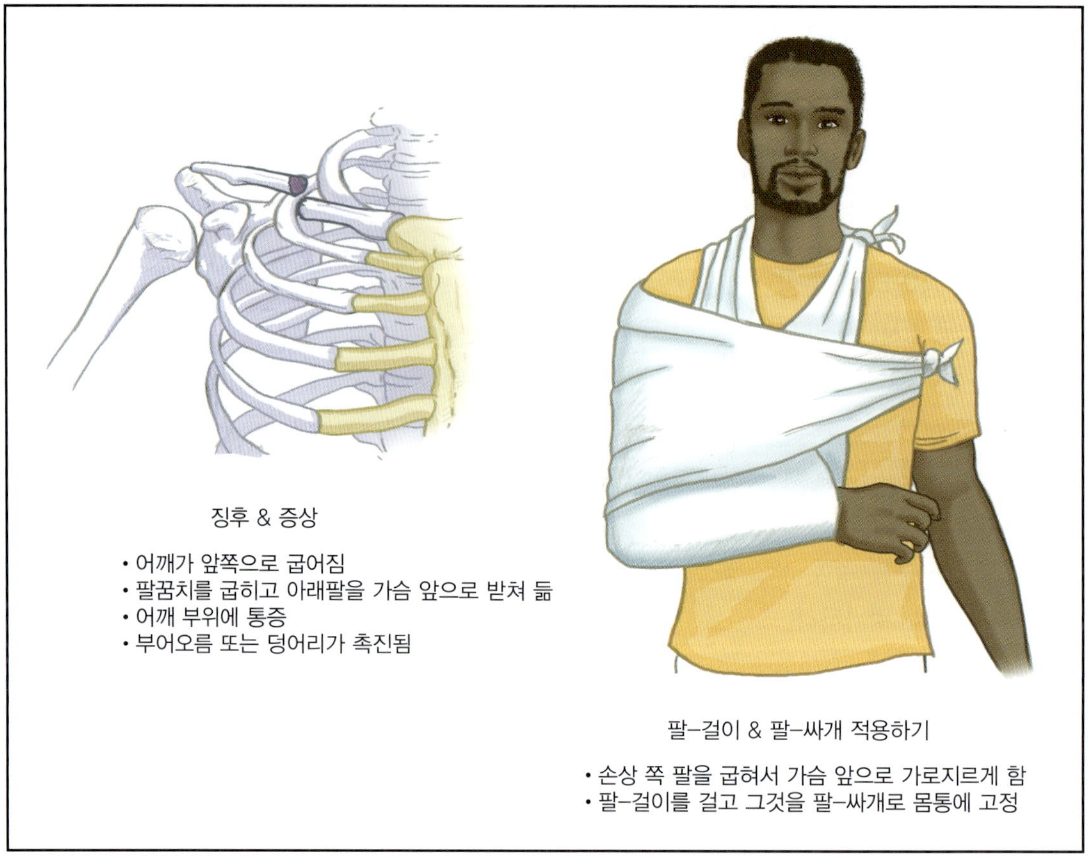

그림 14-15 빗장뼈 골절

편안한 자세로 유지하기 위해서 아주 흔히 팔과 몸통 사이에 베개를 끼워 넣어야 할 필요가 있다. 비-정상적 자세로 유지되고 있는 어깨-관절을 해부학적으로 더 정상적인 배열로 만들기 위해 억지로 힘을 가해서는 절대로 안 된다 (그림 14-16).

어깨뼈 골절의 특징: 어깨뼈 골절 때에 어깨-관절 자체에 연관 통증을 나타낼 수도 있다. 어깨뼈를 골절시키려면 상당한 충격력이 필요하기 때문에, 만일 어깨뼈 골절이 의심된다면, 그 환자를 세심하게 평가하여 다른 가슴 손상들 (갈비뼈 골절, 폐 타박상, 기타 가슴 둔상 등)이 동반되지 않았는지 찾아보아야 한다.

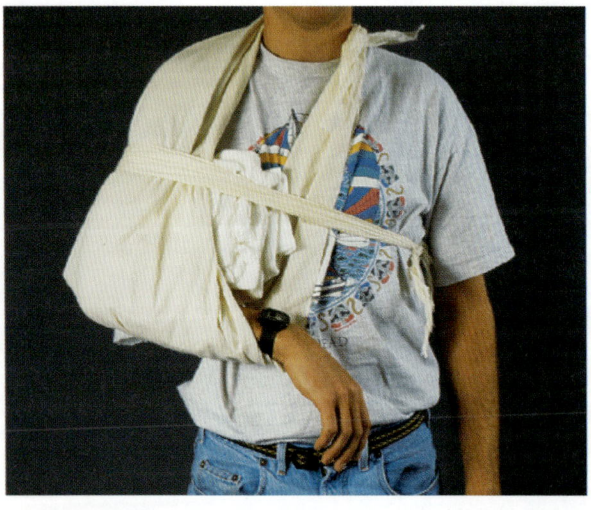

그림 14-16 탈구된 어깨-관절

팔꿈치 손상

혈관 및 신경 손상 동반 위험성: 병원-전 상황에서는, 팔꿈치 손상이 골절인지 탈구인지 구별하기 어렵다. 둘 다 심각한 결과를 초래할 수 있는데, 왜냐하면 혈관과 신경들이 팔꿈치 관절의 굽힘면을 따라 관절을 건너가며 주행하고 있어서 같이 손상될 위험성이 크기 때문이다. 가장 흔한 손상 기전은 팔을 펼친 상태로 바닥으로 넘어지며 바닥을 손으로 짚는 것인데, 노

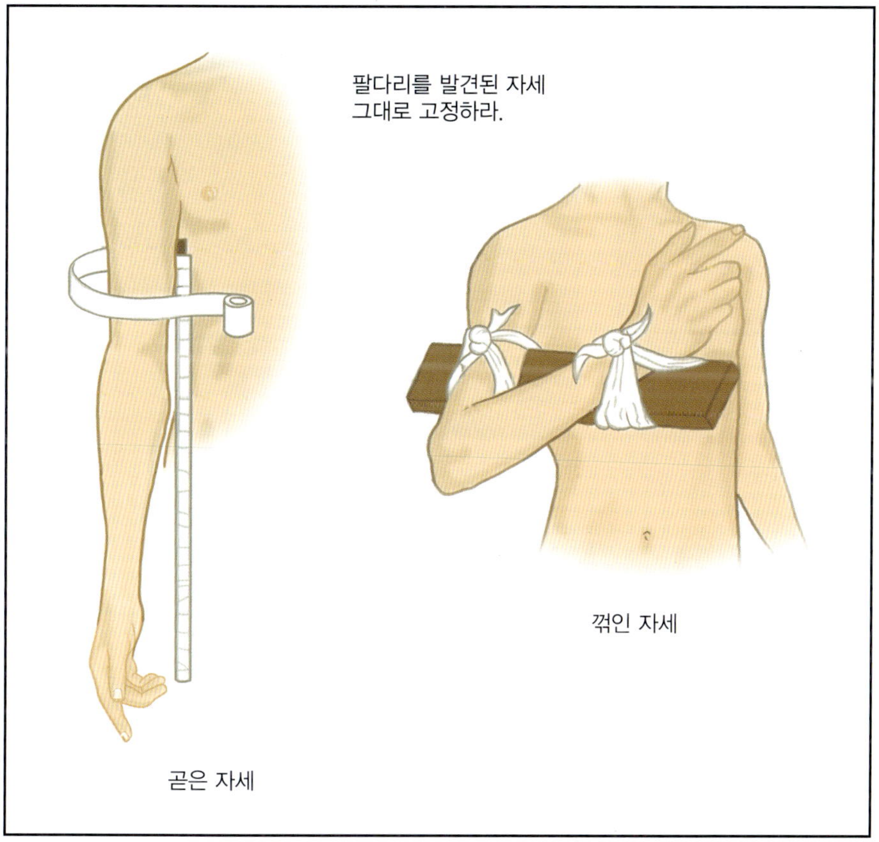

그림 14-17 팔꿈치의 골절 및 탈구

뼈 머리 골절도 잘 일으키는 기전이다. 팔꿈치 손상들은 언제나 환자가 가장 편안해하는 자세로 부목 고정해야 하며, 부목 고정 전과 후에 '먼-쪽'의 기능들 (PMS)을 확실히 평가해야 한다 (그림 14-17).

발견된 자세 그대로 부목 고정 후 신속히 이송: 절대로 팔꿈치 손상을 곧게 펴려고 시도하거나 견인력을 가하지 마라, 왜냐하면 팔꿈치 조직들은 매우 연약하며 그 해부학적 구조가 매우 복잡하기 때문이다. 이 환자들은 신속히 이송하라.

아래팔과 손목 손상

구획-증후군 감시: 아래팔과 손목의 골절은 매우 흔한 골절이다 (그림 14-18). 팔꿈치 손상과 마찬가지로, 흔한 손상 기전은 팔을 편 채로 넘어지면서 짚었을 때이다. 이 골절은 대개 견고 부목이나 공기 부목을 사용하면 아주 잘 고정된다 (그림 14-19). 만일 견고 부목을 사용한다면, 거즈 만 것을 환자 손에 쥐게 하고 부목 고정하면 환자의 손과 팔을 가장 편안한 기능적 자세로 유지할 수 있을 것이다. 또한 아래팔에도 구획-증후군의 발생 위험성이 존재하므로 손과 손가락의 순환 상태와 감각을 면밀히 감시하라.

손과 발 손상

베개 활용: 손이나 발이 포함된 산업장 사고에서는 다발성 개방 골절 및 '피부/연조직이 찢겨 벗겨진 창상'들이 자주 발생하고 있다. 이러한 손상들은 종종 섬뜩한 겉모습을

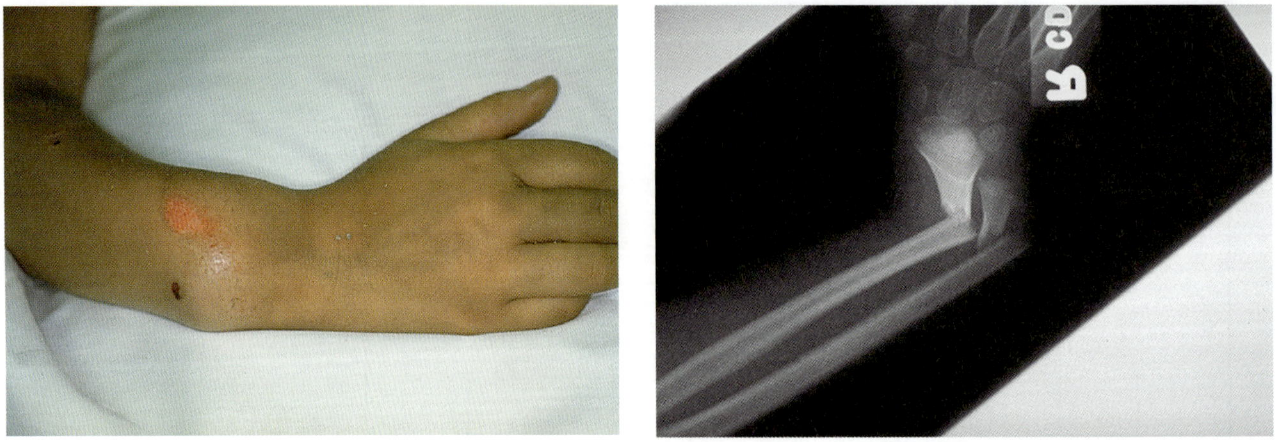

A B

그림 14-18 아래팔 골절의 모습. A. 골절은 흔히 변형을 보인다. B. 이 골절의 방사선 사진.

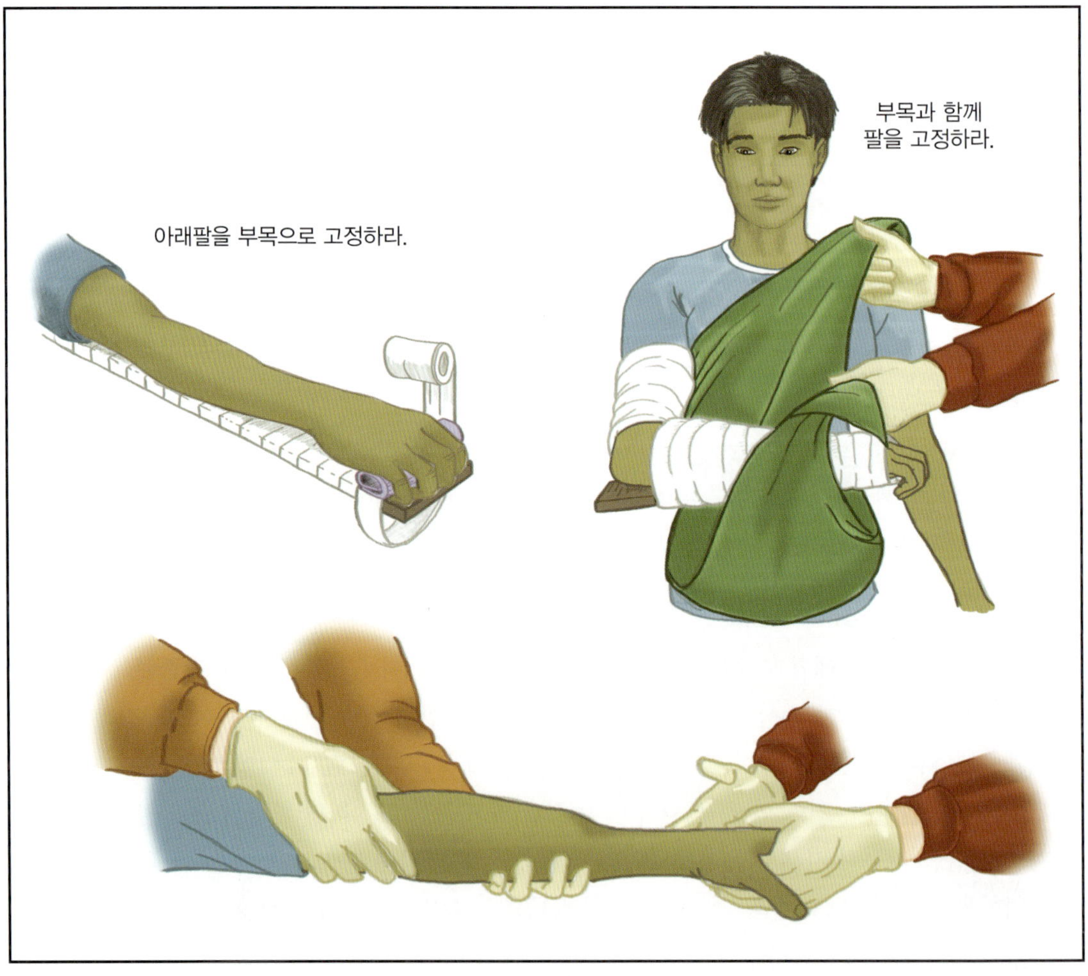

그림 14-19 아래팔과 손목의 골절

보이지만 생명-위협적 출혈이 동반되는 경우는 드물다. 이러한 손상들을 지지하기 위해서는 베개를 활용하면 매우 효과적이다 (그림 14-20).

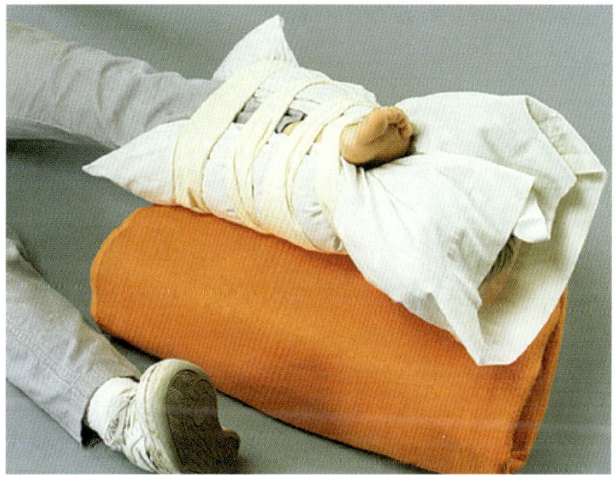

그림 14-20 손상된 발을 베개로 부목 고정하기

손 드레싱 방법: 이때 손을 드레싱하는 또 다른 방법은 거즈 만 것을 손바닥에 쥐게 한 다음 손가락들과 엄지손가락을 정상적 기능 자세로 배열하고, 그런 다음 손 전체를 하나의 공처럼 생각하고 그 주변을 매우 부피가 크고 넓은 드레싱으로 감싸는 것이다 (그림 14-21).

으깸 손상

생리식염수를 사용한 적극적 수액 요법: 으깸 손상 환자들에게는 잦은 재-평가 검진의 시행과 활력징후의 면밀한 감시가 요구된다. 혈액 속으로 방류되는 독소들을 효과적으로 처리하고 으깸 증후군의 발생 위험성을 감소시키기 위해서, 생리식염수를 사용한 공격적인 수분-공급이 필요하다 (링거 젖산 용액은 칼륨이 포함되어 있어서 부적합하다). 덧붙여 중탄산나트륨 ($NaHCO_3$) 같은 알칼리화 약제와 만니톨 같은 삼투압 이뇨제를 투여하면 콩팥을 통한 소변 배출량을 증가시켜서 신장 기능 상실의 위험성을 낮추어준다.

소변 알카리화 요법: 5% 포도당 용액(D_5W) 1L에 50mEq 중탄산나트륨 용액 3 앰풀을 섞으면, 거의 등장성의 용액이 만들어진다. 중탄산나트륨 투여는 반드시 최초 1mEq/kg(체중)를 덩이투여한 다음, 이어서 앞의 방식으로 만든 용액으로 시간당 0.25mEq/kg(체중)의 속도로 주입하는 방법을 사용해야만 한다.

지혈대의 임시적 활용: 만일 붙들린 팔다리 부위를 풀어주기 전에 수액 또는 약물을 투여하는 것이 가능하지 않다면, 임시적으로 그 팔다리 손상 부위의 '몸-쪽'에 지혈대를 적용하는 것을 고려하라. 이렇게 지혈대를 적용하면 비록 전신적인 독소 방출은 감소시키

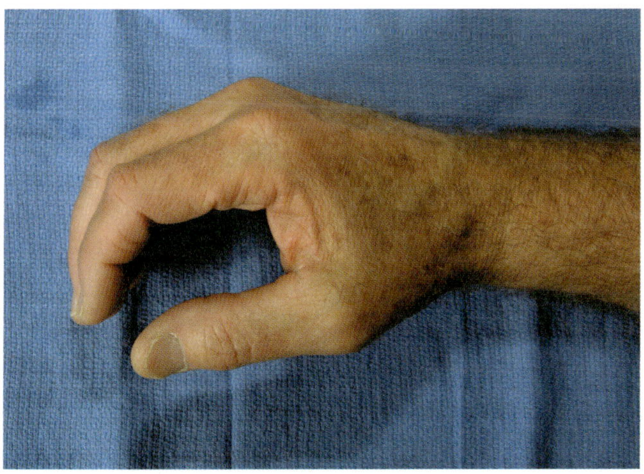

A

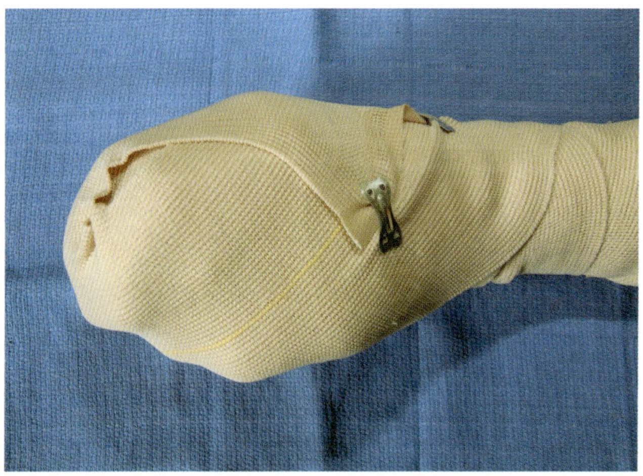

B

그림 14-21 A. 손의 기능 자세. B. 손 드레싱. *(사진 제공 Stanley Cooper, EMT-P)*

겠지만, 으깸 증후군의 진행은 계속될 것이다. 으깸 손상을 입은 환자를 볼 때는 항상 의료지도 의사 또는 수용 의료기관 의료진과 조기에 접촉하기를 권장한다.

통증 조절

통증 조절은 필수적 처치: 부러진 뼈는 통증을 유발한다. 적절한 진통제를 투여하면 환자를 움직이고 이송하는데 도움이 된다. 일단 손상 부위들이 안정화되고 나면 통증을 해결해야만 한다. 마약성 진통제 및 기타 진통제 (케타민 포함)를 사려 깊게 사용하면 여러분이 환자를 처치하는 일을 더 쉽게 만들어 줄 것이다. 통증 조절과 관련한 더 상세한 정보를 원하면 부록 B: 통증 조절 편을 참조하기 바란다.

증례 제시 *(계속)*

그 응급처치 처치제공자는 그 운전자에 대한 최초 평가를 시행하였는데, 그 결과는 의식이 명료한 노인 남성이 그의 부인을 걱정하고 있으며 호흡 곤란을 보이지 않고 있으며 노동맥 맥박은 96회이면서 강하게 뛴다는 소견입니다. 그의 피부색은 양호하며, 그의 머리와 목에는 특별한 점이 없고, 그의 가슴에도 눈에 띄는 손상이 없으며 그의 호흡음은 깨끗하고 양쪽 동일합니다. 그의 복부는 부드럽고 압통이 없으며 그의 골반은 눌러보았을 때 안정적입니다. 그의 왼쪽 발목이 부어있으며 안쪽으로 돌아가 있습니다. 그 처치제공자는 환자의 신을 제거하고 양쪽 발등동맥을 촉진하여 맥동이 존재함을 확인합니다. 그 환자의 왼쪽 손목이 부어있으며, 그의 노뼈와 자뼈 '먼-쪽' 부위를 촉진하면 압통을 호소합니다. 그의 왼쪽 노동맥 맥박이 촉진하기 어렵지만, 그의 왼손 '모세혈관 재-충혈 시간'(CRT)은 2초 이하이며 감각도 온전한 상태입니다.

여러분은 의식 소실도 없었고, 신경학적 검진 소견도 정상이며, 또한 목 통증도 없기 때문에 SMR이 필요하지 않다고 판단합니다. 그 응급처치 처치제공자는 그 환자의 왼쪽 팔을 부목 고정하는데, 팔꿈치 위부터 손까지 부목을 길게 대고 손가락만 노출되게 남긴 다음, 팔-걸이 & 팔-싸개를 적용합니다. 그런 다음, 베개를 사용하여 그의 왼쪽 발목을 부목 고정합니다. '먼-쪽' 순환을 재-확인하여 발등동맥 맥박이 존재하고 왼손 손가락 모세혈관 재-충혈 시간이 변화 없음을 확인한 후, 그 환자를 구급차 들것에 싣고 구급차 안으로 옮깁니다. 구급차 안에서 그의 왼쪽 발을 구급대원용 긴-의자 위에 올려 높이게 될 것입니다. 다른 처치제공자들은 그 여성 승객을 돌보고 있었으며 그녀를 구급차에 싣고는 병원을 향해 출발합니다.

요약

비록 팔다리 손상들은 대개는 생명-위협적이지는 않지만, 장애를 유발할 수 있다. 팔다리 손상들은 더 중증인 내부 손상들보다 겉으로 더 인상적으로 보일 수 있지만, 여러분은 이런 팔다리 손상들에 현혹되어 통상적 ITLS 1차 조사 단계들을 따르는 것을 잊지 않도록 해야만 한다. 기억하라, 골반 골절 및 넙다리뼈 골절은 생명-위협적 내부 출혈을 동반할 수 있으므로, 이런 손상 환자들은 Load & Go 환자로 분류해야 한다는 사실을. 이 손상들은 둘 다 고-충격력 손상으로 간주된다.

손상된 팔다리를 추가 손상으로부터 보호하고 통증 완화를 위하여 올바른 부목 고정을 시행하는 것이 중요하다. 팔꿈치-관절, 엉덩-관절, 그리고 무릎-관절의 탈구 환자에게는 중증 장애의 발생

요약 (계속)

을 방지하기 위하여 세심한 부목 고정과 빠른 정복술 (=빠른 이송)이 필요하다. 이런 손상들은 흔히 Load & Go 상황에 해당하는데, '생명-위협적'이기 때문이 아니라 '팔다리-위협적'이기 때문에 그러하다. 손상 '먼-쪽' 부위의 신경-혈관 기능에 대한 평가가 항상 시행되어야만 하며, 그리고 만일 '먼-쪽' 맥박의 소실이 있다면 골절이든 탈구이든 그 팔다리의 재-배열을 시도해 보아야만 한다. 으깸 손상에 대한 의심 수준을 높이고 조기 중재술을 시행하는 것이 으깸 증후군의 유해한 효과를 감소시키는데 다른 무엇보다도 중요하다.

자원

Abarbanell, N. R. 2001. "Prehospital Midthigh Trauma and Traction Splint Use: Recommendations for Treatment Protocols." *American Journal of Emergency Medicine* 19, no. 2 (March): 137–40.

Baek, S. M., and S. S. Kim. 1992. "Successful Digital Replantation After 42 Hours of Warm Ischemia." *Journal of Reconstructive Microsurgery* 8, no. 6 (November): 455–8.

Brown, D. M., and J. Worley. 2009. "Experience with Chitosan Dressings in a Civilian EMS System." *Journal of Emergency Medicine* 37, no. 1: 1–7.

Bledsoe, B., and D. Barnes. 2004. "Traction Splint: An EMS Relic?" *Journal of Emergency Medical Services* 29, no. 8 (August): 64–9.

Brodie, S., T. J. Hodgetts, J. Ollerton, J. McLeod, P. Lambert, and P. Mahoney. 2007. "Tourniquet Use in Combat Trauma: UK Military Experience." *Journal of the Royal Army Medical Corps* 153, no. 4 (December): 310–3.

Bledsoe, B. E., R. S. Porter, and R. A. Cherry. 2017. *Paramedic Care: Principles and Practice*, Vol. 5, 5th ed. Upper Saddle River, NJ: Pearson Education.

Centers for Disease Control and Prevention. 2013. "CDC Offers Primer on Blast Injury." *Journal of the American Medical Association* 309, no. 20: 208.

Committee on Trauma, American College of Surgeons. 2018. *Advanced Trauma Life Support*, 10th ed. Chicago: American College of Surgeons.

Cross, D. A., and J. Baskerville. "Comparison of Perceived Pain with Different Immobilization Techniques." *Prehospital Emergency Care* 5, no. 3 (July–September): 270–4.

Dayan, L., C. Zinmann, S. Stahl, and D. Norman. 2008. "Complications Associated with Prolonged Tourniquet Application on the Battlefield." *Military Medicine* 173, no. 1 (January): 63–6.

Demetriades, D., M. Karaiskakis, K. Toutouzas, K. Alo, G. Velmahos, and L. Chan. 2002. "Pelvic Fractures: Epidemiology and Predictors of Associated Abdominal Injuries and Outcomes." *Journal of the American College of Surgeons* 195, no. 1 (July): 1–10.

Dischinger, P. C., K. M. Read, J. A. Kufera, T. J. Kerns, C. A. Burch, N. Jawed, and S. M. Ho. 2004. "Consequences and Costs of Lower Extremity Injuries." *Annual Proceedings of the Association for the Advancement of Automotive Medicine* 48: 339–53.

Doyle, G. S., and P. P. Taillac. 2008. "Tourniquets: A Review of Current Use with Proposals for Expanded Prehospital Use." *Prehospital Emergency Care* 12, no. 2 (April–June): 241–56.

Friese, G., and G. LaMay. 2005. "Emergency Stabilization of Unstable Pelvic Fractures." *Emergency Medical Services* 34, no. 5 (May): 65, 67–71.

Granville-Chapman, J., and J. N. Midwinter. 2011. "Pre-hospital Haemostatic Dressings: A Systemic Review." *Injury* 42, no. 5 (May): 447–59.

Greaves, I., K. Porter, and J. E. Smith. 2003. "Consensus Statement on the Early Management of Crush Injury and Prevention of Crush Syndrome." *Journal of the Royal Army Medical Corps* 149, no. 4 (December): 255–9.

Klimke, A., M. Furin, and R. Overberger. 2019. "Prehospital Immobilization." In *Roberts and Hedges' Clinical Procedures in Emergency Medicine and Acute Care*, 7th ed., by J. R. Roberts, 917–36. Philadelphia: Saunders.

Krell, J. M., M. S. McCoy, P. J. Sparto, G. L. Fisher, W. A. Stoy, and D. P. Hostler. 2006. "Comparison of the Ferno Scoop Stretcher with the Long Backboard for Spinal Immobilization." *Prehospital Emergency Care* 10, no. 1 (January–March): 46–51.

Lee, C., and K. M. Porter. 2007. "The Prehospital Management of Pelvic Fractures." *Emergency Medical Journal* 24, no. 2 (February): 130–3. doi:10.1136/emj.2006.041384

Lee, C., K. M. Porter, and T. J. Hodgett. 2007. "Tourniquet Use in the Civilian Prehospital Setting." *Emergency Medicine Journal* 24, no. 8 (August): 584–7.

Sever, M. S., R. Vanholder, and N. Lameire. 2006. "Management of Crush-Related Injuries After Disasters." *New England Journal of Medicine* 354, no. 10 (March): 1052–63.

Walters, T. J., and R. I. Mabry. 2005. "Issues Related to the Use of Tourniquets on the Battlefield." *Military Medicine* 170, no. 9 (September): 770–5.

Wedmore, I., J. G. McManus, A. E. Pusateri, and J. E. Holcomb. 2006. "A Special Report on the Chitosan-Based Hemostatic Dressing: Experience in Current Combat Operations." *Journal of Trauma* 60, no. 3 (March): 655–8.

15

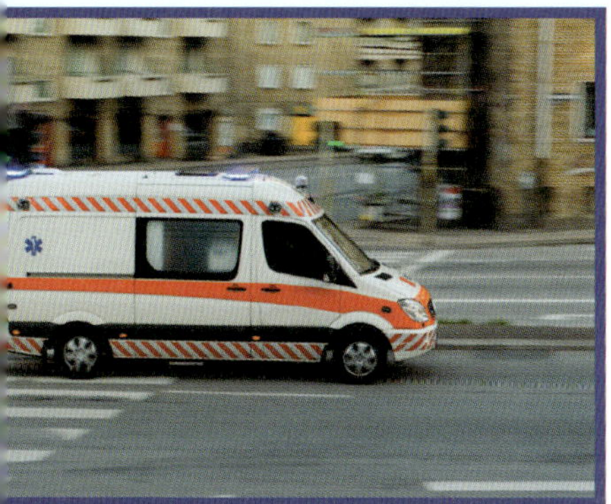

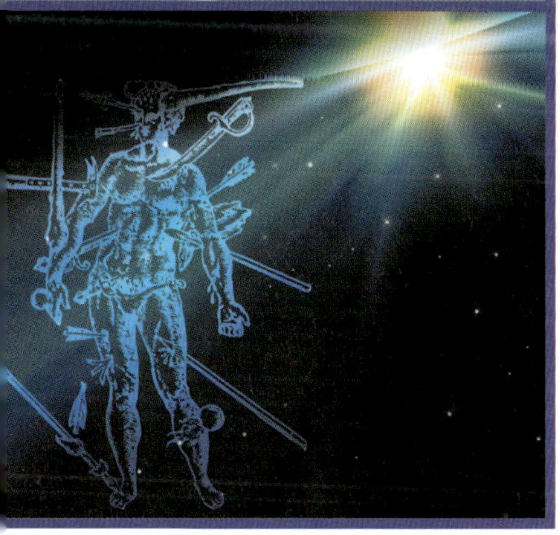

(위쪽: 사진 제공 Pawel Nawrot/Shutterstock)

팔다리 외상 술기들

S. Robert Seitz, MEd, RN, NRP
Darby L. Copeland, EdD, RN, NRP

Maßnahmen bei Extremitätentraumata
Habilidades para Trauma en Extremidades
Zbrinjavanje ozljeda ekstremiteta
Competências Práticas no Trauma das Extremidades
Травмы конечностей- практические навыки
Destrezas en el Trauma de Extremidades
Tecnicas de Abordagem do trauma das Extremidades

핵심 용어

이 장에 설명된 술기들
골반 안정화
- 시트 또는 담요 활용하기
- 판매용 기구 활용하기

부목 적용하기
- 세이저® 견인 부목
- 토마스 견인 부목 (반-고리 부목)
- 해어® 견인 부목

학습 목표

여러분이 이 장을 성공적으로 완료하고 나면, 다음을 할 수 있어야만 한다:

1. 견인 부목을 언제 사용해야 하는지를 설명하라.
2. 견인 부목을 사용했을 때의 합병증들을 설명하라.
3. 다음의 견인 부목들을 적용하라: 해어(Hare) 부목, 세이저(Sager) 부목, 및 토마스(Thomas) 부목
4. 골반 안정화 기법들을 시연하라.

주목: 이 교육과정에 참여하는 모든 교육생들은 견고 부목을 사용한 기본적 부목 적용 기법에는 익숙한 것으로 간주합니다. 그래서 그 기법은 여기서 다루지 않습니다.

견인 부목

적응증 & 금기증: 견인 부목들은 넙다리뼈 골절을 고정하기 위하여 고안되었다. 엉덩-관절, 무릎-관절, 또는 아래다리의 골절들을 고정하는 용도로는 견인 부목이 유용하지 않다. 무릎-관절 골절 또는 탈구 환자에게 견인 부목을 적용하여 견인력을 가하면 무릎-관절 바로 뒤에 있는 혈관들을 찢을 수 있다. 만일 환자에게 골반 골절이 있어 보이면 절대로 견인 부목을 사용하지 마라, 왜냐하면 견인 부목이 골반에 추가 손상을 유발할 수 있기 때문이다. 만일 넙다리뼈 중간 이하 부위에 골절이 생겼으며 또한 골절 부위가 꺾이거나 심하게 길이가 단축되지 않았다면, (견인 부목이 아니라) 견고 부목으로 고정할 수도 있다.

적용할 때 주의사항: 견인 부목의 작동 원리는, 넙다리뼈 길이를 따라 직선형 견인력을 가함으로써 부러진 양쪽 뼈끝이 움직이지 않게 만드는 것이다. 먼저 견인 부목의 '패드 부분'을 골반 뒤쪽 (궁둥뼈)이나 샅고랑 부위에 적용하고, '잡아당기는 부분'을 발목에 적

술식 순서

토마스 견인 부목 (반-고리 부목) 적용하기

현대적인 견인 장비들이 개발되기 전에는 토마스 견인 부목만이 독점적으로 사용되었다. 제1차 세계대전 동안에, 이 부목을 사용함으로써 전투장 넙다리뼈 골절에 의한 사망률을 80%에서 40%로 낮추었다. 그 당시 토마스 견인 부목의 등장은 의료적 처치에서 가장 위대한 진보들 중의 하나로 여겨졌다. 이 부목은 지금도 자원이 부족한 상황에서는 사용되고 있으며 실제로 효과적이다. 주목할 점은, 제1차 세계대전 동안에는 총상이 넙다리뼈 골절의 주요 원인이었는데, 따라서 정의상 개방 골절이었던 것이다. 이 견인 부목을 적용하면, 노출되었던 뼈끝이 피부 밑으로 들어가게 되었는데, 그 당시는 항생제 개발-전 시대였으므로 감염이 매우 흔하였다. 그럼에도 불구하고 토마스 견인 부목의 도입 이후 넙다리뼈 골절로 인한 사망률이 현저히 저하되었다.

토마스 견인 부목을 적용할 때는 다음의 단계들을 따르라 (훑어보기 15-1):

1. 여러분의 동료에게 환자의 다리를 지지하고 부드러운 견인력을 유지하게 한 상태에서, 여러분은 환자의 옷을 잘라내고 신발과 양말을 벗기고 발에서 맥박, 운동 기능, 그리고 감각을 확인하라.
2. 손상된 다리 밑에 견인 부목을 위치시켜라. 견인 부목의 반-고리 부분이 아래쪽을 향하도록, 그리고 견인 부목의 더 짧은 쪽이 다리의 안쪽을 향하도록 해야 한다. 반-고리가 엉덩-관절 밑에 편안하게 들어가도록 위쪽으로 밀어 넣어라. 그러면 반-고리가 '궁둥뼈 결절'에 걸리면서 그곳을 누를 것이다.
3. 맨 위쪽 반-고리 고정-끈을 부착하라.
4. 발과 발목에 패드를 덧대어라.
5. 발과 발목에 '견인력 당기기 끈'을 감아 부착하라.
6. 손으로 가하는 부드러운 견인력을 유지하라.
7. 발목에 부착된 '견인력 당기기 끈'을 그 견인 부목의 끝 부분에 연결하라.
8. 나무 막대 또는 설압자 몇 개 뭉친 것을 활용한 스페인식 감기 동작을 써서 견인력을 증가시켜라.
9. 무릎 위와 무릎 아래에 각각 2개씩의 지지-끈을 배치하라. 골절 부위에는 지지-끈을 배치하지 마라.
10. 손으로 가하던 견인력을 풀고, 발의 맥박, 운동 기능, 그리고 감각을 재-평가하라.
11. 견인 부목의 끝 부분을 받쳐 올려서 환자 발뒤꿈치에 압박이 가해지지 않도록 하라.

훑어보기 15-1 토마스 견인 부목 적용하기

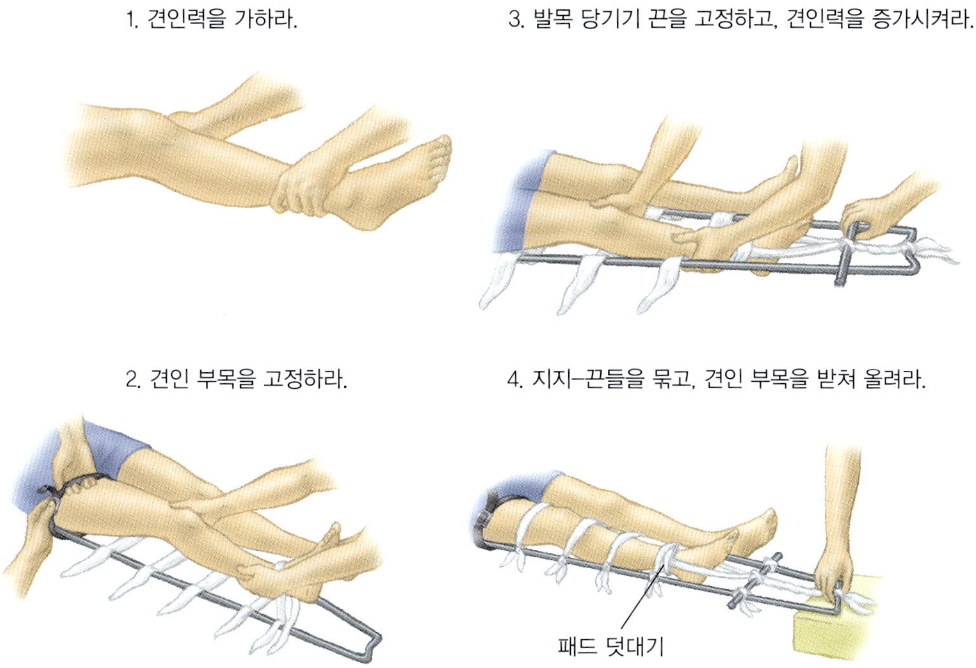

15-1-1 토마스 견인 부목 적용하기

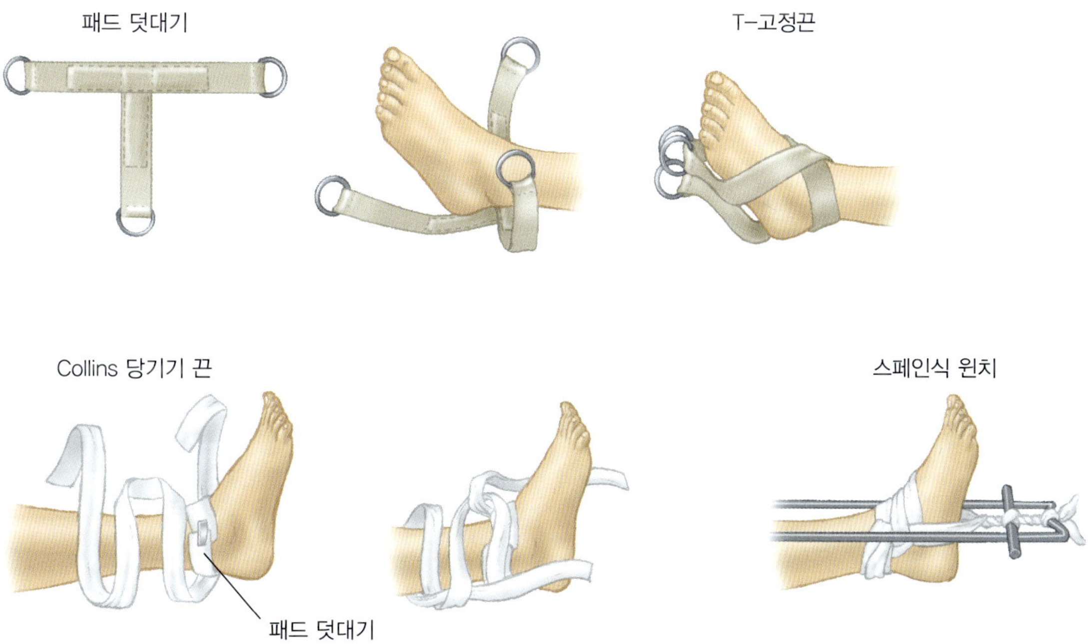

15-1-2 견인 잡아당기기 끈을 발목에 적용하기

용한다. 그런 다음 발목을 잡아당기면 맞-견인력(counter-traction)에 의하여 다리가 곧게 펴지고 골절된 양 뼈끝이 잘 고정되게 만들어진다. 견인 부목을 골반과 샅고랑 부위에 댈 때는 매우 세심한 주의를 기울여 외성기에 과도한 압력이 가해지지 않도록 해야 한다. 또한 발과 발목에 '잡아당기는 기구'를 감을 때도 혈액 순환을 차단하지 않도록 세심한 주의를 기울여라. 견인 부목 적용을 종료할 때까지 '먼-쪽' 맥박을 계속 확인해야 하므로, '잡아당기는 기구'를 적용할 때 먼저 확실히 환자의 신과 양말을 제거하는 것을 잊지 마라.

구조자 2인이 필요: 견인 부목을 적용할 때는 최소 2명의 처치제공자가 필요하다. 한 명의 처치제공자는 환자의 발과 다리에 일정한 부드러운 견인력을 유지하고 있는 동안에, 다른 한 명이 견인 부목을 적용해야만 한다. 만일 Load & Go 상황을 처리하는 중이라면, 매우 긴급한 구명 중재술들을 완료하고 환자를 구급차 안으로 옮겨 병원으로 이송을 시작할 때까지는 이 부목을 적용하지 마라 (단, 구급차가 아직 도착하지 않은 경우는 예외).

견인 부목 적용 후 환자 옮길 때 주의: 환자가 이송용 들것 (또는 긴 척주-고정판) 위에 뉘어졌을 때는 주의를 기울여라. 만일 견인 부목의 끝이 이송용 들것의 아래쪽 끝보다 더 튀어나온 상태라면, 환자를 옮길 때 그리고 구급차의 문을 닫을 때 매우 주의하라. 견인 부목을 건드려 골절 부위에 움직임을 유발하지 않도록 조심해야 한다.

사용하고 있는 견인 부목에 대한 연습이 중요: 다양한 유형와 종류의 견인 부목들이 오늘날 사용-가능하다. 서로 다른 3가지 종류의 견인 부목을 적용하는 방법이 이 장에서 설명되어 있다. 사용-가능한 효과적인 다른 기구들도 많이 나와 있다. 새로운 물질들이 개발되면서 더 가볍고 더 간략한 구조의 신형 기구들이 개발되어 있다. 여러분의 기관에서 사용하고 있는 기구의 올바른 사용법을 연습하는 것이 중요하다.

술식 순서

해어® 견인 부목 적용하기

해어 견인 부목은 토마스 견인 부목의 현대판이다. 해어 견인 부목을 적용하려면, 다음의 단계들을 따르라 (훑어보기 15-2):

1. 긴 척주-고정판 또는 들것 위에 환자를 뉘어라.
2. 여러분의 동료에게 환자의 다리를 지지하고 부드러운 견인력을 유지하게 한 상태에서, 여러분은 환자의 옷을 잘라내고 신발과 양말을 벗기고 발에서 맥박, 운동 기능, 그리고 감각을 확인하라.
3. 손상을 입지 않은 다리를 기준으로 삼아, 이 견인 부목을 당겨서 올바른 길이로 늘여라.
4. 손상된 다리 밑에 견인 부목을 위치시켜라. 견인 부목의 반-고리 부분이 아래쪽을 향하도록, 그리고 견인 부목의 더 짧은 쪽이 다리의 안쪽을 향하도록 해야 한다. 반-고리가 엉덩-관절 밑에 편안하게 들어가도록 위쪽으로 밀어 넣어라. 그러면 반-고리가 '궁둥뼈 결절'에 걸리면서 그곳을 누를 것이다.

술식 순서 *(계속)*

5. 맨 위쪽 반-고리 고정-끈 (궁둥뼈 고정끈)을 부착하라.
6. 발과 발목에 패드가 덧대어져 있는 '견인력 당기기 끈'을 감아 부착하라.
7. 발목에 부착된 '견인력 당기기 끈'을 감기 장치의 S-갈고리에 연결하라.
8. 적절한 견인력이 걸릴 때까지 깔쭉 톱니바퀴를 돌려라.
9. 그 다리의 맥박, 운동 기능, 및 감각을 재-평가하라.
10. 무릎 위와 무릎 아래에 각각 2개씩의 지지-끈을 배치하라. 골절 부위에는 지지-끈을 배치하지 마라.
11. 손으로 가하던 견인력을 풀고, 발의 맥박, 운동 기능, 그리고 감각을 재-평가하라.
12. 기계적 견인을 풀려면 (너무 세게 당겨져 있거나, 부목을 제거할 때), 깔쭉 톱니바퀴 고정쇠를 밖으로 당긴 다음 천천히 돌려 느슨하게 풀어주어라.

술식 순서

세이저® 견인 부목 적용하기

세이저 견인 부목은 앞서 설명된 2가지 견인 부목들과는 여러모로 다르다. 이 견인 부목은 넙다리뼈 몸통 안쪽 (즉 양쪽 넙다리 사이인 정중선 위치)에 있는 '두덩뼈 가지'(pubic ramus)와 '궁둥뼈 결절'에 대고 맞-견인력(counter-traction)을 제공함으로써 기능을 한다. 따라서 세이저 견인 부목은 손상 입은 다리 밑으로 밀어 넣지 않는다. 해어 견인 부목을 적용할 때처럼 엉덩-관절을 약간이나마 굽혀야 할 필요가 없다. 세이저 견인 부목은 더 가볍고 더 부피가 작다. 너욱 좋은 짐은, 만일 필요한 상황이라면, 하나의 세이저 견인 부목을 사용하여 양쪽 다리를 동시에 부목 고정할 수 있다는 것이다.

현재 판매되는 세이저 견인 부목은 적용하기 더 간단하게 만들기 위해 계속 개량되어 왔다. 이것을 적용하려면, 다음의 단계들을 따르라 (훑어보기 15-3):

1. 긴 척주-고정판이나 들것 위에 환자를 눕어라.
2. 여러분의 동료에게 환자의 다리를 지지하고 부드러운 견인력을 유지하게 한 상태에서, 여러분은 환자의 옷을 잘라내고 신발과 양말을 벗기고 발에서 맥박, 운동 기능, 그리고 감각을 확인하라.
3. 손상을 입지 않은 다리를 기준으로 삼아, 이 견인 부목을 당겨서 올바른 길이로 늘여라.
4. 이 부목을 손상된 다리의 안쪽에 위치시키고, 이 부목의 '패드가 덧대어진 막대'가 사타구니 부위의 골반에 잘 맞닿게 갖다 대어라. 고정띠를 사용하여 이 부목을 넙다리에 부착하라. 이 부목을 손상된 다리의 바깥쪽에 붙여 적용할 수도 있는데, 이때는 고정띠가 두덩뼈 가지에 걸리게 하여 견인력을 유지하도록 해야 한다. '막대' (또는 고정띠) 밑에 외성기가 끼이지 않도록 매우 세심한 주의를 기울여라.
5. 여러분의 동료가 부드러운 손 견인력을 유지하는 동안에, 패드가 덧대어진 '견인력 당기기 끈'을 환자의 발과 발목에 부착하라.
6. 적절한 견인력이 얻어질 때까지 이 부목을 늘여라.
7. 탄력성 있는 고정띠들을 사용하여 다리를 견인 부목에 단단히 고정하라. 고정띠가 골절 부위에 둘러지지 않게 하라.
8. 손 견인력을 풀고, 맥박, 운동 기능, 및 감각을 재-확인하라.

훑어보기 15-2 해어® 견인 부목 적용하기

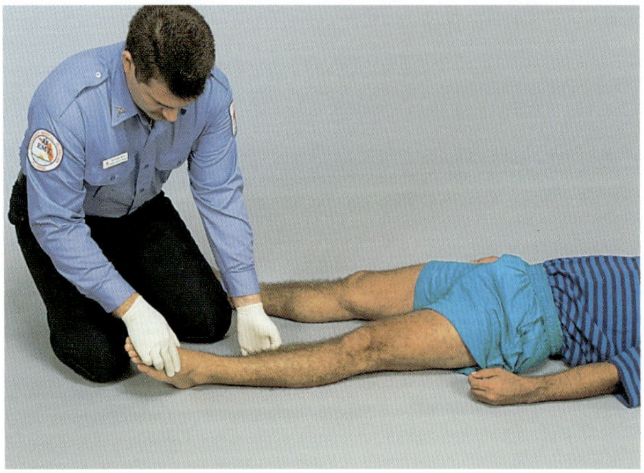

15-2-1 '먼-쪽' 부위의 맥박, 운동 기능, 및 감각을 평가하라.

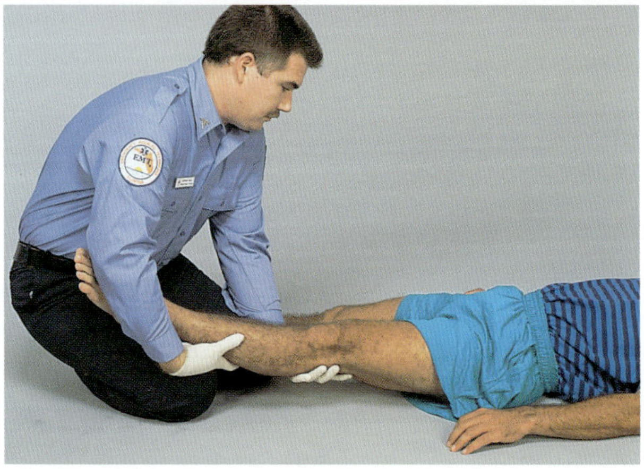

15-2-2 양손 견인력을 가하여 손상된 다리를 안정화하라.

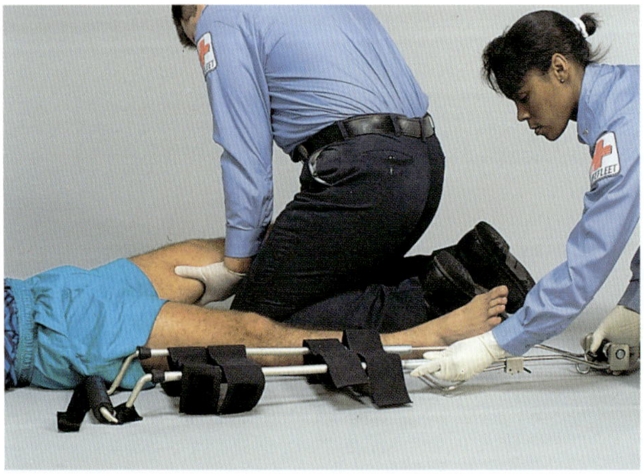

15-2-3 견인 부목을 알맞은 길이로 조정하라.

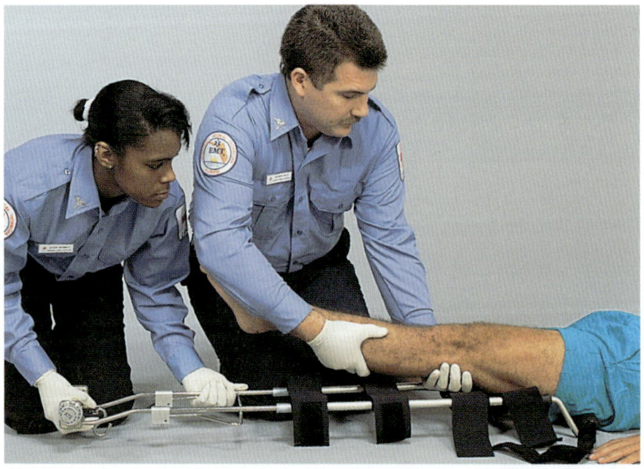

15-2-4 손상된 다리 밑에 견인 부목을 위치시켜, 궁둥뼈 패드가 엉덩이의 뼈 돌출부에 닿을 때까지 위로 밀어 넣어라. 일단 견인 부목이 제자리를 잡은 다음에, 발뒤꿈치 받침대를 세워라. .

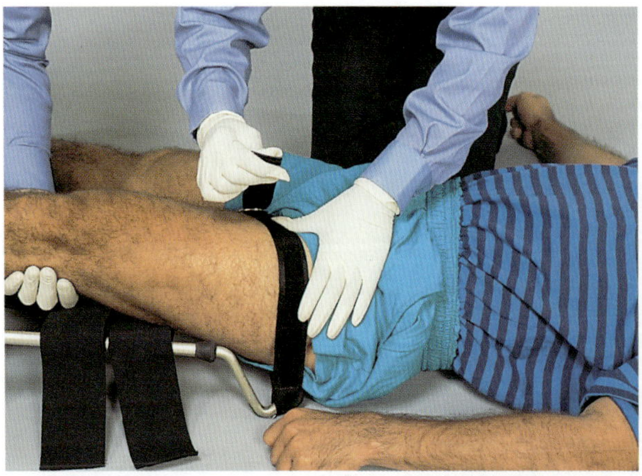

15-2-5 궁둥뼈 고정띠를 사타구니와 넙다리를 둘러 부착하라.

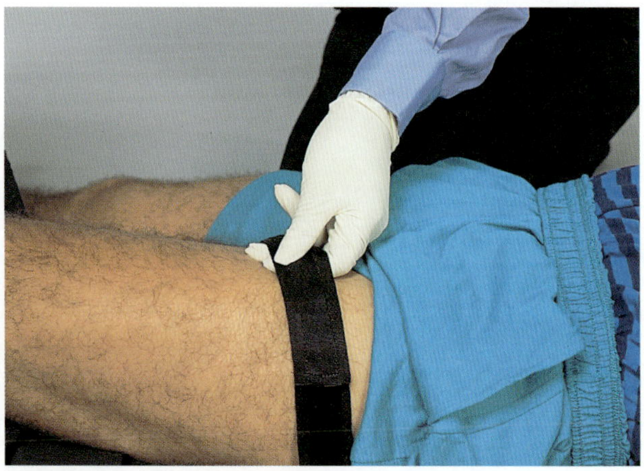

15-2-6 궁둥뼈 고정띠가 알맞게 조여졌는지 확실히 하라. '먼-쪽' 순환을 감소시킬 정도로 너무 단단히 조이면 안 된다.

훑어보기 15-2 해어® 견인 부목 적용하기 (계속)

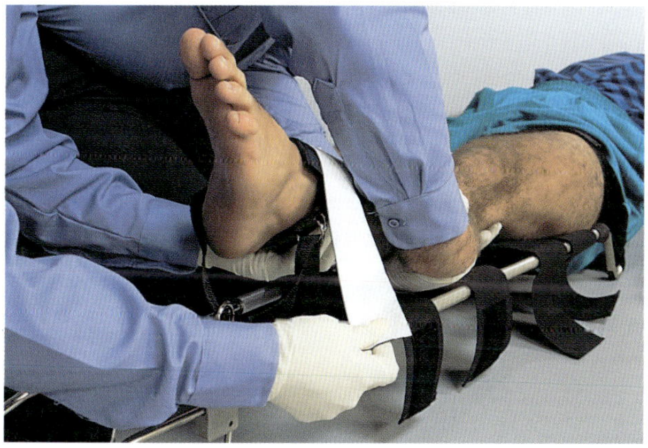

15-2-7 환자의 발을 곧게 세운 자세에서, '견인력 당기기 끈'을 단단히 둘러 감아라.

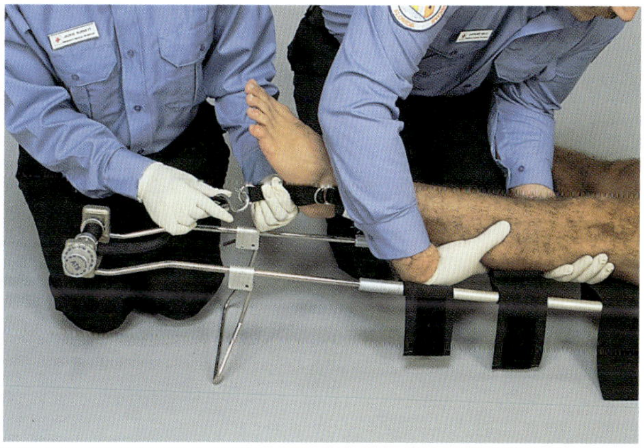

15-2-8 S-갈고리를 D-고리에 연결한 다음, 기계적 견인력을 가하라. 기계적 견인력이 양손 견인력과 동등해지고 또한 통증과 근육 연축이 줄어들면 완전한 견인이 이루어진 것이다. 무반응 환자라면, 손상된 다리의 길이가 손상되지 않은 다리 길이와 같아질 때까지 견인력을 조절하라.

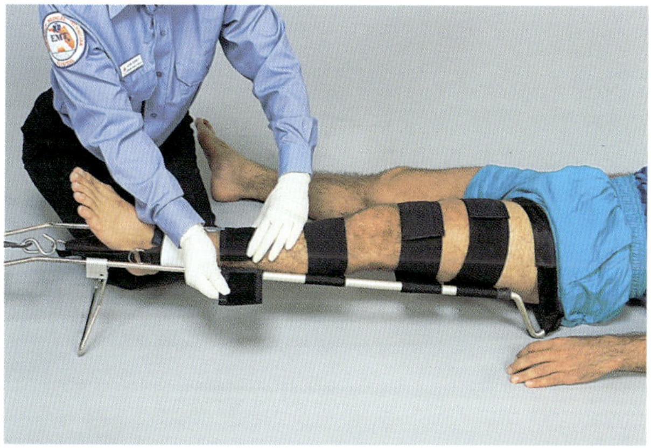

15-2-9 다리를 지지하는 고정띠들을 채워라.

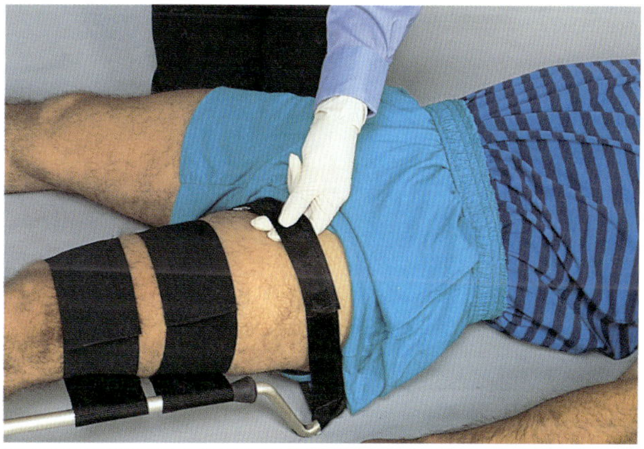

15-2-10 궁둥뼈 고정띠와 발목 당기기 끈을 재-평가하여 둘 다 안전하게 조여졌는지 확인하라.

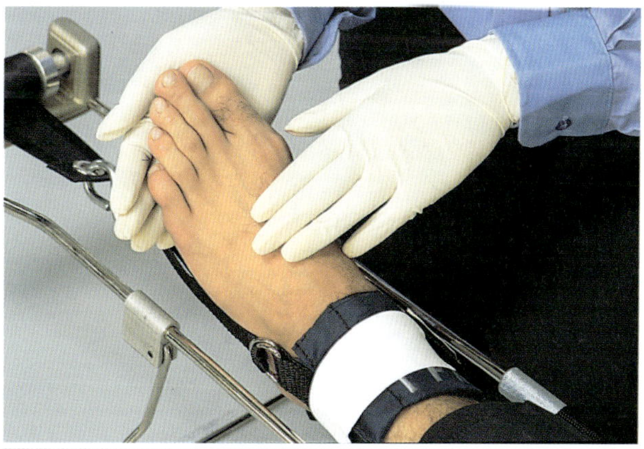

15-2-11 '먼-쪽' 부위의 맥박, 운동 기능, 및 감각을 재-평가하라.

훑어보기 15-3 세이저® 견인 부목 적용하기

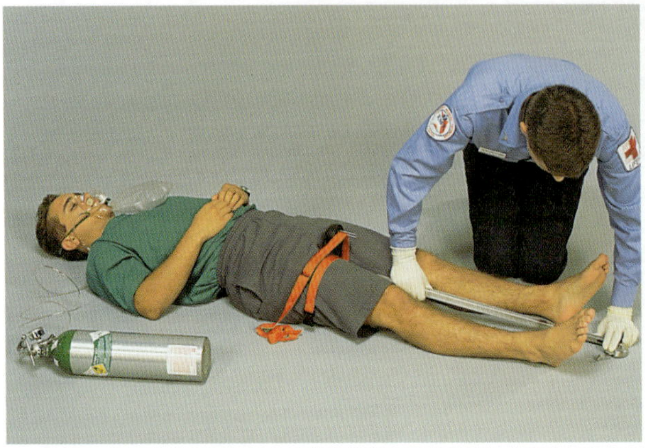

15-3-1 손상된 다리의 안쪽을 따라 견인 부목을 위치시켜라. 견인 부목의 길이를 조정하여, 손상 안 된 다리의 발뒤꿈치보다 약 10 cm 더 튀어나오도록 하라.

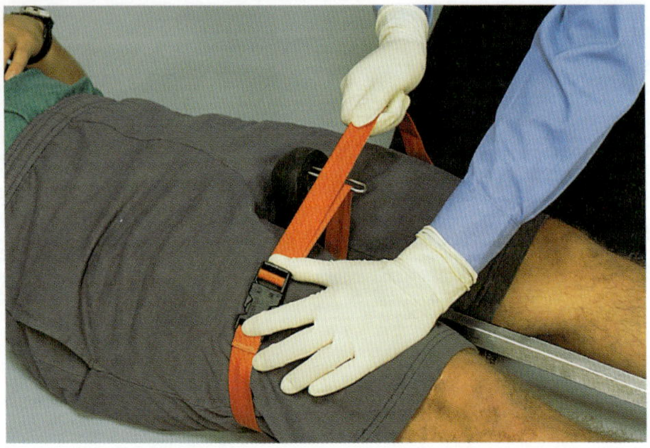

15-3-2 고정끈을 넙다리에 둘러 묶어라. 주의: 만일 골반 골절이 의심되면, 세이저 견인 부목을 사용해서는 안 된다.

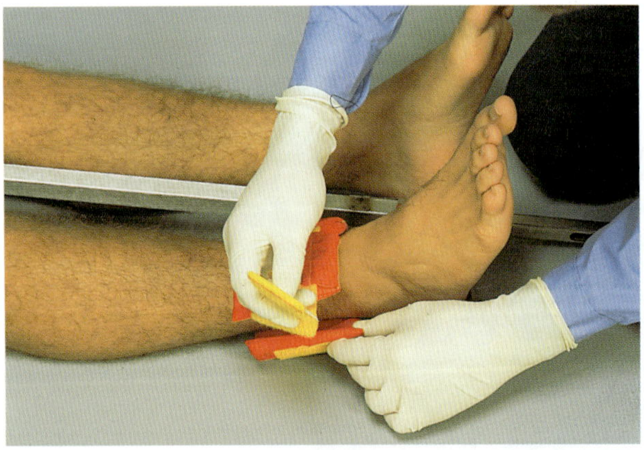

15-3-3 발목 당기기 끈을 부착한 다음, 그것을 이 견인 부목에 연결하라.

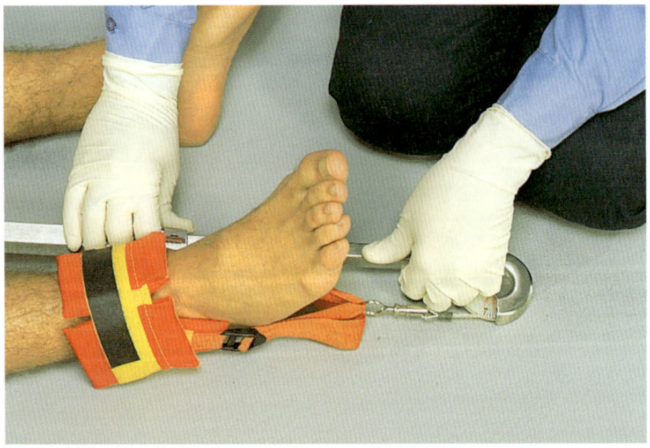

15-3-4 견인 부목을 늘여서 견인력을 가하라. 환자 체중의 10% 또는 고정되는 다리 당 7kg까지 견인 부목의 견인력을 조정하라.

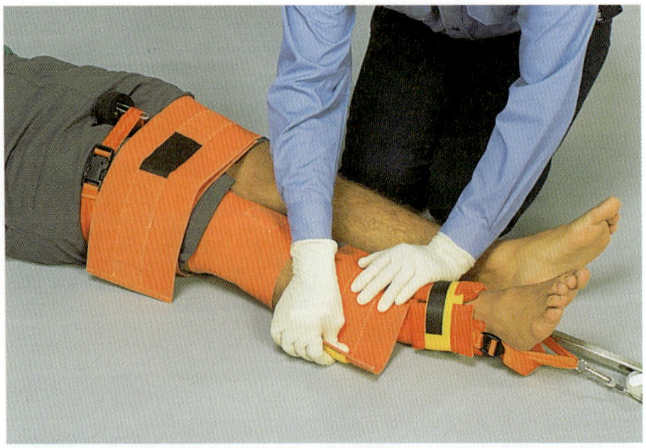

15-3-5 부목 고정하려는 다리에 고정띠들을 부착하여 다리를 고정하라. '먼-쪽' 부위의 맥박, 운동 기능, 및 감각을 재-평가하라.

골반 안정화 기법

골반 골절의 유형: 골반 골절은 '엉덩뼈 능선'(iliac crest)이나 '골반 고리'(pelvic ring)에서 발생한다. 엉덩뼈 능선의 골절은 환자가 큰 충격력을 받았음을 시사하며, 그 환자에게 중증 복부 외상이 동반되어 있을 위험성이 높다. 하지만 그 부위 골반 골절 자체만으로는 훨씬 더 많은 출혈을 동반하는 골반 고리 골절만큼 생명-위협적이지는 않다.

동일한 안정화 기법 적용: 병원-전 검진에서 어떤 형태의 골반 골절인지 구별하기 어려울 수 있고, 또한 어느 형태이든 실제로 골절 안정화 기법은 동일하기 때문에, 다음에 설명되어 있는 2가지 흔한 방법들 중 하나를 적용하여 수행할 수 있다.

술식 순서

시트 또는 담요로 골반 안정화하기

1. 환자를 긴 척주-고정판 (또는 들것)으로 옮기기 전에, 척주-고정판의 아래쪽 1/2 위에 시트나 담요 한 장을 수평으로 깔아라.
2. 만일 사용-가능하다면, 분리형 국자형 들것을 사용하여 환자를 구급차 들것 또는 긴 척주-고정판 (만일 임상적으로 적응증이 된다면) 위로 옮기면서 환자 골반 부위가 그 시트 또는 담요 위에 놓이게 하라. 시트의 배치를 조정하여 시트를 묶었을 때 조이는 힘이 넙다리뼈 큰-돌기에 가해지도록 만들어라. 만일 분리형 들것이 사용-가능하지 않다면, '통나무-굴리기'를 가능한 부드럽고 신속하게시행하여 환자를 시트 또는 담요가 놓인 긴 척주-고정판 위로 옮겨라. 만일 긴 척주-고정판 기능을 가진 신형 분리형 국자형 들것을 사용 중이라면, 환자를 이 들것 위에 올린 후 환자 밑으로 시트나 담요를 밀어 넣어야 한다.
3. 시트나 담요의 2개 대각선 모서리 부분을 서로 묶어 매듭이 환자 엉덩이의 한 쪽에 지어지도록 하라. 남은 2개의 대각선 모서리 부분도 반복해서 서로 묶어 엉덩이의 다른 쪽에 매듭이 지어지도록 하라. 묶을 때마다 부드럽고 매끄러운 동작으로 긴장력을 증가시켜 골반에 견고한 지지력이 전달되게 하라 (그림 15-1).

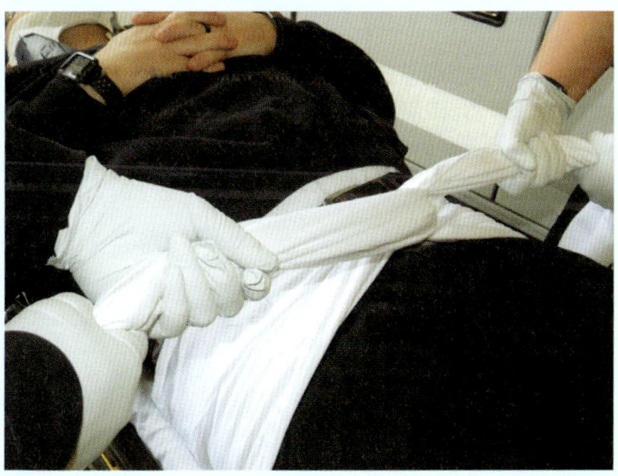

A

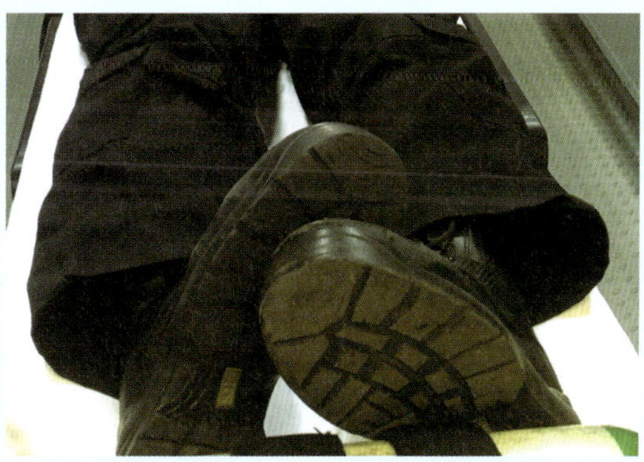

B

그림 15-1 A. 불안정 골반 골절을 시트를 사용하여 안정화하기. *(사진 제공 Roy Alson, PhD, MD, FACEP, FAEMS)*
B. '펼친-책 골반 골절'을 모으는데 도움이 되는 '발 안쪽으로 회전시키기.' 잊지 말고 이 양쪽 발을 함께 묶어라. *(사진 제공 Roy Alson, PhD, MD, FACEP, FAEMS)*

술식 순서

판매용 기구를 써서 골반 안정화하기

1. 환자를 긴 척주-고정판으로 옮기기 전에, 척주-고정판의 아래쪽 1/2 위에 그 기구를 펼쳐서 수평으로 깔아라.
2. 만일 사용-가능하다면, 분리형 국자형 들것을 사용하여 환자를 구급차 들것 또는 긴 척주-고정판 (만일 임상적으로 적응증이 된다면) 위로 옮기면서 환자 골반 부위가 그 기구 위에 놓이게 하라. 그 기구의 배치를 조정하여 기구를 조였을 때 조이는 힘이 넙다리뼈 큰-돌기에 가해지도록 하라. 만일 분리형 들것이 사용-가능하지 않다면, 그 환자를 '통나무-굴리기'하여 가능한 한 부드럽고 신속하게 시행하여 그 골반 결속 기구가 놓인 긴 척주-고정판 위로 옮겨라. 골반 골절이 의심되는 환자는 통나무-굴리기 보다는 분리형 국자형 들것을 사용하여 옮기는 것이 더 좋은 방법이다.
3. 제조사에서 권고하는 대로 그 기구를 조여라. 긴장력을 부드럽고 매끄럽게 증가시켜, 견고한 지지력이 골반에 전달되게 하라 (그림 15-2). 이 압박력이 '엉덩뼈 능선' 높이가 아니라 '넙다리뼈 큰-돌기' 높이 (엉덩-관절 높이)에 가해질 필요가 있다는 사실을 기억하는 것이 중요하다.
4. 골반 결속 기구나 시트가 없다면, 양쪽 발을 안쪽으로 회전시킨 다음 함께 묶어주면 벌어진 골반 고리를 닫히게 하 는데 도움이 될 수 있다.

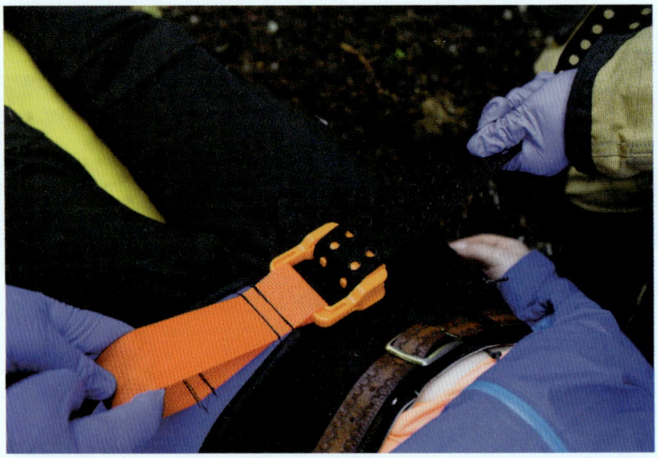

그림 15-2 불안정 골반 골절을 판매용 기구를 써서 안정화하기. *(사진 제공 Sam Medical Products)*

참고 문헌 & 자원

Gardner, M. J., S. Parada, and M. L. Chip Routt Jr. 2009. "Internal Rotation and Taping of the Lower Extremities for Closed Pelvic Reduction." *Journal of Orthopedic Trauma* 23, no. 5 (May): 361–4.

Hsu, S. D., C. J. Chen, Y. C. Chou, S. H. Wang, and D. C. Chan. 2017. "Effect of Early Pelvic Binder Use in the Emergency Management of Suspected Pelvic Trauma: A Retrospective Cohort Study." *International Journal of Environmental Research and Public Health* 14, no. 10 (October): 1217. doi:10.3390/ijerph14101217

Scott, I., K. Porter, C. Laird, I. Greaces, and M. Bloch. 2013. "The Prehospital Management of Pelvic Fractures: Initial Consensus Statement." *Emergency Medicine Journal* 30, no. 12 (December): 1070–2.

16

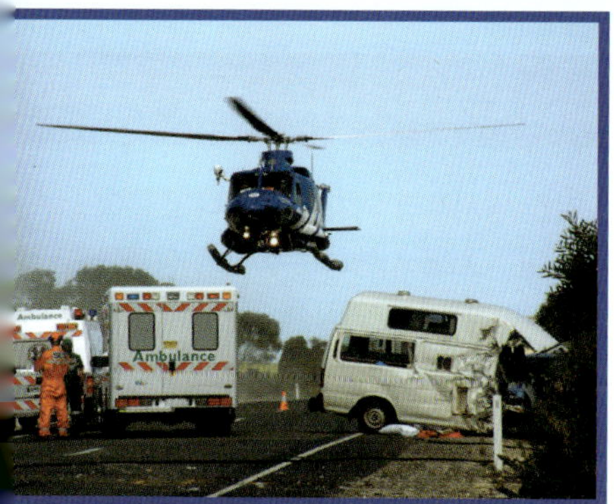

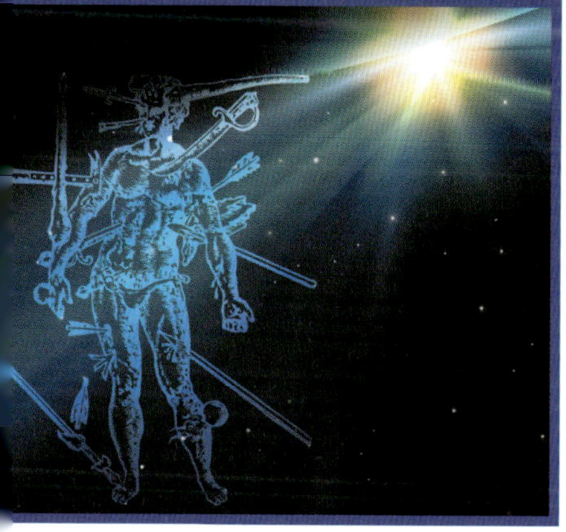

(위쪽: 사진 제공 Hypervision Creative/Shutterstock)

외상성 심-정지

Ray Fowler, MD, FACEP, FAEMS
Ahamed Idris, MD
Jeremy Brywczynski, MD
A. J. Kirk, MD, FACEP

Herz-Kreislauf-Stillstand nach Trauma
Paro Cardiaco en Trauma
Kardiopulmonalni zastoj u traumi
Paragem Cardiorespiratória em Trauma
Henti Jantung Pada Pasien Trauma
Травматическая остановка сердца
Arrêt cardiaque traumatique
Καρδιακή Ανακοπή στο Τραύμα
A traumás eredetű keringés- és légzésmegállás
外傷性心肺停止
創傷脅持
Zastoj srca in dihanja pri poškodovancih

핵심 용어

구명-불가능 환자, p. 403
소생술 보류 또는 종결, p. 403
외상성 심폐정지 (TCPA), p. 402

학습 목표

여러분이 이 장을 성공적으로 완료하고 나면, 다음을 할 수 있어야만 한다:

1. 외상성 심폐정지의 치료-가능한 원인들을 식별하라.
2. 외상성 심폐정지 환자의 적합한 평가 및 관리 방법을 설명하라.
3. 외상성 심-정지 환자 중 소생술 시도를 보류해야 할 환자를 식별하라

장 개요

소생 성공률이 매우 낮은 외상성 심-정지: 여러분은 현장에서 발견 당시부터 맥박이 없거나 호흡이 없는 상태로 발견된 외상 환자들을 만나게 될 것이며 또는 여러분이 처치를 시행하는 동안에 상태가 빠르게 악화되면서 이런 상태로 되는 외상 환자들을 경험하게 될 것이다. 비록 '외상성 심-정지' 환자에게 시행하는 CPR은 소용없는 치료 행위로 간주되고 있지만, 교정-가능한 외상성 심-정지 원인들이 몇 가지 알려져 있어서 이 원인들을 재빨리 인지하여 중재술을 시행하면 생명을 구할 수도 있다. 이 장에서는 언제 소생술을 시도할 것이며 또한 언제 소생술이 소용없는 시도가 되는지에 대한 지침들을 설명할 것이다. 또한 여러분은 외상성 심-정지의 원인들을 살펴볼 것이며 또한 그 원인을 빠르게 식별하고 그 원인에 맞게 여러분이 대응할 수 있도록 하는 최선의 행동 계획을 알아볼 것이다.

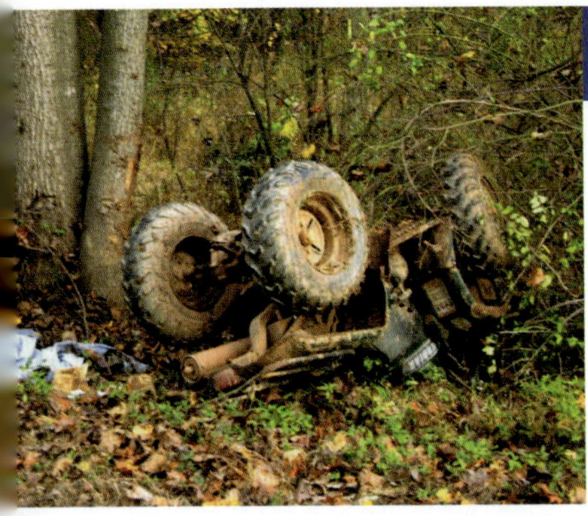

(사진 제공: 응급처치 처치제공자를 위한 ITLS)

증례 제시

아주 시골 지역에서 발생한 전-지형 탈것 충돌사고 현장에 '기본 생명 유지술'(BLS) 구급차가 도착합니다. 가장 가까운 병원은 24 km 떨어져 있고, 가장 가까운 2급 외상센터는 72 km 떨어져 있습니다. 이 지역의 응급의료체계에서는, '전문 생명 유지술'(ALS) 구급차는 먼저 현장에 도착한 BLS 구급차에서 요청했을 때에만 출동합니다. 현장 사고-규모 평가 결과, 현장은 안전하며 한 명의 환자 (약 20세 정도)가 있습니다. 그는 흙길에서 방향을 꺾다가 실패한 것처럼 보입니다. 그 전-지형 탈것과 헬멧을 착용하지 않은 운전자는 도로를 벗어나서 나무와 충돌하였습니다.

그 환자는 반응이 없고, 호흡을 하고 있지 않으며 맥박도 없습니다. 두개골에 명백한 변형과 다발성 갈비뼈 골절이 촉진되며, 그리고 왼쪽 넙다리뼈의 변형이 보입니다. 충돌사고를 본 목격자는 없습니다. 그래서 언제 낙상이 발생했는지는 판단하기 어렵습니다. AED 패드를 부착하였더니, "제세동이 필요하지 않습니다."라는 지시문이 나옵니다.

더 진행하기 전에 다음의 질문들을 생각해보십시오:

- CPR을 시작해야만 합니까?
- 이 BLS 구급팀은 ALS 구급팀의 출동을 요청해야만 합니까?
- 만일 ALS 구급팀이 출동한다면, "경광등과 사이렌"을 사용하며 달려와야 합니까?
- 이 심-정지의 가능성 높은 원인은 무엇입니까?

이 장을 끝까지 읽는 동안에 이 질문들을 기억하십시오. 그런 다음에 이 장의 끝에서 이 응급처치 처치제공자들이 이 환자를 어떻게 처치했는지 알아보십시오.

구명-불가능 환자

외상성 심폐정지(TCPA): 심-정지의 원인으로서 외상이 흔한 촉발 요인이 되는 것으로 정의되는 상태들의 집단.

무조건적 CPR 시행은 금기: 외상성 심폐정지 (TCPA: traumatic cardiopulmonary arrest) 환자에게 소생술을 시도하는 일은 여러분 자신과 일반 대중들을 위험에 처하게 만들 수 있다 (신속 이송을 위한 급박한 운전, 혈액 매개 병원체 노출 등). 연구에 의하면, 응급 경광등과 사이렌을 켠 구급차 교통은 병원-전 처치제공자들과 일반 대중 양쪽 모두의 안전에 유해할 수 있다. 만일 환자의 생존 가능성이 상당한 정도가 아니라면 소생술을 시도하지 마라. 의식이 없고 촉진되는 맥동이나 자발 호흡이 없는 195명의 외상 환자들을 분석한 한 연구에 의하면, 정상 '굴 율동'(sinus rhythm)을 보이면서 동공이

표 16-1: 병원-전 외상성 심폐정지에 대한 소생술 보류 또는 종결을 위한 지침*

1. 다음의 경우에는 심폐소생술을 보류해야만 한다: a. EMS의 현장 도착 당시, 호흡, 맥박, 및 조직화된 ECG 율동이 없는 둔상 b. 호흡, 맥박, 동공 반사, 자발적 움직임, 및 조직화된 ECG 율동이 없는 관통상 c. 명백히 생존이 불가능한 모든 외상 (예: 목 잘림) d. 맥박 소실 후 상당 시간 경과를 의미하는 증거가 있는 모든 외상 (예: 시반, 사후강직 등)
2. 손상 기전이 임상 상태와 서로 맞지 않는 심폐정지 환자들은 비-외상성 심-정지일 가능성이 있으므로 표준 심폐소생술을 시작해야만 한다.
3. 다음에서는 심폐소생술 노력의 종결을 고려해야만 한다 (의료지도 의사에게 자문하라): a. EMS-목격 심폐정지인데 15분간의 소생술에도 자발순환 회복에 성공하지 못함 b. 병원 응급실까지의 이송 시간이 15분 이상 소요됨
4. 비-치명적 익수, 낙뢰 및 저-체온증 환자들은 특별히 고려해야만 한다.

* NAEMSP와 ACS COT의 공동 입장 선언문 (2012년 개정) (*National Association of EMS Physicians and American College of Surgeons Committee on Trauma. "Withholding of Resuscitation for Adult Traumatic Cardiopulmonary Arrest." Prehospital Emergency Care, Vol. 17, Issue 2 (April–June, 2013): P.291.*)

확대되지 않고 (<4mm) 빛에 반응을 나타내는 환자들은 양호한 생존 가능성을 보인다는 사실이 밝혀졌다. 반면에 무수축, 죽기 직전 심전도 리듬, 심실-세동, 또는 심실 빠른-맥을 보이는 환자 (구명-불가능 환자)들 중에는 생존자가 한 명도 없었다.

구명-불가능 환자: 합리적으로 임상적 지표와 매개변수들을 근거로 예견할 때, 소생 및 생존이 가능성이 없는 사람. 이 조건에서는 소생술을 보류하는 것이 허용된다.

CPR 보류 & 종결 지침: 미국 EMS 의사 협회(NAEMSP)와 미국 외과학회 외상위원회(ACS COT)는 연합하여 병원-전 외상성 심폐정지 환자에게 소생술을 보류 또는 종결하는 지침을 개발하였다 (표 16-1). 또한 여러분은 이것뿐만 아니라 외상성 심-정지와 관련한 여러분 지역 규약도 숙지하고 있어야만 한다.

소생술 보류 또는 종결: 연구 및 발간된 지침에 근거하여, 일부 경우들에서는 심-정지 환자를 소생시키려는 시도를 보류 또는 종결할 수도 있다.

심-정지의 근본 원인 식별이 중요: '전문 심장 생명유지술'(ACLS)은 주로 맥박이 없는 환자의 '심장 원인' 심폐정지에 대처하는데 적용되어져온 지침이다. 하지만 외상 환자들의 심폐정지는 대개 1차적 심장 질환 (예: 급성 심근경색을 동반한 관동맥 동맥경화) 때문에 발생하지 않는다. 외상성 심-정지 환자를 볼 때는 여러분은 반드시 그 심-정지의 근본 원인을 식별해내는 시도에 노력을 기울여야만 한다. 만일 그것을 식별해내지 못하면 여러분은 소생술에 성공하지 못할 것이다. ITLS 1차 조사를 시행하여, 그 심-정지의 원인을 판정하고 여러분이 소생술을 시도해야만 하는 환자를 식별해내어라.

기도 및 호흡 문제들

'외상성 심폐정지'의 가장 흔한 원인: 저-산소혈증은 외상성 심폐정지의 가장 흔한 원인이다. 환자에게 급성 기도 폐쇄 또는 비효과적 호흡이 있으면, 임상적으로는 저-산소혈증으로 발현될 가능성이 높을 것이다. 부적절한 호흡으로 인한 CO_2 축적 때문에, 이런 환자들의 소생술은 성공하기 어렵게 된다. 표 16-2에 나열된 것과 같은 기도 문제들로 인해 폐로 가는 O_2의 흐름이 차단됨으로써 저-산소혈증이 발생하게 된다. 약물 및 알코올의 남용은, '외상성 뇌 손상'(TBI) 환자에게 종종 동반되어 있는데, 호흡 저하뿐만 아니라 혀에 의한 기도 폐쇄를 유발할 수 있다.

진주 같은 정보

심-정지

외상에 뒤따르는 심-정지는 대개 심장 질환 때문에 발생하지 않는다.

기도유지기 & 성문-위 기도유지기: 이런 중독된 환자의 상태를 면밀히 감시하면 심-정지 및 호흡-정지를 예방할 수도 있다. TBI로 무의식 상태인 환자에게도 같은 원칙이 적용된다. 이런 환자들에게는 인두 속의 근육들이 느슨해지며 혀가 뒤로 떨어지면서 기도를 막게 된다. 구역질 반사가 소실된 환자들에게는 입- 또는 코-인두 기도유지기를 삽입하고 동시에 변형 아래턱-밀어올리기를 시행하여 기도를 개방하고 유지해주는 것이 무엇보다도 중요하다. 여러분은 '성문-위 기도유지기 기구' (예: King 기도유지기™, LMA™, i-gel™ 등)를 사용할 수도 있다, 단, 환자가 이 기구의 삽입을 견딜 수 있어야 (구역질 반사가 없음) 한다.

기관-삽관의 효과에 대한 의문: 중증 외상 환자에게 시행하는 기관-삽관(ETI)의 역할은 광범위한 논란과 연구가 진행되어 온 분야이다. 이론적으로는 기관-삽관을 시행하면 기도 관리가 더 간단해질 것으로 보이지만, 반대로 많은 연구들에서는 외상 환자의 생존율을 높이는데 기관-삽관이 과연 유익하고 또한 제 역할을 하는지에 대하여 의문을 제기해 왔다. 어떤 경우에도, 처치제공자는 기도 흡입을 방지하기 위하여 사용-가능한 모든 노력들을 기울여야만 한다. 여기에는 효과적인 흡인 기구를 언제든지 즉시 사용-가능하게 유지하는 일도 포함된다.

호흡 부전에 의한 저산소증: 기도 폐쇄로 유발된 '외상성 심폐정지'(TCPA) 환자들이라면 만일 무-산소 지속 기간이 길지 않다면 전문 생명유지술에 반응을 보일 수 있다. 하지만 호흡 문제로 인해 2차적으로 발생한 저산소증에 빠진 환자들의 일부는 (기도 개방 상태는 적절할 수 있지만) 폐의 '폐포-모세혈관 막'에서 O_2와 혈액을 같이 만나게 할 수가 없기 때문에 전문 생명유지술을 시행해도 그들의 혈액 속으로 O_2 공급을 적절히 할 수가 없어서 반응이 없을 수 있다. 호흡부전에 의한 저산소증 상황은 다음 중 하나 이상에 의해 유발된다:

- 폐환기를 할 수 없음. 예를 들면, 긴장-기흉, 개방-기흉, 동요-가슴, 폐 타박상 및 상부 척수 손상 (C3 이상, 횡격막 운동 마비 유발) 등
- 폐 조직이 액체로 채워짐. 예를 들면, 혈액 및 토물의 흡인, '급성 호흡 저하 증후군' (ARDS, 비-심인성 폐부종) 및 익수 (익수 환자들은 급성기에는 폐에 물이 차는 경우가 드물지만, 나중에는 ARDS로 발전할 수 있음).
- 독성 기체의 흡입 (화재 현장). 예를 들면, 일산화탄소 또는 시안화물 기체와 같은 독성 기체. 화재로 인해 O_2가 소진되면서 저-산소혈증을 유발할 수도 있음. 더구나 뜨거운 증기를 흡입하면 폐부종을 초래할 수 있어서 적혈구와 O_2 사이의 거리를 증가시킴으로써 ('폐포-모세혈관 막'의 부종) O_2 공급을 더욱 방해한다 (제17장을 보세요).
- 폐환기-저하. 예를 들면, TBI, 번개 피격, 그리고 약물 및 알코올 남용 등에 의해서 호흡 중추 억제가 유발됨.

양압 폐환기의 쇼크 악화 효과: 호흡 문제를 가진 환자들에게는 반드시 '적절한 기도 관리'와 '고-유량 O_2를 사용한 폐환기 보조'를 적극적으로 시행해 주어야만 한다. 만일 무-

산소 상태가 너무 오래 지속되지 않았다면, 이런 환자들 중 다수는 신속하게 치료에 반응을 보일 것이다. 쇼크 상태의 환자는 양압 폐환기 ('폐환기 보조'를 말함)에 매우 민감하게 반응하여 혈압 강하를 나타낸다는 사실을 여러분이 기억하는 것이 중요하다. 양압 폐환기를 시행하면 심장으로 복귀하는 정맥혈 흐름을 감소시킬 것이다. 이렇게 되면 심-박출량이 감소하게 되고 따라서 혈압도 떨어지며 쇼크 상태가 악화될 것이다. 이 내용은 이 장의 뒷부분에서 더 자세히 다루어질 것이다.

순환 문제

혈량-저하성 쇼크: 순환 기능 상실로 인한 '외상성 심폐정지'(TCPA)의 원인들을 표 16-2에서 볼 수 있다. 혈량-저하성 쇼크 (실혈로 인한 쇼크)는 TCPA를 유발하는 가장 흔한 순환계 원인이다. 실혈은 외부, 내부, 또는 양쪽 실혈로 분류할 수 있으며, 또한 '지혈된' 또는 '지혈 안 된' 실혈로 분류할 수도 있다. 심-정지를 유발하는 대량 내부 출혈은 대개는 치명적이며, 심전도 감시 장치에 어떤 형태의 심-정지 심전도 리듬 (무수축 또는 PEA가 가장 흔함)이든지 나타낼 수 있다.

외부 출혈 지혈 & 신속한 수액/수혈 요법: TCPA를 유발하는 대량 외부 출혈이 팔다리

진주 같은 정보

ACLS 규약

ACLS 규약에만 의존하지 마라. TCPA 규약에는 신속하고 적절한 수액 보충요법과 (적응증이 될 때) 흉강 감압술이 반드시 포함되어야만 한다. 또한, 만일 환자의 가슴 개방 창상에 창상 밀폐를 시행한 이후에 TCPA가 발생하였다면, 혹시 발생 가능한 '긴장-기흉'을 감압하기 위해 그 가슴 밀폐를 제거하라.

표 16-2: 병원-전 외상성 심-정지의 원인들

1. 기도 문제
   a. 이물질
   b. 혀 돌출
   c. 부종
   d. 기관 파손
   e. 기도 속으로의 출혈
   f. 잘못 삽입된 전문 기도유지기
2. 호흡 문제
   a. 긴장-기흉
   b. 개방-기흉 (빨아들이는 가슴 창상)
   c. 동요-가슴
   d. 횡격막 손상
   e. 상부 척수 손상
   f. 일산화탄소 흡입
   g. 연기 흡입
   h. 흡인
   i. 비-치명적 익수
   j. 약물/알코올에 의한 중추 신경계 억제
   k. 감전 및 번개 피격에 의한 2차적 무호흡 상태
3. 순환 문제
   a. 외상성 대동맥 박리 및 기타 혈관 손상을 포함한 모든 원인의 출혈성 쇼크 (빈-심장 증후군)
   b. 긴장-기흉
   c. 심장-눌림증
   d. 심근 타박상
   e. 급성 심근경색
   f. 감전에 의한 2차적 심-정지

절단에 의해 발생하였다면 종종 지혈이 가능한데, 이 경우에는 지혈대가 생명을 구하는 도구가 될 수 있다. 신속한 정맥 수액 보충요법을 시행하면, 특히 수혈과 함께 시행하면, 이 부류의 환자들에게 구명의 기회를 제공하게 된다.

내부 출혈로 인한 TCPA는 치명적: TCPA를 유발하는 대량 내부 출혈은 혈관 절단, 내부 장기 (예: 간과 비장) 손상, 또는 이 두 가지의 동시 발생 때문에 비롯된다. 이런 환자들의 TCPA는 대개 치명적이다. 만일 환자가 외상센터에 도착했을 때 아직 심장의 전기적 활성이 어느 정도 남은 상태라면, 외상팀이 신속한 처치를 하였을 때 소생술에 성공할 희망이 약간 남아 있다.

긴장-기흉: 외상성 긴장-기흉 ("기계적 또는 폐쇄성 쇼크"의 하나)에서는, 손상된 쪽 흉막 공간의 높아진 흉강-내 압력 때문에 심장으로의 정맥혈 복귀가 감소되고 나중에는 종격동도 압력을 받게 된다. 심장으로의 정맥혈 복귀량 감소는 심-박출량 감소를 초래하므로 결국 쇼크가 발생한다. 환자가 목-정맥 팽대, 빠른-맥, 그리고 청색증을 나타내므로 심장-눌림증 환자와 비슷한 모습을 보인다. 긴장-기흉의 진행 경과에서 후기에는 종격동을 미는 압력이 증가하면서 환자의 기관이 손상 가슴의 반대쪽으로 '편위' (정중선에서 벗어남)될 수도 있다. 그러나 임상적으로 이 기관-편위 소견을 식별하기 어려울 수 있다. TCPA 환자에게 긴장-기흉이 동반되어 있다면, 이를 진단해내는 것이 생명을 구하는데 필수적이다. 긴장-기흉은 잠재적으로 교정-가능한 TCPA 원인들 중의 하나이며, 따라서 (만일 여러분의 진료 영역으로 허용된다면) 손상된 쪽의 흉강에 대한 바늘-감압술 또는 '손가락 흉강-삽관술'을 시행하면 생명을 구할 수도 있다.

심장-눌림증: TCPA를 유발하는 외상성 '심장-눌림증' (또 다른 형태의 "기계적" 또는 "폐쇄성 쇼크")은 빠르게 생명을 빼앗는다. 심장-눌림증은 대개 흉벽 관통상 환자에게서 볼 수 있다. 이때 심장이 심장막 주머니 속을 채운 혈액과 피떡에 의해 눌려지면서, 매번 박동 때마다 심장 (심방과 심실) 속을 혈액으로 채울 수가 없게 된다. 높아진 심장막 주머니 속의 압력이 심장의 심방 및 심실들에 전달되면서, 이완기 때 혈액으로 채워지는 과정이 저해되는 것이다. 이렇게 심장으로의 정맥혈 복귀가 감소하면서 쇼크와 심-정지가 발생하게 된다. 폐의 혈액 순환도 불량해지기 때문에, 대개 청색증이 동반된다.

심장-눌림증의 3징후: 심장-눌림증 환자들은 '벡의 3징후'(Beck's triad)를 나타낼 수도 있는데, 이는 "조용한 심장" (심장이 거의 비었고 심장막 속 혈액으로 둘러싸여 있기 때문에 청진 심음이 감소됨), 목-정맥 팽대 (심장으로 정맥혈이 들어가지 못하는 정체의 증거), 그리고 저혈압 (심-박출량 감소에 기인)을 말한다. 특히 양쪽 폐 호흡음이 대칭적으로 동일할 때 더욱 의미가 있다. 만일 청진에서 양쪽 폐 호흡음이 비-대칭적이라면, 폐 손상이 동반된 경우이다 (이런 경우에는 긴장-기흉일 가능성이 있다).

빠른 맥 & 모순-맥박: 저혈압이 점점 심해지면서 말초 동맥 맥동이 약해지다가, 거의 맥동을 촉진할 수 없을 정도로 심-박출량이 감소하게 된다. 심전도 감시 장치에서는 심-정지가 임박할 때까지 대개 빠른-맥을 나타낼 것이다. 말초 동맥 맥동이 호흡을 들이쉴 때에 약화되거나 없어질 수 있는데 ('모순-맥박'), 이는 정상 상태에서도 나타나는 흡기 때 '수축기 혈압의 약간 감소 (<10mmHg) 현상'이 과장되어 나타나는 것이다.

목-정맥 팽대가 없는 심장-눌림증/긴장-기흉: 중요한 사실은, 다발성 외상 희생자들은 심장-눌림증 또는 긴장-기흉에 더하여 대량 출혈을 동반할 수도 있으므로, 혈액 소실 때문에 목-정맥 팽대가 나타나지 않을 수도 있어서 심장-눌림증이나 긴장-기흉을 식별하기 더 어려울 수 있다는 점이다. 즉, TCPA에 이를 정도로 출혈을 한 환자는 혈관 공간 속에 혈액이 얼마 남아있지 않아서 긴장-기흉 또는 심상-눌림증이 있이도 목 정맥 팽대를 나타내지 않을 수 있다.

수액 요법 & 심장막-천자술: 심장-눌림증 환자는 흔히 '무맥성 전기 활성'(PEA)을 보이는데, 대개는 전문 심장 생명유지술(ACLS) 시행 및 약물 투여에 선혀 반응을 보이지 않을 것이다. 심전도 감시장치에는 '교대 맥박'(pulsus alternans)를 보일 수도 있다. 응급처치 처치제공자는 정맥 수액을 급속 투여함으로써 통하여 심장의 "전-부하"를 높여 심장으로의 정맥혈 복귀량을 증가시키려는 노력을 시도해볼 수 있다 (외상센터로 가는 이송 동안에 시행하는 것이 이상적임). 결국은 정확히 진단하여 심장막-천자술을 시행해야만 소생-가능한데, 혹시 지역 규약에서 허용되거나 면허와 훈련에 근거하여 허용된다면, 응급처치 처치제공자가 '심장막-천자술'을 시행할 수도 있다. 10cc 정도의 적은 양의 혈액만 제거해도 '자발순환 회복'(ROSC)을 가져올 수 있다 (물론 심장막 속으로의 혈액 축적이 다시 일어날 수 있으므로 면밀한 상태 감시가 필요하다).

심근 타박상: 급성 심근경색과 심근 타박상에 의해서 부적절한 혈액 관류 (순환)가 유발되는 기전은 다음의 3가지 기전들 중의 하나 또는 그 이상의 복합에 의해서이다: 율동장애, 급성 펌프 기능 상실, 그리고 심장-눌림증. 심근 타박상은 대개 가슴 둔상을 유발하는 감속형 충돌사고에서 일어난다. 따라서 흉벽 및 복장뼈 부위에 타박상이 동반되어 있을 수 있다.

가슴 타격에 의한 심실-세동 발생: 심장이 재-분극되는 시기에 앞쪽 흉벽에 강한 타격을 받았을 때 촉발되는 '심실-세동'(VF)은 스포츠 활동에 참여하는 10대 소년들에게서 가장 흔하게 볼 수 있다 (예를 들어, 미식축구를 하던 중 태클 동작에서 헬멧을 쓴 머리에 가슴이 부닞힌나든지). 또는 지동차 전방 충돌에서 운전자의 가슴이 운전대와 부딪힐 때도 발생할 수 있다. 이 상태는 '심장-진탕'(commotio cordis)으로 알려져 있다. 가슴에 대한 타격으로 심실-세동이 유발되었을 수도 있다는 사실을 재빨리 인지하는 것이 무엇보다 중요하다. 그래서 신속한 제세동을 시행하면 생명을 구할 수 있는 경우가 자주 발생한다. 이러한 가슴 외상이 발생-가능한 운동 경기장에 '자동 제세동기'(AED)를 비치하는 일은 공공 보건을 위한 중요한 고려사항이 된다.

감전 및 번개 피격에 의한 심-정지: 전기 충격, 특히 교류 전류 감전에 의한 TCPA는 대개 심실-세동의 형태로 나타난다. 만일 여러분이 이런 TCPA 발생 후 충분히 빠른 시간 안에 CPR을 시작할 수 있다면, 이 환자들은 ACLS 규약에 따른 처치에 잘 반응할 수 있다. 따라서 표준 ACLS를 시행하면, 특히 제세동을 조기에 시행하면 생명을 구할 수 있다. 번개 피격 후에 볼 수 있는 심-정지는 흔히 번개 피격에 의해 초래될 수 있는 '긴 시간의 무호흡' 때문에 발생하는데, 이는 호흡 근육들이 마비되기 때문에 일어나는 것이다. 전기 충격의 희생자들은 강력한 근육 연축과 호흡 근육 마비를 겪게 되는데, 이로 인해 상당히 멀리 튕겨져 나가거나 높은 곳에서 떨어질 수도 있다. 따라서 환자에게 동반된 모든 손상들을 식별해내고 그 환자에게 좋은 치료 결과를 위한 최선의 기회를 제공하기 위해서는 다른 손상들에서와 같이 '체계적 환자 접근법'의 적용이 필요하다. 하지만 꼭 기억해야 할 사실은, 감전 및 번개 손상으로 인해 TCPA가 된 환자들은 다른 원인들에 의한 심-정지보다 생존 확률이 더 높으므로 이런 환자를 만났을 때는 항상 끝까지 최선의 소생술을 시도해야만 한다는 것이다. 환자가 전원에 아직도 접촉되어 있는 상태가 아닌지 확실히 확인하라. 여러분 자신이 희생자가 되지는 마라!

다중-희생자 번개 피격 때의 치료 우선순위: 번개 피격에 의해 다중 희생자들이 발생한 상황이라면, 맥박이 없고 그리고/또는 무호흡의 희생자들에게 먼저 응급처치 처치제공자들이 소생술을 시작해야만 한다는 사실에 주목하라. 이것은 "대량-희생자 사고에서 맥박이 없는 환자들에게는 소생술을 하지 않는다"는 전통적 중증도-분류 규칙의 예외 중의 하나이다. 번개 피격 후 맥박이 있는 환자는 98% 이상의 생존율을 보인다.

외상성 심-정지의 순환계 원인: 요약하면, 부적절한 순환과 관련된 외상성 심폐정지 환자들은 다음의 임상적 상태들 중 하나에 해당한다:

- 심장으로의 부적절한 혈액 복귀 (다음의 기전에 기인한):
  — 실혈로 인해 순환 혈액 용적이 부족한 출혈성 쇼크
  — 흉강 속 높은 압력 때문에 심장으로의 정맥혈 복귀량이 감소. 예) 긴장-기흉 또는 심장-눌림증
- 심장의 부적절한 펌프 기능 (다음의 기전에 기인한):
  — 율동 장애 (부정맥). 예) 심근 타박상, 급성 심근경색, 심장-진탕, 또는 전기 충격
  — 폐-부종을 동반한 급성 심장 기능 상실. 예) '광범위' 심근 타박상 또는 급성 심근경색

심-정지 상태의 외상 환자들에 대한 접근법

비-외상성 심-정지와의 차이: TCPA 환자들은 특별한 환자 집단이다. 다수가 젊으며, 기존의 심장 문제나 관동맥 질환을 가지고 있던 사람이 거의 없다. 현장 사고-규모 평가를 확실히 완전하게 시행하는 것이 중요하다, 왜냐하면 많은 경우에 범죄 활동과 연관되기 때문이다 (자상, 총상). 따라서 그 EMS 출동이 완료되고 난 다음, 그 현장에 대한 여러분의 관찰 소견들을 자세히 기록하라. 만일 여러분이 충분히 빨리 현장에 도착한다면, 그리고 여러분이 내과적 원인의 통상적 심-정지와의 차이점들에 주의를 기울인다면, TCPA 환자들 중 일부를 소생시킬 수도 있다.

극히 불량한 TCPA 소생 성공률: TCPA 환자들이 극도로 불량한 소생 성공률을 보이는 이유는, 아마도 그 환자들 중 다수가 긴 시간동안 계속 저산소증 상태로 있다가 그 끝에 심-정지가 발생하기 때문으로 설명된다. 긴 시간의 저산소증은 매우 심한 산혈증을 유

진주 같은 정보

임신부 환자

임신부 환자의 외상성 심-정지도 다른 환자와 동일한 방법으로 치료한다. 임신 20주 이상이면, 하-대정맥 정맥혈 복귀를 개선하기 위해 자궁을 왼쪽으로 이동시켜야만 한다. 제세동 용량 및 약물 투여량들도 정확히 동일하다. 혈량-저하성 심-정지일 때, 필요한 수액 용적이 많아지며, 혈액 또는 결정질 용액을 이송 도중에 가능한 빠르게 주입해야만 한다. 병원에 조기에 알려서 응급 제왕절개술을 준비할 수 있게 할 필요가 있다.

발하므로, 환자가 소생술 시도에 반응하지 않을 수 있다. 한 연구에 의하면, 현장에서 또는 이송 동안에 (혈압, 맥박, 그리고 호흡이 없었기 때문에) 병원-전 CPR이 필요했던 138명의 외상 환자들 중에서 한 명도 생존하지 못했는데, 둔상이든 관통상이든 상관없이 동일했다. 덧붙여, TCPA 환자들에게 항공 이송을 시행한다고 육상 이송에 비하여 더 좋은 생존 유익성이 조금도 관찰되지 않았다.

머리 손상 TCPA 환자: 단독 머리 손상만으로 TCPA가 발생한 환자는 대개 생존하지 못한다. 그래도 이런 환자들에게 적극적인 소생술을 시행해야만 하는데, 왜냐하면 현장에서는 환자의 손상 범위를 항상 정확하게 판정할 수는 없으며 따라서 여러분이 그 개별 환자의 치료 결과를 예측할 수 없기 때문이다. 또한 그들이 잠재적 장기 공여자라는 사실도 잊지 마라. 머리-손상이 의심되는 환자에게는, 과다-폐환기를 피하는 것이 중요한데, 왜냐하면 과다-폐환기는 뇌동맥을 수축시킴으로써 이미 손상을 입은 뇌 조직으로 공급되는 O_2 공급을 더욱 감소시키기 때문이다.

둔상 후 무수축 상태 환자: 광범위한 둔상을 입고 무수축 상태로 발견된 환자들은 죽은 것으로 간주할 수도 있다, 특히 최초 소생술 노력에 반응이 없다면 더욱 그렇다. 그들에 대한 소생술은 현장에서 종결할 수도 있는데, 단 의료지도 의사의 동의를 받아야 한다.

어린이 외상성 심-정지 환자: 어린이들은 특수한 경우에 해당한다. 비록 일부 연구들에서는 현장에서 심-정지 상태였던 어린이 외상 환자들에 대한 소생술 효과는 성인과 동일한 비참한 결과를 보여주지만, 현장에서 CPR을 시행 받은 700명 이상의 어린이들을 조사한 한 보고서에 의하면 25%가 생존하여 퇴원한 것으로 밝혀졌다. 이것은 아마도 부분적으로는 현장에서 어린이들의 맥박을 정확히 촉진하기가 어려운 점에 기인할 것일 수도 있다 (심-정지로 판별된 어린이들 중에 실제로 심장이 뛰고 있는 경우가 있었을 수). 어쨌든 여러분이 맥박이 촉진되지 않는 어린이들을 만났을 때는 특별히 적극적으로 소생술을 시도해야만 한다. 맥박 촉진 시간을 10초로 제한하라. 만일 10초 후에도 맥박이 확인되지 않으면, 즉시 CPR을 시작하고 계속하라.

> **진주 같은 정보**
>
> **심-정지 어린이**
>
> TCPA 어린이는 성인에 비하여 CPR에 더 잘 반응하기 때문에, 명백히 구명-불가능하지 않다면 적극 치료해야만 한다.

일반적 행동 계획

외상성 심-정지의 관리

외부 출혈 지혈 우선: 현장에서 교정-가능한 TCPA의 원인들을 종종 'H와 T'의 머리글자로 설명한다 (표 16-3). 여러분의 '일반적 접근법'은 이것들을 식별해내고 식별된 그 원인을 교정하는 것이다. 여러분은 환자에게 접근해 가면서, 명백히 보이는 손상들에 주목하라. 심-정지 상태의 환자는 활발히 흐르는 출혈을 보이지 않을 것이다. 만일 환자가 흥건히 고인 피 가운데 누워있다면, 여러분은 환자의 심-정지가 출혈로 인한 것임을 뒷받침하는 강력한 증거로 보아야 한다. 피가 흐르는 팔다리 출혈 부위를 지혈대로 출혈을 차단하라.

> **진주 같은 정보**
>
> **적절한 반응**
>
> TCPA 상황을 제대로 처리하려면 적절한 수의 응급처치 처치제공자들이 필요하다. 구급차의 운전에 한 명, 폐환기에 한 명, 가슴압박에 한 명, 그리고 심-정지의 원인을 진단하고 치료하는데 한 명이 필요하다.

TCPA에 대한 CPR 방법: 환자의 '반응 없음'과 '호흡 없음' (또는 간헐적 헐떡임)을 확인하고 난 후, 적응증이 된다면 SMR을 제공하라. SMR을 하면서 기도를 개방하고 기도

표 16-3: 외상성 심-정지의 현장에서 교정-가능한 원인들: H와 T

H	T
Hypoxia 저산소증	Tension pneumothorax 긴장-기흉
Hypovolemia 혈량-저하증	Tamponade 심장 눌림증
Hydrogen ion 산-혈증	
Hypothermia 저-체온증	
Hyperkalemia 고-칼륨혈증	

내 혈액 및 토물을 제거하라. 폐환기를 시도하라. 목-동맥 맥박을 확인하는데 10초 이상 소요하지 말며, 맥박이 촉진되지 않으면 즉시 고-품질 가슴압박을 시작하라. 응급처치 처치제공자들은 가슴압박:폐환기의 비율 30:2로 분당 100~110회의 빈도로 가슴압박을 시행하라.

심실-세동 및 무맥성 심실 빠른-맥 환자: 맥박이 촉진되지 않으면, 즉시 가슴압박을 시작하라. 또한 만일 현장에서 소생술을 종결할 계획이 아니라면, 즉시 이송할 준비를 하라. 2명의 동료 응급처치 처치제공자들에게 CPR을 맡기고, 여러분은 심전도 감시 장치 및 제세동기를 가져와서 환자에게 부착하라. 최소 2분간의 계속적 가슴압박을 시행한 다음 심전도 리듬을 확인하라. 만일 '심실-세동'(Vf) 또는 무맥성 '심실 빠른-맥'(VT)을 보인다면, 가슴압박을 계속하면서 제세동기를 충전하라. 여러분의 처치 지침에서 권고하는 에너지로 제세동을 시행하라. 더 높은 에너지를 사용하면 약간 더 유익할 수 있다는 증거들이 제시되고 있다. 제세동 시행 후 가슴압박을 재개하여 2분간 계속한 다음, 심전도 리듬을 재-분석하라.

무수축 환자: 만일 TCPA 환자가 무수축 또는 PEA를 보이거나 또는 만일 제세동 시행에도 불구하고 Vf/VT이 지속된다면, 여러분은 CPR을 계속하면서 환자를 평가하여 이 심-정지의 원인을 찾아보아야만 한다. 만일 환자가 둔상 외상의 희생자인데 무수축 상태라면, 소생술의 종결을 고려하라. 만일 환자가 관통상 외상의 희생자라면, 재빨리 동공을 확인하라. 만일 동공의 확장되어 있고 빛-반응이 없다면, 소생술의 종결을 고려하라. 앞서 언급한 것처럼, 양쪽 가슴에 대한 바늘 감압술 (가슴 앞쪽은 2번째 갈비-사이 공간을, 가슴 옆쪽은 4번째 갈비-사이 공간을 찌름)을 시도해보는 것은 유익한 방법이 될 수도 있는데, 왜냐하면 긴장-기흉이 외상성 심-정지의 가역적 원인 중의 하나이기 때문이다.

무의미한 CPR을 보류해야 할 환자: 다음의 외상 환자들에게는 절대로 소생술 노력들을 시작해서는 안 된다: 도저히 생존할 수 없는 손상(들)을 입은 환자, 심-정지 발생 후 긴 시간이 경과한 증거가 있는 환자, 그리고 무수축 상태의 환자 (표 16-1). 만일 이런 환자에게 이미 소생술 시도가 시작되었다면, 여러분 지역의 의료지도 의사의 지시에 따라 소생술 노력을 종결하는 것이 적절하다.

진주 같은 정보

무수축

광범위 둔상을 입은 후 무수축으로 발견된 환자들은 사망한 것이다. 소생술의 성공을 기대할 타당한 이유가 전혀 없다.

진주 같은 정보

이송

외과적 수술이 가능한 의료시설로의 빠른 이송이 필요하다. 이송 동안에 구급차 안에서 술기들을 시행하라. 귀중한 시간을 헛되어 쓰지 마라. 움직이는 구급차 안에서 효과적인 CPR을 시행하기란 매우 어렵다는 것을 인식하는 것이 중요하다. 자동화 가슴압박 기구가 유용할 수 있다.

PEA 환자: 심전도에 조직화된 리듬을 보이고 있는 TCPA 환자에게는, 여러분은 반드시 그 심정지의 원인을 신속히 평가하고 그 원인에 대한 치료를 시도해야만 한다. (소생 가능성이 있는 환자이므로 즉시 이송을 시작하고) 이런 조치들은, 가능하다면 언제나, 이송 도중의 구급차 안에서 수행되어야만 한다. TCPA의 원인을 판정하려고 시도할 때는, 모든 외상 환자들에게 적용하는 ITLS 1차 조사를 활용하라.

긴장-기흉의 진단: 만일 양쪽 호흡음이 동일하지 않다면, 가슴을 타진하라. 호흡음이 없거나 약하게 들리는 쪽의 가슴에서 과다공명이 느껴지는가 아니면 둔탁음이 느껴지는가? 만일 기관-삽관이 된 상태라면, 기관-내관이 너무 깊이 삽입된 것은 아닌가?

긴장-기흉 vs. 한 쪽만으로 삽입된 기관-내관의 감별: 만일 목-정맥이 팽대되어 있고, 가슴 한 쪽 (손상을 받은 쪽)의 호흡음이 떨어져 있으면서 그 쪽을 타진할 때 과다-공명을 보이고, 또한 기관이 손상 반대쪽으로 편위되어 있다면 (실제로는 기관 편위는 거의 감지할 수 없음), 그렇다면 이 환자는 '긴장-기흉'을 가지고 있을 수도 있다. 잘못 삽입된 기관-내관에 의해 비대칭적 호흡음을 유발할 수도 있는데, 이렇게 되면 단지 한 쪽 폐만 폐환기가 되기 때문에 환자에게 유해할 수 있다 (폐환기 효율이 떨어지고 폐 조직에 '압력 외상' 또는 '부피 외상'을 줄 수도 있음). 여러분은 긴장-기흉을 진단내리기 전에 항상 기관-내관의 위치를 재-확인해야만 한다, 왜냐하면 실제로 긴장-기흉이 발생한 경우보다 기관-내관을 잘못 삽입한 경우가 훨씬 더 많기 때문이다.

긴장-기흉=바늘 감압술 시행: 정말 긴장-기흉이라면 병측 흉강에 대한 '바늘 감압술' (또는 '손가락 흉강-삽관술')을 시행해주어야만 한다 (단, 여러분이 이런 술식들에 대한 훈련을 받았고 여러분의 활동 규약에서 허용될 경우에 한해서). 만일 필요하다면, 즉시

술식 순서

최초 평가 및 긴요한 행동들

1. 여러분의 치료 지침에 따라, 적절한 기도 보조물들을 사용하여 기도를 확보하고 통제하라. 그리고 100% O_2를 써서 폐환기하라. 다른 2명의 응급처치 처치제공자들이 폐환기와 가슴압박을 시행하고 있는 동안에, 여러분은 체계적으로 그 심-정지의 가역적 원인(들)을 찾아내려고 시도해야만 한다.
2. 심-정지의 원인이 호흡 문제가 아닌지 찾아보라. 다음의 질문들에 대한 답을 찾아보면, 심-정지의 원인 또는 기여 인자로 작용했을 수도 있는 호흡 문제를 식별해낼 수 있을 것이다.
   a. *목을 보라.* 목-정맥이 납작한가 아니면 팽대되었는가? 기관이 정중선에 있는가? 목에 연조직 외상의 증거가 있는가?
   b. *가슴을 보라.* 폐환기를 시행할 때 매번 가슴이 대칭적으로 움직이는가? 가슴에 손상이 있는가? (관통상, 멍 자국, 동요 절편) 자발 호흡 중이라면, 모순 운동이 보이는가?
   c. *가슴을 촉진하라.* 불안정한 부위 또는 비대칭 부위가 있는가? 뼈-비빔 소리가 있는가? 피하공기증이 있는가?
   d. *가슴을 청진하라.* 양쪽에 호흡음이 다 들리는가? 양쪽 호흡음이 동일한가?

의료지도 의사에게 전화하여 바늘 감압술의 승낙을 받아라. 100% O_2를 사용한 폐환기를 계속하라.

기도 확보+양압 폐환기 적용: 맥박이 촉진될 때까지 또는 소생술을 종결할 때까지 가슴압박을 중단하지 마라. 여러분이 환자 심-정지의 가능성 있는 원인 하나를 찾아냈다 하더라도, 또 다른 심-정지 원인(들)이 같이 있을 수도 있다. 긴장-기흉가 아닌 다른 호흡 문제들 (빨아들이는 가슴 창상, 동요-가슴, 단순-기흉)에 대해서는, 기도 확보 (기관-삽관 포함) 후에 고-유량 O_2를 사용한 양압 폐환기를 시행해주면 적절히 관리할 수 있을 것이다. 일단 여러분이 TCPA 환자에게 기도를 확보한 후 양압 폐환기를 시행하고 있는 중이라면, 이제부터는 빨아들이는 가슴 창상을 밀폐하거나 동요-절편을 외부에서 안정화할 필요가 더 이상 없어진다. 다만, 기억하라, 양압 폐환기를 시작하면 단순-기흉을 긴장-기흉으로 전환시킬 수 있다는 사실을.

진주 같은 정보

ITLS 1차 조사

맥박이 없는 외상 환자에게는 적합한 우선순위에 맞게 치료-가능한 문제점들을 식별해내기 위하여 ITLS 1차 조사 동안에 세심한 주의를 기울여야 한다.

CPR을 시작하면 즉시 병원으로 출발: 일단 환자의 기도를 적절히 관리한 다음 환자에게 적절한 폐환기를 제공하고 있는 중이라면, 이제 여러분은 환자의 순환 상태에 관심을 집중시킬 수 있다. IV 경로가 확보되자마자, 즉시 2L의 결정질 용액 (예: 생리식염수 또는 젖산화 링거액)을 급속 투여하라. 다시 말하는데, TCPA 환자에게 소생술을 시작하고 이송하겠다는 결정을 내렸다면, 현장에서 조금도 지체하지 마라. 가슴압박 시작, 외부 출혈 지혈 (다음의 설명을 보세요), 기도 확보, 및 폐환기 제공 이후의 모든 치료들은 반드시 이송 동안에 시행되어야만 한다 (단, 소생술을 계속한다는 판단이 섰다면).

출혈성 쇼크에 의한 TCPA: 출혈성 쇼크는 TCPA의 가장 흔한 순환계 원인이다. 환자의 몸에 또는 주변에 다량의 혈액이 있다면, 여러분은 그 출혈의 근원을 반드시 찾아내야만 한다. 왜냐하면 만일 여러분이 그 환자에게 소생술을 시행하겠다면, 반드시 그 출혈 부위를 먼저 지혈 완료해야하기 때문이다. 만일 외부 출혈이 없다면, 반드시 환자를 면밀하게 검진하여 내부 출혈의 증거를 찾아보아야만 한다. 목-정맥을 재-검진하라. 목-정맥이 납작하면서 심전도 감시 장치에서 '굴 빠른-맥'을 보인다면, 혈량-저하성 쇼크일 가능성이 높다.

정맥 경로 & 뼈-속 경로 확보: 만일 이송하기로 결정하였다면, 이송하는 동안에 2개의 대구경 '정맥 경로' 확보를 시도하고 정맥 수액의 덩이투여 (젖산화 링거 용액 또는 사용-가능하다면, 수혈)를 시작하라. 정맥 경로 확보가 어려우면 '뼈-속 경로'를 확보하는 것도 수용-가능한 대체 방법인데, 다만 뼈-속 도관을 통한 수액 주입 속도가 대구경 정맥 경로를 통한 주입 속도에 미치지 못할 수도 있다는 점에 유의하라. 뼈-속 도관을 뼈속에 삽입한 후 생리식염수 10 cc로 강하게 씻어 넣으면 종종 주입 속도가 개선된다.

출혈성 쇼크에 의한 TCPA의 증거: 만일 가슴 검진에서 한 쪽 가슴의 호흡음이 떨어져 있으면서 타진에서 둔탁음이 느껴진다면, 이것은 심각한 정도의 혈흉이 존재함을 시사하는 소견이다. 다만, 이런 가슴 타진 둔탁음은 횡격막 파열 때에도 역시 나타날 수 있음을 감안하라. 명백한 출혈, 복부 팽만, 다발성 골절들, 또는 불안정한 골반도 역시 출혈성 쇼크가 그 TCPA의 원인일 가능성을 시사하는 소견들이다.

심장-눌림증 & 심근 타박상: 가슴 및 위쪽 복부의 관통상, 또는 앞쪽 가슴의 타박상을 가진 환자는 심장-눌림증 그리고/또는 심근 타박상을 입었을 수도 있다. 만일 목-정맥이 팽대되어 있지만 기관은 정중선에 있고 양쪽 호흡음이 동일하다면, 여러분은 이 TCPA의 원인 중 하나로 '심장-눌림증'을 의심해 보아야만 한다. 가능한 모든 방법을 써서 빠르게 응급실로 이송하면서 2개의 대구경 정맥 경로를 확보하도록 시도하라. 수액 덩이투여를 하면 이 환자에게 약간의 소생술 효과를 줄 수도 있다. 심장 눌림증에는 심장막-천자술이 필요한데, 만일 여러분의 처치 영역에 포함된다면 시행하라.

감전 및 번개 피격 TCPA: 전기 감전은 특별한 상황을 만드는데, 대개는 심실-세동을 유발한다. 감전에 의한 TCPA 환자는, 여러분이 산혈증이 심해지기 전에 현장에 도착하여 ACLS 규약에 맞는 치료와 제세동을 시행하면 쉽게 반응할 수 있지만, 심-정지 동안에는 중증 산혈증이 빠르게 진행할 수 있으므로 대응이 늦으면 심폐소생술 성공이 더 힘들어진다. 척주 운동-제한 규약 준수를 잊지 마라. 고-전압 전기 충격에 노출된 희생자는 전신주로부터 떨어졌거나 또는 전기 충격에 동반되는 격렬한 근육 연축에 의해서 수 미터 정도 튕겨져 나간 상태일 수도 있다. 낙상에 의한 여러 손상과 팔다리 및 척추 골절이 동반될 수 있다. 환자가 더 이상 전원에 접촉되어 있지 않은지를 확실히 확인하라. 여러분 자신이 또 한 명의 희생자가 되지 마라!

외상성 심-정지 관리에서 고려해야 할 점

최신지견에 대한 이해: TCPA 환자들에 대한 환자 평가 및 관리를 최적화하는 방법에 대한 연구가 계속되고 있다. TCPA 환자의 처치는 응급처치 처치제공자들에게 많은 도전적 과제가 되고 있는데, 따라서 ITLS 처치제공자들은 이런 위중한 외상 희생자들에 대한 처치를 할 때 현재의 최신지견에 대한 이해를 계속 유지할 것을 요구받고 있다.

기도 관리

기관-삽관이 최선이 아님: TCPA 환자를 위한 최적의 기도 확보 방법이 무엇인지가 아직 확실하지 않다. 병원-전 처치 단계에서 처치제공자가 기관-삽관을 시도하는 동안에는, 환자에게 긴 저산소증 시간이 동반된다는 사실이 입증되어 있다. 기관-삽관을 시도하는 동안에 기도 조작을 과도하게 하면, 기도 흡입의 위험성이 높아지는 것으로 알려져 있다. 2014년의 한 연구에 의하면, 병원-전 처치 단계에서 심-정지 환자들에 대한 기관-삽관 시행과 Combitube® 삽입을 비교했을 때 '병원 퇴원 생존율'이 두 군 사이에 전혀 차이가 없음이 드러났다 (Tiah 등 2014). 또 다른 연구에서는, 기관-삽관에 비하여 성문-위 기도유지기를 사용하여 심-정지 환자의 기도를 관리했을 때 약간의 생존율의 개선이 있었다고 밝혔다 (Wang 등 2018).

정확한 판단에 근거한 선택: 분명한 사실은, 'TCPA 환자 관리에 필요한 기도 확보 방식'이란 '그 일을 목적에 맞게 해내는 방식'이 되어야 한다는 것이다. 만일 BVM 폐환기만으로 그것을 적절히 해낸다면, 그러면 그 방식을 사용하라. 둔상으로 후두 골절이 생겼거나 또는 뜨거운 기체를 흡입하여 심한 성대 부종이 생겼다면, 반지-방패막 절개술이 필요할 수도 있다. TCPA 환자에 대한 기도 관리에 있어서는 "모든 경우들에 모두 적합한 하나의 방법"에 해당하는 것은 존재하지 않는다.

기관-삽관 외상 환자에게 발생한 심-정지: 만일 그 외상 환자가 TCPA 발생 전에 기관-삽관이 된 상태에서 심-정지가 발생하였다면, DOPE 알고리듬을 사용하여 기도를 평가하라: D 기관-내관의 위치 이동 (displacement), O 기관-내관의 폐쇄 (obstruction), P 기흉의 발생 (pneumothorax), 그리고 E 장비 문제 (equipment) (인공호흡기 기능 상실, O_2 공급 중단). 그런 다음, 식별된 문제를 교정하라.

폐환기

과다-폐환기의 문제점: 양압 폐환기를 시행하면 환자의 심장으로의 정맥혈 복귀량을 감소시킨다. 이는 BVM을 통하던, 기관-내관을 통하던, 또는 성문-위 기도유지기를 통하던 동일하다. 따라서 여러분은 반드시 과다-폐환기를 피하면서 적절한 공기 교환이 이루어지도록 양압 폐환기를 시도해야만 한다. TCPA 환자에게는, 일회-호흡량 약 5~8mL/kg로 매 5~6초마다 일회씩의 빈도로 폐환기 보조를 시작하는 것이 적당하다.

폐환기량 적절성의 계속적 감시: 폐환기 보조를 할 때, 양호한 가슴 오르내림이 발생하고, 분당-호흡량이 약 5~6L/분이 되도록 제공되어야만 한다. 소생술을 하는 동안에 환자를 계속적으로 재-평가하여 이 폐환기 빈도가 적절한지, 너무 높은지, 또는 너무 낮은지를 판단해야만 한다.

초음파

계속 증가하는 초음파 활용도: 병원-전 상황에서 휴대형 초음파 기계를 사용하는 경우가 최근 수 년 동안에 계속 증가해왔다. 비록 초음파가 아직도 가격이 비싸고 또 대부분의 경우에 의사에 의해서만 또는 중환자 이송 프로그램의 일환으로만 사용되고 있지만, 초음파는 외상 환자에게서 다음의 문제들을 식별해내는데 도움이 될 수 있다: 심장-눌림증, 기흉 또는 혈흉, 심장 활성도, 및 복강 출혈 (심-정지의 잠재적 원인 진단). 또한 적절한 훈련을 받은 처치제공자들은 PEA의 상황에서 병원-전 심폐소생술의 종결을 고려해야 할 때 "심장 운동이 없음"을 기록으로 남기기 위하여 초음파를 사용하기도 한다.

호기말 이산화탄소 분압-측정술

호기 CO_2의 의미: 폐와 혈관계를 통해서 세포들에까지 O_2가 공급된다. O_2가 혈액 속의 적혈구들에 의해서 신체의 세포들로 전달된 다음 효소 작용을 통해 세포 안에 있는 에너지원 (예: 탄수화물)을 연소시키는데 사용되어 에너지 (ATP)와 H_2O와 CO_2를 생성하게 된다. 따라서 세포들이 생성하는 CO_2의 양은 세포들에 전달된 O_2의 양과 직접 비례한다. 생성된 CO_2는 혈관계를 타고 폐로 돌아와서 호기를 통해 배출된다.

파형 CO_2 분압측정술: 기도 속의 CO_2는 '파형 이산화탄소 분압측정술'(waveform capnography)이라는 기법을 통해 측정될 수 있다 (글자 그대로 호기 CO_2 농도의 변화를 파도 모양 그래프로 보여줌). 그러므로 파형 이산화탄소 분압측정을 통해, 신체의 실제적인 '대사 상태'를 엿볼 수 있다. 이렇게 측정된 정상 호기 동안의 기도 속 CO_2 분압은 약 40mmHg이다.

파형 CO_2 분압측정술의 해석: 기도 속 CO_2 측정에서는 다음 3가지를 고려해야 한다:

- 기도에서 CO_2가 나오고 있는가?
- CO_2 파형의 "모양"이 어떠한가?
- 호기 파형 최고점의 CO_2 측정값이 얼마인가?

만일 폐환기 동안에 CO_2가 전혀 나오지 않는다면, 처치제공자는 먼저 기도가 어떤 식으로든 폐쇄되었을 수 있다는 사실을 인지해야만 한다. 예를 들어, 만일 기관-삽관이 된 환자라면, CO_2 측정값 '0'의 의미는 기관내관이 환자의 기관 밖으로 빠져나왔다는 뜻일 수도 있다. 정상적으로 파형의 모양은 비교적 "사각형"에 가까워야 하는데, 기관지-수축과 같은 상태가 발생하면 이 CO_2 파형의 모양이 변형될 수 있다.

호기 CO_2 파형의 최고점은 정상적으로 약 40mmHg가 되어야 한다. TCPA 환자의 기도 속 CO_2 분압이 낮게 측정되는 것은 세포들로 전달되는 O_2 공급량이 적음 (환자가 쇼크 상태임)을 나타낸다. TCPA 환자에게 심폐소생술을 시행하는 동안에 CO_2 분압이 상승하는 것은 가슴압박에 의해서 혈액 순환 상태가 개선됨을 의미한다.

과다-폐환기와 호기말 CO_2 분압측정술: TCPA 환자에게 CPR을 하면서 과다-폐환기를 시행하면 심장 (또는 흉강)으로의 정맥혈 복귀량을 감소시켜 심-박출량을 저하시킬 수 있다. 이렇게 되면, 조직들로 가는 O_2 공급량을 감소시켜 자연히 CO_2 생성량도 감소시키고 CO_2 분압측정기 수치도 떨어지게 만든다. 따라서 TCPA 환자에게 CPR을 하면서 기도 속 CO_2 분압을 계속 측정하는 것은 정확한 '폐환기 빈도'와 '일회-호흡량' (즉, '분

증례 제시 *(계속)*

전-지형 탈것 한 대가 나무와 충돌한 현장에 '기본 생명 유지술'(BLS) 구급차가 도착해 있으며, 목격자는 없고 충돌 시간도 알 수 없는 상태입니다. 가장 가까운 병원은 24km 떨어져 있고, 2급 외상센터는 72km 떨어져 있습니다. 현장은 안전하고 환자는 한 명 (약 20세 정도)입니다. 그 환자는 오토바이용 헬멧을 착용하지 않았으며, 반응이 없고, 호흡도 없고, 맥박도 없습니다. 두개골에 분명한 변형이 있고, 다발성 갈비뼈 골절과 왼쪽 넙다리뼈 변형이 확인됩니다. AED를 부착하니 "제세동이 권고되지 않습니다."라는 지시문이 나옵니다.

AED로는 심전도 리듬을 확인할 수 없기 때문에, CPR을 시작하고 성인 '전문 생명유지술'(ALS) 구조대의 출동을 요청합니다. '전문 생명유지술'(ALS) 구조대는 호출되고 5분 안에 도착하여서 그 환자를 평가하였는데, 반응이 없고 자발 호흡이 없으며 맥박이 없음 (CPR을 하건 안 하건)을 확인합니다. 심전도 감시 장치가 부착되었는데, 2개 심전도 유도에서 무수축으로 나옵니다. '전문 생명유지술'(ALS) 구조대는 의료지도 의사와 접촉하여 소생술 노력의 종결을 요청합니다. 의료지도 의사는 그 요청에 동의하였으며, 소생술은 중단됩니다. 구조대원들은 사법기관에 신고해서 사고 조사가 이루어질 수 있도록 요청합니다.

그 희생자의 부검 결과, 대량 뇌 외상, 다발성 갈비뼈 골절, 폐 타박상, 간 열상, 그리고 골반 및 왼쪽 넙다리뼈 골절이 드러납니다. 사망 원인은 사고로 인한 외상성 뇌 손상과 출혈로 인용됩니다.

요약

외상성 심폐-정지 환자의 가장 흔한 원인은 호흡 문제 또는 순환 문제로 인해 심한 곤란을 겪은 결과의 상태이다. 만일 여러분이 이런 환자를 살리고자 한다면, 여러분은 ITLS 1차 조사를 통해 심-정지의 원인을 식별해내어야만 한다. 그런 다음, 반드시 그 구체적인 심-정지 원인을 정확하게 처리할 수 있는 치료적 술식들을 수행하면서 그 환자를 신속히 이송해야만 한다. 비록 출혈성 쇼크에 의해 외상성 심-정지에 빠진 환자를 성공적으로 소생시키기는 매우 드문 일이지만, 외상성 심-정지 환자들의 구체적 상태에 주목하여 세밀하게 치료를 수행한다면 여러분은 "다 죽은 사람을 다시 살려내는" 최선의 기회를 가질 수도 있을 것이다. 이것은 EMS 분야에 종사하는 사람들에게 가장 큰 도전적 목표이자 가장 큰 만족감을 주는 보람이다.

당-호흡량'을 말함)을 확립하는데 유용한 지침이 된다. 즉, CO_2 분압측정기 수치가 10mmHg 이하이면 응급처치 처치제공자가 (가슴압박은 계속 깊고 빠르게 유지하면서) 폐환기 빈도를 느리게 조정할 수 있다. TCPA 환자에게 CPR을 하는 동안의 폐환기와 CO_2 분압측정기 수치에 대해서는 여러분 지역 의료지도 의사와 상의하여 구체적 지침을 구하라.

참고 문헌 & 자원

American Heart Association. 2015. "Guidelines for Cardiopulmonary Care Resuscitation (CPR) and Emergency Cardiovascular Care Science." *Circulation* 132: S313–4. Accessed October 1, 2018. https://eccguidelines.heart.org/index.php/circulation/cpr-ecc-guidelines-2/.

Cera, S. M., G. Mostafa, R. F. Sing, J. L Sarafin, B. D. Matthews, and B. T. Heniford. 2003. "Physiologic Predictors of Survival in Post-Traumatic Arrest." *The American Surgeon* 69, no. 2 (February): 140–4.

Chinn, M., and R. Colella. "An Evidence-Based Review of Prehospital Traumatic Cardiac Arrest." *Journal of Emergency Medical Services* 42, no. 4 (April): 26–32.

Davis, D. P., D. Hoyt, M. Ochs, D. Fortlage, T. Holbrook, L. K. Marshall, and P. Rosen. 2003. "The Effect of Paramedic Rapid Sequence Intubation on Outcome in Patients with Severe Traumatic Brain Injury." *Journal of Trauma, Injury, Infection, and Critical Care* 54, no. 3 (March): 444–53.

Di Bartolomeo, S., G. Sanson, G. Nardi, V. Michelutto, and F. Scian. 2005. "HEMS vs. Ground-BLS Care in Traumatic Cardiac Arrest." *Prehospital Emergency Care* 9, no. 1 (January–March): 79–84.

Fontanarosa, P. B. 1993. "Electric Shock and Lightning Strike." *Annals of Emergency Medicine* 22, no. 2, pt. 2 (February): 378–87.

Hopson, L. R., E. Hirsh, J. Delgado, R. M. Domeier, N. E. McSwain, and J. Krohmer. 2003. "Guidelines for Withholding or Termination of Resuscitation in Prehospital Traumatic Cardiopulmonary Arrest: Joint Position Statement of the National Association of EMS Physicians and the American College of Surgeons Committee on Trauma." *Journal of the American College of Surgeons* 196, no. 1 (January): 106–12.

National Association of EMS Physicians and American College of Surgeons Committee on Trauma. 2013. "Withholding of Resuscitation for Adult Traumatic Cardiopulmonary Arrest." *Prehospital Emergency Care* 17, no. 2 (April–June): 291.

Perron, A. D., R. F. Sing, C. C. Branas, and T. Huynh. 2001. "Predicting Survival in Pediatric Trauma Patients Receiving Cardiopulmonary Resuscitation in the Prehospital Setting." *Prehospital Emergency Care* 5, no. 1 (January–March): 6–9.

Rosemurgy, A. S., P. Norris, S. M. Olson, J. M. Hurst, and M. H. Albrink. 1993. "Prehospital Traumatic Cardiac Arrest: The Cost of Futility." *Journal of Trauma* 35, no. 3 (September): 468–74.

Saeedi, M., H. Hajisevediavadi, J. Seyedhosseini, V. Eslami, and H. Sheikhmotaharvahedi. 2014. "Comparison of Endotracheal Intubation, Combitube, and Laryngeal Mask Airway Between Inexperienced and Experienced Emergency Medical Staff: A Manikin Study." *International Journal of Critical Illness and Injury Science*. 4(4) (October–December): 303–8. doi: 10.4103/2229-5151.147533.

Saunders, C. E., and C. Heye. 1994. "Ambulance Collisions in an Urban Environment." *Prehospital and Disaster Medicine* 9, no. 2 (April–June): 118–24.

Tiah, L., K. Kajino, O. Alsakaf, D.C. Bautista, M.E. Ong, D. Lie, G.Y. Naroo, N.E. Doctor, M.Y. Chia, and H.N. Gan. 2014. "Does Pre-hospital Endotracheal Intubation Improve Survival in Adults with Non-traumatic Out-of-hospital Cardiac Arrest? A Systematic Review." *Western Journal of Emergency Medicine*. Nov; 15(7): 749–757.

Truhlář, A., C. D. Deakin, J. Soar, G. E. Khalifa, A. Alfonzo, J. J. Bierens, G. Brattebø, H. Brugger, J. Dunning, S. Hunyadi-Antičević, et al. 2015. "European Resuscitation Council Guidelines for Resuscitation 2015: Section 4. Cardiac Arrest in Special Circumstances." *Resuscitation* 133 (October): 148–201.

Wang, H.E, R.H. Schmicker, M.R. Daya, S.W. Stephens, A.H. Idris, J.N. Carlson, M.R. Colella, H. Herren, M. Hansen, N.J. Richmond, J.C.J. Puyana, T.P. Aufderheide, R.E. Gray, P.C. Gray, M. Verkest, P.C.Owens, A.M. Brienza, K.J. Sternig, S.J. May, G.R. Sopko, M.L. Weisfeldt, and G. Nichol. 2018 "Effect of a Strategy of Initial Laryngeal Tube Insertion vs Endotracheal Intubation on 72-Hour Survival in Adults With Out-of-Hospital Cardiac Arrest: A Randomized Clinical Trial." *Journal of the American Medical Association*. 320(8) (August): 769-778.

Wang, H. E., and D. M. Yealy. 2006. "How Many Attempts Are Required to Accomplish Out-of-Hospital Endotracheal Intubation?" *Academic Emergency Medicine* 13, no. 4 (April): 372–7.

Warner, K. J., J. Cuschieri, M. Copass, G. J. Jurkovich, and E. M. Bulger. 2007. "The Impact of Prehospital Ventilation on Outcome After Severe Traumatic Brain Injury." *Journal of Trauma* 62, no. 6 (June): 1330–8.

17

화상

Lisa Hrutkay, DO, FACEP
Roy Alson, PhD, MD, FAEMS

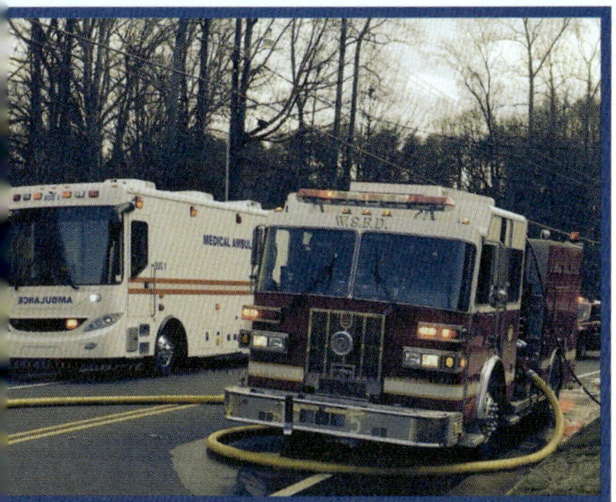

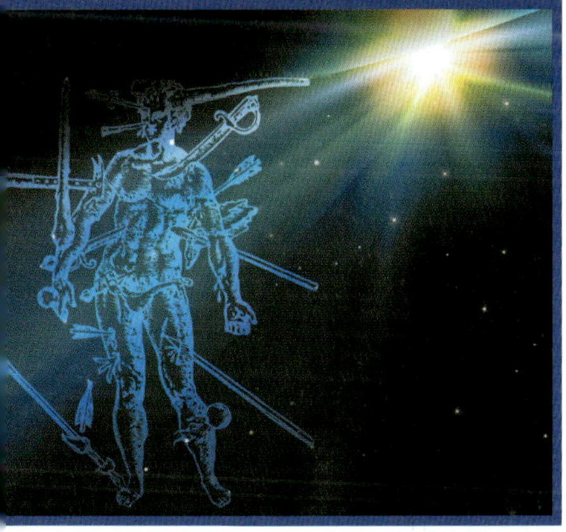

(위쪽: 사진 제공 Roy Alson, PhD, MD, FACEP, FAEMS)

Verbrennungen
Quemaduras
Opekline
Queimaduras
Trauma Termal
Ожоги
Brûlures
Εγκαύματα
Égések
熱傷
燒傷
Opekline

핵심 용어

9-계측법, p. 425
낙뢰 손상, p. 442
방사선 손상, p. 443
연기-흡입 손상, p. 436
열기-흡입 손상, p. 432
온열 손상, p. 434
일산화탄소 중독, p. 432
전기 손상, p. 439
파클랜드(Parkland) 공식, p. 445
화상 깊이, p. 423
화학 손상, p. 436
횡문근-융해증, p. 441

학습 목표

여러분이 이 장을 성공적으로 완료하고 나면, 다음을 할 수 있어야만 한다:

1. 다음을 포함한 피부의 기본 해부학적 구조물들을 식별하라:
   a. 표피층과 진피층
   b. 그 속에 존재하는 구조물들
2. 피부의 기본 기능들을 열거하라.
3. 화상의 깊이에 따르는 화상의 유형을 설명하라.
4. 피부의 겉모습을 근거로 화상 깊이를 추정하라.
5. '9-계측법(rule of nines)'을 사용하여 화상 범위를 추산하라.
6. 다음 화상들의 최초 관리법을 설명하라:
   a. 온열 화상
   b. 화학 화상
   c. 전기 화상
7. 다음을 시사하는 상황과 신체 징후를 열거하라:
   a. 흡입 손상
   b. 일산화탄소 중독
8. 일산화탄소가 어떤 기전으로 저산소증을 유발하는지 설명하라.
9. 일산화탄소 중독증의 최초 치료법을 설명하라.
10. 화상센터로의 이송이 필요할 수 있는 환자들을 식별하라.

장 개요

화상은 중요한 공공보건 문제: 미국 화상학회(ABA: American Burn Association)에 의하면, 매년 미국에서는 1 백만 건 이상의 화상이 발생하여, 4,500명 이상의 사망을 초래한다. 세계보건기구(WHO)가 보고하기를, 매년 전-세계적으로 25만 명이 넘는 화상 사망자가 발생하며 그 대부분은 개발도상국에서 발생한다고 한다. 화상은 전-세계적으로 주요 공공보건 문제들 중의 하나이다. 화상에서 살아남은 환자들 중 다수는 '중증 장애 상태' 그리고/또는 '흉하게 변형된 겉모습'으로 남게 된다. 최근 40년 동안에, 연기 검출기의 도입과 화상 치료술의 발전으로 인해, 화상으로 인한 사망자 및 부상자의 숫자가 감소해왔지만, 화상은 여전히 현대 사회의 주요 문제가 되고 있다. 여기서 가르쳐주는 화상 초기 처치의 기본 원칙을 제대로 적용하면 화상으로 인해 유발되는 사망, 장애, 그리고 겉모습 변형을 감소시키는데 도움이 될 수 있다.

화상의 유형 & 공통적 병태생리: 화상 환자들을 구조하는 일은 극도로 위험할 수 있기 때문에, 현장 안전성 확보를 위한 원칙들의 준수가 극도로 중요하다. 여러 가지 요인들 (표 17-1)로 인해 화상 손상들이 유발될 수 있지만, 일반적으로 그 원인 요인과 관계없이 피부 파손의 병리학적 소견은 비슷하다. 화상의 유형별 구체적 차이점들은 다음 단락에서 설명할 것이다.

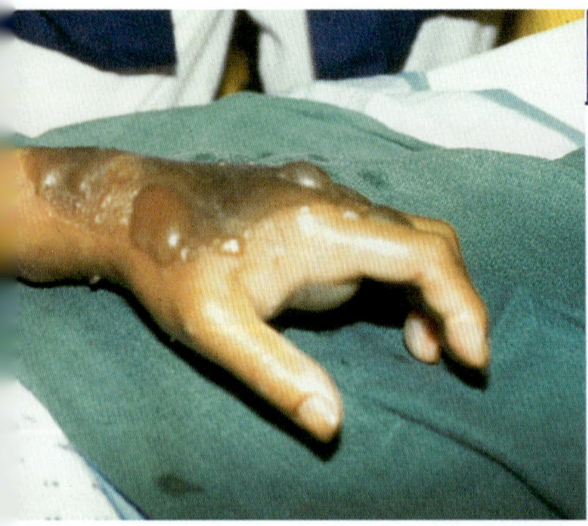

증례 제시

여러분은 구급차의 선임 응급처치 처치제공자로서 한 주택가에서 발생한 것으로 신고된 화재 현장에 소방대와 함께 급파되었습니다. 도착하자, 소방관이 손상 환자는 2명이라고 알려줍니다. 화재는 진화가 완료되었습니다. 그 부상자들은 그 주택가에서 벌어진 파티에 참석한 단체의 일원이라고 합니다. 고기를 굽는 석쇠가 빨리 가열되지 않자, 손님들 중 한 명이 더 빨리 불타게 만들기 위해 석쇠에다 휘발유 1컵을 끼얹었다고 합니다. 큰 불꽃이 일었는데, 휘발유를 끼얹었던 사람이 휘발유의 일부를 자신의 셔츠에 쏟으면서 그의 팔과 가슴, 그리고 얼굴에 화상을 입었습니다. 두 번째 환자는 그 석쇠 가까이 있던 사람으로서 얼굴에 일부 화상을 입었습니다.

더 진행하기 전에 다음의 질문들을 생각해보십시오:

- 어떤 중요한 징후들을 여러분이 찾아보아야 합니까?
- 여러분의 치료 우선순위는 무엇입니까?
- 여러분이 이 환자들을 어떻게 중증도-분류할 생각입니까?

이 장을 끝까지 읽는 동안에 이 질문들을 기억하십시오. 그런 다음, 이 장의 끝에서 이 응급처치 처치제공자들이 이 환자들을 어떻게 관리했는지 알아보십시오.

해부학 및 병태생리학

피부

표피 & 진피: 신체에서 가장 큰 장기인 피부는 2개의 층으로 이루어져 있다. 표면에서 우리가 눈으로 볼 수 있는 가장 바깥층을 '표피'(epidermis)라고 부른다. 표피는 환경과 우리 신체 사이를 가르는 '방어벽'의 역할을 한다. 이 얇은 '표피'의 바로 아래에 아교질의 결합 조직으로 된 두꺼운 층이 있는데, '진피'(dermis)라고 부른다. 이 층에 피부 기

표 17-1: 화상의 유형

- 온열 화상: 화염, 열탕, 증기
- 전기 화상
- 화학 화상
- 방사선 화상

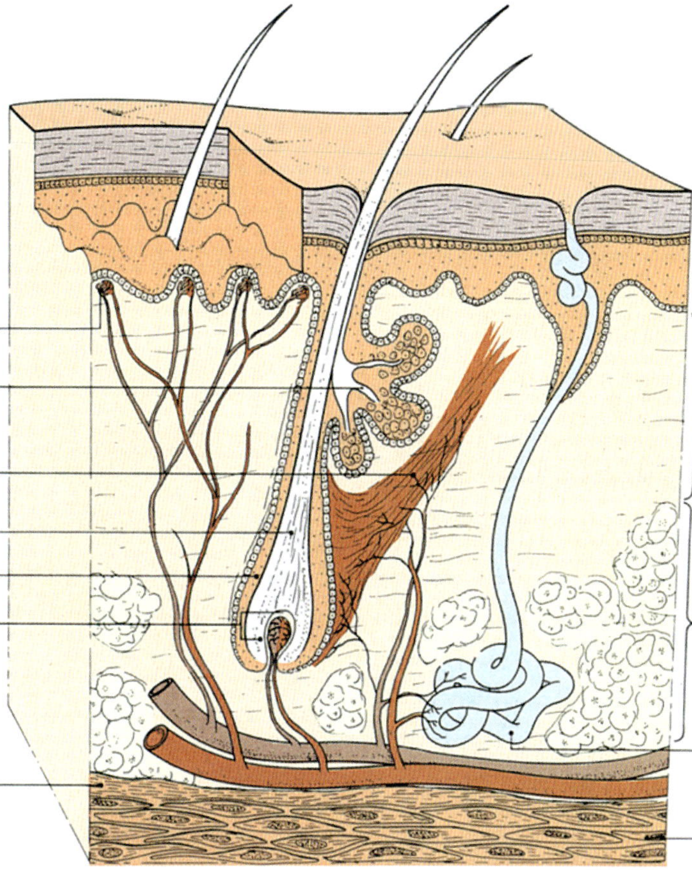

그림 17-1 피부

능에 중요한 감각 신경들과 모낭(털-주머니), 땀샘, 그리고 피부-기름샘과 같은 피부 지지 구조물들이 포함되어 있다 (그림 17-1).

피부의 5대 기능: 피부는 다음과 같은 많은 중요한 기능들을 가지고 있다: '신체와 외부 세계 사이에서 기계적 보호 방어벽' 역할, '내부 체액들이 유출되지 않게 하는 밀폐막' 기능, 그리고 '세균이나 다른 미생물들이 몸속으로 쉽게 침입하지 못하게 하는 차단막' 역할. 또한 피부는 '필수 감각 기관'으로서 '일반적' 및 '특정한' 환경 정보들을 뇌로 입력하는 기능을 하며, 또한 '체온 조절'에서 1차적 역할을 담당한다. 피부가 파손되면 이러한 보호 기능들을 수행할 수 없게 되어 신체가 심각한 문제들에 처할 위험성이 높아진다.

1차 손상 & 2차 손상: '열기' 또는 '부식성 화학 물질'이 피부와 접촉하면서 피부의 화학적 및 세포 구성성분들을 파괴할 때에 피부 화상이 발생한다. 실제로 유발된 조직 손상 (1차 손상)에 더하여, 이것에 반응하여 신체가 일으키는 염증에 의해서 추가 손상 (2차 손상)이 유발될 수 있으며 따라서 화상의 중증도가 높아질 수 있다.

화상 조직의 손상 영역: 열기에 침범되어 괴사된 피부 부분을 *'응고 영역'(zone of coagulation)*이라고 부르는데, 이미 비-가역적 손상이 발생한 부분에 해당한다. 이 응고 영역을 둘러싸고 있는 부분을 *'울혈 영역'(zone of stasis)*라고 부르는데, 현재 비-가역적 손상까지 진행되지는 않았으나 혈액 흐름이 저해되어 있는 지역으로서 만일 혈류가 회복되지 않으면 앞으로 조직 괴사로 진행할 영역에 해당한다. 이런 울혈 영역을 부분-층 화상의 깊은 피부층 부위 조직에서도 찾아볼 수 있는데, 화상 처치와 수액 소생술을 제대로 잘 시행하면 이 영역이 괴사되지 않게 해서 흉터 없이 회복되는데 도움이 된다. 이 울혈 영역을 둘러싸고 있는 부분을 *'충혈 영역'(zone of hyperemia)*이라고 부르는데, 여기는 파손된 피부에서 방출되는 염증 매개물질들의 작용으로 인해 혈관확장이 일어나며 조직으로의 혈액-관류가 증가되어 있는 부분이다.

깊이에 따라 화상 분류하기

표면 화상 (1도): 화상은 조직 손상과 피부 반응의 깊이를 근거로 다음과 같이 구분된다: 표면 (1도) 화상, 부분-층 (2도) 화상, 그리고 전체-층 (3도) 화상. '표면 화상'은 단지 바깥쪽 표피-층에만 국한된 가벼운 조직 파손이 유발된 상태이지만, 강렬한 통증을 유발하는 염증 반응을 동반한다. 이 유형의 화상으로서 가장 흔한 것은 "햇빛 화상"이다. 비록 보통은 의학적 치료가 필요하지 않지만, 치유를 현저히 더 가속화하고 통증이 심한 염증 반응을 줄이기 위한 여러 가지 약제들을 처방할 수 있다.

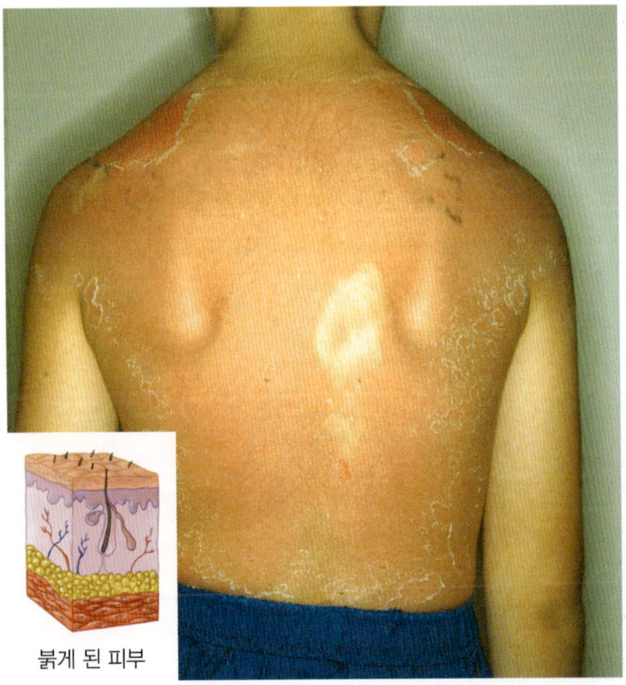

그림 17-2 표면 (1도) 화상.

부분-층 화상 (2도): '부분-층 화상'은 파손 깊이가 표피-층을 통과하여 진피-층의 다양한 깊이에까지 도달한 화상을 말한다. 이 형태의 화상들은 치유가 된다 (대개는 흉터를 남기지 않고), 왜냐하면 털-주머니와 땀샘의 깊은 부분의 내면을 덮고 있던 세포들이 증식해 나와 새로운 표피층을 만들면서 피부를 복구할 것이기 때문이다. 이 화상의 치료에는 항생제 크림이나 다양한 특수 유형의 드레싱 재료들이 통상적으로 사용되므로, 이런 화상 환자들에게는 반드시 적절한 의학적 평가와 처치가 제공되어야만 한다. 부분-층 화상에 대한 응급처치에는 '화상 창상 식히기'와 '건조한 청결 드레싱으로 덮어주기'가 포함된다.

전체-층 화상 (3도): 전체-층 화상은 표피와 진피의 전체 층이 파손된 화상을 말한다. 피부 세포층이 더 이상 남아있지 않기 때문에, 표피 세포의 재-증식에 의한 치유는 불가능하다. 모든 전층 화상은 반드시 흉터(=반흔 조직)를 남기는데, 이 흉터가 나중에 수축하면서 팔다리 (또는 가슴 화상이라면, 흉벽)의 운동을 제한할 수도 있다. 더 깊은 전층 화상

표 17-2: 다양한 화상 깊이의 특징들

	표면 화상 (1도)	부분-층 화상 (2도)	전체-층 화상 (3도)
원인	햇빛 및 약한 섬광	뜨거운 액체, 섬광 및 화염	화학 물질, 전기, 화염 및 뜨거운 금속
피부 색깔	붉은색	얼룩덜룩 붉은색	진주빛 흰색 그리고/또는 숯 검댕, 투명, 및 양피지-같은
피부 표면	건조하며 물집 없음	체액이 흐르고 물집 있음	건조하며 혈전이 굳은 혈관들
감각	심한 통증	심한 통증	통증 없음 (주변에 통증 있음)
치유 기간	3~6일	2~4주 (깊이에 따라)	피부 이식 필요

은 대개 피부 단백질을 딱딱하게 변성시켜 피부 전체를 견고한 가죽-모양의 껍질로 변화시킨다. 이 가죽-모양의 껍질을 '가피'(eschar)라고 부른다. 이러한 화상의 특징들이 표 17-2에 열거되어 있으며, 손상 깊이와 실제 증례들이 그림 17-2, 17-3, 그리고 17-4에 예시되어 있다.

화상 중증도 판정하기

화상 깊이의 진행: 화상에 반응하여 유발되는 신체의 정상적 염증성 반응으로 인해, 손상 이후 1~2일에 걸쳐서 조직 손상이 더 진행하는 결과가 초래될 수 있다. 즉, 처음 손상 당시보다 화상 깊이가 더 증가될 수 있다 (2차 손상). 첫 화상 이후에 이 파손된 조직으로의 혈액-순환을 감소시키거나 (쇼크) 그것 자체가 조직 손상을 추가적으로 유발하는 조건들이 발생하면, 언제나 화상은 더 진행하면서 화상 깊이가 증가하게 될 것이다.

화상 깊이: 피부가 얼마나 깊이까지 화상을 입었는가에 근거한 중증도-분류법. 손상이 심해지는 순서로서, 표면 화상 (1도), 부분-층 화상 (2도), 그리고 전체-층 화상 (3도)로 나뉨.

현장에서의 화상 깊이 판정: 초기보다 더 진행하는 화상의 이러한 특성 때문에, 현장에서 화상의 깊이를 정확하게 판정하는 일은 꼭 필요하지 않다. 하지만, 여러분은 '표면 화

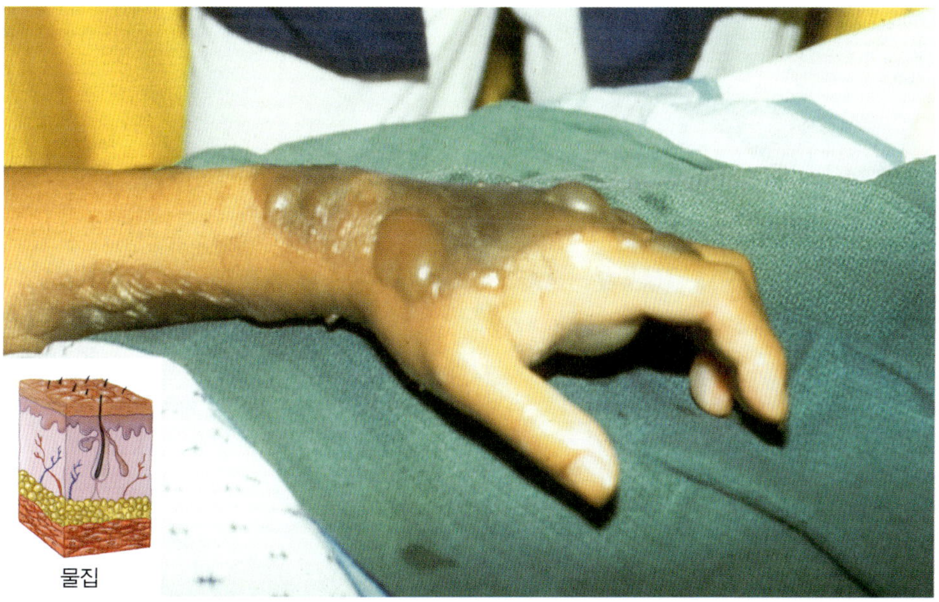

그림 17-3 부분-층 (2도) 화상. *(사진 제공 Roy Alson, PhD, MD, FACEP, FAEMS)*

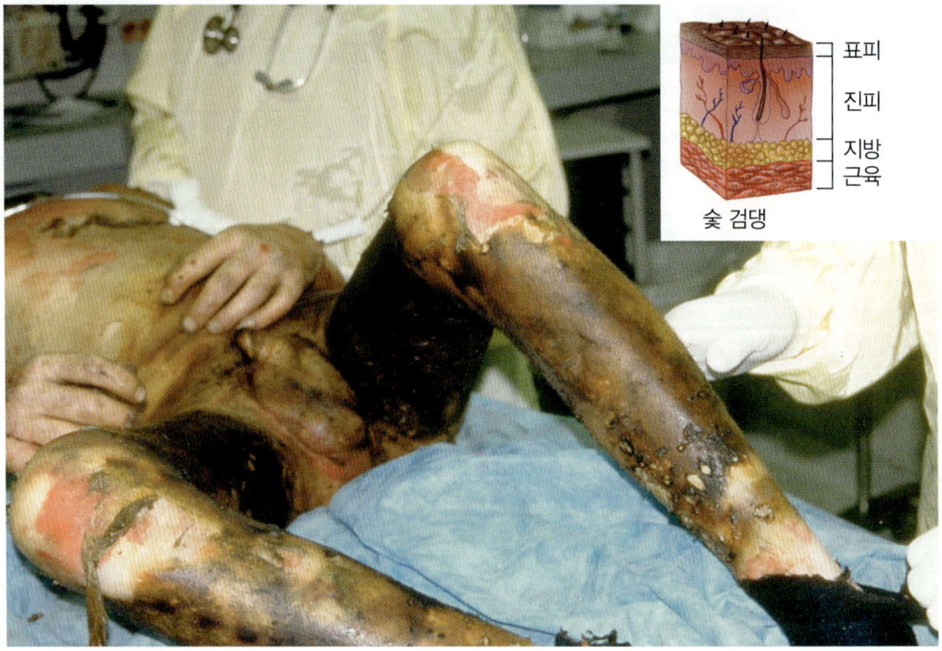

그림 17-4 다리의 전체-층 (3도) 화상. 화상이 다리를 빙 둘러서 발생했기 때문에 가피-절개술이 필요할 것이라는 사실에 주목하라. *(사진 제공 Roy Alson, PhD, MD, FACEP, FAEMS)*

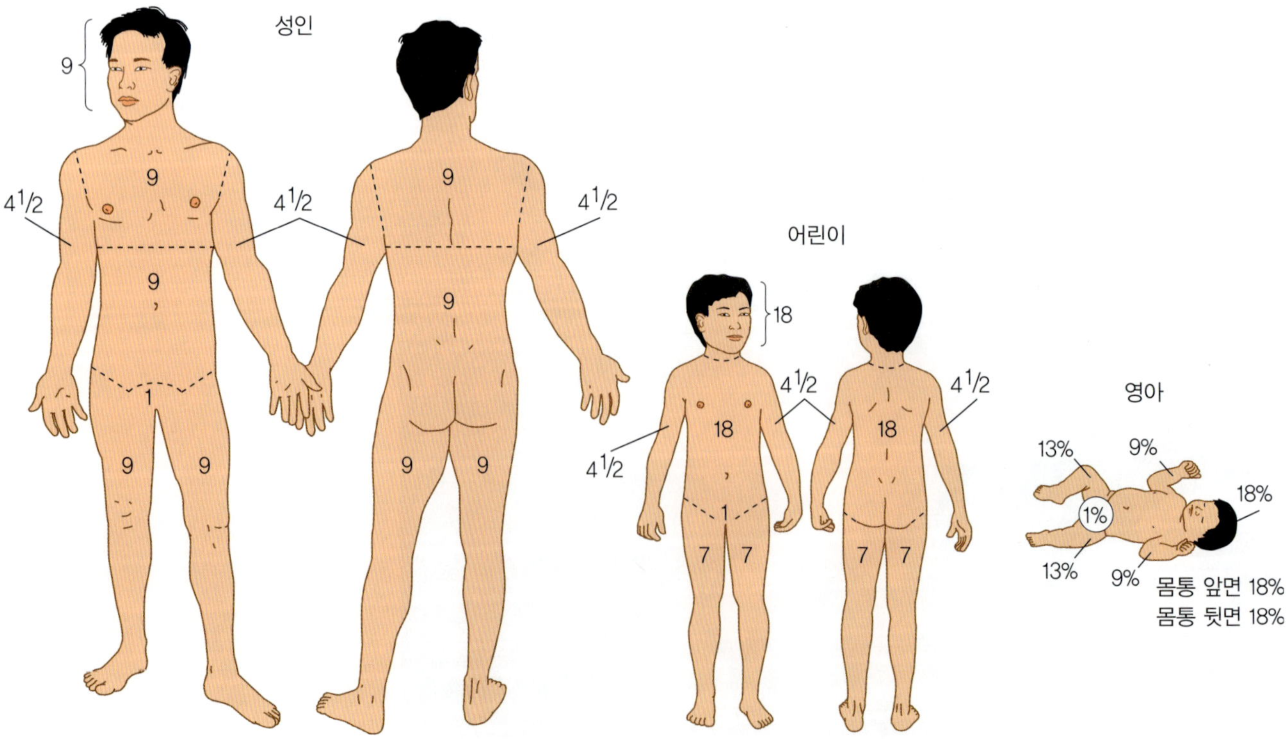

그림 17-5 9-계측법

상'과 '더 깊은 화상'을 현장에서 명확히 구별할 수 있어야만 한다 (표면 화상은 화상 넓이 계산에 포함시키지 않음).

9-계측법: 화상센터로의 이송 결정은 화상 깊이와 화상 넓이 이 둘에 근거하여 판단하므로, 여러분은 화상의 체-표면적 비율도 추산할 줄 알아야만 한다. 현장에서의 화상 넓이 추산은 '9-계측법'(rule of nines)을 사용하면 가장 좋다 (그림 17-5). 9-계측법에서는 신체 표면을 총 체-표면적의 9% 및 18% 넓이로 된 몇 개의 구역들로 나누고, 화상 부위의 범위를 대략 그려봄으로써 화상의 넓이를 추산한다. 이 계측법에는 오로지 부분-층 화상과 전체-층 화상만 포함시켜 계산한다 (표면 화상은 제외).

9-계측법: 신체 표면을 총 체-표면적의 약 9%인 구역들 11개와 외성기 부위 1%로 나눔으로써 화상을 입은 체-표면적을 추산하는 방법.

9-계측법이 아닌 화상 넓이 계측법: 몸집이 작은 어린이들은 신체 부위별 크기 비율이 성인과는 상당히 다르다. 따라서 '룬드와 브라우더 도표'(Lund & Browder chart)가 도움이 된다 (표 17-3). 더 좁은 면적이거나 불규칙한 모양의 화상에 대해서는 환자의 손바닥 면적을 사용하여 화상 면적을 추산할 수 있는데, (손가락들을 포함한) 손바닥 전체 넓이는 총 체-표면적의 1%와 매우 비슷하다. 면적이 작은 화상이라도 '신체의 어떤 특정 부위들'에 발생하여 신체 기능과 겉모습에 장애를 초래하게 된다면 심각할 수 있다 (그림 17-6). 구체적으로 화상 환자에게 투입되어야 하는 초기 처치는, 화상의 원인으로부터 환자를 제거하고 화상 창상을 식힘으로써 화상 깊이와 화상 범위가 더 진행하지 않도록 차단하는데 초점이 맞추어져야만 한다.

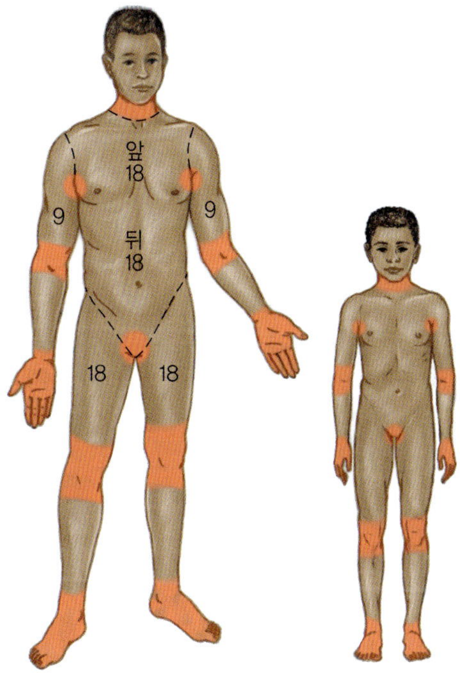

그림 17-6 작은 화상이라도 더 심각한 결과를 나타내는 부위들: 이 부위 (짙게 표시된 부분들)에 생긴 부분-층 또는 전체-층 화상은 반드시 병원에서 치료해야 한다.

환자 평가 및 관리

화상보다 다른 생명-위협적 문제를 우선: 화상 환자에 대한 평가하기는 종종 손상 자체의 극적인 특성으로 인해 복잡해진다. 병원-전 처치제공자들은 너무 참혹한 화상 창상의 범위와 환자의 모습에 쉽게 압도될 수 있다. 여러분이 반드시 기억해야 할 사실은, 중증 화상을 입은 환자들조차도 화상 자체만으로 '초기 화상-직후 시기'에 사망하는 일은 드물다는 것이다. 화상-직후 초기 시기에 발생하는 사망은 대개 '동반 외상' 또는 '기도 폐쇄' 및 '연기 흡입'과 같은 손상의 결과로 발생한다.

표준 ITLS 1차 조사 준수: 여러분이 처음부터 ITLS 1차 조사 방식을 적용하여 세심하고 체계적인 방법으로 환자를 평가한다면, 환자에게 존재하는 위급한 생명-위협적 문제들을 식별해내고 관리할 수 있을 것이고, 결과적으로 환자의 치료 결과를 개선할 수 있을 것이다. 화상 환자에 대한 ITLS 1차 조사 및 2차 조사도 역시 제2장에 있는 표준 형식을 따라야만 한다.

표 17-3: 룬드와 브라우더 도표 (Lund & Browder Chart)

나이 (살)						%	%	%
부위	0~1	1~4	5~9	10~15	성인	2도	3도	합계
머리	19	17	13	10	7			
목	2	2	2	2	2			
앞쪽 몸통	13	17	13	13	13			
뒤쪽 몸통	13	13	13	13	13			
오른쪽 엉덩이	2½	2½	2½	2½	2½			
왼쪽 엉덩이	2½	2½	2½	2½	2½			
외성기	1	1	1	1	1			
오른쪽 위팔	4	4	4	4	4			
왼쪽 위팔	4	4	4	4	4			
오른쪽 아래팔	3	3	3	3	3			
왼쪽 아래팔	3	3	3	3	3			
오른쪽 손	2½	2½	2½	2½	2½			
왼쪽 손	2½	2½	2½	2½	2½			
오른쪽 넙다리	5½	6½	8½	8½	9½			
왼쪽 넙다리	5½	6½	8½	8½	9½			
오른쪽 아래다리	5	5	5½	6	7			
왼쪽 아래다리	5	5	5½	6	7			
오른쪽 발	3½	3½	3½	3½	3½			
왼쪽 발	3½	3½	3½	3½	3½			
					합계			

체중 ____________
키 ____________

Lund & Browder 1944로부터 개량한 것.

진주 같은 정보

평가

화상 환자들도 외상 환자처럼 다루어라: ITLS 1차 조사, 위급한 중재술들, 이송 결정, ITLS 2차 조사, 그리고 ITLS 계속 검진의 순서로 시행하라.

진주 같은 정보

안전 확보

- 화상 손상의 원인으로부터 환자를 구출할 때 적절한 안전 조치를 유지하라.
- 유해 물질들을 다루는 일에는 적합한 훈련과 장비가 필요하다는 사실을 기억하라. 여러분은 항상 적절한 개인 보호 장비를 착용해야만 한다.

ITLS 1차 조사

현장 사고-규모 평가

안전 확보: 중증 화상 환자를 평가하는 단계는 다른 중증 외상 환자의 경우와 동일하다. 여러분 자신의 안전에 중점을 두면서, 제1장에 요약되어 있는 '현장 사고-규모 평가'부터 시행하라. '현장 사고-규모 평가'가 완료된 다음, 여러분의 우선순위는 환자를 화상의 원인으로부터 멀리 떨어진 안전 지역으로 대피시키는 것이다. '여러분 자신의 안전'과 '환자의 안전'을 둘 다 확보하는 것이 첫 단계이다.

섬락: 모든 유형의 화상에서 그 화상의 원인을 제거할 때는 특유하고 심각한 위험 요인들이 존재한다. 구조물에 화재가 시작되어 진행하면서, '섬락'이 발생하는 순간이 온다. '섬락'(flashover)이란 급작스런 폭발과 함께 방 안에 있는 모든 것들에 불꽃이 일며

온도가 순간적으로 섭씨 2,000℃를 넘게 상승하는 것을 말한다. 섬락은 어떤 경고나 징조도 거의 없이 발생하는 경우가 잦다. 따라서 불타는 건물로부터 환자를 구조해내는 일이 다른 어떤 치료들보다 앞서는 우선순위가 된다.

O_2 소진 & 독성 물질: 화재는 방 안에 있는 O_2를 다량 소모하여 고갈시키고 다량의 독성 물질들과 연기를 발생시킨다는 사실을 기억하라. 따라서 구조를 수행하기 위해 현장으로 진입하는 모든 요원들은 반드시 '자가-보유 호흡 장치'(SCBA: self-contained breathing apparatus)를 착용해야만 한다. 아니면 스스로를 희생자로 만드는 위험에 처할 것이다.

구출=소방관의 업무: 환자를 화상 원인으로부터 구출하는 일은 '화재 환경 작업 훈련'을 받은 요원에 의해서 수행되어야만 한다. 즉, EMS 요원의 업무라기보다는 소방 요원의 업무이다. 응급처치 처치제공자로서의 여러분의 책임은, 여러분이 훈련된 소방관이 아니라면, 안전한 장소에 있는 여러분에게 구출된 환자가 전달되었을 때부터 시작된다.

독성 '화학 물질' 오염 주의: 항상 화학 물질들을 쉽게 검출 또는 식별할 수 있지 않으며, 이들은 환자의 몸 또는 주변의 어떤 물체에든 묻어 있을 수 있다. 지금까지지도 구조자들이 심한 화학 화상을 입는 사고들이 계속 발생해왔다. 그 원인은 독성 및 부식성 화학 물질에 의해 오염되어 있음을 인지하지 못하고 적절한 개인 보호 장비(PPE)를 착용하지 않았기 때문이다. 모든 구조자들이 이런 위험성을 인지할 수 있도록, 유해 물질 관리에 관한 특수 훈련을 이수할 것을 권장한다.

전원 차단이 우선: 전기는, 심지어 가정용 전압도 위험하며, 고압 전선을 다루는 일은 극도로 위험하다. 전선이 떨어져 있는 상황들에 적절히 대처하기 위해서는 특수한 훈련, 지식 및 장비가 필요하다. 그러므로 여러분이 특수한 훈련을 받고 필요한 장비를 갖추지 않았다면, 절대로 전선을 제거하려고 시도해서는 안 된다. 고압 전기에는 상식적으로 안전할 것으로 생각되는 물체들 (예를 들어, 나무 막대, 삼베섬유 밧줄, 혹은 소방관 장갑 등)조차도 절연 보호기능을 하지 못하고 여러분에게 감전을 유발할 수 있다. 가능하다면 언제나, 어떤 구조 시도든 시행하기 전에 반드시 전원을 차단해야만 한다.

최초 평가

화상 창상 식히기: 화상 환자가 다른 외상 환자와 다른 것은, 환자를 화상 원인으로부터 구출해내자마자 반드시 화상의 진행을 즉시 중단시켜야만 한다는 점이다. 이것은 실온의 수돗물로 화상 부위를 재빨리 세척하면 가장 좋다. 어떤 물이든 깨끗한 물이면 사용할 수 있으나, 찬물은 사용하지 마라. 환자가 저-체온에 빠지지 않도록 단 5~10분간만 세척하라. 팀 지휘자가 ITLS 1차 조사를 시행하는 동안에 다른 응급처치 처치제공자가 이 세척 업무를 시행할 수도 있다.

화상은 조기 사망이 드뭄: 실제로 사람들은 화상을 입어도 빠르게 사망에 이르지 않는다. 조기 화상 사망은 대개 기도 폐쇄, 연기 흡입, 또는 다른 동반 외상의 결과로 발생한다. 화상에 의한 체액 상실로 인해 쇼크가 발생하여 그로 인해 사망에 이르려면 화상 후 최소한 수 시간 (또는 수 일)이 필요하며, 화상 창상 감염으로 인해 패혈증이 발생하는데

진주 같은 정보

기도 폐쇄

화상에 의한 조기 사망은 화상 손상에 의한 경우는 드물고 대개 기도 폐쇄 때문이다. 기도에 대한 검진을 자주 시행하고, 기관-삽관 또는 다른 방법으로 기도를 확보할 준비를 하라.

도 보통 수 일이 소요된다.

화상=현혹 손상?: 화상 희생자들은 또한 낙상이나 기타 손상 기전들로 인해 다발성 외상을 같이 입을 수도 있다. 이 경우 화상 쇼크에 비해서 출혈성 쇼크는 그 발현 속도가 훨씬 더 빠르므로, ITLS 지침을 적용한 환자의 둔상 및 관통상에 대한 관리가 매우 중요해진다. 비록 화상이 시각적으로 아주 현란하여 현장에서 강렬한 인상을 주지만, 화상의 진행을 중지시키는 것을 제외하면 화상 창상 자체에 대한 처치는 주요 출혈의 지혈 및 기도 관리보다 그 치료 우선순위가 더 뒤진다.

최초 평가 (전반적 인상/의식 수준/ABC): 여러분은 화상 환자가 안전한 장소로 옮겨지면 즉시 최초 평가를 시행해야 한다. 주요 출혈 부위가 있는지 재빨리 평가하는 것으로 시작하고, 확인된 주요 출혈은 가능한 신속히 지혈하라. 만일 여러분이 유일한 병원-전 처치제공자라면, 이것이 여러분의 첫 번째 우선순위가 될 것이다. 만일 2명의 훈련된 처치제공자가 활용-가능하다면, '지혈'과 '의식 수준 평가 및 경추 고정 (적응증이 될 때만)'이 동시에 수행될 수 있을 것이다. 다음 우선순위는 기도 평가이다. 환자가 쉰 목소리나 그렁거림을 보인다면, 즉시 기도 확보에 관심을 집중하라. 그런 다음, 호흡과 순환에 대한 평가를 수행하라.

신속 외상 조사

즉각적 중재술이 필요한 위급한 문제들: '현장 사고-규모 평가'와 '최초 평가'에서 얻어진 소견들에 근거하여, 다음으로 신속 외상 조사 또는 집중 검진이 시행되고, 기본선 활력 징후들이 측정/기록되며, 그리고 가능하다면, SAMPLE 병력 청취까지 수행된다. 이 시점에서, 즉각적 이송 및 긴급 중재술의 필요성에 대한 결정이 내려진다. 화상 환자들에게 긴급 중재술들이 요구되는 위급한 문제들에는 기도 폐쇄, 의식 수준 변화, 및 (화상이 아닌) 다른 중증 손상들의 동반 등이 포함된다. 손상 기전을 통해 얻을 수 있는 이런 위급한 문제들을 시사하는 단서들로서는, 화염이나 연기로 찬 밀폐 공간에 갇혔던 병력, 전기 화상, 화학 물질 노출, 높은 곳에서의 낙상, 및 다른 중증 둔상-충격력 외상 등이 포함된다. 중증 화상으로 생각되는 모든 환자들에게는 재호흡-방지형 마스크 (또는 적응증이 된다면, 기관-삽관)을 통한 12~15L/분 유량의 보충적 O_2 요법이 가능한 빨리 시작해야만 한다.

> **진주 같은 정보**
>
> **흡입 손상**
> - 모든 유형의 화상에는 어느 정도의 흡입 손상이 동반될 수 있다.
> - 밀폐 공간에서 연기에 노출되었던 병력은 연기 흡입 및 기타 기도 손상을 알려주는 최고의 예측 인자라는 점을 기억하라.

흡입 손상의 식별 단서들: 일단 화상 환자의 모든 가능한 주요 출혈에 대한 지혈이 완료된 이후에는, 신속 외상 조사를 통해 호흡 장애 및 순환 장애의 원인들을 식별해내는 데에 집중해야 한다. 손상 기전에서 얻은 단서들에 더하여, 환자에게 다음의 소견이 있으면 처치제공자는 잠재적 기도 문제에 대하여 경계심을 가져야만 한다: 얼굴 및 두피 화상, 검댕이 짙은 가래, 그리고 불에 탄 코털과 눈썹. 구강 안을 검진하여 점막에 검댕, 부종, 또는 홍반 (빨갛게 변색)이 있는지 찾아보라. 환자에게 말을 시켜보라. 쉰 목소리, 그렁거림 또는 계속적 기침이 나타나면 목 속 깊은 기도 구조물에 손상이 있음을 시사하며, 이는 적극적인 기도 관리가 필요함을 의미한다. 가슴 청진을 시행하라. 쌕쌕거림이나 거품 소리가 들리면, 흡입 손상으로 인한 하부-기도 손상의 경계경보로 이해해야 한다. 화상 부위를 검진하고 그 '먼-쪽' 맥박을 촉진하라. 신속 외상 조사의 남은 과정에서는, 최초 평가 및 손상 기전에 근거하여 동반 손상들을 찾아보려고 중점적으로 노력해야 한다.

화상 사고의 주변 정황들: 여러분이 화상 환자를 평가할 때, '화상 기전'의 유형과 그 사고의 주변 상황들 (예를 들면, 붙들림/갇힘, 폭발, 연기 노출, 화학 물질/전기 노출에 관한 상세 내용, 및 기타 가능한 손상 기선 등)에 대하여 주목하고 기록하라. 또한 적절한 '과거 의료 병력'도 반드시 서면으로 기록해 두어야만 한다. 만일 환자가 말할 수 없다면, 손상 당시의 주변 상황에 대하여 다른 목격자들 또는 소방 요원들에게 물어보아라.

ITLS 2차 조사

화상의 깊이 & 넓이 추정: 안정적인 환자들에게는 표준 ITLS 2차 조사를 시행하라. 2차 조사에는 화상 창상에 대한 평가가 포함되는데, 겉모양을 근거로 화상 깊이를 추정하고 또한 화상의 넓이도 추산하라. 이 소견들은 그 화상 희생자에게 적합한 의료 처치 수준 (즉, 전문 화상센터로 이송할 것인지 여부)을 결정하는데 중요하다.

환자 관리

화상 창상 '식히기': 일단 화상 환자가 직면한 즉각적 생명 위협 문제들이 처리되고 나면, 여러분은 이제 화상 창상 자체에 관심을 집중해야 한다. 앞서 설명한 것처럼, 화상 창상의 진행 ('울혈 영역'→'응고 영역'으로 악화)을 가능한 최대한 차단하도록 시도하라. 피부 표면 화상에서 조기에 '식히기'를 빨리 시행하면 이 화상의 진행 차단에 도움이 될 수 있다. 환자를 화상 원인으로부터 대피시킨 이후에도, 피부와 옷은 여전히 뜨거운 상태이어서 이 열기로 인해 조직 손상이 계속 일어나면서 결과적으로 화상의 깊이와 중증도가 증가된다. '식히기'는 이런 진행을 중단시키는데, 적절히만 시행된다면 유익할 것이다.

> **진주 같은 정보**
>
> **식히기**
>
> 화상 사건의 조기에, 실온의 물을 사용하여 표면 온열 손상을 적절한 정도로 식혀라. 하지만 저-체온증을 유발하지는 마라.

식히기 시행 시간 & 물 온도: '식히기'는 수돗물 또는 '실온의 깨끗한 물'을 사용하여 시행해야 하며, 단 절대로 5~10분 이상을 넘기지 않게 시행해야만 한다. 대부분의 화상은 두께가 얇아서 더 오래해도 추가적 효과가 더 발생하지 않으며, 더 긴 시간동안 '식히기'를 하면 저-체온증과 뒤이은 쇼크까지 유발될 수 있기 때문이다. 얼음이나 얼음처럼 찬 물을 사용하지 마라, 왜냐하면 저-체온증을 더 잘 유발하고 또한 혈관-수축을 유발하여 조직 혈류량을 더 줄이기 때문이다.

체온 보존 & 항생제 시트 사용: 짧은 기간의 '식히기' 요법을 거친 후에는, 깨끗한 마른 시트나 담요로 화상 환자를 감싸서 환자의 체온을 유지하여 저-체온증을 방지하도록 화상 환자를 관리한다. 소독된 멸균 시트를 꼭 사용할 필요는 없다. 보통은 깨끗한 시트 외의 다른 어떤 것도 화상 창상 위에 올리지 않아야 하지만, 만일 이송 시간이 1시간 이상으로 길어진다면 '항생제 드레싱 시트' (Acticoat™ 또는 Silverlon®)를 적용할 수도 있다. 주변 환경이 춥지 않을 때조차도 반드시 환자를 따뜻하게 덮어주어야 하는데, 왜냐하면 손상된 피부는 체온 조절 능력이 없기 때문이다. Water-Jel®은 현장에서 화상 창상을 덮는데 사용할 수 있는 또 다른 드레싱이다.

진주 같은 정보

수액 소생술

현장에서 수액 소생술을 시작하는 일은 다른 잠재적 생명 위협 요인들을 관리하는 것만큼 중요하지는 않다. 대부분의 화상 환자들은, 이송 시간이 길지 않다면, 병원-전 단계에서 다량의 수액 용적 주입이 필요 없다.

저-체온증/혈관-수축 유발 금기: 기억해야 할 중요한 점은, 환자를 절대로 젖은 시트, 젖은 수건, 또는 젖은 옷으로 감싼 채로 이송하지 않아야 한다는 사실과, 또한 어떤 이유에서든 얼음의 사용은 절대 금기라는 사실이다. 얼음은 화상을 더 악화시키는데, 왜냐하면 혈관-수축을 유발하여 이미 파손된 조직으로 가는 혈류 공급량을 더욱 감소시키기 때문이다. 화상 창상을 부적절한 방법으로 식히면 저-체온증이나 추가적 조직 손상들을 유발할 수 있어서, 차라리 화상 창상 식히기를 전혀 하지 않는 경우보다 더 나쁠 수도 있다. 화학 화상 및 전기 화상에 대한 초기 관리는 이 장의 뒤에 있는 각각의 손상에 대한 단락들에서 언급할 것이다.

의복 & 장신구 제거: 화상 손상의 넓이를 평가하는 동안에, 여러분은 반드시 환자의 느슨한 의복들과 보석류를 제거해야만 한다. 불타면서 피부에 들러붙어 있는 의복을 억지로 피부에서 떼어내려고 시도하지는 마라. 붙어 있는 부분은 그대로 두고 주변을 빙 둘러서 절단하라.

정맥 경로 확보는 이송 도중에 확보: 현장에서 최초 처치를 시행하는 동안에 정맥 경로 확보가 필요한 경우는 거의 드물다. 단, 병원으로의 이송이 불가피하게 오래 지연되는 경우에는 필요할 수 있다. '화상 쇼크' (화상 자체에 의해 저혈압이 발현되는 것)가 발생하기까지는 수 시간이 소요된다. 따라서 현장에서 정맥 경로 확보를 시작해야 하는 유일한 이유는 (화상이 아닌) 다른 요인들로 인해 수액 요법이나 주사 약물의 투여가 필요해진 경우이다. 현장에서 중증 화상 환자에게 정맥 경로를 확보하려고 시도하는 일은 성공하기가 쉽지 않아서, 통상적으로 최초 이송 시작과 병원 도착을 지연시키게 된다. '정맥 경로'(IV) 또는 '뼈-속 주사 경로'(IO) 확보는 일단 구급차 출발 후 이송 도중에 시행해야만 한다.

수액요법 & 수액 선택: 생리식염수를 다량 주입하면 '고-염소혈증'(hyperchloremia)을 유발할 수 있다. 만일 사용-가능하다면 중증 화상에 대한 수액 소생술용으로는 젖산화 링거 용액이 더 선호된다. 일반적으로 병원-전 상황에서는 아교질-함유 수액들은 사용되지 않는다.

적극적 진통제 사용: 화상 창상은 매우 아프다. 분명한 사실은, 아주 경증 화상을 입은 환자들조차도 심한 통증을 호소한다는 것이다. 현장 상황에서 화상 환자에게 진통제를 투여하는 것은 환자 처치의 중요한 부분이다. 진통제를 사용하였을 때 수반될 수 있는 "동반 외상의 존재를 감추어주는 효과"와 "중추 신경계 또는 심혈관계의 억제 효과"의 위험성은 매우 경미하며 실제로 문제가 된 적이 없었다. 중증 화상 환자에게 진통제를 적절한 용량으로 투여하는 것은, 동반된 외상이 있건 없건 상관없이, 특히 이송 시간이 긴 경우에는 환자의 편안함을 증진시키는데 중요하다. 따라서 통증 조절 규약에 따르거나 또는 의료지도 의사와 상의한 후에, 환자의 통증의 적극적으로 조절해 주는 것은 화상 치치의 필수 요소에 해당한다. 모르핀 투여량은 성인과 어린이 환자 모두에게 0.1mg/kg (최대 10mg까지)라는 사실을 기억하라. 우리는 중증 화상 환자에게 충분한 투여량의 진통제를 투여하지 않는 경우가 흔하다. 비록 마약성 진통제가 혈압과 호흡을

표 17-4: 화상센터에서 치료하면 유익한 화상

- 총 체-표면적 10% 이상의 부분-층 (2도) 화상
- 얼굴, 손, 발, 성기, 회음부 또는 주요 관절을 침범한 화상
- 모든 연령대의 전체-층 (3도) 화상
- 전기 화상 (낙뢰 손상 포함)
- 화학 화상
- 흡입 손상
- 화상 관리를 힘들게 만들거나, 회복을 지연시키거나, 또는 사망률을 높일 수 있는 기존 내과 질병 (예: 당뇨, 심부전 등)을 가진 환자에게 발생한 화상
- 화상과 동반 외상 (예: 골절)을 같이 입은 환자인데, 화상이 유병률과 사망률의 위험성을 더 높이는 경우. 이런 환자들 중, 만일 동반 외상이 더 큰 즉각적 위험이 된다면, 환자를 처음에는 외상센터에서 안정화시킨 후에 화상센터로 전원할 수도 있다. 이런 상황들에서는 의사의 판단이 필요할 것이다. 지역 의료지도 의사와 상의하고 중증도-분류 규약에 잘 맞추어야 한다.
- 어린이 처치를 위한 자격이 있는 인력 및 장비가 없는 병원에 도착한 어린이 화상 환자
- 특수한 사회적, 정서적, 또는 장기적 재활 중재술이 필요한 환자에게 발생한 화상

억제할 수 있지만, 환자를 면밀히 감시한다면 이런 문제가 발생할 때 여러분이 대처하여 충분히 교정할 수 있을 것이다. 진통제와 관련된 추가 설명이 필요하면 부록 B를 보라.

바로 화상센터로 이송해야 하는 환자: 가장 경미한 화상을 제외한 모든 화상은 반드시 병원으로 이송하여 의사의 검진을 받게 해야만 하다. 표면 화상, 부분-층 화상, 그리고 전체-층 화상에 대한 치료에서 특정한 장점들을 가지는 특수화된 치료법들이 현재 다양하게 개발되어 적용되고 있으며 그 치료 결과는 현저히 좋아지고 있다. 부분-층 화상은 감염될 수 있으며, 그렇게 되었을 때 치료를 잘 못하면 전체-층 화상으로 진행할 수 있다. 이런 특수화된 치료들을 더 일찍 시작할수록, 치료 결과가 더 신속하게 나타나고 더 만족스러울 것이다. 표 17-4에는 화상센터에서 치료하면 치료 결과가 더 좋은 경우들이 열거되어 있다. 사용-가능한 지역 자원과 활동 규약에 의거하여, 이런 환자들은 지역 의료기관을 우회하여 바로 화상센터로 이송하는 것이 더 적절할 수도 있다.

화상 관리에 있어서 특수한 문제들

특수한 화상: 다음의 단락들에서는 손상 기전에 따른 특수한 유형의 화상들에 대한 관리 방법을 알아보겠다. 1명의 환자에게 2개 이상 유형의 화상들이 동시에 발생할 수 있다는 사실에 주의하라. 예를 들면, 고압 전기 화상에서 환자 의복이 발화되면서 화염 화상도 같이 발생할 수 있다.

둘레 화상

팔다리 3도 화상: 전체-층 화상은 가피 형성을 초래하는데, 가피는 질기고 탄력성이 없다. 만일 전체-층 화상이 어떤 팔다리의 둘레를 빙 돌아가며 발생한다면 (그림 17-4를 보세요), 그 팔다리에 화상 부종이 발생하고 점점 진행할 것인데 이때 가피가 지혈대처럼 조르는 역할을 하면서 그 팔다리의 혈액 순환을 차단하는 결과를 초래할 수 있다. 따라서 모든 팔다리 화상에서는 맥박 확인이 규칙적으로 시행되어야만 한다.

가피-절개술: 이런 환자를 병원으로 이송하면, 화상센터로 전원을 시작하기 전에 '가

피-절개술'의 시행을 고려해보아야만 한다. '가피-절개술'은 병원-전 단계에서 시행하는 술식은 아니다. 만일 가슴에 '둘레 화상'이 발생하였다면, 형성된 가피에 의해서 가슴의 호흡 운동이 제약을 받으면서 환자가 저산소증에 빠질 수도 있다. 이런 환자에게는 기관-삽관과 가피-절개술을 시행하면 폐환기-저하를 방지할 수 있다.

섬광 화상

표면 화상 또는 부분-층 화상: 섬광 화상은 본질적으로 항상 '표면 화상' 또는 '부분-층 화상'이다. 어떤 상당한 형태의 폭발 (열기 방출)이 짧은 순간 있었지만 화재가 지속되지 않았을 때 섬광 화상이 발생한다. 이러한 폭발로부터 방출된 단 1회의 열기 파동은 아주 짧은 순간의 '환자-열기 접촉'만을 초래하므로 전체-층 화상을 유발할 수는 거의 절대로 없다.

섬광 화상의 특징: 바로 그 열기 파동에 직접 노출된 피부 부위들에만 손상이 발생할 것이다. 전형적으로 얼굴과 손이 그 부위에 포함된다. 이 유형의 화상의 실례로서, 석탄을 더 빨리 불붙게 하려고 불타고 있는 석탄 위에 휘발유를 부은 사람에게 일어난 화상을 들 수 있다. 섬광 폭발 위험이 있는 상황에서는, 여러분은 반드시 적절한 보호복과 보호 장구를 항상 착용해야만 한다. 그리고 폭발성 환경 속으로 진입하는 행위는 피해야만 한다. 폭발의 결과로 다른 손상들 (골절, 내부 장기 손상, 폭발 가슴 손상, 등)도 같이 발생할 수 있다.

흡입 손상

흡입 손상 종류: 매년 미국에서 화상 관련으로 사망하는 4,500여 명의 환자 중에서 반 이상이 흡입 손상에 의한 것이다. 흡입 손상은 일산화탄소 중독, 열기-흡입 손상, 및 연기 (독소) 흡입 손상으로 분류된다.

열기-흡입 손상: 화염 또는 뜨거운 기체를 흡입함으로써 유발된 상기도의 온열 화상. 하기도는 기도의 축축한 점막에 의한 효율적 냉각 효과 때문에 대개 손상되지 않는다.

흡입 손상 유발 화재 유형: 흡입 손상은 밀폐된 공간 안에서 부상을 입은 상태이었거나 대피할 수 없는 붙잡힌 상태에서 화재에 노출되었을 때 가장 흔히 발생한다. 하지만, 열린 공간 화재 희생자들에게도 흡입 손상이 발생할 수 있다. 섬광 폭발 (화재는 동반 안 됨)은 실질적으로 절대로 흡입 손상을 유발하지 않는다.

일산화탄소 중독: 무색, 무취, 무미의 기체인 일산화탄소를 흡입하여 유발되는 흡입 손상의 한 유형. 일산화탄소는 헤모글로빈 분자와 강하게 결합함으로써 신체 세포들에 대한 O_2 공급을 방해한다.

***일산화탄소 중독* 연소 부산물:** 일산화탄소 중독과 질식은 현재에도 화상과 관련된 조기 사망의 가장 흔한 원인이 되고 있다. 모든 물질은 연소될 때 공기 중의 O_2가 소모되므로, 화재 현장 환경은 O_2-결핍 환경으로 간주되어야만 한다. 일산화탄소(CO)는 O_2-결핍 환경에서의 연소 과정에서 발생하는 부산물이며, 흔히 보는 연기 속에 포함된 수많은 화학물질들 중의 하나이다. 이것은 자동차 배기가스와 일부 형태의 가정용 실내 난방기들에서 나오는 연소가스에 고농도로 존재한다. 일산화탄소는 '무색', '무취', 그리고 '무미'이기 때문에, 공기 중에 섞여 있어도 특수한 도구 없이 감지하기가 실제로 불가능하다.

주요 증상=의식 수준 저하: 일산화탄소는 헤모글로빈과 결합함 (O_2보다 무려 257배로 더 강하게 결합함)으로써 헤모글로빈이 O_2를 운반하지 못하게 만든다. 아주 적은 농도의 일산화탄소만 공기 중에 섞여 있어도 환자는 빠르게 저산소증 상태로 된다. 환자의

표 17-5: 일산화탄소-헤모글로빈 결합체(CO-Hb) 농도 상승에 따른 증상들

CO-Hb 농도	증상
20%	두통 흔함, 박동성 두통; 힘쓰면 숨-가쁨이 발생
30%	두통 있음; 중추신경계 기능 변화와 판단력 장애; 과민함, 어지럼, 시력 저하
40~50%	현저한 중추신경계 기능 변화와 착란, 주저앉음; 힘쓰면 실신함
60~70%	경련 발작; 무의식; 장시간 노출되면 무호흡
80%	급속히 사망

의식 수준 저하가 저산소증의 두드러진 징후이다 (O_2를 가장 많이 소모하는 뇌가 가장 먼저 저산소증에 영향을 받는다) (표 17-5). 일산화탄소 중독증에서 '선홍색' 피부 또는 '청색증'을 보이는 일이 실제로는 드물게 발생하므로, 환자 평가의 기준으로 사용할 수 없다.

특수한 맥박 산소-측정기 사용: 일산화탄소 중독이 있어도 일반적 '맥박 산소-측정기'(pulse oximetry)는 정상 또는 높은 O_2 포화도를 나타낼 것이다. 따라서 이 기구는 일산화탄소 중독 환자를 평가하는 용도로 사용할 수가 없다. 일부 최신 맥박 산소-측정기들 (그림 17-7)은 특별히 '일산화탄소-헤모글로빈'(CO-Hb) 수치를 측정할 수 있으므로, 만일 사용-가능하다면 일산화탄소 노출 가능성이 있는 모든 환자들에게는 이런 기종을 사용해야만 한다. 환자의 사망은 대개 심근 및 뇌의 허혈로 유발되거나 또는 심장 저산소증이 진행하면서 생긴 심근경색 때문에 발생한다.

100% O_2 투여 & 고압 O_2 요법: 일산화탄소 중독증이 의심되는 환자에게는 마스크를 통해 고-유량 O_2를 투여하는 치료를 시작하라. 만일 이런 환자가 의식이 없는다면, 기관-삽관을 하고 100% O_2로 폐환기를 시키는 '전문 생명 유지술'(ALS)을 시작하라. 만일 단순히 환자를 일산화탄소 생성 원천으로부터 격리한 후 신선한 공기를 호흡하게만 한다면, 혈중 CO-Hb 결합체의 농도가 안전 수준까지 떨어질 때까지 7시간까지 소요될 것이다. 만일 환자에게 100% O_2를 호흡하게 하면 이 시간을 약 90~120분으로 단축시킬 수 있으며, 고압 O_2 요법 (2.5기압의 100% O_2)을 적용하면 이 시간을 약 30분까지로 단축시킬 것이다 (그림 17-8). 일산화탄소 중독 또는 독성 물질 흡입이 의심되는 환자들은 모두 적절한 의료기관으로 이송해야 한다. 고압 O_2 요법이 가능한

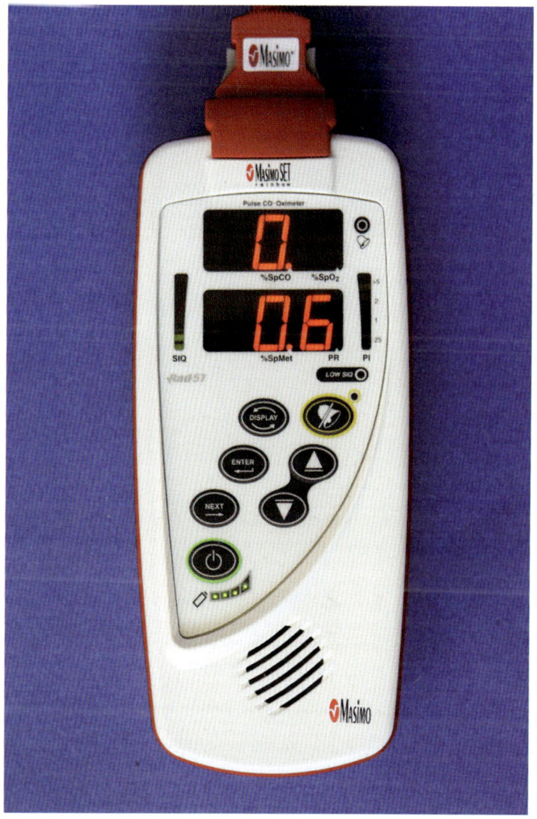

그림 17-7 피부-부착 일산화탄소 감시 장치의 예. *(© Dr. Bryan E. Bledsoe)*

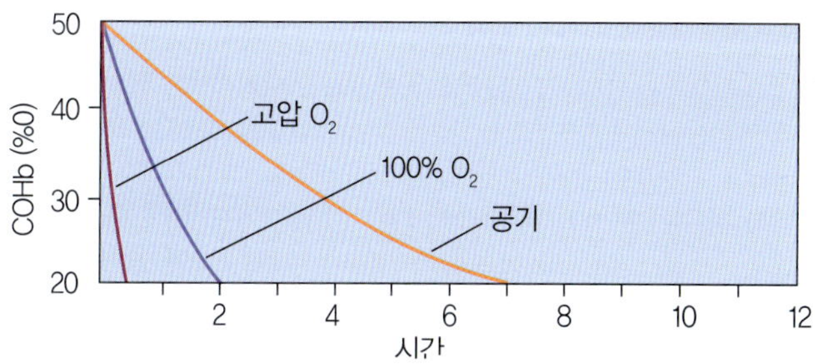

그림 17-8 일산화탄소-헤모글로빈 농도가 치명적인 50% 수준에서 수용-가능한 20% 수준까지 떨어지는데 걸리는 시간 곡선: 각각 1기압 공기, 1기압 100% O_2, 그리고 2.5기압 100% O_2 (고압 O_2 요법)를 호흡할 때.

의료기관으로의 이송은 의료지도 의사와 협의하여 결정되어야 한다.

시안화물 흡입 & 연기 흡입 **플라스틱 연소 부산물:** 현대 사회에서, 가정과 직장에 있는 많은 물품들이 플라스틱으로 만들어져 있다. 플라스틱 물건들의 대다수는 연소될 때 독성 기체들을 방출하는데, 이 기체들은 심각한 폐 손상을 유발할 수 있다. 연기 속의 유독한 구성요소들 중의 하나가 '시안화수소'이다.

세포 O_2 이용 차단: 이것은 고도로 유독하여 '세포 저산소증'을 유발하는데 즉, (O_2가 혈액 속에 충분히 있어도) 세포들이 O_2를 사용하지 못하게 차단하여 세포 기능에 필요한 에너지 (ATP)가 생성되지 못하게 만든다. 인기 흡입 희생자들에 대한 연구에서, 일부 환자들에게서 혈중 시안화물 농도가 증가되어 있음이 확인되었다.

시안화물 중독 치료=해독제 투여: 연기 흡입 희생자들에게 시안화물 중독증에 대한 치료를 경험적으로 시행할 것인가에 대한 의견은 아직도 서로 다르다. 몇 개 연구들에 의하면, 저산소증과 일산화탄소 중독증에 대하여 치료를 시행했는데 빠른 반응을 보이지 않는 연기 흡입 환자들에게는 시안화물 중독증에 대한 치료를 시행해야만 한다고 주장하고 있다. 이때 치료제로서 현재 권장되는 약제가 hydroxocobalamin (Cyanokit®) 정맥 주사제인데, 체내에서 시안화물과 결합하여 비-독성의 cyanocobalamin (비타민 B_{12})을 형성한다. Hydroxocobalamin은 그 전에 사용되던 "Lilly" 또는 "Pasadena" 시안화물 해독제 키트에 비하여 병원-전 환경에서 사용하기에 더 쉽고 더 안전하다. 이 시안화물 중독 치료법은 앞으로 더 연구가 진행되면서 계속적으로 진화해나갈 화상 관리 분야이다.

열기-흡입 손상 **상기도 손상:** 열기-흡입 손상은 상부 기도에만 국한되어 발생한다, 왜냐하면 화염과 뜨거운 기체 속에서 호흡하더라도 하기도와 폐 조직까지는 열기가 전달되지 못하기 때문이다. 기관-기관지 분지 속 공기 중에 포함되어 있는 수증기에 의해서 이 유입된 열기가 효과적으로 흡수된다 (수증기는 비열이 높아서 열기를 흡수해도 온도 상승이 상대적으로 작다).

하기도 손상: 단, 증기 흡입은 이런 원칙에서 벗어나는 예외이다, 왜냐하면 증기란 최소 100℃ 이상으로 과도-가열된 수증기이기 때문이다. 이 원칙의 두 번째 예외는, 환자가 가연성 기체를 하기도 속까지 흡입한 상태에서 이 기체에 불이 붙어 온열 손상을 유발하는 경우로서 기도 속에 있던 기체 자체가 불타므로 폐포 수준까지 손상될 수 있다 (예: 폐쇄 공간에서 일하던 페인트공에게 공기 중에 있던 페인트 희석액 기체가 불꽃에 의해 발화된 상황).

온열 손상: 불꽃, 또는 뜨거운 액체, 기체, 및 고체에 의해 유발되는 피부 또는 점막 조직의 손상.

기도 부종 & 기도 폐쇄: 열기 손상을 입으면, 피부 표면 손상에서와 꼭 같이 기도 내에서도 조직 부종이 발생한다. 성대 자체는 열기 손상을 받아도 부어오르지 않는다, 왜냐하면 성대는 결합 조직으로 된 치밀한 섬유로 이루어진 끈이기 때문이다. 하지만 성문-위 부위(supraglottic area 즉, 하-인두)의 성긴 조직의 점막에는 부종이 유발되는데, 여기의 부종은 빠르게 악화하면서 완전 기도 폐쇄까지 진행하여 사망에 이르게 할 수 있다 (그림 17-9).

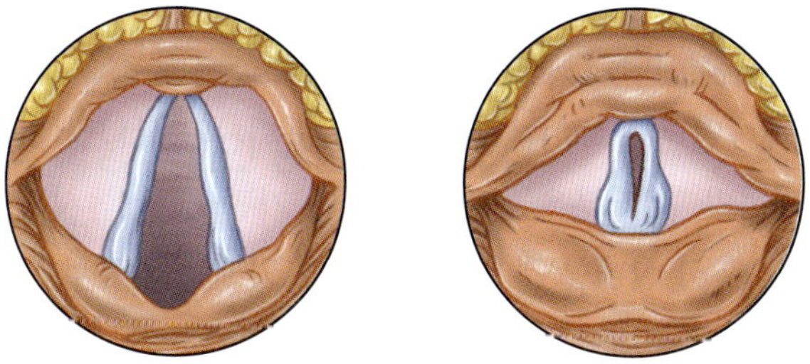

그림 17-9 열기 흡입은 하인두 부종을 유발하여 완전 기도폐쇄를 일으킬 수 있다: 왼쪽—정상 해부학; 오른쪽—성대 '몸-쪽' 부위 부종

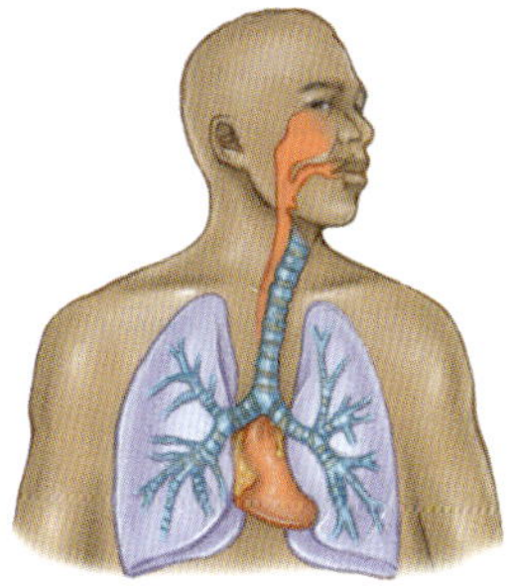

그림 17-10 상기도 화상의 위험 징후들.

기도 부종의 대처법=기관-삽관: 열기에 의한 '손상 시점'과 '기도 부종 발생 시점' 사이에는 보통 상당한 시간 간격이 있기 때문에, 최초 병원-전 단계에서부터 직접적 열기 손상에 의한 기도 폐쇄가 발생하는 일은 드물다. 그러나 일단 기도 부종이 시작되면, 빠르게 기도 폐쇄로 발전할 수 있음에 유의하라. 쉰 목소리나 그렁거림이 나타나면 즉시 기관-삽관을 시행하여 기도를 미리 확보해야 할 적응증에 해당한다. 가능하다면 투여하고 있는 O_2는 반드시 가습해야만 한다. 적극적 수액 소생술을 시행하면 이 기도 부종의 진행을 더욱 촉진할 수 있다. 일부 지역 응급의료체계에서는 상기도 부종에 대비하여 기관-삽관을 준비하는 동안에 부종 진행을 지연시키려는 시도로서 분무화한 에피네프린을 투여하고 있다.

예방적 기관-삽관: 병원 도착 후 응급 처치를 받고 화상센터로 2차 이송을 하는 동안에는, 기도 부종의 발생 위험성이 훨씬 심각해질 수 있으며 또한 수액 소생술용 정맥 수액이 투여되면 더욱 심해져서 기도 폐쇄까지도 발생할 수 있다. 이런 이유로, 만일 기도 화상이 있는 환자라면, 이송 전에 먼저 약물-보조 기관-삽관(RSI)을 시행해야만 한다. 응급실에서 '예정된(elective) 기관-삽관'을 시행하는 것이 구급차 안에서 '긴급 기관-삽관'을 시행하는 것보다 훨씬 더 쉽고 안전하다.

열기-흡입 환자 선별법: 그림 17-10에는 여러분의 환자가 상기도 화상을 입었을 위험성을 여러분에게 경고하는 징후들이 열거되어 있다. 부어 오른 입술 (기도의 입구에 온열 손상이 발생했음을 의미)과 쉰 목소리 (후두 지역을 통과하는 공기 흐름이 변했음을 의미)는 기도 부종 발생의 조기 경고 징후로 봐야 한다. '그렁거림'(stridor: 고음의 흡기 호흡음) 그리고/또는 '물개-짖는 기침'을 보이면, 중증 기도 부종을 의미하며 기도 폐쇄가 임박했다는 뜻이므로 즉각적 응급 상황임을 나타낸다. 이에 대한 적절한 치료법으로서 유일한 것은 '기도 안정화'인데, 그 실행 방법으로는 입-기관 기관-삽관이 가장 선호된다. 이때의 기관-삽관은 다른 통상적 상황에서 시행할 때보다 훨씬 더 어려울 수 있는데, 왜냐하면 부종으로 인해 현저한 해부학적 변형이 발생해 있기 때문이다. 비디오 후두경술이 도움이 될 수도 있다.

기관-삽관 때 주의 사항: 염증이 심한 손상 조직은 자극에 민감하기 때문에, 기관-삽관 시도 중 기관-내관이 후두 지역 점막에 처음 닿을 때 치명적인 후두 연축이 유발될 수도

그림 17-14 A. 눈의 화학 화상; B. 눈의 화학 화상에 대한 응급처치; C. 눈 세척에 코-대롱 사용하기.
(사진 제공 Roy Alson, PhD, MD, FACEP, FAEMS)

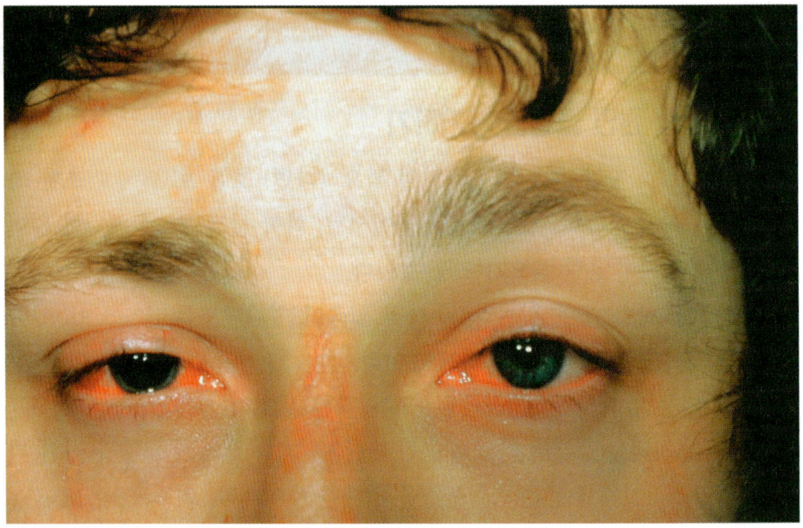

A

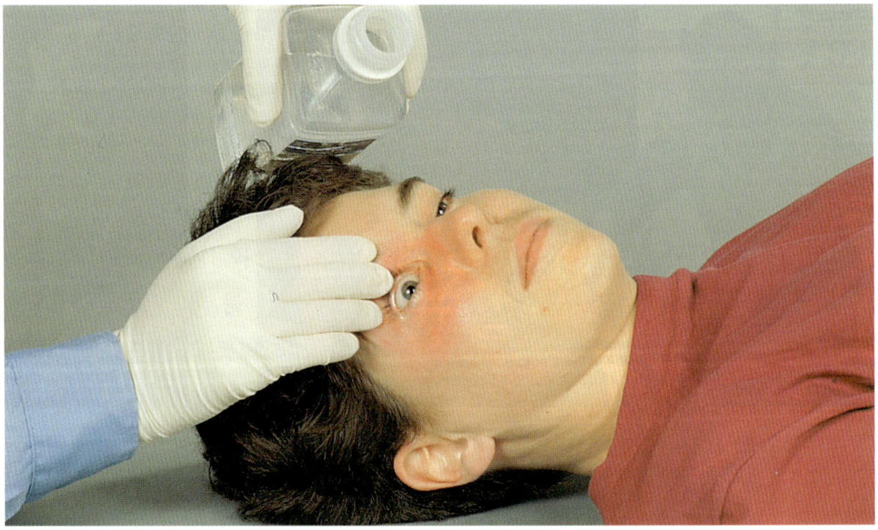

B

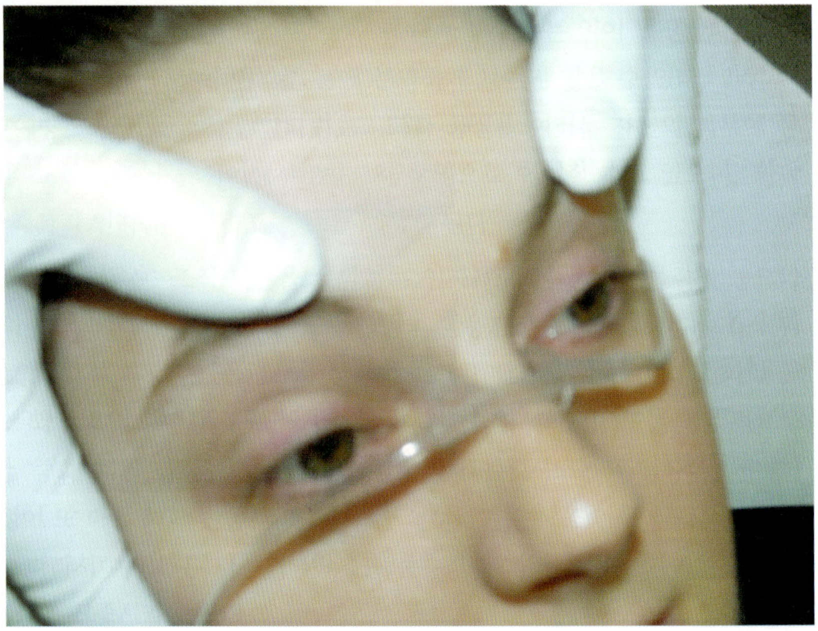

C

이송 전 오염-제거 완료: 이상적으로는, 모든 화학 물질 오염 환자들은 반드시 이송 전에 오염-제거술을 시행해야만 한다. 그래야지 더 이상의 피부 파손을 차단하고 또한 구급차와 병원이 2차 오염되는 것을 방지할 수 있다. 기억하라, 위험한 환경으로부터 환자를 빼내오는 것 또는 반대로, 환자로부터 위험한 환경 요인을 제거하는 것은 여러분의 환자 처치에서 최고 우선순위라는 사실을. 필수 중재술들 (기도 관리 포함)은 오염-제거 과정 시행 전이나 또는 시행 중에 시작할 수 있다. 만일 환자가 이송 전까지 오염-제거가 완전하게 시행되지 못했다면, 수용 의료기관에 가능한 빨리 알려주어라. 그래야 그 의료진들이 이 환자를 적절히 관리할 준비를 할 수 있다.

눈 세척 최우선의 원칙: 눈에 들어간 부식성 화학 물질들을 번서 세척하는 것은 특히 중요하다, 왜냐하면 매우 짧은 시간 (병원까지 도착하는 이송 시간보다 짧은 시간) 안에 비-가역적 파손이 발생할 것이기 때문이다 (단, 치명적으로 불안정한 환자라면 즉시 이송 시작부터 할 수도 있지만, 이때도 최대한 조기에 눈 세척을 시작해야 한다). 손상된 눈을 세척하는 것이 힘들 수도 있는데, 왜냐하면 심한 눈 통증 때문에 눈을 뜨게 할 수가 없기 때문이다. 하지만 각막에 중증의 비-가역적 파손이 유발되는 것을 방지하기 위해서 여러분은 반드시 최대한 즉시 세척을 시작해야만 한다 (그림 17-14).

눈 세척액과 세척 방법: 경미해 보여도, 최소 15분간의 계속적 물 흘려 씻기를 하라. 콘택트-렌즈 또는 이물질이 눈에 있는지 찾아보고, 만일 있으면 세척 동안에 일찍 제거하라. 생리식염수 정맥 수액을 코-대롱에 연결하여 콧잔등 위에 걸쳐 놓으면, 이송 중에 양쪽 눈을 세척하는 우수한 장비가 될 수 있다. 만일 생리식염수가 사용-가능하지 않다면, 수돗물을 눈 세척용으로 사용할 수 있다.

전기 화상

전기 화상의 중증도 결정 인자: 전기 화상의 경우, 전기가 체내로 들어와 조직들을 통과하면서 조직 파괴를 유발한다. '전기가 신체 장기들의 기능에 미치는 효과'와 '전류의 통과로 인해 발생되는 열기'에 의해서 손상이 초래된다. 팔다리는 몸통에 비하여 조직 파손이 더 심하게 발생할 위험성이 높은데, 왜냐하면 팔다리는 몸통에 비해 단면적이 더 작아서 더 높은 국소 전류 밀도를 가지기 때문이나 (그림 17-15). 전기 손상이 중증도를 결정하는 인자들로는 다음이 포함된다:

- 전류의 유형 및 양 (교류 vs. 직류, 그리고 전압)
- 전류의 신체 통과 경로
- 전류와 접촉한 시간

감전에 의한 심장 부정맥: 전기 감전에 의해 유발되는 가장 심각하고 즉각적인 손상은 심장 부정맥이다. 전기 손상을 입은 모든 환자는, 아무리 안정적으로 보이더라도, 반드시 그의 심장 상태를 즉시 세심하게 평가하고 그 이후에도 한동안 심장 활동을 계속 감시해야만 한다. 가장 흔히 볼 수 있는 생명-위협적 부정맥은 '조기 심실 수축'(PVC: premature ventricular contraction), '심실 빠른-맥', 그리고 '심실-세동'이다.

진주 같은 정보

전기 화상
전기 손상의 희생자들은 즉시 심장 상태 (심전도 포함)를 확인하라.

전기 손상: 전류가 신체를 통과하여 흐르면서 유발되는 손상; 다음에 의해서 유발된다: 전류가 통과하는 신체 조직들 속에서 생성되는 열기, 전류가 심장을 통과하면서 유발하는 율동장애, 그리고 의복이 발화하면서 생긴 온열 화상.

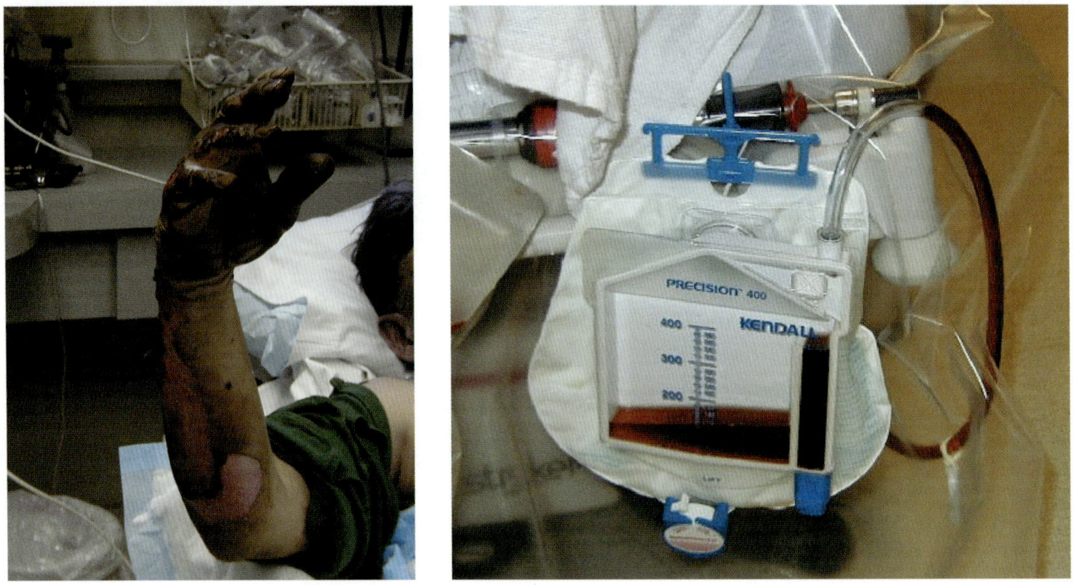

A B

그림 17-15 A. 팔의 전기 화상. 손의 유입부를 보라. B. 고-전압 전기 손상에서 가로무늬근-융해증의 결과로 생긴 검은색의 소변. *(사진 제공 Roy Alson, PhD, MD, FACEP, FAEMS)*

심장 부정맥 치료가 우선: 이 부정맥들에 대해 AHA/ILCOR 지침에 따른 적극적인 ACLS 처치를 시행해야 하는데, 왜냐하면 이 환자들 중에 손상 전에 건강한 정상 심장을 가지고 있던 젊은 사람들이 많기 때문이다. 이 희생자들의 대부분은 심혈관 질환 병력이 전혀 없던 사람들이고, 감전이 되어도 대개는 심근 조직이 파손되지 않는다. 따라서 양질의 CPR을 시행하면, 소생 가능성은 매우 높다. 장시간의 CPR을 한 경우에도 소생되는 일이 종종 발생한다. 일단 심장 상태 관리를 위한 노력들을 먼저 완료한 다음에, 앞서 설명된 '온열 화상들'에 대한 현장 처치를 시작하라.

피부 화상, 골절/탈구, 근육/신경/혈관 손상: 전기 손상으로 인한 피부 화상은 전류의 유입부와 유출부에서 발생하는데, 이것은 피부 표면에서 전기 아크에 의해 고열(2,500℃)이 발생하기 때문이다. 만일 환자의 의복이 이 고열로 인해 발화된다면, 표면 화염 화상이 추가적으로 발생할 수도 있다. 또한 전기에 의해 유발되는 격렬한 근육 수축으로 인해 골절 그리고/또는 탈구들이 동반될 수도 있다. 종종 건축 현장에서 감전 희생자들이 발생하는데, 이 경우 감전 후 높은 곳에서 떨어지면서 골절 및 다른 손상들을 입을 수도 있다. 내부 손상들로는 전류 통과 경로를 따라, 근육 손상, 신경 손상, 그리고 혈관-내 혈액 응고 등이 발생할 수 있다. 전류에 의해서 가슴 및 복부 장기들의 손상이 발생하는 경우는 극히 드물다.

고압 전선 접촉 절대 금지: 전기 손상의 현장에서, 여러분의 첫째 우선순위는 현장의 안전성을 확보하는 것이다. 환자가 아직도 전류와 접촉된 상태인지를 판단하라. 만일 그런 상태라면, 여러분은 먼저 환자를 전류 접촉으로부터 제거해야만 하는데, 단, 여러분 자신을 감전 희생자로 만들지 않으면서 그것을 해야 한다 (그림 17-16). 고압 전선을 다루는 일은 극도로 위험하다. 바닥에 떨어진 전선을 다루는 일에는 특수 훈련과 특수 장비가 필요하다. 절대로 임시변통의 장비를 활용하여 전선을 제거하려고 시도하지 마라. 나뭇가지, 나무토막, 심지어 삼베 밧줄까지도 고압 전류를 전도할 수 있다. 이런 상황에서는 심지어 소방대원용 장갑과 장화를 착용하였더라도 적절한 보호를 보장하지 못한다. 가능하면, 바닥에 떨어진 전선의 처리는 전기회사 직원에게 맡기노록 하라. 아니면 여러분 지역의 전기회사와 함께 특별 훈련 프로그램을 마련하여 고압 전선 처리용으로 설계된 특수 장비들의 사용법을 배워라. 일단 전기회사 직원이 선기를 차단하면, 여러분은 그들로 하여금 전류가 확실히 차단되었는지 재차 확인하게 한 다음에 환자에게 접근하라.

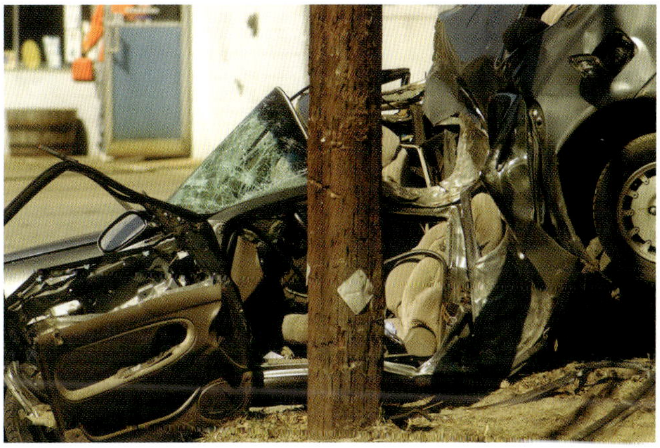

그림 17-16 고압 전선 제거하기. 특수 훈련을 받지 않았다면, 안전 장비 (혹은 막대기)를 사용하여 전선을 제거하려고 시도하지 마라. 전원부에서 전기를 차단하거나 전기회사 직원을 호출하여 전선을 제거하게 하라. *(사진 제공 © Mark C. Ide)*

병원 이송 중 심전도 감시 & 수액 소생술: 현장에서는, 전기 화상의 전체 손상 범위를 파악하는 것이 불가능하다, 왜냐하면 화상 손상의 많은 부분이 몸속 깊이 있는 근육에서 발생하기 때문이다. 따라서 모든 전기 화상 환자들은 반드시 병원으로 이송하여 평가를 받도록 해야만 한다. 심장 부정맥이 발생할 잠재성이 있기 때문에, 통상적 정맥 경로 확보를 반드시 구급차 내에서 시행해야만 하며 계속적 심전도 감시도 같이 해야 한다. 또한 이송 동안에 정맥 수액 소생술을 반드시 시작해야만 한다. 전기 화상은 겉보기보다 훨씬 더 광범위한 조직 손상이 발생하기 때문에, 의료기관-간 이송을 하는 동안에 환자에게 필요한 수액의 용적이 온열 화상 환자보다 종종 더 많다. 9-계측법으로 계산한다면, 전기 화상 환자의 수액 필요량을 과소평가하기 쉽다.

가로무늬근-융해에 의한 신장 기능 상실: 전기 화상 환자들은 횡문근-융해증(rhabdomyolysis)이 발생할 위험성이 높은데, 이것은 근육이 파괴되면서 근육 세포 속에 있던 마이오글로빈이 혈액 속으로 방출되는 것을 말한다. 혈액 속 마이오글로빈이 콩팥에서 걸러지면서, 콩팥 세뇨관 속 소변에서 결정화되어 세뇨관을 틀어막아 '콩팥 기능 상실'을 유발할 수 있다. 전기 화상에는 9-계측법을 적용할 수 없으며, 이에 근거한 파클랜드 공식을 사용해서는 이 환자들에게 필요한 수액 주입량을 적절히 추산하지 못한다. 수액 소생술을 시행할 때, 환자의 소변 배출량이 시간당 0.5~1 cc/kg (체중)으로 유지되는 것을 목표로 수액 요법의 주입 속도를 조절한다. 이 수준의 소변 흐름이 유지되면 가로무늬근-융해로 인한 콩팥 기능 상실이 발생할 위험성을 낮추는데 도움이 될 것이다.

횡문근-융해증: 근육의 분해 및 용해. 이때 다량의 마이오글로빈이 혈액 속으로 방출되며, 이것이 콩팥에서 침전하여 콩팥 기능 상실을 유발할 수 있다.

가로무늬근-융해에 의한 고칼륨혈증: 근육 세포들이 파괴되면, 세포 속의 칼륨도 역시 순환 혈액 속으로 방출되면서 고칼륨혈증을 유발할 수 있는데, 이는 심장 부정맥과 사망을 초래할 수 있다. 심전도 모니터에 높고 뾰족한 T-파가 보이면 고칼륨혈증의 징후일 수도 있다. 칼슘 제제 (글루콘산-칼슘 또는 염화칼슘), 중탄산나트륨, 50% 포도당 용액, 그리고 인슐린을 투여하면, 고칼륨혈증이 심장에 미치는 악영향을 일시적으로 완화시킬 수 있다.

낙뢰 손상: 매우 짧은 시간 동안 매우 높은 전압의 직류 전기가 몸을 통과하면서 여러 효과들을 일으키며 유발하는 손상. 가장 심각한 효과는 심-정지와 호흡-정지이다.

낙뢰 손상

번개의 특성: 북미 지역에서 낙뢰는 매년 기후-관련 사망의 중요한 원인에 해당한다. **낙뢰 손상**은 다른 전기 손상과는 매우 다른데, 즉 번개에 맞으면, 극도로 높은 전압 (> 천만 볼트)과 극도로 많은 전류량 (>2,000 암페어)의 전기가 매우 짧은 접촉 시간 (<0.1 초) 동안에 흐른다는 것이 특징이다.

섬락 문양의 피부 화상: 번개는 "섬락"(flashover) 현상을 발생시키는데, 이는 전류가 희생자 신체의 외부 표면을 따라 흐르는 것을 말한다. 그런 결과, 발전된 일반 전기와 접촉할 때 발생하는 "전류 통과 경로에 따르는 내부 조직 손상"이 이런 낙뢰 손상에서는 관찰되지 않는다. 낙뢰 피격에 의한 효과의 대부분은 엄청난 양의 직류 전류(DC: direct current) 충격에 의한 결과이다. 전형적인 낙뢰 피격 화상은 피부를 가로지르는 형태의 특징적인 "고사리 모양 무늬" 또는 "물 튀기기 문양"을 만든다 (그림 17-17).

피부 화상은 표면 화상: 희생자가 반드시 직접 번개에 맞지 않아도 손상을 입을 수 있다. 번개가 사람 가까이에 있던 물체나 부근 지면을 피격하더라도, 옆에 있던 희생자에게 전기 손상을 입힐 수 있다. 낙뢰 손상의 많은 경우에 희생자의 피부가 땀이나 비에 젖어 있을 가능성이 높다. 이 물이 변개 전류에 의해서 가열되어 순식간에 증기로 변하면서 피부에 표면 화상 또는 부분-층 화상을 유발할 수 있으며, 또한 강한 전류에 의해서 환자의 (젖은) 옷이 글자 그대로 폭발하듯이 연소되어 없어지게 될 수도 있다. 이때의 화상들은 대개 표면 화상이므로, 적극적 수액 소생술은 필요하지 않다.

전기적 심-정지 & 저산소성 심-정지: 번개 피격의 가장 심각한 결과는 심폐정지이다.

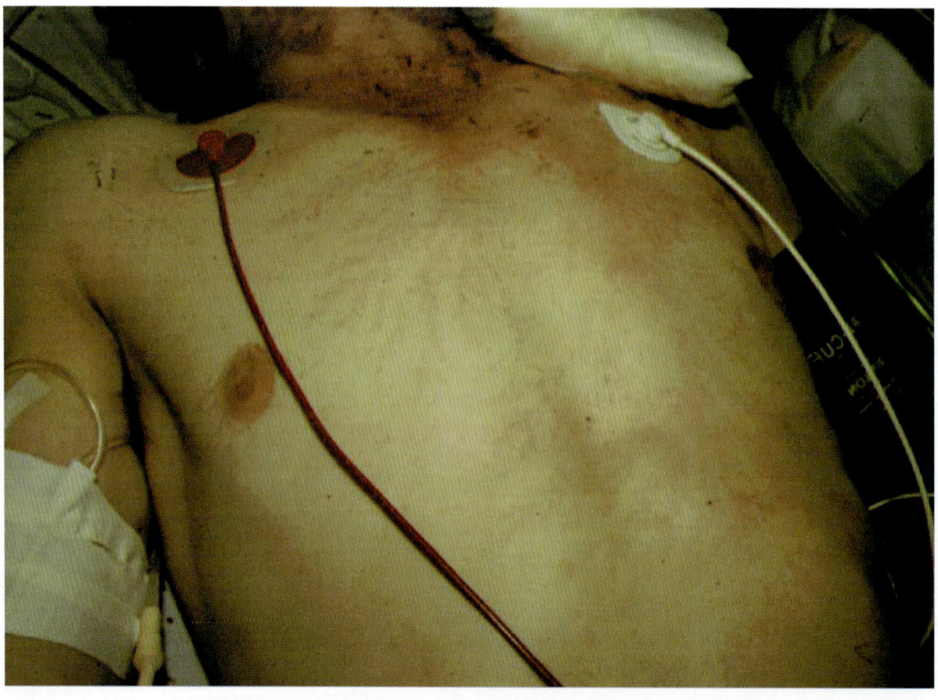

그림 17-17 낙뢰 피격 희생자의 피부 위에 생긴 '섬락' 문양의 화상. *(사진 제공 Roy Alson, PhD, MD, FACEP, FAEMS)*

즉, 엄청난 양의 전류가 마치 제세동기처럼 작동하여 심장을 '일시적'으로 멈추게 하는 것이다 (전기적 심-정지). 심장 활동성은 흔히 수 분 이내에 저절로 회복된다. 하지만, 뇌의 호흡 중추도 역시 전류 감전에 의해 기능 억제가 되는데, 이 중추가 기능을 회복하여 정상 호흡을 되찾는 데에는 더 긴 시간이 필요하다. 결과적으로, 희생자는 심장 활동성이 회복된 후에도 계속 한 동안 호흡-정지 상태로 있게 되며, 저산소증에 의한 2차적 심-정지가 뒤이어 발생하게 된다 (저산소성 심-정지).

다중-희생자 번개 피격 때 심-정지 환자가 최우선: 번개 피격 희생자에 대한 관리에서 필수 요소는 심폐 기능을 회복시키는 것이다. 당연히 경추 보호가 같이 이루어져야 한다. CPR 및 ACLS 표준 지침을 따르라. 번개 피격이 스포츠 행사나 야외 집회들에서도 발생할 수 있는데, 이 경우에는 종종 다중-희생자 사고가 되기도 한다. 여기서 반드시 강조되어야 할 사실은, 번개 피격 다중 희생자 상황에서는, 통상적 외상의 중증도-분류 원칙, 즉 맥박이 없거나 호흡이 없는 외상 환자를 사망 환자와 동일시하는 원칙을 따르지 않아야 한다는 점이다. 만일 환자가 번개 피격 후에도 의식이 있거나 자발 호흡을 하고 있으면, 이런 환자는 별 다른 추가 중재술 없이도 생존할 가능성이 매우 높다. 따라서 호흡-정지 혹은 심-정지 상태에 있는 번개 피격 희생자들에게 소생술 노력을 집중시켜야만 한다, 왜냐하면 신속한 CPR과 ACLS을 제공하면 이런 환자들의 소생 기회를 높여줄 것이기 때문이다.

동반 손상 & 장기 합병증: 번개 피격 후 생존한 환자들에게서 장기적 문제들이 발견되는데, 예를 들면, 백내장이 생기거나, 신경학적 그리고/또는 심리학적 장애들이 발생한다. 고막이 파열되는 경우는 아주 흔한 편이며, 드물게 고압의 발전 전기 감전 희생자들에서 볼 수 있는 긴뼈나 어깨뼈 골절들이 관찰되기도 한다. 이런 골절들은 제15장에서 설명된 방식으로 관리한다.

드물지 않은 낙뢰 손상: 북미에서 매년 번개 피격으로 200명 이상이 사망하는 것으로 보고되는데, 이는 실제 발생한 낙뢰 피격 희생자 수의 약 30%에 불과한 것이다. 낙뢰 피격 환자는 그렇게 드물지는 않다. 신속한 CPR은 생존 가능성을 크게 높인다. 야외에서 무의식 상태의 옷이 없는 (또는 옷이 일부분만 남은) 환자를 만나게 된다면, 더구나 고사리/물 튀기기 문양의 화상까지 있다면, 번개 피격을 생각하라!

방사선 화상

온열 화상과 같은 점 & 다른 점: 이온화 방사선은 분자 결합을 파괴시킴으로써 세포를 손상시킨다. 방사선에 의한 피부 화상은 온열 화상과 정확히 같은 모양으로 보이며, 겉모습만으로는 구별할 수가 없다. 하지만 방사선 화상은 수일에 걸쳐 천천히 발생하기 때문에, 일반적으로 응급 상황에서는 나타나지 않는다. 피부 세포들이 전반적으로 파손되기 때문에, 방사선 손상은 매우 느리게 치유된다. 방사선 화상에서도 온열 화상만큼의 체액 손실이 발생할 수 있으며, 감염이 훨씬 더 발생하기 쉽다.

방사선 손상: 이온화 방사선의 효과에 의한 피부 및 조직의 손상. 이 손상은 방사선이 세포 속 분자들의 결합을 파괴함으로써 유발되며 겉모습만으로는 온열 화상과 구별할 수 없다.

방사선 손상 환자≠방사선 활성 물질 오염 환자: 방사선 화상을 입은 환자가 방사선을 방출하지는 않는다. 단, 환자가 방사선 활성 물질에 오염되었을 때는 방사선을 방출할 수 있다. 만일 환자가 방사선 활성 물질에 오염되었을 가능성이 조금이라도 있으면, 여러분은 반드시 유해 물질 처리팀을 호출하여 그들로 하여금 방사선 검출기로 환자를 검색하게 하고, 필요하면 오염 제거를 시행하도록 해야만 한다. 오염되지 않은 방사선 화상 환자들은 일반 화상 환자와 동일한 방법으로 치료한다. 방사선 활성 물질에 오염된 환자들에 대한 오염제거 술기는 이 교육 과정의 범위를 벗어나므로 생략한다. 방사선 손상에 대한 추가적인 정보를 원하면 '방사선 응급 도움 훈련 사이트'(REACTS: radiation emergency assistance training site) http://orise.orau.gov/reacts/를 참조할 수 있다.

둘레 화상

신경-혈관 눌림 유발: 환자 관리에서 이미 언급했듯이, 팔다리 둘레를 감싸는 형태의 전체-층 화상에서는 이후에 신경-혈관계 눌림이 발생할 수 있다. 비록 이것이 화재 현장에서부터 문제가 되는 일은 드물지만, 시간이 흘러 의료기관-간 이송 단계에서는 심각한 문제가 될 수 있다. 팔다리를 감싸는 둘레 전체-층 화상에서는 부종이 점점 심하게 진행됨에 따라 가피가 마치 지혈대처럼 팔다리를 조르는 작용을 할 수 있게 된다. 처음에는 환자가 감각 상실과 따끔따끔 저림을 호소하다가, 진행하면서 허혈성 통증을 호소하다가 결국에는 맥동 상실까지 보일 것이다.

가피-절개술: 팔다리의 둘레 전체-층 화상은 의사에 의한 가피-절개술이 필요하게 될 것이므로, 특히 이송 시간이 긴 경우에는 미리 이것을 시행하는 것이 좋다. 가슴의 둘레 전체-층 화상에서는, 가피에 의해 흉곽 팽창이 제한되어 호흡이 저해될 수 있다. 이런 상황에서도 역시 가피-절개술을 시행해 주면 환자의 폐환기 상태를 개선할 수 있다. 여러분이 둘레 전체-층 화상 환자를 이송할 때는, 수용 의료기관에 그 사실을 미리 확실히 알려주어라.

2차 이송

2차 이송의 필요성: 화상센터로의 즉각적 이송이 불가능한 지역에서도 중증 화상들이 종종 발생한다. 그 결과, 1차 병원에서부터 화상센터로의 2차 이송이 흔히 필요하다. 초기 안정화 (약 1~3 시간이 소요) 완료 후, 환자를 화상센터로 신속히 옮기면 환자의 치료 결과를 호전시킬 수 있다. 이 이송 동안에, 병원에서 시작한 소생술을 응급처치 처치 제공자들이 이어서 계속 시행하는 것이 중요하다.

진주 같은 정보

2차 이송

- 화상센터로의 2차 이송의 모든 사항들을 미리 계획하고, 이 이송 동안에 소생술을 효과적으로 계속 시행하라.
- 기도 화상의 가능성이 있는 환자라면 이송 전 기관-삽관을 시행하지 않은 상태로 2차 이송을 시작하지 마라.

이송 보내는 의사가 해야 할 것들: 2차 이송 전에, 1차 병원의 의사는 다음의 사항들을 반드시 완료해야만 한다:

- 호흡 및 혈역학 기능의 안정화 (기관-삽관 및 수액 투여용 정맥 경로 확보가 포함될 수도)
- 동반 손상들에 대한 평가 및 관리
- 적절한 혈액검사 결과들의 검토 (특히, 동맥혈 가스 분석)
- 총 체-표면적의 20% 이상 화상 환자들에게는 코-위장관 삽입하기
- 소변 배출량의 측정을 위한 폴리 (소변) 도관의 삽입 (현재 시행하고 있는 수액 소생

술의 적절성을 평가하는데 도움이 될 수)

- 말초 순환의 평가 및 적절한 창상 관리 (적응증이 되면, 가피-절개술 포함)
- 적합하고 적절한 IV 또는 IM 진통제 투여를 위한 준비 (이송 동안에 필요하면 시행할 수 있게)
- 수용 병원 및 그 의료진들과의 적절한 사전 준비조치

의사와의 구체적 사전 협의: 여러분이 2차 이송을 남당할 때, 이 이송과 관련하여 '이송 보내는 의사' 또는 '이송 받는 의사' 어느 한쪽과 구체적으로 상의하여 이송 동안 어떤 특정 신체 기능들 (심전도, 산소 포화도, 시간당 소변 배출량 등)을 감시해야 하는지 그리고 수액 투여량의 적절한 범위 (최소량~최대량)가 일마인지를 결정해야만 한다. 왜냐하면 중증 화상 환자들의 심-혈관계 기능을 적절히 유지하기 위해서는 극도로 많은 시간당 정맥 주입량이 필요한 경우가 많기 때문이다.

파클랜드 공식: 중증 화상 환자에게 필요한 최초 '수액 소생술' 용적을 계산할 때는 **파클랜드 공식**(Parkland formula)을 사용한다. 이 공식을 사용하여 화상 환자에게 필요한 초기 수액 소생술 용적을 계산하면 다음과 같다:

파클랜드 공식: 화상 환자의 최초 수액 소생술 수액 필요량을 계산하는 공식. 이 공식은, 화상을 입고 첫 24시간에 필요한 총 수액 용적이 체중 kg당 그리고 화상 면적 %당 4ml라고 계산한다. 수액은 젖산화 링거 용액이나 생리식염수를 사용한다.

4cc × 화상 면적 (%) × 체중 (kg) = 첫 24시간에 필요한 '젖산화 링거 용액' 또는 '생리식염수'의 용적

이 용적의 반을 첫 8시간 동안 주입하고, 나머지를 다음 16시간 동안 주입한다. 만일 다량의 수액이 주입되어야 한다면, 젖산화 링거 용액이 더 선호된다. 생리식염수를 다량 주입하면 '고-염소 산혈증'(hyperchloremic acidosis)이 유발될 수 있으므로 사용을 피하는 것이 좋다.

ABLS 공식: '전문 화상 생명유지술'(ABLS: Advanced Burn Life Support) 교육과정에서 권장하는 방식은, 젖산화 링거 용액을 2~4ml/kg로 초기 주입하면서 추가적으로 필요한 수액의 투여는 '평균 동맥압'(MAP)을 60mmHg로 그리고 소변 배출량을 0.5~1.0ml/kg/시간으로 유지하도록 주입 속도를 조정하는 것이다 (Billington & Arnoldo 2016).

10-계산법: 미군에서는 현장에서의 최초 수액 소생술 속도를 계산하기 위하여 "10-계산법"을 사용해 오고 있다:

1. 화상 면적을 가장 가까운 10% 단위로 추산하라 (10%, 20%, 30% … 등).
2. 계산된 화상 면적 × 10 = 최초 주입 속도(mL/시간) (체중 40~80kg의 성인에만 적용).
3. 체중이 80kg보다 10kg이 더 많을 때마다, 주입 속도를 100ml/시간씩 높임.

이 계산법을 사용하면 파클랜드 공식보다 더 적은 용적을 투여하게 된다. 따라서 환자의 임상적 반응을 잘 살펴서 주입량을 조절해야만 한다.

기록 유지: 화상 환자들에게는 이송 동안에 적절한 정맥 주사 진통제가 필요할 것이다. 여러분이 이송 도중에 관찰한 환자 상태, 시행한 치료 내용, 그리고 그 치료에 대한 환

자 반응 등에 대하여 계속 세심하게 기록하는 것이 중요하다. 또한 여러분은 환자 및 이송에 관한 심층 보고서를 작성하여 수용 의료기관에 전달해야 한다.

경증 화상

화상 창상 처치: 응급처치 처치제공자가, 예를 들어 큰 화재에 대응하여 의료 지원을 제공하고 있는 상황에서는 경증 화상 창상에 대한 처치를 요구받는 경우들이 발생할 수 있다. 이때, 먼저 화상 창상을 얼음이 아닌 미지근한 물로 식혀라. 창상 부위의 물기를 제거한 후, 화상 깊이를 평가하라. 전체-층 화상은 반드시 의사에 의해서, 가능하면 화상 전문의에 의해서 평가가 이루어져야만 한다. 물집이 없는 부분-층 화상이라면 무균 드레싱으로 덮어줄 수 있다. 또한 silver sulfadiazine 또는 bacitracin과 같은 바르는 화상 연고를 적용할 수도 있다. 만일 환자가 곧 의료시설로 이송될 예정이라면, 바르는 화상 연고를 적용하지 마라, 왜냐하면 도착하면 응급실 의료진이 바로 그것을 제거할 것이기 때문이다. 얼굴과 같이 노출된 부위에는 은이 함유된 항생제 연고를 적용하지 마라, 왜냐하면 이것들은 광-반응성이어서 피부를 검게 물들일 수 있기 때문이다.

물집이 있는 부분-층 화상 처치: 물집이 있는 부분-층 화상에 대해서는, 지역 규약과 응급처치 처치제공자의 허용 치료 영역에서 용인된다면, 물집을 제거할 수 있다. 크고 얇은 물집은 저절로도 잘 터지기 때문에 6cm보다 큰 얇은 물집은 제거할 수 있다. 또한 더 작은 물집이라도 관절 운동에 악영향을 준다면 제거할 수 있다. 제거한 후, 화상 연고와 함께 드레싱을 부착하거나 신형 막 드레싱을 부착하라. 이 모든 환자들은 반드시 화상 전문의나 외과의사에게 추적 진료를 받도록 해야만 한다. 화상은 통증이 심하므로 환자에게 적절한 진통제가 필요하다는 사실을 잊지 마라.

어린이 화상

화상 면적 추산법: 어린이들이 화상으로 치료를 받는 환자들의 거의 반을 차지한다. 어린이들은 피부가 더 얇기 때문에 같은 정도의 화상에도 더 중대한 손상을 입기 쉽다. 저체온증과 같은 화상-후 합병증들도 어린이에게서 발생하기 더 쉬운데, 왜냐하면 어린이들은 체중에 대한 신체 표면적의 비율이 더 크기 때문이다. 해부학적 체형의 차이 때문에 '9-계측법'을 변형시켜야만 한다. 즉, 더 작은 어린이일수록 머리가 차지하는 체-표면적의 비율이 더 크다. 어린이의 화상 범위를 추산하려면 '룬드와 브라우더 도표'를 사용하는 것이 더 좋다 (표 17-3). 환자의 '손바닥 넓이 (1%) 법칙'은 어른 뿐만 아니라 어린이에게도 동일하게 적용할 수 있다.

어린이 학대 화상: 슬프게도 어린이 화상의 일부가 의도적 손상의 결과로 발생하는데, 미국 어린이의 모든 비-사고성 외상 증례의 10~16%가 화상이다 (Hobbs 1989). 여러분은 학대의 징후에 항상 예민해야 한다. 학대의 징후에는, 어떤 물체의 모양 (예를 들면, 머리 다듬는 인두, 다리미 혹은 담뱃불)과 일치하는 형태의 화상 모양이 포함된다. 또한 학대를 의심해야 하는 다른 정황으로는, 화상 발생 과정에 대한 설명이 매번 달라지거나, 아이의 발달 단계와는 서로 맞지 않는 아이의 행동으로 인해 화상이 유발되었다고 보호자가 주장하는 경우 등이 있다. 또한 외성기 및 회음부의 화상이나 스타킹 혹은

장갑 모양 (그림 17-18)의 화상도 반드시 의심해 보아야 한다. 학대가 의심되면, 반드시 어린이 보호기관이나 사법기관에 신고해야 한다. 여러분 지역의 법률과 규약에 따르라.

화상 예방 활동: 소방대원과 구급대원들은 사회 교육 활동을 통해 어린이 화상 발생을 감소시키는데 도움을 줄 수 있다. 이런 교육 프로그램들을 통해 가정용 온수기의 최고 온도를 49℃로 제한하도록 부모들을 가르치거나 어린이들에게 화재 안전수칙들을 가르침으로써 여러분 지역사회의 어린이 화상 발생률을 현저히 감소시킬 수 있다. 또한 노인들도 역시 화상에 의한 학대의 대상이 될 수 있다는 사실을 잘 알고 있어야 한다 (제18장을 보세요).

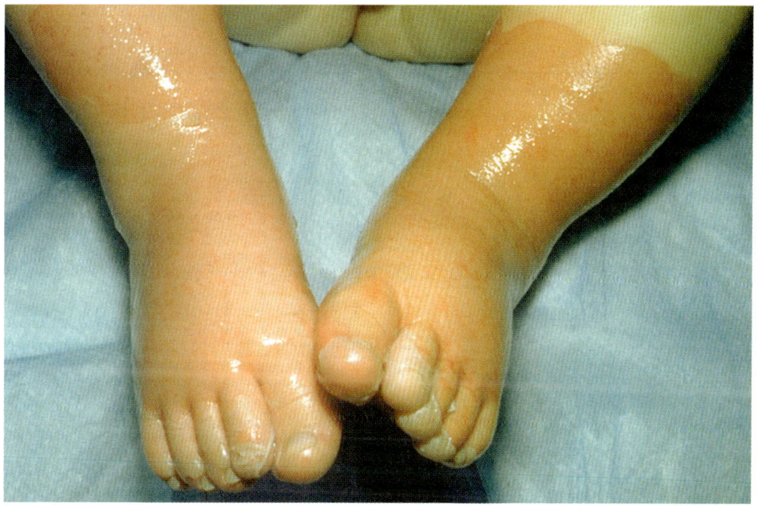

그림 17-18 어린이의 열탕 화상. 어린이 학대 화상의 전형적인 양상이다. *(사진 제공 Roy Alson, PhD, MD, FACEP, FAEMS)*

증례 제시 *(계속)*

도착하자, 소방관이 화재는 진화가 완료되었고 모든 유해 요소들은 통제되었다고 알려줍니다. 여러분은 많은 수의 빈 맥주 깡통들이 마당과 석쇠 주변에 널려 있는 것을 봅니다. 여러분이 중증도-분류를 위해 쓱 훑어보니 희생자는 2명인데 둘다 걸어 다니며 말을 하고 있으며 지시에 따르고 있습니다. 여러분이 무슨 일이 발생한 것이냐고 묻자, 손님 중 한 명이 불을 지피다가 더 빨리 불붙게 하려고 휘발유 1컵을 석쇠에 끼얹었다고 합니다. 그 사람은 그의 얼굴, 가슴, 그리고 양팔에 화상을 입었습니다. 두 번째 사람도 석쇠에 가까이 있었는데 얼굴에만 약간의 화상을 입었습니다.

여러분은 여러분의 동료에게 얼굴 화상을 입은 환자를 검진하도록 지시하고, 여러분 자신은 얼굴, 팔, 및 가슴에 화상을 입은 사람을 평가하러 갑니다. 여러분의 최초 평가 소견은, 환자가 정상 목소리로 말하고 정상 호흡하며 약간 빠르지만 강한 노동맥 맥박을 보이고 있습니다. 쌕쌕거림은 들리지 않습니다. 집중 검진에서 그슬린 머리털, 눈썹, 및 코털이 확인됩니다. 양팔에는 새카맣게 탄 피부와 함께 물집들이 보이며 화상이 둘레 화상인 것처럼 보입니다. 그의 코와 입, 그리고 인두에 발적이 있습니다.

여러분의 환자가 구급차로 걸어와서 침대에 눕습니다. 이때쯤 그의 목소리가 쉰 목소리로 변하고 있음에 주목하게 되는데, 그는 호흡 곤란과 화상 부위 통증을 호소합니다. ITLS 재-평가 검진을 시행하니, 양쪽 폐에 쌕쌕거림이 청진되는데 맥박 산소-측정기는 재호흡-방지형 마스크로 O_2 15L/분을 주면서 95%를 보입니다. 관찰된 기도 징후들을 근거로 환자가 상기도 화상을 입었을 가능성을 생각하고 기도 폐쇄가 발생할 가능성이 있다고 판단합니다.

여러분의 구급차에는 피부-부착 일산화탄소 감시 장치가 설치되어 있어서, 부착해보니 환자의 일산화탄소-헤모글리빈 결합체(CO-Hb) 농도가 9%로 나옵니다. 일반적으로 야외에서 발생한 화염 화상에서는 흡입 손상의 위험성이 매우 낮지만, 그는 옷에 불이 붙었었기 때문에 화염 화상과 그 이상의 화상까지 같이 입었을 것입니다. 여러분의 구급대는 '약물-보조 기관-삽관'(DAI)을 시행할 역량을 갖추고 있지 않으며, 그 환자는 구역질 반사가 온전하므로 약물-보조 없는

증례 제시 *(계속)*

기관-삽관을 참아내지 못할 것입니다. 그래서 지금은 여러분이 기관삽관을 시도하지 않습니다. 여러분은 화상센터에 환자의 잠재적 기도 문제를 알려주고는, 만일을 대비하여 '바늘 반지-방패막 절개술' 장비가 구급차 내의 어디에 있는지를 스스로 확인해둡니다. 여러분의 환자에게 알뷰테롤 분무기 치료를 제공하면서 가장 가까운 화상센터로 이송합니다. 화상센터로의 이송 이유는 기도 문제와 팔의 둘레 화상 때문입니다.

화상센터 응급실에서 그 환자에게 DAI를 시행했는데, 광섬유 내시경을 사용하여 보통보다 더 작은 구경의 기관내관을 삽입했습니다. 그의 양팔에는 가피-절개술이 시행되었습니다. 그의 산소포화도가 떨어졌고, 그는 화상 중환자실에 입원하였으며 이후 '성인 호흡 곤란 증후군'(ARDS)이 발생하여 오랜 치료 경과를 보냅니다. 하지만 젊고 전반적 건강 상태가 좋았기 때문에 그는 살아서 퇴원합니다. 그의 상기도 화상은 증기의 흡입 때문이었고, ARDS는 아마도 흡입이 발생하여 생긴 것으로 추정합니다.

얼굴 화상만을 입은 환자를 평가한 결과, 그의 화상은 표면 화상이었습니다. 여러분의 동료는 그를 이송하기 위하여 두 번째 구급대를 호출하였습니다. 왜냐하면 첫 번째 환자가 Load & Go 상태였기 때문입니다. 그런데 그의 환자는 병원 이송을 거부하고 있습니다. 현장의 소방대원들이 두 번째 구급차가 도착할 때까지 이 환자를 감시할 것입니다.

요약

화상 손상의 기전들은 잠재적으로 여러분과 여러분의 환자 양쪽 모두에게 치명적일 수 있다. 현장 안전수칙들을 기억하라! 모든 화상들은 심각하다. 따라서 화상 환자들은 반드시 병원으로 이송하여 평가받도록 해야 한다. 기본을 잊지 마라: 모든 화상 사망의 반은 흡입 손상으로 인해 초래된다. 적극적인 기도 확보가 필요할 수도 있다. 실온의 물로 화상 창상을 신속히 세척함으로써 남은 열기에 의한 화상 진행 과정을 중단시켜라. 그리고 화상 위에 깨끗한 시트를 덮어주면 여러분이 할 일을 다 한 것이다. 추가로 할 일은 저-체온증을 방지하기 위해 담요로 환자를 덮어주는 것뿐이다. Load & Go 상황에 맞지 않는 것이 화학 화상을 입은 환자인데, 이들에게는 (빠른 이송 시작보다는 현장에서 시간을 쓰더라도) 반드시 즉시 오염-제거를 시행해야만 한다. 그렇게 하지 않으면 화상 파괴가 이송 동안에도 계속 진행될 것이다. 전기 화상과 낙뢰 손상은 흔히 심-정지가 동반된다. 하지만 신속히 평가하여 관리를 시행하면 생명을 구할 수 있는 경우가 많다. 고-전압 전기는 극도로 위험하다. 따라서 먼저 훈련받은 요원에게 전류를 차단하도록 한 다음, 그 환자에게 접근하라. 화상 환자가 적절히 안정화되고 기도가 확보되기 전에는 환자의 2차 이송을 시작하지 마라. 연구들이 계속되면서, 앞으로도 계속 화상 관리 방법이 변할 것이다. 처치제공자들은 스스로 학습을 계속하여 자신의 환자들에게 가능한 최선의 처치를 제공할 수 있어야만 한다.

참고 문헌 & 자원

Billington, M., and B. D. Arnoldo. 2016. "Modern-Day Burn Resuscitation: Moving Beyond the Parkland Formula." Accessed January 18, 2019. http://www.emdocs.net/modern-day-burn-resuscitation-moving beyond -parkland-formula/

Borron, S. W., F. J. Baud, P. Barriot, M. Imbert, and C. Bismuth. 2007. "Prospective Study of Hydroxocobalamin for Acute Cyanide Poisoning in Smoke Inhalation." *Annals of Emergency Medicine* 49, no. 6 (June): 794–801.

Chung, K. K., J. Salinas, E. M. Renz, R. A. Alvarado, B. T. King, D. J. Barillo, L. C. Cancio, S. E. Wolf, and L. H.

Blackbourne. 2010. "Simple Derivation of the Initial Fluid Rate for the Resuscitation of Severely Burned Adult Combat Casualties: In Silico Validation of the Rule of 10." *Journal of Trauma* 69 (Suppl. 1) (July): S49–54. doi:10.1097/TA.0b013e3181e425f1.

Committee on Trauma, American College of Surgeons. 2006. *Guidelines for the Operations of Burn Units: Resources for Optimal Care of the Injured Patient*. Chicago: American College of Surgeons.

Committee on Trauma, American College of Surgeons. 2017. "Injuries Due to Burns and Cold." In *Advanced Trauma Life Support*, 10th ed., 230–44. Chicago: American College of Surgeons.

Danks, R. R. 2003. "Burn Management: A Comprehensive Review of the Epidemiology and Treatment of Burn Victims." *Journal of Emergency Medical Services* 28, no. 5 (May): 118–41.

Fortin, J. L., J. P. Giocanti, M. Ruttimann, and J. J. Kowalski. 2006. "Prehospital Administration of Hydroxocobalamin for Smoke Inhalation-Associated Cyanide Poisoning: Eight Years of Experience in the Paris Fire Brigade." *Clinical Toxicology* 44 (Suppl. 1): 37–44.

Gausche-Hill, M., K. M. Brown, Z. J. Oliver, C. Sasson, P. S. Dayan, N. M. Eschmann, T. S. Weik, B. J. Lawner, R. Sahni, Y. Falck-Ytter, et al. 2014. "An Evidence-Based Guideline for Prehospital Analgesia in Trauma." *Prehospital Emergency Care* 18 (Suppl. 1): 25–34.

Hettiaratchy, S., and R. Papini. 2004. "Initial Management of a Major Burn: Overview." *British Medical Journal* 328, no. 7455: 1555–7.

Hobbs, C. J. 1989. "ABCs of Child Abuse: Burns and Scalds." *British Medical Journal* 298, no. 13: 1305.

Jenkins, J. A. 2014. "Emergent Management of Thermal Burns." Accessed March 2, 2015. http://emedicine.medscape.com/article/769193-overview

Leybell, I. 2014. "Cyanide Toxicity." Accessed January 1, 2015. http://emedicine.medscape.com/article/814287-overview

Lloyd, E. C., B. C. Rodgers, M. Michener, and M. S. Williams. 2012. "Outpatient Burns: Prevention and Care." *American Family Physician* 85, no. 1 (January): 25–32.

Lund, C. C., and N. C. Browder. 1944. "The Estimation of Areas of Burns." *Surgery, Gynaecology, Obstetrics* 79: 352–8.

Miller, K., and A. Chang. 2003. "Acute Inhalation Injury." *Emergency Medicine Clinics of North America* 21, no. 2 (May): 533–7.

Miller, S., and C. Menckhoff. "Optimizing Outcome in the Adult and Pediatric Burn Patient." *Trauma Reports* 10, no. 2 (March): 1.

Nagel, T. R., and J. E. Schunk. 1997. "Using the Hand to Estimate the Surface Area of a Burn in Children." *Pediatric Emergency Care* 13, no. 4 (August): 254–5.

Office of Juvenile Justice and Delinquency Prevention, Office of Justice Programs, U.S. Department of Justice. 1997. "Burn Injuries in Child Abuse." Accessed May 4, 2009. https://www.ncjrs.gov/pdffiles/91190-6.pdf

18

어린이 외상

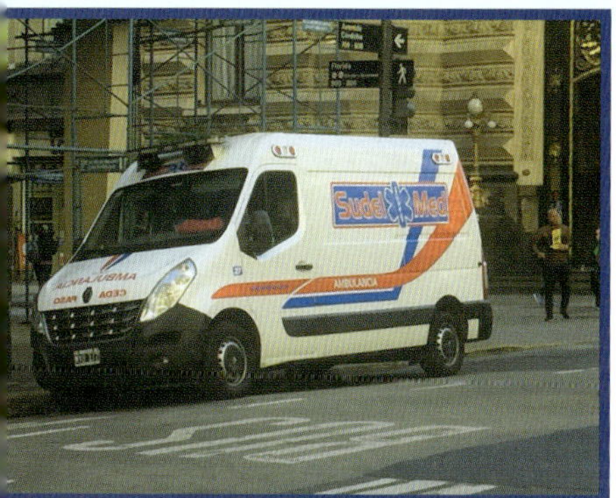

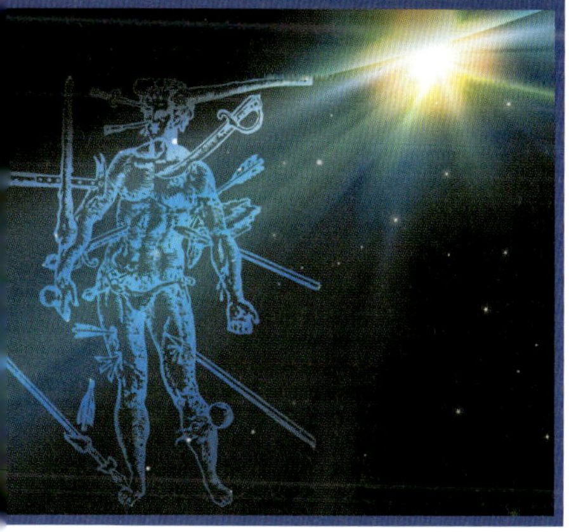

(위쪽: 사진 제공 Roy Alson, PhD, MD, FACEP, FAEMS)

Patrick J. Maloney, MD, FACEP
Ashley Larrimore, MD (Diplomate ABEM in EM & EMS)
Ann Marie Dietrich, MD, FAAP, FACEP

Traumata bei Kindern
Trauma Pediátrico
Ozljede u dječjoj dobi
Trauma Pediatrik
Травмы у детей
Traumatismes en pédiatrie
Παιδιατρικό Τραύμα
Gyermekkori trauma
小児の外傷
兒童創傷
Poškodbe otrok

핵심 용어

SCIWORA, p. 480
동의서, p. 456
비-사고성 외상 (NAT: non-accidental trauma), p. 460
수액 소생술, p. 475
어린이 신체-제지 좌석, p. 480
키-기준 소생술띠, p. 459

학습 목표

여러분이 이 장을 성공적으로 완료하고 나면, 다음을 할 수 있어야만 한다:

1. 어린이들과 그들의 부모들의 신뢰를 얻을 수 있는 효과적인 기법들을 설명하라.
2. 흔한 손상 기전들에 근거하여 가장 가능성이 높은 어린이 손상들을 예측하라.
3. 어린이 환자에 대한 ITLS 1차 조사와 2차 조사를 설명하고 임상적으로 적용하라.
4. 바로 부모 동의를 받을 수 있건 없건 상관없이, 잠재적으로 생명-위협적 상황에 처한 어린이에게 즉시 의료적 중재술과 이송을 시행할 필요성에 대한 이해도를 실증적으로 설명해보라.
5. 어린이 환자용 장비의 필요성을 구분하여 성인용 장비들과 비교할 때 어떻게 다른지 설명하라.
6. 어린이에게 SMR을 시행하는 다양한 방법들과 이들이 성인 SMR 방법들과 어떻게 다른지를 설명하라.
7. EMS 요원들이 어린이와 부모들을 위한 손상 예방 프로그램에 참여할 필요성에 대해서 토론하라.

주목: 손상 어린이들을 위한 관리에 대한 훈련을 추가적으로 받겠다는 요구가 점점 증가하고 있기 때문에, ITLS에서는 이 주제를 더 상세히 다루는 1일 교육과정을 개발하였다 (어린이 ITLS). 이 교육과정에 대한 더 많은 정보를 원하시면 ITLS International 888-495-4878 (미국 밖에서는 630-495-6442)로 전화할 수 있다.

장 개요

어린이 외상 처치의 어려움: 어린이 환자들에게 적절하면서도 효율적인 병원-전 처치를 제공하는 일에는 많은 어려움들이 수반된다. 모든 병원-전 처치의 목표는 추가 손상을 최소화하고, 환자 안전을 확실히 보장하며, 생명-위협적 상태들을 관리하는 것이다. 이러한 원칙들을 어린이 환자들에게 적용할 때, 여러분이 반드시 기억해야 할 것이 "어린이들은 단순히 작은 어른이 아니다"라는 사실이다. 그들은 어른들과 다음과 같이 여러 가지 점들에서 다르다:

1. 특유한 손상 양상들
2. 손상들에 대한 신체적 및 심리적 반응들이 다름
3. 평가와 치료를 위해 특별한 장비가 필요
4. 종종 환자 평가 및 환자와의 의사소통을 하는데 더 많은 어려움을 수반
5. 종종 그 어린이와 동반한 부모를 같이 치료해야 하며, 그들의 우려와 공포심도 다루어야만 함

숙련하기 어려운 어린이 외상: 이런 차이점들 때문에 응급처치 처치제공사들 뿐만 아니라 의사들까지도 어린이들을 치료하는 일에 자신감이 더 적은 경우가 흔하다. 또한 어린이들은 성인에 비하여 중증 손상을 덜 자주 입기 때문에 어린이 중증 외상 환자를 만날 수 있는 기회가 적다. 그 결과, 많은 처치제공자들이 그들이 원하는 만큼 충분한 양의 전문성 (술기 및 지식)을 경험하고 쌓을 수가 없다. 또한 비슷한 또래의 자녀를 가진 처치제공자들은 자녀 연령의 중증 손상 어린이를 치료하게 되었을 때 강렬한 감정적 동조를 느끼면서 치료 기능에 더욱 지장을 받을 수도 있다.

자주 경험하기 어려우므로 더 공부해야: 이런 모든 이유들 때문에 여러분은 이 장을 세심하게 공부해야만 한다. 이 장에서는 ITLS 1차 조사를 다시 검토하고, 성인과 어린이 사이의 차이점들을 강조하며, 또한 위급한 손상들에 대한 관리 방법을 설명하고 있다. 여기에 더하여, 미국 '어린이를 위한 응급의료서비스'(EMSC: Emergency Medical Services for Children) 프로그램에서는 어린이 병원-전 처치를 발전시키기 위하여 의료지도 의사 뿐만 아니라 개별 응급처치 처치제공자들에게도 도움을 주고 있다.

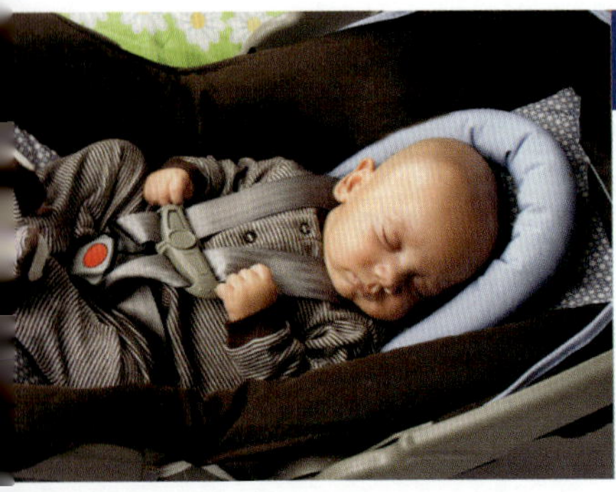

(사진 제공 Herjua/Shutterstock)

증례 제시

여러분의 구급차는 탱커 트럭이 포함된 여러 대의 자동차 충돌사고 현장에 출동한 몇 대의 ALS 구급차들 중의 하나입니다. 소방대에서 이미 현장 유해 요소들을 다 통제한 상태입니다. 현장에 도착하자, EMS 감독관이 여러분에게 운전자 쪽으로 충돌된 한 세단 승용차의 뒷좌석 쪽으로 가라고 지시합니다. 앞쪽 좌석에 탑승해있던 2명의 노인들은 다른 처치제공자들이 처치하고 있는 중입니다. 여러분의 시선은 아직도 자동차 안전 좌석에 묶여 있는 10개월 영아에게 향합니다. 그 안전 좌석은 그 승용차의 앞좌석과 뒷좌석 사이의 바닥에서 발견되었습니다. 운전자 (할아버지)가 말하기를, 충돌 후 그 아이는 계속 의식이 깨어 있었고 간간히 울었다고 합니다. 여러분이 이 작은 여자아기의 최초 평가를 시행한 결과, 그녀는 의식이 깨어 있고 피부 색깔이 양호하며 호흡을 편하게 하고 있습니다.

더 진행하기 전에 다음의 질문들을 생각해보십시오:

- 아기 엄마가 도착할 때까지, 여러분은 어떤 조치들을 취하여 그 아이를 재-평가하고 치료해야 합니까?
- 그 영아의 이송을 위하여 어떻게 준비해야 합니까?

증례 제시 (계속)

- 이 손상 기전을 고려할 때, 그 아이를 그 자동차 안전 좌석에서 꼭 빼내야만 합니까?
- 만일 해야 한다면, 어떤 형태의 SMR이 고려되어야 합니까? 또한 그 영아의 나이가 이 결정에 영향을 주나요?
- 영아의 평가는 성인의 평가와 어떻게 다릅니까?
- 그 엄마가 도착하면 이러한 평가가 더 촉진될 것으로 봅니까?

이 장을 끝까지 읽는 동안에 이 질문들을 기억하십시오. 그런 다음에 이 장의 끝에서 이 응급처치 처치제공자들이 이 환자를 어떻게 처치했는지 알아보십시오.

어린이 및 그 가족과의 의사소통

부모=돌보아주는 보호자: 어린이는 전형적인 가족 단위의 일원이며, 자신이 의존하고 있는 '돌보아주는 보호자'를 가지고 있다. 어린이의 삶에서 변하지 않는 유일한 요소가 가족이다. 따라서 손상 어린이를 위해서는 가족-중심의 처치를 제공하는 것이 이상적이다. (어린이들의 '돌보아주는 보호자'가 항상 생물학적 부모가 아니라는 사실을 기억하라. 그러나 이 장에서는 간략함을 위해 어린이의 보호자/돌보는 사람을 지칭하는 일반 용어로 "부모"라는 단어를 사용하고 있다.)

부모를 처치제공자 조수로 활용: 어린이가 손상을 입은 다음에는, 부모들이 그 아이에게 그들의 사랑과 걱정을 표현하고 신체적으로 또 정서적으로 지지하도록 처치제공자가 권장해야만 한다. 어떻게 해야 하는지에 대한 상세한 가르침과 지침을 받은 부모들은 현장에서 그 어린이를 처치하는 응급처치 처치제공자에게 도움이 될 수 있다. 그들에게 여러분이 지금 하고 있는 처치가 무엇인지, 왜 그것을 하고 있는지를 설명하라. 그런 다음, 그 부모가 그 아이와 형성하고 있는 두터운 신뢰 관계를 활용하여, 병력 청취, 신체 검진, 및 환자 처치를 시행하는 효율을 높여라. 그 가족을 처치제공자에 포함시켜 그들을 존중하면, 손상 어린이를 안정화하는 과정의 모든 측면에서 수행도를 개선해줄 것이다.

부모의 신뢰 획득 방법: 부모의 신뢰를 얻을 수 있는 가장 좋은 방법은 그 어린이를 관리함에 있어서 여러분의 '유능함'과 '동정심'을 드러내어 보여주는 것이다. 여러분이 그 어린이를 진심으로 걱정하고 있음을 보여주어라. 하지만 행동과 말이 서투르면 안 된다. 여러분이 자신감에 차 있고, 행동이 조직적이며, 또한 어린이용으로 설계된 장비들을 사용하는 것을 그 부모들이 보게 된다면, 그들이 협조적으로 될 가능성이 매우 크다. 여러분은 아이의 처치에 부모들을 적극 개입시킴으로써, "그들이 얼마나 중요한 사람들인지"를 여러분이 잘 이해하고 있음을 그들에게 보여주어라. 가능하면 언제나, 부모들이 그들의 아이와 신체적으로 또 언어적으로 접촉할 있게 하라. 그 부모들은 아이의 손을 잡아준다든지 또는 언어적으로 안심을 시킨다든지 하는 단순한 업무를 수행할 수 있다. 또한 부모들이 그 어린이에게 현재 일어나고 있는 일을 설명해줄 수도 있으며 또는 그 아이가 가장 좋아하는 노래를 불러줄 수도 있다.

부모의 상태 평가: 때로는 아프거나 손상된 어린이로 인한 정서적 스트레스가 그 부모에게 너무 압도적으로 작용할 수도 있다. 이런 일이 발생하면, 부모는 눈에 띄게 불안해하거나, 초조해하거나, 또는 심지어는 입을 닫고 위축되어서 "얼어붙은" 모습으로 될 수도 있다. 여러분은 응급처치 처치제공자로서, 부모의 이런 정서적 반응들을 인지하는 능력이 중요하다. 기억하라, 모든 어린이들은 이 상황에서 그들의 부모를 보고는 어떻게 행동할지에 대한 단서를 찾는다는 사실을. 만일 그들의 부모가 평정심을 갖고 협조적이면, 그 어린이도 역시 침착해질 가능성이 더 크다. 하지만 만일 부모가 공황 상태에 빠져서 진정하지 못하면, 그 어린이도 역시 불안해하고 비-협조적으로 될 가능성이 더 크다.

부모에 대한 처치: 그 부모가 여러분의 지시를 따르고 차분하게 있을 수가 없는 상황이라면, 때로는 그 부모에게 물러나 있으라고 요청하는 것이 최선이 된다. 그 가족에게 물어보라, 어느 가족 구성원이 그 어린이를 돌보고 지지하는데 가장 좋은 사람인지를. 그들에게 어떤 사람이 이 상황에서 이 어린이를 지지하는 이상적인 보조자가 될 수 있는지를 분명하고 간략하게 설명하라 (차분하고 협조적이며 그 어린이를 지지할 역량을 갖춘 사람). 이러한 어려운 상황들에서는, 여러분이 최선의 판단력을 발휘하여 그 어린이에게 가장 좋은 것을 결정하는 것이 중요하다. 만일 그 부모도 역시 손상을 입었거나 또는 그들이 이 상황을 대처하는데 도움이 필요한 상태라면, 그들이 적절한 처치를 받을 수 있도록 확실히 하라.

어린이-친화적 언어 & 행동: 손상 어린이를 평가할 때, 응급처치 처치제공자가 반드시 기억해야 할 사실은 다른 연령의 어린이들은 다른 수준의 인지 기술들을 가지고 있어서 서로 다른 방식으로 세상과 상호-작용을 한다는 점이다. 어린이-친화적 분위기를 조성하고 어린이-친화적 언어와 몸짓을 사용함으로써, 여러분의 환자를 더 편안하게 느끼게 만들어서 여러분이 평가하고 치료하는데 더 협조적으로 만들 수 있을 것이다. 여러분은 그 어린이와 부모들이 이해할 수 있고 그들을 안정시키는 방식으로 말하고 행동해야 하는 점을 기억하라. 이렇게 하면 겁먹은 다친 어린이를 달래는데 도움이 될 뿐만 아니라 여러분이 그 어린이의 상태를 정확히 평가하는데도 도움이 될 것이다.

부모의 의견에 경청: 달래질 수 있고 부모와 정상적 상호-작용 (부모에게 주목하고 반응함)을 할 수 있는 어린이는 정상 의식 수준을 가지고 있을 가능성이 높다. 반면에, 달래지지 않거나 통상적 방식으로 상호-작용을 할 수 없는 어린이는 다음 중 하나일 수 있다: 머리 손상, 쇼크 상태, 저산소증 상태, 또는 심한 통증 상태. 부모는 그 어린이의 기본적 의식 수준에 익숙하기 때문에, 여러분이 그 어린이 행동의 미묘한 변화들을 감지해내는데 그들이 최선의 인적 자원이 된다. 부모들은 여러분보다 먼저 그들의 아이가 "정상적으로 행동하지 않는" 순간을 감지해낼 것이다. 이것은 "특별한 것을 필요로 하는" 어린이를 다룰 때에 특히 도움이 되는데, 왜냐하면 이 어린이들은 그 연령대 어린이가 보이는 전형적 방식으로 반응하시 않을 수도 있기 때문이다. 부모의 말을 절대 무시하지 말고 경청하라. 성인 환자의 의식 수준 변화를 기록하는 것과 꼭 같은 방식으로 여러분의 관찰 소견을 기록하여 보고하라.

연령별로 어린이 달래기: 9개월 미만의 어린이들은 “어르는” 소리를 듣기 좋아하고 열쇠 짤랑거리는 소리나 열쇠를 보여주면 좋아하며 또한 포대기에 감싸지면 종종 더 편안하게 느낀다. 1살 미만의 어린이들은 여러 가지 “아” 소리들을 알고 있다. 예를 들면 “엄마”와 “아빠”같은 단어를 잘 알아듣는다. 이런 단어들을 활용해보라. 더 나이가 많은 어린이는 말을 알아들을 때 정말 문자 그대로 이해한다. 따라서 그들에게 말할 때는 항상 여러분이 사용할 단어를 조심하여 선택하고, 또한 여러분이 의도하는 것을 쉬운 용어를 써서 정확히 설명하라. 예를 들어, 어린이에게 정맥 주사를 놓을 때, “물이 흘러내린다”는 용어보다는 (아이가 화장실 세면기를 생각하게 만들 수도 있음) “약물과 혈액을 움직이게 만드는 깨끗한 물이 들어간다”라고 설명할 수도 있다.

어린이에게 설명하고 동의를 얻는 방법: 가능하면 언제나, 어린이와 그 부모에게 스스로 타당한 선택을 할 수 있도록 기회를 제공하라. 이렇게 하면 그들에게 자신이 참여하고 통제한다는 느낌을 줄 뿐만 아니라 2살 애에게 승낙을 구해야하는 함정에 빠지지 않을 수도 있다. 아장아장 걷는 어린이에게 “내가 너의 심장과 폐의 소리를 들어봐도 되겠니?”라고 묻기 보다는 (대개는 단호한 “아니오!”라는 답변을 듣게 될 것이다), “너는 어느 쪽이 더 좋으니? 내가 먼저 너의 심장과 폐의 소리를 들어볼까 아니면 너의 입속을 들여다볼까?”라고 물어라. 만일 선택 사양을 제공할 수 없는 상황이라면 (예를 들어, 경추 고정-목테를 부착하거나 구급차로 이송해야 함), 차분한 어조로 그리고 얼굴이 미소를 머금은 표정으로 그 어린이에게 여러분이 무엇을 할 예정인지를 명확히 말하라. 가능하면 시행할 처치가 그 어린이를 아프게 하지 않는다는 사실을 보여주어라. 여러분 자신 또는 그 부모에게 그것을 시연해 보이는 방법을 쓸 수도 있다. 절대로 어린이에게 거짓말을 하지 마라.

사전 설명의 중요성: 여러분이 시행하려는 것을 시행하기 전에 항상 그 어린이와 부모에게 말해주도록 노력하라. 대부분의 어린이들은 놀라는 것을 좋아하지 않는다, 특히 겁에 질린 상태이거나 불편한 상태에서는 더욱 그러하다. 예를 들면, “우리가 너의 머리를 움직이지 못하게 붙잡을 것이야. 애기 어머니, 애기가 목을 다쳤다면 이렇게 하는 것이 매우 중요합니다.”라는 식으로 말하라. 간략히, 천천히, 그리고 명확히 말하라. 온화하고 확고하게 대하라.

장난감 주기 & 부모 동승: ‘주의를 다른 곳으로 끌기’가 대단한 도구가 된다. 1세 미만의 영아들은 종종 간단한 손전등 같은 것으로 쉽게 주의를 집중시킬 수 있다. 아장아장 걷는 유아와 취학-전 어린이들은 장난감이나 인형을 가지고 있게 하면 도움이 될 수 있다. 만일 쉽게 할 수 있다면, 병원으로 구급차를 출발시키기 전에 부모에게 요청하여 아이가 가장 좋아하는 소지품을 가져오게 하라. 그렇게 하면 병원으로 가는 이송 과정과 병원에서의 진료 과정이 더 쉬워질 수 있다. 가능하면 언제나, 부모가 아이와 구급차에 동승하도록 허용하라. 어린이와 가족을 분리하면 그들을 매우 놀라고 두려워하게 된다. 그 부모에게 구체적 지침들을 명확히 전달하고, 방해가 되지 않으면서 아이에게 편안함과 지원을 줄 수 있는 위치를 배정하라.

남겨진 어린이 확인: 여러분이 그 어린이를 싣고 현장을 떠나기 전에, 그 부모에게 다른 자녀들에 대하여 질문하는 것을 잊지 마라. 왜냐하면 때때로 부모들은 다친 아이가 너무 걱정된 나머지, 다른 어린 자녀를 잊어버리고 집에 혼자 남겨 놓아 고-위험 상태로 방치하는 일도 발생하기 때문이다.

숨겨진 어린이 확인: 만일 현재 사고 현장에 있다면, 손상 입은 성인에게 대화할 수 있는 상태인지를 확인하고는 또 다른 탑승자가 그 차 안에 있었는지를 물어보라. 만일 대화할 수 없는 상태라면, 차 안에 어린이가 있었다는 징후/단서가 있는지 찾아보라. 만일 확실하지 않으면 그 지역을 확실히 수색하라. 왜냐하면 어린이들은 차 안에 머물러야 한다는 사실을 모르고, 특히 겁먹으면 달아나서 숨을 수도 있기 때문이다. 특히 자폐증이나 발달 장애가 있는 어린이는 더욱 그러하다.

부모 동의서

동의서: 어린이를 치료하라는 승낙을 인정함. 이것은 대개 부모나 법적 보호자에 의해서 주어짐. 하지만 만일 응급 상황에서 아무도 없다면, 꼭 필요하지는 않다.

부모 동의서 획득의 우선순위: 미국의 많은 주들에는 어린이들을 보호하기 위해 제정된 '동의서 법률'들이 있다. 비록 안정 상태의 어린이 환자라면 치료 '동의서'를 받는 일을 꼭 해야 할 것이고 또한 손상 상태의 어린이라도 동의서를 받는 것이 바람직하겠지만, 만일 위급한 손상 상태의 어린이를 처치하는 중이라면 동의서를 받으려 시도하느라 긴급한 응급처치가 지연되게 해서는 절대로 안 될 것이다. 병원-전 처치제공자는 현재 상황을 재빨리 평가한 다음, 부모 동의서를 받기 위해 응급처치를 지연시키는 것이 그 어린이에게 얼마나 큰 유해 효과를 줄 가능성이 있는지를 판단해야만 한다. 어린이에게 응급 처치가 필요한 상황에서는 (예: 어린이가 자전거를 타다가 동력-탈것과 충돌사고를 당했는데 부모는 주변에 없는 상황), 여러분은 즉각 그 어린이를 치료해야만 한다. 정말 애매한 경우에는, 적절한 동의서를 받을 수 있는 상황이든 아니든 상관없이 언제나 중증 손상 어린이를 치료하여 이송하는 쪽으로 '실수'를 하라. 왜 여러분이 부모 승낙 없이 이송을 시작하는지 그 이유를 기록하는 것을 잊지 말며, 그리고 의료지도 의사에게 여러분의 이 행동을 항상 보고하라. 상황이 안전해지고 실행-가능해지면 즉시, 그 부모 또는 다른 보호자에게 알려주려고 시도해야만 한다.

부모가 손상 어린이의 치료/이송에 동의하지 않을 때: 만일 부모나 법적 보호자가 여러분이 그 어린이를 이송하거나 치료하는 것을 원하지 않는다면, 또한 여러분의 처치가 그 어린이에게 최선의 이익이 된다고 믿는다면, 그 부모들을 설득하려고 노력하라. 만일 사용-가능하다면, 통신망을 통한 의료지도를 활용하여 그 부모를 설득하는데 도움을 받으라. 만일 의사로부터 전화나 무선 통신을 통해 그들의 아이가 매우 아프거나 심한 손상을 입었을 잠재성이 있다는 설명을 듣는다면, 그 부모가 치료와 이송에 동의할 가능성이 높아질 것이다. 만일 여러분이 도저히 그들을 설득할 수 없다면, 여러분의 행동들과 부모와의 대화 내용 (의심되는 잠재적 손상들, 및 치료와 이송을 하지 않았을 때의 위험성 등)을 서면 보고서에 기록하고 처치-거부 양식에 부모 또는 보호자가 서명을 하도록 요청하라.

진주 같은 정보

학대

여러분은 손상 현장에 있는 응급처치 처치제공자이다. 다음과 같은 어린이의 비-의도성 외상 징후들에 민감하라: 손상 과정에 대한 얘기가 변경되거나, 그 연령의 어린이가 신체적으로 불가능한 어떤 행동을 하다가 다쳤다거나, 창상의 모양이 손이나 어떤 물건을 닮았다거나, 또는 서로 다른 치유 단계의 타박상이 여러 개 있음.

어린이 학대 의심 상황: 만일 어린이가 위급한 손상을 입었는데 그 부모가 이송을 거부한다면, 사법기관과 적절한 사회 관계당국들에 이 내용을 즉시 신고하고 그들이 도착할 때까지 여러분은 그 어린이에 대한 처치를 계속하려고 노력하라. 만일 어린이 학대가 의

표 18-1: 병원-전 단계 어린이용 장비 및 보급품들

BLS 장비 및 보급품들	
필수 장비	**있으면 좋은 장비**
• 영아용 자동차 안전 좌석 • 입-인두 기도유지기; 영아/어린이/성인용 크기 (size 00~5). 삽입용 설압자 포함 • 자발-팽창식 BV 기구, 어린이/성인용 크기 • BVM 기구용 마스크: 신생아/영아/어린이/성인용 크기 • 산소마스크: 영아/어린이/성인용 크기 • 비-재호흡 산소마스크: 어린이/성인용 크기 • 청진기 • 어린이용 넙다리뼈 견인 부목 • 어린이용 긴 척주-고정판 (머리 고정기 포함) • 어린이용 경추 고정-목테 (견고형) • 혈압계 커프: 영아/어린이용 크기 • 휴대용 흡인 장비 및 조절기 • 흡인 도관: 편도형-끝 도관 및 6F-14F • 팔다리 부목: 어린이용 크기 • 망울 주사기(bulb syringe) • 산과용 꾸러미 • 가온 담요 • 수용성 윤활제	• 코-인두 기도유지기: size 18F-34F 또는 4.5-8.5mm • GCS 참고표 • 작은 봉제 장난감 • 손가락-찌르기 혈당 측정 기구 • 맥박 산소-측정기
ALS 장비 및 보급품들	
ALS 장비에는 모든 BLS 장비 목록이 포함되고, 여기에 더하여 다음의 물품들이 있어야 한다:	
필수 장비	**있으면 좋은 장비**
• 이송용 환자 감시 장치 • 혈당 분석 장치 • 제세동기 (성인/어린이용 패들 포함) • 심전도 감시기용 전극: 어린이용 크기 • 기관-내관: 커프 없는 형 size 2.5~6mm, 커프 있는 형 size 3~8mm • 기관-내관 속심: 어린이/성인용 크기 • 영아/어린이용 후두경-날: 직선날 size 0-3, 곡선날 size 2-4 • 코-위관: size 8F~16F • KED (고정 장비) • Magill 집게: 어린이/성인용 크기 • 뼈-속 주사용 바늘: size 16G, 18G, 20G • 나비 바늘: 23G 및 25G • 정맥 주사용 도관 바늘: 16G~24G • 어린이용 팔 고정판 • 키-기준 소생술띠 • 분무기(nebulizer)	• 일회용 CO_2 검출 기구 • 호기말 CO_2 감시 장치

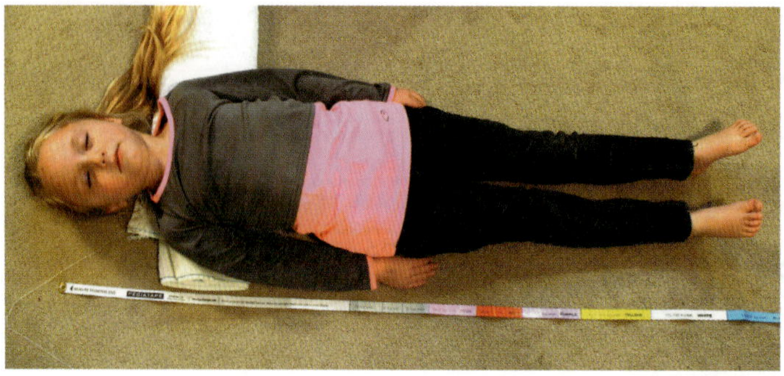

그림 18-1 키-기준 소생술띠.

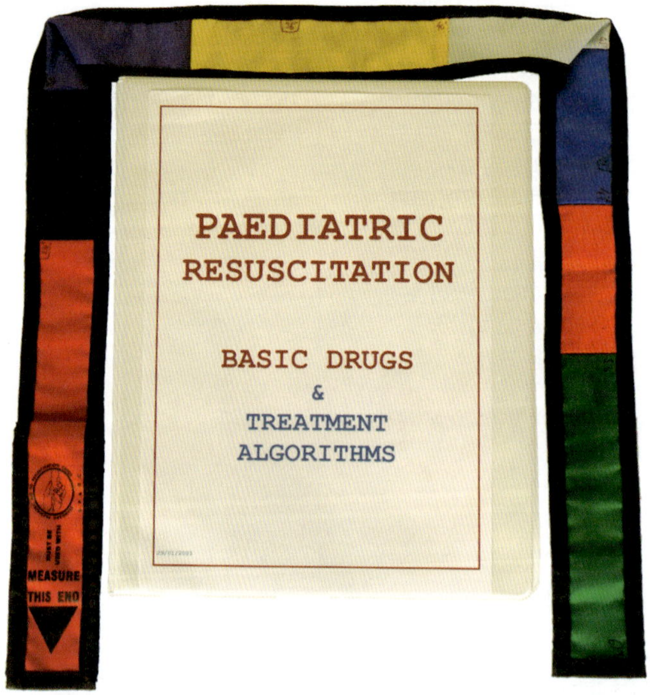

A

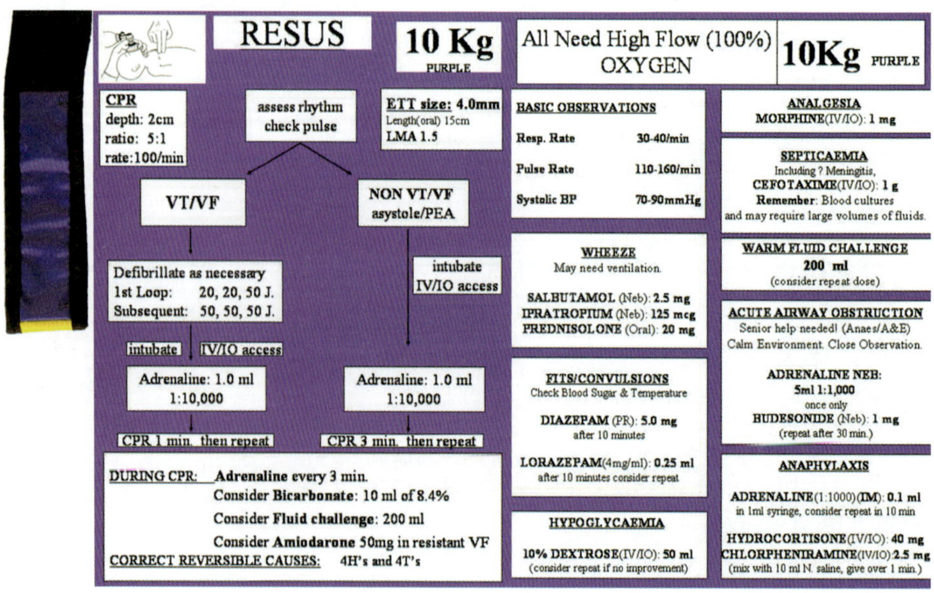

B

그림 18-2 '표준 어린이용 소생술-보조 카드 체계'(SPARC: Standard Pediatric Aid to Resuscitation Card system)는 색깔-표식 띠와 소책자 (수액/약물들의 미리 계산된 투여량과 장비의 크기가 표기)로 구성되어 있다. *(사진 제공 Kyee Han, M.D.)*

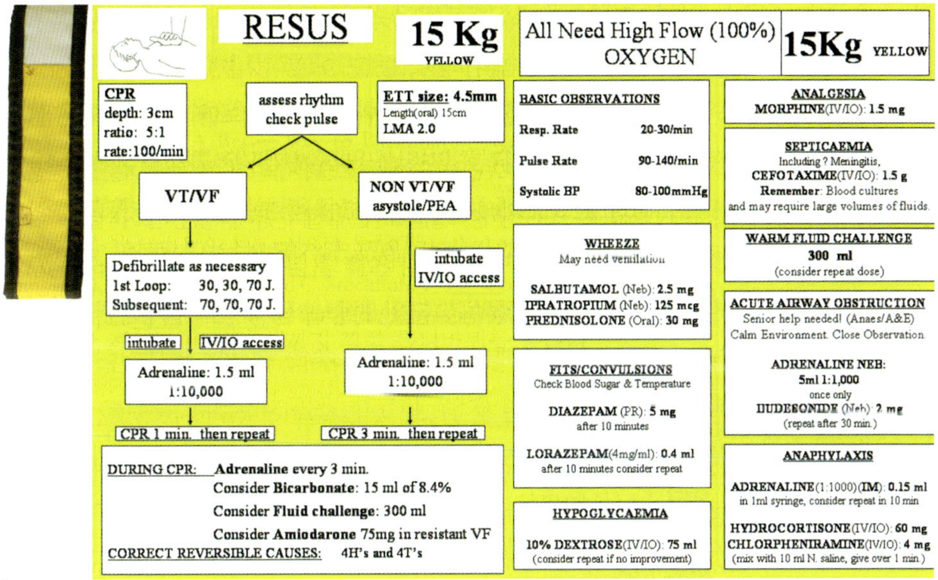

C

그림 18-2 (계속)

심된다면, 적절한 시간에 관계당국에 신고하라. 여러분이 몸소 그 잠재적 학대자에게 맞설 필요는 없지만, 그 어린이에게 최선의 이익이 되게 행동하라.

평가와 처치

어린이용 장비

어린이용 장비의 보관 방법: 표 18-1에는 병원-전 처치제공자들에게 '권장되는 어린이용 장비들'의 목록이 포함되어 있다. 더 상세한 목록을 원하면 '미국 소아과학회'(American Academy of Pediatrics) 웹사이트에서 내려 받을 수 있다 (AAP & NAEMSP 2014). 어린이용 장비들을 여러분의 성인용 장비들과 분리하여 보관하라. 그래야 그것이 급히 필요할 때 찾느라 시간과 노력을 낭비하지 않을 것이다. 더 나아가 어린이용 장비들을 다시 어린이 체구 크기별로 구별하여 별도의 칸에 정리하여 보관하는 것이 가장 이상적이다. 하지만, 구급차 안 저장 공간의 부족과 높은 비용 때문에, 여러 개의 용기들을 준비하고 동일한 용도 장비를 성인용과 어린이용 2개 용기로 보관하는 것이 비-실용적일 수 있다.

> **진주 같은 정보**
>
> **장비**
>
> 어린이들은 특수한 장비들을 필요로 한다. 이런 장비가 없다면, 여러분은 어린이 환자에게 적절한 처치를 제공할 수 없다.

키-기준 소생술띠의 활용: 어린이에게 적합한 장비와 약물 투여량을 판단하는 일은 복잡할 수 있는데, 키-기준 소생술 띠를 사용하면 이것을 훨씬 더 쉽게 할 수 있다. 이것을 사용하여 여러분이 어린이의 키를 측정하면, 그 어린이의 체중을 추산하고, 장비의 올바른 크기를 적절히 선택하며, 또한 수액과 약물들을 사전-계산된 투여량으로 투여하는데 도움을 받는다 (그림 18-1 & 18-2).

키-기준 소생술띠: 어린이들에게 적절한 크기의 장비 및 적절한 약물 투여 용량을 추산하는 방법의 하나. 어린이의 체중이 그 어린이의 키에 비례한다는 사실에 근거하여 만든 방법.

아직 다른 대안이 없는 표준 방법: 여러분은 키-기준 소생술띠를 사용함으로써, 정확한 장비 크기와 약물 투여 용량을 기억해내려고 애쓰는 대신 환자에게 더 집중할 수 있게 된다. 키-기준 소생술띠를 사용했을 때 환자의 체중과 적합 장비 크기를 의료 전문가들 보다 더 잘 추산할 수 있는 것으로 밝혀졌다. 비록 최근 어린이 비만이 증가하면서 키-기준 약물 투여용량 추산의 정확성에 대한 논란이 제기되기는 하지만, 표준 키-기준 소생술띠 기구들은 안전하고 신속하며 정확한 도구로서 사용이 계속 권장될 것이다. 키-기준 소생술띠 외에도, 이 목적으로 스마트폰용 앱들이 다수 개발되어 사용되고 있다 (First 5 Minutes, the Handtevy System, & the Pedi-Wheel). 현재 활용-가능한 이런 다양한 체계들을 비교한 연구들에 의하면, 각 체계마다 체중 추산 정확도에 차이가 있는 것으로 밝혀지고 있다 (Lowe 등. 2016; Wells 등. 2017).

흔한 손상 기전

어린이 낙상의 특징: 외상은 1~18세 어린이들 사망의 제1 원인이다. 어린이들은 흔히 낙상 (키 높이 또는 더 높은 곳으로부터), 동력-탈것 충돌사고(MVC), 자동차-보행자 또는 자동차-자전거 충돌사고, 화상, 침수 사고 (익수), 그리고 어린이 학대 등으로 인해 손상을 입는다. 어린이는 관통상보다 둔상이 훨씬 더 흔하다. 1~2미터 이상 높이에서 떨어진 작은 어린이는 흔히 머리부터 바닥으로 떨어지게 되는데, 왜냐하면 작은 체구의 어린이는 더 나이 많은 어린이나 성인과 비교할 때 신체에서 머리가 불균형적으로 크고 무거운 부위이기 때문이다. 다행히 어린이가 1미터 이하 높이에서 떨어졌을 때는 심각한 머리 손상을 거의 입지 않는다. 이 법칙에서 예외가 되는 경우는 3개월 미만의 영아인데, 이들은 겉보기에 경미한 낙상에서도 심각한 손상을 입을 수도 있다.

헬멧 미착용 & 안전띠 증후군: 자전거, 오토바이, 비-포장도로용 오토바이를 타는 어린이는, 특히 헬멧을 착용하지 않은 상태라면, 심한 손상을 입을 수 있다. 동력-탈것 충돌사고에서, 특히 안전띠, 높임-안전좌석, 및 안전띠 무릎띠 착용이 부적절한 경우에는, '안전띠 증후군'이 초래될 수 있는데, 이때 간, 비장, 창자, 또는 요추에 생명-위협적 손상을 입을 수 있다.

어린이 학대를 의심해야 하는 경우: 그 어린이 환자의 손상 양상이 손상 기전과 일치하지 않을 때마다, 어린이 학대, 다르게 말하여 비-사고성 외상(NAT: non-accidental trauma) 또는 비-사고성 손상(NAI)를 반드시 고려해보아야만 한다. 만일 병력이 손상 형태와 서로 맞지 않거나, 또는 손상 기전이 그 어린이의 발달 단계와 일치하지 않으면 (예: 생후 2개월 어린이는 걸을 수가 없는데 마루에서 뛰다가 다리를 부러뜨렸다는 설명) 학대를 의심하라. 비-사고성 외상을 의미하는 또 다른 경고 소견은, 의료 처치를 받으러 오는 것이 지연되었거나, 또는 여러분이 평가하는 동안에 보호자가 병력을 말할 때마다 자꾸 변경되거나 앞뒤가 서로 맞지 않거나, 손상 발생 과정에 대한 얘기가 부모 또는 보호자들 사이에서 서로 일치하지 않거나, 또는 여러분이 어떤 이유로든 미심쩍은 마음이 들 때 등이 포함된다. 이런 모든 소견들을 응급실 치료팀 그리고/또는 적합한 지역 관계당국에 신고하는 것을 잊지 마라. 여러분이 소속된 기관의 신고 의무사항들을 익숙하게 알고 있어야 한다.

비-사고성 외상(NAT): 한 개인에게 고의로 가해진 손상; 예전에는 "어린이 학대"라고 일컬음. 비-사고성 손상(NAI)이라고도 불림.

전반적 평가

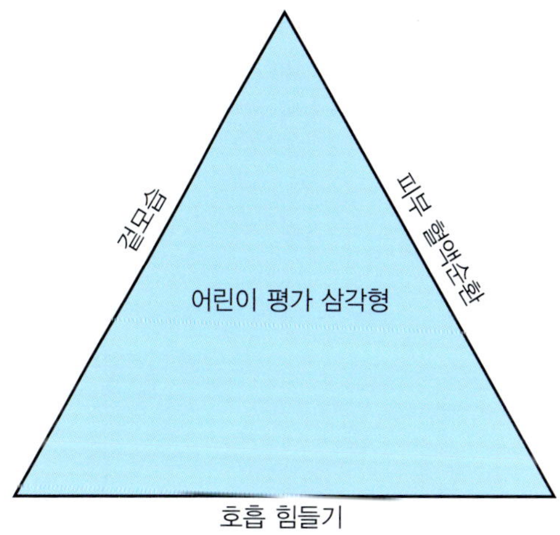

그림 18-3 어린이 평가 삼각형(PAT: pediatric assessment triangle). 미국 소아청소년과 학회가 개발한 객관적 도구.

'어린이 평가 삼각형'을 이용한 전반적 상태 평가: 손상 현장에 도착했을 때, 그 상황과 손상 어린이를 재빨리 평가하는 것이 매우 중요하다. 여러분 자신의 안전을 확실히 한 후, 여러분의 다음 단계는 그 손상 어린이에 대한 전반적 인상을 파악하는 것인데, 대개는 멀리 떨어져서 파악하게 된다. 그 어린이에게 접근해가면서, 겉보습과 호흡의 힘들기 그리고 순환 상태를 근거로 다음 중 어느 쪽인지를 판정하려고 시도하라 ('어린이 평가 삼각형': 미국 소아청소년과 학회가 개발한 객관적 도구, 그림 18-3을 보세요): 비정상적 겉모습, 힘든 호흡하기, 및 변화된 순환 상태를 보이는 중증 손상 또는 고통 상태 (병적 상태), 또는 정상적 겉모습, 전혀 힘들지 않은 호흡하기, 및 정상 순환 상태를 보이는 비-고통 상태 (비-병적 상태).

의식 수준 평가: 학령-전 어린이가 손상을 입은 후 무의식 상태가 아니라 마치 자든 것처럼 보일 수도 있는데, 대부분의 어린이들은 구급차가 도착하는 상황에서 잠들지 않는다는 사실을 기억하라. 외상성 사건 이후 의식 수준 저하가 발생하면, 저산소증, 쇼크, 머리 외상, 또는 경련 발작을 의심할 수 있다.

기도 평가

어린이 기도의 특징: 기도 평가를 시작할 때는, 여러분의 손으로 환자 목을 중립 자세로 안정화하라. 여러분이 ITLS 1차조사 (그림 18-4)를 완료할 때까지는 경추 고정-목테를 착용시키지 마라. 기도 시진하기는 성인에 비하여 어린이에게서 더 쉽다. 성인에 비하여 상대적으로 어린이의 혀가 더 크고, 기도 조직이 연약하며, 또한 기도가 쉽게 폐쇄될 수 있다는 말은 사실이지만, 다른 특성들 때문에 어린이 기도 관리가 더 쉬운 측면이 있다. 예를 들어, 신생아는 절대적으로 콧구멍을 통해서만 호흡을 한다. 따라서 '망울 주입기'(bulb syringe)를 사용하여 막힌 콧속을 청소해 주거나 입을 열어주기만 해도 생명을 구할 수 있다.

망울 주입기 사용법: 망울 주입기를 사용하는 방법은, 이 주입기의 망울을 찌부러뜨린 다음, 뾰족한 끝을 어린이의 콧구멍 속에 밀어 넣은 다음, 망울을 놓으면 된다. 다음, 망울 주입기를 코에서 빼낸 후, 망울을 쥐어짜서 점액, 혈액, 및 구토물 등을 비워내고, 필요하면 다시 반복한다. 이 망울 주입기는 영아의 인두 뒤쪽에 있는 분비물들을 제거하는데도 사용될 수 있다. 더 많은 분비물이나 출혈을 제거하려면, 동력 흡인 기구가 필요할 수도 있다.

기도 개방 술식들: 어린이에게서 기도 폐쇄의 징후들을 찾아보라, 여기에는 무호흡, 그렁거림, 또는 "꼴록꼴록"거리는 양상 등이 포함된다. 만일 이런 소견이 확인되면, 목을 움직이지 않으면서 아래턱-밀기 술식을 시행하라. 이렇게 하면 상대적으로 큰 혀가 기도를 막지 않도록 들어 올리는데 도움이 될 것이다. 뒤쪽-인두에 있는 분비물과 토물을 흡인해주는 것도 역시 도움이 될 수 있다. 무의식 상태의 어린이라면, 입-인두 기도유지

그림 18-4 외상 환자에 대한 평가 및 관리의 단계들은 성인과 어린이에게서 모두 동일하다.

ITLS 1차 조사

현장 사고-규모 평가
표준 예방조치들
유해 요인들, 환자의 총 숫자, 추가 자원들의 필요성
손상 기전

최초 평가
전반적 인상
나이, 성별, 체중, 전반적 외양, 체위/자세,
의도된 움직임, 명백한 손상들, 피부 색깔
생명-위협적 출혈 (CABC)

의식 수준
A-V-P-U
주요 호소/증상

기도
(경추 안정화를 고려하라)
(코골이, 까르륵거림, 그렁거림, 완전 무음)

호흡
(**있는가?** 빈도, 깊이, 힘들기)

순환
(**손목 동맥/목 동맥이 촉진되는가?** 빈도, 규칙성, 품질)
피부의 색깔, 온도, 습도; 모세혈관 재-충혈
출혈이 지혈되었는가?

신속 외상 조사
머리와 목
창상이 있는가?
목 정맥 팽대? 기관 편위?

가슴
비대칭, (모순 운동 동반?), 타박상, 관통상,
압통, 불안정성, 뼈-비빔 소리
호흡음
(있는가? 양쪽 동일한가? 양쪽 동일하지 않다면, 타진하라)
심음

복부
(타박상, 관통상/내장 탈출, 압통, 경직, 팽만)

골반
압통, 불안정성, 뼈-비빔 소리

팔/다리
명백한 부어오름, 변형
운동 및 감각 기능

신체 등쪽
관통상, 명백한 변형

만일 위급한 상태의 환자이면, 일단 구급차로 옮겨서 검진을 완료하라.

만일 노-동맥 맥동이 촉진되면:
활력 징후
맥박수, 호흡수, 혈압을 측정

만일 의식 수준 변화가 있으면:
동공
크기? 반응성? **양쪽 동일?**

글라스고우 혼수 척도(GCS)
눈뜨기, 말하기, 운동 기능

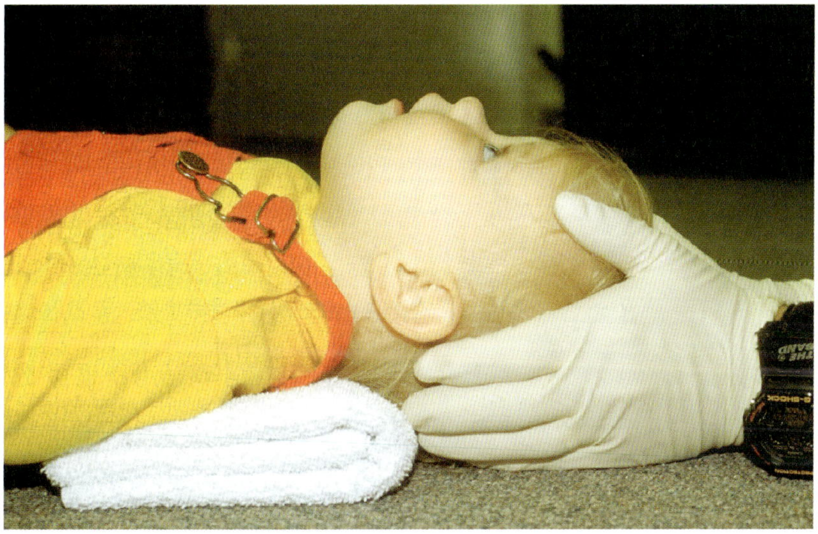

그림 18-5 대부분 어린이들은 경추를 중립 자세로 유지하기 위해서 등과 어깨 밑에 패드를 받쳐줄 필요가 있다. *(사진 제공 Bob Page, MEd, NRP, CCP, NCEE)*

기를 삽입하면 폐쇄된 기도를 개방 상태로 유지하는데 도움이 될 수도 있다 (제7장을 보세요). 어린이 콧구멍에 들어가는 코-인두 기도유지기는 너무 가늘어서 신뢰성 있게 작동하지 않으므로, 어린이에게는 코-인두 기도유지기를 사용하지 마라.

헐거운 치아 사전 제거: 어린이의 치아가 아주 헐겁게 덜렁거리면, 혹시 빠져서 기도 속으로 흡입될 위험성을 걱정할 수도 있다. 이때 여러분은 선제적으로 거즈와 손가락을 사용하여 이 치아를 부드럽게 제거할 수도 있다.

몸통 밑 패드 받치기: 또한 작은 어린이들은 뒤통수가 몸통에 비하여 더 커서 뒤로 튀어나온다는 점을 기억하라. 척주-고정판이나 들것과 같은 편평한 곳에 바로 누이면 이 뒤통수 때문에 목과 연약한 기도가 앞으로 굽혀지게 될 것이다. 이렇게 되면 기도가 눌려지며 폐쇄될 수 있다. 이런 일이 생기지 않게 방지하려면, 8살 미만의 어린이는 몸통(어깨) 밑에 패드를 받쳐주어 목을 중립적 자세로 유지해야 한다 (그림 18-5과 제11장을 보세요). 목의 과도-젖힘도 역시 기도 폐쇄를 유발할 수 있다.

호흡 평가

어린이의 호흡 빈도: 어린이를 평가하여 호흡 곤란이 없는지를 확인하라. 어린이의 호흡 빈도를 측정하는 것부터 시작하라. 8세 미만의 어린이들은 정상 상태에서 성인보다 더 빠르게 호흡한다. 하지만, 어린이들은 호흡 곤란에 처하면 보통 훨씬 더 빠르게 호흡한다. 그러다가 더 이상 보상할 수 없는 상태에 도달하면, 그들은 무호흡 기간을 나타내거나 또는 매우 늦은 호흡 빈도로 호흡하게 될 것이다.

호흡 곤란 어린이 식별하기: 그 어린이가 호흡하기 위해 "힘들여 애쓰고 있는" 상태인지 여부에 주목하라. 이는 들이쉴 때 갈비-밑이나 복장-위가 함몰되거나, 복부 보조근을 사용하거나, 콧구멍이 벌렁거리거나, 또는 그렁거리는 숨소리를 내는 것으로 알 수 있다. 가슴의 오르내림을 눈으로 보고, 공기가 기도 속을 흐르는 호흡음을 귀로 듣고, 콧구멍으로 나오는 숨결을 피부로 느껴라.

기도 재-조정/호흡 보조/보충적 O_2 요법: 만일 아무런 움직임이 없다면, 아래턱 위치를 재-조정하라. 혹시 해부학적 기도 폐쇄 상태인지 평가하여 교정하라 (AHA/ILCOR). 만일 그래도 여전히 공기 교환이 전혀 감지되지 않으면, 여러분이 그 어린이에게 인공호흡을 시행해야만 한다. 만일 그 어린이가 스스로 적절히 호흡을 하고 있는 중인지 조금이라도 의심이 든다면, 즉시 그 어린이의 호흡을 보조하라. 호흡 곤란, 순환 장애, 및 의식 수준 변화를 보이는 모든 어린이에게는 보충적 O_2 요법을 제공하라.

인공 폐환기

BVM 사용법 숙달의 중요성: 외상 환자를 포함하여 어린이 심-정지의 가장 흔한 원인은 '저산소증'과 '호흡 기능 상실'이다. 따라서 여러분이 반드시 완전 숙달해야 할 가장 중요한 술기는 'BVM 소생술 기구를 사용한 인공 폐환기' 술기이다. 기억하라, 만일 여러분이 어린이에게 기계적 폐환기와 O_2 공급을 제공할 수 있다면 여러분은 그 어린이의 생명을 구할 수 있다는 사실을.

마스크 밀접 적용의 중요성: 여러분이 BVM 기구를 사용할 때 마스크와 얼굴 사이 접촉면에서 좋은 밀폐 상태를 획득하는 것이 매우 중요하다. 만일 얼굴 마스크가 잘 맞지 않는다면, 다른 크기의 마스크로 교체하여 보거나 마스크의 위아래를 거꾸로 돌려서 폐환기를 시도해보라. 여러분의 손을 두는 위치에도 주의를 기울여라 (그림 18-6). 성인의 큰 손은 어린이의 기도를 쉽사리 막거나 또는 어린이의 눈을 손상시킬 수도 있다.

적절한 BVM 폐환기법: 매회의 호흡은 1초에 걸쳐서 천천히 공급하라. 매회 호흡을 불어넣을 때마다, 가슴이 올라가는 것이 눈에 잘 보이게 하는데 필요한 정도에서 가능한 가장 낮은 압력을 사용하도록 노력하라. 만일 가슴이 올라가는 것을 잘 보이지 않는다면, 여러분은 너무 적은 용적의 공기를 폐 속으로 주입하고 있는 것이다. 청진기를 사용하여 폐 양쪽 모두로 공기가 들어가고 있는지 청진하여 확인하라. 만일 그 어린이의 가슴이 매번 호흡마다 다 잘 올라가는 상태가 아니라면, 여러분이 마스크 밀폐를 제대로 유지하는지 그리고 공기 유입이 막혀 있지는 않는지 확실히 점검하라. 그렇게 해도 성공적이지 못하면, 각 구조 호흡마다 더 높은 압력을 가해야 할 필요가 있을 수도 있다.

고압 폐환기의 문제점: 너무 높은 압력으로 호흡을 불어넣지 않도록 주의하라, 왜냐하면 기도 압력이 너무 높으면 기흉을 유발하거나 또는 위장을 과도-팽창시켜 구토를 유발할 수 있기 때문이다. 그래서 대부분의 어린이 소생술용 BVM 기구에는 '고압-배출 판막'이 달려있다는 사실을 기억하라. 그러나 일부 병원-전 상황들에서는 보통은 이 '고압-배출 판막'을 확실히 끈 상태로 사용하는 것이 가장 좋다 (왜냐하면, 익수, 기관지 연축, 및 흡입과 같은 일부 병원-전 상황들에서는 뻣뻣한 폐에 억지로 공기를 불어넣기 위해서 더 높은 압력을 사용할 필요가 있기 때문이다).

적절한 폐환기 빈도의 유지: 인공 폐환기를 제공할 때 전형적 폐환기 빈도는 1세 미만의 어린이에게는 분당 20회, 1세 이상의 어린이에게는 분당 15회, 그리고 청소년에게는 분당 10회이다. 여러 연구들에 의하면 구조자들이 과다-폐환기를 시행하려는 경향이 강하다고 밝혀져 있다. 이런 경향은 심지어 그들이 과다-폐환기를 하지 않으려고 의식적으로 노력하는 중에도 나타난다고 한다. 항상 여러분의 BVM 기구가 O_2와 잘 연결이 되어 있으며 O_2가 유입되고 있는지 (대개 10~15L/분)를 확인하라. 현행의 지침에서는 어린이에게 반지-연골 압박술 (Sellick 술식, 제4장을 보세요)을 적용하는 것을 권장하고 있지 않다, 왜냐하면 과도한 반지-연골 압박술은 어린이 기도 폐쇄를 쉽게 유발할 수 있으며 또한 이 술식의 흡입 예방 효과가 입증되어 있지 않았기 때문이다.

기관-삽관 현장 기관-삽관 시행 신중: 만일 어린이에게 BVM 폐환기가 효과적이라면, 기관-삽관이 '선택적' 술기가 될 수 있다. 여러 연구들에서, 병원-전 단계에서 어린이에

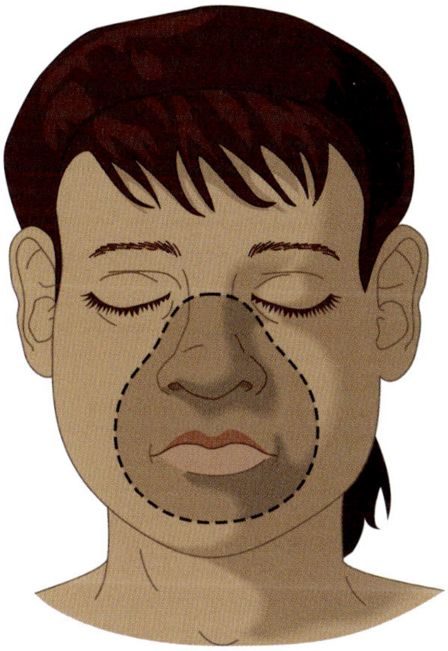

그림 18-6A. 마스크가 콧잔등과 턱 바로 위 움푹 들어간 곳에 잘 맞아야 한다.

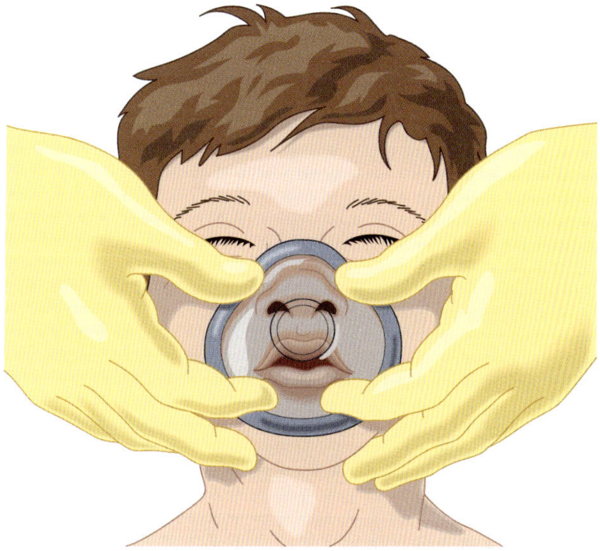

그림 18-6B. 양손 얼굴-마스크 밀폐.

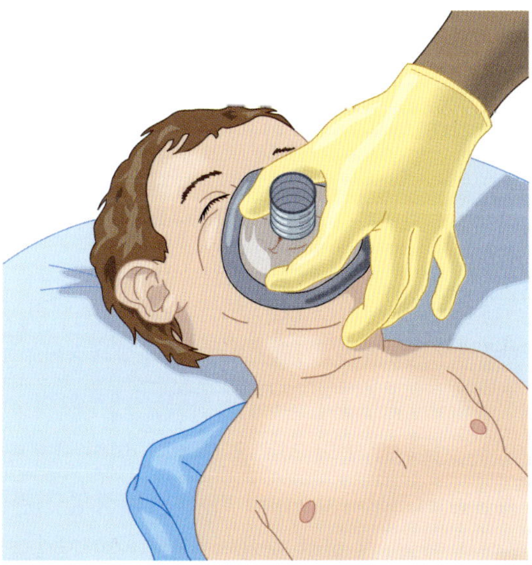

그림 18-6C. 한 손 얼굴-마스크 밀폐.

게 시행한 기관-삽관이 그 어린이의 치료 결과를 개선시키지 못했다는 사실이 밝혀졌다. 한 연구에 의하면, 기관-삽관 및 성문-위 기도유지기를 사용한 경우에 비하여 BVM을 사용한 환아들의 퇴원 생존율이 더 높았다 (Hansen 등. 2017). 만일 여러분이 BVM 기구로 폐환기를 성공적으로 잘할 수 있다면, 현장에서 어린이에게 기관-삽관을 시행하지 않는 편이 대개는 더 좋을 것이다. 결정적 처치가 언제든 가능한 외상센터로 그 환자를 신속하고 안전하게 이송하는 것이 외상 환자의 생존을 좌우하는 가장 중요한 예후인자들 중의 하나이다. 따라서 현장에서 불필요한 시간 소모는 조금이라도 줄여야만 한다.

어린이 환자 '삽관-전 O_2 공급': 어린이 기관-삽관은 잘 준비된 응급실에서조차도 시행하기 극도로 어려운 술기이다. 따라서 만일 여러분 현장에서 기관-삽관을 꼭 해야만 한다면, 준비를 하라. 여러분이 사용할 장비들을 준비하는 동안에, 여러분의 동료는 그 어린이에게 (만일 적절히 자발 호흡을 하고 있으면) 비-재호흡 마스크를 적용하고 고농도 O_2를 공급하여 '삽관-전 O_2 공급'을 시행해야만 한다. 만일 어린이가 적절히 호흡을 하고 있지 않으면, BVM을 통해 고-유량 O_2를 공급하면서 그 어린이 나이에 맞는 정상 호흡 빈도로 5~7회의 폐환기를 제공함으로써 '삽관-전 O_2 공급'을 시행해야 한다 (단, 과다-폐환기를 시키지는 마라). O_2 유량을 9L/분으로 유지하며 3분간 일회-호흡량 폐환기를 시행하는 것이 $FetO_2 \geq 90\%$를 도달하게 하는 가장 효율적인 '삽관-전 O_2 공급' 기법이다 (Chiron 등. 2007).

성인 환자와는 달리, 어린이 환자에게 기관-삽관 시도 동안에 코-대롱을 통해 고-유량 O_2를 공급하면 안전한 무호흡 시간을 연장할 수 있음을 보여주는 연구 보고서는 아직 없다. 하지만 한 연구에서는 급성 호흡 부족증 어린이에게 코-대롱을 통해 고-유량 O_2를 공급했을 때 기관-삽관의 필요성이 줄어들었다는 결과를 보여주었다 (Wing 등. 2012).

적합한 크기의 기관-내관 선택: 모든 어린이들에게는 코-기관 기관-삽관보다는 입-기관 기관-삽관이 사용되어야만 한다. 어린이에게 올바른 크기의 기관-내관을 선택하는 방법들이 몇 가지 알려져 있다. 가장 간단한 방법은 여러분이 가지고 있는 키-기준 소생술띠를 사용하는 것이다. 다른 방법으로는 그 어린이의 새끼손가락 끝의 직경과 대략적으로 같은 크기를 선택하거나 또는 다음의 공식을 사용하는 방법이 있다:

$$4+\frac{\text{나이(살)}}{4}=\text{기관}-\text{내관의 내경 (mm)}$$

'커프-있는 기관-내관'을 사용: 작은 어린이들은 기도에서 가장 좁은 부분이 성대 바로 밑이다. 이 특징을 활용한 결과, 전통적인 진료에서는 8세 미만 어린이에게는 '커프-없는 기관-내관'을 사용하는 것이었다. 하지만 지금은 대부분의 전문가들이 모든 연령의 환자들에게 '커프-있는 기관-내관'의 사용을 권하고 있다. '커프-있는 기관-내관'을 사용할 때는, 위에서 계산된 크기보다 0.5mm 더 작은 내경의 기관-내관을 선택하라 (단, 내경 3.0mm일 경우에는 제외. 그 이하 크기는 없음). 일반적으로, 여러분은 여러분의 의료지도 의사가 그렇게 하라고 지시하기 않는다면 절대로 커프를 부풀리지 않아야 하는데, 왜냐하면 커프를 과도하게 부풀리면 그 어린이의 기도를 손상시킬 수 있기 때문이다.

직선 후두경 날 사용법 1: 어떤 형태의 기관-삽관법을 시도하더라도 목을 움직일 수 있는 상당한 위험성이 동반된다. 따라서 기관-삽관을 시행하는 동안에 누군가로 하여금 양손으로 환자의 목을 안정화하도록 시켜라. 직선형 후두경 날(Miller날)을 사용하여, 환자 입의 오른쪽 가장자리로 후두경 날을 삽입하여 혀를 왼쪽으로 쓸 듯이 부드럽게 밀어내며 삽입하라. 그런 다음, 후두경 날로 후두-덮개를 들어 올릴 수 있는 위치 (vallecula 구역)에 후두경 날을 위치시키고 후두가 시야에 들어오게 만들어라 (마치 곡선 날처럼 활용). 어른에 비하여, 작은 어린이들의 후두는 더 앞쪽 (그리고 더 위쪽)에 위치하여 입에 더 가깝게 존재한다. 만일 상대적으로 크고 말랑말랑한 후두-덮개 때문에 그래도 성대를 볼 수 없으면, 이 후두경 날을 후두-덮개 뒤로 더 밀어 넣은 다음 다시 (후두-덮개를 직접) 들어 올려라. 이번에는 성대가 쉽게 보여야만 한다.

직선 후두경 날 사용법 2: 어린이 기관-삽관에서 발생하는 흔한 시나리오 중의 하나는 처음부터 후두경 날을 성문을 지나 식도 속까지 깊이 삽입해 버린 상황이다. 만일 여러분이 이런 임상적 상황에 처했다면, 해부학적 구조를 잘 보면서 후두경 날을 부드럽게 천천히 뒤로 빼라. 그러다보면 성대가 "툭 떨어지듯이" 여러분의 시야로 들어오게 될 가능성이 높다. 이 시점에서 여러분이 기관-내관을 삽입할 수 있다.

'성문-위 기도유지기'의 사용: 후두-마스크 기도유지기(LMA), i-gel, King LT 기도유지기, 및 기타 성문-위 기도유지기(SGA: supra-glottic airway)들이 어린이용 크기로도 판매되고 있으므로 구조용 기도유지기로 활용될 수 있다. 단, 이 기도유지기들은 기도 화상 또는 알러지 반응에 의한 기도 부종 환자에게는 절대로 사용되어서는 안 되는데, 왜냐하면 이들은 성문-위에 위치하게 되므로 성문을 개방 상태로 유지하지는 못하기 때문이다.

기관-삽관 시도 중 저산소증의 방지: 모든 기관-삽관 시행 동안에는 반드시 맥박 산소-측정기를 사용해야만 한다. 이 장비는 여러분이 "언제 기관-삽관 시도를 그만 멈추고, 다시 그 환자에게 O_2 공급을 해야 하는지의 시점" (대개는 SpO_2가 90% 이하로 떨어질 때)과 "기관-삽관을 재-시도를 할 수 있는 시점" (대개는 SpO_2가 95% 이상으로 높아질 때)을 알 수 있게 해 주는 좋은 도구이다. 기억하라, 호흡이 멈춘 상태에서 어린이들은 성인보다 더 빠른 속도로 O_2 포화도가 감소한다는 사실을. 기관-삽관 시도 중에 어린이에게 폐환기를 해야 할 시점을 잊지 않는 또 다른 확실한 방법은 그 어린이에게 인공 폐환기를 제공하지 않는 시간 동안에 같이 여러분도 호흡을 참는 것이다. 여러분이 호흡 충동을 이길 수가 없게 되면 (길어도 15초 이상이 되어서는 안 됨), 즉시 기관-삽관 시도를 중지하고, 그 어린이에게 다시 BVM 폐환기를 시행하여 O_2 공급을 한 다음, 수 분 후에 기관-삽관을 재-시도하라. 이를 대체할 또 다른 효과적인 방법은 환자의 목을 양손으로 안정화하고 있는 여러분의 동료에게 큰소리로 천천히 15까지 수를 세게 하는 것이다.

호기-말 CO_2 분압측정기로 기관-내관의 삽입 위치 확인: 삽관 후에는 기관-내관 위치 확인 규약 (제7장을 보세요)에 따라 기관-내관이 올바른 위치에 삽입되었는지를 확인하라. 비록 일회용 '정성적 호기-말 CO_2 검출 기구'를 사용하여 기관-내관이 기도 속에 올바른 위치에 삽입되었는지를 확인할 수도 있지만, '파형 호기-말 CO_2 분압측정기'를 사용하는 것이 가장 좋은데 왜냐하면 이것을 쓰면 최초 기관-내관의 삽입 위치를 확인할 수도 있고 또한 이후에 그것의 위치를 계속 감시할 수도 있기 때문이다. 만일 비색 CO_2 검출 기구를 사용한다면, 어린이용으로 특화된 제품을 사용하도록 확실히 하라.

기관-내관 고정 방법: 기관-내관을 그 자리에 확실히 고정하라. 벤조인 액을 환아의 뺨과 입술에 발라라 (단, 눈에 들어가면 절대 안 됨). 반창고 (또는 고정띠 또는 비닐 튜브)를 사용하여 기관-내관을 입 가장자리에 단단히 고정하라. 만일 사용-가능하다면 판매되고 있는 기관-내관 고정기를 대신 사용해도 좋다.

기관-삽관 후 목 운동 제한의 중요성: 그런 다음, 환자의 머리를 머리 운동-제한 기구를 사용하여 안정화하라. 목을 단순히 굽히기만 해도 기관-내관이 오른쪽 주기관지까지 깊이 들어가게 만들 수도 있고, 반대로 목을 젖히면 기관-내관이 기관에서 빠져나오게 만들 수도 있다. 다행스럽게도, '견고형 경추 고정-목테' 또는 '수건 만 것' (환자의 목 양쪽에 덧댐, 영아용 고정-목테는 없기 때문)은 어린이의 머리와 목이 불필요하게 움직이지 않게 제지하는 용도의 간단하고 실용적인 보조기구가 된다. 이렇게 하면 외상 환자의 경추에 잠재적 추가 손상이 발생하지 않도록 보호할 뿐만 아니라 외상 및 비-외상 환자에게 삽입된 기관-내관이 계속 움직이거나 빠져나올 위험성을 줄이는데 도움이 될 것이다 (Becker & Langhan 2017).

호기-말 CO_2 분압측정기로 적정 폐환기 유지: 어린이 환자에게 BVM 폐환기를 제공하는 처치제공자가 객관적인 피드백 장치 없이 자신의 감각만으로 정상 폐환기 상태를 계속 유지하기는 어렵다. '파형 호기-말 CO_2 분압측정기'를 같이 사용하면 어린이의 BVM 폐환기를 더 좋게 유지할 수 있다.

보충적 O_2 투여 **폐환기 상태 평가:** 여러분이 어린이를 꾸릴 때, 종종 반창고와 고정띠를 사용하여 임기응변과 융통성을 발휘해야 할 필요가 있다. 하지만 반창고와 고정띠는 어린이의 가슴 움직임을 제한할 수 있으므로, 이송 동안에 환자의 폐환기 상태를 자주 평가하라. 심각한 손상을 입은 모든 어린이들에게는 반드시 보충적 O_2 요법 (가능하면 100% O_2에 가까운)을 제공해야 하는데, 심지어 호흡 곤란이 전혀 없어 보이더라도 O_2를 공급해야 한다. 손상, 공포심, 그리고 울음 울기, 이것들은 모두 O_2 요구량을 증가시킨다.

흡인기 준비: 어린이들은 어떤 형태든 손상을 입으면 구토를 쉽사리 하게 된다. 따라서 준비하라, 여러분의 흡인 기구를 언제든지 바로 사용-가능할 수 있도록. 순환에 대한 평가로 진행하기 전에 여러분의 팀 동료에게 폐환기에 대한 지시를 주는 것을 잊지 마라.

진주 같은 정보

쇼크

어린이들은 보상 기전이 강력하기 때문에, 초기 쇼크에서 놀라울 정도로 양호해 보일 수 있다. 하지만 상태가 악화될 때는, 그들은 종종 "급속히 악화한다." 만일 이송 시간이 길고 손상 기전 및 평가 소견이 출혈성 쇼크 가능성을 시사한다면, 급작한 악화에 대비하라. 어린이에게 수액 소생술을 할 때는, 20 ml/kg씩 덩이-투여하고 재-평가하라. 여러분이 투여한 총 수액량을 병원에 확실히 보고하라.

순환 평가

쇼크의 징후들: 어른에 비해 어린이는 초기 쇼크를 진단하기가 더 어렵다. 어린이에게

서 가장 신뢰할 만한 초기 쇼크 지표는 '지속적 빠른-맥'이다. 어린이의 동맥 맥박을 촉진하여 맥박 상태를 평가하기는 어른보다 훨씬 더 어렵다. 어린 어린이에게, '팔-동맥'과 '넙다리-동맥' (=중심 동맥) 맥박은 대개 '노-동맥'과 '발등-동맥' (=말초 동맥)만큼 촉진하기 쉽다. 반면에 '목-동맥'은 어린이에게서 촉진하기 쉽지 않은데, 왜냐하면 어린 어린이들은 전형적으로 목이 짧기 때문이다. 빠른-맥은 공포와 불안 상태에서도 역시 유발되기 때문에, 빠른-맥을 보이는 어린이는 다시 혈액 관류 불량의 징후들이 있는지 평가해야만 한다. 이 징후들에는 다음이 포함된다: 중심 동맥에 비해 말초 동맥의 맥동이 약화됨, 팔다리 '먼-쪽' 부위의 차가운 체온, 및 모세혈관 재-충혈 시간의 지연. 분당 150회가 넘는 빠르고 약한 맥박을 보이면, 대개 신생아를 세외한 모든 연령의 이린이들에게서 쇼크 징후로 봐야 한다 (표 18-2).

모세혈관 재-충혈 시간 측정: 지연된 모세혈관 재-충혈 시간, 차가운 팔다리, 그리고 얼룩덜룩한 피부는 조직 혈액 관류가 감소되었음을 시사하는 소견일 수도 있다. 모세혈관 재-충혈 검사법을 다른 방법들과 함께 순환 상태를 평가하는데 사용할 수 있지만, 이것에만 의존해서 쇼크 진단을 내려서는 안 된다. 왜냐하면 피부 혈관-수축을 유발하는 다른 조건에 의해서도 모세혈관 재-충혈이 지연되기 때문이다 (예: 추운 환경 또는 공포 상태). 모세혈관 재-충혈 시간을 검사하려면, 손톱 바닥, 발바닥 전체, 또는 복장뼈 위 피부를 손으로 2초간 누른 다음, 손을 떼고서 얼마나 빨리 혈액 순환(혈색)이 회복되며 피부 색깔이 정상화되는지를 측정한다. 피부 색깔이 2초 이내에 눌려지기 전의 상태로 회복되어야 한다. 만일 그렇지 않다면 그 어린이에게는 혈관-수축이 있는 것이고 이것은 쇼크의 징후일 수도 있다.

지혈 너무 작은 어린이의 총 혈액량: 명백한 출혈 부위는 반드시 먼저 지혈이 되어야만 적절한 혈액 용적과 순환 상태를 유지할 수 있다. 기억하라, 어린이의 혈액 용적은 약 80~90 ml/kg이라는 사실을. 따라서 체중 10 kg 어린이의 혈액 용적은 1리터가 채 되지 않는다. 이 어린이는 3~4군데 피부 열상과 같은 비교적 경증 손상만 입어도 심각한 혈액 손실이 발생할 수 있다 (200 ml 정도의 작은 혈액 손실만 발생해도 그 어린이 총 혈액 용적의 약 20%에 해당함). 따라서 성인 환자를 볼 때보다 어린이 환자를 볼 때 혈액 손

표 18-2: 활력 징후들의 범위

나이	체중 (kg)	호흡수 (회/분)	맥박수 (회/분)	수축기 혈압 (mmHg)
신생아	3~4	30~50	120~160	>60
6개월~1살	8~10	30~40	120~140	70~80
2~4살	12~16	20~30	100~110	80~95
5~8살	18~26	14~20	90~100	90~100
9~12살	26~50	12~20	80~100	100~110
>12살	>50	12~16	80~100	100~120

실에 대해 더 면밀한 관심을 기울여라.

숨겨진 출혈 확인: 만일 어린이가 몸 전체를 덮는 옷을 입고 있거나 흡수성 표면 (예: 카펫 또는 풀밭) 위에 누워있으면 출혈이 즉시 눈에 드러나 보이지 않을 수도 있다는 사실을 잊지 마라. 항상 확실하게 어린이의 신체를 노출시키고 출혈 부위를 찾아보라. 출혈을 인지하지 못하는 부위로 악명 높은 부위가 뒤쪽 두피 열상이다.

직접 압박의 충실한 시행: 필요하면 동맥성 출혈을 지혈하기에 충분할 정도의 압력으로 단단히 압박해야 한다. 만일 여러분이 그 부모나 구경꾼에게 이 압박을 유지하도록 도움을 요청하였다면, 그 출혈을 지혈시킬 정도의 충분한 압력으로 지속적으로 압박하고 있는지 확실히 감시하라 (비-전문가는 제대로 못하는 경우가 많다).

출혈 지점을 직접 압박: 응급처치 처치제공자들이 흔히 범하는 실수 중의 하나는 부피가 큰 드레싱, 수건, 및 옷 뭉치 등을 사용하여 지혈을 시도하는 것이다. 불행하게도, 부피가 큰 드레싱을 사용하면 출혈을 멈추게 할 정도의 충분한 압력을 제공하지 못하는 일이 흔히 발생한다. 대신에 단지 다량의 혈액을 흡수함으로써 잠재적 중증 출혈을 보이지 않게 하는 역할을 할 뿐이다. 장갑 낀 여러분의 손과 손가락과 4×4 무균 거즈를 사용하여 그 출혈 부위에 직접 견고한 압력을 지속적으로 가하는 것이 대개 가장 좋은 방법이다. 일단 출혈이 지혈되면, 여러분이 더 확실한 드레싱을 적용하는 것을 시도할 수도 있다. 이후 드레싱과 창상을 자주 재-확인하여 출혈이 재발하지 않았는지 확실히 하는 것을 잊지 마라.

지혈대의 사용: 피가 줄줄 흐르는 출혈은 반드시 1차 조사 단계에서 직접 압박 또는 지혈대 (만일 필요하면)를 사용하여 처치되어야만 한다. 어린이의 출혈에서도 다른 방법들로 지혈할 수 없는 생명-위협적 출혈에 대해서는 지혈대의 사용이 권장된다. 지혈대의 '생명을 구하는' 유익한 효과가 경미한 잠재적 위험성 (추가 팔다리 손상 및 팔다리 상실)보다 더 크다 (제4장을 보세요). 통상적으로 사용되는 지혈대가 작은 어린이에게는 맞지 않을 수도 있다는 사실에 유의하라.

신속 외상 조사 또는 집중 검진

'신속 외상 조사' 또는 '집중 검진' 구별 적용: 전신적 손상 기전으로 손상을 입었거나 손상 기전을 알 수 없는 어린이에게는 '신속한 머리부터-발가락까지 검진' (신속 외상 조사)을 시행하라. 또한 갑자기 설명되지 않는 의식 수준 변화를 보이는 2세 미만의 어린이에게도 신속 외상 조사의 시행을 고려하라. 집중된 (독립) 손상을 입었거나 심각하지 않은 손상을 입은 어린이에게는 그 손상 부위만 검진하는 '집중 검진'을 시행할 수도 있다. 심각하지 않은 손상 기전의 어린이에게는 ITLS 2차 조사를 시행할 필요가 없을 수도 있다.

신속 외상 조사

전신에 대하여 치명적 손상을 빠짐없이 찾아내기: '신속 외상 조사'란 머리, 목, 가슴, 복부, 골반, 그리고 팔다리를 빠르게 검진하는 것이다. 그리고 만일 환자에게 의식 수준 변화가 동반되어 있다면 간략 신경학적 검진을 추가하여 시행한다. 이 조사는 '생명-위협적 손상들'을 찾아내는 것이다. 이때 모든 손상 부위들을 평가할 수 있도록 그 어린이의 신체가 적절히 노출되어야만 한다. 이 과정을 부모가 도와주어야 할 수도 있는데, 왜냐하면 대부분의 어린이들은 모르는 사람이 옷을 벗기게 허락하지 않도록 교육을 받기 때문이다. 여러분이 눈으로 볼 수 없는 것은 평가할 수가 없다. 신속 외상 조사의 순서를 따라 '머리에서부터 발가락 쪽' 그리고 '앞면에서부터 뒷면 쪽' 방향으로 검진하라. 이렇게 하면 매우 중요한 손상을 빠뜨릴 가능성을 줄일 수 있을 것이다.

머리 & 목 검진: 머리와 목을 신속히 확인하여 다음과 같은 손상의 징후들을 찾아보라: 멍듦, 찰과상, 열상, 및 관통 창상. 또한 목-정맥 팽대 및 기관 편위가 있는지 확인하라. 경미해 보이는 목 손상이 생명-위협적으로 될 수 있는데, 왜냐하면 목 속에서 출혈이나 부종이 진행하면 그 어린이의 기도를 압박하게 되면서 매우 빠르게 기도 폐쇄를 시킬 수 있기 때문이다.

가슴 시진/청진/촉진: 가슴을 보고, 듣고, 느껴라. DCAP-BLS (deformity 변형, contusion 타박상, abrasion 찰과상, penetration 관통 창상, burn 화상, laceration 열상, 및 swelling 부종)을 찾아보라 (시진). 양쪽 가슴에서 호흡음을 들어보고 어떤 비정상적 소리가 들리는지 찾아보라 (청진). 손으로 만져서 TIC (tenderness 압통, instability 불안정성, 및 crepitus 뼈-비빔소리)를 찾아보라 (촉진). 아직 시행되지 않았다면, 여러분의 동료로 하여금 '동요 절편' 안정화하기, 개방 창상 폐쇄하기, 또는 긴장-기흉 감압하기를 시행하도록 지시하라.

복부 촉진/시진: 복부를 부드럽게 촉진하라. 그러면서 타박상, 찰과상, 관통 창상, 또는 팽만을 주시하여 찾아보라. 심각한 복부 손상을 가진 어린이는 통증 때문에 호흡을 깊이 들이쉬지 못할 수도 있다. 이는 마치 충수염에 걸린 어린이가 통증 때문에 뛰거나 걷지 못하는 것과 유사하다.

골반 및 팔다리 검진: 골반 부위에 통증을 호소하지 않아도, 골반을 부드럽게 촉진하여 TIC를 찾아보라. 팔다리를 빠르게 평가하여 분명한 손상이 있는지 확인하라 (DCAP-BLS & TIC).

등 쪽 검진 & SMR: 신속 외상 조사를 완료하자마자, (적응증이 된다면) 그 어린이를 SMR 기구로 옮겨라. 성인과 동일한 방법으로 어린이에게 통나무-굴리기를 시행해야 한다는 사실을 기억하라 (제10장을 보세요). 다음의 어린이들은 SMR이 필요하지 않다: 여러분이 도착하기 전에 일어서서 움직이던 어린이, 경증 손상 기전으로서 의식 수준 변화 또는 우려되는 신체 검진 소견이 없는 어린이, 및 관통상만을 입고 신경학적 결함이 전혀 없는 어린이. SMR과 관련한 영역에서는 증거가 부족하므로, 아직도 다음의 어린이에게는 SMR이 권장된다: 의식 수준 변화가 동반된 어린이, 다-장기 손상 어린이, 신경학적 결함을 보이는 어린이, 및 중증 현혹 손상이 있는 어린이. 이때가 그 어린이의 등을 자세히 검진하여 손상의 존재 유무를 확인할 수 있는 시간이다. 만일 적절한 크기의 경추 고정-목테가 사용-가능하다면 그 어린이에게 적용하고, 그 다음 SMR 기구 위에 먼저 몸통을 고정하고, 그 다음에 머리를 고정하라. 만일 견고형 경추 고정-목테가 사용-가능하지 않다면, 부피가 큰 수건 만 것을 사용하면 어린이의 머리와 목을 고정하는데 도움이 될 수 있다.

위급한 외상 상황

경추 운동-제한의 중요성: 만일 여러분이 위급한 외상 상태를 발견했다면, 그 어린이를 신속히 이송해야 한다. 일단 그 어린이를 꾸리는 것을 완료하면, 여러분은 가능한 빨리 현장을 떠나야만 한다. 어린이의 목을 중립적 자세로 배열하기 위해서 몸통 위쪽 밑에 패드를 덧대어주어야 한다는 사실을 기억하라. 어린이용 크기의 견고형 경추 고정-목테가 있으면 유용한데, 특히 1살 이상의 어린이에게는 더욱 필요하다. 경추 고정-목테는 환자 자신과 처치제공자들에게 머리를 움직여서는 안 된다는 사실을 상기시켜 주는데 도움이 될 수 있다. 하지만 경추 고정-목테에만 의존하지는 마라. 반창고와 머리 운동-제한 기구, 또는 큰 부피의 수건 만 것을 사용하여 머리의 움직임을 제한하라.

현장 체류 시간 최소화: 현장에서 반드시 시행되어야 할 술식은 거의 몇 가지 없다. 1분 1분이 중요하다, 특히 어린이에게는. 현장 체류 시간을 5분 밑으로 만드는 것이 바람직하다.

BVM 폐환기만으로 이송: 잠재적인 중증 손상을 입은 모든 어린이 환자에게는 100% O_2를 투여하라. 만일 적절한 응급실까지의 이송 시간이 짧다면, 현장에서 위급한 어린이 환자에게 기관-삽관을 시행하기보다는 그냥 BVM 폐환기를 시행하며 이송하는 것이 더 좋다는 사실을 뒷받침하는 강력한 증거들이 존재한다.

이송 병원의 선택: 처치제공자가 이송 선택 사양들을 고려할 때는, 반드시 그 지역 및 권역의 의료자원들과 정책들을 알고 있어야만 한다. 이 선택에는 어떤 특정 환자에게 적합한 목적지 의료기관의 결정 ('가장 가까운 응급실'이냐 '권역 어린이 외상센터'냐) 뿐만 아니라 최선의 이송 방식 선택 ('BLS 구급대'냐 'ALS 구급대'냐 '항공 구급대'냐)도 포함된다. 일반 규칙은, 생명-위협적 손상 또는 혈역학적 불안정성을 가진 어린이는 그 환자를 더욱 안정화시킬 역량을 갖춘 가장 가까운 의료시설로 이송해야만 한다는 것이다. 모든 응급실들이 다 어린이 응급 상황들을 처치할 역량을 갖추고 있지 않다. 표 18-3에서 '어린이용 인증 응급실' 또는 '어린이 외상센터'로 이송해야 하는 기준에 해당하는 손상 기전 목록의 일부를 확인하라.

필요한 중재술은 이송 도중에 시행: 만일 어린이에게 어떤 치료 술식이 필요하다면, 여러분은 현장에서 그것을 시행하는데 그 시간과 관심을 집중할 가치가 있는지를 판단해야만 한다. 여러분은 다음의 것들을 고려해야만 한다: 그것을 시행하는데 얼마나 오래 걸릴까? 그 술식은 얼마나 긴급한가? 그것을 현장에서 시행하는 것은 구급차 안이나 병원에서 시행하는 것에 비하여 얼마나 어려울까? 그리고 그것이 결정적 치료까지 도달하는데 걸리는 시간을 얼마나 많이 지연시킬까? ITLS 1차 조사에서 발견된 문제점들은 반드시 교정되어야만 한다. 하지만 만일 여러분이 그 어린이 환자에게 BVM 폐환기를 적

표 18-3: 어린이용 인증 응급실 또는 어린이 외상센터로 이송해야 하는 기준 제안

기준
• 기도 폐쇄 • 기도 중재술이 필요한 상태 • 호흡 곤란 • 쇼크 • 의식 수준 변화 • 동공 확대 • 글래스고우 혼수 척도 점수 <13 • 어린이 외상 점수 <8 • 중증 손상과 연관되는 손상 기전 (신뢰성이 낮은 지표)· – 3미터 이상 높이에서의 낙상 – 사망자가 발생한 '동력-탈것 충돌사고'(MVC) – MVC에서 자동차 밖으로 이탈됨 – MVC에서 차체가 탑승자 구역으로 심하게 밀려들어옴 – 자동차에 의해 충돌당한 보행자 또는 자전거 탑승자 – 1개 이상 팔다리의 골절 – 1개 이상 장기 체계의 중증 손상

절히 제공할 수 있다면, 현장에서의 즉각적 기관-삽관은 불필요하다. 만일 여러분이 3분짜리 술식 (예: 정맥 경로 확보)이 필요한데 이송 시간이 30분으로 예상된다면, 그 술식을 이송 도중에 시행하는 것이 좋을 것이다. 만일 여러분이 헬리콥터 도착을 기다리는 중이라면, 그 술식을 시도할 수도 있지만 단, 그 이송 수단이 도착했을 때 바로 출발할 준비가 되어 있도록 그 어린이를 꾸린 상태로 유지하라. 일부 술식들은 구급차 탑승 후 병원으로 가는 구급차 안에서 시행하는 것이 가장 좋을 수도 있다. 항상 도착할 응급실에 미리 전화하여, 그 응급실에서 필요한 장비와 인력을 미리 준비할 수 있게 하라. 만일 시간이 있다면, 이송 도중에 ITLS 재-평가 검진과 ITLS 2차 조사를 시행하라.

안정적 어린이 환자: 만일 여러분이 ITLS 1차 조사를 완료한 후 위급한 외상 상황을 확인할 수 없었다면, 그 어린이를 들것 위에 옮긴 상태에서 현장에서 체계적인 ITLS 2차 조사를 시행하라.

ITLS 2차 조사

성인과 동일한 ITLS 2차 조사: 어린이 환자에게 ITLS 2차 조사를 시행하기 위해서는, 성인 환자에게 할 때와 마찬가지로, 정확한 활력 징후를 기록하고, SAMPLE 병력을 청취하며, 그리고 완전한 '머리부터-발가락까지 검진' (더 상세한 신경학적 검진을 포함하여)을 시행하라. 여기에 더하여, 여러분이 신경학적 검진을 시행하는 동안에, 그 어린이의 행동과 주변 환경에 대한 반응 (달래지거나 시선을 돌리기가 가능한지, 엄마에게 가려고 하는지 등)을 기록하고 글래스고우 혼수 척도(GCS) 점수를 계산하라.

어린이용 글래스고우 혼수 척도: 만일 그 어린이가 5살 미만이라면 영아 및 유아용 GCS를 사용하라 (표 18-4). 붕대 감기와 부목 덧대기를 완료한 다음에 어린이의 상태를 계속적으로 감시하면서 이송을 시작하라. 의료지도 의사에게 보고하라.

표 18-4: 어린이용 글래스고우 혼수 척도

		>1살	<1살	
눈뜨기	4	자발적	자발적	
	3	언어 명령에 반응	크게 소리치면 반응	
	2	통증에 반응	통증에 반응	
	1	반응 없음	반응 없음	
		>1살	<1살	
가장 좋은 운동 반응	6	명령에 따름	자발적	
	5	통증의 위치를 지적	통증의 위치를 지적	
	4	굽힘—움츠림	굽힘—정상	
	3	굽힘—비정상 (겉질-제거 경직)	굽힘—비정상 (겉질-제거 경직)	
	2	젖힘/폄 (대뇌-제거 경직)	젖힘/폄 (대뇌-제거 경직)	
	1	반응 없음	반응 없음	
		>5살	2~5살	0~23개월
가장 좋은 언어 반응	5	지남력 온전 & 대화 가능	적절한 단어와 어구들	웃음, 옹알이, 적절한 울음
	4	지남력 착란 & 대화 가능	부적절한 단어들	울음
	3	부적절한 단어들	울음 또는 비명	부적절한 울음 또는 비명
	2	알아들을 수 없는 소리	끙끙거림	끙끙거림
	1	반응 없음	반응 없음	반응 없음

잠재적으로 치명적인 손상들

출혈성 쇼크

어린이의 높은 '출혈성 쇼크 보상 능력': 모든 피가 줄줄 흐르는 출혈 부위는 1차 조사 단계에서 직접 압박 그리고/또는 지혈대로 처리되어야만 한다. 내부 출혈은 훨씬 더 애매한 (겉으로 알아내기 어려운) 문제이다. 어린이들에게 중증 내부 출혈이 가장 많이 발생하는 부위는 가슴, 복부, 골반 그리고 긴 뼈 (넙다리뼈 골절)이다. 이로 인해 출혈성 쇼크가 유발된다. 비록 '두개-내 출혈'로 출혈성 쇼크가 유발되는 경우는 매우 드물지만, 아주 어린 영아들에게는 일어날 수도 있다. 조기 쇼크 (흔히 '보상성 쇼크'라고 부름)는 성인에 비하여 어린이에게서 진단하기가 훨씬 더 어려운데, 왜냐하면 어린이들은 생명-위협적 출혈이 있음에도 불구하고 이를 혈역학적으로 보상하여 정상 혈압을 유지하는 능력이 높기 때문이다. *'지속적 빠른-맥'의 존재가 어린이에게서 쇼크를 나타내는 가장 신뢰할만한 조기 지표이다.*

애매하면 일단 쇼크로 간주: 어린이들의 개인별 차이와 환경적 요인들 때문에 일부의 쇼크 조기 징후들을 인지해내기가 어려울 수 있다. 빠른-맥은 공포심 또는 발열 때문에 나타날 수 있다. 얼룩덜룩한 피부는 6개월 미만의 영아에게는 정상일 수 있으며 특히 서늘한 환경 온도에 노출되었을 때는 더 그러하다. 팔다리는 추위에 노출되면 차가워질 수 있으며, 추운 어린이에게는 모세혈관 재-충혈 시간이 지연될 수 있다. 비록 위의 모든 것들이 사실이지만, 순환 상태가 나쁜 어린이는 다음 징후들 중 하나 이상을 보일 것이

다: 빠른-맥, 피부 얼룩덜룩함, 차가운 팔다리, 및 길어진 모세혈관 재-충혈 시간. 일반적으로 말해서, 만일 어린이에게 지속적 빠른-맥 또는 불량한 말초 혈액 관류 징후들 (길어진 모세혈관 재-충혈 시간, 약한 말초 맥박, 또는 차갑거나 얼룩덜룩한 팔다리)이 존재하면 반드시 그 어린이를 일단 쇼크 징후를 보이는 것으로 간주하고 세밀하게 평가해야만 한다.

저혈압을 보이면 쇼크의 후기 징후: 어린이의 저혈압은 쇼크의 후기 징후 ('보상-부전성 쇼크'라고도 불림)이다. 어린이 환자가 정상 혈압을 보인다고 해서, 속아서 안심하지 마라. 어린이는 중증 출혈을 동반한 손상을 가지고 있음에도 불구하고 뛰어난 보상 작용을 통해서 여전히 정상 혈압을 유지할 수 있다.

촉진 방식의 혈압 측정법: 어린이들에게 혈압을 측정할 때, 혈압계 커프의 적절한 크기를 대충 빨리 선정하는 방법은 그 어린이의 위팔에 편하게 잘 맞는 크기들 중에서 가장 큰 것을 사용하는 것이다. 만일 주변 소음이 심하면, 여러분은 (청진이 아닌) 촉진으로 혈압을 측정할 수 있다. 노-동맥을 찾은 다음, 여러분이 노-동맥 맥동이 더 이상 촉진되지 않을 때까지 혈압계 커프를 부풀려라. 그리고 혈압계의 눈금을 주시하면서 공기를 서서히 유출시켜라. 여러분이 처음 노-동맥 매동을 느꼈을 때, 그 때의 압력을 기록하고 숫자 뒤에 "p"자를 붙여 촉진(palpation)으로 측정한 값임을 표기하라. 이 혈압은 수축기 혈압이며, 촉진 방식으로는 수축기 혈압만 측정할 수 있으며, 청진으로 측정한 혈압보다 약간 더 낮게 측정될 것이다.

수축기 혈압 하한선: 일반적 추산 수치로서, 정상 수축기 혈압 범위의 하한선 (하위 5% 백분위수)은 신생아 (생후 30일 미만)는 약 60mmHg, 영아 (1개월~1살)는 70mmHg, 그리고 어린이 (1살 이상)는 "70+2×나이" mmHg이다 (이런 수치를 보이면, "정상"이 아니라 여러분이 매우 우려해야만 하는 상태임을 잊지 마라). 이 수치 이하의 수축기 혈압을 보이는 어린이는 보상-부전성 쇼크로 간주하고 치료가 이루어져야 한다. 즉, 그 어린이에게는 이미 매우 심각한 양의 실혈이 일어났다는 의미이다.

어린이 혈압 측정 술기의 통상적 숙련: 모든 어린이 환자들을 볼 때 (혈압 측정이 필요해 보이지 않더라도), 통상적으로 혈압을 측정하는 것은 유용한 방법이다. 이렇게 평소에 어린이 혈압 측정을 숙련하면 여러분의 기술과 요령이 좋아져서, 실제로 겁에 질리거나 심각한 손상을 입은 어린이에게 혈압을 측정할 때도 신속하고 효율적으로 해낼 수 있게 된다. 비교적 건강한 어린이에게 반복적으로 연습함으로써, 곤란한 상황들에 대한 준비가 더 많이 될 것이다.

수액 소생술

수액 투여 용량: 만일 쇼크가 의심된다면 (정상 혈압의 보상성 쇼크이든 저혈압을 보이는 보상-부전성 쇼크이든), 그 어린이에게 수액 소생술이 필요하다. 여러분은 혈관 경로를 재빨리 확보하고 수액을 '덩이-투여'해야만 한다. 최초 덩이-투여는 생리식염수를 20ml/kg 용적으로 최대한 빨리 주입하는 것이 되어야 한다. 만일 첫 주입에 반응이 없으면, 20ml/kg 덩이 용량을 한 번 더 투여할 수도 있다. 두 번의 수액 덩이-투여 이후

수액 소생술: 혈량-저하 어린이에게 결정질 용액을 주입함으로써 그의 혈관-내 용적을 보충해주는 치료법.

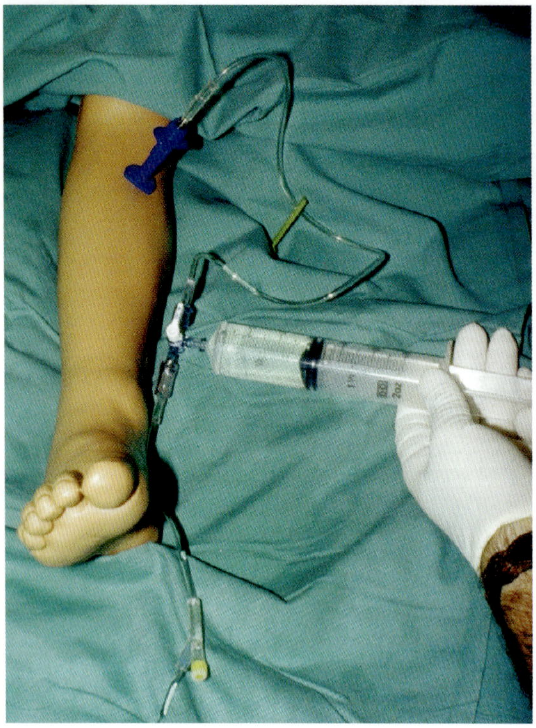

그림 18-7 어린이의 '몸-쪽' 정강뼈에 삽입되어 정맥 경로로 사용되고 있는 뼈-속 주사 바늘. *(사진 제공 Bob Page, MEd, NRP, CCP, NCEE)*

에도 쇼크 증거를 보이는 환자에게는 혈액 제제의 수혈이 적응증이 된다 (Polites 등, 2018). 만일 말초 정맥 경로를 사용할 생각이라면, 신속한 덩이-투여를 위해서 사용-가능한 정맥 도관들 중에서 그 어린이 혈관에 적용 가능한 가장 대구경의 정맥 도관을 삽입하도록 노력하라.

'뼈-속 주사'로의 변경: 만일 그 어린이가 쇼크 상태이라면, 말초 정맥을 눈으로 찾거나 촉진하여 찾는 것이 어려울 수 있다. 만일 위급한 손상 어린이에게 정맥 경로를 신속히 확보할 수 없다면, 여러분은 '뼈-속 주사'(IO: intraosseous needle) 경로를 확보할 필요가 있다 (그림 18-7과 제5장을 보세요). 출혈성 쇼크 상태의 어린이들 중 어떤 어린이에게는 정맥 수액을 투여해서는 안 된다고 주장하는 과학적 연구 자료는 현재 이 시점까지 전혀 없다.

어린이 쇼크에서 심박수 증가 및 감소: '심-박출량'은 '일회-박출량' 곱하기 '심박수'로 산출된다는 사실을 기억하라. 심-박출량을 높여야 할 때, 어린이는 성인에 비하여 '일회-박출량'을 증가시키는 능력이 현저히 떨어진다. 따라서 혈량-저하 상태에서 심장으로 복귀하는 혈액량이 줄어들면, 어린이들은 단지 심박수를 높이는 방식으로만 혈액-관류량을 유지할 수 있을 뿐이다 (또한 혈관을 수축시켜 혈액-관류압을 높임). 중증 쇼크 상태의 어린이들은 때때로 느린-맥을 나타내는데, 이렇게 되면 혈액 관류량의 심각한 저하가 초래되어 흔히 사망으로 이어진다. 혈량-저하증을 조기에 치료하라.

머리 외상

빠른 결정적 치료 기관으로의 이송: '외상성 뇌 손상'(TBI)은 어린이 외상의 가장 흔한 사망 원인이다. 어린이는 성인에 비하여 머리가 불균형적으로 더 크기 때문에 머리는 어린이 외상에서 '1차적 손상 부위'가 된다. TBI에 대한 관리의 목표는 2개이다. 첫째, 두개-내 응급 상태들 (예: 경막-바깥 혈종)을 재빨리 인지해내는 것이 중요하다. 병원-전 상황에서, 이것은 잠재적 중증 머리 손상을 가진 모든 어린이들을 결정적 처치가 즉시 제공-가능한 병원의 응급실로 더 빨리 이송하는 것을 의미한다.

2차 손상의 최소화: 둘째, 여러분은 환자의 뇌에 2차 손상이 조금이라도 발생하지 않게 예방하는데 초점을 맞추어야만 한다. 비록 최초 충격에 의해서 상당한 뇌 손상 (1차 뇌 손상)이 발생하게 되지만, 그 이후에 여러 예방-가능한 원인들 (예: 저산소증 및 혈액-관류 저하)로 인해 추가적 뇌 손상 (2차 뇌 손상)이 초래된다.

2차 손상 예방을 위한 3대 기본 원칙: 이러한 추가적 뇌 손상의 위험성들을 최소화하기 위해서, 여러분은 반드시 다음의 간단한 원칙 3가지를 우선순위대로 처리해야만 한다:

- *O_2를 투여하라.* 뇌 손상이 발생하면, 뇌 세포 대사율을 증가시키고 뇌 (최소한 뇌 일

부분이라도)로 가는 혈류량을 감소시킨다. 따라서 모든 머리 손상 어린이 환자에게는 반드시 100% O_2를 제공해야만 한다. 성인과 마찬가지로, 뇌 손상을 가진 어린이에게 과다-폐환기를 시행하면 절대로 안 된다. 단, '뇌 탈출 증후군'의 증거를 보이는 경우는 예외이다 (제12장을 보세요). 만일 사용-가능하다면, 호기말 CO_2 분압-측정기를 사용하여 폐환기 상태를 감시하는 것을 잊지 마라.

- *적절한 뇌 혈액-관류를 확실히 유지하라.* 충분한 양의 혈액이 뇌에 도달하여 O_2를 전달해 주어야만 한다. 따라서 쇼크의 조기 징후들 (빠른-맥과 불량한 혈액 관류 상태)을 인지하고 혈량-저하증을 적극적으로 교정하는 것이 매우 중요하다. 수축기 혈압이 어린 영아 (<생후 1개월)일 때 60mmHg 미만, 영아 (1개월~1살)일 때 70mmHg 미만, 그리고 어린이 (1살 이상)일 때 "70+2×나이" mmHg 미만이면 반드시 저혈압으로 간주해야 한다. 저혈압은 TBI 환자에게서 불량한 치료 결과 예측 인자로 알려져 있다.
- *흡입을 예방하기 위한 준비를 하라.* TBI 환자들은 자주 구토한다. 대비하라. 머리 손상을 입은 어린이를 볼 때는 흡인기가 쉽게 사용-가능한 상태로 준비되어 있어야만 한다.

어린이의 구체적 반응들을 기록: 의식 수준의 변화는 TBI의 가장 좋은 지표이다. 현장에서 GCS 13점이었는데 응급실에 들어올 때 GCS 10점으로 악화된 어린이는 현장에서 GCS 7점이었다가 응급실에 들어올 때 GCS 10점으로 나아진 어린이와는 매우 다르게 보게 될 것이다. "반쯤-의식 있음"과 같은 애매한 용어를 써서 평가하는 것은 도움이 되지 않는다. 그 대신에, 그 어린이가 의식이 명료하고 상호-작용이 가능한지, 시선 돌리기가 가능한지, 달래질 수 있는지, 부모를 찾으며 우는지, 부모에게 가려고 하는지, 또는 통증이나 음성에 반응을 보이는지 등과 같은 구체적인 행동들을 기록하라.

동공 평가: 의식 수준이 변한 어린이에게 동공을 평가하는 것은 성인과 마찬가지로 중요하다. 또한 눈동자가 오른쪽 왼쪽으로 다 잘 움직이는지 아니면 한 쪽 방향으로만 가만히 고정되어 있는지도 확인하라. 이것을 판정하기 위해서 머리를 움직이지는 마라!

2차 손상 예방 & 외상센터로의 빠른 이송: 간단한 지시를 잘 따르는 어린이는 중추신경계가 온전한 상태이며 뇌 혈액 관류도 적절한 상태이다. 총체적으로 볼 때, 현장에서 어린이의 머리 외상 범위를 평가하기란 어려운 일일 수 있다. 따라서 손상 어린이를 볼 때는 항상 중증 머리 손상이 발생했을 수도 있다고 가정하라. 병원-전 처치의 최우선 순위는 '2차 뇌 손상의 예방'과 '결정적 처치를 제공할 준비가 되어 있는 외상센터로의 빠른 이송'에 초점을 맞추어야만 한다.

가슴 손상

빠른 호흡=호흡 곤란: 일반적으로 가슴 손상을 입은 어린이들은 호흡 곤란의 시각적 징후들을 보인다. 예를 들면, 빠른 호흡, 그렁거림, 콧구멍 벌렁거림, 및 흉곽 함몰과 같은 것이다. 보충적 O_2 요법을 시행해주면 호흡 곤란을 보이는 모든 어린이들에게 유익할 것이다. 어린이들의 정상 호흡수가 어른들보다 더 높다는 사실에 유의하라 (표 18-

2). 일반적 법칙으로서, 40회/분 이상으로 호흡하는 어린이 또는 60회/분 이상으로 호흡하는 영아는 대개 호흡 곤란을 가지고 있다.

심각한 호흡 곤란의 징후들: 호흡 곤란의 다른 징후들에는 '콧구멍 벌렁거리기' (토끼 코처럼 콧구멍을 움직이며 호흡하기)와 '함몰' (숨을 들이 쉴 때 복장-위, 갈비-사이, 또는 갈비-밑 부위가 움푹움푹 당겨 들어가는 것)이 포함된다. 함몰을 보이면 호흡하는데 힘이 매우 많이 든다는 의미이다. '그렁거림'은 대개는 비정상적이며 심각한 호흡 곤란을 의미하고 그래서 폐환기 보조가 필요함을 시사한다. 그 어린이의 호흡 양상을 잘 관찰하라. 얕게 호흡하기, 한동안의 무호흡 (10~20초간 호흡 멈춤), 또는 '빈사 호흡'은 모두 호흡 기능 상실의 징후이므로 폐환기 보조를 반드시 해 주어야만 한다.

영아 및 유아 '긴장-기흉'의 진단: 가슴에 둔상을 입은 어린이는 기흉이 발생할 위험에 처해 있다. 갑작스런 O_2 공급의 악화, 호흡 곤란의 증가, 그리고 비-대칭적인 호흡음은 기흉의 전통적 소견들이다. BVM 폐환기 또는 기관-삽관 시행 이후에 급작스런 상태 악화를 보이는 모든 어린이에게도 역시 (긴장) 기흉을 감별진단명에 꼭 넣어서 평가해야만 한다. 하지만 어린이는 가슴이 작기 때문에, 양쪽 가슴 사이의 호흡음의 차이가 성인보다 더 애매해서 청진으로 식별하기가 어려울 수도 있다. 또한 어린 어린이들에게는 '긴장-기흉'을 진단하기도 어려운데, 왜냐하면 이들은 대개 목이 짧고 지방이 두꺼워서 '목-정맥 팽대'와 '기관 편위'가 둘 다 식별하기 어렵기 때문이다. 만일 긴장-기흉이 발생한다면, 종격동과 기관이 결국에는 기흉이 발생한 흉강의 반대쪽으로 이동될 것이지만 이것은 매우 나중에 나타나는 소견이다. 성인과 마찬가지로 어린이에게도 '바늘 흉강 감압술'이 생명을 구하는 술식이 될 수 있다. 2번째 갈비-사이 공간 빗장-중간선 또는 4번째 및 5번째 갈비-사이 공간 겨드랑-중간선을 바늘로 찌르는 것이 효과적이다 (제7장을 보세요).

어린이 갈비뼈 골절의 의미: 사춘기-전 연령대의 어린이들은 아주 탄성력이 높은 흉벽을 가지고 있다. 따라서 갈비뼈 골절, 동요-가슴, 심장-눌림증, 및 대동맥 파열 등이 더 나이 많은 어린이나 성인에 비하여 덜 자주 발생한다. 반면에, 폐 타박상은 아주 흔하다. 그러나 만일 어린이에게 갈비뼈 골절이나 동요-가슴이 있다면, 그의 가슴에 상당히 강력한 충격력을 받았다는 뜻이며 따라서 중증 내부 손상(들)을 동반하고 있는 것으로 간주해야만 한다.

복부 손상

복부 고형 장기 파열: 어린이 외상 사망의 2번째 선행 원인은 복부 둔상인데, 즉 고형 장기 (간, 비장, 콩팥)의 파열과 복강 내 출혈 초래되는 것이다. 흔한 손상 기전들로는 동력-탈것 충돌, 자전거 충돌, 스포츠-관련 손상, 그리고 어린이 학대가 포함된다. 어린이들은, 간과 비장이 상대적으로 커서 둘 다 갈비뼈 밑으로 돌출되어 있기 때문에 외부 둔상 충격력에 노출되기가 쉽다.

어린이 복부 손상 진단의 어려움: 현장에서 복부 손상을 진단하기는 어려우며 그래서 자주 놓치게 되는데, 왜냐하면 복부 손상의 증상 및 징후의 발현 양상이 알아채기 어렵기 때문이다. 어린이들은 자신의 배가 아프다는 사실을 의사소통하는데 어려워할 수도 있으며, 또는 그 어린이의 어린 연령 때문에 또는 그 어린이가 입은 다른 손상들 때문에 병력 청취가 제한적으로 이루어질 수도 있다.

강력히 의심해야: 손상 후 복통을 호소하는 모든 어린이는 복강-내 손상이 있는 것으로 간주되어야만 한다. 손상 어린이의 복부 검진도 역시 힘든 과세가 될 수 있는데, 왜냐하면 두려움, 통증, 및 연령 자체 때문에 환자 협조가 제한되기 때문이다. 어린이들은 드러난 외상의 징후는 거의 없는데도 중증 복부 손상을 가지고 있을 수 있다. 중증 복부 손상을 시사하는 신체 검진 소견들로는 압통, 멍듦, 그리고 쇼크 징후들이 포함된다. 안전띠 자국이나 자전거 손잡이 자국이 복부에 관찰되면, 이것도 역시 우려할만한 소견이다. 복부에 멍이나 안전띠 자국이 있으면 복부 손상을 강력히 의심해야만 한다.

복부 손상이 의심되면 Load & Go하라: 여러분의 환자 평가는 신속해야 하며 또한 철저해야만 한다. 둔상을 입은 어린이가 명백한 출혈원이 없는데도 쇼크 상태이라면, 그 환자에게 내부 출혈이 일어나고 있다고 간주하라. 그러면 여러분의 결정은 가능한 빨리 Load & Go하는 것이 되어야만 한다. 하지만 기억하라, 정상 활력 징후 (맥박수와 수축기 혈압)을 보이는 환아라고 중증 복강-내 손상을 배제할 수 없다는 사실을.

중재술은 이송 동안에 시행: 어린이가 쇼크 징후들 (빠른-맥, 불량한 혈액-관류 상태)을 보인다면 정맥 경로를 확보하고 수액 덩이-투여를 시작하라. 이런 중재술들은 병원 이송 동안에 시행되어야만 한다. 만일 손상 어린이에게 빠른-맥이나 불량한 혈액-관류 소견이 없으면서 이송시간도 짧다면 (5~10분), 정맥 경로 확보를 미룰 수도 있다. 만일 어린이가 의식 수준 변화, 빠른-맥, 그리고 불량한 혈액-관류 소견을 보인다면, (또한 정맥 경로 확보가 어려워 보이면) 바로 '뼈-속 주사'의 시행을 고려하라. 계속 울거나 복부 손상으로 고통 받는 어린이는 위장 팽만을 보일 수도 있어서 구토하기 쉽다. 따라서 이에 대비하라.

척추 손상

어린이 경추 손상의 특징: 어린이들은 목이 짧고, 머리가 크고, 인대가 느슨하나. 다행스러운 것은 청소년기 이전까지는 경추 손상이 드물다는 점이다. 경추 손상이 발생할 때, 9세 이하의 어린이에게는 보통 상부 경추 (C1~C3) 손상이 발생하고 반면에 더 나이가 많은 어린이와 성인에게는 보통 하부 경추 (C5~C7) 손상이 발생하는 경향을 보인다.

어린이 SMR: 심각한 머리 손상, 의식 수준 변화, 또는 국소적 신경학적 결손을 가진 어린이들은 척추 손상의 발생 가능성에 대하여 매우 우려하게 된다. 현장에서 어린이 척추 상태를 "확실히 점검"하는 규약으로서 그 기능이 입증된 것은 없다. 만일 패드가 잘 덧대어진 기구에 환아의 머리가 적합한 방법으로 잘 안정화되었다면, 경추 고정-목테는 필요하지 않다.

척주-고정판에 꾸리기: 만일 의식이 명료한 어린이인데 심각한 손상 기전 또는 현혹 손상을 가지고 있어서 SMR이 필요하다면, 그 어린이가 무서워하지 않게 마치 꾸리기 게임을 하는 것처럼 하면서 그 어린이를 척주-고정판 위에 꾸려라. 여러분이 그 어린이를 완벽히 꾸려서 준비를 마친 뒤에는 그 보상으로 구급차를 태워줄 것이라고 약속할 수도 있다. 가능하면 부모나 다른 친숙한 사람의 도움을 받으라. 꾸리기로 인해 그 어린이의 가슴 움직임이 제한되지 않도록 확실히 하라. 앞서 언급한 것처럼, 약 8세까지의 어린이들은 목을 중립 자세로 유지하기 위해서 몸통 밑에 패드를 덧댈 필요가 있을 것이다.

SCIWORA: 병력에서 또는 신체 검진에서 일시적인 신경학적 결손이 있었던 모든 어린이에게는 SMR을 시행하고 또한 세심하게 유지해야만 한다. 일시적인 신경학적 결손(예: 이상-감각)의 병력 또는 비-정상적 신경학적 검진 소견을 가졌던 어린이가 나중에 병원에서 시행된 방사선 검사와 CT 촬영을 해보니 정상 소견을 보일 때를 일컫는 현장 진단명을 '방사선 사진에서는 이상 소견을 보이지 않는 척수 손상'(SCIWORA: spinal cord injury without radiographic abnormality)라고 하는 것은 아니다. SCIWORA 환자들은 흔히 조기에 일시적으로 신경학적 증상들 (예: 근력 약화 또는 감각 둔화)을 호소한다. 이 손상은 경추에서 가장 흔히 발생한다. 척추 골격에 대한 방사선 검사에서는 전혀 이상 소견을 보이지 않는다. MRI 촬영을 하면 이런 환자들의 일부에서는 '척수' 손상 소견이 드러날 수도 있다. 따라서 현장에서 SMR 시행이 필요하다.

SCIWORA: 단순 X-ray나 CT에서는 식별되지 않는 척추 손상을 일컫는 용어. Spinal cord injury without radiographic abnormality를 의미한다.

어린이 신체-제지 안전 좌석

올바른 '자동차 안전 좌석'의 활용: 어린이가 어린이 신체-제지 안전 좌석에 적절히 고정되어 있는 상태에서 동력-탈것 충돌사고를 당하면, 중증 손상을 입을 가능성이 신체-제지가 되지 않은 탑승자보다 훨씬 낮아진다. 불행히도, 많은 어린이들이 '자동차 안전 좌석' 속에 적절히 앉혀지지 않고 있거나, 또는 어린이가 앉혀진 안전 좌석 자체가 그 탈것에 올바르게 고정되지 않고 있다. 자동차 안전 좌석의 적절한 활용은 '손상 예방'의 영역인데, 바로 이 영역에서도 EMS 요원들이 대중 교육을 통해서 중요한 역할을 할 수 있다.

어린이 신체-제지: 안전 좌석: 어린이를 앉히는 안전 장비의 하나로서, 동력-탈것 충돌 상황에서 어린이를 보호하도록 고안되어 있다. 이것이 효과를 발휘하려면, 크기가 그 어린이에게 잘 맞아야 하며, 고정띠를 사용하여 어린이를 적절하게 잘 묶어야만 한다.

안전 좌석에 앉혀서 이송: 구급차 안에서는 어린이들을 크기가 적절하면서 연령대에도 맞는 신체-제지 장비를 적용한 (그리고 이 장비는 구급차 들것에 적절히 고정된) 상태로 이송해야만 한다. 만일 그 어린이가 손상을 입지 않았고 또한 사용-가능한 적절한 다른 신체-제지 장비가 없는 상황이라면, 그 어린이의 '자동차 안전 좌석'을 그대로 사용할 수 있다 (단, 그 안전 좌석에 파손이 없고 그것을 구급차 안에 적절히 고정할 수 있을 경우에만). 그 어린이의 머리 주변에 패드를 덧대고 반창고로 환아 머리를 그 안전 좌석에 직접 고정하라 (훑어보기 18-1). 이 이송 방법은 오직 완전한 환자 평가를 통해 그 어린이에게 손상이 없음을 확인된 후에만 사용되어야 한다. 여러분 지역의 지침 및 규약을 참조하여 확실한 지침을 확인하라. 만일 그 어린이에게 심각한 손상의 증거가 있으면, 그 어린이를 그 안전 좌석으로부터 빼낸 다음 척주-고정판 위로 옮겨 적절한 방법으로 꾸려라.

훑어보기 18-1 겉으로 손상이 없는 어린이를 자동차 안전 좌석에 안정화하기

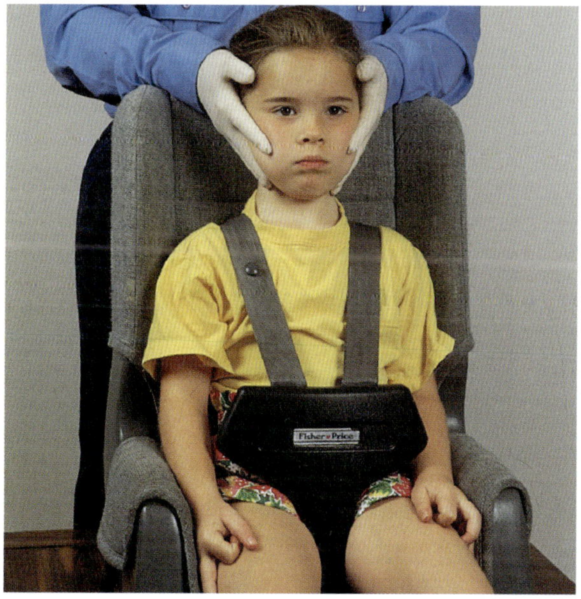

18-1-1 한 명의 응급처치 처치제공자가 안전 좌석을 곧바로 세운 자세로 안정화하면서, SMR 과정 내내 경추에 대한 양손 일직선 안정화를 유지한다.

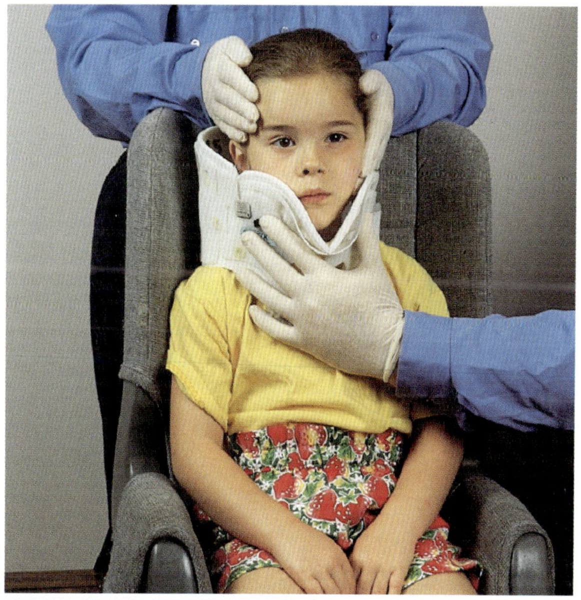

18-1-2 제2 응급처치 처치제공자가 적절한 크기의 경추 고정-목테를 적용한다. 만일 이것이 사용-가능하지 않다면, 수건 만 것을 임시방편으로 사용할 수 있다.

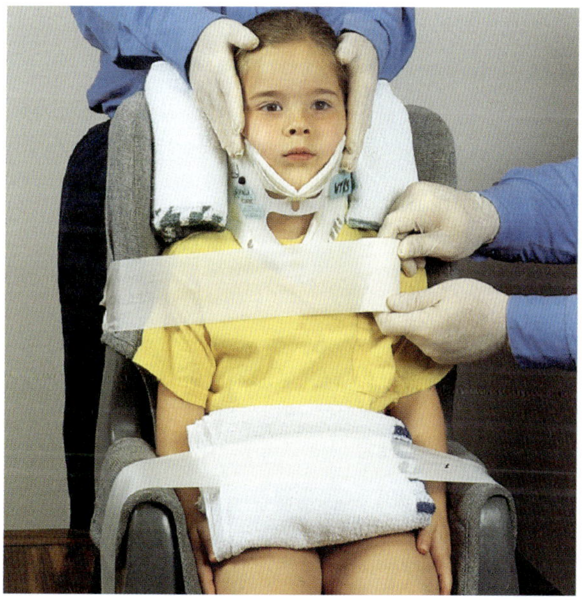

18-1-3 제2 응급처치 처치제공자가 그 어린이의 무릎 위에 작은 담요나 수건을 올려놓은 다음, 고정띠나 넓은 반창고를 사용하여 어린이의 가슴과 골반 부위를 안전 좌석에 고정한다.

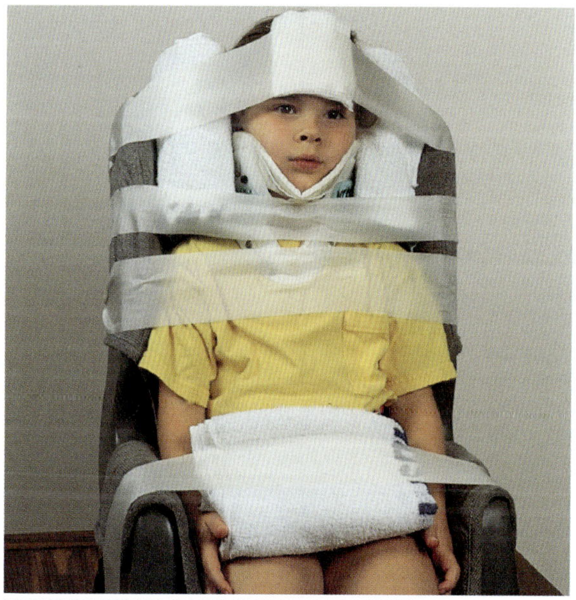

18-1-4 제2 응급처치 처치제공자가 수건 만 것을 어린이 머리의 양쪽에 끼워 넣어 안전 좌석과 머리 사이의 빈 곳을 채워 넣는다. 반창고로 이마와 경추 고정-목테를 가로 질러 고정하여 어린이의 머리를 안정화한다. 반창고로 턱을 고정하는 것은 피해야 하는데, 목을 압박할 수 있기 때문이다. 그 환자와 안전 좌석을 같이 구급차로 옮긴 다음, 들것의 머리 쪽을 올린 상태에서 들것 위에 고정띠로 고정한다.

증례 제시 *(계속)*

여러분은 자동차 안전 좌석에 앉아 있는 생후 10개월 영아를 평가하고 있는 중입니다. 이 안전 좌석은 충돌 순간 바닥으로 내던져지면서 뒷좌석의 앞쪽에 놓여 있었습니다. 그 할아버지 말에 의하면, 이 어린이는 사고 이후 지금까지 주기적으로 울었다고 합니다. 응급처치 처치제공자는 '어린이 평가 삼각형'을 사용하여 최초 평가를 한 다음 (평가 결과는 정상임), 더 상세하게 평가하기 위해 그 영아에게 접근해 갑니다. 그 어린이가 어린이 안전 좌석에 앉혀져 있었지만 그 안전 좌석이 자동차에 고정되지 않아서 앞쪽 뒷좌석 바닥으로 떨어졌다는 사실을 기억하면서, 여러분은 다-장기 손상의 가능성에 대하여 우려합니다.

그 영아가 자동차 안전 좌석에 그대로 앉아 있는 상태에서, 여러분은 그 영아에게 조용하게 말을 걸면서 발을 건드려 봅니다. 발바닥을 간지럽히자 그 애기가 웃습니다. 손전등으로 그 애기의 시선을 끌면서, 그 처치제공자는 그 애기의 다리와 엉덩이를 부드럽게 촉진해봅니다. 그 애기의 복부를 부드럽게 촉진하자 아파하지 않고 간지러운 듯 키득키득 웃습니다. 여러분은 이제 그 어린이의 일체형 의복의 지퍼를 열고 검진을 해보니 몸통에 외상의 자국은 보이지 않고, 여러분에게 귀찮겠지만 기저귀가 젖어 있습니다. 그 어린이의 가슴과 배는 호흡과 함께 잘 움직이며 손상의 징후는 보이지 않습니다. 호흡수는 약 30회/분입니다. 여러분이 청진을 하려고 시도하자, 그 애기가 손전등을 놓고 여러분의 청진기를 붙잡습니다. 여러분이 보기에, 그 애기는 머리를 앞쪽으로 또 양 옆쪽으로 자유롭게 움직입니다. 머리에 어떤 자국도 없으며 머리카락 사이를 헤쳐 보아도 외상의 징후, 압통 및 부종이 보이지 않습니다. 양팔을 자유롭게 움직이며 팔-동맥에서 촉진한 맥박수는 약 120회/분이며 강하게 만져집니다.

그 어린이에게 손상이나 곤란의 징후가 전혀 없지만 그 어린이용 안전 좌석이 파손되었을 개연성이 있기 때문에 (고정되지 않은 상태로 내팽개쳐짐), 여러분은 그 애기를 어린이용 신체-제지 장치로 옮긴 다음 구급차로 이송하기로 결정합니다. 그 애기의 할아버지 할머니는 지금 다른 구급차 요원에 의해서 치료를 받고 있는 중인데, 여러분은 그들에게 애기에게 특별한 주요 손상은 발견되지 않았으며 병원으로 이송될 것이라는 사실을 알려줍니다.

요약

어린이들에게 좋은 외상 처치를 제공하기 위해서, 여러분은 반드시 적절한 장비를 보유해야 하고, 놀란 부모들과 상호 작용하는 방법을 알아야 하며, 다양한 연령대 어린이들의 정상 활력 징후 수치를 알아야 하고 (이 수치들을 여러분의 외상 상자에 붙여둘 수도), 또한 어린이들에게 더 흔히 발생하는 손상들에 익숙해야만 한다. 다행스럽게도, 어린이 외상의 평가 순서는 어른들과 동일하다. 만일 여러분이 여러분의 평가를 제대로 수행한다면, 여러분은 환자를 관리할 때 옳은 결정을 내리는데 필요한 정보를 얻게 될 것이다. 어린이의 기도 (경추 보호와 함께), 호흡, 및 순환에 대한 평가 및 관리에 초점을 맞춘다면, 가능한 최선의 치료 결과를 가져올 것이다.

비록 손상 어린이들에게 올바른 평가와 관리를 시행하는 것이 여러분이 가진 구명 술기이지만, 중증 손상 어린이의 처치에 관계하는 모든 대응 요원들은 '예방'에도 역시 관심을 가져야만 한다. 자동차 안전 좌석, 자전거 헬멧, 안전띠, 전지형 탈것 손상, 물놀이 안전, 열탕 화상, 총기 안전, 그리고 적극적 총격자 대응훈련 등이 EMS 관심 영역 안에 있다. 안전 교육을 시행하는 일에 여러분의 시간을 할애하라 (그림 18-8). 그리고 여러분은 생명을 구하는 법률들 (유아 안전 좌석, 안전띠, 및 음주 운전)의 제정을 위하여 큰 목소리를 내어라.

요약 (계속)

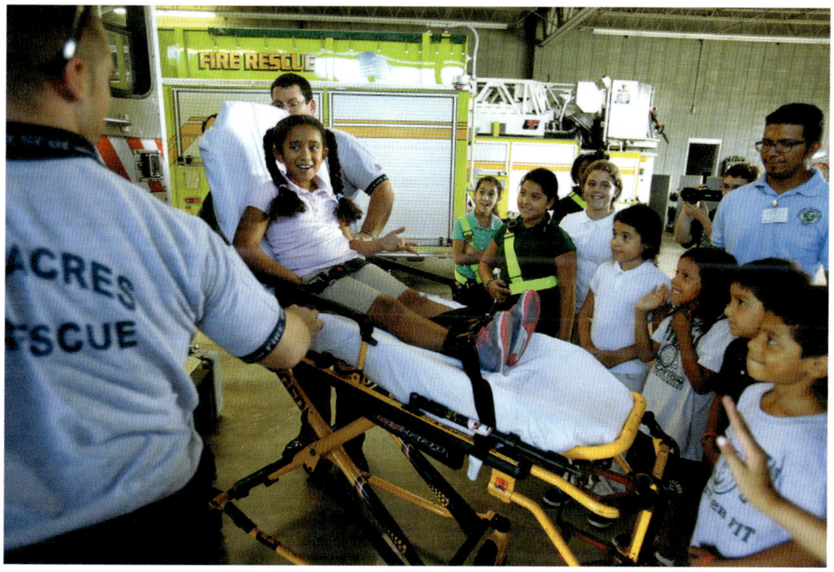

그림 18-8 어린이들에게 손상 예방과 보건 처치에 대해서 교육하는 교육과정들을 조직하거나 참여하는 것이 중요하다. (사진 제공 © ZUMA Press, Inc./Alamy)

참고 문헌 & 자원

American Academy of Pediatrics, American College of Emergency Physicians, American College of Surgeons Committee on Trauma, Emergency Medical Services for Children, Emergency Nurses Association, National Association of EMS Physicians & National Association of State EMS Officials. 2014. "Equipment for Ground Ambulances." *Prehospital Emergency Care*, 18:1: 92–7.

American College of Surgeons Committee on Trauma, American College of Emergency Physicians, National Association of EMS Physicians, Pediatric Equipment Guidelines Committee of the EMS for Children Partnership for Children Stakeholder Group, and American Academy of Pediatrics. 2009. "Policy Statement—Equipment for Ambulances." *Pediatrics* 124, no. 1 (July): 166–71.

American Heart Association. 2015. *Web-based Integrated Guidelines for Cardiopulmonary Resuscitation and Emergency Cardiovascular Care – Part 12: Pediatric Advanced Life Support*. Dallas, TX: Author.

Becker, H. J., and M. L. Langhan. 2017. "Can Providers Use Clinical Skills to Assess the Adequacy of Ventilation in Children During Bag-Valve Mask Ventilation?" *Pediatric Emergency Care*. doi:10.1097/PEC.0000000000001314 [Epub ahead of print].

Bliss, D., and M. Silen. "Pediatric Thoracic Trauma." *Critical Care Medicine* 20 (Suppl. 11) (November): S409–15.

Chiron, B., C. Mas, M. Ferrandière, C. Bonnard, C. J. Fusciardi, C. Mercier, and M. Laffon. 2007. "Standard Preoxygenation vs. Two Techniques in Children." *Paediatric Anaesthesia* 17, no. 10 (October): 963–7.

Dietrich, A., S. Shaner, and J. Campbell. 2009. *Pediatric International Trauma Life Support*. 3rd ed. Oakbrook Terrace, IL: International Trauma Life Support.

DiRusso, S. M., T. Sullivan, D. Risucci, P. Nealson, and M. Slim. 2005. "Intubation of Pediatric Trauma Patients in the Field: Prediction of Negative Outcome Despite Risk Stratification." *Journal of Trauma* 59, no. 1 (July): 84–91.

Emergency Medical Services for Children (EMSC) National Resource Center. n.d. Accessed January 9, 2014. http://childrensnational.org/emsc

Fleicher, G. R., S. Ludwig, and M. Henretig. 2010. *Textbook of Pediatric Emergency Medicine*. 6th ed.

Philadelphia: Lippincott Williams and Wilkins.

Gausche, M., R. J. Lewis, S. J. Stratton, B. E. Haynes, C. S. Gunter, S. M. Goodrich, P. D. Poore, M. D. McCollough, D. P. Henderson, F. D. Pratt, et al. 2000. "Effect of Out-of-Hospital Pediatric Endotracheal Intubation on Survival and Neurological Outcome: A Controlled Clinical Trial." *Journal of the American Medical Association* 283, no. 6 (February): 783–90.

Hansen, M. L., A. Lin, C. Eriksson, M. Daya, B. McNally, R. D. Yanez, D. Zive, C. Newgard, and CARES Surveillance Group. 2017. "A Comparison of Pediatric Airway Management Techniques During Out-of-Hospital Cardiac Arrest Using the CARES Database." *Resuscitation* 120 (November): 51–6. doi:10.1016/j.resuscitation.2017.08.015.

Hernandez, B. S. n.d. Child Abuse (Non-accidental Trauma). Accessed May 5, 2019. https://saem.org/cdem/education/online-education/peds-em-curriculum/gu-ob/child-abuse-(non-accidental-trauma).

Holmes, J. F., P. E. Sokolove, W. E. Brant, and N. Kuppermann. 2002. "A Clinical Decision Rule for Identifying Children with Thoracic Injuries After Blunt Torso Trauma." *Annals of Emergency Medicine* 39, no. 5 (May): 492–9.

Holmes, J. F., P. E. Sokolove, W. E. Brant, M. J. Palchak, C. W. Vance, J. T. Owings, and N. Kuppermann. 2002. "Identification of Children with Intra-abdominal Injuries After Blunt Trauma." *Annals of Emergency Medicine* 39, no. 5 (May): 500–9.

Kokoska, E. R., M. S. Keller, M. C. Rallo, and T. R. Weber. 2001. "Characteristics of Pediatric Cervical-Spine Injuries." *Journal of Pediatric Surgery* 36, no. 1 (January): 100–5.

Kuppermann, N., J. F. Holmes, P. S. Dayan, J. D. Hoyle Jr., S. M. Atabaki, R. Holubkov, F. M. Nadel, D. Monroe, R. M. Stanley, D. A. Borgialli, et al. 2009. "Identification of Children at Very Low Risk of Clinically-Important Brain Injuries After Head Trauma: A Prospective Cohort Study." *Lancet* 374, no. 9696 (October): 1160–70.

Lowe, C. G., R. T. Campwala, N. Ziv, and V. J. Wang. 2016. "The Broselow and Handtevy Resuscitation Tapes: A Comparison of the Performance of Pediatric Weight Prediction." *Prehospital Disaster Medicine* 31, no. 4 (August): 364–75.

Murray, B. L., and R. J. Cordie. 2014. "Pediatric Trauma." In *Rosen's Emergency Medicine*. 8th ed., edited by J. A. Marx, R. S. Hockberger, and R. M. Walls, 305–23. Philadelphia: Mosby/Elsevier.

Polites, S. F., R. M. Nygaard, P. N. Reddy, M. D. Zielinski, C. J. Richardson, T. A. Elsbernd, B. M. Petrun, S. L. Weinberg, S. Murphy, D. D. Potter, D. B. Klinkner, and C. R. Moir. 2018. "Multicenter Study of Crystalloid Boluses and Transfusion in Pediatric Trauma-When to Go to Blood?" *Journal of Trauma and Acute Care Surgery*. 85(1) (July): 108–112.

Olufolabi, A. J., G. A. Charlton, and P. M. Spargo. 2004. "Effect of Head Posture on Tracheal Tube Position in Children." *Anaesthesia* 59, no. 11 (November): 1069–72.

Pang, D. 2006. "Spinal Cord Injury Without Radiographic Abnormality in Children, 2 Decades Later." *Neurosurgery* 55, no. 6 (December): 1325–42.

Rozzelle, C. J., B. Aarabi, S. S. Dhall, D. E. Gelb, R. J. Hurlbert, T. C. Ryken, N. Theodore, B. C. Walters, and M. N. Hadley. 2013. "Management of Pediatric Cervical Spine and Spinal Cord Injuries." *Neurosurgery* 72 (Suppl. 2) (March): 205–26.

Viccellio, P., H. Simon, B. D. Pressman, M. N. Sha, W. R. Mower, J. R. Hoffman, and NEXUS Group. 2001. "A Prospective Multicenter Study of Cervical-Spine Injury in Children." *Pediatrics* 108, no. 2 (August): E20.

Vitale, M. G., J. M. Goss, H. Matsumoto, and D. P. Roye Jr. 2006. "Epidemiology of Pediatric Spinal Cord Injury in the United States: Years 1997 and 2000." *Journal of Pediatric Orthopedics* 26, no. 6 (November–December): 745–9.

Walls, R. M., and M. F. Murphy. 2017. *Manual of Emergency Airway Management*. 5th ed. Philadelphia: Lippincott Williams and Wilkins.

Wells, M., L. N. Goldstein, A. Bentley, S. Basnett, and I. Monteith. 2017. "The Accuracy of the Broselow Tape as a Weight Estimation Tool and a Drug-Dosing Guide–A Systematic Review and Meta-Analysis." *Resuscitation* 121 (December): 9–33.

Wing, R., C. James, L. S. Maranda, and C. C. Armsby. 2012. "Use of High-Flow Nasal Cannula Support in the Emergency Department Reduces the Need for Intubation in Pediatric Acute Respiratory Insufficiency." *Pediatric Emergency Care* 27, no. 11 (November): 1117–23.

19

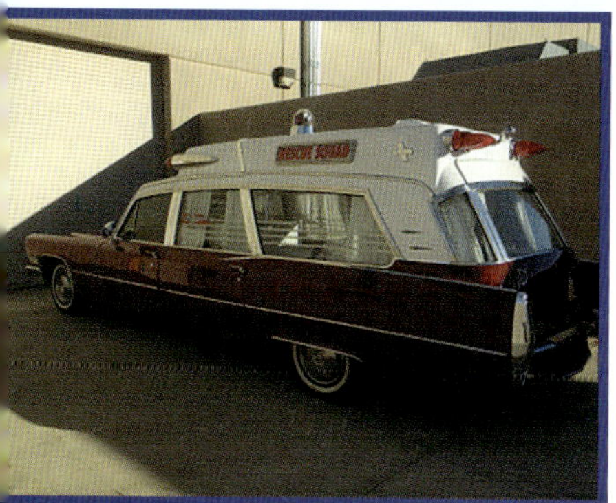

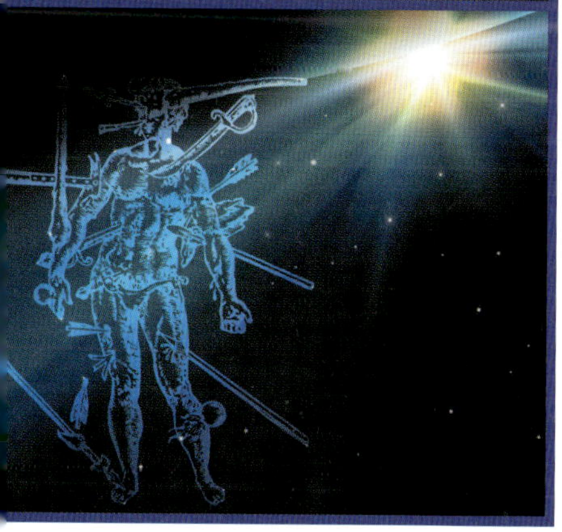

[위쪽: 사진 제공 Roy Alson, PhD, MD, FACEP, FAEMS]

노인 외상

Leah J. Heimbach, JD, RN, EMT-P
Jonathan G. Newman, MD, MMM, EMT-P, FACEP
Jere F. Baldwin, MD, FACEP, FAAFP

Traumata im Alter
Trauma Geriátrico
Ozljede u starijoj životnoj dobi
Trauma Geriatrik
Травмы у лиц пожилого возраста
Traumatismes chez la personne âgée
Γηριατρικό Τραύμα
Trauma idős korban
高齢者の外傷
老年創傷
Poškodbe starostnikov

핵심 용어

골다공증, p. 490
노화 병태생리, p. 487
만성 질환, p. 493
보상 능력, p. 489
의식 수준 변화, p. 489
척주-후만증, p. 490
항응고제, p. 491

학습 목표

여러분이 이 장을 성공적으로 완료하고 나면, 다음을 할 수 있어야만 한다:

1. 사람에게 노화가 진행하면서 일어나는 변화들을 설명하라.
2. 여러분이 노인 외상 환자를 평가하고 관리하는 과정에 이러한 변화들이 어떻게 악영향을 미칠 수 있는지 설명하라.
3. 노인 외상 환자의 평가 및 관리가 노화 과정에 의해서 어떻게 영향을 받는지 설명하라.
4. 노인 환자가 손상 및 쇼크에 보상하는 능력에 노화가 어떻게 악영향을 미치는지 설명하라.

장 개요

노인 인구의 급격한 증가: UN에 의하면 전-세계적으로 65세 이상 인구의 수가 5억명이 넘으며, 미국 시민들 중에서 65세가 넘는 인구의 비율이 미국 전체 인구의 약 14%를 상회하며 향후 25~30년 사이에 그 수가 2배가 될 것으로 예견된다. 현재 85세 이상의 연령군은 미국 전체 인구에서 가장 빠르게 성장하는 연령대이다. 또한 노인 인구는 현재 구급차로 이송되고 있는 환자들 중에서 현저히 많은 수를 차지하고 있다. 미국에서 구급차로 이송되는 전체 환자의 30% 이상이 65세가 넘는 사람들이다.

'노인'의 기준: "노인"은 사회에서 흔히 65세 이상의 연령으로 이해된다, 왜냐하면 보통 사람들의 은퇴 연금이 대개 인생의 이 시점 부근에서 지급되기 시작하기 때문이다. 하지만 연대기적 연령이 "노인"을 정의하는 가장 신뢰성 높은 기준은 아니다. 시간의 경과에 따른 신체의 생리학적 진행 상태들을 고려하는 것이 더 적절한 기준이 된다. 예를 들면, 신경세포의 감소 수, 콩팥 기능의 저하 정도, 및 피부와 조직의 탄력성 감소와 같은 것이다.

노인 외상의 불량한 치료 결과: 전체적으로 보면, 노인 (나이 많은 성인) 환자들은 젊은 성인들에 비하여 손상에 대한 반응이 더 불량한 경향을 나타낸다. 손상을 입은 노인 환자들은, 동일한 어떤 손상을 입었을 때 전체 인구에 비하여, 더 높은 사망률을 보인다. '미국 외과학회'(ACS)와 미국 '외상외과 동부협회'(EAST)에서 발행한 지침서에 의하면, 55세 이상의 외상 환자들은 반드시 외상센터로 이송해야 한다고 말하고 있다 (ACS TQIP).

점점 많아질 노인 외상: 미국 '국립 안전위원회'(USNSC)에 따르면, 노인 인구 군에서 가장 흔한 외상 사망의 원인은 낙상, 온열 손상, 및 동력-탈것 충돌사고인 것으로 확인되었다. 만일 현재 추세와 같이 계속적으로 노인 인구가 더 활동적인 생활양식들을 추구하는 삶을 산다면 더 쉽게 손상 위험에 노출될 것이므로, 앞으로 노인 외상은 훨씬 더 큰 걱정거리가 될 것이다.

낙상, 동력-탈것 충돌사고 & 온열 손상: 낙상은 노인 인구에서 주요 손상의 대부분을 차지하는데, 그 결과로 엉덩-관절 및 넙다리뼈 골절, 외상성 뇌 손상(TBI), 그리고 손목 골절들이 흔히 발생하고 있다. 흔히 바닥 높이에서 이러한 낙상들이 발생하기 때문에 고-에너지 손상은 아니다. 하지만 노화의 생리학적 변화 때문에 이러한 낙상들에 의해서도 심각한 손상들이 초래될 수 있다. 비록 노인들은 운전을 덜 하지만, 그럼에도 불구하고 동력-탈것 충돌사고(MVC)는 노인 사망의 약 25%를 차지한다. 노인 인구군은 다른 어떤 연령대 인구군보다 자동차 충돌사고 발생률이 더 높은데, 단지 25세 미만 인구군에 비해서만 더 낮을 뿐이다. 노인 외상 사망의 약 8%는 온열 손상 때문인데, 여기에는 연기 흡입 손상, 열원과의 접촉 (열탕 화상 및 화염 화상을 초래), 그리고 전기 손상이 포함된다.

노화 과정의 이해: 노인 환자들은 외상을 입었을 때 비슷하게 다친 더 젊은 환자들에 비하여 치료 결과 (사망률 포함)가 더 나쁘다. 노화 과정에서 일어나는 정상적인 생리학적 변화들을 이해함으로써, 여러분은 노인 외상 희생자를 위하여 잘 드러나지 않고 숨겨져 있는 손상들을 식별해내고, 최적의 처치를 제공하며, 최적의 수용 의료기관을 선정할 수 있을 것이다.

EMS 처치제공자의 노인 외상 예방 활동: 노인 외상 환자군은 EMS가 예방 프로그램에 적극 참여함으로써 현저한 영향을 미칠 수 있는 집단이다. 많은 다른 보건-처치 처치제공자들과는 달리, EMS 요원들은 통상적으로 환자의 집 안으로 들어가서 환자를 위험에 처하게 만드는 유해 요인들 및 기타 문제점들의 존재 여부를 관찰할 수 있는 기능을 가지고 있다. EMS 기관들이 지역사회 봉사 프로그램들을 개발하여 그 적용을 확대함에 따라, 노인 환자들의 가정집 안전성에 대한 평가와 그들의 복용 약물에 대한 감사가 시행되면서 노인 환자들에게 아주 큰 이익을 주고 있다. 이 목표는 손상을 예방함으로써 치료 결과를 개선하는 것이다. 노인 환자에 대한 지원 또는 손상 위험도 완화 업무를 담

장 개요 *(계속)*

당하는 적절한 기관/단체로 환자를 의뢰하는 역할은 EMS 처치제공자의 처치 영역의 일부가 되어야만 한다.

이 장에서는 노화 과정들을 알아보고, 노인 환자들이 걸리기 쉬운 질병 상태들을 중점적으로 공부하며, 또한 이러한 노화 과정 및 동반 질병 상태들이 노인 외상 환자들에 대한 평가 및 관리를 얼마나 힘들게 만드는지를 보여줄 것이다.

증례 제시

여러분의 ALS 구급차는 여러 자동차들이 관련된 동력-탈것 충돌사고 현장에 출동했습니다. 여러분은 현장에 먼저 도착했던 구급대의 요청에 대응하여 출동하고 있습니다. 여러분이 현장에 도착하니, 뒤집힌 유조차 트럭이 보이는데 소방대원이 말하기를 경미한 유출이 있었지만 지금은 밀폐 완료되었다고 합니다. 여러분은 세단형 승용차로 가서 승객석에 앉아 있는 여성을 돌보라는 지시를 받습니다. 여러분은 그녀가 앉아 있는 쪽의 자동차 전면유리에 금이 가 있는 것에 주목합니다. 환자는 80세의 노인 여성인데, 에어백에서 나온 흰 가루 (옥수수 전분)를 뒤집어쓰고 있으며 안전띠는 착용한 상태입니다. 그녀는 목소리에 반응을 보이며 착란 상태로 보이는데 "무슨 일이 생긴 거예요?"라고 반복적으로 묻습니다.

여러분이 그녀에게 다가가면서 보니까, 그녀의 머리 오른쪽에 점점 커지는 혈종이 보입니다.
더 진행하기 전에 다음의 질문들을 생각해보십시오:

- 어떤 종류의 평가를 시행해야만 합니까?
- 이 환자에게 숨겨진 손상이 있을 위험성이 높습니까? 그 위험성이 더 젊은 환자보다 더 높습니까?
- 이 환자는 SMR을 생략하고 관리해야만 합니까?
- 이 환자를 즉시 이송해야 할 필요가 있습니까?

이 장을 끝까지 읽는 동안에 이 질문들을 기억하십시오. 그런 다음에 이 장의 끝에서 이 응급처치 처치제공자들이 이 환자를 어떻게 관리했는지 알아보십시오.

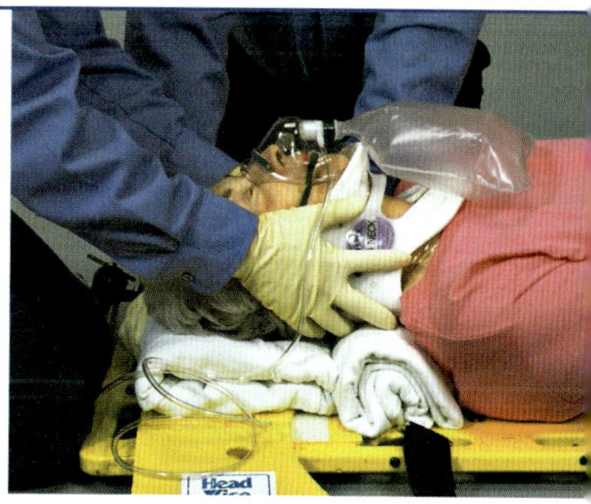

노화의 병태생리

노화에 의한 손상 위험성의 증가: 노화의 병태생리는 신체 기능들에서 변화가 일어나는 점진적 과정이다. 이러한 변화들은 노인 인구에서 손상의 위험성을 더 높이는 원인으로 부분적으로 작용한다.

노화의 병태생리: 많은 신체 체계들의 정상 기능이 점진적으로 감퇴하는 것으로 이루어진 노화의 과정. 이것은 부분적으로 노인 인구에서 더 높은 손상 위험성이 유발되는 원인이 될 수 있음.

노화하는 신체

기도

기도 관리의 어려움 증가: 노인 환자의 기도 구조물들에 일어나는 변화들로는 충치, 잇몸 질환, 및 치과 보철물들의 사용 등이 포함될 수 있다. 금관 형태로 치아를 씌운 것, 가공 의치, 틀니, 및 기타 충전물들이 모두 노인 외상 환자에게 기도 폐쇄를 유발할 수 있는 잠재적 원인이 된다. 덧붙여, 관절염 변화 때문에 기도 관리가 더 어려워질 수 있는데, 왜냐하면 아래턱뼈가 덜 벌어지고 목 유연성이 감소하기 때문이다.

호흡기계

전반적 호흡 기능의 저하: 호흡기계의 변화들은 성인기 초기부터 나타나기 시작하여 60세 이후에는 현저히 증가한다. 폐 혈관계로의 혈액 순환량이 30% 정도 떨어지면서, 폐포 수준에서의 CO_2와 O_2의 교환양이 감소한다. 흉벽의 운동성이 감소하고 또한 흉벽 근육들의 신축성도 감소한다. 이러한 변화들로 인해 호흡할 때 흡기 시간이 감소하게 되면서 빠른 호흡을 하게 된다. '잔여 용적'(깊이 내쉬고 난 후에 폐 속에 남는 공기의 용적)의 증가로 인해 '폐활량'의 감소 (또는 '일회-호흡량'의 감소)가 발생한다. 총체적 호흡 능력과 최대 작업능률이 감소할 수 있다. 만일 담배 흡연 또는 공기 오염이 심한 장소에서 근무한 경력이 있다면, 이러한 호흡 기능의 변화가 훨씬 더 현저할 것이다.

갈비뼈 골절 & 삼킴 곤란증: 외상센터로 입원한 환자들 중에서 갈비뼈 골절이 있으면 사망률을 증가시킬 수 있다. 이는 갈비뼈 밑에 존재하는 장기들 (예: 심장, 큰 혈관들, 간, 비장, 및 폐)의 동반 손상과 연관되어 있을 수도 있다 (또한 통증으로 인한 호흡 기능 저하와 연관될 수도). 노인 환자에게 삼킴 곤란증이 있으면 흡입의 위험성이 높아진다.

심-혈관계

심-박출량 감소: 노인들은 심장과 혈관들의 변화로 인해 혈액 순환이 감소된다. '심-박출량'(cardiac output)과 '일회-박출량'(stroke volume)이 감소하고, 심장 '전도계'(conduction system)가 퇴화할 수도 있다. 효율적으로 작동하던 심장 판막들의 기능이 쇠퇴할 수도 있다. 이러한 변화들로 인해 노인 환자들에게는 '울혈 심부전'(CHF)과 '폐부종'이 더 잘 발생할 수 있다.

수축기 고혈압: 노화 과정이 진행하면서 동맥경화증이 점점 더 높은 빈도로 발생하게 되는데, 이는 말초 혈관 저항의 증가를 초래한다 (그래서 대개는 수축기 고혈압을 유발한다). 노인들은 통상적으로 더 높은 혈압을 보일 수 있다. 따라서 외상-전 정상 상태에서 혈압이 160이던 노인이 외상의 결과로 혈압이 120으로 떨어진다면, 조직 혈액-관류에 심각한 변화가 유발될 수도 있다. 이런 모든 변화들로 인해 노인 환자들은 더 젊은 환자들에 비하여 심-박출량이 감소하게 된다.

신경계 및 감각 기능

뇌 실질 위축: 나이가 들면서 뇌에도 몇 가지 변화들이 발생한다. 뇌의 크기가 쪼그라들고, 뇌수막 중 가장 바깥층인 '경막'(dura mater)이 두개골에 더 단단히 들러붙게 된다. 그 결과 뇌와 두개골 사이의 거리가 증가하게 되면서 그 사이에 공간이 생기게 된다. 이 공간이 커지면 이 공간을 가로지르는 정맥들이 팽팽하게 당겨지게 되어, 경미한 외상 충격만 받아도 끊어지며 출혈을 할 수 있다. 즉, 노화가 진행되면 '경막-밑 혈종'(SDH: subdural hematoma)의 발생 위험성이 높아진다.

항응고제 복용 & 뇌 혈관 탄력성 소실: 또한 노인 환자들은 어떤 형태의 항-혈소판 또는 항-혈전 요법을 받고 있는 경우가 많아서 혈액 응고 자체도 지연되므로, 두개-내 출혈의 위험성이 더욱 높아진다. 뇌에 있는 일부 동맥들에 탄력성 상실, 딱딱해짐 그리고 좁아짐 등이 또한 발생한다. 이 상태에서 감속 손상이 발생하면 혈관 파열이 유발되며 두개골 내부에서 출혈이 생길 잠재성이 높아진다.

감각 기능/반사작용 감퇴에 의한 손상 증가: 나이가 들면, 시각 및 청각 기능도 둘 다 감퇴한다. 결과적으로 노인 환자들은 잠재적 유해 요인들을 잘 보지 못하거나 경고음을 잘 듣지 못하여 손상을 입을 가능성이 더 높아진다. 노인 환자들은 균형 잡기 및 반사작용 기능도 감퇴하기 때문에 낙상의 위험성이 높아진다. 노인 환자들은 골다공증과 기타 노화 변화들 때문에 바닥에 선 위치에서 낙상을 해도 심각한 손상이 발생할 수 있다.

통증에 대한 내성 증가 & 쇼크 보상 능력 감퇴: 뇌로 가는 혈류량도 감소한다. 노인 환자는 통증 지각과 같은 감각 반응들이 느려지는 현상과 청력, 시력, 및 기타 감각 지각력들의 감퇴를 경험할 수도 있다. 노인 환자들의 대다수는 관절염과 같은 통증성 병적 상태들을 장기간 갖고 살고 있으며 또는 만성적으로 진통제를 복용하며 사는데, 이런 이유로 통증을 견뎌내는 능력이 더 높을 수 있다. 따라서 환자가 통증을 잘 호소하지 않아서 노인들의 손상 부위를 식별해내는데 실패하는 결과를 초래할 수 있다. 노화 과정에 기인한 뇌 혈액 순환 감소의 다른 징후들로는 착란, 과민함, 잘 잊어버림, 수면 양상의 변화, 그리고 기억 상실 및 퇴행성 행동과 같은 정신 기능 이상 등이 포함될 수 있다. 노인들은 쇼크에 대한 보상 능력이 감소하거나 또는 심지어 아예 없을 수도 있다.

보상 능력: 일정 범위의 상태 변화에 적응할 수 있는 신체의 자연 능력. 노인 환자들은 쇼크나 기타 상태들에 대한 보상 능력이 감퇴되거나 완전히 없을 수 있다.

평소 의식 수준의 확인: 일부 노인 환자들은 치매 또는 정신 질환을 가지고 있을 것인데, 이런 경우 그 환자의 의식 수준을 평가하는 일이 힘들어질 수 있다. 가족 및 보호자와 함께 지금 그 환자의 의식 수준이 평소에 비하여 변화된 상태인지 여부를 확인해 보는 것이 유용하다.

진주 같은 정보

의식 수준 변화

의식 수준 변화를 보이는 노인 환자들을 보면, 노쇠 때문으로 추정하기보다는 저혈당, 쇼크, 및 머리 외상 때문인지를 우선적으로 확인해보아야만 한다.

의식 수준 변화: 인지 및 의식 수준의 감소. 노인 외상 환자에게는 더 중요한 의미를 가지는데, 앞으로 이 환자를 볼 다른 보건처치 제공자들에게 기준점을 제시하기 때문이다.

체온 조절

체온 유지 기능 저하: 노인들은 정상 체온을 유지하는 기전들이 제대로 작동하지 않을 수도 있다. 노인들은 감염이 생겼을 때 발열을 나타내는 정상적인 반응을 나타내지 못할 수도 있고, 또는 손상을 입었을 때 정상 체온을 유지하지 못할 수도 있다. 엉덩-관절 부위의 골절을 입고 실내 온도 18℃인 방바닥에 누워있던 노인 환자에게 저체온증이 발생할 수 있다.

신장계

약물 배설 능력 감퇴: 노인은 콩팥 속에 있는 '기능을 하는 네프론'(nephron: 오줌을 만드는 콩팥 기능의 기본 단위, 콩팥 1개에 100~150만 개씩 존재)의 수가 감소하면서 여과 기능의 감퇴와 소변 및 약물 배설 능력의 저하가 초래될 수 있다. 따라서 노인 환자들은 진정-유발 약물에 더 예민하게 반응할 수도 있다. 과도한 진정을 유발할 위험성을 줄이려면 이런 약물의 투여 용량을 20~40% 정도 줄이기를 권장한다.

근-골격계

척주-후만 변형: 노인 환자들은 자세에도 변화의 징후들을 보일 수 있다. 척추 디스크들

척주-후만 변형: 노인에게서 흔히 볼 수 있는 '척추뼈 디스크의 좁아짐'과 '흉추 척추뼈 몸통의 점진적 함몰' (골다공성 변화로 인함)에 의해 유발되는 상태. "S" 형 척주로 구부정한 자세를 보이는 노인에게 볼 수 있음.

골다공증: 뼈에서 칼슘이 점진적으로 소실되며 뼈의 질량과 치밀도가 감소하는 상태. 노인에게 흔히 나타나며 뼈가 더 쉽게 골절되게 만든다.

이 좁아지고, 무릎과 엉덩-관절이 약간 구부러지며, 또한 근력이 감소하면서 전체 신장이 줄어들 수도 있다. 이로 인해 척주의 척주-후만(kyphosis) 변형이 초래될 수 있는데, 이는 구부정하게 웅크린 자세의 노인들에게서 흔히 보는 척주의 "S"형-굴곡을 말한다.

골다공증: 노인 환자들은 또한 진행된 골다공증(osteoporosis, 뼈가 가늘어지면서 골밀도가 낮아지는 것)도 가지고 있을 수 있다. 이런 변화로 인해 노인의 뼈는 골절이 더 쉽게 일어나게 된다. 65세 이상의 환자들은 외상으로 경추 골절을 입을 위험성이 더 높다. 더구나 노인 환자는 손상 기전만을 근거로 손상 잠재성을 예측하기가 어려운데, 왜냐하면 일반 인구에 비하여 노인들은 낮은 강도의 외상으로도 손상을 입을 위험성이 더 크기 때문이다.

피부 & 피하지방층 약화: 노인 인구군에서는 피하 조직량이 감소하게 되며, 이로 인해 낙상 및 둔상에서 피부의 충격 보호 기능이 줄어든다. 이런 피하 조직량의 부족은 그 사람의 '온도 변화에 대한 대응 능력'도 저하시킬 수 있다 (저-체온증). 또한 피부의 자연적 완충 기능 뿐만 아니라 탄력성까지 소실되면서 '압박 궤양'이 발생할 위험성이 높아진다. 노인 환자를 딱딱한 표면 (예: 긴 척주-고정판)에 눕힐 때는 적절히 패드를 덧대어주고 또한 적절한 시간 안에 다른 곳으로 옮겨줌으로써 압박 궤양의 발생 위험성을 낮출 수 있다. 마지막으로, 노인들은 신체 활동이 감소하면서 근육과 뼈의 강도 약화가 초래될 수 있다. 이런 이유로서도 역시 노인 환자들은 단순히 가벼운 낙상에서도 골절을 입기 더 쉬워진다.

소화기계

더 흔한 영양 부족: 나이가 들면서 침 생성, 식도 운동능력, 및 위장 분비액 배출량이 감퇴할 수 있다. 이런 변화들은 영양소들에 대한 흡수 능력의 감소로 이어질 수 있다. 변비와 '대변 막힘'이 흔하게 발생한다. 노인은 간이 병적 과정에 의해 커져있을 수도 있고, 병이나 영양 부족으로 인해 기능 상실 상태에 빠져있을 수도 있다. 이로 인해 약물들을 대사하는 기능이 감소되어 있을 수 있다.

더 흔한 탈수 상태: 노인들은 (젊은이에 비하여) 일반적으로 섭취량이 부족한 상태인데, 특히 수분 섭취량이 부족한 노인은 평소에도 탈수 상태로 있을 수 있다. 따라서 이런 이유로도 노인은 손상을 입었을 때 쇼크에 빠질 위험성이 높아진다.

면역계

면역 기능 약화: 노화 과정이 계속 진행하면, 노인 환자가 감염과 대적해서 싸워 이기는 기능이 감소될 수도 있다. 따라서 불량한 영양 상태의 노인은 개방 창상 및 정맥 경로 감염, 그리고 폐와 콩팥 감염의 발생 위험성에 더 취약할 것이다. 중증 손상을 입지 않은 노인 외상 환자가 이런 면역체계 장애로 인해 패혈증으로 진행하여 사망에 이를 수도 있다.

기타 변화들

신체 수분량 감소 & 지방 비율 증가: 노인들은 총 신체 수분량과 총 신체 세포수가 감소

표 19-1: 노인 환자의 외상에 악영향을 미치는 연령-관련 변화들

신체 장기체계	변화
기도	• 치아 보철물이 기도 폐쇄를 유발할 수도 • 척추가 잘 움직이지 않아 기관-삽관이 더 힘듦
심-혈관계	• 기준선 혈압이 더 높을 수도; 더 젊은 환자라면 "정상 혈압"에 해당하는 혈압을 보이는 노인 환자가 저혈압 상태일 수도 • 복용 중인 약물들 때문에 외상에 대한 심-혈관 반응이 둔화될 수도
호흡기계	• 폐활량 감소
중추신경계	• 뇌 위축으로 인해 두개-내 출혈의 위험성이 높아짐 • 항응고제 복용으로 인해 두개-내 출혈의 위험성이 높아짐 • 인지 기능 장애 • 평형 유지 기능 감퇴로 인해 낙상 위험성이 높아짐
시력	• 시력 장애로 인해 낙상 위험성이 높아짐
골격계	• 골다공증으로 인해 경증 외상에서도 골절의 위험성이 높아짐

할 수 있다. 반면에 체중에서 지방이 차지하는 비율은 증가될 수도 있다. 또한 신체의 장기체계들이 질병 및 손상에 적응하는 능력이 감소할 수도 있다. 표 19-1에는 외상을 입은 노인 환자에게 악영향을 미치는 흔한 연령-관련 변화들의 일부가 요약되어 있다.

약물들

복용 중인 약물들 부작용: 많은 노인 환자들이 여러 가지 약물들을 복용하고 있는데, 이 약물들로 인해 외상 후 보상하는 능력이 저해될 수 있다. **항응고제**는 출혈 시간을 증가시킬 수 있다. 항고혈압제와 말초혈관 확장제를 복용 중인 환자는, 혈량-저하에 반응하여 혈관들을 수축시키는 신체 능력이 저해될 수 있다. β-차단제를 복용 중이면, 필요할 때 심장이 수축 빈도를 증가시키는 능력이 저해될 수 있다. 이런 작용이 심지어 혈량-저하성 쇼크 상황에서조차도 나타날 수 있다. 진통제와 행동 장애 약제는 의식 수준을 저하시킬 수 있어서, 머리 손상 환자의 평가를 힘들게 만들 수 있다.

항응고제: 혈액 응고를 방해하는 약물.

복용 중 약물의 확인 필요성: 항고혈압제, 항응고제, β-차단제, 진정제, 및 혈당-강하제를 복용 중인 노인 환자가 외상을 입었을 때, 그 외상에 대한 반응이 달라질 수 있다. 그 환자가 복용 중인 약물(들)을 알고 환자를 보면, 현재의 징후 및 증상들로 추정되는 것보다 환자가 더 불안정한 상태일 수도 있다는 사실에 더 경계심을 가질 수 있다.

노화와 손상

손상 위험성을 높이는 노화 요인들: 노화 과정의 많은 요소들로 인해 노인 환자는 손상 위험성이 높아진다. 손상 취약성을 높일 수 있는 노화 변화들로는 다음의 것들이 포함된다:

- 더 느린 반사작용들
- 시력 저하

- 청력 상실
- 관절염
- 연약한 피부와 혈관들
- 연약한 뼈들
- 인지 기능 저하

노인 낙상 촉발 요인: 노화 과정과 연관된 유발 요인들로 인해 가구에 걸려 넘어지거나 계단에서 굴러 떨어지는 것과 같은 특정 손상들의 발생 위험성이 높아지는 것으로 생각해왔다. 추가 조사결과, 이러한 낙상들에는 실신, 자세 불안정, 뇌혈관계 혈액 순환의 일시적 장애, 알코올 섭취, 또는 약물 사용 뿐만 아니라 '주변 시야 시력 상실'과 같은 특수 감각 기능들의 저하 등도 흔히 관련된다는 사실이 밝혀졌다. 노인 환자의 지각력 변화(저하)와 스트레스 요인들에 대한 느린 반응속도가 손상 발생을 촉발할 수도 있다.

노인 외상 환자 특별 고려 사항: 노인 외상 환자를 치료할 때, 치료 우선순위는 다른 모든 외상 환자들과 동일하다는 사실을 기억하라. 하지만, 다음 4가지 중요 문제들을 반드시 고려해야 한다:

- 전반적 장기 체계들이 더 젊은 성인들만큼 효과적으로 기능하지 않을 수 있다. 특히 심-혈관계, 호흡기계, 및 신장계 기능이 그렇다.
- 노인 환자는 만성 질환들을 가지고 있을 수 있어서, 효과적 외상 처치가 복잡해질 수 있다.
- 뼈들이 작은 충격력에도 더 쉽게 부러질 수 있다. 엉덩-관절 및 넙다리뼈와 같은 주요 뼈가 골절되면 적절히 처치해도 생명-위협적 결과로 귀결될 수 있다.
- 심-혈관계 질병 및 당뇨와 같은 기저 질환들이 그 환자가 외상을 입게 된 사건의 원인일 수 있다.

환자 평가 & 관리

노인 외상은 중증으로 간주: 다른 여느 평가와 마찬가지로 노인 환자 평가에서도 반드시 치료 우선순위, 중재술, 그리고 생명-위협적 상태들을 고려해야만 한다. 하지만 노인 환자들은 더 젊은 환자들에 비하여 덜 심한 손상들로도 사망할 수 있다는 사실을 여러분은 분명하게 인식해야만 한다. 또한 노화 과정이나 만성 질환에 의한 효과들과 손상에 의한 결과들을 구분하기가 어려운 경우가 종종 발생한다. 환자가 말하는 주요 호소가 사소해 보일 수도 있는데, 왜냐하면 노인 환자는 정말로 중요한 증상들을 말하지 않을 수도 있기 때문이다. 여러분이 중요한 징후 또는 증상들을 직접 찾아보아야만 한다. 노인 환자들은 한 개 이상의 질병 또는 손상을 동시에 앓고 있거나 입는 경우가 드물지 않다. 기억하라, 노인 환자는 통증, 저산소증, 또는 혈량-저하증에 대하여 젊은 환자와 동일한 반응을 보이지 않을 수 있다는 사실을. 환자 상태의 중증도를 과소평가하지마라.

노인 환자와 의사소통하는 법: 여러분은 노인 환자와 의사소통을 하는데 어려움을 겪을 수도 있다. 이런 어려움은 환자의 감퇴된 감각 기능들, 청력 또는 시력 장애 및 우울증 때문일 수 있다. 의사소통할 때 노인 환자들을 (마치 어린애 다루듯) 얕보는 태도로 대해서는 절대로 안 된다. 노인 환자 본인이 직접 신뢰성 있게 정보를 의사소통할 능력이 있고 또 기꺼이 그렇게 하려고 하는데, 다른 사람 (가족, 보호자)에게 그 사건을 대신 설명하도록 허용해서는 안 된다. 불행히도, 노인 환자는 자신이 타인-의존 상태, 침상에 누워서 지내는 상태, 요양시설 입원 상태, 또는 자기-충족감 상실 상태로 될 것이 두려워서, 자신의 증상들을 최소화하거나 부정할 수도 있다. 여러분이 노인 환자에게 어떤 행위를 시행할 때는 반드시 사전에 설명하는 것이 중요하다. 예를 들면, 신체 검진 시작 전에 옷을 벗겨야 할 때도 그렇게 해도 괜찮겠는지 반드시 허락을 구해야만 한다.

노인 환자 신체 검진에서 주의할 점: 노인 외상 환사를 평가할 때는 감안헤야 할 그 밖의 고려사항들이 있다. 노인 환자들은 말초 동맥의 맥동을 평가하기 어려울 수도 있고, 옷을 여러 겹으로 겹쳐 입는 경향이 있어서 신체 검진이 어려울 수도 있다. 또한 여러분은 만성 질환과 어떤 급성 문제의 징후와 증상들을 서로 구별해야만 한다. 예를 들면, 노인 환자는 청진에서 비-병적 수포음을 나타낼 수 있고, (원래 피부 탄력성이 소실되고 입을 통해 호흡하는 경향 때문에) 피부 탄력성이 없고 입안 점막이 건조되었다고 해서 꼭 탈수 상태를 의미하지 것이 아닐 수도 있으며, 또한 아래쪽 신체 부위에 생긴 부종이 울혈성-심부전 때문이 아니라 '다리 정맥류에 기인한 정맥 순환부전' 또는 '활동력 저하'에 2차적으로 기인한 것일 수도 있다.

만성 질환: 장기간 지속되거나 반복 재발하는 질환. 응급 처치의 필요성을 촉발한 급성 문제를 가진 환자에게 기저 질환으로 있을 수 있다. 만성 질환과 외상의 징후 및 증상들은 구별될 필요가 있다.

점점 커지는 외상의 효과: 노인 환자의 활력 징후들이 예상 범위를 벗어나거나 예상치 못한 신체 평가 소견들이 관찰되면 그것에 주목하라. 젊은 성인에게 발생했더라면 2차적 부작용 및 합병증을 유발하지 않을 손상이 노인 환자에게 발생했을 때는 환자를 쇠약하게 만들 수 있다. 이것은 환자의 총체적 상태 퇴화, 저하된 방어 기전, 및 '손상 효과가 손상 부위에만 국한되게 억제하는 능력'의 상실 때문일 수도 있다.

복용 중인 약물의 효과를 감안: 환자의 의학적 과거 병력을 청취할 때는, 현재 환자가 복용 중인 약물들의 종류를 알아내는 것이 중요하다. 앞서 설명한 것처럼, 약물들에 의해서 발현되어야 할 '손상에 대한 반응'들이 가려지거나 억제될 수도 있다. 그러면 처치 제공자가 환자 상태의 악화를 처음에는 감지하지 못하다가 갑자기 환자가 보상-부전 상태로 빠진 뒤에야 알아채고 뒤늦게 서두르게 만드는 결과를 초래할 수 있다.

ITLS 1차 조사

현장 사고-규모 평가

노인 학대 & 복용 중인 약물 확인: 현장 사고-규모 평가를 시행하여 현장이 안전한지 아닌지를 결정하고, 환자의 총 숫자를 판단하며, 또한 손상 기전을 식별하라. 노인 환자의 주변 환경을 살펴보아 다음의 소견들이 있는지 찾아보라: 그 환자가 자기 스스로를 돌볼 능력이 있었는지, 알코올 남용이나 다중-약제 복용의 징후들, 그리고 폭행, 학대, 및 방임의 징후들. 불행하게도, 노인 학대와 방임은 흔히 있다. 환자와 환경에 대한 평가 결과, 만일 학대 및 방임이 의심된다면, 적절한 관계기관들에 반드시 신고하라. 환자가 복용하던 약물들을 확실히 모아서, 꼭 병원으로 가져가라.

최초 평가

최초 의식 수준 평가 & 기록: 여느 다른 외상 환자와 마찬가지로, 여러분은 환자에 대한 전반적 인상 파악과 생명-위협적 출혈 부위를 찾는 것에서부터 시작해야 한다. 여러분은 기도를 평가하면서, 반드시 SMR을 유지해야 하며 또한 최초 의식 수준을 동시에 평가해야 한다. 여러분이 노인 환자의 최초 의식 수준을 평가하여 기록하는 일은 더 젊은 환자를 볼 때보다 더 중요한데, 왜냐하면 여러분에 뒤이어서 그 환자를 치료하게 되는 보건-처치 제공자들이 '환자의 의식 수준 저하'를 외상 때문이 아니라 환자의 기존 상태가 그랬다고 간주할 수도 있기 때문이다. 그 환자가 현장에서는 깨끗하고 명료한 의식을 보였고 협조적이었다고 여러분이 확실히 기록해 놓으면 이런 오해가 없어진다.

기도 개방 & 척주 중립적 자세 유지: 만일 최초에 환자에게 말을 걸었을 때 환자가 적절히 반응한다면, 그 환자는 기도가 개방되어 있고 의식이 있는 것이다. 만일 언어 자극에 환자가 반응하지 않는다면, 목을 중립적 자세로 유지하면서 '변형된 아래턱-밀어올리기' 술기를 사용하여 부드럽게 기도를 개방하라.

척주-후만 변형: 노인들에게는 척추 관절염과 '척주-후만 변형'(kyphosis, 등과 목이 앞으로 굽어진 상태로 굳어진 변형) 때문에 이 중립적 자세를 얼마나 정확히 취해야 하는지 판단하기가 어려울 수도 있다. 여러분은 이런 사실을 인식하고, 환자의 뒤통수를 구급차 들것, 척주-고정판, 또는 바닥에 억지로 닿게 하려고 강한 힘을 가하지 않는 것이 중요하다. 그 대신, 필요하면 들것이나 척주-고정판 위에 패드를 충분히 덧대어 환자의 통상적 (굽어진) 척주 자세를 그대로 유지시켜 주는 것이 좋다. 이때 진공 척주-고정판의 사용은 매우 유용하다.

척주-전만 변형: 또한 요추의 '척주-전만 변형'(lordosis, 척주 아래 부위가 과도하게 뒤로 굽어진 변형) 때문에 역시 환자를 구급차 들것 (또는 긴 척주-고정판 및 국자형 들것) 위에 눕히기가 힘들어질 수도 있다. 허리 뒤 빈 공간에 패드를 덧대어주어 척주 배열과 환자의 편안함을 유지해 주는 것이 중요하다.

구강 및 인두 속 이물질 확인: 노인은 기도가 부분적으로 폐쇄될 잠재성이 높다. 기도 속을 깨끗이 청소하라. 동시에 혹시라도 충치와 잇몸병 때문에 치아 조각들이 떨어져 나와 있지 않은지 또는 치아 왕관, 가공-의치, 틀니, 및 충전물과 같은 치과 보철물들이 떨어져 나와 있지 않은지 주의를 기울여 살펴보라. 입안을 들여다보아 삼키다 만 음식물 또는 게워낸 위장 내용물이 있는지 찾아보라.

호흡 상태 평가: 공기의 움직임이 있는지 보고, 듣고, 느껴라. 호흡에 의한 공기 교환의 빈도 및 용적이 적절한지 확인하라. 해결되지 못한 기도 곤란 또는 저하된 의식 수준을 가진 노인 환자는 즉시 이송을 시작해야만 한다. 이런 환자에게는, 호흡하려는 노력 정도와 의식 수준을 자주 평가하라 (혈당 수치를 확인하는 것을 잊지 마라). 기관-삽관을 고려하라. 만일 약물-보조 기관-삽관을 시행할 것이라면, 그렇게 많은 진정제 투여가 필요하지 않을 수도 있다는 사실을 기억하라.

'폐환기 보조'의 시행: 환자의 입 위에 여러분의 얼굴을 가까이 대고, 환자의 가슴이 오르내리는지 보고, 환자의 입에서 나오는 호흡음의 품질을 잘 듣고, 그리고 여러분 귓불과 귓바퀴에 스치는 환자의 숨결이 느껴라. 만일 호흡이 너무 빨라 공기 교환이 부적절할 정도 (20회/분 이상)이거나, 너무 느리거나 (10회/분 미만), 또는 교환되는 공기 용적이 불충분하면, 100% 보충적 O_2를 사용하여 폐환기 보조를 제공하라. '이산화탄소 분압 측정술'는 환자의 폐환기 수준을 객관적으로 감시할 수 있는 효과적인 방법이다.

순환 평가 & 외부 출혈 지혈: 손목에서 동맥 맥박의 횟수와 품질을 확인하라 (만일 손목 맥박이 촉진되지 않으면 목-동맥을 확인하라). 피부 색깔과 상태를 평가하라. 다시 환자의 전신을 살펴 출혈이 있는지 찾아보고, 혹시 있으면 압박하여 지혈하라.

신속 외상 조사 또는 집중 검진

손상 기전에 근거한 양자택일: '신속 외상 조사'와 '집중 검진' 중에서 어느 것을 선택할 것인가는 손상 기전 그리고/또는 최초 평가 결과에 따라 달라진다. 만일 위험한 수준의 '전신적' 손상 기전 (예를 들면, 자동차 충돌, 높은 곳에서의 추락)이었거나, 또는 환자가 무의식 상태라면, 여러분은 신속 외상 조사를 시행해야만 한다. 만일 위험한 수준의 '집중된' 손상 기전에 의한 단독 손상 (신체 일부에 국한된 손상. 예를 들면, 넙다리 총상, 가슴 자상)으로 보인다면, 여러분은 그 손상 부위에만 국한된 집중 검진을 수행할 수도 있다.

집중 검진 대상 환자: 만일 심각한 손상 기전이 아니면서 (예를 들면, 발등에 큰 돌이 떨어짐) 그리고 최초 평가 결과도 정상이라면 (의식 소실이 된 적도 없이 현재 의식이 명료하고, 정상 호흡을 하고 있으며, 노-동맥 맥박이 100회/분 이하이고, 호흡 곤란이나 흉통, 복통, 및 골반 통증을 호소하지 않으면), 여러분은 환자의 주요 호소에 따라 곧바로 집중 검진으로 넘어갈 수도 있다. 노인 환자들은 노화 과정 및 복용 약물 때문에 외상 후에도 빠른-맥을 나타내지 않을 수도 있다는 사실에 주의하라.

머리/목 신속 외상 조사: 신속 외상 조사를 수행할 때는, 머리, 목, 가슴, 배, 골반, 그리고 팔다리의 순서로 신체 검진을 시행하라. 다시 말해, 머리와 목을 간략하게 평가하여 손상(들)이 있는지 찾아보고, 목-정맥이 편평한지 또는 팽내되었는지 그리고 기관이 정중선에 있는지 눈으로 확인하라. 만일 목에 압통이 있다면, 여러분은 이 시점에서 환자에게 경추 고정-목테 또는 그 외의 경추 SMR 방식을 적용할 수도 있다.

가슴 신속 외상 조사: 그런 다음, 가슴을 보고, 느끼고, 들어보라. 가슴에 비대칭 운동 및 모순 운동이 있는지 찾아보라. 호흡을 들이쉴 때 흉벽 (갈비뼈들)이 올라가는지 또는 단지 횡격막 호흡만 하고 있는지 주목하여 관찰하라. 가슴에 둔상의 징후들이나 개방 창상들이 있는지 찾아보라. 촉진하여 TIC (Tenderness 압통, Instability 불안정성, Crepitation 뼈-비빔 소리)를 찾아보라. 그런 다음 청진하여 호흡음이 들리는지 그리고 양쪽 호흡음이 동일한지를 확인하라.

가슴 신속 외상 조사의 중요성: 가슴 손상(들)이 있으면 적절한 중재술들을 시행하라. 가슴 손상은 폐 예비능이 불량한 노인 환자들에게 발생했을 때 심각한 문제를 유발할 가능성이 더 높다는 점을 기억하라. 만성 폐질환을 가진 환자들에게는 이런 문제들에 대한 경계심을 특히 높여라. 이 환자들은 손상을 입지 않은 상태에서도 경계선 저산소증을 가지고 있다. 환자의 심음을 짧게 청진하라. 그래야 심음 감소 상태 (심장-눌림증)과 같은 심음 크기 변화 상황에서 비교 대상인 '기본선 심음' 크기를 미리 파악해 둘 수 있다.

복부/골반/팔다리 신속 외상 조사: 환자의 복부를 재빨리 노출시키고 관찰하라 (팽만, 타박상, 관통상 등). 그리고 복부를 부드럽게 촉진하여 압통, 복벽-경계(guarding), 및 복벽-경직(rigidity)이 있는지 확인하라. 골반과 팔다리를 확인하여 창상, 변형, 및 TIC를 찾아보라. 환자를 긴 척주-고정판으로 옮기기 전에 그가 양쪽 손가락과 발가락들을 움직일 수 있는지 확인하라.

진주 같은 정보

만성 질환

노인 외상 환자를 처치하기 위해 필요한 중재술들을 판단할 때는, 울혈-심부전(CHF)과 만성 폐쇄성 폐질환(COPD)과 같은 만성 질환들을 반드시 같이 고려해야만 한다.

긴급 이송 결정

현장에서 시행-가능한 긴급한 중재술: 현장에서 시작할 수 있는 술식은 몇 가지에 불과하다. 그러나 술식을 시행하느라 이송을 지연시키지 마라. 현장에서 시작할 수도 있는 긴급 중재술들의 예들은 다음과 같다:

- 주요 출혈 부위 지혈하기
- 기도 관리 제공하기
- 폐환기 보조하기
- 심폐소생술 시작하기
- 빨아들이는 가슴 창상 밀폐하기
- 긴장-기흉 감압하기
- 꽂힌 물체 고정하기

노인 환자는 현장 체류를 더 짧게: 시간 지연을 무릅쓰며 이런 술식들을 시작하는 선택의 유익성이 이송 지연에 따르는 위험성보다 더 큰지를 깊이 생각하라. 생존 가능성은 현장 체류시간의 증가에 반비례하여 감소한다. 젊은 환자에게 적용되는 '즉각 이송 시작의 적응증'들이 그대로 노인 환자에게도 적용된다 (제2장을 보세요). 노인 환자들은 손상에 대한 반응 (증상 및 징후)들을 젊은이들만큼 극적으로 나타내지 않을 수도 있으므로, 노인 환자에게는 조기 이송을 더 확실히 시행해야 함을 기억하라. 만일 위급한 조건들 중 하나라도 존재하면, 그 노인 환자를 즉시 구급차 들것에 옮기고, 적절한 패드 덧대기를 시행하고, 필요하면 O_2를 공급하면서, 환자를 구급차에 실어, 가장 가까우면서도 적절한 외상 의료시설로 신속하게 이송하라.

진주 같은 정보

SMR

- 노인 환자에게 SMR을 시행할 때는, 실천 가능하면 즉시 환자를 긴 척주-고정판에서 들어내기 위한 조치를 취해야만 한다. 환자가 긴 척주-고정판 위에 있는 동안에, 뼈 돌출부 손상을 최소화하기 위하여 패드 덧대기를 꼭 해야만 한다. 진공 척주-고정판을 사용하면 등에 압력을 덜 준다.
- 또한 경추를 통상적 정상 배열로 유지하기 위해서는 머리와 양 어깨 밑에 추가적 패드를 덧댈 필요가 있을 수도 있다.

환자 꾸리기와 이송

신속하고 부드러운 노인 환자 꾸리기: 노인 환자들에게는 '환자 꾸리기' 즉, '이송을 위한 환자 준비 과정'을 가능한 신속하고 부드러운 방식으로 시행하라. 만일 임상적으로 SMR 적응증에 해당한다면, 노인 외상 환자에게 SMR을 시행할 때는 더욱 세심한 주의를 기울여라. 노인 환자에게는 경추 고정-목테가 잘 맞지 않을 수도 있다. 이 경우에는 응급처치 처치제공자가 부드러운 고정-목테, 수건 만 것, 및 머리 고정판을 사용하여 임시방

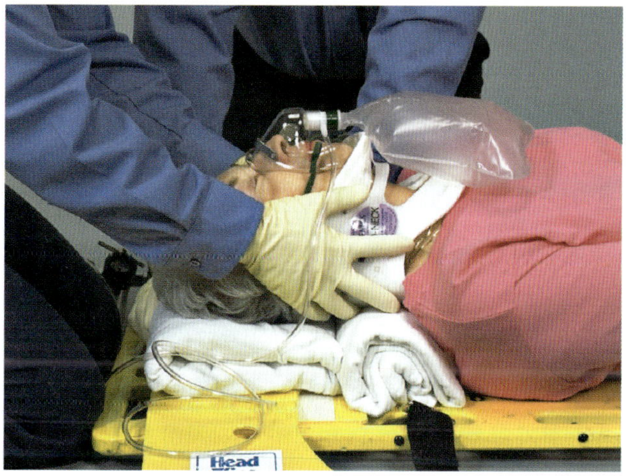

그림 19-1 척추-후만 변형을 가진 노인 환자들은 척추의 통상적 배열 상태로 유지하기 위해서 그들의 양 어깨와 머리 밑에 패드 덧대기가 필요하다.

편으로 만들어야 할 수도 있다. 이 SMR에는 노화 과정 때문에 과장되어 생긴 빈 공간들에 패드를 덧대어 메우는 일이 포함된다. '척주-후만 변형'을 가진 노인 환자에게는 그의 목을 통상 배열 상태로 유지하기 위해서 양 어깨와 머리 밑에 많은 양의 패드 덧대기를 해 줄 필요가 있을 것이다 (그림 19-1). 만일 환자의 목을 중립적 자세로 만들려고 할 때 통증을 호소하거나 또는 환자 목이 명백히 앞으로 굽은 자세로 굳은 상태라면, 억지로 힘으로 목을 중립적 자세로 만들려 하지마라. 덧붙이자면, 바로 누운 자세를 취하게 하면 노인 환자들은 호흡 곤란이 악화될 수도 있다. 구급차 들것의 머리 부분을 위쪽으로 꺾어 올린 상태에서 SMR을 유지하는 것이 가능하다 (그림 19-2). 여러분이 다른 모

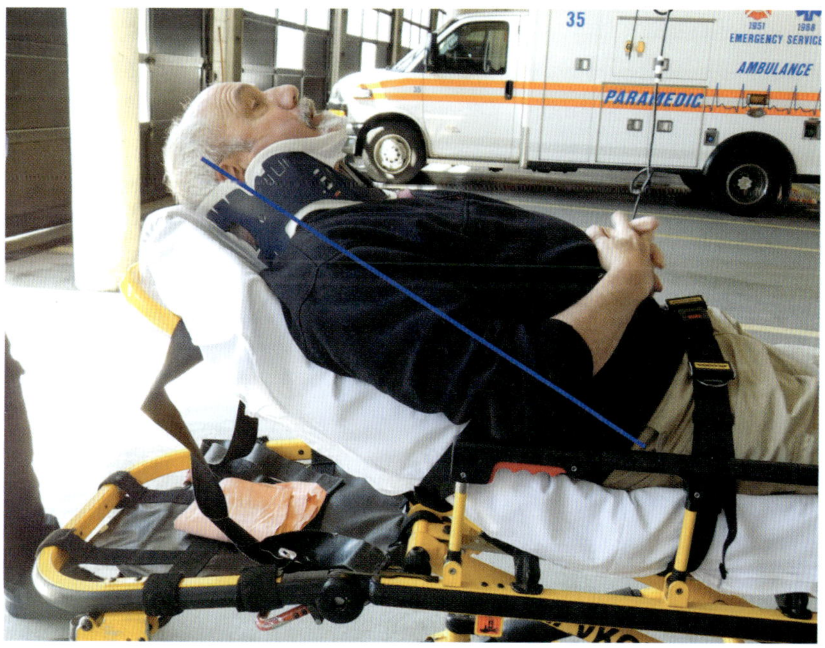

그림 19-2 호흡을 좋게 하기 위한 들것의 머리쪽 높이기. 척주 배열은 여전히 유지됨 (선).

든 외상 환자들에게 하듯이, 노인 외상 환자들도 부드럽고 신속한 방법으로 치료하고 이송하여야 한다는 점을 기억하라.

재-평가 검진

정맥 수액 요법은 이송 중에 시행: 만일 환자가 안정적 상태라면, ITLS 2차 조사를 현장에서 시행하라. 만일 환자의 상태에 약간의 의문이라도 든다면, 여러분은 먼저 이송을 시작하고 이송 도중에 ITLS 2차 조사를 시행해야만 한다. ITLS 재-평가 검진을 자주 시행하라. 만일 IV 요법이 시작되어야 한다면, 병원으로 이송하는 도중에 시행해야만 한다. 만일 여러분이 이송 도중에 대구경 IV 경로를 확보하고 수액 요법을 시작하였다면, IV 용액 투여에 대한 환자의 반응을 매우 면밀하게 감시하라.

울혈 심부전의 우려에 대한 대처: 기저 질환으로 심혈관 질환을 가진 환자에게 수액 요법을 시행하면 '울혈-심부전'(CHF)을 촉발할 수도 있다. 하지만 혈량-저하성 쇼크 징후들을 보이고 있는 환자에게 IV 수액 요법을 중단하지는 마라. 여러분은 더 적은 용적의 수액을 덩이-투여한 다음, 환자의 반응을 보고 필요하면 반복해서 투여하는 방식을 사용할 수도 있다.

환자 감시 장치 적용: 수액 투여 중에는 호흡음과 심장 율동을 포함하여 환자의 폐 상태를 자주 평가하라. 모든 노인 환자들에게는 (만일 장비가 사용-가능하다면 언제나) 심심전도, 맥박 산소-측정기, 및 호기말 이산화탄소 분압측정기를 반드시 부착해야만 한다.

증례 제시 *(계속)*

여러분은 다중-탈것 충돌사고 현장에 있습니다. 여러분은 앞좌석 승객석에 있는 노인 여성을 평가하고 처치하라는 역할을 배정받았습니다. 그녀가 타고 있던 자동차는 오토바이와 충돌하였는데, 오토바이 운전자는 이미 병원으로 이송되었습니다. 그녀의 남편이 운전석에 앉아있으며 여러분의 동료가 그의 팔다리 골절에 대하여 평가하고 있는 중입니다. 여러분은 여러분의 환자에게 다가가면서, 그녀가 반응을 보이지만 멍하고 약간 착란 상태처럼 보이는 점에 주목합니다. 또한 여러분은 그녀의 머리 오른쪽에 혈종이 있는 것을 관찰합니다. 여러분이 보기에, 그녀의 기도는 개방되어 있고 약 15~20회/분의 빈도로 호흡하고 있으며 무슨 일이 발생한 거냐고 계속해서 물어봅니다. 여러분은 그녀에게 누군가가 그녀의 머리를 많이 움직이지 않게 붙잡을 것이라고 설명하고, 한 명의 EMT가 그녀의 경추에 대한 양손 안정화를 시행합니다. 그런 다음 여러분은 그녀의 손목 동맥 맥동을 촉진하여, 불규칙하지만 강한 맥동과 약 84회/분의 맥박수를 확인합니다. 이렇게 하면서 여러분은 그녀의 오른쪽 아래팔에 멍이 있음을 주목합니다. 그 외에 그녀의 피부 색깔과 온도는 차갑고 건조하지만 창백함이나 청색증은 관찰되지 않습니다.

질문을 했을 때, 그 환자는 자신이 정신을 잃었던 것 같다고 말합니다. 그녀는 혈종 부위에는 통증 있다고 인정하지만, 그 외에는 전혀 아픈 곳이 없다고 말합니다. 목, 가슴, 복부, 골반, 그리고 팔다리들을 빠르게 촉진해보니 압통이나 뼈-비빔 소리는 드러나지 않습니다. 뒷좌석에 있는 환자에 대한 접근과 구출을 더 원활하게 해주기 위하여, 여러분은 그녀를 긴 척주-고정판으로 신속히 구출해내기로 결정합니다. 여러분은 그녀에게 경추 고정-목테를 착용시키고 구급차 들

증례 제시 *(계속)*

것 위로 옮긴 후 구급차에 싣습니다. 그리고 그녀에게 그녀의 남편은 다른 응급처치 처치제공자가 돌볼 것이라고 설명합니다.

일단 구급차 안으로 옮겨지자, 여러분은 그녀가 구급차 들것 위에 그대로 있도록 유지하면서 조심스레 그녀 밑에 있는 긴 척주-고정판을 발쪽에서 끌어당겨 제거합니다. 여러분이 그녀의 머리와 몸통을 그 들것에 고정하고 들것의 머리쪽을 들어 올려주자 그녀가 고맙다고 말합니다. 그다음, 여러분은 혹시 그녀에게 다른 손상은 없는지 확인하기 위하여 신속히 머리부터-발가락까지의 신체 검진을 시행할 것이라고 그녀에게 설명합니다. 그녀는 동의합니다. 여러분이 그녀의 옷을 조심스레 잘라내면서, 그녀의 목-정맥이 약간 팽대되어 있다는 사실에 주목합니다. 그녀가 대답하기를, 자신은 고혈압, 경증 울혈-심부전, 불규칙한 심율동으로 치료를 받고 있으며 고혈당 치료도 받고 있다고 합니다. 그녀의 약이 그녀의 지갑 속에 있는데, 고혈압 치료용 β-차단제와 "불규칙한 심장 율동" 치료용 쿠마딘(Coumadin)이 포함되어 있습니다. 여러분이 신속 외상 조사를 계속하는 동안에, 복장뼈와 앞쪽 장골능선 부위에 약간의 멍을 주목합니다 (안전띠 손상?). 여러분의 동료는 활력 징후를 측정할 준비를 하고, 맥박 산소-측정기와 심전도 감시 장치를 부착합니다. 바로 이 순간, 그 환자가 갑자기 반응이 없어지며 짧게 강직-간대 발작을 나타냅니다.

여러분은 최초 평가를 반복하는데, 지금은 환자가 무반응이며, 그녀의 기도는 깨끗하고, 그녀의 맥박수는 약 60회/분이며, 그녀의 혈압은 164/60임을 확인합니다. 여러분은 그녀의 동공을 확인하는데 오른쪽 동공이 "풀렸음" (확장되고 빛-반응이 없음)을 발견합니다. 신경학적 검진을 해보니, 눈뜨기가 없고, 통증에 언어 반응을 보이며, 그리고 그녀의 오른쪽 팔과 다리만 움츠립니다 (왼쪽은 움직임이 없음). 두개-내 출혈을 의심하고 (최초 의식 소실의 병력이 있고, 의식 명료기와 갑작스런 의식 소실의 발생이라는 점에 비추어볼 때, 경막-밖 혈종이 가능성 있음), 여러분은 그 환자를 외상센터로 즉시 이송할 필요가 있다고 판단합니다.

이송 도중에 여러분은 그 병원에 연락하여 현재 상황을 설명하고, 환자에게는 고-유량 O_2를 공급하며, 불규칙해진 호흡에 대하여 폐환기 보조를 시행할 준비를 합니다. 정맥 경로가 확보되자, 여러분은 빠른 연속 삽관의 방법으로 기관-삽관을 시행할 것을 고려합니다. 하지만, 이송 시간이 짧기 때문에, 여러분은 BVM으로 기도와 호흡을 유지하기로 결정합니다. 병원에 도착하자마자, 여러분은 외상팀에게 상황을 보고합니다. 머리 CT 촬영을 한 결과 그녀에게 경막-밖 혈종과 거미막-밑 출혈이 발생했음이 드러납니다. 그녀는 혈종 배출술을 시행 받고 오랜 입원기간 후에 퇴원하여 재활 의료시설로 갑니다.

요약

여러분은 호출을 받고 노인 외상 환자들을 치료하고 이송하는 일이 점점 더 증가할 것이다. 비록 외상의 손상 기전이 젊은 성인들과 다를 수도 있겠지만, 평가와 치료의 우선순위는 동일하다. 일반 법칙으로, 노인 환자들은 젊은 환자들보다 더 중증 손상들을 입으며 더 많은 합병증들을 가지게 되는 경향을 보인다. 일부 학자들은 60세 이상의 연령 자체가 그 환자를 1급 외상센터로 이송해야 할 충분한 이유라고 주장한다. 생리학적 노화 과정과 잦은 동반 질환들 때문에 노인 환자의 평가와 치료는 더 어렵다. 여러분은 이런 차이점들을 잘 알고 있어야만 노인 환자들에게 최적의 처치를 제공할 수 있다.

참고 문헌 & 자원

American College of Surgeons Committee on Trauma. n.d. *ACS TQIP Geriatric Trauma Management Guidelines*. Accessed May 5, 2019. https://www.facs.org/~/media/files/quality%20programs/trauma/tqip/geriatric%20guide%20tqip.ashx.

Bergeron, E., A. Lavoie, D. Clas, L. Moore, S. Ratte, S. Tetreault, J. Lemaire, and M. Martin. 2003. "Elderly Trauma Patients with Rib Fractures Are at Greater Risk of Death and Pneumonia." *Journal of Trauma* 54, no. 3 (March): 478–85.

Bledsoe, B. E., R. S. Porter, and R. A. Cherry. 2017. *Paramedic Care: Principles and Practice*. 5th ed., Vol. 6. Upper Saddle River, NJ: Pearson Education.

Centers for Disease Control and Prevention. 2017. "Falls Among Older Adults: An Overview." Accessed August 2017. http://www.cdc.gov/HomeandRecreationalSafety/Falls/adultfalls.html.

Chu, I., F. Vaca, S. Stratton, B. Chakravarthy, W. Hoonpongsimanont, and S. Lotfipour. 2007. "Special Topic: Injury Prevention Geriatric Trauma Care: Challenges Facing Emergency Medical Services" *California Journal of Emergency Medicine* 8, no. 2 (May): 51–5.

Dalton, T., M. R. Rushing, M. E. A. Escott, and B. J. Monroe. 2015. "Complexities of Geriatric Trauma Patients." *Journal of Emergency Medical Services* 40, no. 11 (November). Accessed May 5, 2019. https://www.jems.com/articles/print/volume-40/issue-11/features/complexities-of-geriatric-trauma-patients.html.

Davidson, G. H., C. A. Hamlat, F. P. Rivara, T. D. Koepsell, G. J. Jurkovich, and S. Arbabi. 2011. "Long-term Survival of Adult Trauma Patients." *Journal of the American Medical Association* 305, no. 10 (March): 1001–7.

Diku, M., and K. Newton. 1998. "Geriatric Trauma." *Emergency Medicine Clinics of North America* 16, no. 1 (February): 257–74.

Greenbaum, J., N. Walters, and P. D. Levy. 2009. "An Evidence-Based Approach to Radiographic Assessment of Cervical Spine Injuries in the Emergency Department." *Journal of Emergency Medicine* 36, no. 1 (January 2009): 64–71.

Jacobs, D. G. "Special Considerations in Geriatric Injury." *Current Opinions in Critical Care* 9, no. 6 (December 2003): 535–9.

Patel, V. I., H. Thadepalli, P. V. Patel, and A. K. Mandal. 2004. "Thoracoabdominal Injuries in the Elderly: 25 Years of Experience." *Journal of the National Medical Association* 96, no. 12 (December): 1553–7.

Pudelek, B. 2002. "Geriatric Trauma: Special Needs for a Special Population." *AACN Clinical Issues* 13, no. 1 (February): 61–72.

Sasser, S., R. C. Hunt, M. Faul, D. Sugerman, W. S. Pearson, T. Dulski, M. M. Wald, G. J. Jurkovich, C. D. Newgard, E. B. Lerner, et al. 2012. "Guidelines for Field Triage of Injured Patients: Recommendations of the National Expert Panel on Field Triage, 2011." *Morbidity and Mortality Weekly Report* 61, no. RR01 (January): 1–20.

Shifflette, V. K., M. Lorenzo, A. J. Mangram, M. S. Truitt, J. D. Amos, and E. L. Dunn. 2010. "Should Age Be a Factor to Change from a Level II to a Level I Trauma Activation?" *Journal of Trauma* 69, no. 1 (July): 88–92.

Staudenmayer, K. L., R. Y. Hsia, N. C. Mann, D. A. Spain, and C. D. Newgard. 2013. "Triage of Elderly Trauma Patients: A Population-Based Perspective." *Journal of the American College of Surgeons* 217, no. 4 (October): 569–76.

Stevenson, J. 2004. "When the Trauma Patient Is Elderly." *Journal of Perianesthesia Nursing* 19, no. 6 (December): 392–400.

Zarzaur, B. L., M. A. Croce, L. J. Magnotti, and T. C. Fabian. 2010. "Identifying Life-Threatening Shock in the Older Injured Patient: An Analysis of the National Trauma Data Bank." *Journal of Trauma* 68, no. 5 (May): 1134–8.

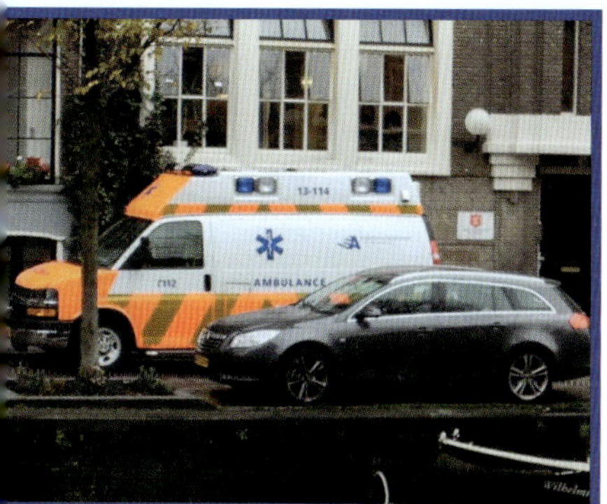

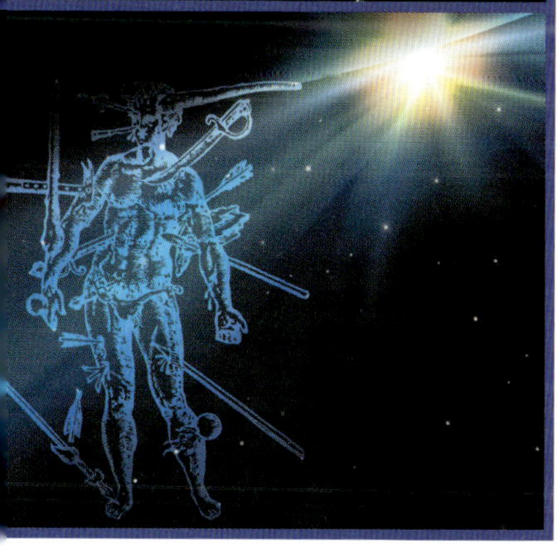

(위쪽: 사진 제공 Roy Alson, PhD, MD, FACEP, FAEMS)

20

임신 중 외상

Walter J. Bradley, MD, MBA, FACEP

Traumata während der Schwangerschaft
Trauma en el Embarazo
Ozljede u trudnoći
Trauma na Grávida
Trauma Pada Kehamilan
Травма во время беременности
Traumatismes chez la femme enceinte
Τραύμα στην Εγκυμοσύνη
Trauma a terhesség alatt
妊婦の外傷
妊娠創傷
Poškodbe v nosečnosti

핵심 용어

가정 폭력, p. 510
바로 누운 자세 저혈압 증후군, p. 507
생리학적 변화, p. 505
태반 조기 박리, p. 509

학습 목표

여러분이 이 장을 성공적으로 완료하고 나면, 다음을 할 수 있어야만 한다:

1. 임신부 외상 환자 관리의 2가지 목표를 이해하라.
2. 임신과 관련되어 나타나는 생리학적 변화들을 설명하라.
3. 혈량-저하증에 대한 임신부 외상 환자의 반응을 이해하라.
4. 임신부 외상 환자들에게서 가장 흔히 볼 수 있는 손상 유형들을 열거하라.
5. 임신부 외상 환자에 대한 최초 평가와 관리를 설명하라.
6. 임신 중 외상 예방에 대해서 토론하라.

장 개요

임신부의 높은 외상 위험성: 임신과 외상이 겹쳤을 때, 독특한 난제들이 발생한다. '임신부 외상 환자의 취약성'과 '태어나지 않은 태아의 잠재적 손상'을 고려하면, 모체와 태아 양쪽에게 처치를 제공해야 하는 이중 역할을 생각하게 된다. 더구나, 임신부들은 더 자주 사고성 외상 발생률의 높은 위험성에 처하게 된다. 임신에 수반되는 생리학적 변화들 뿐만 아니라 임신 초기에 흔히 동반되는 실신, 과다-폐환기 및 과도한 피로감의 증가 때문에 균형 감각 및 신체 운동 조정기능이 악영향을 받으면서 외상의 위험성이 높아진다.

임신 중 외상 사망률의 지속적 증가: 외상은 임신 중 발생하는 이환율과 사망률의 선행 원인이다. 비록 다른 원인들 (예: 감염, 출혈, 고혈압, 및 혈전-색전증)로 인한 모체 사망률은 해가 갈수록 감소되어 왔지만, 관통상, 자살, 살해, 및 동력-탈것 충돌사고로 인한 모체 사망건수는 꾸준히 증가해왔다. 미국에서 전체 임신부들 중의 약 6~20%가 상당한 정도의 외상을 경험하는데, 이 외상의 전부가 다 사고성은 아니다. 외상 희생자들 중 대략 12명당 1명꼴로 심각한 외상이 발생한다. 병원 중환자실 입원이 필요할 정도의 중증 손상들은 100회 출산 당 3~4 임신건의 비율로 발생한다. 동력-탈것 충돌사고가 임신부 외상 환자의 2/3를 차지한다. 낙상, 학대 및 가정 폭력, 관통상, 그리고 화상도 또한 흔히 발생한다. 경증 손상들은 응급처치 처치제공자들에게 거의 문제가 되지 않기 때문에, 다음의 논의는 임신부 환자들에게 발생하는 더 중한 외상성 손상들에 초점을 맞출 것이다. 몇 가지 요인들이 임신부 외상에 영향을 나타내어 태아 이환율과 사망률에 악영향을 미친다. 이 요인들에는 저산소증, 감염, 약물 효과, 및 조기 분만이 포함된다.

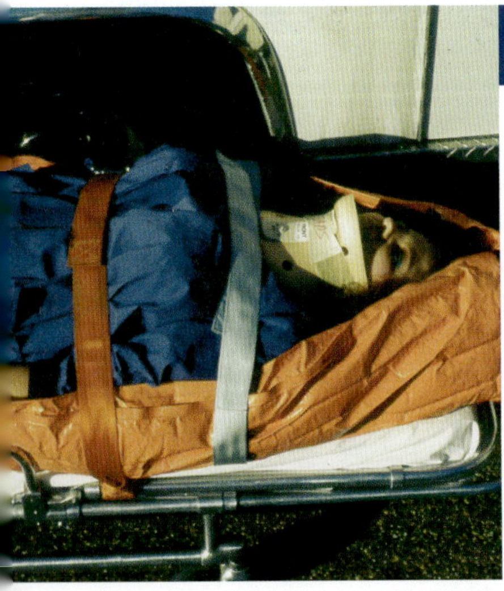

증례 제시

1대의 승용차가 충돌한 사고 현장에 ALS 구급차 1대가 출동해 있습니다. 그 승용차의 운전자는 여성인데 개를 치지 않으려고 방향을 꺾었다가 약 시속 50 km 속도로 나무와 충돌하였습니다. 그녀는 안전띠를 착용하였으며 운전대에 장착된 에어백이 펼쳐진 상태입니다. 현장은 안전하며, 그 운전자는 걸어 다니고 있는데, 사법요원이 그녀와 면담을 하고 있습니다. 그녀가 그녀의 아직 태어나지 않은 태아 상태를 걱정하고 있어서 그 운전자의 상태를 평가하기 위하여 EMS를 호출한 것입니다. 그녀는 임신 8개월째입니다. 그녀는 의식 소실이 없었다고 하며, 머리, 목, 및 허리의 통증은 없다고 합니다. 그녀의 유일한 호소는 복부 압통입니다. 시진에서, 그녀의 배를 수평으로 가로지르는 표면 찰과상을 확인합니다.

더 진행하기 전에 다음의 질문들을 생각해보십시오:

- 무엇이 이 찰과상을 유발했을 가능성이 있습니까?
- 이 환자를 응급실로 이송하여 평가해야 합니까 아니면 그 병원 분만실로 이송해야 합니까?
- 이 사고로 조산이 유발될 수도 있을까요?
- 만일 분만이 시작된다면, 태아가 생존할 수 있을까요?
- SMR을 생략하고 이 환자를 관리할 수 있을까요? 만일 임신부 환자가 SMR 적응증에 해당된다면, 고려해야 할 특별한 예방조치들이 있습니까?

이 장을 끝까지 읽는 동안에 이 질문들을 기억하십시오. 그런 다음에 이 장의 끝에서 이 응급처치 처치제공자들이 이 환자를 어떻게 관리했는지 알아보십시오.

임신

태아 발달

임신 주수에 따른 자궁-바닥의 상승: '외상이 임신에 미치는 효과'는 태아의 임신 주수, 외상의 유형 및 중증도, 그리고 정상적 자궁 및 태아 생리학의 와해 정도에 의해서 영향을 받는다. 태아는 임신 첫 3개월 동안에 모양이 만들어진다. 임신 3개월째를 지나면, 완전한 형태를 갖춘 태아와 자궁이 빠르게 자라기 시작하는데, 임신 5개월째에 자궁-바닥이 배꼽 높이에 도달하고 7개월째에는 명치 높이에 도달한다 (그림 20-1과 표 20-1). 보건-처치 체계가 잘 발달된 국가에서는, 태아가 임신 주수 20주가 되면 태어나도 생존 가능한 것으로 간주되며 조기 분만의 생존율이 50%가 넘는 것으로 보고된다. *임신-만기*는 미국 산부인과학회에서 40±1주로 정의하고 있다.

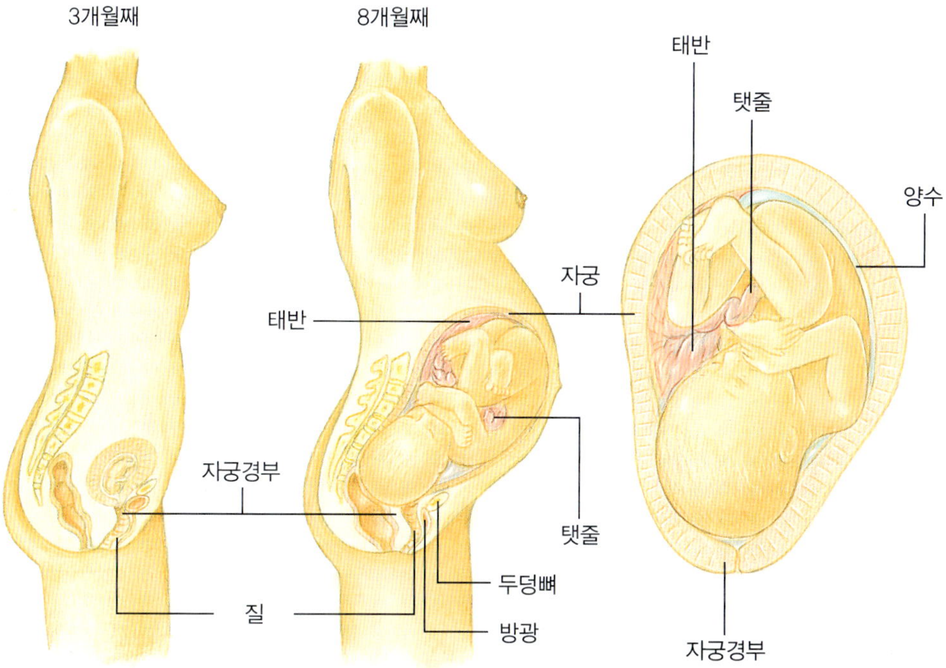

그림 20-1 임신의 해부학: 임신 3개월째와 8개월째의 자궁

표 20-1: 임신의 평가

	첫 번째 삼분기 (1~12주)	두 번째 삼분기 (13~24주)	세 번째 삼분기 (25~40주)
생존 가능성	태아 생존 불가능	잠재적 생존 가능	태아 생존 가능
질 출혈	잠재적 유산	잠재적 유산	잠재적 조기 분만
태아 심음	항상 들을 수는 없음	120~170회/분	120~160회/분
두덩-결합 위 자궁-바닥의 높이	측정이 어려움	배꼽까지의 1/2=16주, 배꼽까지=20주	37주까지 1cm가 1주에 해당, 그 이후 태아가 골반 속에 자리를 잡으면서 자궁-바닥 높이가 다시 낮아짐

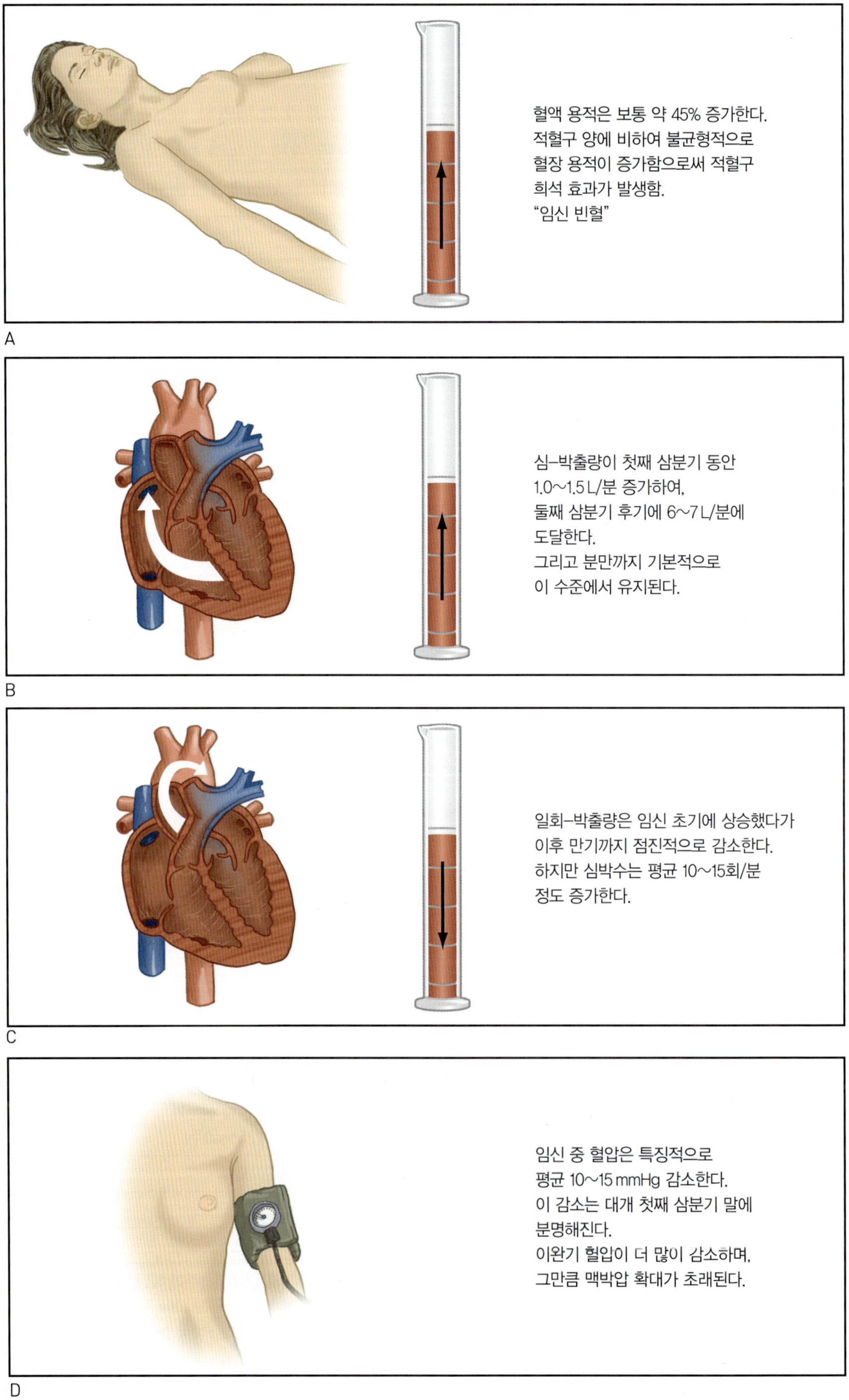

그림 20-2 임신 중 일어나는 생리학적 변화들

그림 20-2 (계속)

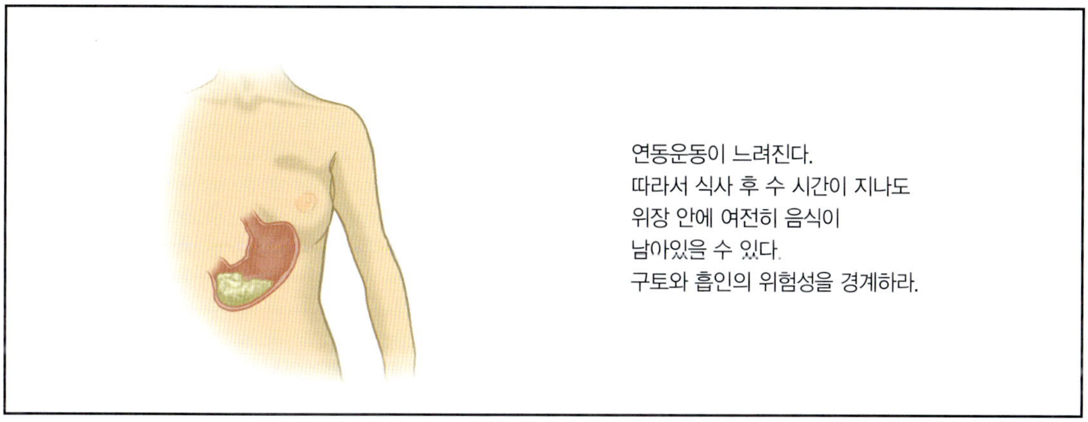

E

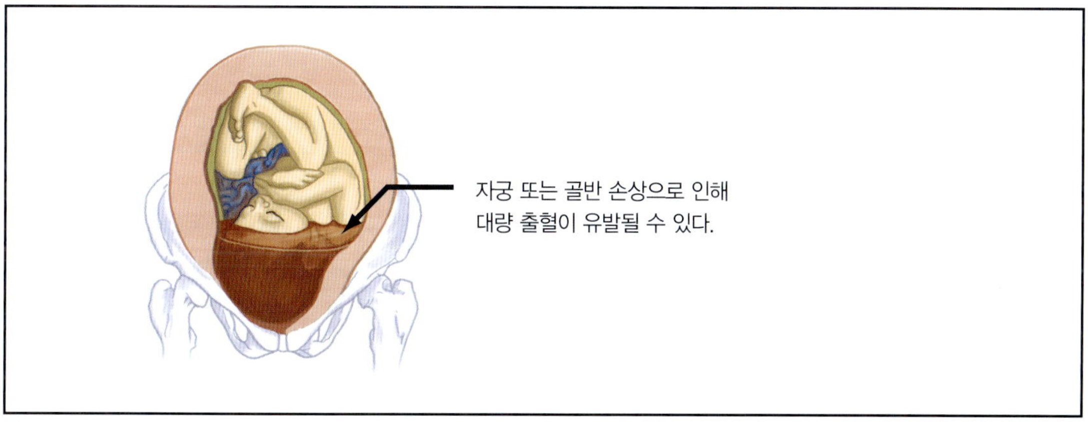

F

임신 중 생리학적 변화들

활력 징후의 변화: 임신 동안에는 현저한 생리학적 변화들이 일어난다. 이 특유한 변화들로 인해 모체와 태아 양쪽 모두의 생리학적 반응에 영향을 미치고 때로는 외상에 대한 반응의 양상이 달라지게 만든다. 임신 중 생리학적 변화들에는 혈액 용적 (증가), 심-박출량 (증가), 및 혈압 (감소)이 포함된다 (그림 20-2). 호흡기계도 역시 현저한 변화를 보이는데, 점점 커지는 자궁이 횡격막을 밀어 올려 흉강의 용적이 줄어들게 된다. 필요한 분당 폐환기량을 유지하기 위하여, 임신부의 호흡 빈도가 증가하게 될 것이며 이는 임신부가 과다-폐환기를 하도록 촉진하여 신체를 상대적 알칼리증으로 만들게 된다.

빈혈 상태: 또한, 체내 적혈구 총 개수와 혈장 용적이 둘 다 증가하게 된다. 적혈구 수보다는 혈장 용적이 더 많이 증가하기 때문에 임신부는 '생리학적 임신 빈혈'을 나타내게 된다. 하지만, 다수의 임신부들은 임신 중 영양 섭취가 불량해지고 또한 태아가 엄마로부터 철분을 뽑아가기 때문에, 일부 임신부는 '절대적 빈혈'을 나타낼 수도 있다.

구토 및 기도 흡입 주의: 또한 위장 운동성도 감소된다. 따라서 임신부 환자의 위장은 항상 가득 차 있다고 간주하라. 항상 구토와 흡인에 대하여 방어하라. 표 20-2는 임신 중 변화들을 보여주고 있다.

생리학적 변화: 임신이 진행함에 따라 여성의 신체 안에서 일어나는 정상적인 변화들. 혈액 용적, 활력 징후, 및 심지어 혈량-저하증에 대한 반응에까지 영향을 미친다.

표 20-2: 임신 중 일어나는 생리학적 변화들

감시 항목	비-임신 정상 여성	임신부 변화
혈액 용적	4,000 ml	40~50% 증가
심박수	70회/분	10~15% 증가
혈압	110/70 mmHg	5~15 mmHg 감소
심-박출량	4~5 L/분	20~30% 증가
적혈구 용적률/혈색소	40%/13 g	감소
PCO_2	38 mmHg	감소
위장 운동성	정상	감소

혈량-저하증에 대한 반응

혈량-저하증에 대한 정상적 반응: 급성 혈액 손실은 순환 혈액 용적의 감소를 초래한다. 그러면 심장으로의 정맥혈 복귀 용적이 감소하므로 심-박출량이 감소하게 된다. 이런 혈량-저하증은 동맥 혈압의 저하를 초래하여, 미주신경 긴장도를 억제하고 카테콜아민들을 분비하게 만드는 결과를 가져온다. 이 반응의 효과는 혈관-수축과 빠른-맥으로 나타나게 된다.

정상 혈압에서도 태아 저산소증 발생 가능: 자궁으로 흐르는 혈류는 혈액-관류 압력에 크게 영향을 받는다. 쇼크와 같이 전신 혈액-관류를 감소시키는 요인은 자궁과 태아로 가는 혈액 전달에 심각한 악영향을 줄 수 있다. 자궁의 혈관-수축이 발생하면 자궁 혈류량을 20~30% 정도 감소시키게 된다. 임신부 환자는 혈액 용적이 증가되어 있기 때문에, 출혈로 인해 1,500 ml까지 혈액 용적을 상실해도 혈압 측정으로는 아무런 변화를 감지하지 못할 수도 있다 (그래도 자궁 혈관-수축은 동반됨).

모체 혈량-저하증에 대한 태아의 취약성: 하지만 태아는 이런 자궁 혈액-관류 감소에 반응을 보이는데, 즉 동맥 혈압이 떨어지고 심박수가 감소한다. 모체의 순환 혈액 속 O_2 전달량이 감소하면 순차적으로 태아도 O_2 부족으로 고통을 받게 되는 것이다. 따라서 태아에게 충분한 O_2를 공급하기 위해서는 모체에 100% O_2를 공급하는 것이 중요하다. 모체가 쇼크 상태로 되면 태아 사망률이 80%에 달한다.

> **진주 같은 정보**
>
> **혈량-저하증**
>
> - 임신부 환자의 정상 활력 징후를 쇼크 징후로 착각하지 마라. 임신부는 보통 사람보다 정상 휴지기 맥박수가 10~15회/분 더 빠르며, 혈압은 10~15 mmHg 더 낮다. 하지만 이 환자들에게 30~35%의 혈액 손실이 일어날 때까지 현저한 혈압 변화가 없을 수 있다는 사실을 인식하는 것도 또한 중요하다. 따라서 모든 쇼크 징후들에 특히 주의하면서 잦은 ITLS 재-평가 검진을 통해 활력 징후를 감시하라.
> - 임신부 환자에게 발생한 심-정지는 다른 사람과 같은 방법으로 치료한다. 제세동 방식과 약물 용량도 동일하다. 혈량-저하성 심-정지라면, 필요한 수액 용적이 더 많은데, 이송 동안에 4L 생리식염수를 가능한 빨리 주입해야만 한다.

평가와 관리

특별한 고려 사항들

모체 안정화가 최우선 목표: 응급처치 처치제공자가 임신부 외상 환자를 돌보는 주요 목표는 정확한 환자 평가와 안정화이다. 임신부 환자에 대한 ITLS 1차 조사는 비-임신 환자와 동일하다 (제2장을 보세요). 모든 병원-전 중재술들은 모체와 태아 양쪽 모두의 치료 결과를 최적화하는 방향으로 시행된다. 만일 환자가 임신부라면, 치료 받아야 할 환자가 2명인 것이다. *태아를 위한 최적의 처치는 그 모체를 적절히 치료하는 것이다.* O_2 투여 (비-재호흡 마스크나 기관-삽관을 통한 100% O_2 투여)는 신속해야만 한다. 재빨리 정맥 경로를 확보하고 IV 수액 투여를 시작하라. 이 임신 환자에 대한 '상태 감시하기'는 즉각적으로 그리고 일정하게 지속적으로 시행되어야만 한다, 왜냐하면 임신의 해부학적 및 생리학적 변화들로 인해 외상 평가가 더욱 어렵기 때문이다.

커지는 자궁에 의한 내부 장기의 위치 변화: 자궁이 커지면서 복강 내부 장기들을 밀치게 된다. 앞서 설명한 호흡에 미치는 영향 외에도, 자궁에 의한 장기의 이동 때문에 복부 촉진을 했을 때 환자가 통증을 느끼는 위치가 달라질 수도 있다. 장기들이 그들의 "통상적 위치"에 있지 않기 때문이다.

회음부 출혈/액체 유출 확인: 임신부 외상 환자에게는, 특히 첫 번째 삼분기 이후라면, 신속 외상 조사 동안에 회음부를 검진하여 출혈이나 액체의 유출 (심지어 태아의 신체가 나와 있는지도)이 있는지 확인하는 것이 중요하다. 이런 소견들은 임박한 출산, 양막의 파열, 전치 태반, 또는 자궁 파열을 시사하는 것일 수 있다. 복부 검진 중에 자궁을 촉진하여 자궁 수축이 있는지를 평가해보아야만 한다. 움직이는 구급차 안에서 이것을 평가하기란 어려울 수 있다는 점을 감안하라. 그 환자가 활발한 분만 과정에 들어간 상황이라면, 여러분의 산과/분만 규약을 따르도록 하라.

'바로 누운 자세 저혈압 증후군': 심장으로의 정맥혈 복귀량의 감소로 인해 임신부 환자에게 발생하는 '급성 저혈압'을 일컫는 **바로 누운 자세 저혈압 증후군**을 특별히 언급해야 할 필요가 있다. 이 저혈압은 대개 임신 20주 자궁 (자궁이 배꼽까지 도달함) 또는 이보다 더 큰 자궁을 가진 임신부가 바로 누운 자세를 취했을 때 발생한다 (그림 20-3). 커진 자궁이 아래-대정맥을 압박하여 심장으로의 정맥혈 복귀량을 감소시키게 되고 결국 심-박출량 감소를 초래하는 것이다. 이로 인해 모체 저혈압, 실신, 및 결국에는 태아 느린-맥까지 유발한다.

바로 누운 자세 저혈압 증후군: 임신 20주 이상의 여성이 바로 누운 자세로 있을 때에 나타나는 혈압 저하. 이 저혈압은 임신 자궁이 아래-대정맥을 압박하여 심장으로의 정맥혈 복귀량을 30%까지 감소시킴으로서 유발된다.

아래-대정맥 압박 회피 술식: 이때 자궁을 왼쪽으로 이동시키면 심-박출량을 30% 정도 상승시켜 순환량을 회복시킬 수 있다. 이 '자궁 왼쪽으로 이동시키기'는 반드시 소생술, 이송, 및 비-산과적 수술 전후의 모든 시간에 계속적으로 유지되어야만 한다. 따라서 모든 임신부 외상 환자들을 이송할 때는, 만일 금기증이 아니라면, 반드시 다음 중 하나의 방법으로 아래-대정맥의 압박을 경감시켜야만 한다:

- 수건을 오른쪽 엉덩이 밑에 받쳐 10~15cm 높이고 손으로 자궁을 왼쪽으로 이

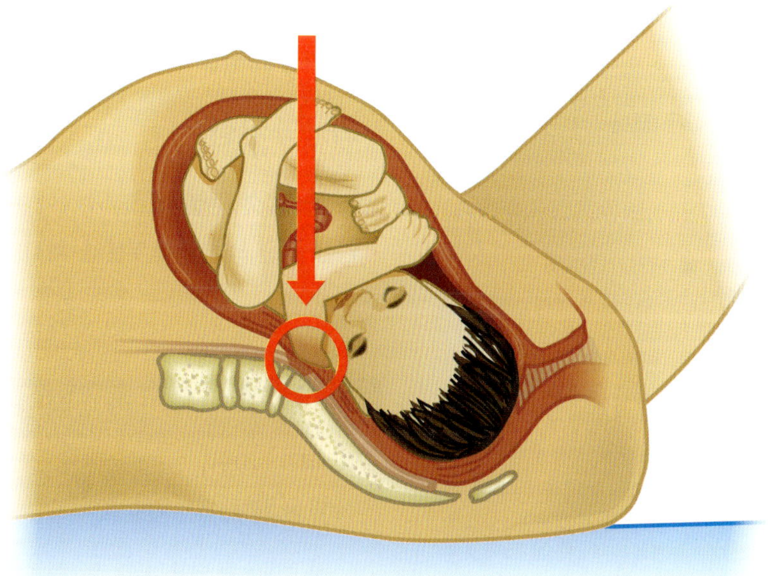

그림 20-3 태아에 의한 아래-대정맥 압박 때문에 모체 심장으로의 정맥혈 복귀량이 30%까지 감소될 수도 있다. 그 환자를 왼쪽을 아래로 기울이거나 자궁을 왼쪽으로 밀친 상태로 이송하라.

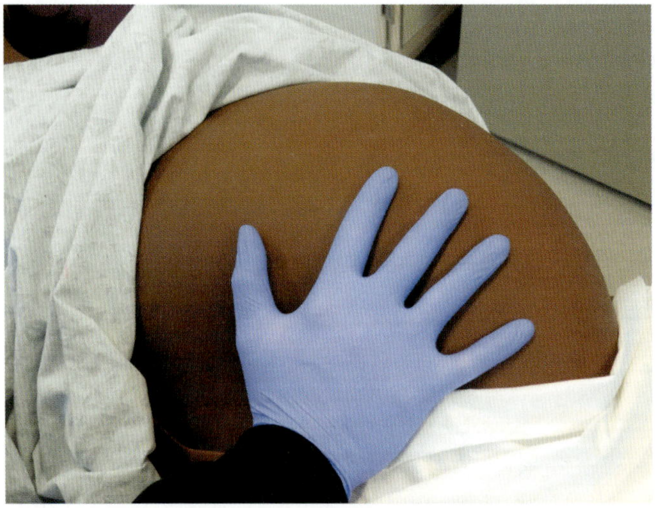

그림 20-4 손으로 환자의 임신한 자궁을 왼쪽으로 이동시키기.

동시켜라 (그림 20-4).

- 척주-고정판을 환자의 왼쪽으로 20~30도 기울여라. 이때 환자를 필요 이상으로 오래 척주-고정판 위에 내버려두면 안 된다.

긴 척주-고정판에 임신부 고정하기 & 들것에 긴 척주-고정판 고정하기: 임신 세 번째 삼분기 임신부 환자를 구급차 들것에 고정띠로 묶을 때에는 매우 세심한 주의를 기울여야만 한다. 그 환자를 20~30도 왼쪽으로 기울인 자세로 누일 때 만일 구급차 들것에 단단히 고정하지 않는다면, 많은 환자들이 구급차 바닥으로 바로 굴러 떨어질 것이다. 진공 척주-고정판을 사용하면, 환자가 더 편안해하며 임신부 환자들에게 SMR을 유지하기가 더 쉬워질 것이다. 표 20-3은 자궁 크기에 대한 평가와 임신부 환자 관리에 자궁 크기가 미치는 영향을 보여주고 있다.

외상의 유형

동력-탈것 충돌사고

임신-관련 외상의 대부분을 차지: 비록 비교적 경미한 복부 외상으로도 태아 사망이 유

진주 같은 정보

치료

- 여러분은 2명의 환자를 치료하는 중이다. 하지만, 태아 사망률은 모체에 제공된 치료와 직접 연관된다. 병원-전 중재술의 목표는 모체 생존 가능성을 극대화하는 것이며, 이는 태아에게도 최선의 생존 가능성을 제공할 것이다.
- 만일 모체가 사망하면, CPR을 계속하면서 병원에 통보하여 즉각적 제왕 절개술을 준비하게 하라. 태아 상태를 즉시 평가할 수 있도록 초음파 기계를 응급실로 가져오게 하라.
- 손상 임신부 환자에게서 태아 저산소증이 인지되지 못할 수 있다. 치료에 반드시 고-유량 O_2 투여가 포함되어야 한다.

표 20-3: ITLS 1차 조사의 자궁 크기 간략 평가

자궁 크기 <20주	자궁 크기 >20주
자궁이 배꼽까지 오지 못함 ↓ 임신부 관리에 큰 변화 없음 ↓ 모체 안정화	자궁이 배꼽까지 왔거나 더 높이 옴 ↓ 사궁을 옆쪽으로 이동시킴 ↓ 태아 심장 활성도를 간략 확인 (가능하면) ↓ 모체 안정화 & 2차적 태아 안정화

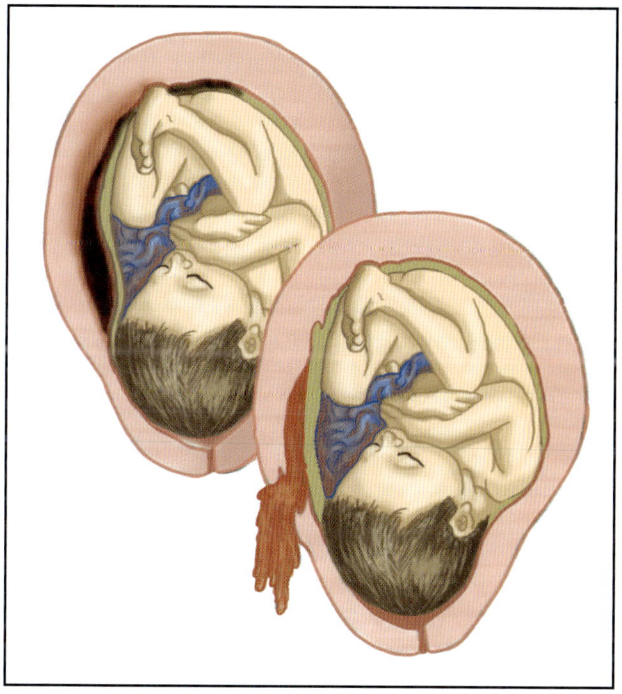

그림 20-5 자궁에 대한 둔상은 태반 분리 또는 자궁 파열을 유발할 수 있다. 대량 출혈이 일어날 수도 있는데, 하지만 조기에는 질 출혈이 보이지 않을 수도 있다.

발될 수 있지만, 외상으로 인한 태아 사망의 가장 흔한 원인은 모체 사망이다. 동력-탈것 충돌사고(MVC: motor-vehicle collision)는 북미 지역에서 임신-관련 외상의 65~75%를 차지한다. MVC를 당한 임신부 환자들에게서 태아 곤란(fetal distress), 태아 사망, 태반 조기 박리, 자궁 파열 (그림 20-5), 그리고 조기 분만 등을 종종 볼 수 있다. 문헌을 조사에 의하면, 자동차에 경미한 파손만 있을 경우에는 임신부 환자의 1% 미만이 손상을 입는 것으로 알려져 있다.

태반 조기 박리: 태반이 자궁벽으로부터 분리되는 것

머리 손상 & 숨겨진 출혈: MVC에 연루된 임신부 환자들의 가장 흔한 사망 원인은 머리 손상이다. 머리 손상을 근소한 차이로 뒤따르고 있는 사망 원인이 '지혈되지 않은 출혈'이다. MVC에 연루된 임신부 희생자들에게 골반 골절과 같은 손상들이 동반될 수 있다. 골반 골절은 후복막 공간으로의 숨겨진 출혈을 흔히 초래한다. 후복막 공간은 저압의 정맥 혈관계가 발달해 있으면서 워낙 공간이 커서 4L 이상 (=적혈구 농축액 8단위 이상)의 출혈 혈액이 고일 수 있는데, 그래도 임상적 징후들이 거의 나타나지 않을 수 있다.

임신부 안전띠 착용의 중요성: 어깨띠와 무릎띠를 동시에 매는 방식의 안전띠를 착용하면 환자의 사망률을 현저히 감소시킬 수 있다. 안전띠의 착용이 자궁 손상을 증가시킬 수도 있다는 우려는 전혀 입증된 적이 없다. 임신 후기의 일부 여성들은 안전띠를 착용하지 않거나 또는 잘못된 방식으로 착용하는데, 임신한 복부에 안전띠를 두르기가 불편하기 때문이다. 하지만 그렇게 하면 결과적으로 손상의 위험성을 증가시킨다.

진주 같은 정보

복부 외상

복부 구획에 외상을 받으면 자궁-속 공간 또는 후복막 공간에 잠복 출혈이 유발될 수 있다. 임신 중에는 체내 호르몬 변화들과 함께 복벽이 점진적으로 늘여지면서, 복막 표면이 자극적 자극에 덜 민감해진다. 따라서 복강-내 출혈이 생겨도 반발통, 복벽 경계, 및 복벽 경직과 같은 징후들이 나타나지 않을 수 있다.

관통상

커진 자궁의 모체 보호 효과: 임신부에게 관통상 (총상과 자상)이 발생할 수 있다. 만일 사입 경로가 자궁-바닥보다 아래쪽이라면, 자궁이 종종 모체에 대한 보호 기능을 제공하게 될 것이다. 즉, 총알이나 칼의 충격력을 흡수하는 역할을 하게 된다. 상복부에 창상이 있으면 창자 손상이 흔히 발생하게 되는데, 왜냐하면 창자들이 자궁에 의해서 위쪽으로 밀려서 몰려있기 때문이다. 연구 보고서들에 의하면, 임신한 복부에 총상을 입으면 높은 태아 사망률 (40~70%)을 동반하는 것으로 알려져 있다. 모체 사망률은 더 낮은데 (4~10%), 그 이유는 대개 커진 자궁에 의해서 필수 장기들이 보호를 받기 때문이다. 자상도 거의 동일한 양상의 치료 결과를 보이는데, 태아 사망률은 약 40%에 달한다. 결정적인 처치는 몇 가지 요인에 따라 달라질 것인데, 쇼크의 정도, 동반된 장기 손상, 및 임신 주수 등이 관련 요인들이 된다.

가정 폭력

가정 폭력: 가정에서 배우자/동거인으로부터 받는 신체적 (또는 정서적) 학대. 둘째와 셋째 삼분기 동안에, 임신부 10명당 1명꼴로 신체적 학대를 경험하는 것으로 추산된다.

임신부 10%가 경험: 다수의 임신 여성들이 가정 폭력을 경험한다. 임신이 진행함에 따라 가정 폭력 빈도가 점점 높아지는 것처럼 보인다. 두 번째와 세 번째 삼분기를 지나면서, 임신 여성 10명당 1명꼴로 임신 중 학대를 경험하는 것으로 추산된다. 사고성 외상이 신체의 '먼-쪽'에 빈발하는 것에 비해, 신체적 학대 손상은 신체의 '몸-쪽' 및 '정중선 부위'에 생길 가능성이 더 높다. 즉, 얼굴과 목이 가장 흔한 손상 부위이다.

학대가 임신에 미치는 나쁜 효과: 또한 가정 폭력은 저체중 신생아의 출산과도 연관성이 있는데, 이는 그 어린이 건강에 문제를 유발한다. 높은 스트레스를 받고 있는 임신부는 그녀의 임신에 부정적인 악영향을 주는 호르몬들 (예: 높은 혈중 아드레날린 농도)을 많이 분비하게 된다. 임신부들을 놀라게 하거나 불안하게 만드는 상황들로부터 그들을 보호해야만 한다는 '민속 문화'는 사실일 수 있다. 배우자와 남자 친구가 70~85%에서 폭력의 가해자이다. 응급처치 처치제공자들은 사법기관과 협력하여, 가정 폭력의 희생자들이 안전한 장소로 갈 수 있도록 확실히 행동해야만 한다.

낙상

낙상의 증가: 낙상의 발생률은 임신이 진행하면서 증가한다. 그 이유는 부분적으로 환자의 무게 중심이 변하기 때문이다. 심각한 손상의 발생률은 충격력의 크기에 비례하며 또한 어떤 특정 신체 부위가 그 충격력을 받았는지에 의해서 결정된다. 골반 손상들로 인해 '태아 골절'과 '태반 박리' (태반 출혈이 유발되어 태반이 자궁벽으로부터 분리되면서 태아 저산소증로 이어지며 종종 태아 사망까지 초래됨)가 유발될 수도 있다.

태반 박리의 특징: 태반 박리 환자는 심한 복통을 호소하지만 질 출혈은 거의 또는 전혀 보이지 않는데, 이는 이 손상의 특징이다. 임신 중에는 경미한 복부 외상을 입더라도 응급실 평가와 태아 상태 감시의 시행이 권장된다.

화상

수액 소생술 용적이 더 많이 필요: 미국에서 매년 발생하는 220만 명의 화상 환자들 중에서, 4% 이하가 임신부이다. 온열 손상으로 인한 임신부 환자들의 총 사망률과 이환율은 비-임신 환자의 그것과 현저히 다르지 않다. 하지만 임신부 환자에게 요구되는 수액 용적이 비-임신 환자보다 더 크다는 사실을 기억하는 것이 중요하다. 모체 화상 면적이 체표면적 20%를 넘어서면 태아 사망률이 증가한다.

임신부 일산화탄소 노출의 위험성: 임신부가 일산화탄소(CO)에 노출되었을 때 임신부와 태아는 큰 위험에 처하게 되는데, 특히 왜냐하면 일산화탄소가 태아 혈색소에 더 우선적으로 결합하기 때문이다. 일산화탄소에 노출된 모든 임신부는 반드시 마스크로 100% O_2를 투여 받아야만 하며, 응급처치 처치제공자는 고압 산소 치료 기능을 갖춘 치료 센터로 이송할 것을 고려해야만 한다.

FAST 검진

FAST 검진의 정의: 외상 환자의 평가 및 치료에 초음파를 활용하는 것은 병원-전 및 병원-내 환경 모두에서 빠르게 중심적 검사가 되어가고 있다. 약자 "FAST"(focused assessment with sonography in trauma, 외상에서 초음파를 사용한 집중 평가)란, 외과의, 응급실 의사, 및 훈련된 의료기사가 흉강-내 및 복강-내 장기들의 주변에 고인 혈액을 찾아보기 위한 선별 검사로서 침상-옆에서 바로 시행하는 초음파 검진을 말한다.

FAST 검진 부위 4곳: FAST 검진에서는 유출 액체 (흔히 '혈액'으로 간주함)를 찾아내기 위하여 4곳의 전통적 부위를 평가한다. 그 4개 부위는 다음과 같다:

- 간-주변 공간
- 비장-주변 공간
- 심장막
- 골반

FAST 검진의 장점: 이 초음파를 활용한 비-침습적 검진에서는 방사선 노출이 전혀 발생하지 않으며, CT 촬영보다 비용이 저렴하고, 침상 옆이나 현장에서 바로 시행-가능하며, 또한 혈역학적으로 불안정한 환자에게 신속하게 평가할 수 있다는 장점이 있다. 임신부 외상에 이것을 활용하는 일은 이미 잘 확립된 방법이 되었다. 외상 임신부 환자에 대한 FAST 검진은 2명의 환자 (모체와 태아)라는 '2배 위험성 개념'에 대처하는 효과적인 도구로 활용된다 (태아 상태도 확인할 수 있기 때문).

FAST 시행자의 숙련도가 중요: 새로 개선된 FAST 검진 방식, 즉 확장 FAST 검진 (extended FAST=E-FAST)에서는 양쪽의 흉곽 앞쪽에 대한 초음파 검진을 포함시킴으로써 폐에 대한 평가도 추가로 가능하게 되었다. 비록 외상 처치에서 FAST 검진은 최근에 와서 추가된 환자 평가의 보조적 기술이지만, 처치제공자가 임신부 환자에게 그것을 사용할 때는 적절한 적용 방식, 결점, 및 그 활용의 기술적 한계들을 잘 알고 있는 것이 중요하다 (특히 복강-내 장기들의 위치 이동과 관련하여서도). 이 검진법의 유용성은 검진자의 경험 및 숙련도에 의해서 매우 크게 좌우된다.

태아 느린-맥에 대한 처치: 추가적으로, 응급처치 처치제공자들은 초음파를 활용함으로써 태아의 심박수를 평가할 수 있다. 물론 시끄러운 구급차 안에서는 듣기가 힘들 수도 있다. 태아의 정상 심박수는 120~160회/분이다. 태아의 심박수가 낮으면, 태아에게 공급되는 혈류량 또는 산소 공급량이 부족하다는 의미이다. 아직 시행되고 있지 않다면, 모체에게 O_2 보충 요법을 시행하라. 그리고 수액 소생술을 시행하여 적절한 혈액-관류 상태를 유지하면서 수용 의료기관에 이런 소견들을 보고하라.

심폐소생술

불량한 심폐소생술 효과: 외상 때문에 생긴 심-정지는 치료결과가 불량하다 (제16장을 보세요). 임신부 외상 환자의 경우, CPR이 덜 효과적인데 그 이유는 팽창하는 자궁에 의해서 장기들의 위치가 다르게 이동하였고 또한 앞서 설명한 것처럼 아래-대정맥이 눌리면서 심장 정맥혈 복귀량이 감소하기 때문이다.

즉각적 제왕절개술의 시행: 수용 의료기관에 조기에 보고하는 것이 중요하다. 그래야 그 의료진들이 (적응증이 될 때) 사망-전후 제왕절개술을 시행할 준비를 할 수 있다.

임신 시기의 외상 예방

병원-전 처치제공자의 출산-전 교육 시행: 임신 중 외상의 주요 원인들을 검토해 본다면, 임신과 관련된 많은 생리학적, 해부학적, 및 정서적 변화들에 대한 교육하기, 동력-탈것을 탑승할 때의 적절한 안전띠 착용하기, 그리고 가정 폭력을 신고 및 상담하기와 같은 특정 권장 사항들을 잘 준수하면 임신 중 외상을 줄이는 역할을 할 것이 확실하다. 일부 환자들은 '출산-전 처치'를 받는다고 하더라도 매우 불충분하게 받고 있으며, '출산-전 교육'은 그보다도 훨씬 더 적게 받고 있다. 만일 여러분이 임신부 환자를 돌보도록 호출을 받았을 때 그 환자의 상황이 위중해 보이지 않는다면, 언제나 주저 말고 임신부 환자들에게 출산-전 교육을 시행해야만 한다.

참고 문헌 & 자원

Chang, J., C. J. Berg, L. E. Saltzman, and J. Herndon. 2005. "Homicide: A Leading Cause of Injury Deaths Among Pregnant and Postpartum Women in the United States, 1991–1999." *American Journal of Public Health* 95, no. 3 (March): 471–7.

Coker, A. L., M. Sanderson, and B. Dong. 2004. "Partner Violence During Pregnancy and Risk of Adverse Pregnancy Outcomes." *Paediatric and Perinatal Epidemiology* 18, no. 4 (July): 260–9.

El-Kady, D., W. M. Gilbert, J. Anderson, B. Danielsen, D. Towner, and L. H. Smith. 2004. "Trauma During Pregnancy: An Analysis of Maternal and Fetal Outcomes in a Large Population." *American Journal of Obstetrics and Gynecology* 190, no. 6 (June): 1661–8.

Esposito, T. J. 1994. "Trauma During Pregnancy." *Emergency Medicine Clinics of North America* 12, no. 1 (February): 167–99.

Fildes, J., L. Reed, N. Jones, M. Martin, and J. Barrett. 1992. "Trauma: The Leading Cause of Maternal Death." *Journal of Trauma* 32, no. 5 (March): 643–5.

Hill, D. A., and J. J. Lense. 1996. "Abdominal Trauma in the Pregnant Patient." *American Family Physician* 53, no. 4 (March): 1269–74.

Kilpatrick, S. J. 2019. "Initial Evaluation and Management of Pregnant Women with Major Trauma." Accessed May 5, 2019. https://www.uptodate.com/contents/initial-evaluation-and-management-of-pregnant-women-with

증례 제시

ALS 구급차는 승용차가 시속 48km로 나무와 충돌한 승용차 충돌사고 현장에 도착합니다. 응급처치 처치제공자들이 현장을 평가하여 유해요인들 검색과 손상 기전 파악을 한 후, 임신 8개월째인 임신부가 운전자이고 안전띠를 착용했으며 에어백이 운전대로부터 펼쳐진 상태임을 확인합니다. 그 환자는 의식 소실은 없었다고 하며, 미리, 목 및 허리의 통증은 없다고 합니다. 그녀의 배에는 수평으로 가로지르는 표면 찰과상이 보이는데, 그녀의 유일한 호소는 그 표면 찰과상 아래쪽의 부위에 압통을 보이는 것입니다.

손상 기전이 둔상이므로, 그 팀원들은 신속 외상 조사를 시행하는데 그 결과, 복부에 전반적 압통을 보이는 것을 제외하면 모두 정상이며 반발통은 없습니다. 자궁-바닥은 칼-돌기 높이에서 촉진됩니다. 활력 징후는 정상입니다. 그 환자가 안전띠의 무릎띠를 골반이 아니라 복부를 가로질러 착용했던 것 같습니다. 이것이 자궁 또는 자궁-내 손상을 유발했을 수도 있어서, 여러분은 환자를 구급차 들것 위로 옮겨 반쯤 누운 자세로 누이고 SMR 없이 그녀가 산과 진찰을 받던 병원으로 비-응급으로 이송합니다. 그 병원 응급실에서 초음파가 시행되었는데 비정상 소견이 전혀 없습니다. 그래서 태아 감시 장치를 부착하고 환자를 하루 밤 관찰하기로 합니다. 그녀는 그날 밤에 조기 분만을 하였고 체중 2.4kg의 건강한 남자 아이를 낳았습니다. 그녀는 산후 경과가 정상이었으며 그녀와 그녀의 애기는 잘 지냅니다.

요약

임신부 외상 환자에 대한 관리를 잘 하기 위해서는 임신 중에 일어나는 생리학적 변화들에 대한 지식이 필요하다. 임신부 환자들에게는 신속한 환자 평가와 상태 안정화를 위한 신속한 중재술(적극적인 산소 공급 및 수액 소생술을 포함)이 필요하다. 임신부 환자들의 '아래-대정맥 압박 증후군'을 예방하려면, 그들을 꾸려서 이송하는데 특수한 기법들이 필요하다. 만일 출혈성 쇼크의 발생 위험성이 조금이라도 있다면, 임신부에게는 이를 조기 진단하기가 어렵다는 점을 감안하여, 여러분은 환자에 대한 Load & Go의 문턱 값을 낮게 유지해야만 한다. 중증 손상을 입은 임신부 환자들은 이런 복잡한 환자들을 관리할 능력을 갖춘 의료 시설 (외상센터)로 곧바로 이송해야만 한다. 최적의 태아 처치는 모체에 대한 최적의 처치에 의해 좌우된다.

-major-trauma.

Lewiss, R. E., T. Saul, and M. Del Rios. 2009. "EFAST—Extended Focused Assessment with Sonography for Trauma." Accessed May 21, 2019. https://www.acepnow.com/article/efast-extended-focused-assessment-sonography-trauma/?singlepage=1.

Maghsoudi, H., R. Samnia, A. Garadaghi, and H. Kianvar. 2006. "Burns in Pregnancy." *Burns: Journal of the International Society for Burn Injuries* 32, no. 2 (March): 246–50.

Mendez-Fiqueroa, H., J. D. Dahlke, R. A. Vrees, and D. J. Rouse. 2013. "Trauma in Pregnancy: An Updated Systematic Review." *American Journal of Obstetrics and Gynecology* 209, no. 1 (July): 1–10.

Pons, P. T. 1994. "Prehospital Considerations in the Pregnant Patient." *Emergency Medical Clinics of North America* 12, no. 1 (February): 1–7.

Vaizey, C. J., M. J. Jacobson, and F. W. Cross. 1994. "Trauma in Pregnancy." *British Journal of Surgery* 81, no. 10 (October): 1406–15.

Weiss, H. B., T. Songer, and A. Fabio. 2001. "Fetal Deaths Related to Maternal Injury." *Journal of the American Medical Association* 286, no. 15 (October): 1863–8.

21

제 기능을 못하는 환자

Jonathan G. Newman, MD, MMM, FACEP, EMT-P

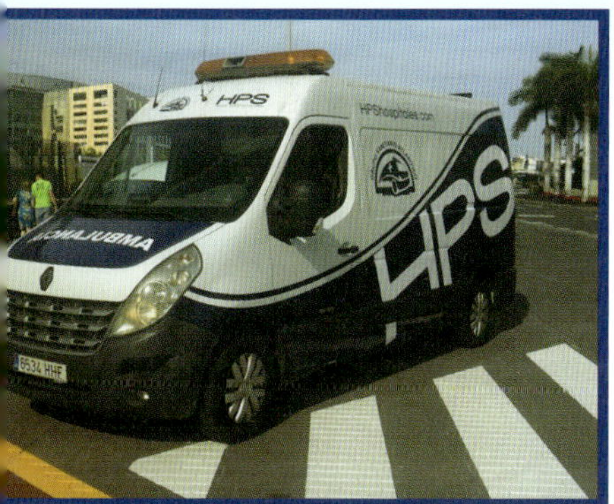

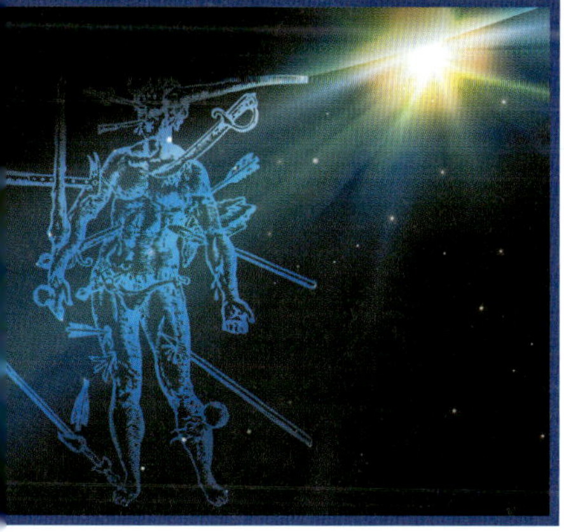

[위쪽: 사진 제공 Roy Alson, PhD, MD, FACEP, FAEMS]

Patienten unter Einfluss von Alkohol und Drogen
El Paciente con Abuso de Drogas y Alcohol
Pacijent s posebnim potrebama
Trauma no Doente Inabilitado
Pasien Dengan Gangguan Kesadaran (dibawah pengaruh zat berbahaya)
Пациент под влиянием алкоголя и наркотиков
Le patient aux facultés altérées par l'alcool ou la drogues
Άτομα Με Ειδικές Ανάγκες
A fogyatékos sérült
アルコールや薬物の影響下にある傷病者
受損病人
Poškodovanec pod vplivom opojnih substanc

핵심 용어

비-협조적 환자, p. 521
상호작용 방식, p. 520
역량, p. 523
폐쇄형 질문, p. 521
환자 제지, p. 521
흥분된 섬망, p. 522

학습 목표

여러분이 이 장을 성공적으로 완료하고 나면, 다음을 할 수 있어야만 한다:

1. 알코올 그리고/또는 약물에 취한 환자들의 징후와 증상들을 열거하라.
2. 알코올 그리고/또는 약물에 취한 환자를 평가하고 처치하는 동안에 환자의 협조를 확실히 얻는데 도움을 받기 위하여 여러분이 활용할 수 있는 몇 가지 전략들을 설명하라.
3. '흥분된 섬망'의 의미를 정의하라.
4. 약물 남용이 의심되는 환자들을 평가하고 관리할 때 감안해야 할 특별한 고려 사항들을 열거하라.
5. 현장에서 남용 약물들에 노출될 가능성으로부터 여러분 자신을 보호하기 위해 취할 필요가 있는 조치들을 설명하라.

장 개요

물질 남용과 외상 발생 사이의 연관성: 알코올과 외상과의 연관성은 여러 문헌들에 잘 나와 있다. WHO 보고서에 의하면, 매년 135만 명의 사람들이 도로 교통사고로 사망한다. 이중에서 젊은이들이 가장 많이 죽는다. 이 사건들의 약 1/3이 알코올이나 기타 약물 남용과 관련이 있다. 물질 남용자(중독자)들에 대한 연구들에 의하면, 이 사람들은 일반 인구에 비해 손상을 입을 위험성이 더 높고 또한 손상을 반복적으로 입을 가능성이 크다는 것이다.

물질 남용은 중증 외상 유발의 요인: 약물 및 알코올의 남용은 전-세계적인 문제이다. '물질 남용'에는 알코올 남용, 약물 남용, 또는 양쪽을 같이 남용하는 경우가 포함된다. 물질 남용은 수많은 외상성 사건들과 연관되어 왔는데, 이 외상들은 흔히 우발적 사고, 자동차 충돌사고, 자살, 살해, 및 기타 폭력적 범죄로 인해 초래되었다. 더구나 미국 외과학회 잡지에 보고된 한 연구에 의해, 외상으로 사망한 환자들에게서 알코올 및 불법 약물들의 사용 비율이 더 높다는 사실이 밝혀졌다 (Demetriades 등. 2004). 따라서 중증 손상을 입은 외상 환자들의 다수가 알코올 또는 몇몇 다른 물질들에 취한 상태라는 사실을 알게 되어 그렇게 놀랍지 않을 것이다. 이 부류의 외상 환자들을 처치하려면 종종 특유한 난제들에 부닥치게 되는데, 이것들을 극복하기 위해서는 우수한 ITLS 처치 술기와 함께 몇 가지 특수한 환자 관리 기법들이 필요하다. 전-세계가 산업화되면서 최근에 약물 남용이 증가해왔다. 처방 약물과 불법 약물이 둘 다 더 많이 남용되고 있다. 이 약물 남용 "유행병"으로 인해 실제 미국에서는 동력-탈 것 충돌사고보다 더 많은 사망자들이 발생하고 있다 (미국 국립보건원 2017). 이런 약물들의 남용에 힘입어 외상성 손상이 증가해왔는데, 직접적으로 사람들이 제 기능을 못하게 만듦으로써 또는 약물 유통과 관련된 폭력에 의해서 외상을 유발하고 있다.

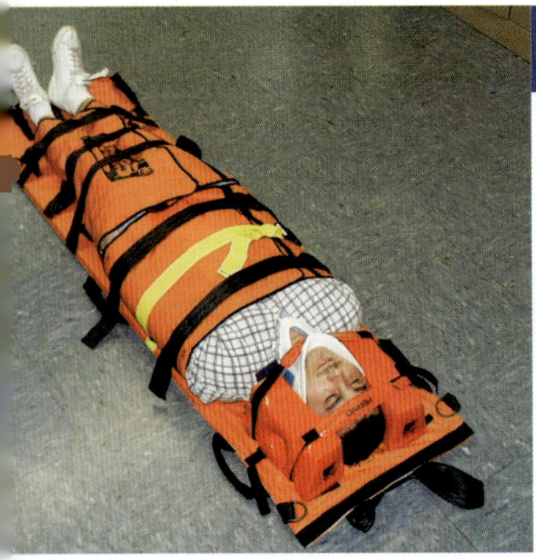

증례 제시

여러분은 구급차에 탑승하여 한 대의 승용차가 전봇대와 충돌한 동력-탈것 충돌사고 현장으로 출동하였습니다. 그 승용차의 에어백은 펼쳐졌습니다. 그 전봇대는 온전하며 떨어진 전선은 없습니다. 그 탈것의 엔진은 경찰이 이미 끈 상태입니다. 여러분이 그 탈것으로 접근해가면서 보니 환자는 반응이 없는 것처럼 보입니다. 여러분이 그 탈것에 도착할 때쯤 경찰관 한 명이 호주머니에서 날록손 비강 분사기를 꺼내 그 환자에게 투여합니다. 여러분은 코고는 듯한 호흡음을 들을 수 있으며 또한 승객석 위에 있는 뚜껑이 닫히지 않은 주사기와 흩어진 흰색 가루 봉지를 발견합니다.

더 진행하기 전에 다음의 질문들을 생각해보십시오:

- 여러분이 이 환자에게 어떤 방법으로 접근할 것입니까?
- 어떤 매우 중요한 징후들을 여러분이 찾아보는 중입니까?
- 알코올 또는 약물 중독의 일부 효과들이 외상-관련 징후 및 증상들과 유사하게 보일 수 있습니까? 이 환자는 Load & Go 환자입니까?
- 현장의 역학관계가 변하면서 불안전하게 될 수 있을까요?

이 장을 끝까지 읽는 동안에 이 질문들을 기억하십시오. 그런 다음에 이 장의 끝에서 이 응급처치 처치제공자들이 이 환자를 어떻게 처치했는지 알아보십시오.

물질 남용

높은 의심 지수를 유지: 환자에게 알코올/약물 남용에 대한 높은 의심 지수를 유지하면서, 여러분이 얻은 신체 검진 결과, 환자 및 구경꾼들에게서 얻은 병력, 및 현장에 있는 증거물들을 함께 분석함으로써, 그 환자가 알코올/약물에 취한 상태인지 아닌지를 판단하는 단서를 얻을 수 있다. 표 21-1에는 흔히 남용되는 약물들과 그것을 사용했을 때 나타나는 징후 및 증상들이 같이 열거되어 있다.

'길거리 약물'의 특징: 처방 약물들은 설명문에 있는 용량만큼 포함되도록 세심하게 조제되지만, '길거리 약물'들은 그렇지 않다. 또한 이것들은 흔히 혼합되어 사용되는데, 즉 다른 활성 약물이나 불활성 충전제와 같이 혼합된 상태로 사용된다. 주성분 물질의 용량을 줄이기 위해 혼합용으로 사용되는 약물들로 인해 약물의 효과가 변경되어 그 환자가 경험하는 징후와 증상들이 달라질 수도 있다. 사용된 충전제들로 인해, 각 투여 용량에 포함되어 있는 1차 약물의 함량이 달라진다. 따라서 환자가 말하는 "얼마나 많은 약물을 투여했는지"의 정보는 물론 유용하지만 어떤 증상들이 예견될지를 알려주는 100% 신뢰할 수 있는 지표가 되지는 못한다.

불법 약물 혼합의 문제점: 예를 들어, 메타암페타민은 '목욕물 향료 염분'(bath salt: 합성 흥분제)과 혼합되어 사용될 수도 있는데 이렇게 하면 발현되는 다양한 징후와 증상들이 증가하는 효과를 나타낸다. 헤로인은 흔히 비활성 물질들과 혼합되며, 때로는 펜타닐

표 21-1: 흔한 남용 약물들 & 그 약물들의 징후 및 증상들

약물 부류	흔히 통용되는 이름	남용에 따른 징후 및 증상들
알코올	맥주, 위스키, 포도주, 구강 세정제	의식 기능 변화, 착란, 잦은 배뇨, 불분명한 말하기, 혼수, 고혈압, 고-체온증
암페타민/메타암페타민	Bennies, 얼음, 스피드, uppers, dexies, 엑스터시, MDMA, Adderall, 목욕물 염분, 수정	흥분, 활동성 과다, 동공 확대, 고혈압, 빠른-맥, 몸 떨기, 경련 발작, 발열, 편집증, 정신병
코카인	Coke, 크랙, blow, rock	암페타민과 동일하고, 더하여 흉통 및 치명적 부정맥이 추가됨
환각제	Acid, LSD, PCP, 페요티, 버섯	환각, 어지럼, 동공 확대, 메스꺼움, 장황한 말하기, 정신병, 불안, 공황 상태
마리화나	풀, 해쉬, pot, 차, 잡초, K2, Spice (합성 마라화나 화합물을 포함)	행복감 과다, 졸림, 동공 확대, 입 마름, 식욕 증대
마약/아편제제	헤로인, horse, big H, Darvon, 코데인, stuff, smack, 모르핀, 펜타닐, Percocet, opana	의식 수준 변화, 동공 수축, 느린-맥, 저혈압, 호흡 억제, 저-체온증
진정제 & 향정신성 약제	GHB; 바비츄레이트, 벤조다이아제핀 (리브리움, 발리움, 자낙스, 아티반, Rohypnol) 항-우울제; Elavil, Prozac, Sinequan, Effexor 항-정신병약: Thorazine, Zyprexa, Abilify	의식 수준 변화, 동공 확대, 심장 부정맥, 저혈압, 호흡 억제, 저-체온증

(강력한 합성 아편제제)과 같은 활성 물질들과도 혼합되기도 한다. 가끔은 헤로인이 통상보다 비활성 물질을 더 적게 사용하여 혼합되기도 한다. 이런 약을 환자가 통상 용량으로 투여하게 되면 더 극단적인 징후와 증상들을 경험하게 되며 더 많은 사망자 수가 발생하게 된다.

크로코딜의 문제점: 크로코딜(Krokodil)과 같은 신형의 새로 등장한 약물도 나타났다. 이것은 '데소모르핀'(desomorphine)인데, 2000년대 초 이후로 러시아에서 사용되어져 왔다. 미국에서의 사용은 2013년 처음 보고되었다. 이것은 헤로인과 유사한 효과를 가지고 있지만, 더 짧은 시간 동안만 지속된다. 이것을 투여하면 조직 파손을 수반할 수 있어서 피부 궤양 및 괴사를 초래할 수 있다. 때로는 팔다리 절단이 필요하다.

N-폭탄의 문제점: "N-폭탄"에는 25B-NBOMe, 25C-NBOMe, 및 25I-NBOMe라 불리는 조제한 합성 마약의 부류가 포함되어 있다. 이 약들은 세로토닌 수용체에 작용하여 환각을 유발한다. 이를 투여한 환자들은 표 21-1에 열거된 환각제들과 유사한 징후와 증상들을 나타낼 것이다. 하지만, 이 약물의 소량만으로도 경련 발작, 심-정지, 호흡-정지, 및 사망을 유발할 수 있다.

Salvia의 문제점: 멕시코 남부에서 사용되는 salvia는 약초 환각제로서 외부 현실에 대한 지각력의 변화를 유발할 수 있어서, 환자가 주변 환경과 적절하게 상호-작용할 수 없게 되는 결과를 초래한다. 이 약물의 사용자는 어지럼, 보행 장애, 및 불분명한 말하기 등을 나타낼 수 있다.

합성 대마초제제의 문제점: 합성 대마초제제가 인기가 많아졌고 흔히 증기 흡입의 형태로 소비된다. 이들은 환각을 유발할 수 있다. 2018년 미국 '질병 통제 및 예방 센터'에서 보고하기를, 합성 대마초제제를 Brodifacoum (와파린과 유사한 강력한 항응고제로서 쥐약으로 쓰임)와 같이 혼합하여 투여하면 합성 대마초제제의 효과를 더 오래 지속시키는 것으로 생각되어 종종 그렇게 투여되며 이때 그 사용자들은 혈액응고 장애로 빠지게 되므로 외상을 입었을 때 위험해질 수 있다고 하였다.

평가 & 처치

개인 보호 장비 착용: 여러분의 외상 환자가 '물질에 취한 상태'로 의심될 때도 이 책에서 이미 설명한 (제2장을 보세요) ITLS 지침에 따라서 ITLS 1차 조사와 2차 조사를 시행해야만 한다. 환자에게 접근해갈 때, 현장 안전성에 초점을 맞추어라. 뚜껑이 씌워지지 않은 바늘은, 혹시 그 처치제공자가 찔린다면, 질병을 전염시킬 수도 있다. 펜타닐과 같은 가루약은, 혹시 흡입하거나 실수로 먹게 된다면, 구조자들에게 증상들을 유발할 수 있다. 여러분 자신을 보호하기 위하여 개인 보호 장비를 착용하라.

신체 검진을 할 때 주인점: 응급처치 처치제공사가 물실 남용이 의심되는 환자에게 신체 검진을 시행할 때에는, 반드시 어떤 중요 사항들을 인식하고 있어야만 한다. 의식 수준, 동공, 말하기, 그리고 호흡 상태를 특별히 주목하여 관찰하고, 혹시라도 피부에 주

진주 같은 정보

물질에 취한 상태

물질에 취한 상태의 환자와 내과적 및 외상성 응급 상태의 환자를 구별하기란 극히 어렵다. 여러분은 여러분의 통상적 환자 관리 기법들을 바꾸어야만 할 수도 있다. 많은 환자들이 처음에는 치료를 거부할 것이다. 여러분은 그 지역의 처치 규약을 참조하거나, 의료지도 의사 및 적절한 사법 요원에게 도움을 요청해야만 할 수도 있다.

사 바늘 자국이 있는지 잘 살펴보라.

의식 수준 변화는 먼저 의학적 원인 때문으로 간주: 의식 수준의 변화는 모든 종류의 물질 남용에서 관찰될 수 있다. 그렇지만 항상 기억하라, 외상 환자의 의식 수준 변화는 다른 원인 때문으로 증명되기 전까지는 항상 먼저 (물질 남용을 의심하기 전에) 저산소증, 쇼크, 머리 손상 또는 저혈당증 때문에 유발된 것으로 간주해야 한다는 사실을. 또한 기억하라, 모든 환자들은 다른 문제로 증명되기 전까지는 응급한 의학적 문제를 가진 것으로 간주해야 한다는 사실을.

독성-증후군(toxidrome)으로 약물 종류 감별하기: 아편제제를 남용한 환자들의 동공은 흔히 수축된다. 암페타민, 코카인, 환각제, 및 마리화나를 남용한 환자들의 동공은 대개 확장된다. 바비츄레이트(barbiturate, 진정제 계통)를 투여한 환자들은 처음에는 동공이 수축한 상태를 보일 것이다. 하지만 고-투여량을 사용하였다면, 동공이 결국에는 확장되어 고정될 수 있다. 알코올이나 진정제에 취한 환자들은 말을 할 때 '불분명한 발음'을 나타낼 수 있고, 환각제에 취한 환자는 말을 할 때 '장황하게 두서없이 말하는 것'처럼 보일 수도 있다. 아편성 약제와 진정제를 남용하면 호흡이 현저히 억제될 수 있다. 코카인과 같은 흥분제를 남용하면 초조, 빠른-맥, 그리고 고혈압이 유발될 수 있는데, 이로 인해 "환자에게 동반된 잠복 출혈의 존재"를 식별하는 일이 더 어려워질 수 있다. 이런 남용 목적 약물들의 다수는 통증에 대한 환자의 지각력과 반응을 억제하기 때문에, 여러분이 환자 평가하는 일을 더욱 어렵게 만든다.

아편제제 중독에서 날록손 투여하기: 의식 수준이 변화된 환자들에 대해서는 반드시 저혈당증 여부와 아편제제 및 기타 진정제 계통 약물의 중독 가능성에 대한 평가를 시행해야만 한다. 의식 수준 저하, 호흡 저하, 그리고 바늘구멍 같은 동공을 보이는 환자는 아편제제 중독으로 간주하여 날록손을 투여하라. 날록손은 정맥 주사, 근육 주사, 또는 비강-내 투여의 경로로 투여할 수 있다. 날록손의 효과는 상당히 짧게 지속되며 많은 아편제제들은 효과가 더 길게 유지되므로 환자에게 투여한 날록손 효과가 없어지면 아편제제의 효과가 다시 나타낼 수도 있다는 사실을 기억하라. 이런 상황에서는 반복적 투여가 필요할 수 있다.

날록손 투여량 결정: 만일 날록손을 너무 빠른 속도로 투여하면, 급성 금단증상을 촉발하여 초조 상태의 공격적인 환자로 만들 수도 있다. 응급처치 처치제공자들은 환자의 호흡 상태를 호전시킬 정도로만 날록손 투여 속도를 적정 (투여 속도를 조금씩 조절)하기를 원할 수도 있다. 더 최신의 일부 합성 아편제제들에 중독되었을 때는 더 고-용량의 날록손이 필요할 수도 있다. 미국 심장협회/국제 소생술 연락위원회 지침 (2015)에서는 아편제제 과도 투여가 의심되는 심-정지 환자들에게 날록손의 투여를 지지하고 있다.

병력을 통한 증거 수집: 환자 및 구경꾼들이 제공한 병력을 통해, 환자가 물질 남용에 관련되었는지 여부를 확인하는데 도움을 받을 수 있다. 무슨 물질을 남용했는지, 언제 투여했는지, 그리고 얼마나 많은 양을 투여했는지를 알아내도록 노력하라. 또한 그 사건이 의도적인 과량 투여였는지 여부를 판단하는 것도 중요하다. 만일 투여한 약물 이름을 여러분이 알고 있다면, 여러분 지역의 독극물 통제 센터에 확인할 필요가 있을 수도 있다. 왜냐하면 남용되는 처방 약물의 수가 수백 가지에 달하며 이중 다수는 중증 독성 효과를 나타내기 때문이다.

환자 주변 검색을 통한 증거 수집: 하지만, 환자들은 자신이 어떤 물질도 사용 또는 남용하지 않았다고 흔히 부정하려 한다는 점을 인식하라. 가능하다면, 환자의 주변을 면밀히 조사하여, 약물 또는 알코올이 남용되었을 가능성을 나타내는 단서들을 찾아보라. 술병, 알약 용기, 주사 기구, 연기 흡입 용품들, 또는 이상한 냄새 등이 없는지 주목하여 확인하라. 이런 것의 존재는 반응이 없는 환자에게 중독/과량 투여의 가능성을 의심하게 하는 유일한 단서가 될 수 있다.

진주 같은 정보

태도

제2장에 요약된 환자 처치의 표준 ITLS 접근법은 물질 영향 상태의 환자들에게 적용해도 잘 작동할 것이다. 여러분의 환자에 대한 접근 방식이 수용될 것인지 아닌지를 결정하는데 여러분의 태도가 도움이 될 수 있다. 긍정적이고 비-판단적 태도를 취하라.

상호-작용 방식: 여러분이 환자와 상호-작용하면서 나타내는 여러분의 언행과 신체 언어. 긍정적이고 비-판단적 상호-작용 방식은 환자 평가와 중재술을 촉진하여 현장 체류 시간을 단축시킨다.

처치제공자의 긍정적 & 비-판단적 태도 견지: 알코올 또는 약물에 취한 외상 환자들을 볼 때 처치제공자들은 그들이 가진 외상성 손상들 뿐만 아니라 그들의 태도 및 행동 때문에 어려움을 겪을 수 있다. 여러분이 가진 '물질 남용 환자들과 상호-작용하는 방식'에 따라, 그 환자가 앞으로 여러분에게 협조적일지 아니면 비-협조적일지가 결정될 수 있다. 여러분의 상호-작용 방식, 즉 '여러분이 그 환자들에게 어떻게 말하느냐'가 '여러분이 그들을 위해 해주고 있는 것 (의료적 행위)'만큼이나 중요할 수 있다. 만일 여러분의 (환자와의) 상호-작용 방식이 맞서는 방식 또는 공격적 방식이라면, 그것 때문에 환자가 비-협조적으로 되어 여러분과 환자 양쪽에게 너무나 소중한 그 '황금 기간'의 몇 분을 어쩔 수 없이 더 소비하게 될 수도 있다. 만일 여러분의 상호-작용 방식이 긍정적이고 비-판단적 (옳고 그름을 판정하지 않음)이라면, 그 환자가 더 협조적이 되어 처치제공자들이 제안하는 적절한 의료적 중재술들을 허용할 가능성을 높아지므로 현장 체류시간을 줄일 수 있을 것이다. 앞서 설명한 것과 같이, 모든 남용 물질들은 환자에게 투여되었을 때 의식 상태 변화를 유발할 수 있다. 여러분은 환자들과 상호-작용을 할 때 행복감 과다, 정신병, 편집증, 또는 착란 및 지남력 상실 등에 대처할 준비가 반드시 되어 있어야만 한다.

환자로부터 협조를 얻어내는 전략: 여러분이 여러분의 환자들의 협조를 획득하는데 도움이 되는 몇 가지 전략들은 다음과 같다:

- *환자들에게 여러분 자신을 소개하고, 주변 상황들에 대한 지남력을 갖추게 하라.* 그들에게 여러분의 이름과 직책을 말해주라 (예: "저는 119 구급대 1급 응급구조사 권종륜입니다."). 그리고 그들의 이름과 그들이 어떤 호칭으로 불리기를 원하는지를 물어보라. "젊은이" 또는 "아가씨"와 같은 통상적 이름으로 부르기를 삼가라. 이런 부류의 환자들을 대할 때는, 그들에게 장소, 날짜, 그리고 무슨 일이 일어나고 있는지에 대한 지남력을 여러 번 반복해서 일러주어야 할 필요가 있을 수가 있다. 그 환자가 같은 질문을 계속 반복하면 중독 때문이 아니라 머리 손상 때문일 수도 있다.
- *환자를 존중하는 태도로 대하고, 판단적 태도 (잘잘못을 가리는 방식)를 피하라.* 종종 '여러분이 말하는 내용' 자체가 아니라 여러분의 목소리 어조에서 또는 '여러분이 말하는 방식'에서 환자에 대한 '존중심 결핍'이 환자에게 전달될 수 있다 (예: 술 취

해서 다친 환자에게 "환자분, 진찰하게 다리를 조금 위로 올려주시면 감사하겠습니다."라는 말을 경멸하는 어조로 말하면 '환자의 과도한 음주를 나무라는' 여러분의 속마음이 환자에게 전달될 수 있다). 절대 잊지 마라, 여러분은 그의 생명을 구하기 위해서 그 곳에 가 있다는 사실을. 모든 종류의 환자들에게 다 적용된다. 여러분은 경찰관이 아니며, 환자의 사회적 가치를 판정해주기 위해 그 곳에 간 것이 아니다. 또한 증거물을 훼손시키지 않도록 주의를 기울여라.

- *환자의 우려와 느낌들을 인정해주어라.* 겁먹은 상태이거나 착란 상태인 환자들은, 만일 여러분이 그들의 이런 감정들을 인정하고 그것들을 언급해주면, 현재 진행되고 있는 일들을 더 편안하게 받아들일 수 있다. 부드럽되 확고하게 대하라. 모든 치료 중재술들은 시행하기 전에 반드시 설명하라. 정직하게 대하라; 척주-고정판과 구출용 목테는 불편할 수 있으며, IV 경로 확보는 통증을 동반한다.
- *앞으로 환자에게 요구되는 행동들을 환자에게 알려주어라.* 예를 들어, 그들은 착란 상태일 수 있어서 여러분이 척주-고정판 위에 그들을 안정화하려고 시도하는 동안에 가만히 움직이지 않아야 한다는 것을 인식하지 못할 수도 있다.
- *환자로부터 병력을 청취할 때는* 폐쇄형 질문*을 사용하라.* '폐쇄형 질문'이란, "예" 또는 "아니오"로 대답할 수 있는 질문을 말한다. 이런 환자들은 짧은 기간만 집중할 수 있는 경우가 많아서, 완전한 답변을 요구하는 '개방형 질문'으로 질문하면 두서없이 장황하게 대답할 수도 있다. 환자의 친척, 친구, 및 구경꾼들로부터 가능한 많은 병력을 청취하도록 고려하라. 이렇게 하면 여러분이 발견한 소견들의 신뢰성을 높이는데 도움이 될 수 있다. 여러분이 할 수 있는 한 많은 관련 병력을 수집하라, 하지만 이송을 지연시키지는 마라.

폐쇄형 질문: "네" 또는 "아니오"로 대답할 수 있는 질문. 이것은 알코올 또는 약물에 취한 환자들은 집중하는 능력이 제한되기 때문에, 그들에게는 이것이 최선의 접근법이 된다.

비-협조적 환자

행동의 한계 설정 및 환자 제지: 여러분의 환자들 중에서 소수는 비-협조적일 수 있다. 여러분은 이 환자들에게 확고하게 대해야만 한다. 그들에게 행동의 한계를 분명히 설정해 주어라, 그리고 그들이 한계를 넘어 부적절하게 행동할 때는 그들에게 알려주어라. 혹시 여러분이 환자에게 적절한 처치를 제공하는데 요구되는 충분한 협조를 확보할 수 없을 경우에만 물리적 환자 신체-제지 또는 *화학적 환자 신체-제지*를 고려하라.

논쟁하지 말고 반복해서 지시하라: 환자와 맞서려고 하지 말고 단도직입적으로 대하는 방식이 제공되는 의료적 처치를 허용하도록 비-협조적 환자를 납득시키는데 충분한 효과를 발휘할 수도 있다. 공격적인 언사들에 대하여 여러분 자신도 같이 공격적인 말이나 자세를 취하지 않도록 대응하라. 말싸움을 하지 마라, 왜냐하면 말싸움은 긴장도를 높이기 때문이다. 약물에 취한 환자들에게는 종종 여러분이 원하는 방향으로 그들이 행동하도록 되돌리기 위해 다 지시하기를 반복해야 할 필요가 있다.

환자를 존중하라: 긴장 고조를 방지하기 위해 EMS가 할 수 있는 또 다른 중요한 행동에는 환자에게 고함치지 않기, 환자의 개인적 공간 존중하기, 그리고 아랫사람 다루듯

환자 신체-제지: 환자가 자신 또는 다른 사람에게 위험 요인이 되는 것을 방지하기 위하여 그의 움직임과 이동을 제한하는 방법

비-협조적 환자: 부적절하게 행동하며 또한 그 자신과 처치제공자의 안전을 위한 타당한 요청 및 행동 제한에 순응하지 않는 환자. 법률 할 지역에 따라, 환자의 안전, 평가, 및 처치를 위해 정당화될 때는 환자의 의지에 반하여 환자를 제지하는데 사용-가능한 다양한 범위의 선택 방법을 시행할 수 있다. 여러 가지 물리적 및 화학적 제지 방법들이 시행될 수 있다.

하는 태도로 환자에게 말하지 않기가 포함된다. 환자의 걱정들을 인정해주고, 시선-마주치기를 유지하도록 노력하라.

폭력적 상황에는 사법기관 지원 요청: 여러분은 주의를 기울여 환자의 언어적 위협, 공격적 자세, 빠르게 움직이는 눈 움직임, 및 주먹 쥐기와 같은 신체적 폭력과 관련된 단서들을 찾아보아야만 한다. 만일 상황이 물리적 폭력으로 변하면, 여러분은 안전한 곳으로 물러서서 사법기관 요원들이 그들의 업무를 할 수 있게 해야만 한다. 많은 외상성 사고들이 동력-탈것 충돌사고 또는 폭행과 같은 폭력적 행동이 관련되어 있다는 점을 전제할 때, 사법기관 요원을 현장에 동반하는 것은 좋은 정책이다. 사법기관의 실제 출동은 지역 규약에 의해서 통제되겠지만, 만일 사법기관이 필요하다고 여러분이 느낀다면 주저하지 말고 그들의 지원을 요청하라.

교육/훈련을 통한 대처 능력 함양: 응급처치 처치제공자들이 행동적 문제들 또는 물질 남용 문제들을 가진 환자들에 대처하는 방법에 대한 적절한 훈련을 받는다면 이런 환자들에게 효과적인 처치를 제공하는데 도움이 될 것이다. 많은 법률 관할 지역들에서는 위기 중재 훈련 프로그램들이 확립되어 있어서, 이러한 다루기 힘든 상황들에 대처하는데 사법기관 요원들과 기타 대응자들이 도움을 주고 있다.

흥분된 섬망: 교감신경계 흥분에 의한 빠른-맥, 고-체온, 및 고혈압이 특징적인 증후군. 이 환자들은 종종 환각을 보이며 매우 초조해한다. 이들은 심장 율동장애와 사망의 발생 위험성이 높다.

흥분된 섬망

높은 사망 위험성: 흥분된 섬망(EXD: excited delirium)이란, 초조와 공격적 행동을 특징적으로 나타내는 증후군이다. 이 증후군은 종종 환자 사망까지 초래하는데, 특히 신체-제지가 되었을 때 그러하다. 이 환자는 빠른-맥, 고-체온, 그리고 과다-활동을 나타내며, 종종 환각을 느끼기도 한다. 이런 환자들은 흔히 다루기가 매우 어려운데, 왜냐하면 믿기 어려울 정도로 강한 근력을 나타낼 수 있기 때문이다.

자세에 의한 질식: 이 환자들의 사망은 그 환자를 엎드린 자세로 두 손을 등 뒤로 묶고 아래다리는 뒤로 굽혀서 두 손과 발목을 같이 연결하는 제지 자세 ("돼지 묶기 자세") 때문으로 생각해 왔다. 즉, '자세에 의한 질식'을 초래하기 때문으로 생각해 왔다. 하지만 지금은 흥분제들(코카인, 메타암페타민, 등)의 효과로 인해 심장 율동장애가 초래되기 때문으로 믿어지고 있다. 왜냐하면 그 징후들이 '교감신경계 과도-자극 상태'를 반영하고 있기 때문이다. 이 환자들을 안전하게 진압하기 위하여, 사법기관 요원들은 후추 스프레이나 테이저-총과 같은 저-치명성 무기를 종종 사용할 것이다. 그 환자에게 후추 스프레이를 사용했다면 제압 후 오염-제거를 시행하라. 빠른-맥 때문에 심전도 감시장치를 부착해야만 하는데, 발한이 심하여 심전도 패드를 부착하기가 어려울 수도 있다. 테이저-총 탐침들은 대부분의 경우 직접 당기는 방식으로 제거될 수 있다 (그림 21-1).

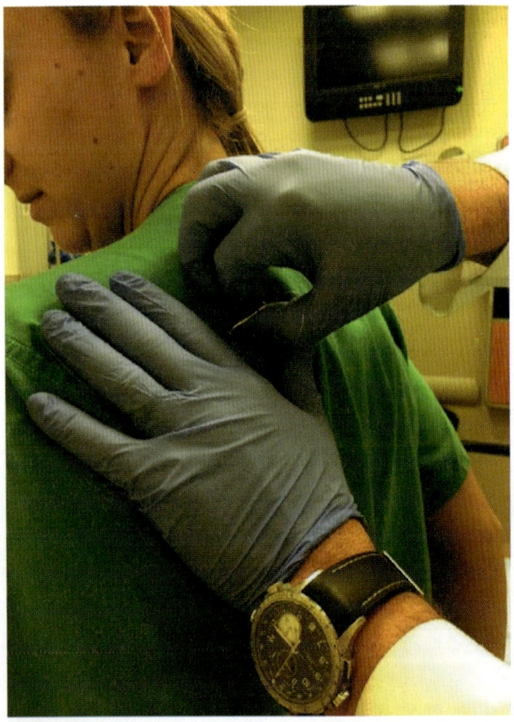

그림 21-1 테이저-총 탐침의 제거. *(사진 제공 Roy Alson, PhD, MD, FACEP, FAEMS)*

화학적 제지 (진정제 투여): 이런 환자들의 관리는 어려움이 클 수 있다. 그 환자가 추가 손상을 입지 않도록 보호하면서 동시에 여러분 자신과 다른 처치제공자들에 대한 손상 유발을 차단하는 일이 중요하다. 그 환자를 신속히 진정시키는 것이 이 상황을 통제하는 가장 효과적인 방법이다. 벤조다이아제핀과 할로페리돌을 근육-주사하는 방법을 지금까지 효과적으로 사용해 왔다. 최근 연구들에 의하면, 케타민을 근육-주사하는 방법도 좋은 결과를 보여주었다. 지역 규약에 따라 어떤 약제를 사용할지가 결정될 것이다. 몸부림치는 환자를 다룰 때에 바늘-찔림 사고를 유발하지 않도록 주의하라.

사전 계획 수립이 필수: 이런 유형의 환자들을 만날 때를 대비한 계획을 수립하라. 첫째, 여러분 지역의 법률을 확인하여, 환자의 의지에 반하여 그의 신체를 제지할 때 여러분이 적용해야만 하는 규약이 무엇인지 결정해두어라. 다수의 법률 관할 지역들에서는 자신이나 다른 사람들에게 위협이 되는 사람들이 있을 때 그들을 보호적 구금할 수 있는 권한을 경찰관에게 허용하고 있다. 중증 손상을 입은 외상 환자가 처치를 거부하거나 협조하지 않는다면 그를 자신에게 위협이 되는 사람으로 간주할 수 있다.

환자의 처치 거부 역량 판정: 어떤 환자가 처치를 거부할 수 있는가에 대한 판정은 환자의 역량에 근거하여 내려진다. 이 판정은 법률 관할 지역들에 따라 달라진다. 응급처치 처치제공자들이 환자에게 치료를 시행할 수 있으려면, 반드시 환자가 그 처치에 동의해 주어야만 한다. 많은 지역들에서는 '암묵적 동의'의 개념에 근거하여 무반응 환자들에게 치료를 제공할 수가 있다. 응급상황에서 합리적인 사람이라면 당연히 그 처치를 받기를 원할 (동의할) 것으로 추정되고 또한 지금 그 처치를 받지 않으면 환자가 현저한 위험에 처하게 될 것으로 추정되는 상황에 해당한다고 보는 것이다. 환자가 처치를 거부하려면, 거부할 수 있는 역량을 반드시 드러내 증명해야 한다. 여기에는 기본적으로 다음 2가지가 모두 충족되어야 한다: 첫째, 머리 손상, 중독, 저산소증, 또는 저-혈당증과 같은 의식수준 변화 유발 요인이 환자에게 전혀 없어야 한다. 둘째, 환자는 처치 거부에 수반되는 위험성과 발생 가능한 유해한 치료 결과 (사망까지 포함)들을 이해하고 있어야 한다.

역량: 환자들이 자신들이 처한 상황을 이해하고 자신에 대한 치료에 관하여 '정보가 제공된 결정'을 내릴 수 있는 능력

처치 거부 상황은 응급처치 처치제공자들이 매우 어려워한다, 왜냐하면 그들은 도움을 주기 위해 그 곳에 갔기 때문이다. 그 환자가 처치 거부 역량이 있는지에 대한 판정은 반드시 환자 처치 보고서에 기록해야만 한다.

신체-제지의 세심한 실행: 일단 환자를 제지하겠다는 결정을 내렸으면, 반드시 조심하여 제지를 실행해야만 한다. 환자를 물리적으로 제지하는 실제 과정에 대한 설명은 이 교육과정의 영역을 벗어나므로, 응급처치 처치제공자들은 그들이 근무하는 기관으로부터 이 훈련을 받아야만 한다. 가장 단순하게는 환자를 구급차 들것 또는 긴 척주-고정판 위에 고정띠로 단단히 묶고 경추 고정-목테와 머리 운동-제한 기구를 같이 적용해주면 대부분의 환자들에게 신체-제지 기능을 제공할 수 있다. 현재 존재하는 손상(들)을 악화시키거나 새로운 손상을 유발하지 않도록 주의를 기울여야만 한다.

리브스 소매 옷: 하지만 종종 이 신체-제지 과정에서 매우 곤란한 상황들이 종종 발생하는데, 이런 곤경을 극복하는 좋은 해결책은 아직 없다. 제지된 환자가 너무 격렬히 몸

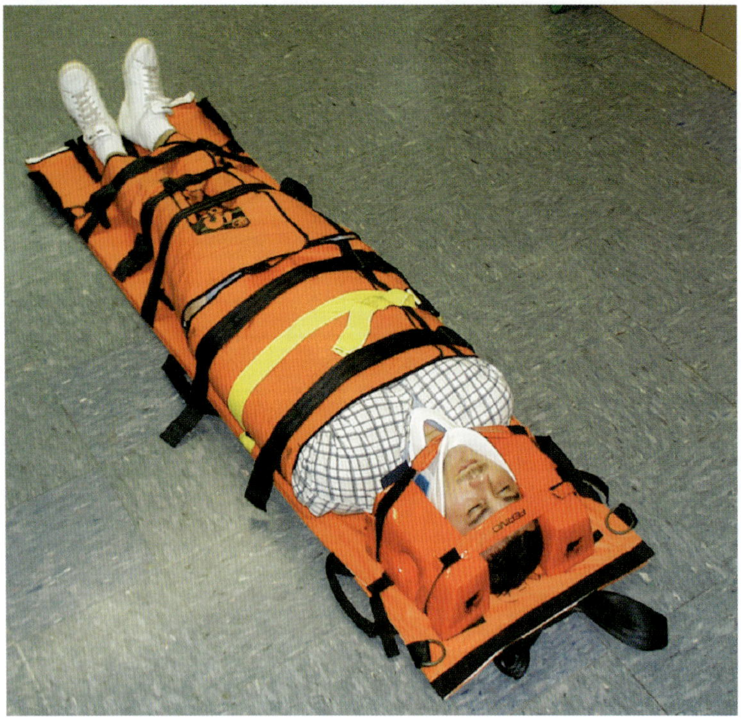
그림 21-2 리브스 소매 옷 (Reeves sleeve)

부림을 치며 저항할 수 있는데, 그러면 SMR 조치가 효과가 없게 되어 버린다. '리브스 소매 옷'(Reeves sleeve)은 SMR과 신체-제지를 둘 다 제공할 수 있는 효과적인 몇 안 되는 장비들 중의 하나이다. 흥분하여 공격적인 환자는 이 리브스 소매 옷을 착용시키기도 매우 어려울 수 있다는 사실에 주목하라 (그림 21-2).

신체-제지 후 환자 기도 관리자 지정: 제지된 환자 곁에는 반드시 환자의 기도를 관리할 수 있는 한 명의 처치제공자가 항상 같이 있어야만 한다. 그래야 환자가 구토할 때도 대비할 수 있다. 환자에게 SMR이 필요할 때조차도, 구급차 들것 위에서 머리 쪽을 올린 자세로 환자를 신체-제지할 수 있다. 여러분의 ITLS 재-평가 검진의 일환으로서, 제지된 팔다리의 먼-쪽 부위에서 맥박, 운동 기능, 및 감각을 확실히 확인하라.

신체-제지 절차의 반복 연습: 구급차 요원들은 환자를 신체-제지하는 술식들에 대한 학습 계획을 수립하고 정기적으로 연습해야만 한다. 이상적으로는 그 지역 사법기관 요원들과 협력하여 신체-제지 연습을 하는 것이 좋다. 실제 외상 현장이 새로운 술기들을 학습하는 최초의 장소가 될 수는 없다. 제지된 환자들은 자주 재-평가하라. 제지된 환자 옆에는 EMS 처치를 받는 전체 시간 내내 응급처치 처치제공자 한 명을 전담시켜 지키게 해야만 하며, 또한 적절한 환자 감시 장치들을 부착해야만 한다. 중독 환자들은, 특히 흥분제 중독 환자들은 이송 동안에 사망할 위험성이 있다.

> **진주 같은 정보**
>
> **관리**
>
> - 의식 수준 변화가 있는 모든 환자에게는 손가락-찌르기 혈당 검사와 ECG 감시를 시행하라.
> - 이 환자 집단에서는, 저체온, 저혈압, 및 호흡 억제가 흔하므로 적극적으로 치료해야만 한다. 만일 환자가 여러분이 익숙하지 않은 약물을 투여한 상태라면 일찍부터 독극물 센터를 관계시켜라.

ITLS 원칙 준수: 환자 처치를 위한 '표준 ITLS 접근법'은 알코올이나 약물에 취한 환자들에게 적용해도 역시 잘 작동할 것이다. 현장이 안전한지 확인하고, 손상 환자들의 수를 판단하며, 손상 기전을 알아내라. 표준 예방조치들을 취하라. 알코올 및 약물을 남용하는 환자 집단은 B형 간염, C형 간염, 및 HIV 감염의 위험성이 높다. 제2장에 기록되어 있는 ITLS 1차 조사와 2차 조사를 순서대로 수행하라. 물질 남용과 연관되어 나타날 수도 있는 모든 정도의 의식 수준 변화에 주목하는 것을 잊지 마라.

물질 남용 환자에 대한 기본 처치: ITLS 2차 조사를 시행하는 동안에, 물질 남용의 단서를 확인할 수 있는 특정 신체 부위들을 포함하여 검진하도록 확실히 하라. 모든 외상 환자들과 같이, 처치에는 O_2 투여에 대한 고려, 정맥 경로 확보, 심전도 감시 및 O_2 포화도 또는 호기말 CO_2 분압 감시가 포함된다. 의식 수준 변화를 보이는 모든 환자들에게는 혈당을 측정하라.

물질 남용 환자에 대한 치료법: 표 21-2에는 약물 부류와 그와 관련된 특정 치료법들,

표 21-2: 약물 부류에 따른 고려해야 할 특정 치료법 및면밀히 평가해야 할 영역

약물 부류	특정 치료법 및 평가해야 할 영역
알코올	Thiamine과 포도당을 IV 투여하고, 적응증이 되면 D50W를 사용하며, 저-체온증에 주의하라.
암페타민/ 메타암페타민	경련 발작과 부정맥을 감시하고, 경련 발작이 있으면 다이아제팜 또는 로라제팜으로 치료하라.
코카인	경련 발작과 부정맥을 감시하고, 부정맥을 치료하라. β-차단제를 피하라, 왜냐하면 심근 허혈을 증가시킬 수 있기 때문이다. 심한 초조를 보이면 벤조다이아제핀이 도움이 될 수 있다.
환각세	환자를 안심시켜라. 초조에는 벤조다이아제핀이 도움이 될 수 있다.
마리화나	환자를 안심시켜라. 초조에는 벤조다이아제핀이 도움이 될 수 있다.
마약/ 아편제제	날록손*을 투여해보고, 저-체온증, 저혈압, 및 호흡 억제 (호기말 CO_2 감시 장치)를 조심하라.
진정제 & 향정신성 약제	날록손*을 투여해보고 플루마제닐** 투여를 고려하라. 저-체온증, 저혈압, 및 호흡 억제 (호기말 CO_2 감시 장치)를 조심하라.

*날록손은 환자의 호흡 상태에 맞추어 적정하면서 투여해야만 한다. 마약성 약제가 날록손의 작용 지속시간보다 더 오래 작용할 수 있으므로, 날록손의 반복 투여가 필요할 수도 있다.

**플루마제닐의 투여에 대한 의견은 논란의 여지가 있다. 벤조다이아제핀에 만성 중독된 환자들에게 플루마제닐을 투여하면 발작을 촉발할 수 있다. 더구나 발작 예방용으로 벤조다이아제핀을 복용하고 있던 환자들과 삼환계 항우울제(TCA)를 과량 복용한 환자들에게 플루마제닐을 투여하면 발작을 유발할 수 있다. 플루마제닐은 반드시 의료지도 의사의 직접 지시를 받고 투여해야만 한다.

그리고 물질 남용이 의심될 때 면밀하게 살펴보아야 할 영역들이 열거되어 있다. 미국 '국립 약물남용 연구소'(NIDA: National Institute on Drug Abuse; 2015)에서 시행한 미국 10대들에 대한 조사 보고서에서, 이 연령군에서의 총 약물 남용 건수는 지속적으로 감소하고 있다고 밝혔다. 하지만 3,4-메틸렌다이옥시메타암페타민 (MDMA 엑스터시)을 유해한 물질로 생각하는 인식이 줄어들고 있는 중이어서 이런 경향이 나중에 이 약물의 남용을 증가시키는 선행 요인이 될 수 있다고 보고하였다. 또한 NIDA에서는 Vicodin (hydrocodon)과 OxyContin (oxycodon)과 같은 마약의 비-의료적 활용이 증가하는 현상에 대하여 우려를 표명하였다.

증례 제시 *(계속)*

ITLS 1차 조사 결과, 환자는 반응이 없으며 기도 상태가 위험합니다. 여러분은 약물과 약물 남용 용품들의 존재를 주목하고 그 가루가 흩날릴 것을 대비하여 고무장갑과 마스크를 착용합니다. 두 번째 응급처치 처치제공자가 경추를 지지하면서 기도를 개방합니다.

사법요원이 날록손을 투여하자 그 환자가 깨어나기 시작합니다. 그는 말하기 시작하면서 착란 상태에서 두 번째 응급처치 처치제공자를 밀쳐냅니다. 그는 아직도 사람과 장소에 대한 지남력이 없는 상태이며, 자신은 괜찮으며 집으로 운전해 가기를 원한다고 말합니다. 집으로 운전해 가게 할 수가 없다는 대답을 듣자, 그는 EMS 요원들과 경찰에게 큰 목소리를 내고 폭력적으로 변합니다. 여러분은 그에게 평가를 받아야 할 필요성을 단호히 태도로 반복해서 말하며 설득하려고 시도합니다. 여러분의 차분한 처신에도 불구하

증례 제시 *(계속)*

고, 그는 계속 동요하는 상태입니다. 소방관이 경찰에 신고하여 출동해달라고 요청했기 때문에 한 경찰관이 와서 그 환자에게 말합니다. "당신은 구급차를 타고 갈 수도 있고 경찰차를 타고 갈 수도 있습니다. 하지만 약물 중독 상태이기 때문에 치료를 거부할 수는 없습니다."라고. 그 환자는 마지못해서 평가를 받고 이송되기로 동의합니다. ITLS 2차 조사 결과, 표면 열상들만 있지 주요 손상은 없습니다. 아마도 안전띠를 착용하고 에어백이 작동했기 때문인 것 같습니다. 그 환자는 이송 동안에 여러 차례 들것 밖으로 내려오려고 시도합니다. 하지만 정중하고 확고하게 들것 위에 앉도록 말하자 매번 그렇게 합니다.

그는 병원 응급실에서 평가를 받고, 그의 표면 열상들을 치료받습니다. 소변 약물 선별검사에서 대마초 성분이 확인되지만 다른 약물들은 없습니다. 응급실 의료진이 그에게 알코올 및 물질 남용과 치료 선택 방법들에 관한 정보를 제공합니다. 왜냐하면 그가 이렇게 중독되어 이 병원을 방문한 것이 처음이 아니기 때문입니다. 그 환자는 그의 아버지가 책임지기로 하고 퇴원합니다. 그의 아버지는 이 밤중에 그를 데리러 와야만 해서 기분이 나쁩니다.

요약

알코올 및 약물 남용의 징후와 증상들을 숙지함으로써 여러분은 이것의 남용으로 인해 기능 장애를 보이는 환자를 식별해 낼 수 있을 것이다. 여러분이 환자 평가를 시행하면서 이 장에 요약된 징후와 증상들을 찾아보면 여러분의 의심을 확정하는데 도움을 받을 수 있다. 여러분의 환자가 어떤 물질을 남용했다고 판단을 내리면, 여러분은 매우 중요한 변화 소견들을 확인하기 위하여 특정 영역에 주목하여 관찰할 수 있을 뿐만 아니라 개별 물질에 따라 적응증이 될 수도 있는 구명 중재술을 제공할 수도 있게 될 것이다. 환자의 협조를 더 잘 얻어내기 위한 5가지 '상호-작용 전략들'은 알코올 및 약물들에 취한 환자를 다룰 때에 매우 중요하지만, 실제로 이 전략들은 일반적인 모든 환자들에게도 역시 적용되어야만 한다. 환자 안전이 1차적 관심사라는 사실을 기억하라. 만일 여러분이 환자 안전을 위하여 그 환자를 신체-제지해야만 한다면, 여러분의 환자에게 필요한 것들을 가장 예민하게 고려하는 계획된 방식으로 신체-제지를 시행하라.

참고 문헌 & 자원

American Academy of Orthopedic Surgeons, Elling, B., and K. M. Elling. 2009. "Toxicology and Behavioral Emergencies." In *Paramedic: Pharmacology Applications*, 274–278. Sudbury, MA: Jones and Bartlett Learning.

American Heart Association. 2015. "Web-based Integrated Guidelines for Cardiopulmonary Resuscitation and Emergency Cardiovascular Care—Part 10: Special Circumstances of Resuscitation." ECCguidelines.heart.org.

Bledsoe, B., R. Porter, and R. Cherry. 2017. *Paramedic Care: Principles and Practice*. 5th ed., Vols. 3 and 5. Upper Saddle River, NJ: Prentice Hall.

Demetriades, D., G. Gkiokas, G. C. Velmahos, C. Brown, J. Murray, and T. Noguchi. 2004. "Alcohol and Illicit Drugs in Traumatic Deaths: Prevalence and Association with Type and Severity of Injuries." *Journal of the American College of Surgeons* 199, no. 5 (November): 687–92.

Drug Enforcement Administration. 2013. "251-NBOMe, 25C-NBOMe, and 25B-NBOMe." Accessed January 3, 2015. http://www.deadiversion.usdoj.gov/drug_chem_info/nbome.pdf.

Drug Enforcement Administration. 2013. "Salvia Divinorum and Salvinorin A." Accessed January 3, 2015. http://www.deadiversion.usdoj.gov/drug_chem_info/salvia_d.pdf.

Miller, T. R., D. C. Lestina, and G. S. Smith. 2001. "Injury Risk Among Medically Identified Alcohol and Drug Abusers." *Alcoholism, Clinical and Experimental Research* 25, no. 1 (January): 54–9.

National Institute on Drug Abuse. 2011. "Commonly Abused Drugs Chart." Accessed January 3, 2015. http://www.drugabuse.gov/drugs-abuse/commonly-abused-drugs-charts/commonly-abused-drugs-chart.

National Institute on Drug Abuse. 2011. "Commonly Abused Prescription Drugs Chart." Accessed January 3, 2015. http://www.drugabuse.gov/drugs-abuse/commonly-abused-drugs-charts/commonly-abused-prescription-drugs-chart.

National Institute on Drug Abuse. 2014. "Emerging Trends: Krokodil." Accessed January 3, 2015. http://www.drugabuse.gov/drugs-abuse/emerging-trends.

National Institute on Drug Abuse. 2015. "Drug Facts: Nationwide Trends." Accessed January 3, 2015. http://www.drugabuse.gov/infofacts/nationtrends.html.

National Institutes of Health. 2017. "Trends and Statistics: Overdose Death Rates." Accessed January 2019. https://www.drugabuse.gov/related-topics/trends-statistics/overdose-death-rates.

Office of National Drug Control Policy. n.d. "Fentanyl Safety Recommendations for First Responders." Accessed September 2018. https://www.whitehouse.gov/ondcp/key-issues/fentanyl/.

Pajonk, F. G., P. Schmitt, A. Biedler, J. C. Richter, W. Meyer, T. Luiz, and C. Madler. 2008. "Psychiatric Emergencies in Prehospital Emergency Medical Systems: A Prospective Comparison of Two Urban Settings." *General Hospital Psychiatry* 30, no. 4 (July–August): 360–6.

Su, H. K., M. Baker, and L. J. Baraff. 2014. "Design Drug 25B-NBOMe Use Likely to Land Overdose Cases in Your Emergency Department." Accessed January 3, 2015. http://www.acepnow.com/article/designer-drug-25b-nbome-use-likely-land-overdose-cases-emergency-department/.

Takeuchi, A., T. L. Ahern, and S. O. Henderson, 2012. "Excited Delirium." *Western Journal of Emergency Medicine* 12, no. 1 (January): 77–83.

Vike, G. M., M. L. DeBard, T. C. Chan, J. D. Ho, D. M. Dawes, C. Hall, M. D. Curtis, M. W. Costello, D. C. Mash, S. R. Coffman, et al., "Excited Delirium Syndrome (ExDS): Defining Based on a Review of the Literature." *Journal of Emergency Medicine* 47, no. 5 (November): 897–905.

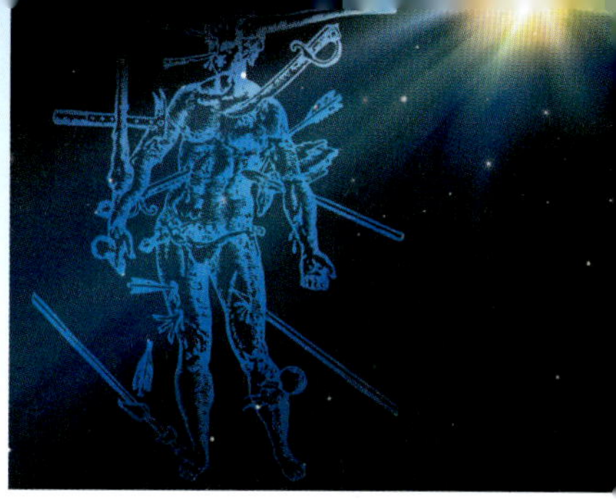

용어사전

가정 폭력 (domestic violence) 가정에서 발생하는 신체적 학대. 대개는 배우자나 동거인으로부터 받음. 두 번째 및 세 번째 삼분기 동안에, 임신부 10명 중 1명꼴의 빈도로 신체적 학대를 당하는 것으로 추산된다.

개방 골절 (open fracture) 뼈의 일부가 덮고 있는 피부를 뚫고 나온 상태로 뼈가 부러진 것.

개방 기도 (patent airway) 열려있는 기도.

개방-기흉 (open pneumothorax) 가슴 관통상으로 인해 개방 창상 또는 '빨아들이는 창상' (직경 >3cm)이 발생하며 2차적으로 "흉막 공간"에 공기가 축적되는 것.

개인 보호 장비 (PPE: personal protective equipment) 응급처치 처치제공자가 외상 현장에 존재할 수도 있는 여러 가지 위험 요인들로부터 보호를 받기 위하여 착용하는 장비. 최소한으로는, 보호용 고무장갑 착용하기가 포함됨. 최대한으로는, 화학-내성 복장과 '자급자족적 호흡 장치'(SCBA)가 포함됨.

개인 부유 기구 (PFD: personal flotation device) 물 위에 뜨기 위해서 개인적으로 착용하는 기구.

고-에너지 사고 (high energy event) 다량의 운동 에너지가 통제되지 않는 방식으로 방출되었을 가능성이 높은 손상 기전이어서, 이 에너지가 환자에게 전달되며 중증 손상이 발생했을 가능성이 높은 사고.

골다공증 (osteoporosis) 뼈에서 칼슘이 점진적으로 소실되며 뼈의 질량과 치밀도가 감소하는 상태. 노인에게 흔히 나타나며 뼈가 더 쉽게 골절되게 만든다.

공기-매개 예방조치 (airborne precautions) 보건처치 종사자들이 공기 흡입을 통해 전염되는 질병들로부터 자신과 환자들을 보호하기 위하여 취할 수 있는 조치들. N-95 호흡기 착용 등을 포함.

관절 탈구 (joint dislocation) 관절이 완전하게 와해되어, 관절 양쪽 관절면 사이의 접촉이 완전히 상실된 상태.

관통상 (penetrating trauma) 어떤 물체가 피부를 뚫고 개방 창싱을 민들면시 이떨 때는 더 깊이 있는 구조물들을 파손시킬 수도 있는 손상.

구명-불가능 환자 (unsalvageable patient) 밝혀진 임상적 지표들과 변수들에 근거하여 합리적으로 판단할 때 소생과 생존을 기대할 수 없는 환자. 이런 조건들에서는 소생술을 보류하는 것을 수용할 수 있다.

구조 기동대 개념 (RTF: Rescue Task Force concept) EMS 요원과 사법기관 요원이 한 팀을 구성하여 협력함으로써 적극적 총격 사건에서 희생자들에게 대피와 즉각적 처치를 제공하려고 하는 개념.

구획-증후군 (compartment syndrome) 한 근육 구획 안의 조직 압력이 상승함으로써 혈류 감소가 초래되며, 조직 저산소증과 근육, 신경 및 혈관 장해로 이어지는 상태. 영구적 세포 사멸로 귀결될 수 있다.

근 과도-긴장 (strain) 근육 또는 근육-힘줄 단위가 늘여지거나 일부 찢기는 것.

기계적 & 심장성 쇼크 (mechanical & cardiogenic shock) 심장이 혈액을 짜내는 능력에 악영향을 미치는 조건들에 의해 유발되는 쇼크; 심장 파손에 의해 유발 (심근 타박상)되거나 또는 심장에 혈액을 채우는 것을 방해하는 조건들 (심장-눌림증, 긴장-기흉)에 의해서 유발됨.

긴장-기흉 (tension pneumothorax) 흉막 공간 속으로 폐 또는 흉벽 결손 부위로부터 계속적으로 공기가 새어 들어오지만 배출구는 전혀 없는 상태. 손상 쪽의 흉강-내 압력이 점점 증가하여 결국 폐 뿐만 아니라 위쪽 및 아래쪽 대정맥까지 찌부러지게 만듦.

꽂힌 물체 (impaled object) 어떤 물체가 신체 조직 속에 파묻혀 있는 상태의 손상

9-계측법 (rule of nines) 신체 표면을 총 체-표면적의 약 9%인 구역들 11개와 외성기 부위 1%로 나눔으로써 화상을 입은 체-표면적을 추산하는 방법.

낙뢰 손상 (lightning injury) 매우 짧은 시간 동안 매우

높은 전압의 직류 전기가 몸을 통과하면서 여러 효과들에 의해 유발하는 손상. 가장 심각한 효과는 심-정지와 호흡-정지이다.

내장 (viscus) 신체 내부 장기.

내장 탈출 (evisceration) 창상을 통하여 내장 장기들이 튀어나오는 것.

노출-후 예방 (PEP: post-exposure prophylaxis) 감염원 병원체에 이미 노출된 사람에게 투여했을 때 그 감염을 방지하는 효과를 가진 약제들을 투여하는 것.

노화의 병태생리 (pathophysiology of aging) 많은 신체 체계들의 정상 기능이 점진적으로 감퇴하는 것으로 이루어진 노화의 과정. 이것은 부분적으로 노인 인구에서 더 높은 손상 위험성이 유발되는 원인이 될 수 있음.

뇌 탈출 증후군 (cerebral herniation syndrome) 뇌가 부어오르면서 뇌 조직의 부분들을 아래쪽으로 억지로 밀어내어 두개골 바닥에 있는 큰 구멍을 통해서 빠져나오게 함으로써, 뇌-줄기를 쥐어짜서 혼수, 동공의 확장, 반대편 마비, 혈압 상승, 및 느린-맥을 유발하는 위급한 증후군.

뇌 혈액 - 관류압 (CPP: cerebral perfusion pressure) 혈류가 뇌를 통과하게 만드는 순-혈압 기울기.

다중-희생자 사고 (MCI: multi-casualty incident) 많은 수의 사람들이 손상을 입은 사건으로서, EMS 체계가 일상적 절차들을 활용해서는 그 상황을 관리할 수 없는 경우를 말함. 일부 MCI가 대량-재난으로 분류될 수도 있지만, 모든 MCI가 대량-재난이지는 않다. 대량-희생자 사고라고도 불린다.

단순-기흉 (simple pneumothorax) 흉막 공간 속에 공기가 존재하는 것으로서, 폐와 흉벽이 서로 분리되게 만들어 호흡 역학에 장애를 유발할 수 있다.

대량 혈흉 (massive hemothorax) 흉강의 흉막 공간 안에 최소한 1,000mL의 혈액이 존재하는 상태.

동상 (frostbite) 세포-안 또는 세포-밖 성분들이 동결되는 조직 동결 손상, 동결 속도에 따라 달라짐; 조직 파손 정도는 동결 정도와 깊이에 따라 달라짐; 현장에서는 표면 동상 (1도 및 2도)과 심부 동상 (3도 및 4도)으로 분류함.

동요 가슴 (flail chest) 2개 이상의 인접한 갈비뼈들이 각각 2곳 이상에서 부러진 골절로서, 흉벽의 불안정성이 유발되어 정상 호흡 운동을 하는 환자에게서 "동요 절편"의 모순 운동이 발생함.

동의서 (consent) 치료에 대한 승낙을 주는 행위. 어린이들은 대개 그 부모나 법적 보호자가 동의서를 주지만 응급 상황에서 부모가 다 없을 때는 꼭 필요하지 않을 수도 있다.

동창 (frostnip) 추위에 노출된 피부에 실제적인 동결이나 조직 파손은 없으면서 혈관-수축이 발생한 상태; 현장에서 이 부위를 따뜻한 손이나 겨드랑이로 감싸서 쉽게 재-가온시킬 수 있음; 동상에 선행하여 나타날 수도.

두개내압 (ICP: intracranial pressure) 두개골 안에서 뇌와 기타 내용물들이 받는 압력.

둔상 (blunt trauma) 충격력이 신체 전체에 가해져서 유발되는 손상.

DCAP-BLS 변형 deformity, 타박상 contusion, 찰과상 abrasion, 관통상 penetration, 화상 burn, 열상 laceration, 부어오름 swelling을 뜻하는 머리글자 약어.

Load & Go 상황 (load-&-go situation) 1차 조사가 완료되면 가능한 즉시 위급한 환자를 이송해야 할 필요가 있는 상황.

마약 (narcotic) 아편에서 유래한 약물로서 의식 수준을 저하시키고 통증을 완화하는 작용을 한다.

만성 질병 (chronic disease) 오래 지속되거나 계속 재발하는 질병으로서, 신속한 응급처치를 필요로 하는 환자의 급성 문제의 기저에 존재할 수도 있음. 만성 질환과 외상의 징후 및 증상들이 각각 감별되어야 할 필요가 있을 수도 있음.

맥박 산소-측정기 (pulse oximeter) 혈액의 O_2 포화도를 측정하는 비-침습적 기구.

맥박압 (pulse pressure) 혈관계 속에서 혈액을 추진하는 압력. 수축기 혈압에서 이완기 혈압을 뺌으로써 산출된다. (PP = sBP - dBP)

먼로-켈리 원칙 (Monro-Kellie Doctrine) 두개강 속 내용물들 (뇌, 혈액, 뇌-척수액)은 함께 하나의 고정된 용적을 차지하고 있어서, 만일 1개 구성요소의 용적이 변하면 다른 2개 구성요소의 용적 증감으로 보상된다는 사실을 설명하는 원칙

AVPU 환자의 의식 수준을 설명하는 약어. AVPU는 Alert 명료, Verbal 언어 자극에 반응함, Pain 통증성 자극에 반응함, 그리고 Unresponsive 모든 자극에 반응 없음을 의미함.

모순 맥박 (paradoxical pulse) 심장-눌림증의 임상 징후 중의 하나. 호흡의 흡기 단계에서 정상적으로 일어나는 맥박 강도의 변화 (혈압이 호흡을 들이쉴 때 감소하고 내쉴 때 증가하는 변화)가 과장되어 나타나는 현상을 말함. '모순'이란, 심-박출량이 감소하는 심장-눌림증에서 노-동맥 촉진할 때 흡기 동안에 맥동이 없어지는 현상을 말한다.

MIST 보고서 (MIST Report) 미국과 나토 군대에서는 보고서를 짧게 쓰기 위하여 이 형식을 채택해 왔다. MIST는 다음을 의미한다: Mechanism of Injury 손상기전/Medical problems identified 식별된 의학적 문제, Injuries found 발견된 손상, Signs 징후/Symptoms 증상/Significant history 심각한 병력, 그리고 Treatment rendered 시행된 치료.

바로 누운 자세 저혈압 증후군 (supine hypotension syndrome) 임신 20주 이상의 여성이 바로 누운 자세로 있을 때에 나타나는 혈압 저하. 이 저혈압은 임신 자궁이 아래-대정맥을 압박하여 심장으로의 정맥혈 복귀량을 30%까지 감소시킴으로써 유발된다.

반-충격 손상 (contrecoup) 원래 충격 방향의 반대쪽에 생긴 뇌 손상.

방사선 손상 (radiation injury) 이온화 방사선의 효과에 의한 피부 및 조직의 손상. 이 손상은 방사선이 세포 속 분자들의 결합을 파괴함으로써 유발되며 겉모습만으로는 온열 화상과 구별할 수 없다.

벡의 3-징후 (Beck's triad) 심장 눌림증의 3가지 임상적 징후들 (목-정맥 팽대, 잘 들리지 않는 심음, 그리고 저혈압).

보상 능력 (compensation) 일정 범위의 조건들에 적응하는 신체의 자연적 능력. 노인 환자들은 쇼크 및 기타 조건들에 대한 보상 능력이 감소되거나 심지어 결여되어 있을 수도 있다.

복막 (peritoneum) 복강과 복강-내 장기들의 표면을 덮고 있는 얇은 장액막.

복막-뒤 복부 (retroperitoneal abdomen) 흉곽-속 복부와 진짜 복부의 뒤쪽에 위치하며, 얇은 후-복막에 의해서 다른 복부 부분들과 구분되는 복부 부분. 콩팥, 요관, 췌장, 뒤쪽 십이지장, '오름 잘룩창자' 및 '내림 잘룩창자', 복부 대동맥, 그리고 아래-대정맥이 여기에 포함된다.

분당-호흡량 (minute volume) 1분 동안 흡입되었다가 배출되는 공기의 용적. 평균 성인에서 5~12L/분의 범위로 다양하다.

비말 예방조치 (droplet precaution) 비강 및 호흡기 분비물들과 같은 액체 비말을 통해서 전염되는 질병들에 대하여, 보건처치 종사자들 자신과 환자들이 감염되지 않도록 보호하기 위하여 보건처치 종사자들이 취할 수 있는 조치들. 마스크, 가운 및 고글을 착용하는 것을 포함함.

비-사고성 외상 (NAT: non-accidental trauma) 한 개인에게 고의로 가해진 손상; 예전에는 "어린이 학대"라고 일컬음. *비-사고성 손상(NAI)*이라고도 불림.

BCG (bacille de Calmette et Guerin) 소 결핵의 한 세균주를 약화시켜 만든 결핵 백신. 미국에서는 잘 사용되지 않음.

비-치명적 익수 (nonfatal drowning) 익수자가 생존한 익수 사고.

비-협조적 환자 (uncooperative patient) 부적절하게 행동하며 또한 그 자신과 처치제공자의 안전을 위한 타당한 요청 및 행동 제한에 순응하지 않는 환자. 법률 관할에 따라, 환자의 안전, 평가, 및 처치를 위해 정당화될 때 환자의 의지에 반하여 환자들을 제지하는데 사용-가능한 다양한 범위의 선택 방법들이 있다. 여러 가지 물리적 및 화학적 제지 방법들이 시행될 수 있다.

B형 간염 바이러스 (HBV: hepatitis-B virus) B형 간염을 유발하는 바이러스. 혈액 또는 체액과의 접촉을 통해서 전염됨.

뼈-비빔 소리 (crepitation) 부러진 뼈 조각들이 서로 부딪히고 갈리면서 느껴지는 촉감 또는 소리.

삠 (sprain) 관절이 급작히 비틀려지면서, 주변 인대들이 늘여지거나 찢기는 것.

사건 명령 체계 (ICS: incident command system) 하

나의 공통된 조직적 구조 안에서 운용되는 시설, 장비, 인력, 절차, 및 통신의 결합체로서, 어떤 응급 사건에 대응할 때 자원들을 관리하는데 도움을 주기 위하여 고안된 체계를 말함. 이것은 모든 종류의 응급상황들에 적용되며, 크고 복잡한 사건들 뿐만 아니라 작은 사건들에도 적용할 수 있다.

상호-작용 방식 (interactive style) 여러분이 환자와 상호-작용하면서 나타내는 여러분의 언행과 신체 언어. 긍정적이고 비-판단적 상호-작용 방식은 환자 평가와 중재술을 촉진하여 현장 체류 시간을 단축시킨다.

SAMPLE 병력 (SAMPLE history) 외상 환자 처치에 필요한 최소한의 정보; SAMPLE 글자의 의미는 다음과 같다: Symptoms 증상, Allergies 약물 과민반응, Medications 현재 투약 중인 약물, Past medical history 과거 병력, Last oral intake 마지막으로 입으로 섭취한 시간과 음식, & Events preceding the incident 사고 전 사건들.

생리학적 변화 (physiological change) 임신이 진행함에 따라 여성의 신체 안에서 일어나는 정상적인 변화들. 혈액 용적, 활력 징후, 및 심지어 혈량-저하증에 대한 반응에까지 영향을 미친다.

성문-위 기도유지기 (SGA: supraglottic airway) 후두를 직접 눈으로 보지 않고서 삽입할 수 있는 기도유지기. 그전에는 '맹목 삽입 기도유지기'(BIAD)라고 불렀다.

소생술의 보류 및 종료 (withholding or terminating resuscitation) 연구 및 출판된 지침에 근거하여, 어떤 경우들에서 심-정지 환자를 소생시키려는 시도를 보류하거나 중단하는 것.

손상 기전 (MOI: mechanism of injury) 환자가 손상을 입게 되는 수단. 예를 들어 낙상, 동력 탈것 충돌, 또는 폭발과 같은 것.

수액 소생술 (fluid resuscitation) 혈량-저하 상태 환자에게 결정질 용액을 급속 주입하여 혈관-내 용적을 보충해주는 치료법.

신경성 쇼크 (neurogenic shock) 척수 손상에 의해서 유발되는 쇼크. 부신과 혈관으로 연결되는 척수 (교감 신경계 중추)의 신경 지배가 차단되어 혈관-수축제 (에피네프린과 노어-에피네프린)의 생성이 되지 않는다. 혈관-수축제들이 없으므로 혈관이 확장되면서 더 큰 혈관계 공간으로 혈액 흐름이 재분포되면서, 상대적 혈량-저하증이 초래된다. 그리고 척수 손상의 높이에 따라, 심장 근육이 더 강하고 더 빠르게 뛰도록 자극받는 기전이 같이 차단될 수도 있다.

신경-혈관 손상 (neuro-vascular injury) 신경 및 혈관이 관련된 손상. *'신경-혈관 위협'*이라고도 불림.

신속 구출 (rapid extrication) 위험한 자세/위치 또는 상황에 처한 환자를 '변형된 SMR'을 적용하여 그 상황에서 신속히 빼내는 것.

신속 연속 기관-삽관 (RSI: rapid sequence intubation) 흡입의 위험성이 높은 환자에게 시행하는 기관-삽관 과정으로서, 진정제와 근-마비제를 투여한 다음 환자가 완전 마비 상태로 된 이후에도 인공 폐환기의 제공을 제한하면서 기관-삽관을 완료함.

신속 외상 조사 (rapid trauma survey) '생명-위협적' 손상들을 식별해내기 위하여 머리끝에서 발가락까지 전신에 대하여 간략하게 시행하는 검진.

심장-눌림증 (pericardial tamponade) 심장 손상으로 심장과 심장막 사이에 혈액이 빠르게 고이는 상태. 혈액이 축적되면서 심장의 심실들을 압박하여 수축 후 재-충혈을 방해함으로써 심-박출량이 감소하게 만듦.

C형 간염 바이러스 (HCV: hepatitis-C virus) C형 간염을 유발하는 바이러스.

ITLS 2차 조사 (ITLS Secondary Survey) ITLS 1차 조사에서 놓쳤을 수도 있는 추가 손상들을 찾아보기 위한 '머리부터-발가락까지'의 포괄적 검진.

ITLS 1차 조사 (ITLS Primary Survey) 현장의 안전성을 평가하고 또한 즉각적으로 생명-위협적인 상태들을 찾아내기 위한 평가; 현장 사고-규모 평가, 최초 평가, 그리고 신속 외상 조사 또는 집중 검진 중의 하나로 구성됨.

ITLS 재-평가 검진 (ITLS Reassessment Exam) 환자 상태의 변화를 판단하기 위한 간략화된 검진. 계속 진행의 개념으로 반복적으로 시행하는 검진.

ITLS 환자 평가 (ITLS Patient Assessment) 환자가 입은 손상과 그 환자의 생리학적 상태를 결정하기 위하여 응급처치 처치제공자가 외상 환자를 평가하는 과정; ITLS

1차 조사, ITLS 재-평가 검진, 그리고 ITLS 2차 조사로 구성됨.

아편제제 (opiate) 아편에서 유래한 약제. 진통 효과를 나타냄.

안전띠 징후 (seat belt sign) 잘못 착용된 무릎띠에 의해서 복벽을 가로질러 난 멍 또는 찰과상. 복부-내 둔상의 단서가 될 수 있음.

약물-보조 기관-삽관 (DAI: drug-assisted intubation) 환자에게 기관-삽관을 시행하는 기능을 높이기 위하여 진정제와 근-마비제를 투여하는 것. 전에는 *신속 연속 기관-삽관(RSI)*이라고 불렀음.

어린이 신체-제지 좌석 (child restraint seat) 어린이가 앉는 안전 장비의 하나로서, 동력-탈 것 충돌의 상황에서 어린이를 보호하도록 설계됨. 보호 효과가 있으려면, 반드시 그 어린이에게 잘 맞아야 하며 어린이를 그 속에 앉힌 상태에서 고정띠로 적합한 방식으로 잘 묶어야 함.

SCIWORA 단순 X-ray나 CT에서는 식별되지 않는 척추 손상을 일컫는 용어. Spinal cord injury without radiographic abnormality를 의미한다.

엔도르핀 (endorphin) 뇌에서 분비되는 호르몬으로서 신체의 아편제제 수용체들을 활성화시켜 진통을 유발함.

LEON 기관-삽관을 시행하기 어려울 환자를 예측하는 기법. LEON의 의미는 비-정상적 해부학적 상태를 찾아보고 (Look), 3-3-2 규칙을 평가하며 (Evaluate), 폐쇄물들을 찾아보고 (Obstructions), 목의 가동 범위를 확인하라 (Neck)는 것이다.

역량 (capacity) 환자가 자신의 상황을 이해하고 자신에 대한 처치와 관련한 정보가 제공된 결정을 내릴 수 있는 능력.

연기-흡입 손상 (smoke-inhalation injury) 연기 속에 있는 독성 기체들을 흡입함으로써 유발되는 폐 및 기타 신체 장기들의 손상.

열기-흡입 손상 (heat-inhalation injury) 화염 또는 뜨거운 기체를 흡입하면서 유발된 상기도의 온열 화상. 하기도는 축축한 점막에 의한 효과적인 식히기 기능 때문에 대개는 화상을 입지 않음.

열사병 (heat stroke) 과도한 체내 열기 생성 또는 열기 발산 기능 상실에 기인한 생명-위협적 체온 상승. 특징적으로 현저한 체온 상승과 의식 수준 변화를 나타냄.

열-탈진 (heat exhaustion) 더운 환경에 노출되어 체온이 약간 상승하면서 체액 상실이 동반된 상태.

예방-가능 사망 (preventable death) 만일 적절히 처리하지 않는다면 결정적 처치에 도달하기 전에 환자에게 사망을 초래하게 되는 그런 상태들.

OPIM 'other potentially infectious material'(기타 잠재적 감염성 물질들)의 약어. 응급처치 처치세공자들이 노출될 수 있는 '감염성 미생물들을 옮기는 매개체 역할을 할 수 있는 기타 체액들 및 조직들' (혈액은 제외).

온열 손상 (thermal injury) 불꽃, 또는 뜨거운 액체, 기체, 및 고체에 의해 유발되는 피부 또는 점막 조직의 손상.

외부 후두 조작 (ELM: external laryngeal manipulation) 기관-삽관 동안에 성대를 더 잘 보이게 하기 위하여 시행하는 조작술. BURP (back-up-right-pressure 뒤로-위로-오른쪽으로 누르기)라고도 불림.

외상성 심정지 (TCPA: traumatic cardiopulmonary arrest) 심-정지의 근본 원인으로서 외상이 공통적 촉발 요인으로 작용한 것으로 정의되는 상태들의 집합.

운동 에너지 (KE: kinetic energy) 어떤 물체가 운동을 하고 있기 때문에 그 결과로 그 물체가 가지게 되는 에너지.

원격 평가 의학 (RAM: remote assessment medicine) 손상을 입은 대상 또는 팀원을 신체적 접촉 없이 평가하는 것.

으깸 증후군 (crush syndrome) 근육들이 으깸 손상을 입으면서 세포들의 사멸에 의해 초래되는 전신적 상태. 이때 방출되는 독성 부산물들 (마이오글로빈 포함)에 의해 쇼크, 급성 콩팥 기능상실, 그리고 결국에는 사망까지 유발된다. 이때 동반되는 콩팥 기능상실이 '외상성 횡문근-융해증'으로 알려져 있다.

응급 구조 (emergency rescue) 즉각적 생명-위협적 상황에 처한 환자를 SMR을 적용하지 않고 즉각적으로 그 상황으로부터 대피시킴.

의식 수준 변화 (altered mental status) 인식력 또는 지각력의 수준이 저하됨.

의심 지수 (index of suspicion) 어떤 환자에게 어떤 질

병 또는 손상이 존재하고 있을 확률을 의료적 처치제공자가 추정하는 정도. 높은 의심 지수란 그 손상이 존재할 개연성을 높게 본다는 의미이다. 낮은 의심 지수란 그 손상의 발생 위험성을 낮게 본다는 의미이다.

이산화탄소 분압측정기 (capnography) 환자의 내쉰 숨 속의 이산화탄소 농도를 검출하고 측정하는 비-침습적 기구.

이상-감각 (paresthesia) 비정상적 감각; "따끔따끔" 또는 "화끈화끈"한 느낌

ECMO 체외-막 산소공급(extracorporeal membrane oxygenation), 즉 펌프로 혈액을 신체 밖에 있는 "인공폐"로 통과시켜 산소를 공급시킨 다음 다시 신체 속으로 되돌아가게 순환시키는 술식.

2차 뇌 손상 (secondary brain injury) 1차 손상 이후에 발생한 저산소증 그리고/또는 뇌 조직 혈액-관류 저하의 결과로 추가로 초래된 뇌 조직 손상.

2차 저-체온증 (secondary hypothermia) 앞선 질병 상태 또는 제공된 의학적 치료의 결과로 초래된 35℃ 미만의 체온 저하.

2차 척수 손상 (secondary spinal cord injury) 불량한 혈액-관류, 전신적 저산소증, 혈관 손상, 부종, 주변 출혈에 의한 척수 압박, 또는 불-안정한 척주의 움직임에 의한 척수 손상 때문에 유발되는 척수 손상

2차 충돌 (secondary collision) 탈것이 어떤 다른 물체와 충돌 (1차 충돌)한 후 그 내부의 고정되지 않은 물체가 계속 움직이면서 그 앞에 있던 탑승자를 때리게 되는 충돌 (고정되지 않은 탑승자가 탈것 충돌 후 탈것 내부와 충돌하는 것도 본질적으로 2차 충돌).

2차 파손 (secondary insult) 외상의 직접적 결과 때문이 아니라 외상이 유발한 신체 체계의 변화 때문에 생긴 파손. 예를 들어, 외상성 뇌 손상이 저산소증 때문에 더 악화될 때를 말함.

익수 (drowning) 액체 속에 잠김으로써 유발되는 호흡 장해.

인간 면역-결핍 바이러스 (HIV: human immunodeficiency virus) 면역체계를 약화시키는 바이러스. 광범위한 비-통상적 감염들에 환자가 취약해지게 만든다.

일산화탄소 중독 (carbon-monoxide poisoning) 무색, 무취, 및 무미의 기체인 일산화탄소를 흡입함으로써 유발되는 흡입 손상의 한 유형. 일산화탄소는 혈색소 분자와 결합하여 신체 세포들로의 O_2 전달을 차단한다.

일시적 공동 (temporary cavity) 총알의 통과 경로에서 발생한 정수압 쇼크에 의해서 조직이 일시적으로 최대한 밀려나는 현상.

1차 뇌 손상 (primary brain injury) 손상력의 직접적 효과로 초래되는 뇌 조직의 즉각적 파손.

1차 저-체온증 (primary hypothermia) 추위에 노출된 다음 중심 체온이 35℃ 미만으로 떨어진 상태.

1차 척수 손상 (primary spinal cord injury) 외상 자체가 일어나는 바로 그 시점에 발생하는 척수 손상. 척수의 잘림, 찢김, 으깸, 또는 혈액 공급 차단에 의해 유발된다.

일회-호흡량 (tidal volume) 1회의 호흡 주기 동안에 흡기되었다가 호기되는 공기의 양 (용적).

재-관류 없음 현상 (no-reflow phenomenon) 4~6분 이상의 무-산소 기간이 경과 후에는 O_2 공급과 혈압을 회복시켜도 뇌 겉질의 혈액-관류를 회복시킬 수 없는 현상.

재난 (disaster) 지역사회의 정상적 기능을 와해시켜 그 지역주민들의 안전, 재산 및 생명에 대한 우려를 유발하지만 통상적인 자원 동원과 절차들을 통해서는 관리할 수 없는 응급 사태 (US FEMA 미국 연방 응급관리청). 재난의 정의는 사용-가능한 자원들을 기준으로 내리는 것이 가장 좋다. 즉 요구량이 자원을 초과하면, 사람들은 재난 방식으로 움직이게 된다.

재-평가 검진 (reassessment exam) 환자 상태의 변화를 판단하기 위한 간략화된 검진. 계속 진행의 개념으로 반복적으로 시행하는 검진.

재활 (rehabilitation) 현장에 있는 대응 요원들이 휴식, 수액 보충 및 의료적 평가를 제공하는 과정.

전기 손상 (electrical injury) 전류가 신체를 통과하면서 유발하는 손상. 다음의 기전으로 유발될 수 있다: 전류가 신체 조직을 통과하면서 조직 속에서 생성하는 열기, 전류가 심장을 통과하면서 유발하는 심장 부정맥, 그리고 의복 발화에 의한 열기 화상에 의해 유발될 수 있다.

전반적 인상 (general impression) 환자의 나이/성별/

체중/자세 및 위치/명백한 손상들 (생명-위협적 외부 출혈 포함)을 간략히 주목하여 파악한 느낌.

전술 EMS (TEMS: tactical EMS) 전술적 환경에서 EMS 제공하기. 대개는 위협 수준이 높고 자원이 제한된 상태임.

전술 응급 희생자 처치 위원회 (C-TECC: committee for tactical emergency casualty care) TCCC의 원칙들을 민간 고-위협 환경에 적용하는 것과 관련한 결정 기구.

전술적 전투 희생자 처치 (TCCC: tactical combat casualty care) TCCC라고도 불림; 전술적 전투 희생자 처치 위원회 (CoTCCC)에서 개발한 전투 희생자들에 대한 처치를 위한 치침서.

절단 (amputation) 팔다리, 신체 일부, 및 장기가 잘리거나 찢어 뜯김으로써 유발되는 개방 손상

접촉 예방조치 (contact precaution) 감염된 환자 및 물건들과의 직접 접촉을 통해서 전염되는 질병들에 대하여, 보건처치 종사자들 자신과 환자들이 감염되지 않도록 보호하기 위하여 보건처치 종사자들이 취할 수 있는 조치들.

정상 폐환기 (normal ventilation) 폐 속으로 흡입되었다가 배출되는 공기의 움직임이 적절하여, 혈중 CO_2 분압이 35~45 mmHg로 유지하는 정도의 폐환기.

종격동 (mediastinum) 가슴 속의 양쪽 폐 사이에 존재하는 해부학적 지역. 심장 및 대형 혈관들, 기관, 주 기관지, 그리고 식도가 들어있다.

죽음의 3징후 (triad of death) 저-체온증, 혈액응고-병증, 그리고 대사성 산혈증이 복합적으로 발생한 치명적 상태.

중립적 배열 (neutral alignment) 기본선 생리학적 척주 자세에 맞추어 환자 몸통을 배열하기.

중증도 분류 (triage) 손상들 또는 손상을 입은 사람들의 우선순위를 정하거나 분류하는 것. 보통은 4개 부류로 분류함: 우선순위 0, 1, 2, 및 3 (검은색 빨간색, 노란색, 초록색).

지혈제 (hemostatic agent) 출혈 부위에서 혈액의 응고를 촉진하여 출혈을 멈추게 하는데 도움을 주는 화학적 또는 물리적 약제.

진짜 복부 (true abdomen) 아래쪽 갈비뼈들 밑에서부터 골반까지 포함하지만 복막-뒤 복부의 앞쪽에 존재하는 복강 부분; 여기에는 잘룩창자와 작은창자, 간 일부, 그리고 방광이 포함된다. 여성은, 자궁, 나팔관 그리고 난소가 또한 진짜 복부의 일부에 해당한다.

질병 (disease) 대개 식별-가능한 원인 때문에 발생하는 신체의 이상-기능. 특정한 징후 및 증상들을 일으킴.

집중 검진 (focused exam) 집중된 (국소적) 손상 기전이거나 단독 손상일 때 활용되는 신체 검진법. 손상 부위에만 국한하여 신체 검진을 시행함.

창상 경로 (wound track) 탄환에 의해서 만들어진 조직 속을 통과한 경로.

창상 탄도학 (wound ballistics) 탄환이 목표물과 충돌하여 그 목표물에 운동 에너지를 전달하면서 그 탄환이 취하는 행동을 연구하는 학문.

척수 (spinal cord) 특정한 신경 경로들의 다발들로 구성된 전기적 통로. 뇌를 근육 및 장기들로 연결한다.

척주 (spinal column) 척수를 감싸 보호하고 있는 33개의 척추뼈들.

척주 운동 제한 (SMR: spinal motion restriction) 환자의 척주가 완전하게 고정될 수 없는 경우에, 척주의 움직임을 최소화하기 위해 현장에서 사용되는 기법 및 장비들.

척주-후만 변형 (kyphosis) 노인에게서 흔히 볼 수 있는 '척추뼈 디스크의 좁아짐'과 '흉추 척추뼈 몸통의 점진적 함몰' (골다공성 변화로 인함)에 의해 유발되는 상태. "S" 형 척주로 구부정한 자세를 보이는 노인에게 볼 수 있음.

최초 평가 (initial assessment) 환자의 치료 우선순위를 정하고 즉각적으로 생명-위협적인 상태들을 식별하기 위하여, 접근하는 동안 환자의 전반적 인상을 파악하고, 환자의 반응 수준, 기도, 호흡 및 순환 상태를 빠르게 평가하는 것: 1차 조사의 일부분.

출혈성 쇼크 (hemorrhagic shock) 혈관계 속의 혈액 용적이 불충분해져서 유발되는 쇼크.

충격 손상 (coup) 원래 충격 방향의 부위에 생긴 뇌 손상.

쿠싱 반사 (Cushing's reflex) 현저히 높아진 ICP(두개내압)에 반응하여 신체가 나타내는 반사작용. 이완기 혈압과 수축기 혈압이 둘 다 상승하고, 심박수를 떨어지며, 또한 호흡이 불규칙해지는 형태로 반응을 나타낸다. '쿠

싱 반응'이라고도 불리는데, 머리 손상의 경과 중에 후기에 발생한다.

키-기준 소생술띠 (length-based tape) 어린이들에게 적절한 크기의 장비 및 적절한 약물 투여 용량을 추산하는 방법의 하나. 어린이의 체중이 그 어린이의 키에 비례한다는 사실에 근거하여 만든 방법.

탑승자 신체-제지 장치 (occupant restraint system) 충돌이 발생할 때 운전자와 승객들이 탈것 내부에서 내동댕이쳐지거나 또는 탈것 밖으로 튕겨나가지 않도록 방지하기 위한 목적으로 탈것 안에 설치된 장치. 안전띠나 에어백 같은 것을 말함.

태반 조기박리 (abruptio placentae) 출산이 완료되지 않은 상태에서 태반이 자궁-벽에서 분리됨.

통제 범위 (span of control) 한 명의 관리감독자가 책임지는 개인의 숫자. 보통 관리감독자 대 개인의 비율로 표현된다. (미국 NIMS에서는 적절한 통제 범위를 1:3~1:7 사이로 본다.)

트라넥사민-산 (TXA: tranexamic acid) 아미노산 라이신의 합성 유사체. 항-혈전-용해제로서, 플라스미노겐이 플라스민으로 활성화되는 과정을 차단함으로써 작동한다. 플라스민은 신체 내의 피떡을 분해하는 정상적 기능을 담당한다. 외과 분야, 특히 산과와 부인과 및 정형외과에서 혈액 손실을 줄이려는 용도로 많이 사용되어온 약이다. 최근 외상에서 출혈을 줄이기 위해 이 약을 활용하는 것에 관심이 높아져 왔다.

특수 무기 및 전술-팀 (SWAT: special weapons & tactics) 지정된 사법기관 요원 팀으로서, 공공 안전에 위협이 되는 위급한 사건들을 해결하기 위한 목적으로 모집 및 선발되고, 훈련되며, 장비 지급이 된 상태에서 파견/배치됨. 이 팀은 통상적인 사법기관 일차 대응자들 그리고/또는 수사대의 역량을 넘어서는 위협에 대응하게 됨.

TIC Tenderness 압통, Instability 불안정성, 그리고 Crepitus 뼈-비빔 소리를 뜻하는 약어.

파클랜드 공식 (Parkland formula) 화상 환자의 최초 수액 소생술 수액 필요량을 계산하는 공식. 이 공식은, 화상을 입고 첫 24시간에 필요한 총 수액 용적이 체중 kg당 그리고 화상 면적 %당 4mL라고 계산한다. 수액은 젖산화 링거 용액이나 생리식염수를 사용한다.

펼친-책 골반 골절 (open book pelvic fracture) 두덩결합 부위가 찢겨 벌어지며 골반 앞쪽이 책처럼 "펼쳐진" 형태의 중증 골반 골절. 이것에는 한쪽 또는 양쪽 엉치-엉덩-관절의 와해가 동반되는 경우가 잦음. 고-충격력 손상.

평균 동맥압 (MAT: mean arterial pressure) 이완기 혈압에 맥박압 (=수축기 혈압-이완기 혈압)의 1/3을 합친 값.

폐 유순도 (lung compliance) 폐의 "신축성" 또는 탄력성.

폐쇄 골절 (closed fracture) 뼈가 부러졌는데 그 뼈 위 피부의 연속성에는 전혀 끊김이 없는 상태.

폐쇄식 질문 (closed-end question) "예" 또는 "아니오"로 대답할 수 있는 질문. 이것은 흔히 알코올이나 약물의 영향을 받고 있는 환자들에게 접근하는 최선의 방법이다. 왜냐하면 그들은 집중력이 제한적이기 때문이다.

폐포 션트 (alveolar shunt) 폐포를 막아서 O_2가 폐포 내로 들어가지 못하게 하여 적절한 가스 교환을 차단하게 만드는 모든 과정. O_2 보충요법을 통해 고농도 O_2를 투여해도 반응하지 않는 지속적 저-산소혈증을 초래함.

폐환기 (ventilation) 기체가 폐의 안으로 들어갔다가 나왔다가 하는 움직임.

폐환기-저하 (hypoventilation) 폐 속으로 흡입되었다가 배출되는 공기의 움직임이 부족하여, 혈중 CO_2 분압을 45mmHg 이하로 유지할 수 없는 폐환기.

폭발 손상 (blast injury) 폭발과 관련하여 여러 가지 기전들로 흔히 유발되는 손상들 (공기 폭풍, 파편, 화상, 등).

표준 예방조치 (standard precautions) 모든 보건 처치 종사자들이, 자신과 자신의 환자가 감염성 병원체에 노출되지 않도록 보호하기 위하여 취하는 단계적 조치들; 모든 환자와 자신이 마치 감염성을 띤 것처럼 취급하기 등이 포함됨. 최소한의 조치로서 고무장갑 착용하기가 수반되며, 그 다음으로는 흔히 마스크와 얼굴-방호경 착용하기가 그리고 때때로 보호 가운 착용하기가 요구된다.

PMS Pulses 맥박, Motor function 운동 기능, 그리고 Sensation 감각을 의미한다.

필수 장비 (essential equipment) 구급대 팀이 외상 환

자에게 접근해갈 때 착용하거나 가지고 가는 장비. 여기에는 개인 보호 장비, 긴 척주-고정판 및 고정띠, 견고형 경추 고정-목테, 산소 및 기도 장비, 그리고 외상 상자가 포함된다.

하트포드 합의 (Hartford Consensus) 대량 총격 사고들에 대한 의료적 접근법을 다루는 합의-기반의 지침.

항응고제 (anticoagulant) 혈액 응고를 방해하는 약제

해리성 마취제 (dissociative anesthetics) 뇌의 자극 지각을 분리시키는 기능의 마취제. 이 약제를 투여 받으면 사기 자신과 환경으로부터 떨어져 나온 것처럼 느끼게 된다.

현장 사고-규모 평가 (scene size-up) 구조자가 외상 현장에서 실제로 환자에게 접근하기 전에 수행해야 할 관찰과 행동들을 말함. ITLS 1차 조사의 최초 단계이다.

혈관-수축 (vasoconstriction) 작은 동맥 (소동맥)들의 수축 (좁아짐). 혈압을 높여 필수 장기들로의 혈액-관류를 유지하려는 목적으로 일어남.

혈량-저하성 쇼크 (hypovolemic shock) 혈관계 속의 액체 (혈액 또는 수액) 용적이 불충분하여 유발되는 쇼크.

혈액 & 기타 잠재적 감염성 물질들 (blood & OPIM) 혈액 또는 감염성 유기체를 옮길 수 있는 체액 및 조직들.

화상 깊이 (burn depth) 피부가 얼마나 깊이까지 화상을 입었는지를 기준으로 화상 중증도를 분류하는 방법. 점점 심해지는 순서로, 표면 화상 (1도), 부분-층 화상 (2도), 그리고 전층 화상 (3도)으로 분류.

화학 손상 (chemical injury) 부식성 또는 독성 화학물질에 노출됨으로써 유발되는 피부 또는 기타 신체 장기들의 손상.

환자 신체-제지 (patient restraint) 환자가 자신 및 다른 사람들에게 위험 요인이 되는 것을 예방하기 위하여 환자의 움직임과 이동을 제한하는 방법.

횡문근-융해증 (rhabdomyolysis) 근육의 분해 및 용해. 이때 다량의 마이오글로빈이 혈액 속으로 방출되며, 이것이 콩팥에서 침전하여 콩팥 기능 상실을 유발할 수 있다.

흉강-속 복부 (intrathoracic abdomen) *횡격막*이라는 얇은 근육-막 바로 밑에 위치하면서, 아래쪽 갈비뼈들에 의해 둘러싸여 있는 복강 부분; 여기에 간, 쓸개, 지라, 위, 그리고 '가로 잘록창자'가 포함된다.

흉막 공간 (pleural space) 가슴 속, 장측-흉막과 벽측-흉막 사이에 존재하는 '잠재적 공간'. 질병 또는 손상 상태에서, 이 공간에 공기, 액체, 또는 혈액이 흘러들어와 채워질 수 있다.

흥분 섬망 (EXD: excited delirium) 빠른-맥, 고-체온증, 및 고혈압을 보이는 교감신경계 흥분 상태를 특징으로 하는 증후군. 이 환자들은 흔히 환각을 보이며 아주 초조해하는 상태이다. 이들은 심장 율동이상과 사망의 위험성이 높다.

부록 A

표준 예방조치

Katherine West, BSN, MSEd, CIC
Howard Werman, MD, FACEP
Richard N. Nelson, MD, FACEP

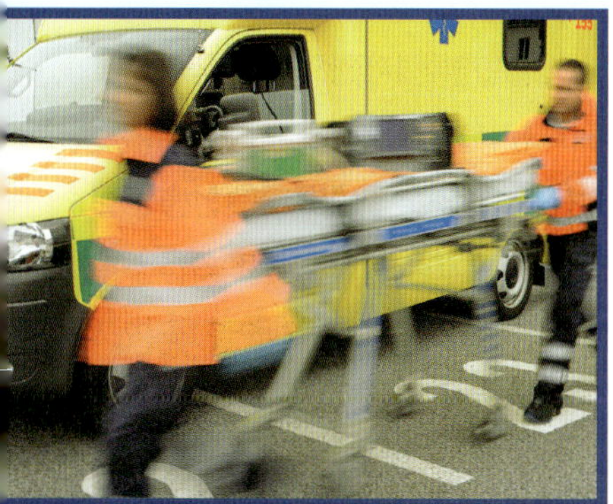

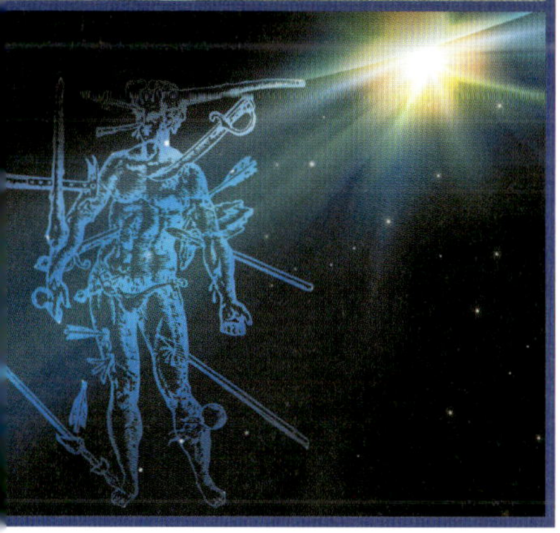

(위쪽: 사진 제공 CandyBox Images/Shutterstock)

편집자 알림: 이 부록은 2부분으로 나뉘어져 있습니다. 인쇄된 교과서에는 혈액-매개 병원체들에 대한 설명과 표준 예방조치의 기본 원칙들이 포함되어 있습니다. 다른 감염성 질환들과 그에 대한 예방조치들은 www.Pearsonhighered.com/bradyresources에 있는 이 부록의 온라인 판에 다루어져 있습니다. 많은 EMS 체계들에서, 감염원 노출 예방에 관한 교육을 소속 응급처치 처치제공자들에게 실시하도록 규정 및 정관에 의무화하고 있습니다. 이 부록에서는 생물학 무기에 대한 예방조치는 다루고 있지 않다는 사실에 주목하십시오. 독자들은 반드시 자신이 소속된 지역의 공공보건당국이 발간한 지침들을 참조해야 합니다. 참고문헌들은 이 부록 (부록 A-2)의 온라인 판에 포함되어 있습니다.

핵심 용어

bacille de Calmette et Guérin (BCG), p. 548
B형 간염 바이러스 (HBV), p. 541
C형 간염 바이러스 (HCV), p. 542
노출-후 예방, p. 545
비말-전염 예방조치, p. 550 (온라인)
인간 면역-결핍 바이러스 (HIV), p. 543
접촉-전염 예방조치, p. 546 (온라인)
표준 예방조치, 545
혈액 & OPIM, p. 545

학습 목표

여러분이 이 장을 성공적으로 완료하고 나면, 다음을 할 수 있어야만 한다:

1. 응급처치 처치제공자들이 환자 처치를 제공하는 중에 노출되기 쉬운 가장 흔한 혈액-매개 질병 3가지를 열거하고 설명하라.
2. 혈액 및 '기타 잠재적 감염성 물질'들 (뇌척수액, 관절액, 양수, 심장막액, 흉막액, 및 혈액이 섞여 있는 것으로 보이는 모든 액체)에 노출되는 것을 방지하기 위하여 응급처치 처치제공자들이 취할 수 있는 예방조치들을 설명하라.
3. 응급처치 처치제공자들이 의도치 않게 감염성 물질에 노출되었을 때 준수해야 할 절차들을 설명하라.
4. 일상적인 환자 처치에 사용되는 기본 장비 수준을 벗어나는 더 높은 수준의 개인 보호 장비가 필요한 상황들을 식별하라.
5. EMS 요원들에게 권장되는 백신 및 면역접종을 열거하라.
6. 공기-매개 및 비말-전염 질병들의 징후 및 증상들에 대하여 토의하라. 그리고 이들에 노출될 가능성을 줄이기 위한 보호 조치들을 설명하라 (온라인 판에서만 설명).
7. 다-약제 내성 미생물들에 대하여 토의하라. 그리고 다-약제 내성 질병 및 공기-매개/비말-전염 질병에 걸린 환자들을 처치할 때에 취해야 할 예방조치들에 대하여 설명하라 (온라인 판에서만 설명).

장 개요

노출-전 예방조치 & 노출-후 치료: 모든 직업에는 어느 정도의 위험성을 동반한다. EMS 요원들의 직업적 위험에는 고속도로 위해사고, 화재, 바닥에 떨어진 전선, 유독 물질들, 및 현장 안전성 문제들이 포함되어 왔다. 환자를 처치하는 업무에는 혈액-매개 및 기타 질환들에 노출될 가능성이 추가적으로 수반될 수 있다. 다행스러운 것은, 이런 위험성들을 현저히 감소시키기 위해 취할 수 있는 예방조치들이 있다는 사실이다. 또한 여기에 더하여, 만일 개인 보호 장비를 착용했는데도 노출이 발생하였다면, 이러한 질병에 걸릴 위험성을 줄이기 위한 '의료적 노출-후 치료'가 개발되어 사용-가능하다는 사실이다. EMS 요원들이 노출될 수 있는 많은 질병들로부터 그들을 보호해주는 백신과 면역접종들이 존재한다. 백신으로 보호된다면, 노출로 인한 위험성이 훨씬 낮아질 것이다. 노출되었다고 다 감염이 되는 것은 아니다. 노출이 방지될 수도 있고 또는 노출 후 치료될 수도 있다.

HBV, HCV & HIV: 여러분들이 잠재적으로 노출될 수 있는 질병들의 전체 범위에 대한 논의는 이 부록의 영역을 넘어선다. 하지만 3가지 가장 흔한 혈액-매개 바이러스 감염은 외상 관리와 연관하여 여기서 다루는 것이 적절하다, 왜냐하면 그들의 전파 방식이 주로 혈액 및 '기타 잠재적 감염성 물질'들(OPIM: other potentially infectious materials)의 오염에 의해서 일어나기 때문이다. 그 3가지는 B형 간염 (HBV), C형 간염 (HCV), 그리고 인간 면역-결핍 바이러스 (HIV) 감염이다.

전염 위험성이 없는 체액들: 모든 체액들이 다 잠재적으로 감염성을 가진다는 말은 널리 알려져 있는 오해이다. HBV, HCV, 그리고 HIV의 감염 위험성을 내포하지 않는 체액들에는 눈물, 땀, 침, 소변, 대변, 토물, 콧물, 그리고 가래가 포함된다. 단, 그 속에 눈에 보이는 혈액 오염이 포함되어 있지 않아야 한다. 또한 질 분비물과 정액은 성적 접촉을 할 때에만 전염 위험성을 나타낸다는 사실에 주목하는 것도 중요하다. 침은 일부 전염병 (예, HIV)에 대하여 보호 효과도 나타낸다.

공기-매개 및 비말-전염 질병들: 이 부록에서는 응급처치 처치제공자들에게 위험을 줄 수 있는 3가지 가장 흔한 유형의 혈액-매개 바이러스 감염병들에 대하여 검토해보고 이에 더하여 공기-매개 및 비말-전염 질병들에 대한 짧은 검토 (온라인 판)를 해볼 것이다. 이러한 공기-매개 및 비말-전염 질병들에는 결핵, 홍역, 볼거리, 풍진, 수두 그리고 독감이 포함된다. 선진국들에서는 이런 질병들에 대하여 성공적으로 예방 프로그램들이 시행됨에도 불구하고 최근에 와서 이런 질병들이 증가해오고 있다. 이런 발생 증가는 시간이 흐르면서 보호 효과가 약해지는 것과 어린이에게 백신 접종을 안 하려는 움직임 때문이다. 결국 접종률의 감소 때문이라고 본다. 이 장의 끝에서는, 존재하는 다-약제 내성 미생물들에 의한 감염의 위험성에 대한 응급처치 처치제공자들의 인식을 높이기 위하여 이 감염병들에 대하여 개괄적으로 짧게 살펴보겠다 (온라인 판).

우려되는 질병들

표 A-1에는 흔한 감염성 질병들과 그들의 전염 경로가 열거되어 있다.

혈액-매개 질병

B형 간염

간염 바이러스의 종류: '바이러스성 간염'이란 용어는 간을 침범하는 한 무리의 바이러스 감염증들을 설명하는데 사용된다. 최소한 5종류의 간염 바이러스가 알려져 있다: A, B, C, D, 및 E형 간염. A형 간염과 E형 간염은 주로 오염된 분변 물질과의 접촉을 통해서 전파되므로 혈액-매개 전염이 아니다. 이들은 개발도상국에서 가장 널리 퍼져있다.

진주 같은 정보

EMS 표준

모든 환자들은 감염성 질병의 잠재적 보균자이다. 이것이 왜 표준 예방조치들이 EMS 실무 표준이 되는지의 이유이다.

D형 간염은 이미 B형 간염에 감염된 환자들에게만 혈액 및 체액 노출을 통해서 전염된다. 보건처치 종사자들은 혈액과 바늘에 자주 노출되기 때문에, B형 간염 바이러스(HBV)에 감염될 위험성이 높은 것으로 간주된다.

B형 간염 바이러스 (HBV): B형 간염을 일으키는 바이러스. 혈액이나 체액의 접촉을 통해 전염된다.

HBV 백신 접종의 보편화: 다행스럽게도, B형 간염은 효과적인 예방 백신이 개발되어 있는 간염 중의 하나이다. 오늘날, 미국에서는 모두에게 보편적 백신 접종이 이루어지고 있다. 많은 다른 나라들에도 유사한 프로그램들이 이루어지고 있다. 보건저지 저지제공자들은 1982년부터 백신 접종을 받아오고 있으며, 1990년부터는 모든 신생아들도, 그리고 2000년부터는 모든 중학교/고등학교/대학교 학생들도 백신 접종을 받아오고 있다.

HBV의 백신 & 만성 보균자: B형 간염 바이러스(HBV)는 대개 감염된 혈액에 노출됨으로써 파급되며 또한 성적 접촉에 의해서 전염되기도 한다. 이것은 급성 및 만성 간염, 간경화, 및 간암의 주요 원인이다. 이 감염을 예방하기 위한 효과적인 백신으로 다음의 3가지가 사용-가능하다: Recombivax-B, Engerix-B 그리고 신형 저-용량 연속 백신인 Heplisav-B. HBV 급성 감염이 되면, 3~5%의 환자들은 HBV 만성 보균자가 되어서 잠재적 감염원으로 계속 남아있게 된다.

HBV 백신 접종의 효과: 2011년 '미국 질병 통제센터'(CDC)에서 보고하기를, 보건처치 종사자들이 직업적 노출을 통해서 HBV 감염이 되는 경우는 이제 드문 일이 되었다고 하였다. HBV는 오염된 혈액 및 OPIM과의 접촉, 성교를 통한 전염, 그리고 오염된 물체와 온전하지 못한 피부와의 직접 접촉을 통하여 퍼질 수 있지만, 보통은 오염된 바늘 찔림 또는 성적 접촉에 의해서 감염이 일어난다.

노출 후 치료법도 존재: EMS 요원이 직업적 노출로 인해 HBV 감염이 될 위험성은, 백신 접종을 받지 않았던 요원이 노출이 된 직후에 보고도 하지 않았을 때에만 문제가 되고 있다. 이런 상황이라면, 접촉한 원인 환자가 B형 간염 항원 양성일 때 노출된 요원이 HBV 감염이 될 위험성은 6~30%로 추산된다. 만일 백신 접종을 받지 않았던 EMS 처치제공자가 그 노출 사건을 직후에 바로 보고를 한다면, 그는 치료가 될 수 있다. 또한 과거에 백신을 접종 받았으나 그에 대한 항체 반응이 올라가지 않았던 사람들이 HBV 바

표 A-1: 감염성 질병과 전염 경로

혈액-매개 (체액 포함)	공기-매개	비말
HIV	수두	독감
B형 간염	홍역	백일해
C형 간염	결핵	풍진
광견병		볼거리
피부 탄저병		세균성 수막염 (N. meningitis)
바이러스성 출혈-열 (에볼라)		중증 급성 호흡기 증후군 (SARS)
		디프테리아
		신종 독감 바이러스 (H1N1)

이러스에 노출되었을 때에 이들을 위한 특별한 치료 처방도 개발되어 있다.

HBV 전염 예방을 위한 기타 조치들: 백신 접종 외에, 응급처치 처치제공자들의 위험성을 줄이기 위한 다른 조치들도 취할 수 있다. 2000년 제정된 '바늘-찔림 안전 및 예방법'에 의해 바늘-찔림을 최소화하는 장비들을 사용하도록 의무화하면서 '바늘-찔림 안전 바늘' 또는 '바늘-없는 기구'들의 사용이 필요해졌다 (그림 A-1). 이 법률에 부합하도록 고안된 기구들을 사용함으로써 이 법률의 실행 이후 날카로운 물건에 의한 손상의 발생 건수가 반 이상 줄었다. 또한 열린 피부 병소 또는 점막 표면이 혈성 분비물들과 접촉함으로써 감염이 발생할 수도 있다. 따라서 표준 예방조치들을 적용하는 것이 노출 예방에 핵심이 된다. 헌혈자의 혈액에 대한 HBV 검사를 통상적으로 시행하면서 수혈을 통한 HBV 전염이 거의 발생하지 않게 되었다.

HBV 면역-글로불린: 또 다른 형태의 방어책은 'B형 간염 면역-글로불린'(HBIG: hepatitis B immunoglobulin)이다. 이 약제는 HBV에 대한 항체를 함유하고 있어서, 투여하면 HBV에 감염에 대하여 일시적인 수동적 방어 기능을 제공한다. HBIG는 단지 70%에서만 효과가 있으며, 효과가 있는 경우에도 그 방어 기능이 단 4~6개월 동안만 지속된다. 면역이 없는 사람에게 심각한 HBV 노출이 발생하였을 때에만 HBIG가 사용된다. 그리고 노출 후 완전한 보호 기능을 제공하기 위하여 백신과 함께 투여해야만 한다. 의료 처치제공자가 HBV에 노출되었을 때 그의 면역 상태에 따라 시행할 수 있는 5가지의 처방이 존재한다. 따라서 그 EMS 기관의 감염 관리 책임자의 역할이 중요하다.

C형 간염 바이러스 (HCV): C형 간염을 일으키는 바이러스. 감염된 혈액과의 접촉을 통해 전염된다.

C형 간염

만성 보균자 & 간 경화 유발: C형 간염 바이러스 (HCV)는 주로 감염된 혈액에 노출됨으로써 파급되는 감염성 바이러스이다. HCV는 1988~1989년에 그 존재가 식별이 되었으며, 과거에는 'A형도 아니고 B형도 아닌 간염'이라고 불렸다. 이 바이러스의 잠복기는

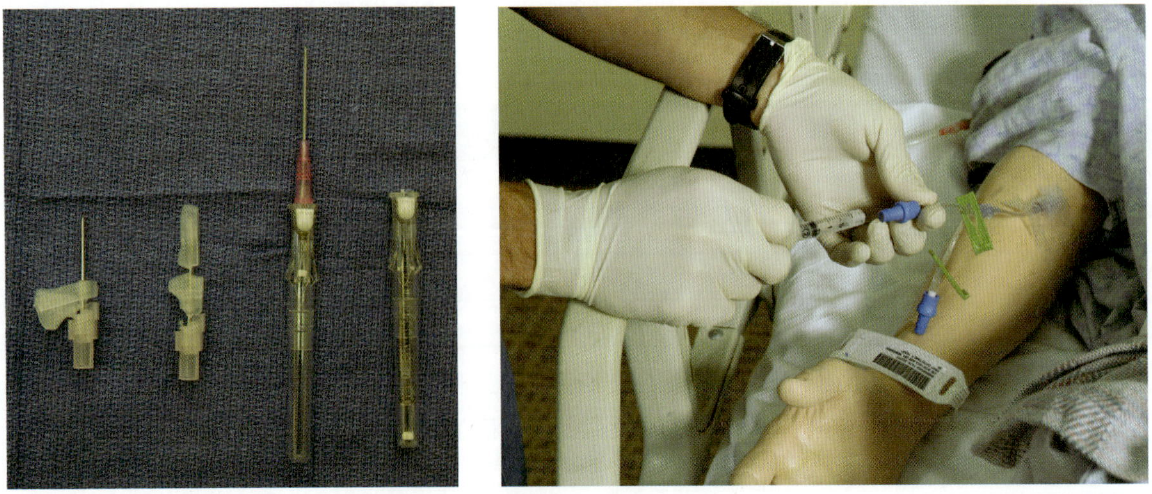

A B

그림 A-1 A. '바늘-찔림 안전 바늘' 그리고 B. '바늘-없는 약물 투여 체계' *(사진 제공 Stanley Cooper, EMT-P)*

6~9주이다. HCV 감염 초기에는 HBV 감염에 비하여 증상이 덜 심한 경향을 보인다. 하지만, 감염 이후에 만성 보균자가 될 가능성은 HCV가 더 높은 것으로 보인다. 만성 HCV 보균자들의 20~80%에서 간 기능 상실과 간 경화가 발생한다.

바늘-찔림이 주요 전염 경로: 이 HCV의 직업성 전염 발생률은 낮으며 대개는 오염된 바늘-찔림 손상과 연관되어 발생한다. 보건-처치 종사자들은 만일 혈액 속에 포함된 HCV 바이러스 수가 많은 환자를 치료하다가 그 환자의 혈액으로 오염된 주사용 '속빈 바늘'에 찔림으로써 감염될 수 있다. 다행히, '바늘-찔림 안전 기구'들을 사용하면서 오염된 '날카로운 물체에 의한 손상'이 현저히 감소하였다. 만일 HCV 바이러스가 혈액 속에서 확인되는 환자라면, 그의 혈액으로 오염된 주사 바늘에 1회 찔린 후에 HCV에 감염될 위험성은 약 1.3%이다.

기타 HCV 전염 경로들: 2017년에 미국에서 2,000례가 넘는 HCV 감염의 새로운 증례들이 보고되었다. 이 증례들 중의 다수가 본인이 HCV를 가지고 있지만 감염 통제 규약들을 적절히 또는 전혀 준수하지 않은 보건-처치 종사자들에 의해 감염된 환자들이라는 사실에 주목하라. 1992년 이전에는 HCV가 수혈로 초래되는 간염의 제1 선행 원인이었다. 지금은 헌혈 혈액에 대한 검사가 더 좋아진 덕분으로 더 이상 수혈 경로를 통해 HCV가 전염되지는 않는다. HCV 바이러스는 또한 정맥 주사 바늘의 공유, 성적 접촉, 문신하기, 및 신체 뚫기를 통해서도 파급되는 것처럼 보인다. 이는 HBV와 많이 비슷하다.

HCV 백신 없음 & 면역-글로불린도 무효: 현재 HCV 감염으로부터 보호 기능을 제공하는 사용-가능한 백신은 개발되어 있지 않다. 여러 증거들에 의하면, (HBV와는 달리) HCV에 노출된 후 면역-글로불린을 투여해도 보호 효과가 전혀 없는 것으로 보인다. 하지만 HCV 가능성이 있는 노출이 발생하였을 때, 그 원인 환자에 대한 신속한 HCV 검사를 시행할 수 있다. 만일 그 원인 환자가 HCV 양성이면, 노출된 처치제공자에게 기준선 HCV 검사를 시행하고 노출 후 3주가 될 때 HCV 검사를 반복하여 검사할 것이다.

'미국 직업 안전 및 보건청'(OSHA)에서는 'CDC 노출-후 지침'을 의무-시행하도록 규정하고 있다: HCV 노출 후 원인 환자에 대한 신속 HCV 검사가 시행되어야 한다.

HCV 조기 치료의 효과: 만일 HCV 노출로 인해 HCV에 걸린 것으로 판명되면, 그 감염자에게 8~12주 동안의 약물 치료가 제공될 것인데, 이 치료를 받은 대부분의 환자들은 완치되는 결과를 가져왔다. HCV 치료용으로 사용-가능한 몇 가지 약물이 개발되어 있다. 또한 조기에 치료를 시작하면 HCV 만성 감염이 예방되는 것처럼 보인다.

인간 면역-결핍 바이러스 감염

기회 감염의 발생: HIV(human immunodeficiency virus) 감염은 **인간 면역-결핍 바이러스 (HIV)**에 의해서 유발된다. HIV 감염 환자들은 면역체계에 결함이 발생하게 되어 어떤 특정 감염들과 싸우는데 곤란을 겪게 된다. 이런 이유로 HIV-감염 환자들은 비슷한 연령대의 건강한 환자들에게서 일반적으로는 볼 수 없는 다양한 비-통상적 감염들에 취약하게 된다. 이런 감염들을 "기회 감염"이라고 부르는데, 이 감염은 그 환자에게는 위험한 작용을 하지만 처치 제공자에게는 위험을 주지 않는다. 한 예가 *Pneumocystis jir-*

인체 면역-결핍 바이러스(HIV): 면역체계를 약화시키는 바이러스. 광범위한 비-통상적 감염들에 대하여 환자가 취약해지게 만든다.

ovecii (그전에 *P. carinii*로 알려짐) 폐렴 (PCP)이다. 대부분의 사람들은 이 효모균-같은 곰팡이를 폐에 가지고 있지만, 건강한 면역체계 덕분에 감염이 유발되지 않게 차단되어서 이 곰팡이가 폐렴을 유발하지는 않는다. PCP는 감염된 환자로부터 온전한 면역체계를 가진 처치제공자에게로 전염되지 않는다. HIV 환자에게 발생하는 기회 감염의 다른 예로는 비-정형적 마이코박테리아로 유발되는 감염이 있다. 이것 역시 그 환자에게는 의학적 문제가 되지만 건강한 보건-처치 처치제공자에게는 위험성을 제공하지 않는다.

HIV 노출≠HIV 감염: HIV에 감염된 환자들은 광범위하게 다양한 임상 증상과 징후들을 나타낼 수 있다. 많은 바이러스 감염들처럼 HIV 감염 초기 증상들은 독감을 비슷하다. 또한 HIV에 감염된 환자들 중 많은 사람들은 무-증상이다. HIV 질병 상태이건 아니건 혈액 속에 바이러스가 있으면 다른 사람에게 전염시킬 위험성이 있다. 어떤 환자들은 과거 언젠가 노출이 되었기 때문에 HIV 검사에서 양성으로 나올 것이다. 하지만 만일 이들이 질병 상태로 발전하지는 않은 상태에서 HIV 양성으로 확인된다면, 다른 사람에게 그 병을 전염시킬 수는 없다.

혈액 속 HIV 바이러스의 양이 중요: 현재 사용되는 HIV 약물로 치료 중인 HIV 환자들은 그들의 순환 혈액 속에서 바이러스가 완전히 없어질 수도 있는데, 이렇게 되면 그 병을 전염시킬 수가 없게 된다. 이 말은 치료에 의한 예방법이 존재한다는 의미이다. 일반적으로 치료 시작 후 48주 후에는 치료받는 HIV 환자들의 96%에서 혈액 속 바이러스가 없어지는 것으로 밝혀졌다. 2017년 10월, 의사 사회가 이 연구 결과에 동의했다. 어떤 환자가 HIV 양성이라는 사실을 아는 것만으로는 감염 위험성을 평가하는데 충분한 정보가 되지 않을 수도 있다. 노출 후 전염 위험성을 판단하기 위해서는 그 원인 환자의 혈액을 검사하여 HIV 바이러스 적재량을 파악하는 것이 필요할 수도 있다.

보건-처치 종사자의 HIV 전염 경로는 오직 혈액: HIV는 HBV와 유사한 방식으로 전염되는 것처럼 보인다. 비록 HIV가 여러 가지 체액들로부터 추출되어 배양되지만, 응급처치 처치제공자들의 활동 영역에서의 이 바이러스의 전염에는 오직 '혈액'만이 관련이 된다. 그 이유는 다른 체액들에는 이 병을 옮기는데 필요한 충분한 수의 바이러스 입자들이 포함되어 있지 않기 때문이다. 정액과 질 분비물들도 성적 활동 동안에만 이 바이러스를 전염시킬 수 있는 것으로 알려져 있다. 통상적 접촉 또는 온전한 피부에 대한 혈액 오염에 의해서 HIV의 전염이 일어날 수 있음을 보여주는 증거는 전혀 없다.

바늘-찔림 & 점막/온전하지 않은 피부의 혈액 노출: 지금까지 보건-처치 종사자들이 이 바이러스에 전염되는 경우는 오직, 의도하지 않은 비-경구 노출 (바늘-찔림) 또는 다량의 감염 혈액에 대한 점막 및 개방 창상 노출 이후에 발생한 사례들뿐이었다. 직업성 노출에 대한 수량화된 위험도를 보자면, 바늘-찔림 손상에서는 0.23%이고 점막 노출에서는 0.09%이다. 온전하지 않은 피부가 감염된 혈액에 노출됨으로써 발생한 바이러스 전염 사례가 딱 1례 기록되어 있으며 이 증례는 광범위한 피부염을 가지고 있던 보건-처치 종사자였는데, 그는 환자를 처치할 때 항상 적절한 보편적 예방조치를 사용하지 않았던 사람이었다.

상대적으로 낮은 HIV 전염성: HIV는 다음 2가지 점에서 HBV와 다른 것처럼 보인다: 첫째, HIV는 체외에서는 생존하지 못한다. 통상적인 살균 세정제들도 효과적이다. 둘째, HIV는 HBV보다 훨씬 덜 효율적으로 전염된다.

HIV 보균 고-위험군: 몇 개의 인구 집단들은 높은 HIV 감염 위험성을 가지고 있는 것으로 확인되어 있다. 이 집단들에는 '남성과 성교를 하는 남성'(MSM), '정맥주사 약물 남용자', 1992년 이전에 수혈을 받았거나 여러 사람들로부터 모은 혈장 성분제를 주사 받는 사람들 (예, 혈우병 환자들), 그리고 HIV-양성인 사람들과 성적 접촉을 한 이성애자들이 포함된다.

보편적 예방조치 적용의 필요성: 하지만 HIV-감염 환자들을 식별해내기가 어렵기 때문에, 환자의 **혈액 및 OPIM**과의 접촉이라면 모두 잠재적 HIV 노출로 간주해야만 한다. 이런 개념 (땀을 제외한 모든 환자들의 혈액/OPIM은 잠재적으로 감염성을 띤다)은 왜 **표준 예방조치들**이 "보편적으로" 적용되어야만 하는지의 이유가 된다.

혈액 및 OPIM: 감염성 미생물들을 옮기는 매개체 역할을 할 수 있는 혈액 또는 기타 체액들 및 조직들.

표준 예방조치들: 각 보건-처치 종사자가 감염성 병원체들에 대한 노출로부터 자신과 환자를 보호하기 위하여 취해야 하는 조치들. 각 환자와 자기 자신이 마치 감염성을 띤 것처럼 취급하는 것을 포함한다.

노출 후 항-HIV 약물 요법의 효과: 현재, HIV 감염으로부터의 보호 기능을 제공해주는 백신은 나와 있지 않다. 항-리트로-바이러스 약물 요법은, 비록 완치를 시켜주지는 않지만, HIV/AIDS 환자들의 생명을 진단 후 50년까지 연장시켜주는 것으로 밝혀져 있다. 이는 HIV 감염을 이제는 '만성 질병'으로 만든 것이라고 볼 수도 있다. 일부 연구들에 의하면, 만일 HIV-감염 혈액 및 OPIM에 심각한 (CDC 기준에 부합하는) 노출이 발생한 이후 72시간 안에 항-리트로-바이러스 약물 요법을 시작한다면, 노출된 보건-처치 종사자들의 HIV 전염 위험성을 줄여줄 수도 있다고 제시해왔다. 보건-처치 종사자에게 이 약제들을 투여할 것인가 아닌가 하는 결정은 '노출의 특성', '그 원인 환자가 HIV에 감염되었을 가능성', '노출 후 경과된 시간', 그리고 노출된 그 보건-처치 종사자와의 협의를 근거로 내려야만 한다. 일반적으로, 대구경 속빈-바늘에 찔려 노출된 경우가 속이 비지 않은 기구들 (예, 수술용 칼날)에 노출된 경우보다 더 심각하다.

HIV 노출-후 예방 요법: 만일 발생한 노출 상황이 **노출-후 예방**(PEP: post-exposure prophylaxis)을 위한 CDC (미국 질병 통제 및 예방 센터) 기준'에 부합된다면, PEP 약제들을 노출 수 72시간 안에 투여해야만 한다. 이 시간 간격은 환자와 제대로 상담하는데 필요한 시간을 감안한 것이다. 그 질병에 걸릴 위험성을 낮추기 위하여 노출-후 치료를 가능한 더 일찍 시행해야 하겠지만, 그 노출된 보건-처치 종사자가 이 PEP 요법이 시작되기 전에 반드시 이 약제들의 부작용들과 관련된 기타 문제점들에 대하여 충분한 상담과 조언을 받을 필요가 있다. 또한 기본선 검사실 검체들도 채취되어야 할 필요가 있다. 그 원인 환자에게 '신속 HIV 검사'를 시행함으로써, 응급처치 처치제공자가 그 원인 환자의 혈액 검사 결과를 기다리는 동안에 불필요하게 이런 약제들을 복용해야 하는 문제점을 회피할 수 있다.

노출-후 예방: 감염원 병원체에 이미 노출된 사람에게 투여했을 때 그 감염을 방지하는 효과를 나타내는 약제들을 투여하는 것.

PEP 시작 전 준수 사항: '신속 HIV 검사'를 노출-후 검사의 일환으로 시행할 필요가 있다. 비용은 저렴하며 검사하는데 약 10~20분이 소요된다. 매독과 동반 감염되는 경우가 자주 있으므로, 만일 원인 환자가 HIV 양성이라면 매독에 대한 검사도 포함해야 한다. 만일 PEP 약물들이 노출자에게 제공될 예정이라면, 북미 지역에서는 그 치료 의사가 반드시 무료 PEP 직통전화 1-888-448-4911로 전화하여 '2번째 의견'을 구해야만 한다. 세계의 다른 지역들에서는, 치료 의사가 그 약물들을 처방하기 전에 의료기관의 규약을 확인하여 따라야만 한다. 기억하라, 모든 '노출-후 의료적 추적 검진'은 그 노출된 응급처치 처치제공자가 아니라 그 원인 환자를 검사하는 것으로부터 시작된다는 사실을. 그 원인 환자의 검사 결과가 양성일 경우에만, 노출된 처치제공자에 대한 기본선 혈액 검사가 필요하다.

PEP 시행 여부는 의사의 책임: 중요한 사실은, 원인 환자가 48주 이상 HIV 치료를 받아왔으면서 혈중 바이러스 적재량도 검출되지 않는 상태라면 감염력이 없다는 것이다. 만일 원인 환자가 이런 유형의 환자라면 PEP 요법의 필요성이 낮아질 수 있다. 노출된 응급처치 처치제공자의 전염 위험도를 평가하고 그 처치제공자에게 정확한 정보를 제공하며 올바른 지침을 참조하는 일은 치료 의사의 책임이다. 원인 환자의 HIV 질병 상태를 파악할 수 없는 경우도 발생한다는 점에 유의하라.

접촉-전염 예방조치: 보건처치 종사자들이 감염된 환자 및 물건들과의 직접 접촉을 통해서 전염이 되는 질병들에 걸리지 않게 스스로를 보호하기 위해 취할 수 있는 조치들.

공기-매개 전염 질병

결핵

결핵균의 공기-매개 전염: '결핵'(TB: tuberculosis)은 *Mycobacterium tuberculosis*라는 세균에 의해서 유발되는 세균 감염으로서, 이는 감염된 사람으로부터 감수성이 있는 사람들에게로 공기를 통해 퍼진다. 특히 기침을 하거나 재채기를 할 때 많이 배출된다. 이 병은 전염성이 고도로 높은 질병이 아니다. 따라서 결핵에 걸리려면 '한 가족이 함께 사는 상황'과 같이 장기간의 직접적 접촉이 필요하다. 폐나 인후에 활동성 결핵 감염을 가진 사람들만이 결핵을 퍼뜨린다. 보건-의료 종사자가 결핵 이환률이 높은 환경에서 활동한다면, 약 5%까지 결핵 검사 양성으로 나올 것으로 추산된다.

진주 같은 정보

결핵

만일 여러분의 환자가 지속적 기침에 더하여 결핵을 시사하는 다른 증상들을 나타낸다면, 여러분 자신이 아닌 환자에게 외과용 마스크를 씌워라. 또한 여러분도 마스크를 써야만 한다, 특히 환자에게 O_2가 필요하여 마스크를 씌울 수 없을 때는. 응급처치 처치제공자에게 적합한 마스크는 N-95 호흡기이다.

미국 결핵 역학: 1985년부터 1993년까지 미국에서 활동성 결핵의 발생률이 현저히 증가하여 연간 25,000 증례를 넘는 수준에 도달하였다. 이런 증가는 HIV 감염자들 중에 결핵 감염자가 증가한 것과 결핵 감염이 풍토병인 지역들 (아시아, 라틴 아메리카 국가들, 카리브해 지역, 아프리카)로부터 이민자 유입 증가의 결과였다. 최근 수 년 동안에는 공공 보건 대책들이 더 개선되면서, 결핵은 감소되는 중이다. 1997년부터 2009년 사이에 결핵 환자수가 84% 이상 감소하였고 2016년과 2017년 사이에는 다시 2.9%가 감소하였다. 실제로 2017년의 증례수는 미국에서 지금까지 보고된 수치 중에서 가장 낮았다.

결핵 위험 인구 집단: 결핵 감염의 위험 요인에는 노숙자들, 특정 이민 인구 집단들 (아시아, 아프리카), HIV 감염의 위험성이 높은 환자들, 그리고 집단 거주 상황에서 사는 사람들 (교정 시설, 양로원, 노숙자 보호소) 등이 포함된다. 전-지구적 관점에서, 2015년까지 이 질병을 완전히 제거하려는 노력이 경주되었다. 하지만, 이 목표는 다음의 원인들로 달성되지 못했다: 가장 이환율이 높은 나라들에서의 전쟁 발생, 약물 부족, 및 검사 용액 부족. 이 일은 '미국 이민 및 관세청'(ICE)의 소관 업무이다.

'폐 결핵'의 임상적 양상: 결핵균이 몸속에 들어온 이후 그 환자의 면역체계가 이 세균을 제거하지 못할 때에만 이 병의 임상적 징후/증상들이 나타나게 된다. 이 세균이 폐에 감염을 유발하고 또한 신체의 다른 부위들로 퍼져나갈 수도 있다. 특히 콩팥, 척추, 및 뇌로 잘 파급된다. 폐가 아닌 부위의 결핵 감염을 "폐-밖 결핵"이라고 부르는데, 이는 처치 제공자에게 전염될 수가 없다. 활동성 결핵의 징후와 증상들은 '폐 결핵'일 때 가장 두드러지게 나타나며, 활동성 폐 결핵을 가진 환자만이 결핵을 전염시킬 수 있다. 전통적 증상에는 3주 이상 지속되는 '젖은 기침' (가래를 동반한 기침)이 다음 증상들 중 2개 이상과 동반되어 나타나는 것이다: 가슴 통증, 혈액이 섞인 가래 배출, 근력 약화 또는 피로감, 설명이 안 되는 체중 감소, 식욕 상실, 발열, 오한, 밤에 자던 중 땀 흘리기, 그리고 쉰 목소리.

외과용 마스크 & N-95 호흡기 착용: 1995년 이래, 미국 '질병 통제 및 예방 센터'(CDC)에서는 결핵 환자로 의심되는 모든 환자에게 외과용 마스크를 착용시킬 것을 권장해왔다. CDC가 권장하기를, 응급처치 처치제공자가 활동성 결핵 환자 또는 결핵 의심 환자를 치료할 때 반드시 외과용 마스크를 착용해야만 하며 구급차 뒤쪽에 부착된 배기-환풍기를 작동시켜야 한다고 하였다 (미국 직업 안전 및 보건청에서는 여전히 N-95 호흡기 착용을 권장하고 있다는 사실에 주목하라).

결핵 피부 반응검사: 보건-처치 종사자들은 채용되기 전에 투베르쿨린 피부 반응검사를 반드시 받아야 하며, 또한 그들의 작업 영역에서의 결핵 위험성 평가 결과에 근거하여 그 후로도 정기적으로 받아야만 한다. EMS 기관이 직전 12개월 동안의 이송 환자들 중에 '치료받지 않은 활동성 결핵 환자'가 3명 이상 있었다면, 매년 결핵 피부 반응검사를 실시해야 한다. 저-위험 지역들에서 매년 결핵 피부 반응검사를 실시하면 위-양성 검사 결과들로 이어진다는 사실에 주의하라.

항-결핵제의 투여: 결핵의 치료에는 항생제가 포함된다. 결핵균 피부 검사(TST) 양성은 그 사람이 결핵에 노출되었거나/감염되었음을 의미한다 (결핵 감염). 하지만 이것이 반드시 활동성 결핵을 의미하지는 않는다. '결핵 병'이라는 용어는 활동성 질병 상태를 일컫는 말이다. 만일 결핵 피부 반응 검사는 양성이지만 활동성 결핵의 징후 및 증상이 전혀 없다면, 이소나이아지드(isoniazid: INH)나 리팜핀(rifampin)을 단기간 투여하여 치료할 수도 있다. 대개는 일주일에 1회씩 12주 동안 투여하게 된다. 활동성 결핵이 확인되었을 때는, 더 많은 항생제들을 더 장기간 투여하는 치료법이 필요하다. 지금은, 결핵 피부 검사보다 더 정확한 결핵 혈액 검사법이 나와 있다. CDC에서는 보건처치 종사자들에게는 이 형태의 검사법을 권장하고 있다.

다-약제 내성 결핵: 비록 일부 결핵 균주들이 항-결핵 항생제들에 저항성을 나타내지만, 다-약제 내성 결핵은 드물다. 다-약제 내성 결핵은 더 심각한 형태의 결핵이며, 그 결핵균이 제1선 항-결핵 항생제들 2개에 대하여 저항성을 갖게 되었다는 의미이다. 통상적 결핵과 다-약제 내성 결핵을 모두 치료할 수 있는 추가된 약제들이 현재 사용-가능하다.

비말 전염 예방조치: 보건처치 종사자들이 체액 (예, 비강 또는 호흡기 분비물들) 비말을 통해서 전염되는 질병들에 감염되지 않도록 자신과 환자들을 보호하기 위하여 취할 수 있는 조치들; 마스크, 덧옷 및 고글의 착용이 포함됨.

진주 같은 정보

노출된 응급처치 처치제공자의 통지

미국 공공법 101-381인 'Ryan White 포괄적 AIDS 자원 응급법'에서는 모든 응급 대응 피-고용인들 (소방대원, 응급구조사, 파라메딕, 사법요원, 및 자원봉사자)은 혈액-매개 또는 공기-매개 전염병 노출이 발생했을 때 '노출-후 의학적 고지 절차'에 포함되도록 규정하였다.

BCG (bacille de Calmette et Guérin): 약화된 소 결핵 균주에서 추출한 항-결핵 백신. 미국에서는 흔하게 사용되지 않음.

공기-매개 전염 예방조치: 보건-처치 종사자들이 '호흡 흡기를 통해서 전염되는 질병들'에 자신들과 환자가 감염되지 않도록 보호할 목적으로 취할 수 있는 조치들. N-95 호흡기 착용이 포함됨.

BCG 접종: 미국 밖에서는 BCG (bacille de Calmette et Guérin)가 결핵 예방용 백신으로 사용된다. 유럽 일부와 아시아에서는 BCG 백신의 보편적 예방접종이 표준이다. BCG 접종이 제공하는 보호 기능은 평생 동안 유지되지 않으며, 그 결핵 예방 효능이 사람마다 다양한 것으로 보고되고 있다. 만일 BCG 접종을 받은 사람이라면 PPD 피부 반응 검사에서 항상 양성으로 나올 것이라는 사실에 주목해야만 한다. 응급처치 처치제공자는 본인이 BCG 접종을 받았더라도, 결핵 의심 환자를 처치할 때는 반드시 적절한 PPE (외과용 마스크 포함)를 착용하고, 배출용 환풍기를 가동하며 난방/냉방기를 비-재순환 형태로 전환하며, 또한 표준 예방조치를 적용해야만 한다.

수두-Varicella Zoster

수두의 강한 전염력: 수두는 고도로 전염력이 높은 질병이다. 이것은 '공기-매개 입자'를 흡입하거나 피부 병소의 분비물을 접촉함으로써 다른 사람에게로 전염이 일어난다. 잠복기는 노출 사건 후 10~21일 사이이다. 감염된 사람은 피부 발진이 나타나기 1~2일 전부터 전염력을 가질 수 있으며, 모든 피부 병소들에 딱지가 앉고 건조될 때까지 전염성을 유지하는 것으로 간주된다.

특징적 징후/증상: 수두의 징후/증상들에는 발열과 피부 발진, 그리고 빛-민감성 (환자가 어두운 곳에 있기를 원함)이 포함된다. 피부 발진은 점차 통통하게 솟아올라 볼록한 형태의 병소로 변한다. 피부 발진은 대개 옷으로 가려진 부위들에서부터 시작된다.

수두 면역 & 대상포진: 만일 수두에 면역이 없는 상태라면, 1차적 예방 방법은 백신 접종이다. 기록된 수두 병력, 적절한 항체 역가, 및 백신 접종 기록이 있으면 면역을 갖춘 것으로 판정된다. 백신으로 수두 감염을 예방해주면 그가 '대상포진'(Zoster)을 일으킬 가능성을 줄여주는데도 도움이 된다. 대상포진은 잠복한 수두 바이러스에 의해서 유발된다. 대상포진 환자를 처치하는 처치제공자가 수두 면역이 없는 상태라면 수두에 걸릴 위험이 있다.

수두 백신 접종 방법: 수두 백신은 1달 간격으로 2회 접종을 받는다. 가임기 여성들은 상담을 통해 백신 접종을 받은 후 4주 경과 전에는 임신을 하지 않도록 권고되어야 하며, 각 백신 접종 때마다 이런 내용이 기록될 필요가 있다.

홍역 (붉은 홍역/딱딱한 홍역)

MMR 백신 접종의 기피 현상: 홍역은 1차적으로 공기-매개로 전염되는 바이러스이다. 보건처치 요원들은 일반 대중에 비하여 홍역에 감염될 위험성이 더 높다. 홍역 백신 프로그램들이 1963년부터 시작되었기 때문에 이 질병은 예방-가능해졌다. 하지만 최근에 '홍역, 볼거리 & 풍진 백신' (MMR)의 접종이 자폐증 발생과 관련이 있다는 우려가 제기되면서 백신 접종률이 감소하였고 이 때문에 홍역 발생이 증가해왔다. 이런 우려는 임상적으로 입증된 적이 전혀 없다.

MMR 백신 접종의 중요성: 모든 보건-처치 종사자들은 반드시 홍역 백신 접종을 받아야만 한다. '면역 갖춤'은 다음의 기록 문서에 근거하여 입증되어야 한다: '생-홍역 백신'

술식 순서

일반 고려사항

1. B형 간염 바이러스, C형 간염 바이러스, 및 HIV에 의한 감염에 대한 충분한 지식을 갖추어라. 이 질병들의 병인론, 징후와 증상들, 전염 경로, 및 역학 (어떤 병의 발생 빈도와 분포를 결정하는 여러 다양한 요인들의 연관성)을 이해하라.
2. 만일 여러분의 신체 표면에 개방 창상이나 진물이 흐르는 병소가 있다면, 이 부위가 환자의 혈액 및 OPIM에 노출되지 않도록 특별한 예방조치들을 취하라 (표 A-2를 보세요). 병소들을 반드시 붕대로 감아 덮어야만 한다. 새로 한 문신에도 이런 조치가 적용되어야 한다. 만일 이 병소들이 적절하게 보호될 수 없다면, '작업 제한' 상태에 들어가라. 침습적 술식들, 기타 직접적 환자 처치 활동들, 및 환자 처치용으로 사용되는 장비 다루기 등을 피하라.
3. *모든 환자와의 접촉 전과 후에는 정례적 손 씻기를 시행하라.* 혈액 및 OPIM에 노출되면 가능한 빨리 손을 씻어라. 고무장갑을 벗고 난 후에는 손 씻기를 시행하라. 현장에서 사용하기에는 알코올-기반의 거품이나 젤이 가장 좋다. 응급처치 처치제공자들은 인공 손톱이나 손톱 길이 늘이는 상식 등을 붙여서는 절내 안 된다, 왜냐하면 이것들은 세척하기가 힘들고 잠재적으로 감염성인 물질들이 끼어들 수 있기 때문이다.
4. 만일 여러분이 면역을 획득하여 보호받는 상태가 아니라면, B형 간염 바이러스, 수두, 홍역, 볼거리 및 풍진에 대한 면역을 갖추어라. Tdap 추가-접종을 받아라.
5. (사소해 보이는 것이라도) 모든 노출 사건들을 여러분을 담당하고 있는 감염 통제관에게 보고하라.

표 A-2: 병원-전 상황에서 HIV 및 HBV 전염으로부터 종사자를 보호하기 위하여 권장되는 개인 보호 장비*

업무 또는 활동	일회용 장갑	가운	마스크	보안경
뿜는 피 지혈하기	예	예	예	예
경미한 출혈 지혈하기	예	아니오	아니오	아니오
응급 분만	예	예	예	예a
채혈하기	예	아니오	아니오	아니오
정맥 경로 확보하기	예	아니오	아니오	아니오
기관-삽관 또는 SGA 삽입	예	아니오	아니오. 단, 물 튀김이 없어야	아니오. 단, 물 튀김이 없이야
입/코 흡인, 손으로 기도 청소하기	예	아니오	아니오. 단, 물 튀김이 없어야	아니오. 단, 물 튀김이 없어야
미생물 오염 기구들을 다루거나 세척하기	예	아니오. 단, 오염 가능성이 없어야	아니오	아니오
혈압 측정하기	아니오	아니오	아니오	아니오
체온 측정하기	아니오	아니오	아니오	아니오
주사 주기	아니오	아니오	아니오	아니오

* 공공 안전 요원을 위한 CDC 지침 및 OSHA 지침에서 인용

을 2회 접종받았으며 면역 기능을 보이는 항체 역가를 확인한 문서 또는 이미 그 병에 걸렸음을 입증하는 문서. 면역 확인이 불충분하면 MMR 백신을 맞아라. 주목: 1963~1967년 사이에 백신을 맞았던 사람들은 '생-홍역 백신'으로 다시 접종할 필요가 있다. 왜냐하면 그 때 사용되었던 '죽은 바이러스 홍역 백신'은 효과가 없는 것으로 밝혀졌기 때문이다.

홍역의 임상적 특징: 홍역의 징후와 증상들로는, 발진, 발열, 코감기와 결막염, 그리고 코플릭 반점 (입안 볼 점막에 백색/회색 반점이 생김)이 포함된다. 잠복기는 노출 이후 7~18일이다.

비말 전염 예방조치: 보건처치 종사자들이 비강 또는 호흡기 분비물들과 같은 비말(날리는 액체 방울)을 통해서 전염이 되는 질병들에 감염되지 않게 스스로와 환자들을 보호하기 위해 취할 수 있는 조치들. 예를 들어 마스크, 가운, 및 보안경을 착용하는 것 등이 포함된다.

진주 같은 정보

비말 전염 질병들 예방하기

많은 비말-전염 질병들에 대한 첫 번째 예방 방법은 MMR 백신을 사용한 백신 접종이다. 두 번째 예방 방법은 의심 환자에게 외과용 마스크를 착용시키는 것이다. 그렇게 할 수 없다면 보건-처치 종사자들이 반드시 외과용 마스크를 착용해야만 한다.

비말 전염 질병들

백일해 (후우 기침)

다시 증가하는 백일해 발생: 백일해는 세균에 의해서 유발되며 고도로 전염력이 높은 질병이다. 요즘, 미국에서는 점점 더 많은 백일해 증례들이 보고되고 있으며 수차례의 심각한 발병 사건들이 발생했었다.

격렬한 기침 발작 & 깊이 들이쉬는 호흡: 백일해의 특징은 조절되지 않는 격렬한 기침 발작이다. 기침 발작 도중에는 종종 호흡하기가 힘들 정도까지 연이어 기침을 한다. 백일해 환자가 기침 발작을 한 후, 일부 환자들은 종종 숨을 크고 깊게 들이쉬어야 할 필요가 생기는데, 이때 '후우'하며 급히 들이쉬는 소리(whooping sound)를 내게 되고 그래서 '후우 기침'(whooping cough)이라는 별명으로도 불린다.

Tdap 추가 접종의 필요성: 백일해는 영아와 어린 어린이들에게 더 흔하게 발생하는데, 이들은 기도가 더 작기 때문에 기도 폐쇄의 위험성이 높다. 대부분의 성인과 보건-처치 종사자들은 11~14세 이후로는 백일해에 대한 예방접종을 받지 않았다. CDC에서 2005년과 2011년에 다시 권고문을 내었는데, 모든 보건-처치 종사자들은 반드시 Tdap (파상풍, 디프테리아, 및 백일해) 추가-접종을 받아야만 한다고 하였다.

외과용 마스크로 전염 차단: 만일 처치제공자가 백일해에 걸렸거나 또는 노출되었다면, 항생제를 사용하여 치료할 수 있다. 백일해가 의심되거나 확실한 증상을 보이는 환자에게는 외과용 마스크를 착용시켜야만 한다. 또한 처치제공자들도 외과용 마스크를 착용해야만 하며, 무엇보다도 백신 접종을 받아야만 한다.

볼거리

임상적 특징: 볼거리는 바이러스 감염에 의해 유발되는 어린이 질병이다. 이 질병의 징후 및 증상들로는, 발열, 땀 흘리기, 그리고 침샘들의 염증이 포함된다. 수분 섭취가 불량해지면서 흔히 탈수가 뒤이어 발생하는데, 특히 어린 어린이에게서 심할 수 있다.

발생률의 증가: 1963년 MMR 백신 프로그램들이 시작된 이래로, 미국에서 볼거리 증례 발생은 극적으로 감소하였다. 하지만 2008~2009년에 볼거리 발병이 다시 시작되었고 지금도 계속되고 있다. 볼거리의 부활은 백신 접종률의 감소와 관련이 있는데, MMR

백신의 안전성에 대한 근거 없는 우려로 인해 접종률이 떨어졌기 때문이다.

볼거리 백신 접종의 보호 효과: 1차적 예방 방법은 백신 접종이다. 처치제공자들은 과거에 볼거리에 걸린 적이 없다면, 반드시 2회의 볼거리 예방접종을 확실히 받아야만 한다. 1회의 볼거리 백신 접종 후에는 사람들의 80~85%가 면역 보호기능을 얻게 된다. 2회의 접종 후에는 이 보호기능 획득률이 79~95%가 된다. 이 백신은 살아있는 바이러스 백신이므로, 가임기 여성에게는 상담을 통해 각 백신 접종 후 4주가 경과하기 전에는 임신을 하지 않도록 해야 한다.

외과용 마스크로 전염 차단: 모든 보건-처치 종사자들에게 볼거리 면역 기능을 확인하여 문서화하는 것이 중요하다. 노출 후 볼거리 백신 접종은 효과가 없다. 만일 보건-처치 종사자가 면역이 없는 상태인데 볼거리 의심 환자를 이송해야 할 필요가 생겼다면, 외과용 마스크를 환자에게 착용시켜라.

풍진 (독일 홍역)

임상적 특징: 풍진은 '3일 홍역'으로도 알려져 있다. 이 질병은 바이러스성 감염병이며, MMR 백신으로 보호되는 3번째 질병이다. 이 질병은 일반적으로 양성 질병이라고 일컬어진다. 하지만 임신부가 이 질병에 걸리면 태아에 선천성 결함을 유발할 수 있다. 이 결함에는 시력 상실, 청력 상실, 정신 지체, 그리고 선천성 심장 결함 등이 포함된다. 풍진의 잠복기는 12~23일이다. 피부 발진이 나타나기 시작할 때부터 환자에게 전염력이 있는 것으로 본다. 풍진의 징후/증상들로는 발열, 발진, 및 림프절 부어오름 등이 포함된다.

MMR 백신이 효과적 보호 기능: 2005년 미국은 풍진이 완전히 제거되었다고 선언하였다. 그러나 역시 백신 접종이 감소하면서, 풍진 증례가 다시 나타나고 있다. MMR 백신은 효과적이며 그 효과가 오래 지속된다. 모든 보건-처치 종사자들은 반드시 풍진에 대한 면역을 갖추어야만 한다. 만일 그 질병에 걸린 적이 없다면 백신 접종을 통해서 면역을 갖출 수 있다.

> **진주 같은 정보**
>
> **수막염 전염 예방**
>
> 의심 환자에게 외과용 마스크를 착용시켜 전염을 차단하라. 만일 환자에게 마스크를 착용시킬 수 없다면, 보건-처치 종사자가 외과용 마스크를 착용해야만 한다. 바이러스성 수막염과 세균성 수막염의 감별이 가능하지 않은 현장에서는, 모든 수막염 의심 환자들에 대하여 적합한 PPE를 착용해야 한다.

바이러스성 및 세균성 수막염

전염성을 띈 수막알균 수막염: 수막염이란, '뇌와 척수를 감싸고 있는 보호막' (수막)들에 염증이 발생함으로써 생기는 질병이다. 수막염에는 2가지 유형이 있는데, 바이러스성 수막염과 세균성 수막염이 그것이다. 바이러스성 수막염은 미국 수막염 증례의 90% 이상을 차지하는데, 전염성이 아니다. 반면에, 세균성 수막염, 즉 '수막알균 수막염'은 감염 환자의 구강 분비물이나 호흡기 비말과의 직접 접촉을 통해서 파급되는 전염성을 가진다. CDC에서 정의하는 '세균성 수막염 노출'이란, 수막알균 감염병 환자와 밀접한 접촉을 하는 것을 말한다. 이러한 밀접한 접촉에는 같은 식구, 어린이-관리 센터 접촉, 대학 기숙사 동거인, 그리고 환자의 구강 분비물에 직접 노출됨 (입맞춤, 입-대-입 소생술, 기관-삽관, 및 기관-내관 관리 등)이 포함된다. 수막알균 수막염 환자에게 현저한 노출이 되었던 사람들에게는 단기간의 항생제 요법을 시행할 필요가 있다. 현재 CDC에서는 세균성 수막염에 대한 백신 접종을 13세부터 시작하여 모든 사람들에게 시행하도록 권장하고 있다.

임상적 특징: 수막염 감염의 임상적 특징은, 갑작스런 발열 시작, 극심한 두통의 갑작스런 시작, 그리고 뻣뻣한 목이다. 그리고 메스꺼움, 구토 (분출성), 빛-공포증 (빛 민감성), 및 의식 수준 변화와 같은 증상들이 흔히 동반된다.

독감

임상적 특징: 독감은 독감 바이러스 (A형 또는 B형 바이러스)에 의해서 유발되는 전염성 호흡기 질병이다. 독감으로 인해 경증에서 중증까지의 질병 상태가 유발되며 때때로 사망에 이르게 할 수도 있다. 전-세계적으로 볼 때, 매년 20만 명 이상이 독감으로 사망하므로 다른 어떤 감염병보다도 더 많은 사망자를 유발한다. 노인, 어린 어린이, 임신부, 그리고 면역력이 낮은 사람들은 심각한 독감 합병증이 발생할 위험성이 높다. 독감 합병증에는 세균성 폐렴, 귀 감염, 부비동 감염, 및 탈수가 포함된다. 또한 독감으로 인해 울혈성 심장 기능 상실, 천식, 및 당뇨와 같은 만성적 질병 상태들이 악화될 수도 있다. 독감에 걸린 환자들은 흔히 다음의 증상들을 보인다: 발열, 오한, 기침, 인후통, 두통, 전신통 (근육통), 피로감, 및 콧물.

> **진주 같은 정보**
>
> **독감 전염**
>
> 독감 백신의 매년 접종이 독감 예방을 위한 제1의 방어선이다. 독감 의심 환자에게 외과용 마스크를 착용시켜 전염을 차단하라. 만일 환자가 마스크를 착용할 수 없는 상태라면, 보건-처치 종사자가 외과용 마스크를 착용해야만 한다.

외과용 마스크 착용/손 씻기로 전염 차단: 독감 바이러스는 독감에 걸린 사람들이 기침이나 재채기를 할 때 만들어져 내뿜어지는 비말 (작은 물방울)을 통해서 주로 파급된다. 또한 사람이 독감 바이러스가 묻어있는 물건 표면을 만진 다음, 자신의 입, 눈, 또는 코를 만짐으로써 독감에 걸릴 수도 있다.

매년 백신 접종을 통한 예방 효과: 매년 백신 접종을 시행하는 것이 독감 감염을 예방하는 가장 좋은 방법이다. 매년 독감 백신을 맞으면, 계절성 독감 바이러스들의 다양한 종류보다 더 많은 종류에 대한 보호 기능이 한 사람의 면역체계 안에서 점차적으로 축적된다. 이것은 또한 혹시 독감에 걸리더라도 환자의 질병 상태를 완화하는 역할을 하게 된다.

EMS 요원이 독감에 걸린 상태로 활동 금지: 만일 EMS 요원이 독감에 걸려 아픈 상태로 일하러 나왔다면, CDC 작업 제한 지침을 따라라. 2009~2010년 H1N1 독감 발병 동안에 작업 제한의 중요성이 강조되었다. 응급처치 처치제공자의 독감 백신 접종을 자신뿐만 아니라 환자 보호의 시각에서도 고려해보아야 한다. 수은을 포함하고 있지 않으면서 계란-기반으로 생산되지 않은 신형 독감 백신들이 현재 사용-가능하다.

다-약제 내성 미생물

병원-관련 감염의 문제: 1960년대 이래로 다-약제 내성 미생물들의 숫자가 증가해오고 있는 중이다. 병원 처치 상황에서 다약제 내성 미생물 감염의 보고 사례가 증가하면서 이제는 일반 대중들 속에서도 발생하고 있다. 현재 '병원-관련 감염'(HAI)이 병원 체류 장기화와 의료비용 상승의 주된 원인이 되고 있다. 많은 보건-처치 체계들에서는 '병원-관련 감염' 발생률을 낮추기 위해 적극 노력하고 있다.

> **진주 같은 정보**
>
> **인공 폐환기**
>
> 항상 대비하라! 적절한 방어막 기구를 몸에 소지하라. 그래야 입-대-입 호흡을 시행하지 않게 된다. 하지만 만일 환자에게 입-대-입 소생술이 필요한데 여러분이 자신의 방어막 기구를 소지하지 않은 상태라면, 여러분은 입-대-입 소생술을 시행할 의무가 있다.

MRSA의 전파: 아마도 '메티실린-저항성 황색-포도알균' (MRSA: methicillin-resistant *Staphylococcus aureus*)이 가장 널리 퍼져있는 '병원-관련 감염' 병원균일 것이다. 현재는 '병원-관련' 형태보다도 더 흔하면서도 더 쉽게 전염되는 '지역사회-획득 MRSA' (CA-MRSA) 균주가 나와 있다. 이 새로운 CA-MRSA 균주는 USA 300 또는 USA 400으로 불린다. 이 전염은 밀접한 개인 간 접촉이 온전하지 않은 피부를 통해 일어날 때, 밀접한 접촉성 운동경기 (레슬링, 미식축구) 동안에, 그리고 개인위생이 불량할 때 일어난다. 가정의 애완동물들이 또한 이 전염의 원천으로 확인되어 있나. 이 감염은 흔히 "거미 물림"으로 오진된다.

MRSA 감염의 임상적 특징: MRSA가 메티실린에 저항성(내성)을 보인다고 언급하는 것은 사실 약간 오해를 유발할 수 있는 것이다. MRSA 균주들은 몇 가지 서로 다른 항생제들 (페니실린, 옥사실린, 및 아목시실린)에 대하여 현재 내성을 보인다. 병원-획득 MRSA는 흔히 테트라사이클린과 에리스로마이신에게도 내성을 나타낸다. 일반적으로 MRSA 감염은 국소 '연조직 감염' (농양)의 형태로 나타나며 '절개 및 배액술'로 쉽게 치료된다. 하지만 장기와 관절까지 침범할 수도 있다. MRSA 감염의 합병증에는 심내막염, 괴사성 근막염, 골수염, 패혈증, 및 사망이 포함될 수 있다.

병원-전 상황에서 MRSA 차단을 위한 방법: 병원-전 처치 요원이 업무 수행 동안에는 MRSA에 감염될 위험성이 높지 않다. 고무장갑 착용, 양호한 손 세척, 및 청결한 표면 및 장비 관리를 유지하는 것이 환자와 처치제공자 자신을 보호하는데 중요하다. 또한 EMS 기관들은 장비를 운용할 때 적용하는 '통상적 세척하기 절차/방법'을 반드시 확립하여 보유해야만 하며 그리고 '온전하지 못한 피부' (드레싱으로 덮을 수 없음)를 가진 요원들에게는 작업-제한 규약을 강제적으로 적용해야만 한다. MRSA 노출에 대해서 권장되는 노출-후 치료법이 없다.

반코마이신-저항성 장-알균 (VRE)

VRE의 오염과 전염: '반코마이신-저항성 장-알균'(VRE)은 주로 요로 감염 및 혈류 감염에서 발견되는 병원-관련 감염이다. 장-알균은 위장관과 요로에 흔히 존재하는 세균으로서 때때로 감염을 유발한다. 반코마이신은 이 장-알균 감염을 치료하기 위해 사용되는 1차 약물이다. 일부 증례들에서 이 약물에 저항성을 가진 장-알균이 발견되는 데, 이것을 VRE이라고 부른다. 또한 VRE는 가축 분변, 조리 안 된 닭고기, 그리고 농장에서 작업자 또는 식물들을 다루는 사람들에게서도 발견되어 왔다. VRE는 물건의 표면에 묻었을 때 장기간 생존할 수 있기 때문에, 환자 이송 후 표면 세척이 중요하다. VRE는 오염된 표면 및 장비 또는 환자 창상 분비물과의 직접 접촉에 의해서 전염된다. 피부에 묻은 이 미생물이 보건-처치 종사자들의 체내로 진입하려면 반드시 피부/점막에 개방 창상이나 궤양이 있어야만 한다.

표준 예방조치: VRE 예방 방법에는 처치제공자가 창상 분비물, 소변, 및 대변과 접촉할 때는 반드시 고무장갑을 착용하고 손 씻기를 잘하는 등의 표준 예방조치들을 제대로 따르는 것이 포함된다. 응급처치 처치제공자의 제복이 환자의 창상 분비물에 접촉될 것으로 예상될 때에는 덧-가운이 필요하다. 이송이 완료되면 바로 VRE 의심 환자와 접촉

진주 같은 정보

VRE

만일 여러분이 VRE 개방 창상이나 체액과 직접 접촉을 했다면, 여러분의 감염 통제관에게 신고하고 보고서를 작성하라. 노출-후 의료적 치료법은 필요하지 않다.

했던 모든 구급차 표면과 장비를 세척하는 것이 중요하다. 많이 접촉한 물품들에 집중하라. VRE 오염 표면들을 청결히 하는데 표준적 표면 소독제를 사용하면 적절하다.

치료: VRE는 최신의 합성 항생제들을 사용하여 치료한다. 건강 상태가 양호한 사람들은 감염 위험성이 낮다. 하지만 보건처치 종사자들이 세심한 손 씻기와 기타 감염 억제 예방조치들을 실행하지 않는다면, 이 미생물들을 전염시키는 역할을 할 수도 있다. VRE 전염 경로는 감염 환자의 대변으로 오염된 손, 주변 표면들, 및 의료 장비와의 직접 접촉이다. VRE 노출에 대하여 의료적 추적-검진은 권장되지 않는다.

진주 같은 정보

C. difficile 세척하기

C-diff에 노출된 표면을 오염-제거하는 목적에 알코올-기반 제품들은 효과적이지 않다. C-diff는 포자-형성 세균이므로 염소-기반 세척용액이 필요하다.

클로스트리듐 디피실레 (C-diff)

임상적 특징: 클로스트리듐 디피실레(C-diff)는 다-약제 내성 미생물이 아니지만, 마치 그런 것처럼 취급하고 치료한다. C-diff 감염은 환자에 대한 장기간의 항생제 치료로 인해 초래되며 그래서 일반적으로 장기간의 병원 입원과 연관된다. 장기간의 항생제 치료에 의해서 창자 속의 "좋은" 세균들이 사멸하면서 C-diff가 그 자리를 대신 차지하게 되는데, 그 결과 악취가 나는 물 같은 초록색의 설사, 발열, 메스꺼움, 입맛 없음, 및 복통/복부 압통이 초래된다. 이 감염은 '장기-간병'(LTC: long term care) 상태에 있는 환자들에게도 역시 문제가 된다. 장기-간병 시설 요원들이 그 환자를 이송할 때 어떤 예방조치들을 적용해야만 하는지 EMS 요원들에게 반드시 조언해주어야만 한다.

표준 예방조치: 일반적으로 이 감염병은 항생제 투여를 중단하면 2~3일 후부터 나아진다. C-diff 감염으로 초래되는 합병증들에는 '거짓-막 잘룩창자염', 패혈증, 및 잘룩창자 천공 등이 포함된다. 고무장갑 착용, 따뜻한 물과 비누를 사용한 효과적인 손 씻기, 그리고 적절한 세척제를 활용하여 오염 표면 세척하기 등이 전염 위험성을 줄이는데 중요하다. 알코올-기반 손 세정제는 C-diff를 죽이지 못한다. 비누와 따뜻한 물을 사용하여 손을 씻어라. 보건-처치 종사자들은 자신의 피부가 C-diff 오염물에 노출되었을 때는 반드시 보고하고 문서로 기록해야만 한다. 그렇지만, 의료적 추적-검진이 권장되지는 않는다.

근본적 대책: 향후 다-약제 내성 미생물들은 계속 문제가 될 것이다. 이것의 영향 요인에는 효과적인 손 씻기 실행, 구급차와 장비 세척하기, 불필요하게 항생제 오래 사용하지 않기, 그 관련 교육 실시, 동물 사료에 항생제 혼합하지 않기, 그리고 처방 습관 바꾸기 등이 포함된다. 다-약제 내성 미생물들이 새로이 출현하면, 또한 환자의 여행 경력을 아는 것도 중요해졌다.

감염성 병원체 전염을 방지하기 위한 예방조치들

"표준 예방조치"란 모든 사람들 (여러분 자신을 포함)을 마치 그들이 '감염성'을 띈 것처럼 대우하는 것을 말한다. 목표는 여러분으로부터 환자에게로, 그리고 환자로부터 여러분에게로의 감염 전파를 방지하는 것이다. 오늘날의 환경에서, 여러분은 반드시 모든 환자들 각자의 처치 요구에 근거하여 적절한 예방조치들을 적용해야만 한다. 수행하려는 업무에 근거하여 필요한 개인 보호 장비를 사용할 것을 고려하라.

술식 순서

전염 경로-기반 예방조치들

어떤 감염병의 전염 방식이 식별되어 있을 때는, 그 전염 경로를 차단할 특정한 방법들이 존재한다. 이러한 방법들을 '전염 경로-기반 예방조치'라고 부른다. 전염 경로에는 3가지 부류가 존재한다 – 접촉 전염, 비말 전염, 및 공기-매개 전염. 따라서 그 전염 경로에 근거한 예방조치들도 존재한다. 단, 이 예방조치들은 항상 표준 예방조치들과 함께 적용되어야 한다는 사실에 주목하라.

접촉 전염 예방조치들

'접촉 전염 예방조치들'이란, 직접 또는 간접 접촉을 통해서 파급되는 유기체의 전염 위험성을 줄이기 위한 목적으로 수행되는 조치들이다. 예를 들어, 위장관 감염 질병들 (노로 바이러스), 다-약제 내성 미생물들, 피부 및 창상 감염들, 그리고 머리 이 등이 접촉 전염 감염병에 속한다. 표준 예방조치들에 더하여, 접촉 전염 예방조치에는 다음이 포함된다:

1. 고무장갑을 착용하라.
2. 사람, 표면들, 또는 주변에 있는 물체들과 밀접한 접촉을 할 때는 덧-가운을 착용하라.
3. 모든 재-사용 가능한 물건들은 세척하고 소독하라 (예, 혈압계 커프, 청진기).
4. 표면 세척 규약에 따라 구급차와 들것의 표면을 세척하라. 이때 적절한 바이러스-제거 및 세균-살균 소독제를 사용하라.

비말 전염 예방조치들

어떤 감염 질병들은 비말 (날리는 물방울)에 의해서 전염될 수 있다. 예를 들어, 독감, 백일해, 및 수막알균 등이다. 그래서 표준 예방조치들에 더하여 다음의 '비말 전염 예방조치'를 적용하라:

1. 비말 전염 감염병을 가지고 있거나 의심되는 사람이 1미터 안에 가까이 있을 때는 외과용 마스크를 착용하라 (천연두는 2미터).
2. 다량의 비말이 생성되는 기침 또는 재채기를 하는 환자라면, 이송 동안 환자에게 외과용 마스크를 착용시켜라. 만일 그렇게 할 수 없다면, 여러분 자신이 외과용 마스크를 착용하라.
3. 만일 여러분이 이런 감염병에 걸린 상태라면, 기침 및 재채기 예절을 스스로 준수하라.

공기-매개 전염 예방조치들

공기 흐름을 따라 퍼져나가는 미세 입자에 의해서 전염되는 감염병 (예, 결핵, 홍역, 수두)에 걸렸거나 의심되는 사람에게는 공기-매개 전염 예방조치들을 적용하라. 즉, 침 튀김이나 비말 분무가 예상되는 상황이 아니더라도 모든 상황의 접촉이 일어나는 동안에 고글이나 얼굴-방호경과 같은 장비를 착용하는 것이다. 또한 모든 요원들은 반드시 N-95 호흡기를 착용해야만 한다.

술식 순서

혈액 및 OPIM에 노출된 물품 다루기와 세척

1. '바늘 찔림-안전 기구' 또는 '바늘 없는 기구'를 사용함으로써 날카로운 물질에 베이거나 찔리는 손상을 방지하라. 이것이 우리나라의 법률이고 여러분들에게 가장 이롭다.
2. 혈액이나 OPIM에 오염된 일회용 장비들 (예를 들면, 마스크, 덧-가운, 고무장갑, 마우스피스, 및 기도유지기 등)은 모두 반드시 불-투과성 플라스틱 주머니 안에 모아야만 한다. 그런 다음 이 플라스틱 주머니들은 의료 폐기물 처리 규정에 따라 병원 응급실 및 기타 보건 구역들에 비치되어 있는 적절한 폐기물 용기들에 담아 처리해야만 한다. 일회용이 아닌 덧-가운들은 병원이나 EMS 시설에서 세탁해야만 한다. 여기에는 오염된 덧-가운 등의 수집용으로 지정된 린넨 자루나 린넨 용기들이 비치되어 있어야만 한다.
3. 대체로 피부/점막에 접촉하지 않는 비-일회용 장비의 표면이 오염되었을 경우에는, 중성 pH의 거품이 적게 나는 세제를 사용하여 그 장비 표면을 꼼꼼히 세척하라. 그런 다음 그 장비들에 1:100으로 희석한 가정용 표백제 (또는 70% 이소프로필-알코올)를 젖도록 뿌리거나 그 희석액 속에 10분간 담가 두어야만 한다. 이런 농도에서는 표백제가 금속 물체들에 부식을 유발하지는 않을 것이다.
4. 피부/점막과 자주 접촉하게 되는 비-일회용 의료기구들이 오염된 경우에는, 중성 pH이면서 거품이 적게 나는 세제를 사용하여 그 기구들을 세척하라. 하자 보증이 무효화되지 않도록 제조회사의 소독 권장사항을 준수하라. 만일 적절하다면 기구 세척 후 환기가 잘 되는 장소에서 2% 알칼리 glutaraldehyde (예, Cidex®)나 그와 유사한 용액에 30~40분 이상 담가 두었다가, 무균의 물로 헹군 다음, 재-사용할 수 있도록 잘 싸두어라.

술식 순서

환자에게 노출되는 동안의 개인 보호

표준 예방조치들을 준수하고 전염-기반 예방조치들을 적용하라.

1. 혈액/OPIM에 노출될 가능성이 예견될 때, 침습적 술기를 수행할 때, 그리고 혈액/OPIM으로 오염된 물건을 다룰 때는 항상 고무장갑을 착용하라. 거의 모든 외상 환자들은 혈액/OPIM 노출의 위험 인자이다.
2. 혈액/OPIM에 광범위하게 노출될 가능성이 예견될 때에만 일회용 덧-가운, 마스크, 및 보안경이 필요하다. 즉, 혈액/OPIM이 분무되거나 공기-매개로 전파될 가능성이 있을 상황 (예를 들면, 기관-삽관, 맹목 삽입 기도유지기, 질식 분만, 및 중증 외상)에서 그 적용이 권장된다.
3. 호흡 증상(들)을 호소하는 환자들을 치료할 때는, 빠짐없이 그 환자에게 외과용 마스크를 착용시켜라. 또한 이때 여행 병력을 청취하는 것이 중요하다.
4. 심폐소생술 동안에 환자에게 직접 입-대-입 폐환기를 시행하는 것은 권장되지 않는다. 인공 폐환기가 필요할 경우를 대비하여 항상 일회용 마우스피스를 소지하였다가 사용하라. 여러분이 준비가 되어 있지 않나는 이유로 환자를 죽게 내버려두어서는 안 된다.

술식 순서

혈액 및 OPIM 노출 사고 보고하기

1. 혈액/OPIM 오염 물체에 노출되면 즉시 노출 부위를 철저히 세척하거나 흐르는 물에 씻어라. 미국에서 활동하는 응급처치 처치제공사라면, 반드시 여러분에게 지정된 감염 통제관에게 연락하라. 보건-처치 종사자를 고용하고 있는 모든 사용자들은 반드시 '지정 감염 통제관'(DICO: designated infection control officer)를 한 명 이상 두어야만 한다. 그 '지정 감염 통제관'은 연락을 받은 시점부터 그 사건과 해당 의료기관과 관련된 일들을 모두 처리할 것이다. 이 일에는 그 환자를 이송할 병원 응급실의 DICO와 연락하는 것도 포함된다.
2. 그 DICO는 실제로 노출이 발생했는지 여부와 관련하여 최초의 판단을 내릴 것이며, 또한 그 환자를 수용한 의료기관에 사고 당시 노출의 가능성을 알려줄 것이다. DICO는 그 의료기관에 그 원인 환자의 혈청학적 상태를 알 수 있도록 협력해 달라고 요청할 것이다. 여러분은 근무하는 지역의 법률, 규정 및 책임관계를 잘 알고 있어야 한다.
3. 가능한 빨리 그 사고에 대한 보고서를 작성하라. 이 보고서에 반드시 기록되어야 할 최소한의 정보들이 그림 A-2에 포함되어 있다. 작성된 구급차 출동보고서로 이 노출 사고 보고서를 대신할 수는 없다. EMS 기관 근무 응급처치 처치제공자들의 대부분은 비밀이 유지되는 노출 보고서 양식에 기입하도록 요청을 받을 것이다. 이 보고서는 오직 그 노출된 응급처치 처치제공자와 담당 DICO, 그리고 치료 의사만이 볼 수 있는 자격이 허용되며 그 의사소통 과정에 관계할 수 있다. 노출된 응급처치 처치제공자는 이제 환자가 된 것이며, 따라서 그는 사적 비밀을 보호받을 권리가 보장된 것이다.
4. 노출된 응급처치 처치제공자에게 시행되어야 할 (만일 필요하다면) 혈액 검사의 종류와 수는 그 원인 환자의 검사 결과에 따라서 달라진다. 만일 신속 HIV 검사와 HCV 검사의 결과가 음성이라면, 그 응급처치 처치제공자에 대한 검사는 더 이상 필요하지 않다.
   만일 그 원인 환자가 HIV 양성이라면, 노출된 응급처치 처치제공자는 가능한 짧은 시간에 HIV 혈청 검사를 받아야만 한다. 그리고 또 6주 그리고 4개월 뒤에 재 검사를 받아야만 한다. 만일 그 원인 환자가 HCV 양성이라면, 노출된 응급처치 처치제공자는 노출 2주 후 HCV-RNA 검사를 받을 수 있다. 만일 그 원인 환자가 HBV 양성이고 노출된 응급처치 처치제공자가 아직 면역을 갖춘 상태가 아니라면, B형 간염 백신 접종을 받아야만 한다. HBIG를 투여할 것인가 결정은 그 원인 환자 (가능하다면)와 노출된 보건-처치 처치제공자 양쪽의 혈청학적 검사 결과와 이 노출의 위험도에 대한 평가를 근거로 내려져야만 한다.
5. 노출에 대한 계획에는 반드시 DICO와 의료기관 사이의 정보 교환 장치가 포함되어야 한다. 응급처치 처치제공자에 의하여 EMS에 보고하도록 하는 체계에 더하여, 의료기관이 사후에 이송된 환자가 특정 감염병으로 확인이 되었고 그 이송을 담당했던 응급처치 처치제공자가 그 감염병에 노출되었을 수도 있다는 사실을 인지하게 되었을 때 담당 DICO에게 통보하게 하는 절차가 꼭 그 정보 교환 장치에 포함되어야만 한다.

진주 같은 정보

노출 사건 보고하기

감염 혈액 및 OPIM에 대한 모든 가능성 있는 노출 사건은 반드시 여러분의 DICO에게 즉시 보고되어야만 한다 (여러분의 DICO가 누구이며 24시간 365일 연락하는 방법을 알고 있어라). 의료기관이 어떤 구급대원이 공기-매개 또는 비말 전염 질병이 의심되거나 확진된 환자를 이송했음을 알게 되었을 때, 그 의료기관은 새로운 Ryan White 질병 목록에 따라 해당 DICO에게 정보를 제공하도록 요구받고 있다.

진주 같은 정보

의무적 보고하기

HBV, HCV, HIV 뿐만 아니라 공기-매개 및 비말 전염 질병 노출 사건을 보고하는 것은 미국에서는 의무이다. 이 의무적 보고하기로 인해 최근 15년에 걸쳐 보건-처치 처치제공자들의 감염병 발생률과 파급이 현저히 감소하였다.

혈액 및 OPIM 노출 보고서

EMS 요원 이름 ____________________

EMS 기관 이름 ____________________

주민등록번호/여권번호 ____________________

EMS 기관 주소 ____________________

전화 번호 (집) ____________ (휴대전화) ____________ (직장) ____________

노출 일자 ____________ 노출 시간 ____________

환자 이름 ____________________

이송 병원 ____________ (환자 등록번호) ____________

환자 주소 ____________________

전화 번호(집) ____________ (휴대전화) ____________ (직장) ____________

노출 경로: ____________________

( ) 비-경구 노출 (바늘-찔림 또는 날카로운 기구 베임)

( ) 점막 노출

( ) 개방된 피부

( ) 온전한 피부

( ) 기타 ____________________

체액 종류:

( ) 혈액 ( ) 토물 ( ) 침

( ) 대변 ( ) 소변 ( ) 기타 ____________

노출 원인 환자 상태

HIV:	( ) 아니오	( ) 예	( ) 모름	
B형 간염:	( ) 아니오	( ) 급성	( ) 만성 보균자	( ) 모름
C형 간염:	( ) 아니오	( ) 급성	( ) 만성 보균자	( ) 모름
결핵:	( ) 아니오	( ) 예	( ) 모름	

위험 요인:

( ) 동성애 ( ) 정맥주사 약물 남용자

( ) 혈우병 ( ) 혈액 투석 환자

( ) 위의 사람과 성적 접촉 경력

( ) 기타 ____________________

HIV 검사 결과: ( ) 양성 ( ) 음성 ( ) 모름

HIV 검사 일자 ____________________

HBsAg 검사 결과: ( ) 양성 ( ) 음성 ( ) 모름

HBsAg 검사 일자 ____________________

노출과 관련된 상황에 대한 설명 (노출-후 조치 포함):

____

____

____

신고한 기관 ____________________

의사 및 책임자 ____________________

신고 일자 ____________ 신고 시간 ____________

노출된 요원의 이름 ____________ 기록 일자 ____________

서명 ____________________

그림 A-2 보고서 양식 견본.

참고 문헌 & 자원

"Bloodborne Infectious Diseases: HIV/AIDS, Hepatitis B, Hepatitis C: Management and Treatment Guidelines." CDC Web page, last updated September 6, 2016. Accessed September, 2019, at http://www.cdc.gov/niosh/topics/bbp/guidelines.html.

Chapman, L. E., E. E. Sullivent, L. A. Grohskopf, E. M. Beltrami, J. F. Perz, K. Kretsinger, A. L. Panlilio, et al. 2008. "Recommendations for Postexposure Interventions to Prevent Infection with Hepatitis B Virus, Hepatitis C Virus, or Human Immunodeficiency Virus, and Tetanus in Persons Wounded During Bombings and Other Mass-Casualty Events— United States, 2008: Recommendations of the Centers for Disease Control and Prevention." *MMWR Recommendations and Reports* 57, no. RR-6 (August): 1–19.

Clinical Consultation Center. "Post-Exposure Prophylaxis (PEP)." University of California, San Francisco, Web page © 2019. Accessed September 2019, at http://nccc.ucsf.edu/clinicianconsultation/post-exposure-prophylaxis-pep/.

Coll, W. E., and K. West. "Emergency and Other Pre-Hospital Medical Services." In *APIC Text of Infection Control and Epidemiology*, 4th ed., clinical editor P. Grotta. An online text from the Association for Professionals in Infection Control and Epidemiology, Inc., © 2019. Accessed August 2019, at http://text.apic.org/item-55/chapter-54-emergency-andother-pre-hospital-medical-services.

"Hand Hygiene in Health Care Settings." CDC Web page, last updated April 29, 2019. Accessed September 2019 at http://www.cdc.gov/handhygiene/.

Jensen, P. A., L. A. Lambert, M. F. Iademarco, and R. Ridzon. 2005. "Guidelines for Preventing the Transmission of Mycobacterium Tuberculosis in Health-Care Settings." *MMWR Recommendations and Reports* 54, no. RR-17 (December): 1–141.

Kuhar, D. T., D. K. Henderson, K. A. Struble, W. Heneine, V. Thomas, L. W. Cheever, A. Gomaa, A. L. Panlilio, and U.S. Public Health Service Working Group. 2013. "Updated U.S. Public Health Service Guidelines for the Management of Occupational Exposures to Human Immunodeficiency Virus and Recommendations for Postexposure Prophylaxis." *Infection Control and Hospital Epidemiology* 34, no. 9 (September): 875–92.

"Latex Allergy: A Prevention Guide." The National Institute for Occupational Safety and Health (NIOSH) web page, last updated June 6, 2014. Accessed September 2019 at https://www.cdc.gov/niosh/docs/98-113/.

Needlestick Safety and Prevention Act, Public Law 106–430. *U.S. Federal Register* 66, no. 12 (2001): 5318–24.

NFPA 1581: Standard on Fire Department Infection Control Program. 2015. Quincy, MA: National Fire Protection Association. Accessed September 2019 at https//www.nfpa.org/codes-and-standards/all-codes-and-standards/list-of-codes-and-standards/detail?code=1581

Ryan White Comprehensive AIDS Resources Emergency Act; Emergency Response Employees; Notice, Centers for Disease Control, Department of Health and Human Services, Federal Register, March 21, 1994—Reauthorized September 30, 2009, Part G. *U.S. Federal Register*, 76, no. 212 (Wednesday, November 2, 2011). Disease Listing for Ryan White Law. Accessed August 2019 at http://www.gpo.gov/fdsys/pkg/FR-2011-11-02/pdf/2011-28234.pdf.

Shefer, A., W. Atkinson, C. Friedman, D. T. Kuhar, G. Mootrey, S. R. Bialek, A. Cohn, A. Fiore, L. Grohskopf, J. L. Liang, et al. 2011. "Immunization of Health-Care Personnel: Recommendations of the Advisory Committee on Immunization Practices (ACIP)." *MMWR Recommendations and Reports* 60, no. RR-7 (November): 1–45.

"Testing for HCV Infection: An Update for Guidance for Clinicians and Laboratorians." 2013. *MMWR Recommendations and Reports* 62, no. 18 (May): 362–65.

Weiner, H. R. 2008. "Community-Associated Methicillin-Resistant *Staphylococcus Aureus*: Diagnosis and Treatment." *Comprehensive Therapy* 34, no. 3-4: 143–46.

부록 B

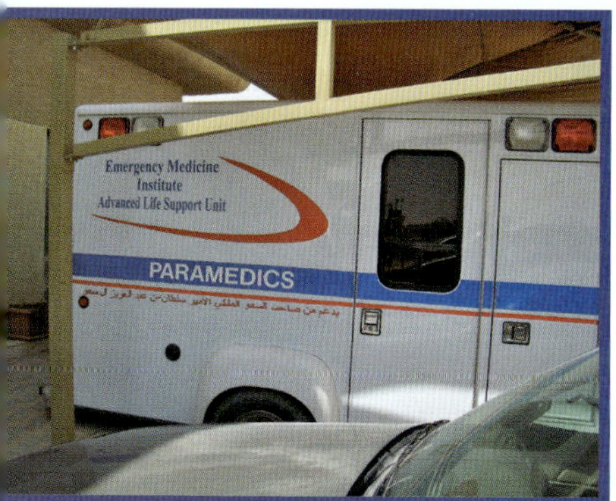

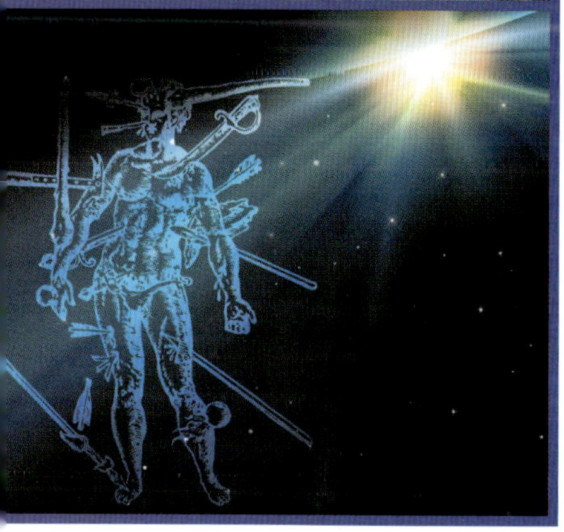

(위쪽: 사진 제공 Roy Alson, PhD, MD, FACEP, FAEMS)

외상 환자를 위한 진통 및 통증 조절

Roy L. Alson, PhD, MD, FAEMS

편집자 알림: 이 부록은 ITLS 독일 지부에서 개발한 강좌를 근거로 작성되었습니다.

핵심 용어

마약성 진통제, p. 562
아편제, p. 565
엔도르핀, p. 562
해리성 마취제, p. 566

학습 목표

여러분이 이 장을 성공적으로 완료하고 나면, 다음을 할 수 있어야만 한다:

1. 현장에서 통증을 조절함으로써 환자에게 주어지는 이익을 설명하라.
2. 진통제 사용의 적응증, 금기증 및 가능한 합병증들을 토의하라.
3. 통증 조절 용도로 어떤 특정한 약제를 사용해야 할 때를 열거하라.

주목: 이 장에서 설명된 투여 용량은 지침일 뿐이며 이 책이 출간되는 시점에서 적용되는 용량이다. 처치제공자들은 정확한 투여 용량 및 투여 방침에 관련하여 해당 지역 의료지도 의사와 상의해야 한다.

장 개요

금욕적 통증 조절의 역사: 외상성 손상들은 통증을 유발한다. 통증 완화는 손상 환자들이 원하는 것들 중의 하나이며, 통증을 완화시켜주는 것은 좋은 외상 처치의 한 부분이다. 오랜 세월 동안, EMS 기관들은 잘못된 가정 속에서 활동해 왔다. 즉, 응급처치 처치제공자가 진통제를 투여하면, 손상들을 "가려지게" 만들어서 숨어 있는 손상들을 찾아내기가 어렵게 하여 결과적으로 환자에게 해로운 효과를 나타낼 것이라고 믿었던 것이다 (다행히, 그런 잘못된 믿음은 틀린 것으로 밝혀졌다). 덧붙여, 많은 나라에서 아편 중독이 증가하면서 보건처치 처치제공자들의 다수가 환자에게 약물 중독을 유발할 수도 있다는 잘못된 우려에서 통증 약물의 투여를 꺼려해 온 점도 있다.

통증 조절의 긍정적 효과: 통증을 억제해주면 환자의 편안함이 증가하고, 불안감을 줄여주며, 또한 응급처치 처치제공자가 고품질의 환자 처치를 제공하기에 더 용이한 조건을 만들어주는 효과가 있다. 이 부록에서는 통증의 생리학 그리고 통증 조절 용도로 응급처치 처치제공자가 활용할 수 있는 기법과 약물들에 대하여 간략하게 공부해보겠다. 이 논의는 외상 후 수반되는 심한 통증을 조절하는 것에 국한된다. 경미한 손상에 대한 통증 조절은 제외된다. 따라서 경구용 진통제 및 처방전 없이 살 수 있는 약물들은 다루지 않는다. 처치제공자들은 어떤 치료든 시작하기 전에 항상 지역 의료지도 의사와 상의하고 지역 규약을 참조해야만 한다.

통증의 생리학

통증 차단의 단계: 통증을 유발하는 자극에 대한 신체의 반응은 복잡하다. 통증 감지는 신경세포 (뉴런)가 담당하여 그 신호를 뇌까지 전달한다. 리도카인과 같은 국소 마취제는 이 수준에서 작동하는데, 즉 통증 감지와 신경 파동의 전달을 차단하게 된다. 또한 우리는 뇌에서의 통증 파동 감지를 변화시킴으로써 통증을 조절할 수도 있다.

엔도르핀 & 마약성 진통제: 신체는 통증에 반응하여 엔도르핀을 분비하는데, 이는 여러 호르몬들의 집합체로서 뇌 안의 '아편제 수용체'와 결합하여 신체의 통증 감지를 차단하는 작용을 한다. 아편제 마약들도 역시 이 동일한 아편제 수용체와 결합하는데, 그래서 통증 감지를 둔화시키는 효과를 나타낸다.

엔도르핀: 뇌 안에서 분비되는 호르몬들로서, 신체의 아편제 수용체를 활성화시켜 진통을 유도하는 작용을 한다.

마약: 아편에서 유래한 약물로서 의식 수준을 저하시키고 통증을 완화하는 작용을 한다.

통증 신경 섬유의 종류: 통증 신호들은 2가지 유형의 신경 섬유를 통해서 뇌로 전달된다. 빠른 섬유는 피부와 팔다리에서부터 오는 통증 신호들을 전달하며, 유해한 자극이 있을 때 신체가 반사적으로 신체 부분들을 움직일 수 있도록 해 준다. 느린 섬유는 대체적으로 내부 장기들을 신경-지배하는데, 보다 광범위하고 더 지속적인 둔통을 느끼게 한다. 이 2가지 유형의 신경 섬유 작동의 실례를 충수염에서 볼 수 있는데, 충수염 초기에는 충수에 염증이 생기면서 환자가 둔하고 무지근하게 아픈 복통을 호소하는 경향이 높다. 염증이 진행된 충수가 벽측-복막에 닿으면 통증이 아주 국소화되고 (전형적으로 오른쪽 아래쪽 사분역으로) 통증이 더 심해진다.

병원-전 상황에서의 통증 조절을 위한 약리학

주사약 형태 진통제를 주로 사용: 응급처치 처치제공자가 사용하기에 이상적인 진통제란, 효과 발현이 신속해야 하고 투여하기가 용이해야 하며 부작용이 거의 없고 작용-시간이 짧거나 중간 정도이어야 한다. 이러한 완벽한 약제는 존재하지 않지만, 몇 가지 사용-가능한 약제들은 이러한 바람직한 특성들 중 다수를 가지고 있다. 우리의 논의는 비-경구용 약제에 국한하여 이루어질 것인데, 왜냐하면 경구용 약제들의 다수는 대부분의 EMS 상황에서 사용하기에는 효과 발현이 늦고 작용-시간이 너무 길기 때문이다. 많은 군진의학 및 재난의학 팀이 경구용 약제들을 통증 조절용으로 사용하고 있다는 사실에 유의하라. 그 이유는 이들은 보통 환자 이송 시간이 훨씬 더 길고 또한 투여하기에 경구용 약제가 더 편리하기 때문이다.

다음에 설명할 내용들에서는 현장 상황에서 통증 조절에 도움을 줄 수 있는 비-약물적 중재술들 뿐만 아니라 아편성 및 비-아편성 진통제 둘 다를 알아보겠다.

통증의 평가

통증 평가 항목: 통증 중증도는 매우 주관적이다. 그전 경험, 문화적 요인, 중독 물질의 존재, 및 여러분이 환자를 대하는 태도에 의해서 그 통증에 대한 환자의 반응이 강한 영향을 받을 수 있다는 사실을 기억하라. 통증의 특성에 대하여 문진을 할 때, 기억 연상기호 OPQRST를 사용하여 질문을 해야만 한다 (표 B-1을 보세요).

통증 중증도 평가 척도: 환자에게 통증의 정도를 0~10의 척도로 물어서 통증 중등도를 평가하라. 0은 "통증 없음"이고 10은 "여러분이 상상할 수 있는 최악의 통증"을 말한다 (그림 B-1을 보세요). 환자가 대답한 통증 정도를 반드시 구급차 출동 기록지에 기록해야 한다.

통증 조절을 위한 비-약물적 방법

기본 환자 처치 술기: 모든 수준의 처치제공자들은 비-약물적 방법들을 사용하여 환자에게 통증 조절을 시도할 수 있는데, 이 방법은 신속히 시작할 수 있다는 장점을 가진다. 이 방법은 환자의 통증 수준과 관계없이 모든 환자들에게 반드시 적용되어야만 하며, 어떤 약물적 치료와도 병행할 수 있으며 효과적일 것이다. 이 방법은 언제나 좋은 기본 환자 처치 술기에 해당한다. 설사 여러분의 환자가 의식-명료 상태가 아니더라도, 그에게 말을 걸고 여러분이 지금 시행하고 있는 시술 내용을 알려주라. 이것은 만일 여

표 B-1: OPQRST 기억 연상기호

O	Onset of the pain 통증의 시작
P	factors that Provoke or Palliate the pain 통증을 유발하거나 완화하는 요인들
Q	Quality of the pain 통증의 품질
R	Radiation of the pain 통증이 뻗치는 부위/방향
S	Severity of the pain 통증의 심한 정도
T	Timing of the pain 통증의 시기/지속 시간

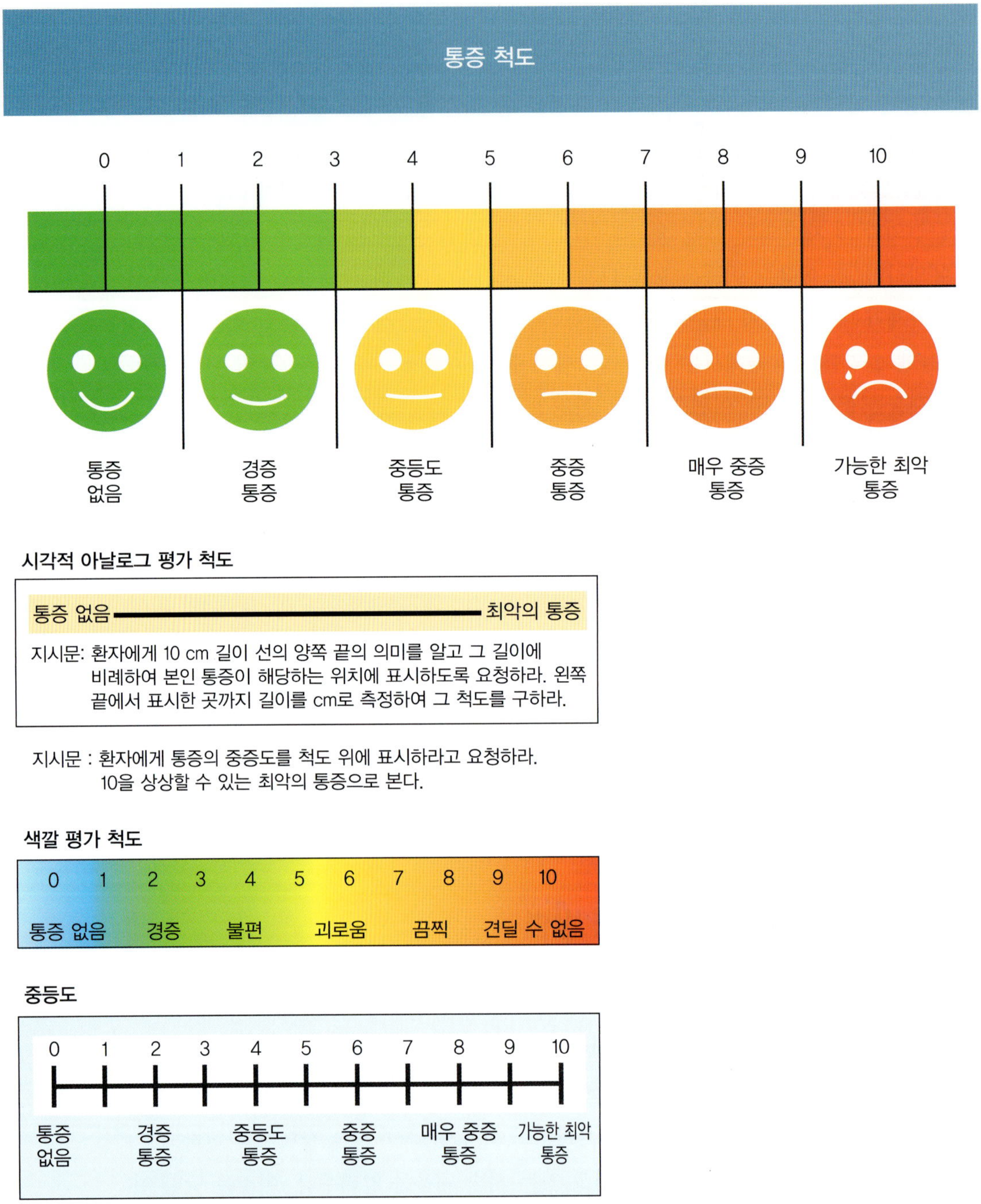

그림 B-1 환자가 호소하는 통증의 수준을 정량화하는데 도움이 될 수 있는 통증 척도들의 예.

표 B-2: 통증 조절을 위한 비-약물적 방법들

지지적 행동에는 다음이 포함된다:

- 공감을 해 주면 환자의 불안감까지도 경감시킬 수 있다.
- 주의 돌리기를 하면 환자가 통증 대신에 다른 무언가에 집중하게 하는데 도움이 될 수도 있다.
- 환자가 편안해하는 자세를 취하게 하면 환자의 통증을 경감시킬 수도 있다. 예, 복통 환자에게 무릎을 구부리는 자세를 취할 수 있게 함.
- 골절에 부목 덧대기를 하면 심한 통증을 유발하는 뼈끝 움직임/부딪힘을 줄여준다.
- 팔다리 손상 부위에 얼음 찜질하기
- 환자를 따뜻하고 건조하게 유지함으로써 저-체온증 예방하기
- 통증의 원인을 제거하기

러분이 통증을 유발할 수 있는 술식을 시행할 준비를 하는 중이라면 특히 중요하다. 예를 들면, 정맥 경로나 뼈-속 주사 경로를 확보한다든지, 또는 골절된 팔다리를 움직이려고 할 때이다. 팔다리 손상 환자에게는 얼음이 효과적인 통증 완화 요법이 된다. 표 B-2에는 통증 조절을 위한 비-약물적 방법들 중 일부가 열거되어 있다.

통증의 약물적 관리

여러 가지 선택이 존재: 통증의 약물적 관리에 있어서 여러 가지 선택 방법들이 사용-가능하다. 어느 것을 선택하느냐는 환자의 상태와 지역 규약에서 허용되는 처치제공자의 술기의 범위에 의해서 결정된다.

흡입 진통제

아산화질소의 특징: 아산화질소(N_2O)는 19세기 초부터 마취제로 사용되어 온 유기 기체이다. 흔히 "웃음 가스"라고 알려져 있으며, 많은 사람들이 치과 치료를 받으며 N_2O를 마셔본 경험이 있다. 이것은 효과 시작과 효과 소멸이 신속하다. N_2O는 기체로 채워진 신체 내부 공간들 (창자 등)을 채우는 특성이 있어, 기흉이나 창자 폐쇄와 같은 상황에서 사용해서는 안 된다. N_2O 사용과 관련된 주요 합병증은 저-산소증이며, 또한 기형-유발 효과도 나타낼 수 있다. 따라서 구급차 안과 같이 막힌 공간에서 유출된 N_2O를 제거하는 장치를 갖추지 않은 상태로 이것을 사용하는 일은 반드시 피해야만 한다.

자가 투여 방식: EMS에서 사용되는 N_2O 전달 장치는 환자가 스스로 투여하는 방식이다. 이 장치는 N_2O와 O_2를 50:50으로 섞어서 전달하게 조정되어 있다. 만일 O_2 유량이 떨어지는 일이 발생하면, 이 장치는 멈춘다. 작동하는 사람이 이 혼합 비율을 조정할 수 없게 되어 있다. 환자가 전달 마스크를 자신의 얼굴에 대고 통증 완화가 될 때까지 또는 환자가 잠들어서 마스크를 떨어뜨릴 때까지 흡입하게 투여한다. 이런 투여 방식의 장치들을 지난 25년이 넘게 수많은 EMS 체계들에서 성공적으로 사용해왔다.

마약성 진통제

작용 기전: 이편 앵귀비 (*Papaver somniferum*)에서 유래한 **아편세**는 수천 년 선부터 통증 조절용으로 활용되어 왔다. 아편제들은 뇌 안에서의 통증 감지를 차단하는데 효과적이다. 또한 행복감을 유발하고 CNS 억제를 일으킨다. 현대에 사용되고 있는 아편-유사 약제들은 기본 아편제 알칼로이드의 반-합성 유도제들이다.

아편세: 아편에서 유래한 약물, 진통 효과를 나타냄.

부작용: 같은 부류로서 아편제와 아편-유사 약제는 체내 히스타민 분비를 유발할 수 있다. 하지만 그 정도는 다양할 수 있다 (Baldo & Pham 2012). 또한 아편제는 투여 후 저혈압을 유발하는 것으로 알려져 있는데, 따라서 저혈압 상태인 외상 환자에게 이것을 투여하는 것은 문제가 될 수도 있다. 또한 아편제를 너무 많이 투여하면 호흡 억제를 초래할 수 있는데, 하지만 날록손(Naloxone)으로 이 효과를 역전시킬 수 있다.

다양한 투여 경로: 아편제들은 여러 가지 경로로 투여할 수 있다: PO (경구), PR (경-직장), IN (비강 속), IM (근육 주사), SQ (피하 주사), 그리고 IV (정맥 주사). 또한 작용

시작이 신속하다. 모르핀과 펜타닐은 EMS에서 가장 흔히 사용되는 약제들 중의 2가지에 해당한다.

모르핀

- 작용 시작: IV<5분, IM 10~20분
- 최고 효과: 20분
- 작용 시간: 6시간
- 전형적 IV 투여량: 2.5~10.0mg (어린이는 0.1mg/kg~성인 용량까지)

펜타닐

- 작용 시작: IV 즉시, IM 5~10분
- 최고 효과: 3~5분
- 작용 시간: 30~60분
- 전형적 IV 투여량: 25~100mcg (어린이는 0.01mg/kg~성인 용량까지)

비-마약성 진통제

케토롤락: 케토롤락(ketorolac)은 '비-스테로이드성 소염제'(NSAID)로서 단기간의 통증 조절용으로 사용된다. 모든 NSAID와 마찬가지로, 이 약제도 혈소판 기능 방해를 유발할 수 있으므로 외상 환자에게 사용하기에 이상적인 약제는 아니다. 하지만, 요로 산통 환자의 통증 조절용으로는 아주 유용하다.

- 작용 시작: IV <30분, IM 30분
- 최고 효과: 45~60분
- 작용 시간: 4~6시간
- 전형적 IV 투여량: 30mg (어린이는 사용 안 함)

아세타미노펜: 아세타미노펜(acetaminophen) 주사제는 진통제이면서 해열제로서 경증에서 중등도 통증을 완화하거나 발열을 경감시킬 용도로 사용된다. 또한 더 중증 통증을 가진 환자에게는 아편-유사 약제와 같이 병용할 수도 있다. 하지만 이 약제의 비싼 비용 때문에 많은 기관들이 사용하는데 제한이 되고 있다.

해리성 마취제: 뇌의 자극 감지를 분리하는 마취제. 사용자는 자신과 환경으로부터 분리되어 떨어져 있는 것처럼 느끼게 된다.

케타민: 케타민(ketamine)은 **해리성 마취제**로서, 환각과 동요를 유발하는 불법적 거리 유통 약물인 phencyclidine(PCP)와 관련이 있다. 케타민은 낮은 투여량에서는, 해리는 유발하지 않으면서 진통제 효과를 나타낸다. 높은 투여량에는, 호흡 저하는 유발하지 않으면서 마취제 효과를 나타낸다. 그래서 약물-보조 기관-삽관을 위한 진정 유도용으로 유용하게 사용된다. 케타민은 또한 동요된 환자를 진정시키는 용도로도 유용하다 (흥분제를 남용했을 때 유발될 수 있는 상태인 '흥분된 섬망' 상태의 환자도 이 동요된 환자에 포함된다). 케타민을 사용한 이후에 '효과 소멸 반응'들 (동요와 공격성)이 나타날 수 있는데, 이런 경우 벤조다이아제핀을 투여하면 도움이 될 수 있다. 케타민 투여 후 두개내압 상승이 발생한다고 오래 전부터 보고되어 왔는데, 외상성 뇌 손상에 저-산소증이

미치는 악영향과 비교할 때 이런 정도의 두개내압 상승은 임상적으로 중요하지 않은 것으로 밝혀졌다 (제12장을 보세요).

케타민은 IN (비강 속), IM (근육 주사), IO (뼈 속 주사), 및 IV (정맥 주사) 경로로 투여할 수 있다. 통상적인 투여량은 다음과 같다:

- 성인 통증 조절: 0.2mg/kg IV 또는 IO, 0.5mg/kg IN; 최대 투여량 25mg; 10분 후 반복 투여하여 최대 50mg까지 투여할 수도 있음
- 어린이 통증 조절: 성인과 동일한 투여량, 최대 투여량 25mg; 10분 후 반복 투여하여 최대 0.4mg/kg까지 투여할 수도 있음
- 성인 진정 유도: 흥분된 섬망일 때 4mg/kg IM; 15분 후에 반복 투여할 수도 있음

그림 B-2에서는 EMS 통증 관리 규약의 한 예를 보여주고 있다.

참고 문헌 & 자원

Baldo, B. A., and N. H. Pham. 2012. "Histamine-releasing and allergenic properties of opioid analgesic drugs: Resolving the two." *Anaesthesia and Intensive Care* 40, no. 2: 216–35.

Heightman, A. J. 2018. "Examining when to provide pain management for patients." Accessed February 15, 2019.

http://www.jems.com/articles/print/volume-41/issue-11/departments-columns/from-the-editor/examining-when-to-provide-pain-management-for-patients.html.

Persson, J. 2013. 2013. "Ketamine in pain management." *CNS Neuroscience and Therapeutics* 19: 396–402.

Phrampus, P., and P. Paris. 2016. "A guide to prehospital pain management." Access February 15, 2019. http://www.jems.com/articles/print/volume-41/issue-11/features/a-guide-to-prehospital-pain-management.html?c=1.

COUNTY OF SAN DIEGO HHSA HEALTH AND HUMAN SERVICES AGENCY

COUNTY OF SAN DIEGO
HEALTH & HUMAN SERVICES AGENCY
EMERGENCY MEDICAL SERVICES

LIVE WELL SAN DIEGO

샌디에고 카운티 EMS
정책/절차/규약

No. S-173
Page: 1 of 1

주제 : 어린이 치료 규약
통증 관리

날짜: 05/18/2018

BLS	ALS
• 통증의 수준을 평가하라. • 얼음 찜질하고, 고정하며, 적응증이 되면 부목을 덧대어라. • 적응증이 되면 외상을 입은 팔다리를 높이 올려라.	• 통증 감시를 계속하면서 적절할 때 통증을 재-평가하라. **적절한 혈액-관류의 징후가 있고, 필요한 통증 치료를 하려면:** • 모르핀 IV per drug chart <u>SO</u> MR per drug chart **BHO** 또는 • 모르핀 IM per drug chart <u>SO</u> MR per drug chart **BHO** 또는 < 10 kg: • 펜타닐 IV/IN per drug chart **BHO** MR per drug chart **BHO** ≥ 10 kg: • 펜타닐 IV/IN per drug chart <u>SO</u> MR per drug chart **BHO** max 75 mcg 또는 < 2살: • IV 아세타미노펜 금기증 ≥ 2살: • IV 아세타미노펜 per drug chart SO ×1 주입 15분에 걸쳐 <u>**특별한 고려사항:**</u> 1. 투여 경로의 변경에 **BHO**가 필요할 때 (예, IV→IM 또는 IN→IV) 2. 환자 치료 중 진통제 변경에 **BHO**가 필요할 때 (예, 모르핀→펜타닐) <u>*BHPO for*</u>: • 만성 통증 상태 • 단독 머리 손상 • 심한 두통의 급성 발현 • 약물/알코올 중독 • GCS < 15의 다발성 외상 • 분만 진통으로 의심됨

* 주목: IV 아세타미노펜은 반드시 주사기를 사용하여 바이알에서 뽑아서 50~100 mL 생리식염수 주머니에 희석한 다음, 어린이 약물 도표를 활용하여 그것에 지시된 투여량으로 15분에 걸쳐 투여해야만 한다.

그림 B-2 EMS 통증 관리 규약의 예, San Diego County, 캘리포니아, 미국

부록 C

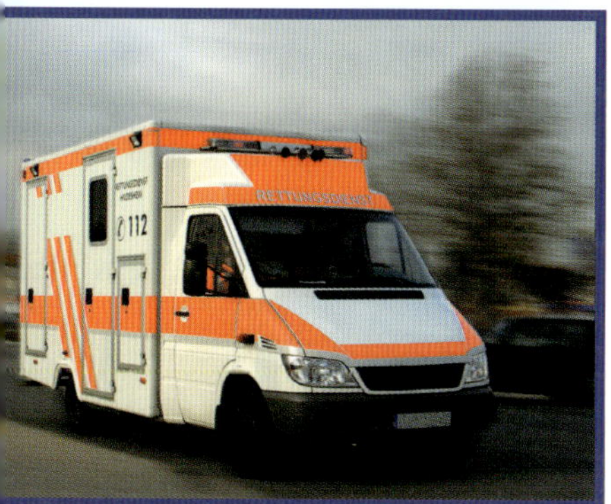

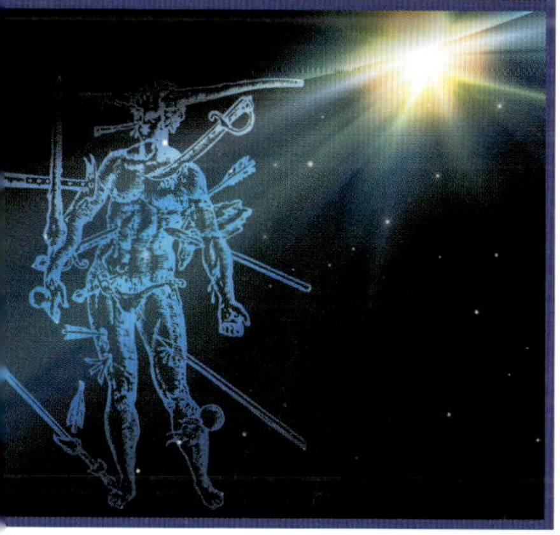

(위쪽: 사진 제공 Roy Alson, PhD, MD, FACEP, FAEMS)

다중-희생자 사고와 중증도-분류

Roy L. Alson, PhD, MD, FAEMS
David Maatman, NRP
John T. Stevens, NRP
Jere F. Baldwin, MD, FACEP, FAAFP

핵심 용어

다중-희생자 사고(MCI), p. 570
사고 지휘 체계(ICS), p. 570
재난, p. 572
중증도-분류, p. 572
통제-범위, p. 571

학습 목표

여러분이 이 장을 성공적으로 완료하고 나면, 다음을 할 수 있어야만 한다:

1. 용어 '재난'과 '다중-희생자 사고'의 정의를 비교하고 대조하라.
2. 용어 '통제-범위'를 정의하라.
3. SALT 중증도-분류 제도를 설명하라.
4. 치료 필요성의 우선순위에 근거하여 환자들을 분류하라.

EMS의 역할

다중-희생자 사고: 외상 현장에서 EMS가 1명 이상의 환자를 보게 되는 경우가 드물지 않다. 하지만, 대부분의 일상 활동 절차들은 단독 환자 사고의 형태로 만들어져 있다. 모든 EMS 활동들에서 안전 확보, 체계적 조직화, 그리고 의사소통이 무엇보다 중요하다. 동시에 여러 환자들과 맞닥뜨렸을 때, 이것들의 필요성은 훨씬 더 커진다. 필수적인 것은, 이 구성 요소들 (안전 확보, 체계적 조직화, 및 의사소통)이 효과적이어야 한다는 점과 또한 응급의료체계의 모든 독립적 구성체들이 동일한 계획에 의해서 작동해야 한다는 점이다.

사고 지휘 체계(ICS): 하나의 공통된 조직적 구조 안에서 운용되는 시설, 장비, 인력, 절차, 및 통신의 결합체로서, 어떤 응급 사건에 대응할 때 자원들을 관리하는데 도움을 주기 위하여 고안된 체계를 말함. 이것은 모든 종류의 응급상황들에 적용되며, 크고 복잡한 사건들뿐만 아니라 작은 사건들에도 적용할 수 있다.

ICS 의료적 지부의 5대 구성요소: 이런 통일성을 획득하는 효과적이면서도 효율적인 방법은 EMS가 사고 지휘 체계(ICS: incident command system)의 지부 중의 하나로 움직이게 하는 것이다. 의료적 지부의 일차적 기능 구성요소에는 의료적 지휘자, 중증도-분류, 치료, 이송, 및 무대-준비하기가 포함된다 (단일-환자 사건일 때조차도 위의 5가지 구성요소가 존재하지만, 한 사람이 대개 모든 구성요소들의 기능을 다 담당하게 된다). 의료적 지휘자가 환자 처치를 책임지고 (팀 지휘자), 손상들을 중증도-분류하며 (우선순위에 따른 평가), 환자에게 치료를 제공하고, 목적지와 이송 방식을 포함하는 이송 결정을 내리며, 현장에서의 구급차의 전개/배치는 안전성, 들어옴, 그리고 떠남의 관점에서 결정하게 된다 (무대-준비하기).

다중-희생자 사건(MCI): 많은 수의 사람들이 손상을 입은 사건으로서, EMS 체계가 일상적 절차들을 활용해서는 그 상황을 대처할 수 없는 경우를 말함. 일부 MCI가 대량-재난으로 분류될 수도 있지만, 모든 MCI가 대량-재난이지는 않다.

간단한 구조 & 확장-가능한 구조: ICS의 한 부분으로서 의료적 지부가 기능하게 하면, 다중-희생자 사건(MCI: multicasualty incident)에 맞닥뜨렸을 때 EMS가 신뢰할 수 있고 재현 가능하게 활동 결과들을 얻을 수 있게 해 준다. ICS의 다른 구성요소들과 마찬가지로, 의료적 지부도 새로운 참여자들이 금방 익숙해지도록 반드시 충분히 간단한 구조이어야만 한다. 또한 대형 사건들을 관리하는데 필요한 구조를 제공할 수 있도록 반드시 충분히 확장-가능해야만 한다.

사고 지휘 체계 (ICS: incident command system)

미국에서 국가 수준의 대응 체계로 개발됨: 애초에 ICS는 황무지 화재 대응에 도움을 주기 위해서 개발되었지만, 공공 안전 대응자들이 광범위한 상황들에 대응하여 잘 조직되고 효과적인 사건 관리를 제공할 수 있도록 도움을 줄 수 있는 '체계'가 ICS라는 인식이 빠르게 파급되었다. 이것은 미국에서 '국가 사건 관리 체계의 사고 지휘 체계'(NIMS ICS)로 진화하였다. 이 NIMS ICS는 국토-안보부(DHS: Department of Homeland Security) 연방 응급-관리청(FEMA: Federal Emergency Management Agency)의 관할 아래서 개발되었다. NIMS에 관한 추가 정보는 온라인으로 *www.fema.gov/NIMS* 에서 찾아볼 수 있다. 전-세계의 다른 곳들에서 유사한 체계들이 활용되고 있는데, 예를 들어, 영국에는 '주요 사건 관리 체계'(MIMS: Major Incident Management System)가 있다 (Hodgetts & Porter 2013).

숙지 및 연습이 필수: 응급처치 처치제공자는 자신이 속한 기관에서 사용하는 '명령 및

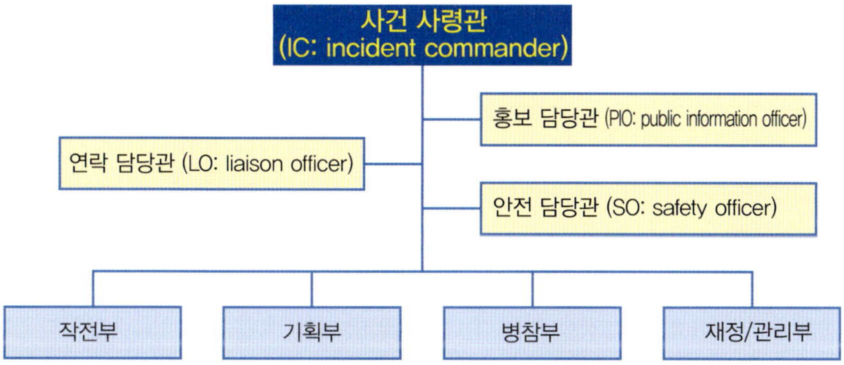

그림 C-1 주요 기능들이 식별되어 있는 기본 사건 명령 구조. *(LA 소방국-대량재난 대비과, 2005에서 인용. http://from chemm.nim.nih.gov/)*

통제 체계'에 익숙해야 하며 이 체계를 활용하여 연습과 훈련을 해야 한다. 이것은 필수 사항이다.

주요 기능들이 식별되어 있는 기본적 사건 명령 구조

ICS의 5개 기본 기능: ICS의 중심이 되는 5가지 주요 기능은 사령부, 작전부, 기획부, 병참부, 그리고 관리/재정부이다. 어떤 작전을 하든지 규모에 상관없이 그 사건을 성공적으로 관리하기 위해서는 이 5개 기능들이 반드시 처리되어야만 한다.

ICS 작전부의 구성요소: ICS 작전부의 전형적인 현장 구성요소는 사령부, 화재 진압부, 구조/구출부, 사법부, 그리고 의료부이다 (그림 C-1). ICS와 관련 체계들의 구조적 유연성 때문에 모든 유형의 응급 사건들 (화재, 구조, 사법 집행, 및 다중-희생자 사건)에 맞추어 이 체계를 적응시킬 수 있다. 모듈식 구조이기 때문에, 이러한 체계의 구조는 그 사건의 상태가 변화함에 따라 확장할 수도 있고 축소할 수도 있다. 이런 체계는 응급대응기관에서 파견된 자격을 갖춘 요원들로 인력을 조직하고 그들에 의해서 운용되어야만 한다.

ICS를 확립하지 않았을 때의 혼돈 상태: 만일 현장 사고 지휘 체계가 즉각적으로 확립되지 않는다면, 구조자들이 독자적으로 활동을 시작할 것이고 이는 자주 나중에 서로 갈등하게 만드는 결과를 초래할 것이다. 조직적 체계화와 책임지기가 필요한 환경에서는, 이러한 독자적 활동들 (조정/규율 없는 활동)이 의도하지 않은 위험을 초래하고 분열적 작용을 발휘할 수도 있다. 조직화와 책임지기가 없다면, 혼돈이 유발될 것이고 너무 많은 사람들이 그 사건을 지휘하려고 시도할 것이다. 만일 여러분이 그 상황을 통제하지 않는다면, 그 상황이 여러분을 통제할 것이다.

적절한 통제 범위: 사건 사령관(IC)이 단 4개 부문의 장들을 직접 관리감독하고 있다는 사실에 주목하라. 이것은 통제 범위(span of control)의 원칙을 반영한 것이다. ICS의 나머지 핵심 구성요소에는 다음이 포함된다:

- *명령의 통일*—요원들은 단 1명의 관리감독자에게 보고한다.
- *목표에 의한 관리(MBO)*—그 사건의 목표들을 IC가 확립한다.

통제 범위: 한 명의 관리감독자가 책임지는 개인의 숫자. 보통 관리감독자 대 개인의 비율로 표현된다. (미국 NIMS에서는 적절한 통제 범위를 1:3~1:7 사이로 본다.)

진주 같은 정보

중증도-분류의 과학적 근거

어떤 한 가지 중증도-분류 체계가 다른 체계보다 더 우월하다는 사실을 입증한 연구는 전혀 없다.

- *모듈 방식 & 유연함*—체계를 필요에 따라 확장하거나 축소할 수 있어야, 그리고 모든 유형의 사건들에 맞게 적응할 수 있어야.
- *공통 용어 사용*—모든 대응자들과 기관들은 동일한 용어들을 사용해야, 그래야 혼란을 없앨 수 있다.

중증도-분류

중증도-분류: 손상들 또는 손상을 입은 사람들의 우선순위를 정하거나 분류하는 것. 보통은 4개 부류로 분류함: 우선순위 0, 1, 2, 및 3 (검은색 빨간색, 노란색, 초록색).

대량 재난: 정상적 사회 기능을 와해시키고 그 사회 주민들의 안전, 재산 및 생명에 대한 우려를 야기하는 응급 상황을 말하는데, 통상적 대응 자원들과 절차로는 관리할 수 없는 수준의 것 (미국 FEMA). 대량 재난은 사용-가능한 자원들의 양에 의해서 가장 잘 정의된다. 즉, 수요가 자원을 초과할 때, 사람들은 이제는 대량 재난 방식으로 작동하게 된다.

다중-희생자 사건 & 공리주의적 관점: 중증도-분류란 처치를 최적화하기 위하여 환자들을 종류별로 분류하는 과정을 말한다. 이것은 EMS가 매일 하고 있는 것이다. 일반적으로 우리는 가장 위급한 상태의 환자를 식별한 다음, 그 환자를 위해서 우리가 할 수 있는 모든 것을 시행하는 방향으로 우리의 자원들을 투입한다. 하지만 EMS 체계에 대한 요구량(수요)이 사용-가능한 자원들을 초과하게 될 때, 처치제공자들은 반드시 자신의 관점을 "대량 재난" 형식으로 전환해야만 한다. 그 하나의 예가 환자 처치에 사용-가능한 보유 자원들보다 더 많은 수의 희생자들이 발생한 '다중-희생자 사건'(MCI)이다. 이때는 개별 환자에게 우리가 할 수 있는 모든 것을 집중하는 개념으로부터, 희생자 "집단"으로 관점을 옮기게 된다. 그래서 목표가 다음이 된다:

최대 수의 사람들에게 최대의 선을 베푼다.

환자의 생존-가능성을 감안: 이제는 처치제공자들은 반드시 손상 (또는 병증)의 중증도뿐만 아니라 사용-가능한 자원을 근거로 판단한 생존-가능성까지 고려해야만 한다. 예를 들어, 체표면 90% 화상을 입은 환자 1명이 있어서 파클랜드 공식으로 수액 소생술을 시작한다면 현장에서 사용-가능한 모든 수액을 다 소모할 정도라고 가정하자. 경증 쇼크 상태의 환자가 1명 (또는 여러 명))이 또 있었는데, 그 화상 환자에게 수액을 소진한 결과 이 환자(들)를 위한 소생술용 수액이 없어 이 쇼크 환자(들)는 중등도 또는 중증 쇼크 상태로 진행할 수도 있게 된다. 따라서 MCI에서는 이런 화상 환자는 '(사망) 기대 환자'로 분류될 것이다.

달라지는 중증도-분류 등급: 중증도-분류가 역동적인 과정임을 기억하라. 더 많은 자원들이 현장에 도착하면 또는 더 많은 환자들이 발견되면, 그에 따라 환자들을 중증도-분류하여 어떤 등급으로 배정하는 방식이 변경될 것이다. 중증도-분류 담당관 역할을 하는 처치제공자는 경험을 갖춘 사람이어야만 하며 또한 중증도-분류 평가를 신속히 수행할 수 있는 능력자이어야만 한다. 덧붙여, 현장에서 수행되는 중증도-분류는 병원에서 수행되는 중증도-분류와 아주 다를 수 있다. 그 이유는 다시 말하지만, 동원-가능한 자원들이 달라지고 또한 수행되는 중재술들의 효과가 달라지기 때문이다.

다양한 중증도-분류 방식들: 수많은 중증도-분류 계획들과 꼬리표 체계들이 개발되어 활용되어 왔다. 하지만, 그들의 성공률은 서로 다르다. 해결해야 할 도전 과제들 중의 하나는 서로 다른 EMS 기관들이 서로 다른 중증도-분류 계획과 꼬리표 체계를 사용하고 있을 수도 있는데, 이렇게 되면 상호 협력을 할 때 혼란을 초래할 수 있다는 문제가 발생한다. 환자의 우선순위를 결정하는데 있어서 모든 중증도-분류 계획들에서는 유사한 원칙들을 적용하고 있다. 적용되는 일차적 원칙은 호흡, 혈액-관류, 및 의식 수준 (지시에 따르기)에 대한 평가이다. START (Simple Triage And Rapid Treatment), lumpSTART (START 어린이용 판), Triage Sieve (영국), 및 SMART Triage (영국)에서는 모두 다 이 기본 기능들에 주목하고 있으며 그 정량적 한계선을 정하여 등급을 결정하고 있다. SALT (Sort, Assess, Lifesaving interventions & Treatment/transport)는 보다 더 정성적인 접근법을 사용하고 있다.

환자 분류 등급: 환자들은 손상 중증도를 근거로 다음과 같이 분류된다:

- *우선순위 0—사망*. 검은색 꼬리표; 사망; 모든 활력징후가 없음.
- *우선순위 1—즉시*. 빨간색 꼬리표; 위급한 상태, 불안정하지만 구명-가능함 (Load & Go)
- *우선순위 2—지연*. 노란색 꼬리표; 심각한 상태, 잠재적으로 불안정.
- *우선순위 3—경증*. 초록색 꼬리표; 안정된 상태, 경증 손상, "걸어 다니는 부상자".

일부 중증도-분류 체계들에서는 추가적 등급을 분류하고 있다:

- *우선순위 4—기대*. 회색 꼬리표; 위급한 상태, 불안정하지만 현재 가진 자원들을 투여해도 생존할 가능성이 없음. '기대' 등급으로 분류된 환자들은 현재 활력 징후들이 측정되지만 엄청난 양의 처치 자원을 투입하지 않는다면 사망할 가능성이 높은 환자이다. 이 기대 등급은 유연하게 그리고 역동적으로 적용하도록 의도되었다. 즉, 사용-가능한 자원들, 환자들에게로의 접근 용이성, 치료 소요시간, 그리고 처치제공자의 훈련 수준 등에 따라서 다르게 결정된다.

진주 같은 정보

중증도-분류를 숙지하고 연습하면 수행능력이 높아진다.

처치제공자들은 그들 기관이 사용하는 중증도-분류 체계에 익숙해야만 하며, 그 체계를 적용하는 연습을 정기적으로 시행해야만 한다.

SALT 중증도-분류

현장에서 사용하는 중증도-분류 체계: SALT는 미국 질병 통제 및 예방센터(CDC)의 합의 문서로 개발된 것으로서, 즉각적 치료를 필요로 하는 희생자들을 처치제공자들이 신속히 식별해낼 수 있도록 해주기 위한 구조로 만들어져 있다 (그림 C-2 & C-3). 이것은 현장에서의 중증도-분류는 희생자 수집소 또는 수용 의료기관에서 수행되는 중증도-분류와는 다르다는 개념을 바탕으로 만들어졌다.

집단적 분류-초록색 환자의 선별: 현장 중증도-분류 (=일차 중증도-분류)는 위급한 (즉각적 생명 위협을 받는) 환자들과 바로 중재술의 시행이 필요한 환자들을 식별하는데 초점을 맞춘다. SALT는 가장 먼저 현장에 도착한 반응자들과 함께 시작되는데, 그들 중 한 명이 중증도-분류 담당관(TO)의 역할을 담당해야만 한다. 병적 상태가 아닌 사람들이 누군가를 판별하기 위하여, TO는 확성기를 사용하여 자신의 지시를 들을 수 있는 사람은 모두 걸어서 그 반응자들이 확인한 어떤 장소로 모이라고 지시한다. 그 장소로 걸어올 수 있는 사람은 온전한 혈액-관류 상태와 CNS 기능을 가진 것이므로 위급한 환자들이 아니다. 이 첫 단계로서, TO는 모든 안정적인 즉, 초록색 (경증) 등급의 환자들을 현장에서 제거한 것이다.

집단적 분류-나머지 환자들: 나머지 환자들 중의 일부는 어떤 손상들이 있어서 걷지 못

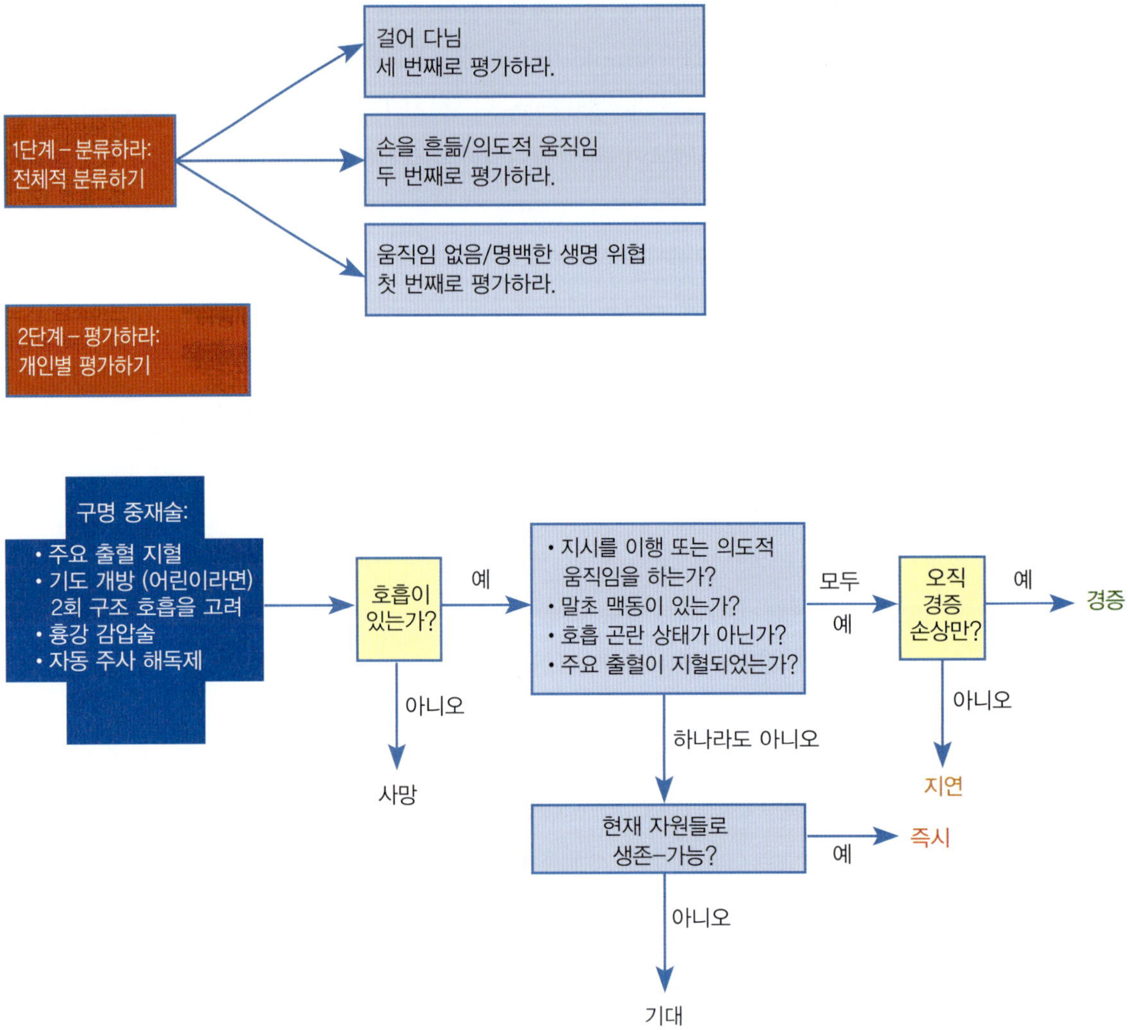

그림 C-2 모델 단일 핵심 기준: SALT 중증도-분류. *(FICEMS, 2014. '대량 희생자 사건 중증도-분류를 위한 모델 단일 핵심 기준의 국가적 실행'에서 인용. www.ems.gov)*

하는 것이기 때문에, TO는 이제 남아있는 사람들에게 자신의 지시를 듣는 사람들은 손을 들라고 요청한다. 이렇게 지시를 듣고 손을 드는 과업을 수행할 수 있다면, 이 환자들은 온전한 혈액-관류 상태임에 틀림없다. TO는 이제 이 2가지 지시에 반응하지 않았던 사람들을 평가하기 시작한다.

개인별 평가-ITLS 일차 조사: 두 번째 단계는 개인별 평가이다. 이 평가에 뒤이어 필요한 구명 중재술들을 즉시 제공하게 된다. 이 평가는 진짜로 ITLS 일차 조사에 근거하여 이루어진다. 지혈대를 사용하여 피가 줄줄 흐르는 팔다리 출혈을 지혈하라. 기도를 개방하라. 만일 호흡을 하지 않으면, 그 환자는 사망한 것으로 간주한다. 단, 어린이 환자는 제외인데, 만일 어린이 환자가 호흡이 없다면, 처치제공자가 2회의 구조 호흡을 제공할 수도 있다 (JumpSTART).

사용-가능한 자원들에 근거한 이송 우선순위 결정: SALT에서 중증도-분류 등급을 구분

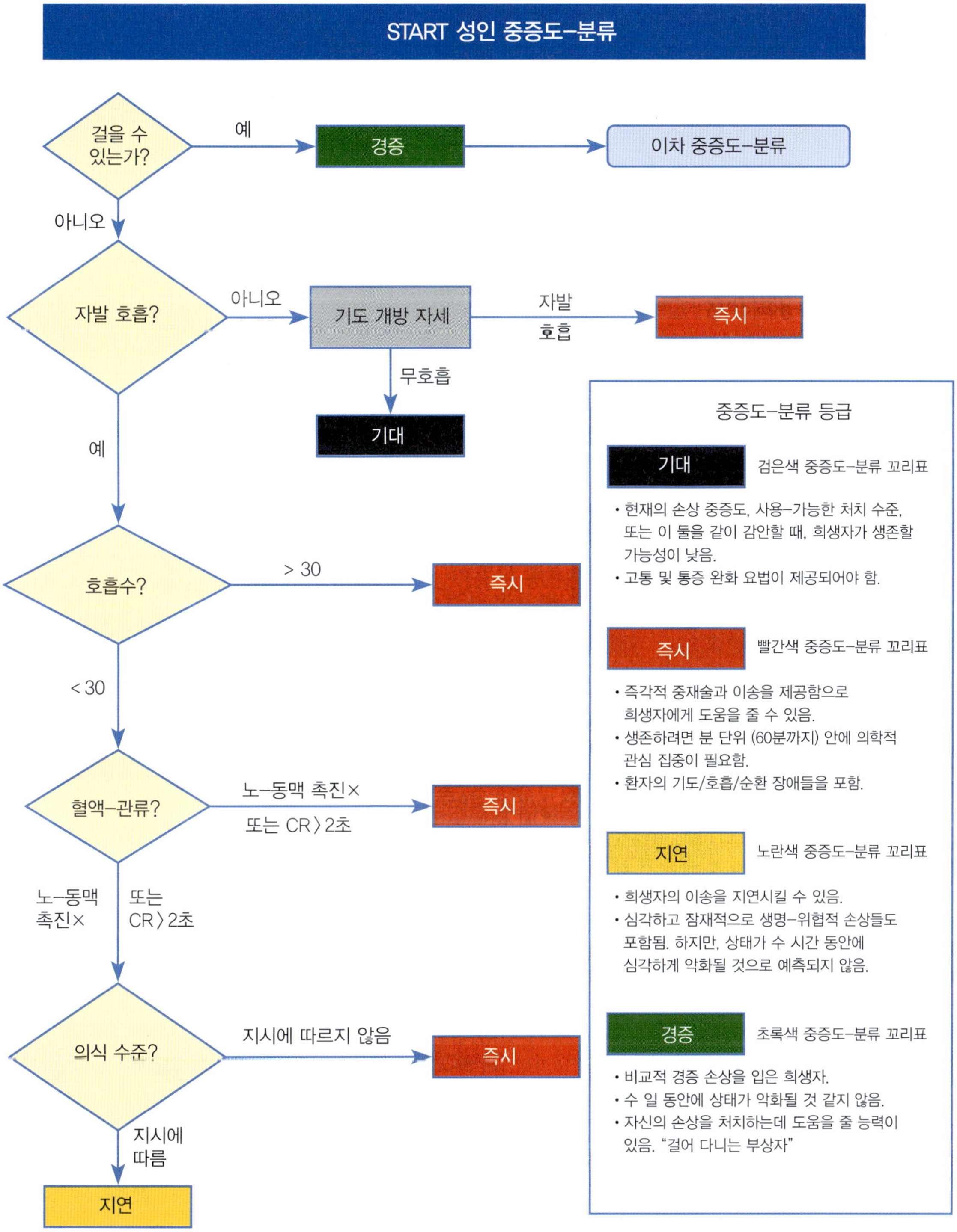

그림 C-3 모델 단일 핵심 기준: SALT 중증도-분류.

하는 단계들을 확인하려면 그림 C-2를 참조하라. 사용-가능한 자원들을 근거로 생존율이 머리에 그려져야 한다는 사실을 기억하라. 일부 EMS 기관들은 이 시점부터 START 또는 그와 유사한 중증도-분류 알고리즘을 활용한다. 그 최종 단계는 환자들의 이송 우선순위를 결정하는 것이다. 다시 말하지만, 사용-가능한 자원들에 근거하여 판단해야

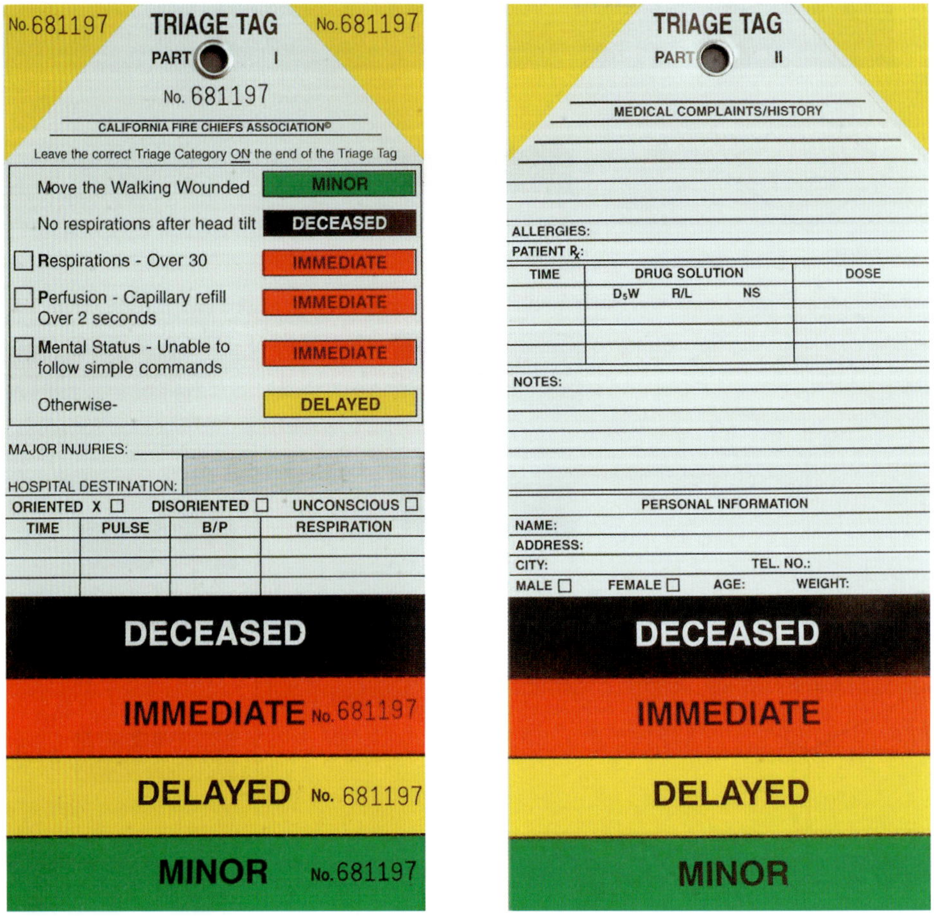

그림 C-4 중증도-분류 꼬리표 체계의 예시

한다.

정기적 사용 연습의 중요성: 시장에 판매되고 있는 꼬리표 체계들은 너무나 많다. 각각은 장점과 단점들을 가지고 있다 (그림 C-4). 처치제공자들은 자신의 기관에서 사용하는 꼬리표 체계에 익숙해야만 한다. 꼬리표에 친숙해져서 편하게 사용하게 되는 가장 좋은 방법은 매달 한 번씩 이송 환자들에게 사용해보는 것이다. 이 방법은 또한 수용 의료기관들에게도 이것을 편하게 사용할 수 있도록 유지해주는 효과를 나타낸다.

안전성 추구 및 조직적 체계화의 중요성: 사건의 크기가 크던 작던 상관없이, 모든 사건들의 우선순위는 안전성, 조직적 체계화, 그리고 환자 처치의 순서가 되어야만 한다. 가장 효과적이면서도 효율적인 환자 처치를 제공하기 위하여, 반응자들은 반드시 안전하고 조직화된 방식으로 사건에 접근해야만 한다. 정기적인 연습은 효율성을 높일 것이며 과도 중증도-분류와 과소 중증도-분류를 둘 다 감소시킬 것이다.

참고 문헌 & 자원

Cone, D. C., J. Serra, K. Burns, D. S. MacMillan, L. Kurland, and C. Van Gelder. 2009. "Pilot test of the SALT mass casualty triage system." *Prehospital Emergency Care* 13, no. 4: 536–40.

Hodgetts, T., and C. Porter. 2013. *Major incident management system*. Hoboken, NJ: Wiley.

Introduction to ICS. Accessed July 22, 2010. http://training.fema.gov/EMIWeb/IS/IS100A.asp.

Kahn, C., C. H. Schultz, K. T. Miller, and C. L. Anderson. 2009. "Does START triage work?: An outcomes assessment after a disaster." *Annals of Emergency Medicine* 54, no. 3: 424–31.

Lerner, E. B., D. Cone, E. S. Weinstein, R. B. Schwartz, P. L. Coule, M. Cronin, I. S. Wedmore, E. M. Bulger, D. A. Mulligan, R. E. Swienton, et al. 2011. "Mass casualty triage: An evaluation of the data and refinement of a national guideline." *Disaster Medicine and Public Health Preparedness* 5: 129–37.

Romig, L. E. *The JumpSTART Pediatric MCI triage tool and other pediatric disaster and emergency medicine resources*. Accessed July 22, 2010. http://www.jumpstarttriage.com.

Sasser S. M., R. C. Hunt, M. Faul, D. Sugerman, W. S. Pearson, T. Dulski, M. M. Wald, G. J. Jurkovich, C. D. Newgard, E. B. Lerner, et al. 2012. "Guidelines for field triage of injured patients: Recommendations of the National Expert Panel on Field Triage, 2011." *Morbidity and Mortality Weekly Report: Recommendations and Reports* 61, no. RR01 (January): 1–20.

START Support Services. *START triage: The race against time*. Accessed July 22, 2010. http://www.start-triage.com.

제 9 판

응급처치
처치제공자들을 위한 ITLS

| 기본 외상 생명유지술 |

INTERNATIONAL Trauma Life Support
for Emergency Care Providers

2012년 8월 31일 초 판 발행
2022년 3월 8일 개정9판 발행

저 자 ROY L. ALSON, PhD, MD, FACEP, FAEMS
KYEE HAN, MBBS, FRCS, FRCEM
JOHN E. CAMPBELL, MD, FACEP

역 자 이중의 · 정제명

발행인 윤진영

발행처 도서출판 대학서림

(03076) 서울시 종로구 혜화로 2길 8

전 화 02) 763-1220, 744-2812

팩 스 02) 744-1210

등 록 1965. 1. 20

번 호 1-88

정 가 50,000원

ISBN 978-89-6940-283-7 93510

www.daihaks.com